우리들
의료법
> 2021년 시행

하태영 著

의료법 제정 70주년을 축하드립니다.

대한민국 보건의료인에게 이 책을 헌정합니다.
여러분이 이 시대의 진정한 영웅입니다.

대한민국 국회는 2011년 4월 7일
의료법을 개정하면서
개정이유로 읽기 쉬운 법률을 약속한 바 있다.
"어려운 용어를 쉬운 용어로 바꾸며,
길고 복잡한 문장을 간결하게 하는 등
국민이 법 문장을 이해하기 쉽게
정비하려는 것이다."
- 의료법 제41차 개정이유에서 -

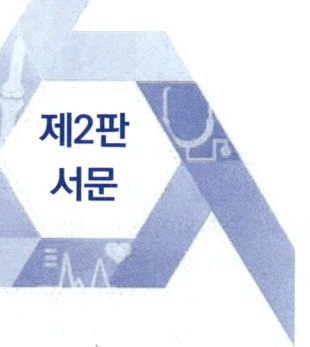

제2판 서문

가. 『우리들 의료법』 제1판에 보내 준 따뜻한 성원에 깊이 감사드린다. 의료법이 중요성이 점점 높아 가고 있다. 이 책을 출판하는 이유다.

나. 이 책은 의료인과 일반인이 쉽게 읽을 수 있는 『의료법』 해설서이다. 법문장을 국어문체에 맞추어 쉽게 다듬었다. 가독성이 있을 것이다. 또한 이 책의 성격은 전문학술서이다. 입법론·판례분석론·의료정책론을 정리하였기 때문이다. 문체를 다듬고, 입법 대안을 제시하였다. 학계 논의를 정리하여 저자의 의견을 입법론으로 제안하였다. 일반적으로 학자의 주장이 법률로 반영되기까지 많은 논의가 이루어진다. 서로 관점이 다르기 때문이다. 그래서 법조문에 반영되기가 매우 어렵다. 법학자의 주장은 종착점에서 올바른 입법이다. 그래서 많은 고민을 거듭하며 제2판을 다듬었다.

다. 대법원 판례를 자세히 정리하였다. 2021년 6월 30일까지 선고된 판례를 최대한 반영하였다. 관련 조문에서 쟁점 판례 90개를 소개하였다. 사실관계·판시사항·판결요지를 요약하였다. 일반인과 의료인이 쉽게 읽을 수 있을 것이다. 판결문은 장문(長文)을 단문(短文)으로 다듬었다. 의료인은 대법원 판결문을 어렵게 생각한다. 너무 긴 문장으로 구성되어 있기 때문이다. 『~고, ~데, ~만, ~서, ~면, ~나, ~와, ~데, ~로, ~자』를 연결하여 한 문장으로 표현하는 것이 판결문 특징이다. 그러나 바람직한 법문장은 아니다. 대법원 판결문은 법률과 함께 의료인에게 규범력이 아주 높다. 대법원 법리해석이 의료현장에서 중요한 영향을 미치기 때문이다. 대법원 판결문이 의료인과 예비의료인에게 쉽게 읽히려면, 문장이 간결하고 명확해야 한다. 의사 국가시험 문제를 보면, 모두 단문이고 명확하다. 여기에 익숙해진 분들이다. 이 책 부록에 의료법 형사판례를 간략히 소개하였다. 최근 선고된 판례 중 중요한 판례 20개를 선정하였다. 의료인이 읽기 쉽게 판결문 문장을 손질하였다. 의료법 관련 형사판례 공부에 많은 도움이 될 것이다.

라. 이 책의 또 다른 특징은 의사 국가시험 문제 분석이다. 제2판에서 최근 7년 (2016-2021)간 실시된 의사 국가시험 문제(한국의료인국가시험원)를 분석하였다.

보건의약관계법규 관련 140문제이다. 예비의료인, 의과대학·치과대학·한의과대학·간호대학·의료 관련 학과 학생들이 『우리들 의료법』을 더 쉽게 접근할 수 있도록 배려한 것이다. 의사 국가시험 문제가 일부 포함되어도 이 책의 성격은 입법과 판례에 중심을 둔 전문학술서라는 점을 분명히 밝혀둔다. 저자는 동아대학교 의과대학에서 의사 국가시험 대비 의료법 특강을 하면서, 항상 의료법 전체에 대한 이해와 법이론 그리고 이것이 어떻게 논의를 거쳐 법조문으로 탄생하였는지 설명한다. 의료법 조문과 법이론 그리고 실제 판례의 이해 없이 의사 국가시험 문제 정답만 외우는 것을 매우 안타깝게 생각했기 때문이다. 의료인도 최소한의 법률지식과 판례지식을 갖추어야 한다. 의료인 자신과 환자를 위해서 필요하다.

마. 이번 제2판은 의료법 제62차(2018.3.20.)·제63차(2018.3.27.)·제64차(2018.8.14.)·제65차(2019.1.15.)·제66차(2019.4.23.)·제67차(2019.8.27.)·제68차(2020.3.4.)·제69차(2020.4.7.)·제70차(2020.8.11.)·제71차(2021.6.30.) 개정법률을 모두 반영하였다. 2020년 3월 4일 개정된 제68차 개정법률 제17069호는 공포 후 6개월이 지나 2020년 9월 5일부터 시행되고 있다. 그리고 2020년 4월 7일 개정된 제69차 개정법률 제17203호는 공포 후 1년이 지나 2021년 4월 8일 시행되고 있다. 2020년 8월 11일 개정된 제69차 개정법률 제17472호는 공포 후 1년이 지나 2021년 9월 12일부터 시행되고 있다. 마지막으로 2020년 12월 20일 개정된 제70차 개정법률 제17787호는 6개월이 지나 2021년 6월 30일부터 시행되고 있다. 이 책은 2021년 6월 30일 시행 의료법[1]·의료법 시행령[2]·의료법 시행규칙[3])을 출전으로 삼았다. 제68차·제69차·제70차·제71차 개정안을 전부 반영하였다. 최신 법령도 전부 반영하였다.

바. 제2판의 특징은 의료법 탄생 배경과 개정 역사를 정리한 것이다. 저자는 법학자들이 의료인들을 도와야 할 영역으로 보았다. 1951년 9월 25일 제정, 12월 25일 시행된 국민의료법 제정이유와 의료법 개정이유·주요내용을 정리하였다. 법제처에서 잘 정리해 놓았다. 이를 읽기 쉽게 다듬어 정리하였다. 의료인과 법조인이 의료법 탄생사·발전사를 공유하면서 최고의 의료법으로 더 성장시켰으면 한다. 2021년은 의료법 탄생 70주년이 된다. 의료인과 법조인이 의

---

1) 의료법 일부개정 2020. 12. 29. [법률 제17787호, 시행 2021. 6. 30.] 보건복지부.
2) 의료법 시행령 일부개정 2021. 6. 15. [대통령령 제31774호, 시행 2021. 6. 30.] 보건복지부.
3) 의료법 시행규칙 타법개정 2020. 9. 11. [보건복지부령 제749호, 시행 2020. 9. 12.] 보건복지부.

료법의 의미와 과제를 점검해 보는 기회가 되었으면 좋겠다.
사. 지금은 학문 사이 융합 시대이다. 의료인이 법학에 관심을 가지고, 또 법조인이 의료인과 의료현장에 관심을 가지면서, 서로 의견을 교환하고 소통하는 시대이다. 이것은 좋은 의료법을 만드는 기초에 해당한다. 이 책은 이러한 깊은 만남을 염두에 두고 집필한 것이다. 전체 학술 분야가 지향해야 하는 우리 시대의 과제라고 생각한다.
아. 제2판의 마지막 특징은 부록에서 의료분쟁 사례를 20개 소개한 것이다. 주로 형사사건 관련 대법원 판례들이다. ① 과실범·② 부작위범·③ 인과관계·④ 사회상규·⑤ 정범과 공범·⑥ 여호와 증인과 피해자 승낙을 중심으로 정리하였다. 모두 유죄와 무죄를 다툰 사례이다. 이 주제들은 법리 논쟁이 치열한 분야이다. 의료인이 의료현장에서 매일 부딪히는 문제이다. 의료분쟁을 예방하는 핵심은 법을 알고 의료행위를 하는 것이다. 아주 중요한 형사판례들이다. 의료인에게 많은 도움이 될 것이다.
자. 코로나바이러스감염증-19(COVID-19) 감염사태는 세계를 혼돈에 빠뜨리고 있다. 대응에 실패한 국가는 정권 퇴진 압박을 받고 있다. 반면 대응에 성공한 국가는 사회시스템을 강화하는 기회가 되고 있다. 대한민국은 새로운 사회환경을 맞이하고 있다. 흥청망청 사회·다중행사 사회·초고속 사회·환경 무관심 사회가 단기간에 각성(覺醒)하는 효과를 얻었다. 한편 감염병 하나가 사회시스템을 붕괴시킬 수 있다고 생각하게 되었다. 거의 전시 상황과 비슷함을 느꼈다. 다행히 대한민국 의료인들이 지혜롭게 헌신하면서 코로나19 감염병이 어느 정도 관리가 되고 있다. 대한민국 의료인과 의료수준 그리고 의료시스템이 세계 정상급이라는 점도 같이 인식하게 되었다. 의료인들이 그동안 쌓아 온 노력과 실력이라고 생각한다. 의료인들의 엄청난 희생이 함께 했다는 점을 우리 국민은 잘 알고 있다.
차. 대한민국 의료인에게 깊이 감사드린다. 코로나19 감염병 시대에 사회시스템을 지키는 존경받는 사람들이다. 경찰과 군인과 같은 역할을 하는 사람들이다. 많은 국민이 의료인을 신뢰하고 존경하는 계기가 되었다. 여기에 의문을 제기하는 사람은 없을 것이다.
카. 의료법은 의료인·의료기관·감독·벌칙으로 이루어진 법이다. 의료인에게 더 많은 사회적 책무를 부여하려면, 의료인이 현재 안고 있는 의료환경을 개선해 주어야 한다. 의료현장에서 노동 격무를 줄이는 방안, 올바른 입법을 통해 의료인 권리를 보호하는 방안, 정당한 의료행위와 함께 정당한 의료수가를 체계

적으로 정비하는 방안이다. 의료현장을 충분히 보호하지 않고, 병원 경영을 항상 어렵게 만드는 구조를 방치하면서 긴급한 시기마다 의료인에게 헌신과 봉사를 요구해서 안 된다. 경찰과 군인을 생각하면 된다. 전문성과 노동 강도에 비하면, 실질 대우는 매우 열악한 직업이다. 의료인의 24시간을 살펴보면, 쉽게 알 수 있을 것이다. 스페인 의료인의 집단 시위를 보면서 정부와 국민에게 드리는 말이다. 정부와 대한의사협회 그리고 보건의료노조가 갈등을 겪고 있는 현상을 이 책 집필 중에 접하게 되었다. 서로 이해하고 도우려는 의지만 한다면, 길(道)이 있을 것이다. 개선 의지가 중요하다. 정부와 의료인과 국민은 서로 적(敵)이 될 수가 없다.

타. 묵자(墨子)는 말했다. "솥 밑에 타고 있는 장작을 꺼내라. 그래야 물이 끓어 오르는 것을 막을 수 있다. 근본적인 해결책 밖에 없다." 의료인은 병원과 환자의 노예(奴隸)들이 아니다. 잘 알고 있지 않는가. 의료인은 전문성을 갖춘 중요한 식객(食客)이다. 정부도 지방자치단체도 의료기관도 국민도 의료인의 목소리를 경청하고, 근본 문제를 해결해야 한다. 그러면 국가보건의료정책은 정상적으로 작동한다. 의료인들은 대부분 한 길만 걸어온 사람들이다.

파. 코로나19 사태는 백신접종과 치료제 개발로 곧 안정될 것이다. 대한민국 각 의료현장에서 묵묵히 일하는 수많은 의료인이 있었기에 모두 가능했다. 코로나19에 지친 의료인 자살 소식을 부산에서 접하면서 가슴이 허전했다. **대한민국 의료인에게 이 책을 헌정한다. 코로나19 시대의 진정한 영웅이다.**

하. 慧眼成·禪定華·甘露行에게 깊이 감사드린다. 집필 중에 銅銀 선생님께서 소식을 주셨다.「대단한 필력, 집중력, 추진력입니다. 玉稿의 내용이 후학 교육과 법학 진화에 큰 밑걸음이 될 것으로 確信합니다. 銅銀 拜上」. 銅銀 선생님은 의과대학에서 교수로 봉직하다 곧 정년퇴임하신다. 머리 숙여 감사드린다. 김신 석좌교수님께 깊이 감사드린다. 판례를 보는 안목(眼目)을 가르쳐 주셨다.

2021년 8월 15일
의료법 제정 70주년 1951-2021
의료법이 탄생한 부산 서구 부민동
동아대학교 법학전문대학원에서
仁德 하태영 올림

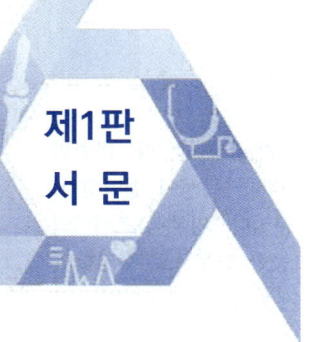

제1판
서 문

가. 이 책은 법률문장론 시리즈 1번 의료법이다.
나. 의료법은 국민건강·의료인·의료기관·의료행위·보건정책과 직접 관련된 중요한 법률이다. 의료철학·의료윤리·의료사가 반영되어 있다.
다. 이 책은 독일에서 매년 출간되는 법전시리즈를 참고하였다. 단순히 조문만 소개한 것이 아니다. 우리나라 의료법 법률문장이 가야 할 방향을 제시하였다. 짧은 시간에 일견할 수 있을 것이다. 의료법 해설 함께 2017년·2016년 대법원 주요판례들도 수록하였다.
라. 의료법 발전사를 간략히 살펴보면, 조선의료령은 1951년 9월 25일까지 시행되었다. 조선의료령이 폐지된 이후 국민의료법으로 개명되었고, 1951년 12월 25일부터 1962년 3월 19일까지 시행되었다.[4] 국민의료법은 1962년 3월 20일 전면 개정되어 의료법으로 명칭이 변경되었다.[5] 의료법은 이후 60차례 개정되었고, 마지막으로 2016년 12월 20일 법률 제14438호로 일부 개정되었다. 현행 의료법은 93조문과 부칙으로 구성되어 있다. 이 책은 2018년 2월 현재 시행 중인 의료법[6]·의료법 시행령[7]·의료법 시행규칙[8]을 출전으로 삼았다.
마. 이 책에서 학술성은 각 조문을 축조해석하여 그 의미를 보다 분명히 한 점이다. 모든 조문에 대해 법률문장 개선방안을 제시하였다. 쉽게 읽을 수 있을 것이다.
바. 이 책은 의사 국가시험 문제에 자주 출제되는 중요 조문을 간략하게 해설하였

---

[4] 국민의료법 제정 1951. 9. 25. [법률 제221호, 시행 1951. 12. 25.] 보건부.
[5] 의료법 전부개정 1962. 3. 20. [법률 제1035호, 시행 1962. 3. 20.] 보건사회부.
[6] 의료법 일부개정 2016. 12. 20. [법률 제14438호, 시행 2016. 12. 20.] 보건복지부.
[7] 의료법 시행령 일부개정 2017. 6. 20. [대통령령 제28131호, 시행 2017. 6. 21.] 보건복지부.
[8] 의료법 시행규칙 타법개정 2017. 11. 28. [보건복지부령 제536호, 시행 2017. 11. 28.] 보건복지부.

다. 대법원 판결은 이해도를 높이기 위해 각 조문과 함께 소개하였다. 대법원 판례는 장문이다. 일본식 법률문체를 아직 가지고 있다. 가독성이 떨어진다. 『~고, ~데, ~만, ~서, ~면, ~나, ~와, ~로, ~바』를 끊었다. 일본식 조사 '의(の)'를 삭제하였다. 판결문 원문 의미를 살리면서, 가능한 단문으로 수정하였다. 의료인들도 쉽게 읽을 수 있도록 판결문 문장이 개선되기를 기대한다. 그래서 『우리들의료법』이다.

사. 의료법 주요 조문과 내용은 고딕과 밑줄을 넣어 두었다. 이것만 여러 차례 읽어도 도움이 될 것이다.

아. 『우리들의료법』이 의료인과 일반인에게 쉽게 읽히는 법률이 되었으면 한다. 더 나아가 간결한 법률문장으로 입법개정이 이루어지길 기원한다. 좋은 문장은 단문이기 때문이다.

자. 오랫동안 고민한 나의 개정안이 입법개정에서 하나의 참고문헌이 되었으면 한다.

차. 나는 이 책 집필과정에서 많은 도움을 받았다. 동아대학교 예방의학교실·의료인문학교실 교수님들께서 격려와 조언을 해 주셨다. 부산대학교 의과대학 박남철 교수님께 깊이 감사드린다. 항상 의료법과 생명윤리법 주변에서 생활할 수 있도록 연구여건을 조성해 주셨다.

카. 부족한 부분이 많이 보인다. 《의료법·작은 법전·최근 판례》를 모두 담아내기에 한계가 있었다. 향후 입법과정에 관심을 가질 것이다. 개정법률을 반영하여 세련된 『우리들의료법』이 될 수 있도록 노력할 것이다. 대법원 판결들도 선별하여 보완할 생각이다.

타. 이 책이 의료현장에서 의료인에게 사랑을 받으며, 의원·병원·요양병원·종합병원·전문병원 책상에서 만날 수 있기를 기원한다.

파. 독자 재현들의 질정(叱正)을 기다린다. 항상 건강하시길 기원한다. 2019년 제2판에서 더 나은 편제로 인사드릴 것을 약속드린다.

하. 『도서출판 행인』은 『길 찾는 나그네』라는 의미다. 대표이사 이인규 박사님께 깊이 감사드린다. 새로운 시도와 학문 열정을 항상 격려해 주셨다. 새로운 학문의 길을 찾는 나그네! 이 말은 학연 속의 행인이다. 『도서출판 행인』의 무궁한 발전을 기원한다. 『도서출판 행인』의 법률문장시리즈 제1호 작품이 생명과 윤리를 다루는 의료법이 되어 매우 기쁘다.

마지막으로 우리 국민들에게 부탁드리고자 한다.

『의료법』에 규정된 《의사의무(醫師義務)》는 여러 가지가 있다.

① 진료의무, ② 설명의무, ③ 진단서·검안서·증명서 교부의무(무진찰진단서 교부금지의무·진단서 교부금지의무·허위진단서작성금지의무), ④ 개인정보비밀준수의무, ⑤ 진료기록의무, ⑥ 요양방법지도의무, ⑦ 변사체 신고의무, ⑧ 적출물적정처리의무, ⑨ 처방전 작성의무·교부의무, ⑩ 성감별행위 금지의무, ⑪ 기록열람대응의무, ⑫ 신고의무(실태와 취업상황 신고의무·변사체신고의무·의원개설·휴업·폐업신고의무, 시체해부 및 보존에 관한 법률상 신고의무·전염병예방법상 신고의무·보고의무·결핵예방법상 보고의무·후천성면역결핍증예방법상 신고의무·마약법상 보고의무·향정신성의약품관리법상 보고의무·대마관리법상 보고의무) 그 밖에 의무(의사회정관준수의무·보수교육의무·법규에 따른 명칭사용의무·과대광고금지의무·명령이행의무)이다.

의사는 국가의 지도와 명령에 따라야 하고, 위반하는 경우『민법·형법·행정법·보건의료법』에 규정된 《의사책임(醫師責任)》을 부담해야 한다.

① 민사책임(계약책임·불법행위책임·입증책임·손해배상책임), ② 형사책임(형벌), ③ 행정책임(개설허가취소·면허취소·면허정지·과태료).

이렇게 많은 의무와 책임을 안고, 힘든 의료현장에서, 늘 격무에 시달리는, 대한민국 의료인들에게 감사한 마음을 전한다. 외관상 많은 보수를 받는 것 같아도 그들의 삶은 환자와 다를 바 없다. 아침에 일어나서 병원에 가고, 저녁에 돌아와서 잠자고, 여행 한번 마음 놓고 갈 수 없는 직업이다.

국가는 의료인들에게 다가오는 《노인시대》를 책임지고, 《산업재해질병》을 책임지고, 《감염병》을 책임지고, 《국민보건건강》을 책임지고, 《각종 사회질병》을 책임지라고 말한다. 나는 그들이 신음하고 있음을 안다.

우리 사회는 의료인들에게 더 따뜻한 시선을 전할 필요가 있다. 의료인들이 정상적인 삶을 살려면, 진료환자 숫자를 제한해야 한다. 그리고 정당한 의료수가를 책정해야 한다. 더 곪아 터지기 전에 의료정책에 의료혁명이 일어나야 한다.

대한민국 의료인들에게 이 책이 작은 위로가 되었으면 한다.

2018년 3월 1일
동아대학교 법학전문대학원
仁德 하태영 올림

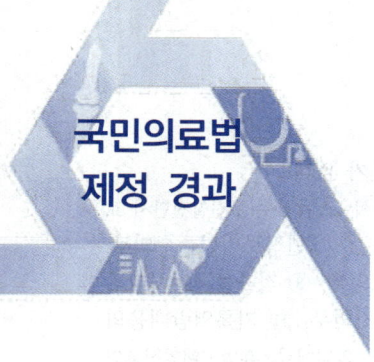

국민의료법 제정 경과

국민의료법(國民醫療法) 제정 1951. 9. 25.
[법률 제221호, 시행 1951. 12. 25.] 보건부

▶ **의안접수정보**

의안번호	제안일자	제안자	문서	제안회기
020120	1951-05-07	한국원의원외 84인	📄	제2대(1950~1954)

▶ **제안이유와 주요골자**

☐ 제안이유

現行法은 日帝時代에 制定된 法으로 諸般條項이 現實情에 符合치 않을 뿐 아니라 施行上에 많은 問題点이 露呈되고 있음은 우리나라가 **先進國으로부터 保健에 관한 많은 技術的·經濟的 援助를 받고 있는 現實**에 비추어 실로 國家的인 體面이 損傷인 同時에 안으로는 특히 **戰爭으로 因한 醫療施設의 復舊와 戰災同胞에 대한 醫療對策이 時急**하므로 이 法을 制定하려는 것임.

☐ 주요골자

1. 이 法에서 醫療業者라 함은 醫師, 齒科醫師 및 漢醫師, 保健員, 助産員, 看護員等을 總稱함(第4條)
2. 이 法에서 病院이라 함은 醫業 또는 齒醫業을 行하는 場所로서 患者 20名 以上을 收容할 수 있는 設備를 말하고 이에 미치지 못하는 設備를 가진 醫院이라 稱하도록 함(第6條)
3. 診察所라 함은 漢醫師가 漢醫業을 行하는 設備를 말함(第10條)

4. 綜合病院이라 함은 患者收容員數 100人을 超過할 수 있고 主務部長官의 命令으로 規定한 專門科目 中 적어도 內科·小兒科·外科·産婦人科 및 眼科·耳鼻咽喉科를 區分할 수 있는 設備를 갖춘 것을 말함(第7條)
5. 醫師 및 齒科醫師가 되고자 하는 者는 다음 各號의1에 該當하는 資格을 가진 者로서 主務部長官이 制定한 바에 依하여 그 免許를 받도록 함(第15條)
    가. 文敎部長官이 指定하는 醫學 또는 齒科醫學을 專攻하는 學校를 卒業한 者
    나. 外國에서 醫學 또는 齒科醫學을 專攻하는 學校를 卒業하였거나 또는 外國의 醫師 또는 齒科醫師의 免許를 받은 者
6. 醫療業者는 1年 以上의 臨床試驗이 없으면 免許를 주지 아니하도록 함(第17條)
7. 主務部長官은 國民保健向上을 圖謀하는데 必要하다고 認定하는 때에는 醫療業者를 一定期間동안 그 指定한 場所에서 그 指定한 業務에 從事케 함을 命令할 수 있도록 함(第20條)
8. 醫療業者는 法令으로 規定된 바 以外에는 醫療上 知得한 患者의 祕密을 漏洩하거나 發表하지 못하도록 함(第29條)
9. 醫療業者가 醫療機關을 開設코자 하는 때에는 主務部長官이 定한 바에 依하여 10日 以內에 屆出하도록 함(第34條)
10. 地方公共團體 또는 主務部長官이 指定한 者가 開設하는 醫療機關에 대하여 必要하다고 認定할 때에는 그 經費의 全部 또는 一部를 國庫補助할 수 있도록 함(第47條)
11. 醫療業者가 患者로부터 徵收하는 醫療報酬에 관하여는 所管地方長官의 認可를 얻도록 함(第53條)
12. 地方의 醫療施策 또는 無醫村의 醫療施策上 必要하다고 認定한 때에는 主務部長官은 그 地方에 醫師의 資格을 가진 者로서 公醫를 配置할 수 있도록 함(第55條)
13. 醫師·齒科醫師 및 漢醫士의 資格試驗은 大統領令이 定하는 바에 依하여 主務部長官이 必要하다고 認定할 때에 이를 施行할 수 있도록 함(第59條)
14. 이 法에 規定한 主務部長官의 職權의 一部를 主務部長官은 命令에 依하여 地方長官에게 委任할 수 있도록 함(第69條)
15. 從來에 規定된 醫療類似業者 即 接骨·鍼術·灸術·按摩術業者의 制度는 主務部長官의 命令으로서 定하도록 함(第71條)
16. 從來에 施行하던 限地醫師·限地齒科醫師·限地醫生의 資格試驗은 이를 廢止토록 함(附則 第2條)

17. 이 法 施行前에 登錄된 醫療業者登錄은 이 法에 依하여 登錄된 것으로 看做함
    (附則 第8條)

■ 위원회 수정사항

□ 수정이유
1. 悠久한 歷史와 傳統으로 發展되어 온 漢醫學과 現代醫學의 均等한 發展을 圖謀하기 위하여 "漢醫士"를 "漢醫師"로 表記토록 함으로써 "醫師"와 法律用語上 同格이 되도록 하고,
2. 綜合病院의 設備基準을 擴張하기 위하여 泌尿器科와 放射線科를 갖추도록 하며,
3. 醫師와 患者의 身元에 惡影響을 주는 일이 없도록 하기 위하여 醫療機關이나 患者에 관한 機密을 保障하는 同時에 其他 一部 條文의 未備점을 補完하여 法의 施行에 萬全을 期하도록 하려는 것임.

□ 수정주요골자
1. 이 法中 "漢醫士"를 "漢醫師"로 함(各條)
2. 綜合病院의 患者收容員數를 100人以上으로 하고, 그 專門科目 中에는 적어도 內科·小兒科·外科·産婦人科·眼科·耳鼻咽喉科外에 泌尿器科와 放射線科를 區分할 수 있는 設備를 갖추도록 함(第7條)
3. 公務員이 醫療機關의 關係書類를 檢査함에 있어서 正當한 理由없이 醫療業者 또는 患者의 祕密을 漏洩한 때에는 3年以下의 懲役 또는 3萬以下의 罰金에 處하도록 함(第75條)

■ 기타사항
第11回國會(臨時會) 社會保健委員會(1951.7.3)上程·議決
第11回國會(臨時會) 第34次 本會議(1951.7.27)上程·議決

■ 修正事項[本會議]

□ 修正理由
　醫療業者에게 國家試驗,資格試驗을 實施토록 함으로써 그 資質을 向上토록 하며 限地醫療業者등에게도 正規醫療業者의 免許取得에 따른 國家試驗을 施行토록 하는 등 其他 一部條文의 法體制上 未備點을 是正·補完토록 하여 國民의 保健向上과 醫療制度의 發展을 圖謀하려는 것임.

□ **修正主要骨子**
1. 醫療業者의 種類는 3種으로 하되 第1種은 醫師·齒科醫師로 하고 第2種은 漢醫師로 하며 第3種은 保健員·助産員·看護員으로 함(第2條)
2. 醫療機關으로서는 病院·醫院·漢醫院·醫務室·療養所와 産院을 두도록 함(第3條)
3. 醫師·齒科醫師·漢醫師가 되고자 하는 者는 다음 各號의1에 該當하는 資格을 가진 者로서 主務部長官이 定하는 바에 依하여 그 免許를 받도록 함(第13條)
    가. 文教部長官이 認可한 醫學·齒科醫學 또는 漢醫學을 專攻하는 大學을 卒業한 者나 主務部長官이 施行하는 檢定試驗에 依하여 前記 學校를 卒業한 者와 同等한 學力이 있다고 認定을 받은 者로서 醫師·齒科醫師·漢醫師의 國家試驗에 合格한 者
    나. 主務部長官이 認定하는 前1號에 揭記한 外國의 學校를 卒業한 者로서 醫師 또는 齒科醫師의 資格試驗에 合格한 者
    다. 主務部長官이 認定하는 前1號에 揭記한 外國의 學校를 卒業한 後 外國의 醫師 또는 齒科醫師의 免許를 받은 外國人으로 醫師 또는 齒科醫師의 國家試驗에 合格한 者
4. 保健員·助産員·看護員이 되고자 하는 者는 다음 各號의1에 該當하는 資格을 가진 者로서 主務部長官이 定한 바에 依하여 그 免許를 받도록 함(第14條)
    가. 所管長官이 指定한 學校를 卒業한 者
    나. 資格試驗에 合格한 者
    다. 主務部長官이 認定하는 外國의 學校를 卒業한 後 主務部長官이 施行하는 資格試驗에 合格한 者
    라. 主務部長官이 認定하는 學校를 卒業한 外國人으로서 主務部長官이 施行하는 資格試驗에 合格한 者
5. 主務部長官은 國民保健向上을 圖謀하기 위하여 必要하다고 認定하는 때에는 醫療業者를 2年以下의 期間을 定하여 그 指定한 場所에서 指定한 業務에 從事케 함을 命할 수 있도록 함(第17條)
6. 醫療機關에 대한 規格과 監督上 必要한 事項은 主務部令으로 定하도록 함(第35條)
7. 醫療業者의 俸給 其他 報酬에 관하여 主務部長官의 命令이나 處分을 할 수 있도록 되어 있는 規定을 削除 함(第52條)
8. 從來에 規定된 限地醫療業者·限地醫師·限地齒科醫師 및 限地醫生은 資格免許를 取得한 날로부터 滿10年을 經過한 者에 대하여는 主務部長官이 그 免許證을 當該 正規醫療業者免許證으로 交換하여 주도록 되어 있는 規定을 削除토록 함(第70條)

9. 接骨·鍼術·灸術·按摩術等의 醫療類似業者에 대한 資格試驗은 當分間 存置토록 한 規定을 削除함(附則 第4條)

▶ **공포일자**

공포일자	공포번호	공포법률
1951-09-25	0221	國民醫療法

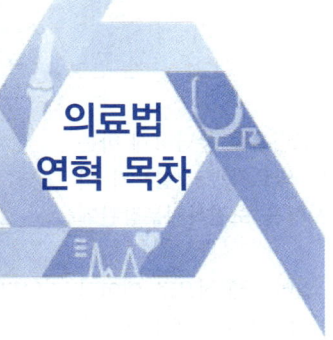

의료법 연혁 목차

대한민국 의료법은 2021년에 탄생 70주년이 된다. 의료법은 1951년 9월 25일 제정되었다. 6.25 전쟁 중에 제정된 국민의료법이었다. 법률 제221호로 1951년 12월 25일부터 시행되었다. 국민의료법은 1962년 3월 20일 전부 개정되었다. 법률 이름도 의료법으로 바꾸었다. 법률 제1035호로 1962년 3월 20일부터 시행되었다. 의료법은 70년(1951-2021) 동안 전체 71차례 개정되었다. 여기에 법제처 자료를 참고하여 개정이유를 정리하였다. 대한민국 의료법 개정사를 이해하는데 도움이 될 것이다. 개정이유는 제안이유와 주요내용을 중심으로 간략하게 설명하였다. 언제 어떤 내용이, 어떤 이유로 개정되었는지 일견(一見)할 수 있을 것이다. 의료법 역사를 연구하는 전문연구자들은 국회 속기록을 참고하기 바란다.

[1] 의료법 법률 제17787호, 2020. 12. 29. 일부개정(제71차 개정) 2021년 6월 30일부터 시행

▶ 개정이유와 주요내용

1. 개정이유

의료인 아닌 자가 의료인의 면허를 대여 받아 의료기관을 개설·운영하는 이른바 '사무장병원'의 적발 건수는 해마다 증가하는 추세로, 지난 8년간 사무장병원이 챙긴 부당이익의 규모가 약 1조 5,000억원에 달하는 정도로 의료시장의 건전성뿐만 아니라 건강보험의 재정에도 악영향을 미치고 있는 실정임.

이에 불법의료기관의 난립을 방지하고 건전한 의료질서를 확립하기 위하여 사무장병원의 실태를 조사하고 위법사실이 확인된 경우 그 결과를 공표하도록 하려는 것임.

또한, 현행법에서는 의료기관으로 하여금 비급여 진료비용과 제증명수수료 비용을 환자에게 알리도록 의무화하고, 보건복지부장관은 관련 현황을 조사·분석하여 그 결과를 공개할 수 있도록 정하고 있으나, 일부 의료기관에서 환자에게 비급여 진료를 받을 것을 사실상 강요하여 환자에게 과도한 진료비용을 부담하게 하는 사례가 발생하고 있어 이에 대한 감독이 필요한 상황인바, 의료기관 개설자가 비급여 진료비용 등의 항목, 기준 및 진료내역 등에 관한 사항을 보건복지부장관에게 정기적으로 보고하도록 하려는 것임.

한편, 최근 무면허 또는 면허 외 의료행위를 교사하는 일이 관행적으로 이어지고 있어 제재를 강화할 필요가 있다는 의견이 꾸준히 제기되고 있어, 교사자에 대한 처벌 규정을 명시하고, 사람의 생명·신체에 중대한 위해를 발생하게 할 우려가 있는 의료행위를 교사한 경우에는 의료인의 면허를 취소하도록 하려는 것임.

2. 주요내용

가. 한국보훈복지의료공단이 「한국보훈복지의료공단법」에 따라 진료기록 등 관련 자료의 제공을 요청하는 경우 의료인, 의료기관의 장 및 의료기관 종사자는 이를 제공할 수 있도록 법적 근거를 마련함(제21조제3항제18호 신설).

나. 보건복지부장관이 의료기관을 개설할 수 없는 자가 개설·운영하는 의료기관의 실태를 파악하기 위하여 실태조사를 실시하고 위법이 확정된 경우 그 결과를 공표하도록 함(제33조의3 신설).

다. 진단용 방사선 발생장치 안전관리책임자로 하여금 안전관리책임자 교육을 이수하도록 의무화함(제37조제3항 신설).

라. 의료기관의 장에게 비급여 진료비용 등의 항목, 기준, 금액 및 진료내역 등에 관한 사항을 보건복지부장관에게 보고하도록 의무화하고, 보건복지부장관은 보고받은 내용을 바탕으로 비급여 진료비용 등에 대한 현황을 조사·분석하여 그 결과를 공개할 수 있도록 함(제45조의2).

마. 보건의료인력을 양성하는 학교 및 기관의 학생으로서 의료기관에서 실습하는 학생을 감염병 예방 교육의 대상에 포함시킴(제47조제2항).

바. 의료인이 다른 의료인·의료법인 등의 명의로 의료기관을 개설·운영하거나 1인 1개설 운영 원칙을 위반하여 둘 이상의 의료기관을 개설·운영한 경우에 대한 개설 허가 취소 등의 법적 근거를 신설함(제64조제1항제1호의2 및 제4호의3 신설).

사. 누구든지 의료인이 아닌 자에게 의료행위를 하게 하거나 의료인에게 면허사항 외의 의료행위를 하게 할 경우 5년 이하의 징역이나 5천만원 이하의 벌금에 처하도록 하고, 이때 사람의 생명 또는 신체에 중대한 위해를 발생하게 할 우려가 있는 수술, 수혈, 전신마취를 하게 한 경우 의료인 면허를 취소할 수 있도록 함(제27조제5항, 제65조제1항제7호 신설, 현행 제66조제1호제

5호 삭제, 제87조의2제3호 신설).

[2] 의료법 법률 제17472호, 2020. 8. 11. 타법개정(제70차 개정) 2020년 9월 12일부터 시행

▶ **개정이유와 주요내용**

중앙행정기관으로 승격되는 개인정보 보호위원회를 중앙행정기관의 범위에 추가하는 한편, 보건복지부의 보건업무 전문성 강화를 위하여 복수차관제도를 도입하여 보건을 담당하는 차관을 별도로 두도록 하고, 감염병 관리체계를 강화하기 위하여 질병관리본부를 보건복지부장관 소속 중앙행정기관인 질병관리청으로 승격시키려는 것임.

[3] 의료법 제17203호, 2020. 4. 7. 타법개정(제69차 개정) 2021년 4월 8일부터 시행

▶ **개정이유와 주요내용**

1. 개정이유

최근 질병 규명 등의 연구의 필요성이 증가하고 있음에도, 현행법은 연구목적의 시체 해부는 의사 등 시체 해부 자격이 있는 사람이 의과대학에서 수행하도록 규정할 뿐, 시체 조직의 연구용 제공 등에 대한 법적 근거가 마련되지 아니하여 의학 연구에 제한이 따르는 상황임.

이에 시체 일부를 연구에 이용하는 것과 관련한 관리체계를 마련함으로써 질병 연구를 활성화하고 국민건강에 이바지하려는 것임.

2. 주요내용
  가. 이 법의 목적을 의학뿐만 아니라 의생명과학의 연구에 기여하기 위한 것으로 수정함(제1조).
  나. 시체의 일부를 이용하여 연구하려는 자는 그 연구를 하기 전에 연구계획서를 작성하여 기관생명윤리위원회의 심의를 받도록 함(제9조의2 신설).
  다. 시체의 일부를 이용하여 연구하려는 자 또는 시체의 일부를 수집·보존하여 연구 목적으로 제공하려는 기관은 그 유족의 동의를 받도록 함(제9조의3 신설).
  라. 의과대학이나 종합병원으로서 일정한 시설·장비 및 인력 등을 갖추어 보건복지부장관의 허가를 받은 기관은 시체의 일부를 수집·보존하여 연구 목적으로 연구자에게 제공할 수 있도록 함(제9조의4 신설).

마. 시체의 일부를 수집·보존하여 연구 목적으로 연구자에게 제공할 수 있는 허가를 받은 기관의 장은 시체의 일부를 제공하려는 경우 이를 제공받아 연구하려는 연구자로부터 이용계획서를 제출받아 그 내용을 검토한 후 기관생명윤리위원회의 심의를 거쳐 제공 여부를 결정하고, 시체의 일부를 제공할 때에는 익명화하도록 함(제9조의6 신설).

바. 시체의 일부를 수집·보존하여 연구 목적으로 연구자에게 제공할 수 있는 허가를 받은 기관의 장과 그 종사자, 시체의 일부를 이용하여 연구하는 자가 시체의 일부를 목적 외로 이용하거나 정당한 사유 없이 폐기·손상하는 것을 금지하고, 보존기간이 지난 시체의 일부를 폐기하도록 함(제9조의7 신설).

사. 보건복지부장관은 시체의 일부의 제공에 관한 사항을 적정하게 관리할 수 있도록 시체의 일부를 연구 목적으로 연구자에게 제공하는 기관에 대한 관리·감독, 시체의 일부를 제공하는 절차의 표준 마련 등의 업무를 수행하도록 함(제9조의8 신설).

아. 국가나 지방자치단체는 시체의 일부를 수집·보존하여 연구 목적으로 연구자에게 제공할 수 있는 허가를 받은 기관이 시체의 일부를 보존 및 제공하는 데 필요한 행정적·기술적 지원을 할 수 있음(제9조의9 신설).

자. 보건복지부장관은 정당한 사유 없는 시체의 훼손을 방지하고 시체에 대한 예의를 준수하도록 하기 위하여 시체의 일부를 수집·보존하여 연구 목적으로 연구자에게 제공할 수 있는 허가를 받은 기관의 장 등에게 필요한 보고 또는 자료의 제출을 명할 수 있고, 시체의 훼손이 발생하거나 시체에 대한 예의가 준수되지 못할 우려가 있을 때에는 시체의 일부의 제공 또는 연구의 중단을 명하는 등의 조치를 할 수 있도록 함(제18조의2 신설).

[4] 의료법 제17069호, 2020. 3. 4. 일부개정(제68차 개정) 2020년 9월 5일부터 시행

▶ 개정이유와 주요내용

1. 개정이유

의료기관 내에서 환자, 환자의 보호자, 의료인 또는 의료기관 종사자 등에게 발생하는 감염사고로부터 국민의 안전과 생명을 보호하기 위하여 의료관련감염 감시 시스템 구축 및 자율보고 제도 도입 등을 통해 의료관련감염 감시체계를 강화하는 한편,

환자의 민감한 개인정보가 포함된 진료기록부를 안전하고 효과적으로 보호하기

위하여 휴업 또는 폐업한 의료기관의 진료기록부 보존·관리를 위하여 필요한 사항을 정하고, 의료기관 인증의 실효성을 높이기 위하여 의료기관 인증의 사후관리 근거를 마련하는 등 현행 제도의 운영상 나타난 일부 미비점을 개선·보완하려는 것임.

2. 주요내용

가. 의료인이 일회용 의료기기를 재사용하는 것을 금지함(제4조제6항).

나. 누구든지 의료인의 면허를 대여받거나 면허 대여를 알선하지 못하도록 하고, 이를 위반한 경우 5년 이하의 징역 또는 5천만원 이하의 벌금에 처하도록 함(제4조의3제2항 및 제87조의2제2항제1호의2 신설).

다. 의료인 등이 환자가 아닌 다른 사람에게 환자에 관한 기록 열람 등을 허용해야 하는 경우에 「군사법원법」에 따라 압수·수색·검증을 하는 경우와 보훈심사위원회가 보훈심사와 관련하여 보훈심사대상자를 진료한 의료기관에 해당 진료에 관한 사항의 열람 또는 사본 교부를 요청하는 경우를 추가함(제21조제3항제6호의2 및 제17호 신설).

라. 의료인 등이 환자 등에게 기록의 내용을 확인하게 하는 경우 전자서명이 기재된 전자문서를 제공하는 방법으로 할 수 있도록 함(제21조제5항 신설).

마. 병원급 의료기관 개설 허가에 관한 사항을 심의하기 위하여 시·도지사 소속으로 의료기관개설위원회를 두도록 함(제33조의2 신설).

바. 의료기관을 개설하는 자가 지켜야 할 준수사항에 의료기관의 의료관련감염 예방에 관한 사항을 추가함(제36조제13호 신설).

사. 폐업 또는 휴업한 의료기관 개설자가 관할 보건소장의 허가를 받아 진료기록부 등을 직접 보관하는 경우의 준수사항 등을 정함(제40조의2 신설).

아. 보건복지부장관은 폐업 또는 휴업한 의료기관의 진료기록부 등을 보관하는 관할 보건소장 및 의료기관 개설자가 안전하고 효과적으로 진료기록부 등을 보존·관리할 수 있도록 진료기록보관시스템을 구축·운영할 수 있도록 함(제40조의3 신설).

자. 보건복지부장관은 의료관련감염의 발생·원인 등에 대한 의과학적 감시를 위하여 의료관련감염 감시 시스템을 구축·운영할 수 있도록 함(제47조제4항 신설).

차. 의료관련감염이 발생한 사실을 알게 된 의료기관의 장, 의료인 등이 보건복지부장관에게 그 사실을 자율보고할 수 있도록 하고, 자율보고한 사람이 해당 의료관련감염과 관련하여 관계 법령을 위반한 사실이 있는 경우 그에 따

른 행정처분을 감경·면제할 수 있도록 하며, 의료기관의 장은 자율보고를 한 보고자에 대하여 불리한 조치를 할 수 없도록 함(제47조제8항, 제9항 및 제12항 신설).
카. 보건복지부장관이 의료기관 인증을 할 수 있는 대상을 확대함(제58조제1항).
타. 의료기관 인증을 신청하여야 하는 요양병원이 조건부인증 또는 불인증을 받거나 인증 또는 조건부인증이 취소된 경우 해당 요양병원의 장은 보건복지부령으로 정하는 기간 내에 다시 인증을 신청하도록 함(제58조의4제3항 신설).
파. 보건복지부장관은 인증을 받은 의료기관에 대하여 인증기준 충족 여부를 조사할 수 있도록 하고, 인증을 받은 의료기관이 인증 유효기간 중 인증기준을 충족하지 못하게 된 경우 인증을 취소하거나 인증마크의 사용정지 또는 시정을 명할 수 있도록 함(제58조의9 신설, 제58조의10제1항).
하. 현재 「민법」상 비영리법인인 의료기관평가인증원을 특수법인으로 전환하기 위하여 이 법에 설립 근거 등을 정함(제58조의11 신설).

[5] 의료법 제16555호, 2019. 8. 27. 일부개정(제67차 개정)

▶ 개정이유와 주요내용

1. 개정이유

대부분의 의료기관에서 진료기록부 등이 전자문서로 관리되고 있는 상황에서 해킹·악성코드 등 전자적 침해사고가 발생하는 경우 큰 피해가 발생할 수 있는바, 이러한 피해를 예방하기 위하여 진료정보 침해사고 통지, 예방 및 대응 등에 필요한 사항을 정하고, 국가적 차원의 병상 수급 및 관리를 체계화하기 위하여 보건복지부장관의 기본시책 등에 적합하지 아니한 의료기관 개설을 제한하도록 하며,

연간 총수입액이 수백억원에 이르는 대규모 의료기관 등에 대한 과징금 부과처분의 실효성을 확보하기 위하여 그 상한액을 상향하는 한편, 그 밖에 현행 제도의 운영상 나타난 일부 미비점을 개선·보완하려는 것임.

2. 주요내용

가. 의사, 치과의사, 한의사는 환자의 거동이 현저히 곤란하고 동일한 상병(상병)에 대하여 장기간 동일한 처방이 이루어지는 경우로서 해당 환자 및 의약품에 대한 안전성이 인정되는 경우에는 환자 가족 등의 대리수령자에게 처방전을 교부할 수 있도록 함(제17조의2 신설).

나. 의료인 또는 의료기관의 개설자는 전자의무기록에 대한 전자적 침해행위로 진료 정보가 유출되거나 의료기관의 업무가 교란·마비되는 등의 사고가

발생한 때에는 보건복지부장관에게 즉시 그 사실을 통지하도록 하고, 보건복지부장관은 진료정보 침해사고의 예방 및 대응을 위하여 진료정보 침해사고에 관한 정보의 수집·전파 등의 업무를 수행하도록 함(제23조의3 및 제23조의4 신설).
다. 시·도지사는 개설하려는 의료기관이 보건복지부장관이 수립한 병상의 합리적인 공급과 배치에 관한 기본시책과 시·도지사가 수립한 병상 수급 및 관리계획에 적합하지 아니한 경우 개설허가를 할 수 없도록 함(제33조 제4항).
라. 의료기관을 개설하려는 자가 준수할 사항에 의료기관의 신체보호대 사용에 관한 사항을 추가함(제36조 제12호).
마. 의료법인에 두는 임원의 수, 임기, 결격사유, 임원 선임 관련 금품 수수 금지 등에 관한 사항을 규정함(제48조의2 및 제51조의2 신설).
바. 의료업 정지 처분에 갈음하여 부과할 수 있는 과징금의 상한을 5천만원에서 10억원으로 상향함(제67조).
사. 의료기관을 개설할 자격이 없는 자가 의료기관을 개설한 경우에 대한 벌칙을 5년 이하의 징역 또는 5천만원 이하의 벌금에서 10년 이하의 징역 또는 1억원 이하의 벌금으로 상향함(제87조).

[6] 의료법 제16375호, 2019. 4. 23. 일부개정(제66차 개정)

▶ 개정이유와 주요내용

1. 개정이유

의료기관에서의 감염병의 예방을 위하여 의료인 등에 대하여 정기적으로 교육을 실시하도록 하고, 의료행위를 하는 의료인 등을 보호하기 위하여 의료인을 폭행하여 상해에 이르게 한 경우 등에 대한 처벌을 강화하며, 음주로 인한 심신장애 상태에서 의료인을 폭행하는 등의 죄를 범한 때에 「형법」상 감경규정에 관한 특례를 규정하는 등 현행 제도의 운영상 나타난 일부 미비점을 개선·보완하려는 것임.

2. 주요내용

가. 의료기관의 장은 감염병의 예방을 위하여 해당 의료기관에 소속된 의료인 및 의료기관 종사자에게 정기적으로 교육을 실시하도록 함(제47조 제2항 신설).
나. 의료행위가 이루어지는 장소에서 의료행위를 행하는 의료인을 폭행하는 등의 행위로 사람을 상해에 이르게 한 경우에는 7년 이하의 징역 또는 1천만원 이상 7천만원 이하의 벌금에 처하고, 중상해에 이르게 한 경우에는 3년 이상 10년 이하의 징역에 처하며, 사망에 이르게 한 경우에는 무기 또는 5

다. 음주로 인한 심신장애 상태에서 의료행위가 이루어지는 장소에서 의료행위를 행하는 의료인을 폭행하는 등의 죄를 범한 때에는 심신장애로 인하여 사물을 변별할 능력이 없거나 의사를 결정할 능력이 없는 자의 행위는 벌하지 않는 「형법」 규정을 적용하지 않을 수 있도록 특례를 규정함(제90조의2 신설).

[7] 의료법 제16254호, 2019. 1. 15. 일부개정(제65차 개정)

▶ **개정이유와 주요내용**

최근 한 대형종합병원에서 4명의 신생아가 연쇄적으로 사망하는 사고가 발생했을 당시 같은 신생아 중환자실에 있던 신생아 중 2명의 신생아가 전원(轉院)에 대한 보호자의 동의를 받지 못하여 사고가 발생한 신생아실에서 16시간 동안 방치되는 일이 있었음.

이는 현행법상 입원환자의 전원에 관한 규정이 없기 때문에 위 사고의 경우에도 일반적인 의료행위 시 보호자의 동의를 받는 절차를 따른 것으로 보이는데, 유사한 사례의 재발을 방지하기 위해서는 집단 사망사고의 발생 등과 같은 응급상황에서는 신속하게 전원 조치를 할 수 있도록 하는 법적 근거를 마련해야 할 것임.

이에 의료기관의 장은 천재지변, 감염병 의심 상황, 집단 사망사고의 발생 등 입원환자를 긴급히 전원(轉院)시키지 않으면 입원환자의 생명·건강에 중대한 위험이 발생할 수 있음에도 환자나 보호자의 동의를 받을 수 없는 등의 불가피한 사유가 있는 경우에는 시장·군수·구청장의 승인을 받아 입원환자를 다른 의료기관으로 전원시킬 수 있도록 하려는 것임.

[8] 의료법 제15716호, 2018. 8. 14. 일부개정(제64차 개정)

▶ **개정이유와 주요내용**

「민법」 개정 전에는 행위무능력자로서 금치산자 및 한정치산자가 있었으나, 「민법」이 개정됨에 따라 금치산자 및 한정치산자가 각각 피성년후견인 및 피한정후견인으로 변경되었으므로, 의료인의 결격사유로 규정된 금치산자 및 한정치산자를 개정된 제도에 맞추어 피성년후견인과 피한정후견인으로 변경함.

또한, 현재 사립학교 교직원이 직무로 인한 부상·질병·장애를 입어 사립학교교직원연금공단에 보상급여를 신청하기 위해서는 해당 교직원이 직접 병원에서 진단서 등을 발급받아야 하나, 입증서류를 완비하지 못한 경우 급여지급 절차가 지연되는 문제가 있는바, 사립학교교직원연금공단이 직무상요양비, 장해급여 및 유족급여의 지급심사와 관련하여 교직원이나 교직원이었던 자를 진료한 의료기관에 진료기록부 등의 열람 또는 사본 교부를 요청하는 경우 의료인 등이 자료를 제출할 수 있도록 하여 급여지급이 원활히 이루어지도록 하는 등 현행 제도의 운영상 나타난 일부 미비점을 개선·보완하려는 것임.

[9] 의료법 제15540호, 2018. 3. 27. 일부개정(제63차 개정)
▶ 개정이유와 주요내용

「정신보건법」이 「정신건강증진 및 정신질환자 복지서비스 지원에 관한 법률」로 제명이 개정되고 정신질환자에 대한 정의가 변경됨에 따라 종전의 법률 제명 인용 조문을 개정하여 현행 법률체계에 맞게 정비하고, 의료분쟁이 발생한 경우 진료기록부등에 수정이 이루어졌는지 여부가 중요한 쟁점이 될 수 있고, 의료행위의 변화 과정을 살펴보기 위해서는 원본과 추가기재 또는 수정이 이루어진 수정본 모두 중요한 자료로서 보존되어야 함에도 불구하고 현행법상 그 내용이 명확하지 않다는 문제를 개선하기 위하여 의료인등이 진료기록부등(전자의무기록을 포함)에 추가기재·수정을 한 경우 진료기록부등 원본과 추가기재·수정을 한 수정본을 함께 보존하도록 명시하고자 함.

또한 공중보건의사와 유사하게 의사나 치과의사 자격을 가지고 보충역으로 편입되어 병역판정에 필요한 신체검사업무를 이행하는 병역판정검사전담의사에 대하여 의료기관 고용금지를 명시하여 공중보건의사 등 고용금지 제도의 미비점을 보완하고, 선택진료 자격을 갖춘 의사에 대해 추가비용을 받을 수 있도록 하는 선택진료제를 2018년부터는 완전 폐지하기로 함에 따라 선택진료 비용을 징수할 수 있는 근거를 삭제하는 등 법률을 정비하고자 함.

아울러 행정기관이 아닌 독립된 자율심의기구에서 의료광고에 대한 사전심의가 이루어질 수 있도록 제도를 개선하고, 지속적인 모니터링을 통해 불법 의료광고가 난립하는 것을 방지하며, 불법 의료광고에 대해서는 보건복지부장관 등이 위반행위의 중지, 정정광고 명령 등 필요한 조치를 취할 수 있도록 함으로써 불법 의료광고로 인한 국민의 피해를 최소화하는 한편,

현행법에는 의료법인 설립 허가권자인 시·도지사의 법인 관련 서류 등의 조사권한을 명시하고자 하고, 현행법에는 전문간호사가 행할 수 있는 업무 범위에 대한 별도의 규정이 없어 일반간호사와 동일한 업무만 수행할 수 있는지 전문 업무도 수행할 수 있는 것인지 불분명한 측면이 있으므로, 시행규칙에 위임되어 있던 전문간호사의 자격인정 요건을 법률에 명시하며, 전문간호사 자격을 인정받은 경

우 해당 분야에서 간호업무를 수행하도록 함으로써 전문간호사 자격 제도를 활성화하고 전문의료인력을 효율적으로 활용하려는 것임.

[10] 의료법 제15522호, 2018. 3. 20. 타법개정(제62차 개정)

▶ 개정이유와 주요내용

1. 개정이유

공무원 신분임에도 공무원 재해보상 적용을 받지 못하던 시간선택제채용공무원 등을 공무원 재해보상제도의 적용대상으로 포함하고, 공무수행 중 사망한 무기계약직·비정규직 근로자도 공무원과 동일하게 순직 인정 및 예우 등을 받을 수 있도록 하며, 위험직무순직공무원 요건의 확대 및 재해보상 수준의 현실화 등을 통하여 공무수행 중 발생한 재해에 대한 보상을 강화하고, 재해보상 급여에 대한 심사절차를 개선하는 등 전문적이고 체계적인 공무원 재해보상제도의 발전을 위하여 「공무원연금법」에서 공무원 재해보상제도를 분리하여 「공무원 재해보상법」을 제정하려는 것임.

2. 주요내용

가. 공무원 재해보상제도 적용 대상 확대와 보훈 등 예우의 법적 근거 강화(제3조, 제59조 및 제60조)

1) 법률상 공무원 신분임에도 "상시" 공무라는 요건을 충족하지 못해서 공무원 재해보상제도의 적용 대상에서 제외되었던 시간선택제채용공무원 등을 적용 대상에 포함되도록 함.

2) 공무수행사망자 정의 및 특례를 신설하여, 공무수행 중 사망한 무기계약직·비정규직 등 근로자에게 공무원과 동일하게 순직 또는 위험직무순직 심사절차를 거쳐 순직공무원 또는 위험직무순직공무원으로 인정되는 경우 그에 따른 예우 및 지원 등을 받을 수 있도록 함.

3) 순직공무원 및 위험직무순직공무원과 그 유족에게 「국가유공자 등 예우 및 지원에 관한 법률」과 「보훈보상대상자 지원에 관한 법률」에 따른 보훈 등 예우를 받을 수 있는 법적 근거를 강화하고, 국가 또는 지방자치단체가 별도의 예우 및 지원을 할 수 있는 근거를 마련함.

나. 공무상 재해의 인정기준의 정비 및 위험직무순직공무원의 요건 확대(제4조 및 제5조)

1) 공무상 부상 또는 공무상 질병을 공무상 재해로 보도록 하고, 공무상 부상은 공무원이 공무수행 또는 그에 따르는 행위를 하던 중 발생한 사고

등으로 하며, 공무상 질병은 공무수행 과정에서 물리적·화학적·생물학적 요인의 원인에 의하여 발생한 질병 등으로 함.
2) 위험직무순직공무원의 요건으로서 재해의 종류를 직종별·기능별로 유형화하는 한편, 경찰공무원의 긴급신고 처리를 위한 현장 출동·범죄예방 등을 위한 순찰활동, 소방공무원의 위험제거를 위한 생활안전활동, 사법경찰관리의 범죄 수사·단속 활동, 공무수행 관련 보복성 범죄·테러 또는 실기·실습 훈련 중 입은 재해 등을 위험직무순직공무원의 요건으로 확대함.

다. 공무원 재해보상의 심사체계 개편(제6조, 제7조, 제52조 및 제53조)
공무원 재해보상의 심사체계를 간소화하여 공무원 및 유족의 부담을 덜 수 있도록 현행 공무원연금공단 소속의 공무원연금급여심의회와 인사혁신처 소속의 위험직무순직보상심사위원회를 통합하여 인사혁신처 소속의 공무원재해보상심의회를 설치하고, 현행 인사혁신처 소속 공무원연금급여 재심위원회를 국무총리 소속 공무원재해보상연금위원회로 격상하여 급여에 관한 결정에 대한 심사를 담당하도록 함.

라. 급여의 종류 확대 및 순직유족연금 등의 급여수준 향상(제8조, 제36조부터 제39조까지)
1) 재활운동비와 심리상담비를 포함한 재활급여 및 간병급여를 신설하여 이 법에 따른 급여를 요양급여, 재활급여, 장해급여, 간병급여, 재해유족급여, 부조급여의 총 6가지로 분류하도록 함.
2) 순직유족연금의 지급률을 현재 해당 공무원의 사망 당시 기준소득월액의 26퍼센트에 상당하는 금액에서 앞으로는 38퍼센트에 상당하는 금액으로, 위험직무순직유족연금의 지급률을 현재 해당 공무원의 사망 당시 기준소득월액의 35.75퍼센트에 상당하는 금액에서 앞으로는 43퍼센트에 상당하는 금액으로 확대하도록 함.
3) 순직유족연금 및 위험직무순직유족연금의 경우 20년 이상 근무여부에 따라 지급률을 차등하던 것을 폐지하고, 유족 1명당 지급률을 5퍼센트씩 최대 20퍼센트까지 가산할 수 있도록 함.

마. 급여의 청구 및 연금의 지급기간 등(제9조 및 제13조)
1) 요양급여, 장해급여, 순직유족급여, 위험직무순직유족급여를 청구하려는 경우 해당 공무원의 기관장 확인을 받아 인사혁신처장에게 청구하고, 인사혁신처장은 해당 급여의 청구를 받으면 급여의 요건을 확인한 후 급여

를 결정하고 지급하도록 함.
 2) 연금인 급여는 그 급여의 사유가 발생한 날이 속하는 달의 다음 달부터 그 사유가 소멸된 날이 속하는 달까지의 급여분을 지급함.
바. 재해예방 및 재활·직무복귀 지원 강화 등(제26조, 제27조, 제34조, 제46조 및 제47조)
 공무상 재해를 입은 공무원의 재활 및 직무복귀를 지원하며, 재해예방을 위한 사업을 체계적으로 시행하기 위하여 해당 공무원을 대상으로 재활운동비, 심리상담비 및 간병급여를 신설하여 지급하도록 하고, 재해예방 및 재활·직무복귀 지원과 관련한 종합적 대책 및 각종 사업을 추진할 수 있는 근거를 마련함.

[11] 의료법 제14438호, 2016. 12. 20. 일부개정(제61차 개정)

▶ **개정이유와 주요내용**

1. 개정이유

 공무원연금공단이 공무상요양비 등의 지급 심사를 원활하게 진행할 수 있도록 공무원 등을 진료한 의료기관에 진료기록에 관한 사항의 열람이나 사본 교부를 요청할 수 있도록 하고, 환자의 진료과정에서 생성된 진단·처방에 관한 진료정보 등에 관한 기록을 환자의 동의가 있는 경우 다른 의료기관과 적정하게 공유할 수 있도록 하는 등 의료기관간 정보의 호환성을 높이고 진료기록을 효율적으로 활용하게 하며, 현행법상 비급여 진료비용 등의 현황 조사·분석 대상이 보건복지부령으로 위임되어 있어 명확하지 아니한바 이를 개선하여 의료 이용자의 알권리를 증진하고 의료기관 선택권을 강화하려는 것임.
 또한, 의사가 사람의 생명 또는 신체에 중대한 위해를 발생하게 할 우려가 있는 수술 등을 하는 경우 환자에게 수술 등에 관한 설명 및 서면 동의를 받는 방식을 개선하여 환자의 안전 및 자기 결정권을 보장하도록 하고, 헌법재판소의 위헌 결정에 따라 전문과목을 표시한 치과의원은 표시한 전문과목에 해당하는 환자만을 진료하도록 한 규정의 효력이 상실되었으므로 해당 규정을 삭제하며, 의약품 및 의료기기의 공정한 판매 경쟁과 거래 질서를 확립하기 위하여 판매촉진을 목적으로 제공되는 금전 등 불법 이익을 수수한 의료인 등에 대한 처벌을 강화하는 한편, 벌금형을 현실화하고 형벌로서의 기능을 회복시켜 범죄억지력을 확보하는 등 현행 제도 운영상의 일부 미비점을 개선·보완하려는 것임.

2. 주요내용
    가. 보건복지부장관은 수험이 정지되거나 합격이 무효가 된 사람에 대하여 처분의 사유와 위반 정도 등을 고려하여 대통령령으로 정하는 바에 따라 그 다음에 치러지는 이 법에 따른 국가시험등의 응시를 3회의 범위에서 제안할 수 있도록 함(제10조 제3항).
    나. 의료기관 개설자도 진료나 조산 요청을 받으면 정당한 사유 없이 거부하지 못하도록 하고, 이를 위반하는 경우 시정명령 및 1년 이하의 징역 또는 1천만원 이하의 벌금을 부과함(제15조 제1항, 제63조 및 제89조 제1호).
    다. 환자는 의료인이나 의료기관의 장에게 본인에 관한 기록의 열람 또는 그 사본의 발급 등 내용의 확인을 요청할 수 있고, 이 경우 의료인이나 의료기관의 장은 정당한 사유 없이 이를 거부할 수 없도록 함(제21조 제1항).
    라. 「공무원연금법」 제85조에 따라 공무원연금공단이 공무상요양비 등의 지급심사와 관련하여 공무원 등을 진료한 의료기관에 해당 진료기록에 관한 사항을 열람 또는 사본 교부를 요청하는 경우 의료인이나 의료기관의 장은 확인할 수 있도록 함(제21조 제3항 제14호의2 신설).
    마. 보건복지부장관은 진료기록의 사본 및 진료경과에 대한 소견 등의 전송업무를 지원하기 위하여 전자정보시스템을 구축·운영할 수 있도록 함(제21조의2 제3항부터 제9항까지 신설).
    바. 보건복지부장관은 전자의무기록이 효율적이고 통일적으로 관리·활용될 수 있도록 기록의 작성, 관리 및 보존에 필요한 전산정보처리시스템, 시설, 장비 및 기록 서식 등에 관한 표준을 정하여 고시하고, 이를 준수하도록 권고할 수 있도록 하고, 전산정보처리시스템이 인증 기준에 적합한 경우 인증할 수 있도록 함(제23조의2 제1항 및 제2항 신설).
    사. 의사·치과의사 또는 한의사는 사람의 생명 또는 신체에 중대한 위해를 발생하게 할 우려가 있는 수술·수혈·전신마취를 하는 경우 환자에게 진단명·수술 등의 필요성, 방법 및 내용, 환자에게 설명을 하는 의사 및 수술 등에 참여하는 주된 의사 등의 성명, 수술 등에 따라 전형적으로 발생이 예상되는 후유증 또는 부작용, 수술 등의 전후에 환자가 준수하여야 할 사항 등을 미리 설명하고 서면 동의를 받은 후 환자에게 그 사본을 내주도록 하고, 동의를 받은 사항 중 중요한 사항이 변경된 경우 지체 없이 변경 사유와 내용을 환자에게 알리도록 하며, 이를 위반한 자는 300만원 이하의 과태료를 부과하도록 함(제24조의2, 제92조제1항제1호의2 및 제1호의3 신설).

아. 의료기관 개설자는 의료업을 폐업 또는 휴업하는 경우 보건복지부령으로 정하는 바에 따라 해당 의료기관에 입원 중인 환자를 다른 의료기관으로 옮길 수 있도록 하는 등 환자의 권익을 보호하기 위한 조치를 하도록 하고, 이를 위반하는 경우 1년 이하의 징역 또는 1천만원 이하의 벌금을 부과하도록 함(제40조 제4항 및 제5항 신설 및 제89조 제3호).

자. 보건복지부장관은 모든 의료기관에 대하여 비급여 진료비용 등의 항목, 기준 및 금액 등에 관한 현황을 조사·분석하여 그 결과를 공개할 수 있도록 하고, 이 중 병원급 의료기관에 대해서는 반드시 공개하도록 함(제45조의2 제1항).

차. 헌법재판소의 위헌 결정에 따라 전문과목을 표시한 치과의원은 표시한 전문과목에 해당하는 환자만을 진료하도록 한 규정을 삭제함(제77조 제3항 삭제).

카. 현행법상 징역 1년당 벌금 1천만원을 부과하도록 벌칙규정을 정비하고, 벌금형만 있는 경우 벌금액을 현행 3백만원에서 5백만원으로 상향 조정함(제87조부터 제90조까지).

[12] 의료법 제14224호, 2016. 5. 29. 타법개정(제60차 개정)

▶ 개정이유와 주요내용

1. 개정이유

정신질환자의 범위를 중증정신질환자로 축소 정의하고, 전 국민 대상의 정신건강증진의 장을 신설하며, 비자의 입원·퇴원 제도를 개선하고, 정신질환자에 대한 복지서비스 제공을 추가하는 등 현행 법률상 미흡한 점을 개선·보완하려는 것임.

2. 주요내용

가. 법률의 명칭을 「정신보건법」에서 「정신건강증진 및 정신질환자 복지서비스 지원에 관한 법률」로 변경함.

나. 법 적용 대상인 정신질환자의 정의를 '독립적으로 일상생활을 영위하는데 중대한 제약이 있는 사람'으로 한정함(제3조 제1호).

다. 정신건강증진의 장을 신설하여 일반국민에 대한 정신건강 서비스 제공 근거를 마련함(제7조부터 제18조까지).

라. 복지서비스 개발, 고용 및 직업재활 지원, 평생교육 지원, 문화·예술·여가·체육활동 지원, 지역사회 거주·치료·재활 등 통합지원, 가족에 대한 정보제공과 교육 등 정신질환자에 대한 복지서비스 제공 근거를 마련함(제33

조부터 제38조까지).
마. 환자 본인 및 보호의무자의 동의로 입원을 신청하고, 정신과 전문의 진단 결과 환자 치료와 보호필요성이 인정되는 경우 72시간의 범위에서 퇴원을 거부할 수 있는 동의입원 제도를 신설함(제42조).
바. 보호의무자에 의한 입원 시 입원 요건과 절차를 강화하여 진단입원 제도를 도입하고, 계속 입원 진단 전문의 수 및 소속을 서로 다른 정신의료기관에 소속된 정신과 전문의 2명 이상(그중 국공립 정신의료기관 또는 보건복지부장관이 지정하는 정신의료기관에 소속된 정신과 전문의가 1명 이상 포함되도록 함)으로 하며, 계속입원 심사 주기를 단축함(제43조).
사. 시장·군수·구청장에 의한 행정입원 제도 개선을 위하여 보호의무자에 의한 입원의 유형 중 하나인 시장·군수·구청장이 보호의무자가 되는 경우를 삭제하고, 경찰관이 행정입원 신청을 요청할 수 있는 근거를 마련하며, 행정입원 기간을 보호의무자에 의한 입원 기간과 같이 조정함(제44조 및 제62조).
아. 각 국립정신병원 및 대통령령으로 정하는 기관 안에 입원적합성심사위원회를 설치하여, 보호의무자 또는 시장·군수·구청장에 의한 입원의 경우 입원사실을 3일 이내에 위 위원회에 신고하도록 하고, 위원회는 입원의 적합성 여부를 1개월 이내에 판단하도록 하는 등 입원 단계 권리구제 절차를 강화함(제45조부터 제49조까지).
자. 정신건강심의위원회의 결정 유형을 퇴원, 임시퇴원, 처우 개선 조치 외에도 외래치료명령 조건부 퇴원, 3개월 이내 재심사, 다른 정신의료기관 등으로의 이송, 자의입원 또는 동의입원으로의 전환 등으로 다양화함(제59조).
차. 입원 환자의 회전문 현상, 입원의 장기화, 반복되는 재입원의 문제를 통제하기 위하여 입원·퇴원 등과 관련된 관리시스템을 구축하도록 함(제67조).
카. 종전의 「정신보건법」상 정신질환자 범위 규정을 인용하고 있는 다른 법률의 경우에는 각 자격제도 등의 특성 및 법적 안정성을 고려하여 해당 법률의 규정이 개정되기 전까지는 종전의 「정신보건법」상 정신질환자 범위가 그대로 적용되도록 부칙에 경과조치 규정을 마련함(부칙 제7조).

[13] 의료법 제14220호, 2016. 5. 29. 일부개정(제59차 개정)

▶ 개정이유와 주요내용

1. 개정이유

환자가 의료인의 신분을 쉽게 확인할 수 있도록 하여 의료인이 아닌 자를 의료인으로 오인하지 않도록 하고 보건의료인에 대한 신뢰를 강화하기 위하여 의료기관의 장은 의료인 및 전공분야 관련 실습을 위해 의료행위를 행하는 학생에게 그 신분을 나타낼 수 있는 명찰을 반드시 착용하도록 하게하고, 위반 시 시정명령을 할 수 있으며 시정명령을 어길 경우 과태료를 부과하도록 함.

또한, 안정적인 의료 환경을 조성하고 의료인의 진료권 및 환자의 건강권을 보호하기 위하여 의료행위를 행하는 의료인 등을 폭행 또는 협박하는 행위를 금지하고 위반 시 5년 이하의 징역 또는 2천만원 이하의 벌금에 처하도록 하고,

현행법상 환자의 형제·자매는 증명서를 교부받거나 진료기록의 열람 또는 사본 교부 등을 신청할 수 없는 바, 환자에 관한 증명서 또는 진료기록부 사본 교부대상을 부모가 없는 미혼의 형제·자매로 확대하여 환자의 편의를 제고할 수 있도록 함.

한편, 현행법에 의료인의 1회용 주사기 등에 대한 재사용 금지 규정이 없고, 의료기관 개설자에 대한 제재처분의 실효성이 부족하여 1회용 주사기 재사용이 국민의 생명과 건강에 주요한 위해 요인으로 작용하고 있는 바, 의료인의 의무에 1회용 주사기 등의 재사용 금지 사항을 신설하고, 이를 위반하여 사람의 생명 또는 신체에 중대한 위해를 입힌 의료인의 면허자격을 취소할 수 있도록 하고,

의료기관 개설자의 준수사항에 1회용 주사기 등의 사용에 관한 사항 등을 신설하여 이를 위반하여 사람의 중대한 위해를 미친 경우에는 해당 의료기관에 대하여 영업정지, 개설허가 취소, 또는 의료기관 폐쇄명령을 할 수 있도록 하여 제재의 실효성을 강화하고자 함.

또한, 질병관리본부장 등의 역학조사가 필요한 의료기관이 역학조사가 이루어지기 전에 폐업신고를 함으로써 실효성 있는 역학조사가 이루어지지 못하는 문제가 있으므로, 시·군·구청장이 역학조사를 실시하는 경우 등에는 의료기관 폐업신고를 수리하지 아니할 수 있도록 함.

아울러, 현행법에 의료인에 대한 자격정지 처분에 시효가 없어 언제든지 행정처분을 부과할 수 있다는 점에서 법적 안정성을 해칠 우려가 있는 바, 자격정지처분 사유가 발생한 날로부터 일정 기간이 경과한 경우 행정처분을 부과하지 못하도록 시효규정을 둠으로써 행정에 대한 신뢰의 이익과 법적 안정성을 도모하고자 함.

2. **주요내용**
   가. 의료기관의 장은 의료인 및 전공분야 관련 실습을 위해 의료행위를 행하는 학생에게 그 신분을 나타낼 수 있는 명찰을 반드시 착용하도록 하게 하고, 이를 위반하는 경우 시정명령을 할 수 있으며 시정명령을 어길 경우 과태료

를 부과함(제4조제5항 신설).
나. 의료인에 대하여 일회용 주사 관련 의료용품을 다시 사용할 수 없도록 하고, 이를 위반하여 사람의 생명 또는 신체에 중대한 위해를 발생하게 한 경우 면허를 취소할 수 있도록 하며 위해 정도가 중대한 경우 5년 이하의 징역이나 2천만원 이하의 벌금에 처하도록 함(제4조 제6항, 제65조 제1항 제6호 및 제87조 제1항 제1호의2).
다. 누구든지 의료행위가 이루어지는 장소에서 의료행위를 행하는 의료인 및 의료기관 종사자 또는 진료를 받는 사람을 폭행 또는 협박하여서는 아니 되며, 이를 위반하는 경우 5년 이하의 징역 또는 2천만원 이하의 벌금에 처하도록 함(제12조 제3항 신설).
라. 환자의 증명서 또는 진료기록부 사본 교부대상을 부모가 없는 미혼의 형제·자매로 확대함(제17조 제1항 및 제21조 제2항 제1호·제3호).
마. 의사, 치과의사 또는 한의사가 의약품을 조제하여 환자에게 내어주는 경우 약제의 용기 또는 포장에 환자의 이름 등을 기재하여야 함(제18조 제5항 신설).
바. 의료기관 종사자의 업무상 알게 된 정보 누설을 금지함(제19조).
사. 환자에 관한 진료기록의 열람·사본 발급이 가능한 사유에 보건복지부장관 등이 역학조사를 위하여 요청하는 경우를 추가함(제21조 제2항 제16호 신설).
아. 의료기관 개설자의 준수사항에 의료기관의 위생관리 및 의약품과 일회용 주사 관련 의료용품의 사용에 관한 내용 등을 추가하고, 이를 준수하지 않아 사람의 생명 또는 신체에 중대한 위해를 발생하게 한 경우 의료기관의 영업정지, 개설허가 취소 또는 의료기관 폐쇄명령을 할 수 있도록 함(제36조 제7호부터 제9호까지, 제64조 제1항 제9호 신설).
자. 시장·군수·구청장은 질병관리본부장 등이 감염병의 역학조사 등을 실시하거나 보건복지부장관 등에게 역학조사 실시를 요청받은 경우 역학조사를 위하여 필요하면 의료기관의 폐업신고를 수리하지 아니할 수 있음(제40조 제3항 신설).
차. 의료기관인증위원회의 구성 시 시설안전진단전문가를 포함하도록 함(제58조의2 제3항 제4호 신설).
카. 자격정지처분 사유가 발생한 날로부터 5년이 경과하면 자격정지처분을 할 수 없도록 제한하되, 그 처분사유가 의료인이 아닌 자로 하여금 의료행위를 하게 하거나, 관련서류를 위변조 하는 등의 방법으로 진료비를 거짓 청구한 경우에는 그 시효를 7년으로 함(제66조 제6항 신설).

[14] 의료법 제14183호, 2016. 5. 29. 타법개정(제58차 개정)
▶ **개정이유와 주요내용**
1. 개정이유
 현역병에 대하여 중요한 작전이나 훈련, 연습 등의 수행으로 인하여 본인이 원하는 경우 전역을 보류할 수 있는 근거를 마련하고, 사회복무요원으로 복무 하다 산업기능요원으로 편입된 사람에 대한 복무기간을 합리적으로 조정하며, 신체등위 판정이 곤란한 질병이 있거나 정신적 장애 등으로 계속 복무하는 것이 적합하지 아니하다고 인정되는 사람에 대한 병역처분변경 절차를 간소화하는 한편, 제1국민역을 병역준비역으로 변경하는 등 병무용어를 알기 쉽게 정비함과 아울러 현행 제도의 운영상 나타난 일부 미비점을 개선·보완하려는 것임.
2. 주요내용
 가. 제1국민역을 병역준비역으로, 제2국민역을 전시근로역으로 변경하는 등 그 의미를 알기 어려운 용어를 쉽게 바꾸어 병무행정에 대한 국민의 이해도를 높임(제2조 등).
 나. 현역병에 대하여 중요한 작전이나 훈련·연습 등의 수행으로 인하여 본인이 원하는 경우 3개월 이내에서 전역을 보류할 수 있도록 함(제18조 제4항 제3호·제6항 신설, 제19조 제1항 제2호).
 다. 징병검사전담의사 등의 편입취소 사유인 「국가공무원법」 제69조의 개정에 따른 관련 규정 등을 정비함(제34조의2, 제35조, 제35조의2 및 제35조의3).
 라. 사회복무요원으로 복무 하다 산업기능요원으로 편입된 사람의 복무기간 조정(제39조 제1항 제2호 단서).
  1) 보충역에서 산업기능요원으로 편입되어 처음부터 산업기능요원으로 근무하는 사람의 의무복무기간은 2년 2개월이나 사회복무요원으로 복무 하다 산업기능요원으로 편입된 사람의 의무복무기간은 사회복무요원 의무복무기간인 24개월을 적용하고 있음.
  2) 이에 따라 사회복무요원으로 복무 하다 산업기능요원으로 편입된 사람의 의무복무기간과 보충역에서 산업기능요원으로 처음부터 편입된 사람의 복무기간이 형평에 맞지 아니하므로 이를 합리적으로 조정하도록 함.
 마. 외무공무원 임용제도 변경에 따른 기본병과장교 병적편입 규정 정비(제59조 제4호 신설).
  1) 5급공무원 공개경쟁 채용시험에 합격한 사람은 기본병과 분야의 현역장

교 병적에 편입할 수 있도록 규정하고 있으나, 외무고시가 폐지됨에 따라 새로운 외교관 선발제도에 의하여 5등급 외무공무원으로 임용이 예정된 사람이 포함되지 아니하게 됨.
　　2) 외교관후보자 선발시험에 합격하여 국립외교원을 수료하고 5등급 외무공무원으로 채용이 결정된 사람도 기본병과장교 병적에 편입될 수 있도록 함.
　바. 신체등위 판정이 곤란한 질병이 있거나 정신적 장애 등으로 계속 복무하는 것이 적합하지 아니하다고 인정되는 사람에 대하여는 신체검사를 받지 아니하고 별도의 심사를 거쳐 병역처분을 변경할 수 있도록 하여 복무 부적합자의 병역처분 변경 절차를 간소화 함(제65조 제11항).
　사. 병역판정검사를 받는 사람의 여비와 진단서 발급 비용 등을 거짓이나 그 밖의 부정한 방법으로 지급받은 경우에는 그 여비 등의 전부 또는 일부를 환수하도록 하는 근거규정을 마련함(제79조 제3항 및 제4항 신설).

[15] 의료법 제14084호, 2016. 3. 22. 타법개정(제57차 개정)

▶ 개정이유와 주요내용

1. 개정이유

　건강보험재정의 안정적인 운영을 위하여 건강보험재정에 대한 국고지원의 기한을 현행 2016년 12월 31일까지에서 2017년 12월 31일까지 1년 연장하고,
　국민건강보험공단의 예산편성에 관한 사항을 「공공기관의 운영에 관한 법률」에 맞추어서 조정하며,
　보험급여로 등재되기에는 경제성이나 치료효과성 등이 부족한 의료서비스 등에 대하여 예비적인 요양급여인 선별급여 형태로 요양급여 체계에 포함될 수 있도록 하되 선별급여에 대한 안전성과 효과성을 확보하기 위하여 선별급여에 대한 주기적인 평가 및 선별급여 제공 요양기관에 대한 관리시스템을 마련하고,
　현재 시행 중인 요양급여비용 본인부담상한제의 안정적인 운영을 위하여 법적 근거를 마련하며,
　허위로 직장가입자의 자격을 취득하여 고의적으로 보험료를 과소 납부한 지역가입자와 이와 같은 행위에 협력한 사용자에 대한 실효성 있는 제재조치를 마련하기 위해 이와 같은 사유로 국민건강보험공단이 가산금을 부과할 수 있는 근거를 신설하고,
　국민건강보험공단과 건강보험심사평가원이 요양기관 등 민간기관에 자료를 요

청할 때에는 자료요청이 남용되지 않도록 자료제공 요청 근거와 사유 등이 기재된 자료제공요청서를 발송하도록 하며,

부당한 방식으로 요양급여비용을 청구한 요양기관이 장기간 과징금을 미납하는 것에 대한 실효성이 있는 제재조치를 마련하기 위하여 보건복지부가 과징금을 미납한 요양기관에 대해서는 과징금 처분을 원처분인 업무정지 처분으로 환원할 수 있도록 하고,

국민건강보험공단, 건강보험심사평가원, 대행청구단체 종사자의 비밀 누설죄의 유형을 가입자 및 피부양자의 개인정보 오남용과 그 밖의 업무상 비밀의 목적외 사용 및 누설로 구분하여 규정하고 각각의 행위에 대한 처벌 수준을 현행보다 상향조정하며,

현재 법령의 위임근거가 부족한 상태에서 시행령·시행규칙 및 보건복지부고시에 따라 실시 중인 재외국민과 외국인에 대한 자격부과 및 보험료 부과·징수 등에 관한 사항 중 핵심사항에 대해서는 법률에 규정하고, 그 밖의 구체적인 사항은 하위법령에 위임하려는 것임.

2. 주요내용

가. 건강보험재정에 대한 정부지원의 기간을 1년 연장함(법률 제11141호 국민건강보험법 일부개정법률 부칙 제2조).

나. 선별급여의 요건 및 평가에 관한 사항과 요양기관의 선별급여 실시에 대한 관리에 관한 사항을 신설함(제41조의3, 제42조의2 및 제115조 제3항 제1호).

다. 선별급여에 대해서는 요양급여비용의 본인일부부담금을 달리 설정할 수 있도록 하는 근거를 마련하고, 요양급여를 받은 자 본인이 연간 부담하는 본인일부부담금의 총액이 대통령령으로 정하는 금액을 초과한 경우에는 국민건강보험공단이 그 초과 금액을 부담하도록 함(제44조).

라. 사용자가 직장가입자가 될 수 없는 자를 직장가입자로 거짓으로 신고한 경우 국민건강보험공단이 해당 사용자에게 보험료 차액의 100분의 10에 해당되는 금액을 일정한 가산금으로 부과하여 징수하도록 함(제78조의2 신설).

마. 국민건강보험공단과 건강보험심사평가원이 요양기관, 보험회사 및 보험료율 산출기관에 자료를 요청할 때는 사전에 자료제공요청서를 발송하도록 함(제96조 제4항 신설).

바. 국민건강보험공단, 건강보험심사평가원, 대행청구단체의 비밀 누설죄의 유형을 가입자 및 피부양자의 개인정보 오남용과 그 밖의 업무상 비밀의 목적외 사용 및 누설로 구분하여 규정하고, 각각의 행위에 대한 처벌 수준을

현행보다 상향조정함(제102조, 제115조 제1항 및 제2항 제2호).
사. 재외국민 및 외국인의 건강보험 가입 요건 및 보험료 부과·징수에 관한 사항을 법률에 규정하고, 세부적인 사항은 하위법령에 위임함(제109조).
아. 국민건강보험공단 및 보건복지부에 대해 법률상 신고를 거부하거나 허위로 신고하는 자에 대한 과태료 부과 수준을 상향 조정함(제119조 제3항 및 제4항).

[16] 의료법 제13726호, 2016. 1. 6. 타법개정(제56차 개정)

▶ **개정이유와 주요내용**

1. 개정이유

옥외광고산업의 지원을 강화하기 위하여 법률 명칭을 「옥외광고물 등 관리법」에서 「옥외광고물 등의 관리와 옥외광고산업 진흥에 관한 법률」로 변경하고, 옥외광고물 등이 설치되는 공간의 특성 및 환경을 고려하여 다양한 옥외광고물 등의 설치·표시가 가능한 자유표시구역을 지정함으로써 옥외광고산업을 진흥시키는 한편,

풍수해 등에 대비하여 옥외광고물 등의 안전관리를 강화하고, 시·도지사와 시장·군수·구청장이 합동으로 위법한 옥외광고물을 점검하도록 하며, 음란·퇴폐 광고물 및 청소년 유해광고물 제작·표시에 대한 처벌을 강화하는 등 현행 제도의 운영상 나타난 일부 미비점을 개선·보완하려는 것임.

2. 주요내용

가. 옥외광고물 등 자유표시구역제도 도입(제4조의4 신설)
  1) 행정자치부장관은 시·도지사의 신청을 받아 옥외광고물 등 자유표시구역을 지정할 수 있도록 함.
  2) 시·도지사가 옥외광고물 등 자유표시구역의 지정을 신청하는 경우에는 자유표시구역 운영기본계획을 제출하도록 하고, 행정자치부장관은 옥외광고정책위원회의 심의를 거쳐 이를 확정하도록 함.
  3) 행정자치부장관은 시·도지사가 요청하거나 옥외광고물 등 자유표시구역이 지정 취지에 적합하게 운영되지 아니하는 경우에는 옥외광고물 등 자유표시구역의 지정을 취소할 수 있도록 함.
나. 소방시설 등과 유사한 형태의 광고물 설치 금지(제5조제1항제1호의2 신설)
  소방시설 또는 소방용품 등과 유사하거나 그 효용을 떨어뜨리는 형태의 광고물등을 표시·설치할 수 없도록 함.
다. 시·도 옥외광고발전기금의 설치 근거 마련(제6조의2)

옥외광고정비기금을 옥외광고발전기금으로 명칭을 변경하고 기금의 사용용도에 옥외광고산업의 진흥을 추가하는 한편, 시·도에도 옥외광고발전기금을 설치할 수 있도록 함.
라. 옥외광고심의위원회의 심의대상 확대(제7조제1항)
옥외광고물 등의 표시·설치 등에 관한 사항을 전문적으로 심의할 수 있도록 광고물관리및디자인심의위원회의 명칭을 옥외광고심의위원회로 변경하고, 위원회의 심의대상에 표시 또는 설치와 관련하여 시·도 또는 시·군·구의 조례로 정하는 사항 등을 추가함.
마. 풍수해 등에 대비한 안전점검 및 정비명령(제9조의2 신설)
풍수해 등에 대비한 옥외광고물 등의 안전관리를 강화하기 위하여 시장 등은 옥외광고물 등에 대한 안전점검계획을 수립하여 안전점검을 실시하도록 의무를 부여하고, 안전점검 결과 위험한 옥외광고물 등에 대해서는 제거 또는 필요한 조치를 명하도록 함.
바. 금지광고물 등에 대한 전기통신서비스 이용 정지의 요청(제10조제3항 후단 신설)
시장 등은 음란·퇴폐적인 내용 등을 담은 전단지 등 미풍양속을 해칠 우려가 있는 금지광고물 등을 근절하기 위하여 금지광고물 등에 표시된 전화번호에 대하여 정보통신서비스 제공자에게 해당 전화번호에 대한 전기통신서비스 이용의 정지를 요청할 수 있도록 함.
사. 시·도지사의 위법한 옥외광고물 등에 대한 합동점검(제10조제7항부터 제9항까지 신설)
위법한 옥외광고물 등에 대한 단속을 강화하기 위하여 시·도지사가 시장·군수·구청장과 합동으로 옥외광고물 등에 대한 점검을 실시하고 그 결과를 시장 등에게 통보하도록 함.
아. 옥외광고사업의 등록과 관련한 규제 완화(현행 제11조제3항부터 제6항까지 삭제)
옥외광고사업자의 편의를 증진하기 위하여 폐업 후 7일 이내 등록증 반납의무, 옥외광고사업 등록번호 표시의무 및 장부 비치의무를 폐지함.
자. 유해광고물에 대한 처벌 강화(제17조의3 및 제20조제1항제1호의2 신설)
1) 음란·퇴폐광고물을 제작·표시한 자는 2년 이하의 징역 또는 2천만원 이하의 벌금에 처하도록 함.
2) 청소년 유해광고물을 제작·표시한 자에게는 500만원 이하의 과태료를 부과하도록 함.

[17] 의료법 제13658호, 2015. 12. 29. 일부개정(제55차 개정)
▶ 개정이유와 주요내용
　가. 간호사의 업무를 간호, 의사·치과의사·한의사의 지도 하에 시행하는 진료의 보조 등으로 함(제2조 제2항 제5호).
　나. 간호·간병통합서비스를 입원 환자를 대상으로 간호사, 간호조무사, 간병지원인력에 의하여 포괄적으로 제공하는 입원서비스로 하고, 병원급 의료기관에서 이를 제공할 수 있도록 노력하여야 함(제4조의2 신설).
　다. 의료법인 및 비영리법인이 의료기관을 개설하려면 그 법인의 정관에 의료기관의 소재지를 기재하여 정관 변경 허가를 얻도록 함(제33조 제9항).
　라. 의료기관 개설자는 공중보건의가 근무할 수 있는 기관이 아니면 공중보건의사에게 의료행위를 하게 하여서는 아니 됨(제36조의2 신설).
　마. 의료인에 관련되는 의학 및 관계전문분야의 연구·진흥기반 조성 및 우수한 보건의료인의 발굴·활용을 위하여 대한민국의학한림원을 두기로 함(제52조의2 신설).
　바. 보건복지부장관은 간호인력의 원활한 수급 등을 위하여 지역별로 간호인력취업교육센터를 설치·운영할 수 있음(제60조의3 신설).
　사. 간호조무사는 특성화고등학교의 간호 관련 학과를 졸업한 사람 등으로서 일정한 교육과정을 이수하고 국가시험에 합격한 후 보건복지부장관의 자격인정을 받아야 함(제80조 제1항).
　아. 간호조무사 교육훈련기관은 보건복지부장관의 지정·평가를 받아야 함(제80조 제2항).
　자. 간호조무사는 간호보조업무와 의원급 의료기관에서 의사, 치과의사, 한의사의 지도하에 간호 및 진료 보조를 수행할 수 있음(제80조의2).

[18] 의료법 제13605호, 2015. 12. 22. 타법개정(제54차 개정)
▶ 개정이유와 주요내용
1. 개정이유
　고엽제후유의증환자 등의 생활수준이나 장애정도 등을 고려하여 지원이 이루어질 수 있도록 교육지원 및 취업지원을 받을 수 있는 대상과 의료지원의 범위를 합리적으로 조정하고, 고엽제후유의증환자 등의 생활안정을 위하여 수당 전용계좌에 입금된 예금채권에 대해서는 압류를 할 수 없도록 하는 한편, 고엽제후유의증환자 등에 대한 지원의 효율성과 투명성을 높이기 위하여 국가보훈처장이 고엽제후유의증환자 등에 대한 생활수준을 조사할 수 있는 근거를 마련하는 등 현행 제도의 운영상 나타난 일부 미비점을 개선·보완하려는 것임.

2. 주요내용

가. 진료비용의 일부 본인부담제도 도입(제7조제7항)

고엽제후유의증환자 등에 대한 의료지원의 효율성을 높이고 진료 남용을 방지하기 위하여 고엽제후유의증환자 또는 고엽제후유증 2세환자 중 일정 장애등급 미만인 사람에 대해서는 해당 질병 외의 다른 질병에 대한 진료비용의 일부를 본인이 부담하도록 함.

나. 생활수준 및 장애정도 등을 고려한 교육지원 및 취업지원 실시(현행 제7조제9항 삭제, 제7조의5 및 제7조의9 신설)

1) 일정 장애등급 미만에 해당하는 고엽제후유의증환자의 자녀에 대해서는 소득·재산 등의 생활수준을 고려하여 교육지원을 하도록 함.

2) 고엽제후유의증환자 본인 중심의 취업지원을 강화하기 위하여 고엽제후유의증환자의 자녀의 경우에는 일정 장애등급 이상에 해당하는 고엽제후유의증환자의 자녀에 대해서만 취업지원을 하도록 함.

다. 수당 전용계좌 예금채권에 대한 압류 금지(제7조의4제4항 신설)

1) 고엽제후유의증환자 또는 고엽제후유증 2세환자의 수당 수급권을 실질적으로 보호하기 위하여 수당이 고엽제후유의증환자 등의 예금계좌에 입금된 경우에도 압류를 금지할 필요가 있음.

2) 수당을 받을 사람이 본인 명의로 수당만 입금될 수 있는 예금계좌를 개설하여 지정한 경우에는 그 지정된 예금계좌의 예금 중 대통령령으로 정하는 액수 이하의 금액에 관한 채권은 압류할 수 없도록 함.

라. 고엽제후유의증환자 등의 생활수준 조사 근거 마련(제7조의6부터 제7조의8까지 신설)

고엽제후유의증환자와 그 가족 등에 대하여 생활수준에 상응하는 적정한 지원을 하기 위해서는 고엽제후유의증환자 등의 재산·소득상태에 대한 정확한 파악이 필요함.

마. 생활수준을 고려한 요양지원 보조(제8조의4 신설)

고엽제후유의증환자의 노후생활을 보장하기 위하여 「노인장기요양보험법」에 따라 재가급여나 시설급여를 받는 고엽제후유의증환자에게 생활수준을 고려하여 본인 부담금의 일부를 보조할 수 있도록 함.

[19] 의료법 제13599호, 2015. 12. 22. 타법개정(제53차 개정)

▶ 개정이유와 주요내용

1. 개정이유

   의료 해외진출 및 외국인환자 유치 사업은 고부가가치를 창출하는 산업으로서 새로운 국가 성장 동력으로 높은 관심을 받고 있으나, 이에 대한 법적·제도적 지원이 미흡한 상황임.
   이에 의료 해외진출 및 외국인환자 유치에 필요한 법률적 근거를 마련하여, 외국인환자의 권익 및 국내 의료 이용편의 증진을 지원하여 외국인이 안전하고 수준 높은 보건의료서비스를 받을 수 있도록 하고 국가 경제·사회 발전에 기여하려는 것임.

2. 주요내용

   가. 의료 해외진출을 하려는 의료기관의 개설자는 보건복지부장관에게 신고하도록 하고, 외국인환자를 유치하려는 자는 일정한 요건을 갖추어 등록하도록 함(제4조 및 제6조).

   나. 의료기관의 개설자는 외국에 의료기관을 개설·운영하기 위한 목적으로 설립한 국외법인을 통한 우회투자를 금지함(제5조).

   다. 외국인환자 유치의료기관과 유치업자는 등록증을 게시하고 외국인환자 권익보호에 관한 사항을 외국인환자가 알 수 있도록 조치하며, 과도한 수수료 요구 등을 금지함(제8조 및 제9조).

   라. 외국인환자 유치의료기관 중 종합병원은 보건복지부령으로 정하는 병상 수를 초과하여 외국인환자를 유치하는 것을 금지함(제10조).

   마. 보건복지부장관은 의료 해외진출 및 외국인환자 유치를 지원하기 위한 사업을 추진하고, 국가 또는 지방자치단체는 필요한 전문인력을 양성하도록 함(제12조 및 제13조).

   바. 외국인환자 유치의료기관은 공항, 무역항 등 제한된 장소에서 외국어로 표기된 의료광고를 할 수 있도록 함(제15조).

   사. 외국인환자 유치의료기관의 개설자 및 해당 의료기관에 소속된 의사·치과의사·한의사는 정보통신기술을 활용하여 국외에 있는 의료인에게 의료지식이나 기술지원, 환자의 건강 또는 질병에 대한 상담·교육 등 외국인환자 사전·사후관리를 할 수 있음(제16조).

   아. 국가는 의료 해외진출 지원을 위하여 신고한 의료기관에게 중소기업 대상 자

금공급 등 관계 법령에서 정하는 금융 또는 세제 지원을 할 수 있음(제17조).
자. 보건복지부장관은 정책심의위원회의 심의를 거쳐 의료 해외진출 및 외국인 환자 유치 지원 종합계획을 수립하고, 정책의 추진현황 및 평가결과에 대한 보고서를 작성하여 매년 국회 소관 상임위원회에 보고하도록 함(제18조부터 제20조까지).
차. 실효성있는 관리감독을 위하여 시정명령, 등록의 취소 및 과징금, 벌칙 등을 규정함(제22조부터 제31조까지).

[20] 의료법 제13367호, 2015. 6. 22. 타법개정(제52차 개정)

▶ 개정이유와 주요내용

1. 개정이유

보건의료 분야의 급속한 발전 및 그에 따른 우수한 보건의료 전문인력에 대한 사회적 요구가 증가하면서 변화하는 보건의료 환경에 적합한 전문적이고 객관적인 시험관리 운영의 필요성이 증가하고 있음.

재단법인 한국보건의료인국가시험원은 의사, 치과의사, 한의사, 간호사, 조산사, 약사 외에도 치과위생사, 안경사, 한약사, 영양사, 요양보호사, 응급구조사, 간호조무사, 언어재활사 등 총 24개에 달하는 대다수의 보건의료계열 직종의 면허시험 및 자격시험을 위탁받아 시행관리하고 있어 「공공기관의 운영에 관한 법률」에 근거한 공공기관으로 지정되어 정부로부터 관리·감독을 받고 있음에도 불구하고, 예산 및 행정지원 등에 있어서는 현행법상 명확한 설립근거가 미약하다는 이유로 다른 국가시험관리기관에 비해 국고지원율이 전체 예산의 6%로 매우 낮아 충분한 실기시험장소 확보 등 보건의료인 국가시험의 안정적 시행관리 및 선진화를 위한 사업추진이 어려운 실정임.

이에 한국보건의료인국가시험원에 관한 법적 근거를 마련함으로써 국가시험 관리 및 관련 연구 수행 의무를 부여함으로써 보건의료 관련 국가시험의 공정성과 신뢰성을 제고하고, 시험 제도 선진화 및 질적 향상으로 국가 보건의료 발전에 이바지하도록 하려는 것이며, 나아가 우수한 보건의료인력 배출을 통한 대국민 보건의료서비스의 질적 향상에 기여하도록 하고자 함.

2. 주요내용

가. 이 법은 한국보건의료인국가시험원을 설립하여 보건의료인 국가시험제도를 전문적·객관적으로 운영하고 우수한 보건의료인을 배출함으로써 국가 보건의료 발전에 이바지함을 목적으로 함(제1조).

나. 한국보건의료인국가시험원은 보건의료인 국가시험의 시행·관리, 국내·외 보건의료인 시험 제도 조사·연구 및 간행물 발간, 그 밖에 정부로부터 수탁 받은 사업 등을 수행하도록 함(제6조).
다. 한국보건의료인국가시험원은 실비, 출연금 및 그 밖의 수입금으로 설립·운영하도록 함(제14조).

[21] 의료법 제13108호, 2015. 1. 28. 타법개정(제51차 개정)

▶ 개정이유와 주요내용

1. 개정이유

지방자치단체가 공동으로 장사시설을 설치·조성할 수 있는 조건을 완화하여 지방자치단체 간 장사시설의 공동 설치·조성이 활성화될 수 있도록 하고,

법인묘지·사설화장시설·사설봉안시설·사설자연장지 및 장례식장에서 이용자에게 시설물이나 장례용품의 구매 또는 사용을 강요하는 행위를 금지하며,

현재 자유업인 장례식장영업을 신고제로 전환하여 일정 시설·설비 및 안전기준을 갖추어 관할 시장등에게 신고하도록 하고,

장사시설의 예약·이용 및 관리업무를 전자적으로 처리할 수 있는 장사정보시스템 구축·운영과 장사업무를 지원하기 위한 장사지원센터의 설치·운영의 근거를 마련하며,

그 밖에 타인의 토지 등에 설치된 분묘의 처리방법과 장사시설의 폐지절차 등을 명확히 하는 등 현행제도의 운영상 나타난 일부 미비점을 개선·보완하려는 것임.

2. 주요내용

가. 용어순화 차원에서 "시체"라는 용어를 "시신"으로 변경함(제2조제1호).
나. 지방자치단체 간에 공동 장사시설 설치·조성이나 공동 지역수급계획 수립을 활성화하기 위하여 그 제한조건인 "지역 특성에 비추어 필요하다고 인정되면" 및 "지역 특성에 비추어 부득이하다고 인정되면"이라는 문구를 삭제함(제5조 제3항 및 제13조 제2항).
다. 법인묘지·사설화장시설·사설봉안시설 또는 사설자연장지의 설치·조성 또는 관리자에 대해 가격표에 반환에 관한 사항을 표시하도록 함(제24조 제2항).
라. 법인묘지·사설화장시설·사설봉안시설·사설자연장지 또는 장례식장에서 시설물이나 장례용품의 구매 또는 사용을 강요하는 행위를 금지시키고, 이의 위반행위에 대해 행정처분, 과징금 및 과태료를 부과할 수 있도록 하되,

이러한 구매·사용 강요행위가 「독점규제 및 공정거래에 관한 법률」에 따른 불공정거래행위에도 해당하여 처벌이 중복되는 문제를 해소하기 위하여 동일 위반행위에 대해 「독점규제 및 공정거래에 관한 법률」에 따라 과징금이나 벌칙을 부과받은 경우에는 이 법에 따른 과징금이나 과태료 부과를 제외시킴(제24조 제3항 제2호, 제29조 제4항 제2호, 제31조 제4호의3, 제32조 제1항 제3호, 제35조 제1항 단서 및 제42조 제1항 제8호의3·제12호의3).

마. 사설묘지·사설봉안시설 또는 사설자연장지 중 대통령령으로 정하는 시설의 설치·조성·관리자가 적립하여야 하는 시설물 관리금을 용도 외로 사용하지 못하도록 규정하면서 현재 시행규칙에 규정된 관리금의 구체적 용도를 법률로 상향하여 규정함(제25조 제2항 및 제31조 제5호).

바. 장사시설을 폐지하려는 자는 연고자 등에게 폐지사실을 통지 또는 공고를 하도록 하고, 보건복지부령으로 정하는 바에 따라 시신·유골 등의 사후처리와 사용료·관리비 정산 등의 조치를 하도록 규정함(제26조 제2항부터 제4항까지).

사. 타인의 토지 등에 설치된 분묘를 토지의 소유자 등이 개장하려 할 때 그 분묘의 연고자 등에게 통지 또는 공고하였으나 공고 후에도 그 분묘의 연고자를 알 수 없는 경우에는 화장한 후에 유골을 일정기간 봉안하였다가 처리방법에 따라 처리하도록 함(제27조 제2항).

아. 장례식장을 설치·운영하려는 자는 대통령령으로 정하는 시설·설비 및 안전기준을 갖추어 관할 시장 등에게 신고하도록 함(제29제1항, 제32조 제1항제1호, 제39조 제2호의2 및 제42조 제1항 제10호의2).

자. 장례식장영업자는 가격표를 장사정보시스템에 등록하도록 하고, 장례식장영업자 및 그 종사자 등에 대해 장례 관련 교육을 받도록 함(제29조 제3항·제6항, 제32조 제1항 제2호·제4호, 제42조 제1항제12호·제12호의5).

차. 「민법」의 개정으로 금치산·한정치산 제도가 폐지되고 성년후견제도가 도입됨에 따라 장례지도사의 결격사유 중 금치산자와 한정치산자를 피성년후견인으로 개정하되, 개정 「민법」의 부칙에 따라 금치산 또는 한정치산 선고의 효력이 유지되는 사람에 대하여는 종전의 규정에 따르도록 경과조치 규정을 둠(제29조의4 제1호 및 부칙 제6조).

카. 보건복지부장관은 장사 등에 관한 정책 및 정보의 제공, 장사시설의 예약·이용·관리업무 등을 전자적으로 처리할 수 있는 장사정보시스템을 구축·운영할 수 있도록 하고, 장사시설을 설치·운영하는 자는 장례의식·매장·

화장·봉안 등을 행하는 경우에 사망자정보를 장사정보시스템에 등록하도록 함(제33조의2 및 제33조의3 신설).
타. 보건복지부장관은 장사 등에 관한 업무를 수행하기 위하여 장사지원센터를 설치·운영할 수 있도록 함(제33조의4 신설).
파. 양벌규정에 책임주의를 반영하여 영업주가 종업원 등에 대한 관리·감독상의 주의의무를 다한 경우에는 양벌규정에 따른 처벌을 면할 수 있도록 함(제41조).
하. 과태료와 과징금의 중복부과를 해소하기 위해 과징금(과징금으로 갈음할 수 있는 업무정지 또는 영업정지를 포함)을 부과받은 자의 경우에는 과태료 부과를 제외시킴(제42조 제1항 단서 신설).

[22] 의료법 제13107호, 2015. 1. 28. 일부개정(제50차 개정)

▶ **개정이유와 주요내용**

1. 개정이유

전문병원의 지정취소의 요건과 간호조무사 자격시험 부정행위자 제재 근거 및 세부사항 위임근거를 법률로 명확하게 규정함으로써, 법적 명확성 및 예측가능성을 확보하고,

의료기관 세탁물취급자에 대한 감염 예방에 관한 교육 실시 및 세탁물처리업의 변경, 휴업, 폐업, 재개업 등 중요사항을 법률로서 명확하게 규정하여, 의료기관 세탁물취급 관리의 안전성을 강화하고 세탁물처리업의 법적 안정성과 예측가능성을 제고하려는 것임.

2. 주요내용

가. 전문병원의 지정취소사유를 법률에 명확히 규정함(제3조의5 제5항 신설).
나. 의료기관 세탁물취급자에 대한 교육 및 세탁물처리업의 변경, 휴업, 폐업 및 재개업 등 중요사항을 법률에 명확히 규정함(제16조).
다. 간호조무사의 자격시험 부정행위 등에 대한 제재에 관한 사항을 법률에 직접 규정함(제80조).

[23] 의료법 제12069호, 2013. 8. 13. 일부개정(제49차 개정)

▶ **개정이유와 주요내용**

헌법재판소가 업무정지기간의 상한을 법률에 명시하지 아니한 채 하위법령에 포괄적으로 위임하고 있는 「의료기기법」(2008. 12. 26. 법률 제9185호로 개정되고,

2010. 1. 18. 법률 제9932호로 개정되기 전의 것) 제32조제1항 부분에 대하여 헌법불합치결정을 내린 취지를 반영하여 이 법의 의료기관에 대한 업무정지 기간 상한을 1년으로 명시함으로써 법률의 명확성과 예측가능성을 확보하려는 것임.

[24] 의료법 제11748호, 2013. 4. 5. 일부개정(제48차 개정)

▶ 개정이유와 주요내용

현행법상 의료인은 진료기록부 등에 의료행위에 관한 사항과 의견을 '상세히' 기록해야 하고, 이를 위반할 경우 형사처벌 및 행정처분을 부과하도록 하고 있는데, 기록의 상세정도에 대한 자의적인 해석 및 집행으로 인하여 형평성 문제가 발생할 수 있으며, 특히 이를 위반할 경우 형사처벌을 부과 받을 수 있다는 점에서 명확성의 원칙에 반한다고 볼 수 있는바, 의료인과 환자 간의 불필요한 갈등을 해소하고 행위자가 형사처벌 및 행정처분 대상 행위를 명확하게 예상할 수 있도록 진료기록부 등에 기록하여야 하는 사항을 보건복지부령으로 명확하게 정하도록 하려는 것임.

[25] 의료법 제11252호, 2012. 2. 1. 일부개정(제47차 개정)

▶ 개정이유와 주요내용

의료인 면허 시험에 응시할 수 있는 자격을 정부가 인정한 평가인증기구로부터 인증받은 대학을 졸업한 자 등으로 제한함으로써 의료의 질적 보장과 사회 및 환자 보호를 도모하고, 국민연금공단이 연금지급을 심사하기 위하여 의료기관에 진료기록을 요청할 수 있는 근거를 신설함으로써 연금청구인의 편의를 제공하며, 환자가 자신의 권리를 알지 못해 받는 불이익을 최소화하기 위해 의료기관의 장에게 환자의 권리 등을 환자가 쉽게 볼 수 있게 게시하도록 의무를 부여하고, 이를 위반한 자에게 100만원 이하의 과태료를 부과하도록 하며, 의료기관 개설자가 될 수 없는 자에게 고용되어 의료행위를 한 의료인이 자진하여 그 사실을 신고한 경우 행정처분을 감경할 수 있도록 함으로써 불법 의료기관 개설에 대한 단속을 강화를 유도하는 등 현행 제도의 운영상 나타난 일부 미비점을 개선·보완하려는 것임.

[26] 의료법 제11141호, 2011. 12. 31. 타법개정(제46차 개정)

▶ 개정이유와 주요내용

1. 개정이유

건강보험제도의 안정적 운영을 위하여 당초 2011년 12월 말까지로 예정되어 있는 건강보험재정에 대한 정부지원을 2016년 12월 말까지 연장하고, 직장가입자에 대하여 보수를 기준으로 산정하는 보수월액보험료 외에 다른 소득을 기준으로 산정하는 소득월액보험료를 징수하는 근거를 마련하며, 의료자원관리의 효율성을 확보하고 요양급여비용의 누수를 방지하기 위하여 요양기관 시설·장비·인력 현황에 대한 신고의무를 법정화하고, 미신고 또는 거짓 신고 시에는 과태료를 부과할 수 있도록 하며, 납부능력이 있음에도 보험료를 체납하고 있는 자의 명단을 공개할 수 있도록 하고, 결손처분 후 재산이 발생한 경우 결손처분을 취소할 수 있도록 함으로써 보험료의 성실납부를 유도하며, 관할 세무서장 또는 지방자치단체의 장에게 과징금 납부의무자의 과세정보를 요청할 수 있도록 하여 과징금 징수율을 제고하며, 약제·치료재료 제조·판매업자 등으로 하여금 거짓 자료를 제출하여 약가를 부당하게 고가로 정하게 하는 등의 행위를 금지하고 그에 대한 위반 여부를 조사할 수 있는 근거를 마련하는 등 현행 제도의 운영상 나타난 일부 미비점을 개선·보완하는 한편, 법 문장을 원칙적으로 한글로 적고, 어려운 용어를 쉬운 용어로 바꾸며, 길고 복잡한 문장은 체계 등을 정비하여 간결하게 하는 등 국민이 법 문장을 이해하기 쉽게 정비하려는 것임.

2. 주요내용

　가. 「공공기관의 운영에 관한 법률」에 따른 정비 등(안 제14조제2항, 제20조부터 제26조까지, 제65조 및 제103조)

　　국민건강보험공단의 자산관리 및 운영 방법을 법정화하고, 「공공기관의 운영에 관한 법률」과 충돌되는 등 조정이 필요한 규정을 정비함.

　나. 요양기관의 시설·장비·인력 현황 신고의무 부과(안 제43조 및 제119조제4항제2호)

　　의료자원관리의 효율성을 확보하고 요양급여비용의 누수를 방지하기 위하여 요양기관에 대하여 그 시설·장비·인력 현황 신고 의무를 부과하고, 미신고 또는 거짓 신고 시 과태료를 부과할 수 있도록 함.

　다. 약제·치료재료에 대한 요양급여비용 산정 근거 명확화(안 제46조)

　　약제·치료재료에 대한 요양급여비용 산정 근거의 대통령령 위임근거를 신설함.

　라. 보험료 체납 시 급여제한규정 보완(안 제53조제3항)

　　보험료를 일정기간 이상 체납한 경우에는 보험급여를 제한하고 있는바, 총 체납횟수가 일정횟수 미만인 경우에는 급여를 제한하지 않도록 하고 있는 대통령령의 내용을 법률에 명확히 규정함.

마. 진료심사평가위원회 구성·운영 규정 보완(안 제66조제3항부터 제5항까지)
진료심사평가위원회 위원의 임명·위촉, 해임·해촉 등 구성·운영에 관한 사항을 법률에 명확히 규정함.
바. 직장가입자에 대한 소득월액보험료 징수근거 신설(안 제69조, 제70조, 제71조, 제76조 및 제77조 등)
직장가입자에 대하여 보수월액보험료 외에 보수를 제외한 다른 소득을 기준으로 산정하는 소득월액보험료를 징수하는 근거를 두고, 소득월액보험료 신설에 따른 관련 규정을 정비함.
사. 보험료 체납자 명단공개 등(안 제83조 및 제84조제2항)
납부능력이 있음에도 1천만원 이상의 보험료를 2년 이상의 기간 동안 체납한 자의 명단을 공개할 수 있도록 하고, 결손처분 후 재산이 발생한 경우 결손처분을 취소할 수 있도록 함.
아. 이의신청제도 보완(안 제87조제3항)
권리구제의 신속성 및 효율성 제고를 위하여 정보통신망을 이용하여 이의신청할 수 있는 근거를 명확히 규정함.
자. 업무정지사유 추가(안 제98조제1항제2호)
요양기관이 거짓 보고 외에 거짓 서류를 제출한 경우에도 업무정지를 할 수 있도록 함.
차. 과세정보 요청 근거 신설(안 제99조제3항)
과징금 징수율 제고를 위하여 관할 세무관서의 장 또는 지방자치단체의 장에게 과징금 납부의무자의 과세정보를 요청할 수 있는 근거를 마련함.
카. 약제·치료재료 제조·판매업자 등에 대한 조사 등(안 제101조 및 제119조제4항제3호)
약제·치료재료 제조·판매업자 등으로 하여금 거짓 자료를 제출하여 약가를 부당하게 고가로 정하게 하는 등의 행위를 금지하고, 그에 대한 위반 여부를 조사할 수 있으며, 조사를 거부하는 등의 경우에는 과태료를 부과하는 근거를 마련함.
타. 건강보험재정에 대한 정부지원 연장(안 부칙 제2조)
건강보험제도의 안정적 운영을 위하여 건강보험재정에 대한 정부지원 규정의 유효기간을 2016년 12월 31일까지로 연장함.

[27] 의료법 제11005호, 2011. 8. 4. 일부개정(제45차 개정)

▶ 개정이유와 주요내용

1. 개정이유

정신질환에 대한 부정적인 인식을 개선하기 위하여 정신과의 명칭을 정신건강의학과로 변경하고, 병원감염 관리를 강화하기 위하여 감염관리위원회를 설치하는 의료기관의 범위를 확대하며, 해로운 의료광고로부터 국민을 보호하고, 국민이 적절하게 의료서비스를 선택할 수 있도록 의료광고 사전 심의 대상 매체에 인터넷, 교통시설·교통수단, 전광판을 추가하는 한편, 의료기관과 의료인에 대한 중복적인 행정처분 규정을 합리적으로 정비하려는 것임.

2. 주요내용

가. 보건복지부령으로 정하는 병원급 의료기관의 장은 감염관리위원회와 감염관리실을 설치·운영하여야 하고, 보건복지부령으로 정하는 바에 따라 감염관리 업무를 수행하는 전담 인력을 두도록 함(안 제47조).

나. 신문·인터넷신문·현수막·벽보·전단 및 교통시설·교통수단, 전광판, 대통령령으로 정하는 인터넷매체 등에 의료광고를 하려면 미리 보건복지부장관의 심의를 받도록 함(안 제57조).

다. 의료인 또는 의료기관이 정당한 사유 없이 보고 및 업무검사 명령을 거부하지 못하도록 하고, 공무원은 업무검사 등을 행할 때 증표 및 조사명령서를 지니도록 함(안 제61조).

라. 의료인에게 면허 사항 외의 의료행위를 하게 하거나, 불법 의료광고를 한 경우 해당 의료인에게 자격정지를 할 수 있도록 한 규정을 삭제함(안 제66조 제1항 제5호 후단 및 제8호 삭제).

[28] 의료법 제10785호, 2011. 6. 7. 타법개정(제44차 개정)

▶ 개정이유와 주요내용

1. 개정이유

민간복지서비스 전달체계의 효율화를 위한 기능조정의 일환으로 노인전문병원을 「의료법」상의 요양병원으로 일원화하고, 노인복지시설로서의 기능과 역할이 미약한 노인휴양소를 폐지하며, 최근 급속한 고령화로 치매노인 등이 증가함에 따라 집을 찾지 못하는 실종노인에 대한 빠른 발견과 안전한 복귀 등을 위한 근거 규정을 보강하는 한편,

노인학대 신고 의무자 범위를 확대하고, 신고의무자의 신분보호를 강화하기 위하여 신고인의 신분 보호 및 신원노출 금지의무를 위반하는 자에게 형벌을 부과하며, 노인학대 신고를 받고 현장에 출동한 자의 현장조사를 거부하거나 업무를 방해하는 사람에게 과태료를 부과하는 등 노인학대사례에 대한 관련 법규를 강화하는 한편, 현행 제도의 운영상 나타난 일부 미비점을 보완·개선하려는 것임.

2. 주요내용

가. 노인전문병원을 노인복지시설에서 제외하여 「의료법」에 따른 요양병원으로 일원화하고 노인휴양소를 노인복지시설에서 제외하되, 종전에 설치되었거나 설치 중인 시설의 경우에는 종전의 지위를 유지하도록 함(현행 제34조 제1항 제3호 및 제36조 제1항 제4호 삭제, 안 부칙 제2조 등).

나. 지역 간의 연계체계를 구축하고 노인학대를 예방하기 위하여 노인 인권보호 관련 정책제안, 노인학대 예방의 홍보, 교육자료 제작 및 보급 등의 업무를 담당하는 중앙노인보호전문기관과 노인학대 신고전화 운영 및 사례접수 등의 업무를 담당하는 지역노인보호전문기관을 각각 설치함(안 제39조의5 제1항 및 제2항).

다. 노인학대 신고 의무자 범위를 「노인장기요양보험법」의 장기요양기관 및 재가장기요양기관의 장과 종사자, 소방서의 구급대원, 건강가정지원센터의 장과 종사자 등까지로 확대함(안 제39조의6 제2항).

라. 노인학대행위자 등 노인학대행위와 관련되어 있는 자는 노인학대 현장에 출동한 자에 대하여 현장조사를 거부하거나 업무를 방해해서는 아니 되며, 이를 위반할 경우 과태료를 부과함(안 제39조의7 제3항 및 제61조의2 제2항 제1호 신설).

마. 경찰청장 등이 실종노인의 조속한 발견과 복귀를 위하여 수행하는 신고 체계의 구축·운영, 수색 및 수사, 유전자검사의 실시 등에 관한 사항을 정함(안 제39조의10 제4항 및 제5항 신설).

바. 국가 또는 지방자치단체는 경로당의 활성화를 위하여 지역별·기능별 특성을 갖춘 표준 모델 및 프로그램을 개발·보급하도록 함(안 제37조 제3항 신설).

사. 노인학대 신고의무자의 신분보호를 강화하기 위하여 신고인의 신분보호 및 신원노출 금지의무를 위반하는 자에 대하여 1년 이하의 징역 또는 300만원 이하의 벌금에 처하도록 함(안 제57조 제2호 신설).

[29] 의료법 제10609호, 2011. 4. 28. 일부개정(제43차 개정)

▶ 개정이유와 주요내용

치과전문의의 역할과 업무 범위를 명확하게 하기 위하여 1차 진료기관인 치과의원에서 전문과목을 표시하는 경우에는 전문과목에 해당하는 환자와 응급환자만을 진료하도록 하고, 지역별·연령별로 의료 인력 현황을 파악하기 위하여 주기적으로 의료인 실태와 취업상황을 보건복지부장관에게 신고하도록 하며, 의료인이 학문적으로 인정되지 아니하는 진료행위를 하거나 비도덕적 진료행위를 하는 등 품위를 손상하는 행위를 하는 경우에는 의료인 중앙회가 해당 의료인의 자격정지 처분을 보건복지부장관에게 요구할 수 있도록 함으로써 행정처분의 전문성을 확보하려는 것임.

[30] 의료법 제10565호, 2011. 4. 7. 일부개정(제42차 개정)

▶ 개정이유와 주요내용

1. 개정이유

의료사고로 인한 피해를 신속·공정하게 구제하고 의료분쟁을 원활하게 조정하기 위하여 「의료사고 피해구제 및 의료분쟁 조정 등에 관한 법률」이 제정됨에 따라 현행 「의료법」에 규정된 공제사업·의료심사조정위원회 관련 조문을 조정하는 한편,

진료기록부는 의사의 환자에 대한 진단·치료·처방 등에 관한 종합적인 의료기록으로서 의료분쟁이 발생하는 경우 증거자료로 사용되는 것이므로 진료기록부를 거짓으로 작성하거나 고의로 사실과 다르게 추가로 기재하거나 수정한 경우 행정처분 및 법정형을 부과할 수 있는 근거를 마련하려는 것임.

2. 주요내용

가. 「의료사고 피해구제 및 의료분쟁 조정 등에 관한 법률」 제28조제3항에 따른 경우 환자의 동의 없이도 진료기록부등을 열람하거나 사본교부가 가능하도록 함(안 제21조 제2항 제13호 신설).

나. 의료인이 진료기록부등을 거짓으로 작성하거나 고의로 사실과 다르게 추가 기재·수정하지 못하도록 하고, 이를 위반한 경우 1년의 범위에서 자격정지 및 법정형(3년 이하의 징역이나 1천만원 이하의 벌금)을 부과함(안 제22조·제66조 및 제87조).

다. 「의료사고 피해구제 및 의료분쟁 조정 등에 관한 법률」에 의료배상공제조

합의 설립 근거가 마련됨에 따라 현행법의 공제사업 해당 조문을 삭제함(안 제31조 삭제).
라. 「의료사고 피해구제 및 의료분쟁 조정 등에 관한 법률」 제정에 따라 현행법의 분쟁조정기구인 의료심사조정위원회 관련 조문을 삭제함(안 제70조부터 제76조까지 삭제).

[31] 의료법 제10564호, 2011. 4. 7. 타법개정(제41차 개정)

▶ 개정이유와 주요내용

1. 개정이유

　의료기기 산업을 활성화하고 국민보건상 위해를 예방하기 위하여 의료기기의 제조업 등에 관한 허가 또는 신고제도를 개선하고, 의료기기에 대한 임상시험·시험검사 또는 품질관리의 전문성과 신뢰성을 높이기 위하여 임상시험기관, 시험검사기관 또는 품질관리심사기관의 지정제도를 마련하는 한편,
　어려운 용어를 쉬운 용어로 바꾸며, 길고 복잡한 문장을 간결하게 하는 등 국민이 법 문장을 이해하기 쉽게 정비하려는 것임.

2. 주요내용

　가. 위해성이 낮은 의료기기로서 식품의약품안전청장이 정하는 의료기기에 대하여 품목별 허가·신고제도를 개선함(안 제6조 제2항 및 제15조 제2항)
　　1) 의료기기를 제조 또는 수입하려는 자는 예외 없이 품목별로 허가를 받거나 신고를 하도록 하고 있어 그 위해성이 낮아 생명이나 건강에 위해를 줄 우려가 거의 없는 의료기기도 품목별로 허가를 받거나 신고를 하여야 하는 문제가 있어 이를 개선할 필요가 있음.
　　2) 인체에 미치는 잠재적 위해성이 낮아 고장이나 이상이 발생하더라도 생명이나 건강에 위해를 줄 우려가 거의 없는 의료기기로서 식품의약품안전청장이 정하여 고시하는 의료기기는 개개 품목별이 아니라 품목류별로 허가를 받거나 신고를 하도록 함.
　　3) 이와 같이 의료기기의 제조 또는 수입에 대한 허가·신고제도를 개선함으로써 그로 인한 행정비용을 줄이고 의료기기 산업을 활성화할 수 있을 것으로 기대됨
　나. 의약품 등과 의료기기가 조합·복합된 제품의 허가·신고제도의 개선(안 제6조 제6항, 안 제15조 제5항)
　　1) 의약품 또는 의약외품은 「약사법」, 의료기기는 이 법에 따라 각각 규율

되고 있어 의약품 또는 의약외품과 의료기기가 조합되거나 복합 구성된 제품의 경우 「약사법」과 이 법에 따라 중복적으로 허가를 받거나 신고를 하여야 하는 문제가 있어 이를 개선할 필요가 있음.
  2) 의약품 또는 의약외품과 의료기기가 조합되어 있거나 복합 구성된 제품으로서 그 주된 기능이 의약품 또는 의약외품에 해당하여 「약사법」에 따라 이미 제조판매품목허가를 받거나 제조판매품목신고를 한 때에는 이 법에 따른 제조허가를 받거나 제조신고를 하지 않아도 되도록 함.
  3) 이와 같이 중복적인 행정규제를 개선함으로써 의료기기의 제조업자나 수입업자의 행정비용을 줄이고 행정기관의 업무 효율성을 높일 수 있을 것으로 기대됨.
다. 임상시험기관·시험검사기관·품질관리심사기관의 지정제도 도입(안 제10조 제3항, 안 제27조 및 제28조)
  1) 의료기기의 임상시험업무, 의료기기의 안전성과 성능 등에 관한 시험검사업무 및 제조업자 등의 시설·품질관리체계의 심사업무의 전문성을 높이기 위하여 그 업무를 전문적으로 수행할 기관을 지정하는 제도를 도입할 필요가 있음.
  2) 식품의약품안전청장은 임상시험업무, 시험검사업무 또는 품질관리심사업무를 수행할 기관을 지정하되, 해당 업무를 수행하는데 필요한 시설, 전문인력 또는 기구를 갖춘 기관 중에서 지정하도록 함.
  3) 이와 같이 임상시험업무, 시험검사업무 및 품질관리심사업무를 전문기관이 수행하게 함으로써 해당 업무에 대한 전문성과 신뢰성을 확보하고 의료기기의 안정성과 품질을 높일 수 있을 것으로 기대됨.
라. 의료기기의 수리업신고 제외 대상의 확대(안 제16조 제1항)
  1) 의료기기 제조업자는 자기 회사의 제품을 수리하는 경우 수리업신고를 하지 않아도 되나, 수입업자는 자기 회사가 수입한 제품을 수리하더라도 별도로 수리업신고를 하여야 하는 문제가 있어 이를 개선할 필요가 있음.
  2) 의료기기의 수입허가를 받거나 수입신고를 한 수입업자가 자기 회사가 수입한 제품을 수리하는 경우에는 수리업신고를 하지 않아도 되도록 함.
  3) 이와 같이 수입업자에 대한 수리업신고를 완화함으로써 수입업자의 불필요한 행정비용을 줄이고 행정청의 업무 효율성을 높일 수 있을 것으로 기대됨.
마. 사용 중인 의료기기의 변조·개조의 일부 허용(안 제26조 제4항)

1) 의료기관 개설자 및 동물병원 개설자는 사용하고 있는 의료기기를 제조업자 또는 수입업자가 허가받거나 신고한 내용과 다르게 변조 또는 개조할 수 없어 그 의료기기에 대하여 변경허가나 변경신고가 있으면 해당 의료기기의 품목을 교체하여야 하는 문제가 있음.
2) 의료기기의 제조업자와 수입업자는 의료기관 개설자 및 동물병원 개설자가 사용하고 있는 의료기기가 자기 회사에서 제조 또는 수입한 의료기기로서 보건복지가족부령으로 정하는 의료기기인 경우에는 그 의료기기를 변경허가를 받거나 변경신고한 내용대로 변조 또는 개조할 수 있도록 함.
3) 이와 같이 사용 중인 의료기기의 변조 또는 개조를 일부 허용함으로써 불필요한 의료기기의 품목 교체에 따른 자원 및 외화 낭비를 줄일 수 있을 것으로 기대됨.

[32] 의료법 제10387호, 2010. 7. 23. 일부개정(제40차 개정)

▶ 개정이유와 주요내용

1. 개정이유

현행 의료기관 평가제도는 전담기구·전문인력 부재로 평가 결과의 신뢰성을 보장하지 못하고 있고, 의료기관으로 하여금 평가 기간에만 일시적으로 대응하도록 유도하며, 평가결과 서열화에 따른 과잉경쟁을 유발하는 등 의료서비스 품질관리체계로서 미흡한 부분이 있음.

따라서 의료기관 평가제도를 의료기관 인증제도로 전환하여 전문적인 인증전담기관이 인증에 관한 업무를 수행할 수 있도록 함으로써 의료서비스 평가의 전문성·객관성·공정성을 제고하고, 인증을 받은 의료기관에 대한 행정적·재정적 지원 등 유인체계를 규정하여 의료기관 스스로의 의료서비스 품질개선 노력을 촉진하며, 인증 결과 정보를 인터넷 홈페이지 등에 공개하도록 함으로써 소비자의 알권리와 선택권을 강화하려는 것임.

2. 주요내용

가. 보건복지부장관은 의료의 질과 환자안전 수준을 높이기 위하여 병원급 의료기관에 대한 인증을 할 수 있도록 함(안 제58조 제1항).
나. 보건복지부장관은 의료기관 인증에 관한 업무를 관계 전문기관에 위탁하고 필요한 예산을 지원할 수 있도록 함(안 제58조 제2항).
다. 보건복지부장관은 의료기관을 대상으로 실시하는 개별 평가를 통합하여 인증전담기관으로 하여금 시행하게 할 수 있도록 함(안 제58조 제3항).

라. 의료기관 인증에 관한 주요 정책을 심의하기 위하여 보건복지부장관 소속으로 의료기관인증위원회를 설치함(안 제58조의2 신설).
마. 인증기준은 환자의 권리와 안전, 의료서비스 질 향상 활동, 의료서비스의 제공과정 및 성과 등의 사항을 포함하도록 하고, 인증등급은 인증, 조건부인증, 불인증으로 구분하며, 인증유효기간은 4년으로 하되 조건부인증의 경우에는 1년의 유효기간 내에 재인증을 받도록 함(안 제58조의3 신설).
바. 의료기관의 장의 신청에 따라 인증을 실시하도록 하되, 요양병원의 장은 의무적으로 인증을 신청하도록 함(안 제58조의4 신설).
사. 인증을 받은 의료기관은 인증마크를 사용할 수 있고, 인증을 받지 아니하고 인증서나 인증마크를 제작·사용하는 등 인증을 사칭하는 것을 금지하며, 인증을 사칭한 자는 1년 이하의 징역이나 500만원 이하의 벌금에 처하도록 규정함(안 제58조의6 신설, 안 제89조).
아. 인증을 받은 의료기관의 인증기준·인증 유효기간 및 평가 결과 등은 인터넷 홈페이지에 공표하도록 하고, 평가 결과 및 인증등급을 활용하여 상급종합병원 지정, 전문병원 지정 등 행정적·재정적 지원 등 필요한 조치를 할 수 있도록 규정함(안 제58조의7 신설).
자. 보건복지부장관은 예산의 범위에서 요양병원과 300병상 미만인 의료기관 중 보건복지부장관이 정하는 기준에 해당하는 의료기관에 대하여 인증에 소요되는 비용의 전부 또는 일부를 보조할 수 있도록 함(안 제83조제2항 신설).
차. 현행법에 따라 2010년도 평가기준을 적용하여 실시한 평가를 받은 의료기관은 개정규정에 따라 인증신청을 한 것으로 보고, 인증전담기관은 의료기관이 인증을 받을 때 인증에 소요된 비용을 징수할 수 있도록 경과조치를 규정함(안 부칙 제2조).

[33] 의료법 제10325호, 2010. 5. 27. 일부개정(제39차 개정)

▶ **개정이유와 주요내용**

1. 개정이유

　현재 의료인이 의약품·의료기기의 채택, 처방 등과 관련하여 부당한 경제적 이익을 제공받는 경우 「형법」이나 「독점규제 및 공정거래에 관한 법률」에 따라 처벌이 가능하나, 「형법」상 배임수재죄는 의료기관 개설자에게는 적용되지 않고, 수뢰죄는 공무원 신분이 아닌 민간의료기관 종사자는 적용되지 않으며, 「독점규제 및 공정거래에 관한 법률」상 불공정거래행위는 이익 제공 강요가 입증되어야 처벌이 가능하기 때문에 의약품 및 의료기기 채택·처방 등과 관련하여 부당한 경제적 이익을 제공받는 것을 처벌하는데 한계가 있는 실정임.

따라서 의료인이나 의료기관 개설자 등이 의약품·의료기기의 채택, 처방·사용 유도 등 판매촉진을 목적으로 제공되는 금전, 물품, 편익 등을 제공받는 경우 2년 이하의 징역이나 3천만원 이하의 벌금에 처하도록 이 법에 벌칙규정을 마련함으로써 「형법」 등의 적용을 받지 아니하는 경우도 처벌이 가능하도록 하려는 것임.

아울러 부당하게 제공받은 경제적 이익 등을 몰수 또는 추징하도록 하고, 1년 이내의 범위에서 자격정지를 할 수 있도록 규정함으로써 의약품 및 의료기기 채택·처방 등과 관련하여 부당한 경제적 이익 등을 주고 받는 것을 근절하려는 것임.

2. 주요내용

가. 의료인, 의료기관 개설자 및 의료기관 종사자는 의약품 품목허가를 받은 자, 품목신고를 한 자, 의약품 수입자 또는 의약품 도매상으로부터 의약품 채택, 처방유도 등 판매촉진을 목적으로 제공되는 금전, 물품, 편익, 노무, 향응, 그 밖의 경제적 이익을 받는 것을 금지함(법 제23조의2 제1항 본문 신설).

나. 의료인, 의료기관 개설자 및 의료기관 종사자는 의료기기 제조업자, 의료기기 수입업자, 의료기기 판매업자 또는 임대업자로부터 의료기기 채택·사용 유도 등 판매촉진을 목적으로 제공되는 경제적 이익 등을 받는 것을 금지함(법 제23조의2 제2항 본문 신설).

다. 금지대상이 되는 부당한 경제적 이익 등의 범위에서 견본품 제공, 학술대회 지원, 임상시험 지원, 제품설명회, 대금결제조건에 따른 비용할인, 시판 후 조사 등의 행위로서 보건복지부령으로 정하는 범위의 경제적 이익 등인 경우는 제외함(법 제23조의2 제1항 단서 및 제2항 단서 신설).

라. 보건복지부장관은 부당한 경제적 이익 등의 취득 금지 규정을 위반한 의료인에 대하여 1년의 범위에서 면허자격을 정지할 수 있도록 함(법 제66조 제1항 제9호 신설).

마. 부당한 경제적 이익 등의 취득 금지 규정을 위반하여 경제적 이익 등을 취득한 자는 2년 이하의 징역 또는 3천만원 이하의 벌금에 처하고 취득한 경제적 이득 등은 몰수하며, 이를 몰수할 수 없을 때에는 이에 상당하는 가액을 추징함(법 제88조의2 신설).

[34] 의료법 제9932호, 2010. 1. 18. 타법개정(제38차 개정)
▶ 개정이유와 주요내용
 보건복지가족부의 청소년·가족 기능을 여성부로 이관하여 종합적인 가족정책 기능을 수행할 수 있도록 여성부를 "여성가족부"로 확대 개편하고, 보건복지가족부는 보건복지정책 기능을 중심으로 재편하여 "보건복지부"로 명칭을 변경하려는 것임.

[35] 의료법 제9906호, 2009. 12. 31. 일부개정(제37차 개정)
▶ 개정이유와 주요내용
1. 개정이유
 현행 「의료법」에서는 성별을 이유로 한 낙태를 방지함으로써 성비의 불균형을 해소하고 태아의 생명권을 보호하기 위하여 태아성별고지를 금지하고 있으나, 낙태가 의학적으로 어려운 임신 후반기까지 이를 전면적으로 금지하는 것은 의료인의 직업수행의 자유와 부모의 태아성별 정보에 대한 접근을 방해받지 아니할 권리를 침해한다는 헌법재판소의 헌법불합치결정(2008. 7. 31, 2005헌바90 등) 취지에 따라, 의료인이 태아나 임부를 진찰하거나 검사하면서 알게 된 태아의 성별을 고지할 수 있도록 허용하되, 태아의 성별을 이유로 하는 낙태로부터 태아의 생명권을 보호하기 위하여 임신 후반기인 32주 후부터 태아성별고지가 가능하도록 하는 한편,
 법인 또는 개인이 종업원 등에 대한 관리·감독상 주의의무를 다한 경우에는 처벌을 면하게 함으로써 양벌규정에 책임주의 원칙이 관철되도록 하려는 것임.

2. 주요내용
  가. 의료인은 임신 32주 이전에 태아나 임부를 진찰하거나 검사하면서 알게 된 태아의 성(性)을 임부, 임부의 가족, 그 밖의 다른 사람에게 알게 하여서 아니 됨(법 제20조 제2항).
  나. 의료인이 태아 성 감별 목적의 진찰·검사를 하거나 임신 32주 이전에 태아의 성별을 고지한 경우 1년의 범위에서 면허자격을 정지할 수 있도록 하고, 2년 이하의 징역이나 1천만원 이하의 벌금에 처하도록 함(법 제66조 제1항 및 제88조의2 신설).
  다. 법인 또는 개인이 종업원 등의 위반행위를 방지하기 위하여 상당한 주의와 감독을 게을리하지 아니한 경우에는 처벌을 면하도록 함(법 제91조).

[36] 의료법 제9386호, 2009. 1. 30. 일부개정(제36차 개정)

▶ 개정이유와 주요내용

1. 개정이유
「의료법」과 「국민건강보험법」으로 이원화되어 있는 의료기관 종류에 관한 법적 근거를 「의료법」에서 규정하는 것으로 일원화하고,

보건복지가족부장관에게 등록한 의료기관 등에게 국내에 거주하지 아니하는 외국인 환자에 대한 유치활동을 허용하는 등 국정과제인 의료서비스의 국제적 경쟁력 강화를 위한 입법적 기반을 구축하는 한편, 의사·치과의사·한의사가 같은 병원에 근무하면서 협진이 가능하게 하는 등 의료소비자의 권익 및 의료인의 자율성을 증진시킬 수 있도록 제도를 개선하려는 것임.

2. 주요내용
가. 의료기관 종별 구분 개선(법 제3조, 법 제3조의2부터 제3조의5까지 신설)
  1) 의료기관 종류에 관한 법적 근거가 「의료법」과 「국민건강보험법」으로 이원화되어 제도 운영상의 효율성이 저하되는 문제를 해결하고, 의료기관의 특수한 기능에 따라 종별구분을 인정하여 다양한 형태의 의료서비스를 제공할 수 있도록 개선할 필요가 있음.
  2) 의료기관을 의원급 의료기관, 조산원과 병원급 의료기관으로 구분하여, 의원급 의료기관은 의원, 치과의원, 한의원으로, 병원급 의료기관은 병원, 치과병원, 한방병원, 요양병원, 종합병원으로 하는 한편, 특정 진료과목·질환 등에 대하여 난이도가 높은 의료행위를 하는 전문병원을 지정할 수 있는 근거를 마련함.
  3) 특화된 의료서비스 제공을 통하여 경쟁력 확보에 기여하고 특수한 기능을 수행하는 의료기관의 지정에 관한 근거를 마련함으로써 병원급 의료기관의 경쟁력이 높아질 것으로 기대됨.

나. 환자에 관한 기록의 열람제한(법 제21조)
  1) 환자의 기록정보는 가장 엄밀하게 보호되어야 할 개인정보임에도 현행 「의료법」은 환자진료기록의 열람·사본 교부 등 내용확인을 요구하는 자의 범위가 환자 본인 외에도 환자의 배우자, 직계 존속·비속으로 광범위하고, 「의료법」 외의 다른 법령에 의한 경우에도 가능하여 엄격히 보호되어야 할 환자의 진료관련 정보가 환자 본인의 동의 없이 누출될 우려가 있음.

2) 환자 본인이 아닌 경우 환자진료기록 열람을 엄격히 제한하고, 「형사소송법」·「민사소송법」 등 이 법에서 열거한 법률에 열람근거가 있는 경우에만 환자기록의 열람 및 사본 교부가 가능하도록 함.
다. 외국인환자 유치행위 허용(법 제27조 제3항, 법 제27조 제4항 및 제27조의2 신설)
1) 현재는 의료기관 및 의료인이 의료비 할인, 금품 및 교통편의 제공 등 환자를 유인하기 위한 일체의 소개·알선·유인행위를 원천적으로 금지하고 있으나, 의료서비스에 대한 국가 간 경쟁이 치열해지고 있는 상황에서 외국인환자의 유치를 위한 행위가 허용되지 않고 있어 의료서비스의 경쟁력이 뒤떨어지는 문제가 있음.
2) 보건복지가족부장관에게 등록한 의료기관 및 외국인환자 유치업자에게 국내에 거주하지 아니하는 외국인환자에 대한 유치활동을 허용하되, 「보험업법」에 따른 보험회사 등은 유치활동을 할 수 없도록 제한하고, 상급종합병원은 일정 병상 수를 초과하여 외국인환자를 유치할 수 없도록 함.
3) 외국인환자에 대한 유치행위를 허용함으로써 의료기관의 자율성과 의료서비스의 경쟁력을 높일 수 있을 것으로 기대됨.
라. 복수면허자의 의료기관 개설(법 제33조 제8항 신설)
1) 의료인은 하나의 의료기관만을 개설할 수 있다고 규정한 현행 제33조 제2항 단서에 대하여 헌법재판소가 헌법불합치 결정(2004헌마1021, 2007. 12. 27. 결정)을 내림.
2) 복수의 의료인 면허를 소지한 자가 의원급 의료기관을 개설하려는 경우에는 하나의 장소에 한하여 면허 종별에 따른 의료기관을 함께 개설할 수 있도록 함.
마. 다른 직종 간 의료인의 협진 허용(법 제43조)
1) 같은 의료기관 내에서 양한방 등 다른 직종 간 의료인의 협진체계를 허용하여 환자가 양질의 의료서비스를 받도록 할 필요가 있음.
2) 병원은 한의사, 치과의사를, 한방병원은 의사, 치과의사를, 치과병원은 의사, 한의사를 각각 고용하여 진료과목을 개설할 수 있도록 함으로써 의료기관 내에서 다른 종류의 의료인 사이에 협진이 가능하도록 함.
바. 비급여 진료비용에 대한 고지의무(법 제45조)
1) 환자에게 건강보험이 적용되지 아니하는 진료비용(비급여비용)에 관한 정보를 제공하여 환자가 의료기관을 선택할 수 있도록 할 필요가 있음.
2) 의료기관 개설자는 비급여 진료비용을 환자나 보호자가 쉽게 알 수 있도

록 고지하도록 함.
   3) 비급여 진료비용에 대한 정보를 제공하도록 함으로써 환자의 의료기관 선택권을 강화하고 진료비용에 대한 예측가능성이 확보될 것으로 기대됨.
사. 전문과목 표시제한의 유효기간(법 부칙 제2조)
   1) 치과의사와 한의사가 진료과목 및 전문과목을 표시하는 것을 2008년 12월 31일까지 한시적으로 제한하고 있으나 현재 일부 과목의 기피에 따른 의료전달체계상의 혼란이 일어날 가능성이 있어 전문의제도가 정착될 때까지 이를 연장할 필요가 있음.
   2) 치과의사의 진료과목 및 전문과목 표시제한의 유효기간을 2013년 12월 31일까지 연장하고, 한의사의 전문과목 표시제한의 유효기간을 2009년 12월 31일까지 연장함.

[37] 의료법 제9135호, 2008. 10. 14. 일부개정(제35차 개정)

▶ **개정이유와 주요내용**

의학·치의학 및 한의학 전문대학원 제도가 2005년에 도입되어 2009년 2월 첫 졸업생이 배출될 예정이나 이들에 대한 해당 면허시험 응시자격 규정이 없었음.

이에 따라 의학·치의학 및 한의학 전문대학원을 졸업하고 석사학위 또는 박사학위를 받은 자에게 의사·치과의사 및 한의사 면허시험 응시자격을 부여하여 우수한 의료인 양성이라는 전문대학원 제도의 도입 취지를 살리는 한편,

면허시험에 응시한 해에 졸업이 예정된 자에 대하여 명시적 규정 없이 의사·치과의사 또는 한의사 면허시험에 응시할 수 있도록 하던 것을 법률에 명확히 규정하려는 것임.

[38] 의료법 제8852호, 2008. 2. 29. 타법개정(제34차 개정)

▶ **개정이유와 주요내용**

1. 개정이유

국경 없는 무한경쟁 시대에 국민에게 희망을 주는 일류 정부를 건설하기 위하여, 우리의 미래에 관한 전략기획기능을 강화하고, 정부의 간섭과 개입을 최소화하는 작은 정부 구축을 통하여 민간과 지방의 창의와 활력을 북돋우는 한편, 꼭 해야 할 일은 확실히 하되 나라살림을 알뜰하게 운영하여 국민부담을 줄이며 칸막이 없이 유연하고 창의적으로 일하는 정부를 구축할 수 있도록 기획예산처와 재정경제부를 통합하여 기획재정부를 신설하는 등 정부기능을 효율적으로 재배치하려

는 것임.

2. 주요내용

　가. 대통령비서실과 대통령경호실의 통합(법 제14조)
　　대통령 보좌기구의 정예화 및 권한과 책임의 명확화를 위하여 대통령비서실과 대통령경호실을 대통령실로 통합함.

　나. 부총리제 폐지(현행 제19조의2 삭제)
　　헌법의 권한배분 등 정부편제의 기본원칙에 비추어 헌법적 근거가 취약한 부총리제를 폐지함.

　다. 특임장관 신설(법 제17조)
　　투자유치, 해외자원개발 등 핵심 국책과제를 수행하기 위하여 특임장관을 신설함.

　라. 국무총리비서실과 국무조정실의 통합(법 제18조)
　　국무총리의 보좌기능을 강화하고 사회갈등관리 기능 등을 강화하기 위하여 국무총리비서실과 국무조정실을 국무총리실로 통합함.

　마. 법제처장과 국가보훈처장의 직급 조정(법 제20조 및 제21조)
　　지나치게 격상된 조직 위상의 정상화를 위하여 장관급인 법제처장, 국가보훈처장의 직급을 장관급에서 차관급으로 조정함.

　바. 기획재정부 신설(법 제23조)
　　경제정책 조정역량을 강화하고 재정기능을 일원화하기 위하여 기획예산처와 재정경제부를 통합하여 기획재정부를 신설함

　사. 교육과학기술부 신설(법 제24조)
　　초·중등 교육 및 대학의 자율성을 제고하고 인적자원 개발기능을 강화하며, 기초과학을 진흥시키기 위하여 교육과학기술부를 신설함.

　아. 행정안전부 신설(법 제29조)
　　정부조직관리와 인사정책의 연계를 도모하고 분산된 안전관리정책의 총괄·조정기능을 통합하기 위하여 행정안전부를 신설함.

　자. 국정홍보처의 폐지(법 제30조, 현행 제24조의2 삭제)
　　정책홍보기능의 부처 자율화를 통해 국민의 알권리를 신장하기 위하여 국정홍보처를 폐지하고, 종전의 문화부 사무와 국정홍보처의 해외홍보 사무를 통합하여 문화체육관광부를 신설함.

　차. 농림수산식품부 신설(법 제31조)
　　농업과 수산업의 긴밀한 연계 및 식품산업 육성을 위하여 종전의 농림부의

사무와 해양수산부의 수산에 관한 사무를 통합하여 농림수산식품부를 신설함.
카. 지식경제부 신설(법 제32조)
우리 경제를 빠른 시일 내에 미래 지향의 지식기반형·기술혁신형 경제로 전환하기 위하여 산업자원부의 산업·에너지정책 사무와 과학기술부의 산업기술 연구개발정책 사무 등을 통합하여 지식경제부를 신설함.
타. 기상청의 소속 변경(법 제34조)
환경보전 기능을 강화하고 기상이변 등에 대한 대응역량을 강화하기 위하여 기상청을 환경부 소속으로 이관함.
파. 국토해양부 신설(법 제37조)
국토자원의 통합관리를 위하여 건설교통부와 해양수산부의 해양정책, 항만, 해운물류를 통합하여 국토해양부를 신설함.

[39] 의료법 제8651호, 2007. 10. 17. 일부개정(제33차 개정)

▶ **개정이유와 주요내용**

그 증세가 가벼운 정신질환자로서 전문의가 의료인의 업무를 수행할 능력이 있다고 인정하는 경우에는 의료인이 될 수 있도록 함으로써 국민의 보건 및 건강 보호에 관한 법익이 침해되지 아니하는 범위에서 그 증세가 가벼운 정신질환자의 헌법 상 직업선택의 자유를 보장하려는 것임.

[40] 의료법 제8559호, 2007. 7. 27. 일부개정(제32차 개정)

▶ **개정이유와 주요내용**

진단서의 기재사항에 대한 법적 근거를 마련하고, 약사 또는 한약사의 처방전 문의에 대한 의사·한의사 및 치과의사의 성실응대의무에 대한 규정이 미흡하므로 이를 명확히 규정하며, 성실응대의무를 위반하는 경우에는 300만원 이하의 벌금에 처하도록 함으로써 명확한 처방 및 조제를 유도하려는 것임.

[41] 의료법 제8366호, 2007. 4. 11. 전부개정(제31차 개정)

▶ **개정이유와 주요내용**

파산선고와 의료인 면허 취득 간에 직접적인 관련성이 없으므로 의료인 면허의 결격사유에서 파산선고를 받고 복권되지 아니한 자를 삭제하고, 소아과 진료과목 명칭을 소아청소년과로 변경하는 한편, 법적 간결성·함축성과 조화를 이루는 범위에서 법 문장의 표기를 한글화하고 어려운 용어를 쉬운 우리말로 풀어쓰며 복잡한 문장은 체계를 정리하여 쉽고 간결하게 다듬으려는 것임.

[42] 의료법 제8203호, 2007. 1. 3. 일부개정(제30차 개정)

▶ **개정이유와 주요내용**

1. 개정이유

  의료광고금지에 관한 규정에 대한 위헌결정(2003헌가3 2005. 10. 27.)에 따라 해당 조항의 효력이 상실하게 되어 의료광고를 제한하는 규정을 헌법재판소의 판결 취지에 부합하도록 보완하였음.

2. 주요내용

  가. 의료광고가 금지되는 경우(법 제46조)

   의료법인·의료기관 또는 의료인은 제45조의3에 따라 평가되지 아니한 신의료기술에 관한 광고, 치료효과를 보장하거나 암시하여 소비자를 현혹할 우려가 있는 내용의 광고, 다른 의료기관·의료인의 기능 또는 진료방법과 비교하는 내용의 광고, 다른 의료법인·의료기관 또는 의료인을 비방하는 내용의 광고, 수술장면 등 직접적인 시술행위를 노출하는 내용의 광고 등을 하지 못하도록 함.

  나. 의료광고의 심의(법 제46조의2)

   의료법인·의료기관·의료인이 의료광고를 하려는 때에는 미리 광고내용 및 방법 등에 대하여 보건복지부장관의 심의를 받도록 하고, 보건복지부장관은 의료광고의 심의에 관한 업무를 의사회 등에 위탁할 수 있도록 함.

[43] 의료법 제8154호, 2006. 12. 30. 일부개정(제29차 개정)

▶ **개정이유와 주요내용**

  국민건강보험의 재정건전화를 달성하기 위하여 제정된 「국민건강보험 재정건전화특별법」의 유효기간이 2006년 12월 31일로 만료됨에 따라 특수의료장비의 설치·운영, 병상수급계획의 수립 등 「국민건강보험 재정건전화특별법」에서 규정하고 있는 주요 사항을 「의료법」에 통합하여 규정하려는 것임.

[44] 의료법 제8092호, 2006. 12. 26. 일부개정(제28차 개정)

▶ **개정이유와 주요내용**

  현재 진단방사선과에서는 방사선을 이용한 진단장비 뿐만 아니라 초음파, 자기공명촬영장치 등 비방사선 진단장비도 사용하고 있으므로 진단방사선과의 명칭을 눈에 보이지 않는 것을 영상으로 표현하여 눈에 보이도록 한다는 포괄적인 의미에서 영상의학과로 변경하려는 것임.

[45] 의료법 제8067호, 2006. 10. 27. 일부개정(제27차 개정)

▶ **개정이유와 주요내용**

다수의 민원제기로 소비자의 권익보호 필요성이 제기되었던 선택진료제도를 개선하여 의료기관의 장으로 하여금 환자 또는 그 보호자에게 선택진료의 절차·방법 등에 관한 정보를 제공하도록 하고, 의료기관의 경영 효율화를 통한 의료서비스의 산업적 발전에 이바지하기 위하여 의료법인이 부대사업으로 노인의료복지시설·장례식장 및 부설주차장 등을 설치·운영할 수 있도록 하는 한편, 국민건강 보호를 위하여 보건복지부에 신의료기술평가위원회를 설치하여 신의료기술의 안전성·유효성 등에 관한 평가를 하도록 하고, 그 평가결과를 공표할 수 있도록 하려는 것임.

[46] 의료법 제8007호, 2006. 9. 27. 일부개정(제26차 개정)

▶ **개정이유와 주요내용**

헌법재판소는 2006. 5. 25. 안마사의 자격에 대하여 규정하고 있던 「안마사에 관한규칙」 제3조제1항제1호 및 제2호 중 각각 '앞을 보지 못하는'이라는 부분이 헌법에 위반된다고 결정하였으나, 비시각장애인의 직업선택권보다는 신체장애자 등에 대한 국가의 보호의무를 규정하고 있는 헌법 제34조제5항의 정신을 좀 더 고려하여 안마사의 자격을 「장애인복지법」에 따른 시각장애인 중에서 일정한 교육과정 등을 마친 자로 하여 이를 법률에 직접 규정하려는 것임.

[47] 의료법 제7453호, 2005. 3. 31. 일부개정(제25차 개정)

▶ **개정이유와 주요내용**

시·도지사와 시장·군수·구청장의 공동사무로 되어 있는 의료기관의 폐업·휴업신고 관련 사무를 시장·군수·구청장의 사무로 하는 한편, 보건복지부장관, 시·도지사 및 시장·군수·구청장의 공동사무로 되어 있는 의료기관 등에 대한 보고명령, 시정명령, 개설허가의 취소, 과징금·과태료의 부과 등에 관한 사무를 보건복지부장관과 시장·군수·구청장의 공동사무로 하여 행정효율의 향상과 민원인의 편의를 도모하려는 것임.

[48] 의료법 제7148호, 2004. 1. 29. 타법개정(제24차 개정)

▶ **개정이유와 주요내용**

전염병 예방의 엄격한 관리를 위하여 소독업자가 소독을 실시한 때에는 그 실시사항을 기록·보관하도록 규정하고 있으나, 이를 행정관청에 보고하도록 하는 규정이 없어 소독업자의 소독실시 사항을 감독·점검할 수 있는 근거가 미비하므로 보고에 관한 규정을 명문화하여 전염병 예방체계의 실효성을 확보하는 등 현행 제도의 운영상 나타난 일부 미비점을 개선·보완하려는 것임.

[49] 의료법 제6984호, 2003. 9. 29. 일부개정(제23차 개정)

▶ **개정이유 및 주요골자**

치과의사전문의제도 시행 전에 의원급 치과 의료기관의 진료과목 표시를 제한하고, 종합병원 및 대통령령이 정하는 치과병원에 한하여 진료과목을 표시할 수 있도록 함으로써 진료과목의 표시를 전문과목의 표시로 오인할 수 있는 가능성을 차단하되, 치과 의료기관에 대한 진료과목 표시제한은 치과전문의제도가 본격적으로 실시되기 전인 2008년 12월 31일까지만 효력을 갖도록 하려는 것임.

[50] 의료법 제6964호, 2003. 8. 6. 일부개정(제22차 개정)

◇ **개정이유 및 주요골자**

약업단체 설립근거 등과의 형평성을 고려하고 향후 의료시장개방에 대비한 경쟁력 등을 강화하기 위하여 의료기관단체를 설립할 수 있도록 의료법 관련규정을 개정하려는 것임.

[51] 의료법 제6759호, 2002. 12. 5. 일부개정(제21차 개정)

▶ **개정이유 및 주요골자**

기존 안마시술소는 안마시술과 시각장애인인 안마사의 복리증진을 추구하기에는 과다한 시설 투자비가 요구되므로, 기존의 안마시술소를 안마시술소와 안마원으로 구분하고, 소규모·소자본의 안마원을 개설할 수 있는 시설기준을 정할 수 있는 근거를 마련함으로써 안마사의 창업을 지원하고 국민보건 증진의 편의를 도모하려는 것임.

[52] 의료법 제6686호, 2002. 3. 30. 일부개정(제20차 개정)

▶ 개정이유와 주요내용

1. 개정이유

　양질의 의료서비스에 대한 국민들의 요구가 높아짐에 따라 전자처방전의 발부 및 원격의료서비스의 제공을 허용하고, 외국의사면허소지자에 대한 예비시험제도와 의료기관평가제도를 새로이 도입하는 한편, 진료비를 허위로 청구하는 행위에 대한 각종 제재조치를 마련하는 등 현행 제도의 운영상 나타난 일부 미비점을 개선·보완하려는 것임.

2. 주요골자

　가. 외국에서 의사·치과의사 또는 한의사 면허를 받은 자가 보건복지부장관이 시행하는 의사·치과의사·한의사 국가시험에 응시하고자 하는 경우에는 먼저 예비시험을 치르도록 함(법 제5조·제9조 및 제10조).

　나. 허위로 진료비를 청구함으로써 형법상 사기죄를 범하여 금고 이상의 형의 선고를 받고 그 집행이 종료되지 아니한 경우 등을 의료인의 결격사유에 추가함(법 제8조 제1항 제5호).

　다. 정보통신기술의 발달에 따라 의사·치과의사 또는 한의사는 전자처방전을 교부할 수 있도록 하고, 진료기록을 전자문서로 작성·보관할 수 있도록 함(법 제18조의2 및 제21조의2).

　라. 약국의 시설안이나 구내에 의료기관을 개설하는 행위, 약국의 시설 또는 부지의 일부를 분할·변경·개수하여 의료기관을 개설하는 행위, 약국과 전용의 복도·계단·승강기 등의 통로를 설치하여 의료기관을 개설하는 행위를 금지함(법 제30조 제8항).

　마. 의사·치과의사 또는 한의사가 컴퓨터·화상통신 등 정보통신기술을 활용하여 원격지의 의료인에 대하여 의료지식 또는 기술을 지원하는 원격의료제도를 도입함(법 제30조의2 신설).

　바. 보건복지부장관은 의료기관에 대한 평가를 실시하여 그 결과를 공표할 수 있도록 하고, 평가의 결과가 우수한 의료기관에 대하여는 행정적·재정적 지원을 할 수 있도록 함(법 제47조의2 신설).

　사. 종전에는 의료기관의 집단휴업이 있는 경우에 한하여 시·도지사 또는 시장·군수·구청장이 업무개시명령을 할 수 있었으나, 앞으로는 집단휴업외에 정당한 이유없이 진료를 중단하거나 집단폐업으로 진료에 막대한 지장

을 초래할 우려가 있는 경우에도 업무개시명령을 할 수 있도록 하고, 업무개시명령권자에 보건복지부장관을 추가함(법 제48조 제2항).
아. 의료기관개설자가 허위로 진료비를 청구하여 금고 이상의 형을 선고받아 그 형이 확정된 때에는 개설허가를 취소하거나 의료기관을 폐쇄하도록 하고, 의료기관의 개설허가취소 또는 폐쇄명령을 받은 자는 그 취소 또는 폐쇄명령을 받은 날부터 3년 이내에는 의료기관을 개설·운영하지 못하도록 함(법 제51조 제1항 제8호 및 제2항 단서 신설).
자. 의료인이 응급의료에관한법률 등 의료관련법령을 위반하여 면허가 취소된 경우에 있어서 의사면허 재교부 금지기간을 2년에서 3년으로 연장함(법 제52조 제2항).
차. 의료인이 부정한 방법으로 진료비를 허위청구한 때에는 1년의 범위안에서 면허자격을 정지할 수 있도록 하고, 의료기관의 개설자가 진료비 허위청구로 인하여 면허자격이 정지된 경우 당해 의료기관은 그 면허자격 정지기간 중에는 의료업을 영위할 수 없도록 함(법 제53조 제1항 제6호 및 제4항 신설).

[53] 의료법 제6512호, 2001. 8. 14. 일부개정(제19차 개정)

▶ **개정이유와 주요내용**

　의료기관개설자와 약국개설자간의 담합행위금지규정을 약사법에 구체적으로 신설함에 따라 담합행위를 한 경우에는 의료업의 정지, 그 개설허가의 취소 또는 의료기관의 폐쇄를 명할 수 있도록 함.

[54] 의료법 제6372호, 2001. 1. 16. 일부개정(제18차 개정)

▶ **개정이유와 주요내용**

1. 개정이유

　한국보훈복지공단의 주된 기능인 국가유공자 등에 대한 의료사업 기능을 강화하기 위하여 한국보훈복지공단의 명칭을 이에 맞게 변경하고, 지금까지 서울측별시 소재 보훈병원장이 지방 보훈병원을 관장하였으나 앞으로는 공단이 모든 보훈병원을 직접 관장하는 독립된 지역별 보훈병원 체제로 개편하는 등 현행 제도 운영상의 일부 미비점을 개선·보완하려는 것임.

2. 주요내용
　가. 한국보훈복지공단의 주된 기능인 국가유공자 등에 대한 의료사업의 역량을 강화하기 위하여 공단의 명칭을 한국보훈복지의료공단으로 변경하고, 이에

따라 법의 제명을 변경함(법 제명 및 제1조).
나. 공단이 국가유공자등의 복지증진사업에 필요한 비용조달을 위하여 복권의 발행근거 및 당첨금의 소멸시효기간 등을 신설함(법 제6조의2).
다. 공단은 국가유공자 등에 대한 가료·보호 등의 사업을 수행하기 위하여 특별시와 공단의 정관이 정하는 지역에 보훈병원을 두도록 함(법 제7조).
라. 자율·책임 경영체제를 확립하기 위하여 공단에 4인 이내의 상임이사를 두되, 상임이사는 공단의 정관이 정하는 바에 의하여 업무를 분장하도록 함(법 제8조 제1항 및 제9조 제3항).
마. 공단의 이사장은 종전에는 국가보훈처차장이 이를 겸직하였으나 앞으로는 국가보훈처장의 제청으로 대통령이 임명하도록 하고, 공단의 사장제를 폐지하여 공단의 이사장이 공단을 대표하고 업무를 총괄하도록 함으로써 공단의 자율·책임경영이 이루어지도록 함(법 제8조 제2항 및 제9조제2항).
바. 공단의 임원으로 하여금 담당업무를 보다 책임있게 수행하도록 하기 위하여 직무상의 의무를 위반하는 등의 사유가 있는 때에는 해임할 수 있도록 함(법 제10조의2 신설).

[55] 의료법 제6157호, 2000. 1. 12. 일부개정(제17차 개정)

▶ 개정이유와 주요내용

1. 개정이유
행정규제기본법에 의한 규제정비계획에 따라 의료에 관한 종전의 규제를 폐지하거나 보다 합리적으로 개선함으로써 국민의 의료 이용편의와 의료서비스의 효율화를 도모하려는 것임.

2. 주요내용
가. 금고 이상의 형을 선고받은 자에 대한 의료인의 결격사유 및 면허취소사유를 의료법 또는 보건의료와 관련되는 법령을 위반하여 금고이상의 형의 선고를 받은 경우로 조정함(법 제8조 제1항 제5호 및 제52조 제1항).
나. 의료인 또는 의료기관 종사자에 대하여 환자·그 배우자·직계존비속 또는 배우자의 직계존속이 환자에 관한 기록의 열람·사본교부등을 요구한 때에는 이에 응하도록 함으로써 환자의 알권리를 보장하도록 함(법 제20조 제1항).
다. 의료인이 사망한 때에는 그 상속인이 그 사실을 신고하도록 하였으나 이를 폐지함(법 제23조 제2항).
라. 의료자원 공동이용의 활성화를 위하여 의료인은 다른 의료기관의 시설·장

비·인력등을 이용하여 진료할 수 있도록 하고, 의료기관은 필요한 경우 당해의료기관에 소속되지 아니한 의료인으로 하여금 진료하게 할 수 있도록 함(법 제32조의3).
마. 의료기관이 하루를 휴업할 경우에도 시·도지사 또는 시장·군수·구청장에게 신고하도록 하던 것을 1월이상 휴업하고자 하는 경우에만 신고하도록 개선함(법 제33조).
바. 의료기관의 종별명칭의 경우 종합병원은 "병원"으로만 표시할 수 있었으나 "종합병원"으로도 표시할 수 있도록 하고 다른 법령에서 당해의료기관의 명칭을 따로 정하고 있는 경우에는 그 명칭을 사용할 수 있도록 함(법 제35조 제1항).
사. 의료기관이 징수하는 의료보수에 관하여는 그 지역을 관할하는 시·도지사의 인가를 받도록 하였으나, 신고만 하도록 개선하고 다른 법령에 의하여 징수하는 의료보수에 관하여는 그 신고를 생략할 수 있도록 함(법 제37조).

[56] 의료법 제6020호, 1999. 9. 7. 일부개정(제16차 개정)

▶ 개정이유와 주요내용

　　의료전달체계의 확립을 위하여 의료기관의 종별에 따른 업무를 종합병원과 병원급 의료기관은 "주로 입원환자에 대하여 의료를 행하는 의료기관"으로, 의원급 의료기관은 "주로 외래환자에 대하여 의료를 행하는 의료기관"으로 규정하고, 의료기관의 종별에 따른 표준업무에 관하여는 보건복지부장관이 정하여 고시할 수 있도록 규정하며, 의사 및 치과의사의 처방전교부를 의무화하고, 처방전의 서식·기재사항·보존 기타 필요한 사항을 보건복지부령으로 정하도록 함.

[57] 의료법 제5865호, 1999. 2. 8. 일부개정(제15차 개정)

▶ 개정이유와 주요내용

1. 개정이유

　　지정폐기물의 처리경로에 대한 투명성을 높이기 위하여 지정폐기물의 배출자·처리자로 하여금 그 적정처리를 증명하도록 하고, 최근 폐기물처리업자의 불도 등으로 인하여 방치되는 미처리 폐기물이 늘어남에 따라 폐기물처리업자의 폐기물 처리이행보증제도를 도입하며, 현행 제도의 운영상 나타난 일부 미비점을 개선·보완하려는 것임.

2. 주요내용
   가. 폐기물을 배출하는 사업자의 양수인·상속인·경락인 및 합병법인등에게 폐기물에 관한 권리·의무도 함께 승계되도록 함으로써 방치되는 폐기물의 발생을 예방함(법 제24조 제5항).
   나. 일정량이상의 지정폐기물을 배출·운반 또는 처리하는 자는 당해폐기물이 적정하게 처리됨을 증명하도록 함으로써 처리경로의 투명성을 보장하고 불법처리를 방지함(법 제2장의2 신설).
   다. 다이옥신등에 의한 환경오염을 최소화하기 위하여 일정규모미만의 폐기물 소각시설은 그 설치를 금지함(법 제30조 제1항).
   라. 폐기물처리시설설계·시공업의 등록제를 폐지하되, 일정한 폐기물처리시설은 완공후 검사를 받도록 함(법 제30조의2 신설 및 현행 제33조 삭제).
   마. 폐기물처리업자가 파산등으로 위탁받은 폐기물을 처리하지 못하여 방치하는 경우에는 폐기물처리공제조합등으로 하여금 그 처리의 이행을 보증하도록 함으로써 방치폐기물로 인한 환경오염을 방지함(법 제43조의2 신설).

[58] 의료법 제5454호, 1997. 12. 13. 일부개정(제14차 개정)

현행 법률 중에는 정부조직법의 개정에 의하여 부처의 명칭이 변경되었음에도 변경되기 전의 부처명칭을 그대로 사용하고 있거나 어느 한 법률의 개정으로 조문위치 등이 변경되었음에도 변경되기전의 조문을 그대로 인용하는 경우 등이 있어 법령을 집행하는 공무원이나 국민이 법규정에 대하여 혼란을 일으키고 법령의 내용을 쉽게 파악하기 곤란한 사례가 발견되고 있는 바 법규정에 대한 국민의 오해와 법령내용 파악의 곤란을 해소하고 법령에 대한 국민의 신뢰를 높이기 위하여 관련 법규정을 일괄하여 정비하려는 것임.
① 정부조직법의 개정으로 부처명칭이 변경된 후에도 종전의 부처명칭을 계속 사용하고 있는 규정을 정비함.
② 법률의 개정 등으로 법률의 제명이나 조문위치가 변경되었음에도 종전의 제명 또는 조문을 계속 인용하고 있는 규정을 정비함.
③ 종전의 직할시를 계속 사용하고 있는 규정을 광역시로 정비함.
④ 법률의 개정등으로 기관이나 단체의 명칭이 변경되었음에도 종전의 기관 또는 단체의 명칭을 계속 사용하고 있는 규정을 변경된 기관 또는 단체의 명칭으로 정비함.
⑤ 기타 현행제도와 맞지 아니한 사항을 현행제도에 맞게 정비함.

[59] 의료법 제5453호, 1997. 12. 13. 타법개정(제13차 개정)

현행 법률 중에는 정부조직법의 개정에 의하여 부처의 명칭이 변경되었음에도 변경되기 전의 부처명칭을 그대로 사용하고 있거나 어느 한 법률의 개정으로 조문 위치 등이 변경되었음에도 변경되기 전의 조문을 그대로 인용하는 경우 등이 있어 법령을 집행하는 공무원이나 국민이 법규정에 대하여 혼란을 일으키고 법령의 내용을 쉽게 파악하기 곤란한 사례가 발견되고 있는바 법규정에 대한 국민의 오해와 법령 내용 파악의 곤란을 해소하고 법령에 대한 국민의 신뢰를 높이기 위하여 관련법규정을 일괄하여 정비하려는 것임.

① 정부조직법의 개정으로 부처명칭이 변경된 후에도 종전의 부처명칭을 계속 사용하고 있는 규정을 정비함.
② 법률의 개정 등으로 법률의 제명이나 조문 위치가 변경되었음에도 종전의 제명 또는 조문을 계속 인용하고 있는 규정을 정비함.
③ 종전의 직할시를 계속 사용하고 있는 규정을 광역시로 정비함.
④ 법률의 개정 등으로 기관이나 단체의 명칭이 변경되었음에도 종전의 기관 또는 단체의 명칭을 계속 사용하고 있는 규정을 변경된 기관 또는 단체의 명칭으로 정비함.
⑤ 기타 현행 제도와 맞지 아니한 사항을 현행 제도에 맞게 정비함.

[60] 의료법 제5101호, 1995. 12. 29. 타법개정(제12차 개정)

국민소득수준의 향상, 질병 및 인구구조의 변화 등에 따라 그동안 전염병관리와 가족계획사업 위주로 운영되어 온 보건소를 지역주민의 중추적 건강관리기관으로 육성하기 위하여 보건소법을 지역보건법으로 전면개정하려는 것임.

① 지방자치단체는 지역적 특성에 맞는 종합적인 지역보건의료계획을 수립하고, 이를 추진하도록 함.
② 보건소의 업무에 건강평가 · 건강증진 등 국민건강증진사업, 가정 · 사회복지시설등을 방문하여 행하는 보건의료사업, 만성퇴행성질환의 관리 등을 추가함.
③ 보건소의 조직에 관하여는 지방자치법 제102조의 규정에 의하도록 함.
④ 보건소에 그 업무수행에 필요한 면허 · 자격 등을 갖춘 전문인력을 두도록 하고, 필요한 경우 보건소간에 전문인력의 인사교류를 할 수 있는 근거를 마련함.
⑤ 보건소 및 보건지소의 수수료 및 진료비의 수입은 지방재정법 제13조의 규정에 의한 수입대체경비의 방법에 의하여 직접 사용할 수 있도록 함.
⑥ 보건소 및 보건지소의 진료수준을 향상시키기 위하여 그 업무 중 보건복지부장

관으로부터 위임 또는 재위임받은 업무에 대하여 의료기관등에 위탁하거나 의료인에게 업무를 대행하게 하고 그에 소요되는 비용을 보조하거나 변상할 수 있는 근거를 마련함.

[61] 의료법 제4732호, 1994. 1. 7. 일부개정(제11차 개정)

국민생활수준의 향상에 따른 의료수요 증가에 적극 대응하고 국민의료이용에 편의를 도모할 수 있는 제도적 장치를 마련하며, 의료인 및 의료기관에 대한 규제를 일부 완화하는 등 운영상의 미비점을 보완하려는 것임.

① 의료기관의 종별에 "요양병원"을 신설하여 만성질환자 등 장기요양환자에게 저렴한 의료서비스를 제공할 수 있도록 하고, 종합병원의 규모를 현행 80병상 이상에서 100병상 이상으로, 병원·한방병원은 20병상 이상에서 30병상 이상으로 상향 조정함.
② 의료인은 환자가 검사기록이나 방사선필름 등의 사본의 교부를 요구한 때에는 이에 응하도록 함.
③ 지방자치단체의 장은 의료기관의 집단휴업으로 환자진료에 막대한 지장이 발생하거나 발생할 우려가 있다고 인정할만한 상당한 이유가 있는 때에는 휴업 중인 의료기관에 대하여 업무개시명령을 할 수 있도록 함.
④ 보건사회부장관이 하고 있는 의료법인설립허가업무를 시·도지사에게 이양하고, 의원급 의료기관의 개설신고업무도 시·도지사로부터 시장·군수·구청장에게 이양하도록 함.
⑤ 의료기관개설허가취소 또는 업무정지처분 사유에 면허된 것외의 의료행위를 하게 한때 등을 추가하는 등 의료인과 의료기관에 대한 행정처분의 요건을 정비·강화하고, 업무정지처분에 갈음한 과징금제도를 도입하여 환자진료에 공백을 피하도록 함.

[62] 의료법 제4430호, 1991. 12. 14. 타법개정(제10차 개정)

저소득층 주민·노인 및 장애인등을 포함한 의료취약계층에게 보건의료서비스를 확대하여 국민의 건강증진을 도모하고, 공중보건의사 및 보건진료원을 정규공무원화하여 근무의욕을 고취시키려는 것임.

① 법률의 제명 "농어촌보건의료를 위한 특별조치법"을 "농어촌등 보건의료를 위한 특별조치법"으로 개칭함.
② 의사를 확보하기 어려운 보건소 또는 보건지소와 의사가 필요한 사회복지시설 등에 공중보건의사를 배치할 수 있도록 함.

③ 공중보건의사가 의무종사기간 중의 사망·공무상 부상 등 재해시에 공무원연금법상의 적절한 급여를 받을 수 있도록 이들의 신분을 전문직공무원으로 함.
④ 공중보건의사의 같은 도내 또는 시·군·구내의 근무지역 또는 근무기관등의 변경은 당해 도지사 또는 시장·군수·구청장이 이를 행할 수 있도록 함.
⑤ 보건사회부장관은 공중보건의사의 자질을 향상시키기 위하여 1년의 범위내에서 전문의수련을 허가할 수 있도록 하되, 수련기간은 의무종사기간에 산입하지 아니하도록 함.
⑥ 보건진료원의 처우를 개선하여 근무의욕을 높이는 한편 근무자세를 쇄신하기 위하여 이들의 신분을 지방공무원으로 함.
⑦ 보건사회부장관은 보건진료원의 자질향상을 위하여 보수교육을 실시할 수 있도록 함.

[63] 의료법 제3948호, 1987. 11. 28. 일부개정(제9차 개정)

태아의 성감별행위 등 비윤리적인 진료행위의 금지를 명문화하고, 진료기관간 요청이 있을 경우 진료기록의 송부를 의무화하도록 하여 국민의 의료비 부담을 경감하려는 것임.
① 의료인 중 조산원·간호원·간호보조원의 명칭을 각각 조산사·간호사·간호조무사로 변경하고 한의사의 임무에 한방보건지도임무를 추가함.
② 종전에는 간호사로서 1년간 조산의 수습과정을 마친 자에게 조산사면허를 부여하였으나, 조산사국가시험제도를 신설하여 수습과정을 마친 후 시험을 거치도록 함.
③ 장애자의 권익을 보호하기 위하여 의료인의 결격사유 중 농자·아자·맹자를 삭제하고 심신박약자를 정신박약자로 한정하며 불구폐질자를 대통령령이 정하는 장애자로 함.
④ 의료인의 국가시험의 관리를 대통령령이 정하는 바에 따라 관계 전문기관에서 할 수 있도록 함.
⑤ 의료인이 태아의 성감별을 목적으로 진료 또는 검사를 하거나 진료행위 중 알게 된 태아의 성별을 임부 본인이나 그 가족 등이 알게 하는 행위를 금지하고 이를 위반하는 경우 의료인의 면허를 취소할 수 있도록 함.
⑥ 정신질환자에 대한 치료시설의 확보를 위하여 대통령령으로 정하는 규모 이상의 종합병원에는 정신과를 설치하도록 함.

[64] 의료법 제3825호, 1986. 5. 10. 일부개정(제8차 개정)

그간 의료인 양성이 급진전되어 무의면이 해소되었을 뿐 아니라, 현행 의료법에 의한 한지의료인은 의료행위에 제한이 없다는 점과 무의지역의료봉사에 대한 공적이 컸음을 고려하여 10년 이상 의료업무에 종사한 경력이 있는 자 또는 이 법 시행 당시 의료업무에 종사하고 있는 자로서 5년 이상 의료업무종사경력이 있는 자에 대하여는 정규의료인의 면허를 할 수 있도록 하고, 현행 의료법상 한의학과 관련된 용어가 "한의사", "한약", "한의원" 등으로 표기되고 있으나 "한의학"은 원래 우리나라에서 "한의학"으로 표기되었음이 고증되고 있으므로 용어의 표기를 개정하여 우리나라의 전통의학인 "한의학"을 주체적인 민족고유의학으로 승화시키려는 것임.

① 한의사, 한약, 한의원, 한방병원, 한의과대학 등의 명칭을 한의사, 한약, 한의원, 한방병원, 한의과대학 등으로 변경함.
② 한지의사, 한지치과의사, 한지한의사로서 그 허가받은 지역 안에서 10년 이상 의료업무에 종사한 경력이 있는 자 또는 이 법 시행 당시 의료업무에 종사하고 있는 자로서 5년 이상 의료업무에 종사한 경력이 있는 자에 대하여는 정규의료인 면허를 할 수 있도록 함.
③ 안마시술소의 시설기준 등의 근거를 마련함.

[65] 의료법 제3504호, 1981. 12. 31. 일부개정(제7차 개정)

의료인의 보수교육을 의무화하고, 의료심사조정위원회에 의한 의료분쟁조정제도를 채택함으로써 의료인의 자질향상과 의료분쟁의 효율적인 해결을 도모하려는 것임.

① 해마다 늘어나고 있는 의료분쟁의 효율적인 해결을 위하여 보건사회부장관 소속하에 중앙의료심사조정위원회를, 서울특별시장·직할시장·도지사소속하에 지방의료심사조정위원회를 두도록 함.
② 의료분쟁이 발생한 때에는 관계당사자는 도지사에게 그 분쟁의 조정을 신청할 수 있고, 도지사는 그 분쟁조정을 위하여 지방의료심사조정위원회에 회부하도록 하되, 도지사는 그 분쟁이 2이상의 도의 관할에 속하거나 당해 지방의료심사조정위원회에서 조정이 불가능하다고 결정한 때에는 그 조정신청서를 보건사회부장관에게 이송하도록 함.
③ 중앙의료심사조정위원회 및 지방의료심사조정위원회는 분쟁조정신청이 회부된 날로부터 90일이내에 조정안을 작성하여 당사자에게 제시하도록 하고 당사자

가 그 조정안을 수락한 때에는 조정조서를 작성하며 그 조정조서는 민사소송법의 규정에 의한 화해조서와 동일한 효력을 갖도록 함.
④ 의료행위로 인하여 인체로부터 적출된 물질을 종전에는 의료인만이 처리할 수 있도록 되어 있었으나 의료기관 또는 도지사가 지정하는 자도 처리할 수 있도록 함.
⑤ 의료기관주위에서 환자를 소개, 알선 기타 유인하거나 이를 사주하는 행위를 금지함.
⑥ 의료인의 자질향상을 위하여 보수교육을 의무화함.
⑦ 전문의 자격인정 및 전문과목에 관하여 필요한 사항은 대통령령에서 정할 수 있도록 함.

[66] 의료법 제3441호, 1981. 4. 13. 일부개정(제6차 개정)

국민의 일상생활과 관련되는 인허가 등의 규제 또는 처리 권한을 하부기관에 이양함으로써 국민부담의 경감 및 행정간소화를 도모하려는 것으로, 보건사회부장관 또는 도지사의 권한을 시장·군수·구청장이나 보건소장에 위임할 수 있도록 하려는 것임.

[67] 의료법 제2862호, 1975. 12. 31. 일부개정(제5차 개정)

병원급이상의 의료기관 개설허가요건을 의료법인으로 제한하여 의료의 공익화를 도모하고자 하였으나 의료법인설립에 부수되는 세제상의 문제와 사유재산의 공공화의 난점등으로 이의 원활한 운영이 기대될 수 없으므로, 의료법인제도를 임의규정으로 하는 동시에 민법 및 특별법에 의한 비영리법인·정부투자기관·의사·치과의사 및 한의사도 병원급 이상의 의료기관을 개설할 수 있도록 확대하고, 타법과의 관계상 조문 배열을 정비하려는 것임.
① 종합병원에서 설치하여야 할 진료과목 중 "건강관리과"를 삭제함.
② 대통령령이 정하는 외국에서 의사 또는 치과의사의 면허를 받은 대한민국의 국적을 가지고 있는 자는 의사 또는 치과의사국가시험을 치르지 아니하더라도 대통령령이 정하는 시험을 거쳐 그 면허를 받을 수 있도록 함.
③ 의료인이 사체를 검안하여 변사의 의심이 있는 때에는 그 소재지를 관할하는 경찰서장에게 신고하도록 함.
④ 병원급 이상의 의료기관을 개설할 수 있는 자를 종전에는 국가·지방자치단체 또는 의료업을 목적으로 설립된 법인으로 한정하였으나 그 범위를 확대하여 의료인과 민법 및 특별법에 의한 비영리법인도 종합병원·병원 등을 개설할 수

있도록 함.
⑤ 종전의 "일반내과"를 "내과"로 명칭 변경함.

[68] 의료법 제2533호, 1973. 2. 16. 전부개정(제4차 개정)

종전의 의료법이 1962년 3월 20일 제정·공포된 이래 10여년이 경과하는 동안 사회여건이 변화되었을 뿐만 아니라 의료기관의 편중, 응급환자의 진료거부, 의료밀수의 부적정등 의료에 관한 여러 가지 사회적 문제를 야기시킴으로써 국민의료를 저해하는 중요한 요인이 되고 있으므로 변화된 현실에 부응하고 나아가서는 의료인으로 하여금 유신과업의 통화적인 전진대렬에서 국민을 위한 진취적인 자세를 확립하도록 의료에 관한 제도적인 모순을 시정하고 의료질서를 확립하려는 것임.

① 의료심사위원회를 신설하여 보건사회부장관의 자문에 응하여 의료에 관한 중요사항을 조사·심의하도록 함.
② 의료인의 면허를 하는 경우에 특정한 조건을 붙일 수 있도록 함.
③ 병원의 개설을 허가제로 함.
④ 의원은 의료인만이 개설하도록 하고 병원은 의료법인만이 개설하도록 함.
⑤ 의료기관의 종별에 한방병원과 조산소를 추가함.
⑥ 간호보조원에 관한 규정을 신설함.
⑦ 의료광고 금지에 관한 규제를 보강함.
⑧ 의료업무의 촉탁의 대상범위를 확대하여 모든 의료인에 대하여 의료촉탁을 할 수 있도록 함.
⑨ 종전의 규정에 의한 한지의사·한지치과의사·한지한의사 등 한지의료인이나 접골사·침사·구사 등 의료유사업자는 계속하여 그 의료업무 또는 시술행위를 업으로 할 수 있게 허용하고 안마사에 관한 규정을 두도록 함.

[69] 의료법 제1690호, 1965. 3. 23. 일부개정(제3차 개정)

① 의사·치과의사·한의사·조산원 또는 간호원의 면허취소사유 중 보건사회부장관의 지정업무종사명령에 위반한 경우의 취소사유는 그 사유의 발생근거가 되는 당해 제도의 폐지에 따라 이를 삭제함.
② 의사·치과의사·한의사·조산원 또는 간호원이 심히 그 품위를 손상하는 행위를 하여 일정기간 업무의 정지처분을 받았더라도 그 후 개전의 정이 현저하다고 보건사회부장관이 인정할 때에는 그 업무정지처분을 취소할 수 있도록 함.
③ 보건사회부장관은 국민보건의 향상을 위하여 필요하다고 인정할 때에는 의사·

치과의사·한의사·조산원 또는 간호원에게 2년 이내의 기간을 정하여 그 지정하는 장소에서 지정하는 업무에 종사할 것을 명할 수 있던 지정업무종사명령제도를 폐지함.
④ 의사·치과의사 또는 한의사가 진찰이나 검안을 한 경우에 그 진단서·검안서나 증명서의 교부요구가 있거나 의사·한의사 또는 조산원이 조산을 한 경우에 그 출생·사망이나 사산등에 관한 증명서의 교부요구가 있을 때에 정당한 이유가 없이는 그 요구를 거부하지 못하도록 함.
⑤ 의사·치과의사·한의사·조산원 또는 간호원이 행하는 진료의 보조나 임상에 필요한 검사등에 관한 보조를 하는 자, 소위 진료보조자에 관한 사항을 삭제함.
⑥ 의사·치과의사 또는 한의사가 의료기관을 개설하고자 할 때에는 보건사회부령이 정하는 바에 의하여 서울특별시장·부산시장 또는 도지사에게 이를 신고만 함으로써 개설할 수 있도록 함.

[70] 의료법 제1490호, 1963. 12. 13. 일부개정(제2차 개정)

한의사가 되고자 하는 자는 의과대학에서 한방의학을 전공하고 한의사국가시험에 합격한 자로 하려는 것임.

[71] 의료법 제1035호, 1962. 3. 20. 전부개정(제1차 개정)

① 법률의 제명을 "의료법"으로 개칭함.
② 의료기관의 종류는 종합병원, 병원, 의원, 치과병원, 치과의원, 한의원으로 함.
③ 의원에 있어서의 입원환자취급은 소정의 시설을 구비하여야 하나, 구급환자 및 농어촌지역은 각령으로 규정하도록 함.
④ 현존 한의사의 기득권은 이를 인정하고 현 한의대 재학생에 대한 면허제도는 향후 5연간 존속하며 이 법 시행 후는 국립서울대학교의과대학에서 한의학을 전공한 자로서 국가시험에 응시하도록 함.
⑤ 의료업자의 동태를 정확히 파악하기 위하여 신고의 의무를 부과함.
⑥ 국민의료의 균점을 기하기 위하여 지정업무종사명령에 불응하는 자에 대하여 면허를 취소할 수 있도록 함.
⑦ 의료 및 보건의 향상을 기하기 위하여 보건사회부장관의 자문기관으로 의료심의회를 설치하도록 함.
⑧ 진료보조자의 질적 향상을 위하여 유자격자만을 고용하도록 하였으나 현실에 입각하여 벌칙은 규정하지 아니함.

[72] 국민의료법 제221호, 1951. 9. 25. 제정
▶ 제정이유와 주요내용
　우리나라가 선진국으로부터 보건에 관한 많은 기술적·경제적 원조를 받고있는 실정이고 특히 전쟁으로 인한 의료시설의 복구와 전재동포에 대한 의료대책이 시급하므로 국민의료전반에 관한 법률을 새로이 제정하려는 것임.
① 의료업자를 의사·치과의사, 한의사 및 보건원·조산원·간호원의 3종으로 구분하고, 의료기관으로 병원·의원·한의원·의무실·요양소 및 산실을 두도록 함.
② 종합병원은 환자를 100인이상 수용할 수 있고 전문과목중 적어도 내과·소아과·외과·산부인과·안과·이비열후과·비뇨기과와 방사선과로 구분할 수 있는 설비를 갖추도록 함.
③ 의사·치과의사·한의사와 보건원·조산원·간호원의 자격을 정하고 주무부장관의 면허를 받도록 함.
④ 주무부장관은 의료업자를 2년이하의 기간을 정하여 일정한 장소에서 지정하는 업무에 종사하게 할 수 있도록 함.
⑤ 의료업자는 모든 질병의 예방, 진찰과 치료에 대하여 그 의무를 다 하여야 하며 진찰 또는 치료의 요구가 있을 때에는 정당한 이유없이 거절하지 못하도록 하는 등 의료업자의 의무를 규정함.
⑥ 의료업자가 아닌 자가 의료기관을 개설하고자 할 때는 영리의 목적이 아닌 경우에 한하여 허가할 수 있도록 함.
⑦ 의료기관에 대한 감독사항을 규정하고 의료기관에 대하여 그 경비를 국고보조할 수 있도록 함.
⑧ 의료기관에 대하여는 소관지방행정의 장의 허가를 얻도록 하고 의료업자에 대하여는 영업세를 면제함.
⑨ 지방의 의료시설 또는 무의촌의 의료보급을 위하여 필요한 때에는 주무부장관이 의사의 자격을 가진 자로써 공의를 지방에 배치할 수 있도록 함.
⑩ 조선의료령(1944·8·21 제령 제31호)을 폐지함.

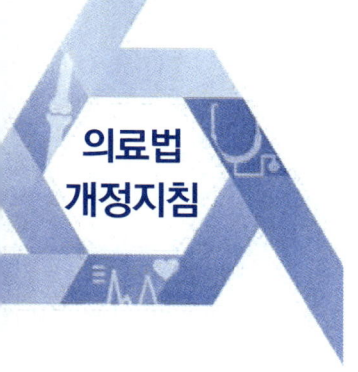

의료법 개정지침

1. 대한민국 공용문서는 한글로 작성된다. 의료법도 마찬가지다. 1948년 제정된 '한글전용법'에 근거한다.
2. 의료법에 외국어 번역체 문구가 많다. 『~의, ~에의, ~에서의, ~에 의한, ~으로부터, ~에 의하여, ~로 인하여, ~로 인한 경우는 물론, ~에 지고 있어, ~하여야 하고, ~하고자 한 것에, ~로 하여금, ~으로서의, ~적, ~ 또는, ~을 가진다, ~하지 아니 한다, ~하지 아니할 수 없다』 등 조사와 동사 그리고 반어법들이 한글문체를 망치고 있다.
3. 외국어(일본어·중국어·영어·독일어) 문체는 개정되어야 한다.

   ① 일본식 조사 '의(の)' 삭제
   ② ~에 의하여 ⇒ 에 근거하여. 낡은 투 한문, 영어 by. 독일어 von
   ③ ~에서의 ⇒ ~에서
   ④ 중국식 '적' 삭제, '내지' 삭제
   ⑤ 또는 ⇒ 온점(·)을 사용하면 간결표현으로 가독성을 높일 수 있음. 이미 법률문장에서 사용되고 있음
   ⑥ ~로 인하여 ⇒ ~로
   ⑦ ~로써 ⇒ ~로
   ⑧ 및 ⇒ 과
   ⑨ 신속(가장 빠르게), 즉시(바로, 3시간 이내), 지체 없이(절차에 따라 가장 빠르게), 반드시(꼭), 부득이(다른 방법이 없어)
   ⑩ 특히, 특별한, 다른 ⇒ 특별한
   ⑪ 하여야 한다 ⇒ 한다. 강조일 경우 "~하여야 한다". (중대한 위법행위)
   ⑫ 경우에는, 경우에도 ⇒ 경우
   ⑬ 자 ⇒ 사람
   ⑭ 단, 다만, ⇒ 다만 통일

⑮ '때와 경우' 차이 ⇒ 시기가 중요, 이 경우만 '때'를 사용
⑯ 기타 ⇒ '그 밖에' 또는 '그 밖의'로 통일
⑰ 아니 한다 ⇒ 않는다
⑱ 전3조 ⇒ 제○○조 · 제○○조 · 제○○조(민법처럼)
⑲ 급속을 요하는 경우 ⇒ 긴급한 경우
⑳ 급속히 ⇒ 신속히
㉑ 예외로 한다 ⇒ 정확하게 서술. 명확한 설명
㉒ 하여야 한다 ⇒ 한다.
㉓ 문체뿐만 아니라 국어사전에 없는 일본식 · 중국식 한자 조어로 된 단어를 바꾸는 것도 시급하다.
예 이송하다 ⇒ 옮기다. 익일 ⇒ 다음날, 등(等) ⇒ 불필요한 경우 삭제

다. 내가 생각한 여섯 가지 수정원칙이다.

① 제목변경

② 일본식 조사 '의(の)' 삭제[1]

③ 명확성

④ 간결성

⑤ 가독성

⑥ 국제성(구글 번역이 가능한 문체)이다.

수정한 내용은 의료법 개정안을 참조하기 바란다. **대표로 7가지만 소개한다.**

1. 명확성
   - 보건복지부령으로 정하는 바에 따라 ⇒ 보건복지부령에 근거하여
   - 제2항에 따라 ⇒ 제2항에 근거하여
   - 의료기관이 제36조에 따른 ⇒ 의료기관이 제36조에 근거하여

---

[1] 일본 조사 '의(の)'를 무조건 삭제하자는 것이 아니다. 불필요한 '의'를 삭제 하자는 것이다. 그냥 띄어쓰기를 해도 '의' 의미를 반영할 수 있다. 꼭 필요하다면 사용하든지, 아니면 더 정확히 동사를 사용하는 것이 타당하다. 그러면 명확한 관계문장이 될 것이다. ① 대통령 연설 ⇒ 대통령이 한 연설, ② 설명의 의무 ⇒ 설명의무이다. 실익은 간결하고 가독성이 높아진다.

- 제목 명확성. 본문의 내용을 충분히 반영한 표제어
- 제목에 '등(等)' 남발 삭제
- 제2조(의료인)⇒제2조(의료인 개념·의료인 범위·의료인 임무·의료인 사명)
- 제24조의2(의료행위에 관한 설명)⇒제24조2(의료인 의료행위·설명의무·환자서면동의)
- '그러하지 아니하다' 명확성. 일본문체정비
- 다만, 전문의가 의료인으로서 적합하다고 인정하는 사람은 그러하지 아니하다. ⇒다만 전문의가 의료인으로서 적합하다고 인정하는 사람은 의료인이 될 수 있다(의료법 제8조 의료인 결격사유).
- 정보 누설 금지 ⇒ 개인정보누설금지(의료법 제19조 개인정보누설금지).
- '게을리하지 아니한 경우에는 그러하지 아니하다.' 이중부정 정비
- 법인 또는 개인이 그 위반행위를 방지하기 위하여 해당 업무에 관하여 상당한 주의와 감독을 게을리하지 아니한 경우에는 그러하지 아니하다. ⇒〈중략〉상당한 주의·감독을 한 경우 처벌되지 않는다(의료법 제91조 양벌규정).

2. 간결성

- 나열명사 온점(·) 사용으로 간결성·가독성 높임
- 제35조(의료기관 개설 특례) ① 제33조제1항·제2항 및 제8항에 따른 자 외의 자가 그 소속 직원, 종업원, 그 밖의 구성원(수용자를 포함한다) 이나 그 가족의 건강관리를 위하여 부속 의료기관을 개설하려면 그 개설 장소를 관할하는 시장·군수·구청장에게 신고하여야 한다.⇒제35조(의료기관개설특례) ① 제33조 제1항·제2항·제8항에 규정된 이외의 사람이 **그 소속직원·종업원·그 밖에 구성원(수용자를 포함한다)·그 가족건강관리를 위하여 부속의료기관을 개설하려면, 개설장소를 관할하는 시장·군수·구청장에게 신고하여야 한다.**
- '하거나' 남발 금지. 동사 경우 '또는' 명기함
- 능동+수동 혼합형, 국어문법정비, 간결성
- 제2항에 따른 인증 기준에 미달하게 된 경우 ⇒ 제2항 인증기준에 **미달된 경우**(의료법 제23조2 전자의무기록표준화 제4항 제2호).

3. 가독성
   - '경우에는', '~등에 따라', '내줄 수' 불필요한 조사정비와 동사정비
   - 진료 중이던 환자가 최종 진료 시부터 48시간 이내에 사망한 경우에는 〈중략〉 환자의 진료기록부 등에 따라 내줄 수 있다. ⇒ 진료 중이던 환자가 최종 진료 시부터 48시간 이내에 사망한 경우, 〈중략〉 교부·발송할 수 있다 (의료법 제17조 진단서·검안서·증명서·처방전 교부·발송)
   - '알게 하여서는 안 된다' 능동+수동 혼합형 국어문법정비
   - 태아의 성(性)을 임부, 임부의 가족, 그 밖의 다른 사람이 알게 하여서는 아니 된다. ⇒ 태아의 성(性)을 임부·임부 가족·그 밖에 다른 사람에게 알려주어서는 안 된다(의료법 제20조 태아 성 감별행위금지).

4. 통일성
   - 금지규범, 허용규범, 금지규범 벌칙조항 명시
   - 누구든지 ~못 한다 ⇒ 누구든지 ~안 된다('~못 한다'는 법률용어가 아님. 금지규범은 '안 된다'. 허용규범은 '할 수 있다'. 금지규범에 대한 처벌규정은 '~한 사람은 ~형으로 처벌된다'로 통일함)(의료법 제12조 의료인·의료행위·의료시설·의료기재·의료약품 보호).
   - 시·도지사 ⇒ 시장·도지사. 의료법 전체 통일
   - 제40조(폐업·휴업의 신고) ① 의료기관 개설자는 의료업을 폐업하거나 1개월 이상 휴업(입원환자가 있는 경우에는 1개월 미만의 휴업도 포함한다. 이하 이 조에서 이와 같다)하려면 보건복지부령으로 정하는 바에 따라 관할 시장·군수·구청장에게 신고하여야 한다.⇒제40조(폐업·휴업 신고) ① 의료기관 개설자는 의료업을 폐업하거나 또는 1개월 이상 휴업(입원환자가 있는 경우 1개월 미만 휴업도 포함한다. 이하 이 조에서 이와 같다)하려면, 보건복지부령에 근거하여 관할 시장·군수·구청장에게 신고하여야 한다.

5. 국어문법정비: 주어+목적어+동사 순
   - 주어+목적어(간접목적어·직접목적어)+동사 순으로 국어어순정비
   - **부정문에서 긍정문으로 바꿈. 금지규범에서 허용규범으로 바꿈**
   - **주어를 문장 앞에 둠.** ① 의료기관에서 나오는 세탁물은 의료인·의료기관 또는 특별자치시장·특별자치도지사·시장·군수·구청장(자치구의 구청장을

말한다. 이하 같다)에게 **신고한 자가 아니면 처리할 수 없다.** ⇒ ① **의료인·의료기관·특별자치시장·특별자치도지사·시장·군수·구청장**(자치구의 구청장을 말한다. 이하 같다)에게 **신고한 사람**은 의료기관에서 나오는 세탁물을 처리할 수 있다(의료법 제16조 세탁물처리와 감염예방교육).

- '~할 수 없다'를 '하여서는 안 된다'로 금지규범 서술방식 통일
- ① 의료인이 아니면 누구든지 의료행위를 할 수 없으며 의료인도 면허된 것 이외의 의료행위를 할 수 없다. ⇒ ① 누구든지 의료인이 아니면, 의료행위를 하여서는 안 된다. 의료인도 면허된 것 이외의 의료행위를 하여서는 안 된다(의료법 제27조 무면허의료행위금지와 의료인·의료기관에게 환자소개행위금지·환자알선행위금지·환자유인행위금지·이를 사주하는 행위금지).

6. 일본 '조사(の)' 정비
   - 환자의 의식⇒환자가 의식이
   - 환자의 생명이⇒환자 생명이
   - 환자 보호자의 동의 없이⇒환자보호자 동의 없이
   - ① 다만, 해당 환자의 의식이 없거나 응급환자인 경우 또는 환자의 보호자가 없어 동의를 받을 수 없는 경우에는 환자나 환자 보호자의 동의 없이 송부 또는 전송할 수 있다. ⇒ ① 다만 해당 환자가 의식이 없는 경우·응급환자인 경우·환자보호자가 없어 동의를 받을 수 없는 경우, 환자·환자보호자 동의 없이 송부·전송할 수 있다(의료법 제21조2 진료기록송부와 정보누출금지·정보변조금지·정보훼손금지).

7. 일본문체정비·부정문 정비
   - ~로 인하여, ~등이, 그러하지 아니하다. 일본 문체 정비
   - ① 다만, 설명 및 동의 절차로 인하여 수술등이 지체되면 환자의 생명이 위험하여지거나 심신상의 중대한 장애를 가져오는 경우에는 그러하지 아니하다. ⇒ ① 다만 설명절차·서면동의절차로 수술이 지체되면 환자생명이 위험해 지는 경우 또는 설명절차·서면동의절차로 수술이 지체되면 환자에게 심신상 중대한 장애를 가져오는 경우, 수술을 먼저 하고 난 후에 그 의료행위를 설명하고, 서면동의를 받아야 한다(의료법 제24조2 의료인 의료행위와 설명의무 그리고 환자서면동의).

개선안

의료법 법률문장 개선방안

하태영
동아대학교 법학전문대학원 교수

제1조(목적)
※ 모든 국민이 수준 높은 의료 혜택을 받을 수 있도록⇒모든 국민이 정당한 의료 혜택을 받을 수 있게

제2조(의료인 개념·의료인 범위·의료인 임무·의료인 사명)
※ 의사, 치과의사, 한의사의 지도하에 시행하는 진료의 보조⇒의사·치과의사·한의사 지도하에 시행하는 진료보조
※ 제80조에 따른 간호조무사가 수행하는 가목부터 다목까지의 업무보조에 대한 지도⇒제80조에 근거하여 간호조무사가 수행하는 가·나·다 항목 업무보조에 대한 지도

제3조(의료기관)
※ 의료기관은 다음 각 호와 같이 구분한다⇒의료기관은 다음 각 호로 구분한다.
※ 의원급 의료기관: 의사, 치과의사 또는 한의사가 주로 외래환자를 대상으로 각각 그 의료행위를 하는 의료기관으로서 그 종류는 다음 각 목과 같다.⇒의원급 의료기관: 의사·치과의사·한의사가 주로 외래환자를 대상으로 의료행위를 하는 의료기관으로 그 종류는 다음 각 항목과 같다.
※ 조산원: 조산사가 조산과 임산부 및 신생아를 대상으로 보건활동과 교육·상담을 하는 의료기관을 말한다.⇒조산원: 조산사가 조산과 임부·해산부·산욕부·신생아를 대상으로 보건활동·교육·상담을 하는 의료기관을 말한다.
※ 병원급 의료기관: 의사·치과의사·한의사가 주로 입원환자를 대상으로 의료행위를 하는 의료기관으로 그 종류는 다음 각 항목과 같다.⇒병원급 의료기관: 의사·치과의사·한의사가 주로 입원환자를 대상으로 의료행위를 하는 의료기관으로 그 종류는 다음 각 항목과 같다.

제3조4(상급종합병원 지정)
※ ③ 보건복지부장관은 제1항에 따라 상급종합병원으로 지정받은 종합병원에 대하여 3년마다 제2항에 따른 평가를 실시하여 재지정하거나 지정을 취소할 수 있다. ⇒ ③ 보건복지부장관은 제1항 상급종합병원으로 지정받은 종합병원에 대하여 3년마다 제2항 종합평가를 실시하고, 그 결과에 따라 상급종합병원으로 재지정 하거나 또는 상급종합병원 지정을 취소할 수 있다.

제4조(의료인 의무와 의료기관장 의무)
※ ⑤ 의료기관의 장은 환자와 보호자가 의료행위를 하는 사람의 신분을 알 수 있도록 의료인, 제27조제1항 각 호 외의 부분 단서에 따라 의료행위를 하는 같은 항 제3호에 따른 학생, 제80조에 따른 간호조무사 및 「의료기사 등에 관한 법률」 제2조에 따른 의료기사에게 의료기관 내에서 대통령령으로 정하는 바에 따라 명찰을 달도록 지시·감독하여야 한다. 다만, 응급의료상황, 수술실 내인 경우, 의료행위를 하지 아니할 때, 그 밖에 대통령령으로 정하는 경우에는 명찰을 달지 아니하도록 할 수 있다.⇒

⑤ 의료기관장은 환자와 보호자가 의료행위를 하는 사람 신분을 알 수 있도록 다음 각 호 사람에게 의료기관 내에서 대통령령에 근거하여 명찰을 달도록 지시·감독하여야 한다.
1. 의료인
2. 제27조 제1항 각 호 외의 부분 단서에 근거하여 의료행위를 하는 같은 항 제3호 학생
3. 제80조 간호조무사
4. 「의료기사 등에 관한 법률」 제2조 의료기사
5. 다만 응급의료상황·수술실 내부인 경우·의료행위를 하지 아니할 경우·그 밖에 대통령령으로 정하는 경우 명찰을 달지 아니하도록 할 수 있다. 〈신설 2016.5.29.〉

제4조2(간호·간병통합서비스 제공)
※ ⑤ 간호·간병통합서비스 제공기관은 보호자 등의 입원실 내 상주를 제한하고 환자 병문안에 관한 기준을 마련하는 등 안전관리를 위하여 노력하여야 한다. ⇒⑤ 간호·간병통합서비스 제공기관은 보호자의 입원실 내 상주를 제한하고, 환자병문안 관련 기준을 마련하여 안전관리를 위해 노력하여야 한다.

제4조3(의료인 면허 대여 금지와 알선 금지)
※ 국어문법정비: 주어+간접목적어+직접목적어+동사 순으로 정비
※ ① 의료인은 제5조(의사·치과의사 및 한의사를 말한다), 제6조(조산사를 말한다) 및 제7조(간호사를 말한다)에 따라 받은 면허를 다른 사람에게 대여하여서는 아니 된다.⇒① 의료인은 다른 사람에게 제5조(의사·치과의사·한의사를 말한다)·제6조(조산사를 말한다)·제7조(간호사를 말한다)에 근거하여 받은 면허를 대여하여서는 안 된다.
※ 제2항을 제2항과 제3항으로 분리함. 대여받는 행위와 대여 알선행위는 구분하는 것이 명확하다.
※ ② 누구든지 제5조부터 제7조까지에 따라 받은 면허를 대여받아서는 아니 되며, 면허 대여를 알선하여서도 아니 된다.⇒② 누구든지 의료인에게 제5조·제6조·제7조에 근거하여 받은 면허를 대여받아서는 안 된다. ③ 누구든지 의료인에게 제5조·제6조·제7조에 근거하여 받은 면허를 대여하도록 알선하여서도 안 된다.

제5조(의사면허·치과의사면허·한의사면허)
※ ① 의사·치과의사 또는 한의사가 되려는 자는 다음 각 호의 어느 하나에 해당하는 자격을 가진 자로서 제9조에 따른 의사·치과의사 또는 한의사 국가시험에 합격한 후 보건복지부장관의 면허를 받아야 한다.⇒① 의사·치과의사·한의사가 되려는 사람은 다음 각 호 어느 하나에 해당하는 자격을 가진 사람으로 제9조에 근거하여 의사·치과의사·한의사 국가시험에 합격한 후 보건복지부장관에게 면허를 받아야 한다.
※ 3. 외국의 제1호나 제2호에 해당하는 학교(보건복지부장관이 정하여 고시하는 인정기준에 해당하는 학교를 말한다)를 졸업하고 외국의 의사·치과의사 또는 한의사 면허를 받은 자로서 제9조에 따른 예비시험에 합격한 자⇒3. 외국의 제1호·제2호에 해당하는 학교(보건복지부장관이 정하여 고시하는 인정기준에 해당하는 학교를 말한다)를 졸업하고, 외국 의사·치과의사·한의사 면허를 받은 사람으로 제9조에 근거하여 예비시험에 합격한 사람

제9조(국가시험)
※ ① 의사·치과의사·한의사·조산사 또는 간호사 국가시험과 의사·치과의사·한의사 예비시험⇒① 의사·치과의사·한의사·조산사·간호사 국가시험과 의사·치과의사·한의사 예비시험

제10조(응시자격제한)

※ ② 부정한 방법으로 국가시험등에 응시한 자나 국가시험등에 관하여 부정행위를 한 자는 그 수험을 정지시키거나 합격을 무효로 한다.⇒② 부정한 방법으로 국가시험에 응시한 사람과 국가시험에서 부정행위를 한 사람은 그 수험을 정지시키거나 또는 합격을 무효로 한다.

※ ③ 보건복지부장관은 제2항에 따라 수험이 정지되거나 합격이 무효가 된 사람에 대하여 처분의 사유와 위반 정도 등을 고려하여 대통령령으로 정하는 바에 따라 그 다음에 치러지는 이 법에 따른 국가시험등의 응시를 3회의 범위에서 제한할 수 있다.⇒③ 보건복지부장관은 제2항에 근거하여 수험이 정지되거나 또는 합격이 무효가 된 사람에게 처분사유와 위반정도를 고려하여 대통령령에 근거하여 그 다음에 치러지는 이 법에 근거한 국가시험응시를 3회 범위에서 제한할 수 있다.

제12조(의료인 · 의료행위 · 의료시설 · 의료기재 · 의료약품 보호)

※ 누구든지 ~못 한다 ⇒ 누구든지 ~안 된다. (~못 한다는 법률용어가 아님). 금지규범은 '안 된다'. 허용규범은 '할 수 있다'. 금지규범에 대한 처벌규정은 '~한 사람은 ~형으로 처벌된다'로 통일함.

※ ① 의료인이 하는 의료 · 조산 · 간호 등 의료기술의 시행(이하 "의료행위"라 한다)에 대하여는 이 법이나 다른 법령에 따로 규정된 경우 외에는 누구든지 간섭하지 못한다.⇒① **누구든지** 의료인이 하는 의료 · 조산 · 간호 등 의료기술 시행(이하 "의료행위"라 한다)에 대하여 이 법과 다른 법령에 특별히 규정된 경우 외에는 간섭하여서는 안 된다.

제14조(의료용 기구 · 약품 · 시설 · 재료 우선공급)

※ ① 의료인은 의료행위에 필요한 기구 · 약품, 그 밖의 시설 및 재료를 우선적으로 공급받을 권리가 있다.⇒① 의료인은 의료행위에 필요한 기구 · 약품 · 그 밖에 시설 · 재료를 우선하여 공급받을 권리가 있다.

※ ② 의료인은 제1항의 권리에 부수(附隨)되는 물품, 노력, 교통수단에 대하여서도 제1항과 같은 권리가 있다.⇒② 의료인은 제1항 권리에 부수(附隨)되는 물품 · 노력 · 교통수단도 우선하여 공급받을 권리가 있다.

제15조(진료거부금지)

※ ① 의료인 또는 의료기관 개설자는 진료나 조산 요청을 받으면 정당한 사유 없이 거부하지 못한다.⇒① 의료인 · 의료기관 개설자는 진료 · 조산 요청을 받으

면, 정당한 사유 없이 진료행위·조산행위를 거부하여서는 안 된다. 〈개정 2016.12.20.〉

제16조(세탁물처리와 감염예방교육)
※ 제1항과 제3항 '~신고한 사람'으로 통일
※ **부정문에서 긍정문으로 바꿈. 금지규범에서 허용규범으로 바꿈**. 주어를 문장 앞에 둠. ① 의료기관에서 나오는 세탁물은 의료인·의료기관 또는 특별자치시장·특별자치도지사·시장·군수·구청장(자치구의 구청장을 말한다. 이하 같다)에게 **신고한 자가 아니면 처리할 수 없다.** ⇒ ① **의료인·의료기관·특별자치시장·특별자치도지사·시장·군수·구청장(자치구의 구청장을 말한다. 이하 같다)에게 신고한 사람은** 의료기관에서 나오는 세탁물을 처리할 수 있다.

제17조(진단서·검안서·증명서 교부)
※ ① **다만, 진료 중이던 환자가 최종 진료 시부터 48시간 이내에 사망한 경우에는 다시 진료하지 아니하더라도 진단서나 증명서를 내줄 수 있으며, 환자 또는 사망자를 직접 진찰하거나 검안한 의사·치과의사 또는 한의사가 부득이한 사유로 진단서·검안서 또는 증명서를 내줄 수 없으면 같은 의료기관에 종사하는 다른 의사·치과의사 또는 한의사가 환자의 진료기록부 등에 따라 내줄 수 있다.** ⇒ ① 다만 진료 중이던 환자가 최종 진료 시부터 48시간 이내에 사망한 경우, 다시 진료하지 아니하더라도 진단서·증명서를 교부할 수 있다. 환자·사망자를 직접 진찰·검안한 의사·치과의사·한의사가 부득이한 사유로 진단서·검안서·증명서를 교부할 수 없으면, 같은 의료기관에 종사하는 다른 의사·치과의사·한의사가 환자진료기록부에 근거하여 진단서·검안서·증명서를 교부할 수 있다.
※ 내주지 못한다 ⇒ **교부할 수 없다.**

제17조2(처방전)
※ 제1항을 제1항과 제2항으로 분리함. 교부·발송 그리고 수령을 분리함
※ ① 의료업에 종사하고 직접 진찰한 의사, 치과의사 또는 한의사가 아니면 처방전[의사나 치과의사가「전자서명법」에 따른 전자서명이 기재된 전자문서 형태로 작성한 처방전(이하 "전자처방전"이라 한다)을 포함한다. 이하 같다]을 작성하여 환자에게 교부하거나 발송(전자처방전에 한정한다. 이하 이 조에서 같다)하지 못하며, 의사, 치과의사 또는 한의사에게 직접 진찰을 받은 환자가 아니면 누구든지 그 의사, 치과의사 또는 한의사가 작성한 처방전을 수령하지 못한다.⇒

① 다음 각 호 어느 하나에 해당하는 사람이 아니면, 처방전[의사나 치과의사가 「전자서명법」에 따른 전자서명이 기재된 전자문서 형태로 작성한 처방전(이하 "전자처방전"이라 한다)을 포함한다. 이하 같다]을 작성하여 환자에게 교부하거나 또는 발송(전자처방전에 한정한다. 이하 이 조에서 같다)할 수 없다.
1. 의료업에 종사하고 직접 진찰한 의사
2. 의료업에 종사하고 직접 진찰한 치과의사
3. 의료업에 종사하고 직접 진찰한 한의사
② 환자가 의료업에 종사하는 의사·치과의사·한의사에게 직접 진찰을 받은 경우가 아니면, 누구든지 그 의사·치과의사·한의사가 작성한 처방전을 수령할 수 없다.

※ ② 제1항에도 불구하고 의사, 치과의사 또는 한의사는 다음 각 호의 어느 하나에 해당하는 경우로서 해당 환자 및 의약품에 대한 안전성을 인정하는 경우에는 환자의 직계존속·비속, 배우자 및 배우자의 직계존속, 형제자매 또는 「노인복지법」제34조에 따른 노인의료복지시설에서 근무하는 사람 등 대통령령으로 정하는 사람(이하 이 조에서 "대리수령자"라 한다)에게 처방전을 교부하거나 발송할 수 있으며 대리수령자는 환자를 대리하여 그 처방전을 수령할 수 있다.
1. 환자의 의식이 없는 경우
2. 환자의 거동이 현저히 곤란하고 동일한 상병(傷病)에 대하여 장기간 동일한 처방이 이루어지는 경우⇒

③ 제1항·제2항에도 불구하고 의사·치과의사·한의사는 다음 각 호 어느 하나에 해당하는 경우로서 해당 환자와 의약품에 대한 안전성을 인정하는 경우, 환자 직계존속·환자 직계비속·환자 배우자·환자 배우자 직계존속·환자 형제자매·「노인복지법」제34조에 근거하여 노인의료복지시설에서 근무하는 사람 등 대통령령으로 정하는 사람(이하 이 조에서 "대리수령자"라 한다)에게 처방전을 교부하거나 또는 발송할 수 있으며, 대리수령자는 환자를 대리하여 그 처방전을 수령할 수 있다.
1. 환자가 의식이 없는 경우
2. 환자가 거동이 현저히 곤란하고, 동일한 상병(傷病)에 대하여 장기간 동일한 처방이 이루어지는 경우

※ ③ 처방전의 발급 방법·절차 등에 필요한 사항은 보건복지부령으로 정한다.⇒
④ 처방전 발급 방법·처방전 발급 절차에 필요한 사항은 보건복지부령으로 정한다.

제18조(처방전 작성과 처방전 교부)
※ ① 의사나 치과의사는 환자에게 의약품을 투여할 필요가 있다고 인정하면 「약사법」에 따라 자신이 직접 의약품을 조제할 수 있는 경우가 아니면 보건복지부령으로 정하는 바에 따라 처방전을 작성하여 환자에게 내주거나 발송(전자처방전만 해당된다)하여야 한다.⇒① **의사 · 치과의사 · 한의사는** 환자에게 의약품을 투여할 필요가 있는 경우, 「약사법」에 근거하여 자신이 직접 의약품을 조제할 수 있는 경우가 아니면, 보건복지부령에 근거하여 처방전을 작성하여 환자에게 교부 · 발송(전자처방전만 해당된다)하여야 한다.

※ ④ 제1항에 따라 처방전을 발행한 의사 또는 치과의사(처방전을 발행한 한의사를 포함한다)는 처방전에 따라 의약품을 조제하는 약사 또는 한약사가 「약사법」 제26조제2항에 따라 문의한 때 즉시 이에 응하여야 한다. 다만, 다음 각 호의 어느 하나에 해당하는 사유로 **약사 또는 한약사의 문의에 응할 수 없는 경우** 사유가 종료된 때 즉시 이에 응하여야 한다.⇒④ 제1항에 근거하여 처방전을 발행한 **의사 · 치과의사 · 한의사는** 처방전에 근거하여 의약품을 조제하는 약사 · 한약사가 「약사법」 제26조 제2항에 근거하여 문의한 때, 즉시 이에 응답하여야 한다. 다만 다음 각 호 어느 하나에 해당하는 사유로 **의사 · 치과의사 · 한의사 문의에 응답할 수 없는 경우, 사유가 종료된 때 즉시 이에 응답하여야 한다.**

제21조2(진료기록송부와 정보누출금지 · 정보변조금지 · 정보훼손금지)
※ ① 다만, **해당 환자의 의식이 없거나 응급환자인 경우 또는 환자의 보호자가 없어 동의를 받을 수 없는 경우에는 환자나 환자 보호자의 동의 없이 송부 또는 전송할 수 있다.** ⇒ **다만 해당 환자가 의식이 없는 경우 · 응급환자인 경우 · 환자보호자가 없어 동의를 받을 수 없는 경우, 환자 · 환자보호자 동의 없이 송부 · 전송할 수 있다.**

제22조(진료기록부 · 조산기록부 · 간호기록부 기록 · 서명 · 보관)
※ ~에 관한: 삭제. 투약에 관한 사항⇒투약 사항. 섭취 및 배설물에 관한 사항⇒섭취과 배설물 사항

제24조2(전자의무기록표준화)
※ ① **다만, 설명 및 동의 절차로 인하여 수술등이 지체되면 환자의 생명이 위험하여지거나 심신상의 중대한 장애를 가져오는 경우에는 그러하지 아니하다.** ⇒ ① **다만 설명절차 · 서면동의절차로 수술이 지체되면 환자생명이 위험해 지는 경우 또는 설명절차 · 서면동의절차로 수술이 지체되면 환자에게 심신상 중대**

한 장애를 가져오는 경우, 수술을 먼저 하고 난 후에 그 의료행위를 설명하고, 서면동의를 받아야 한다.
※ ④ 제1항에 따라 동의를 받은 사항 중 수술등의 방법 및 내용, 수술등에 참여한 주된 의사, 치과의사 또는 한의사가 변경된 경우에는 **변경 사유와 내용을 환자에게 서면으로 알려야 한다.** ⇒ ④ 제1항에 근거하여 서면동의를 받은 사항 중 수술방법·수술내용·수술에 참여한 주된 의사·치과의사·한의사가 변경된 경우, **변경사유와 변경내용을 환자에게 즉시 설명하고 서면동의를 받아야 한다.**
※ 의료법 시행령도 문장이 개선되어야 한다: 제목변경과 문체개선

제33조2(의료기관개설위원회 설치·구성·운영)
※ ~자⇒사람
※ ① 보건복지부장관은 제33조제2항을 위반하여 의료기관을 개설할 수 없는 자가 개설·운영하는 의료기관의 실태를 파악하기 위하여 보건복지부령으로 정하는 바에 따라 조사(이하 이 조에서 "실태조사"라 한다)를 실시하고, 위법이 확정된 경우 그 결과를 공표하여야 한다. 이 경우 수사기관의 수사로 제33조제2항을 위반한 의료기관의 위법이 확정된 경우도 공표 대상에 포함한다.⇒① 보건복지부장관은 제33조 제2항을 위반하여 의료기관을 개설할 수 없는 사람이 개설·운영하는 의료기관의 실태를 파악하기 위하여 보건복지부령에 근거하여 조사(이하 이 조에서 "실태조사"라 한다)를 실시하고, 위법이 확정된 경우 그 결과를 공표하여야 한다. 이 경우 수사기관의 수사로 제33조 제2항을 위반한 의료기관의 위법이 확정된 경우도 공표 대상에 포함한다.
※ ② 보건복지부장관은 실태조사를 위하여 관계 중앙행정기관의 장, 지방자치단체의 장, 관련 기관·법인 또는 단체 등에 협조를 요청할 수 있다. 이 경우 요청을 받은 자는 특별한 사정이 없으면 이에 협조하여야 한다.⇒② 보건복지부장관은 실태조사를 위하여 관계 중앙행정기관장·지방자치단체장·관련 기관·법인 또는 단체에 협조를 요청할 수 있다. 이 경우 요청을 받은 사람은 특별한 사정이 없으면 이에 협조하여야 한다.
※ ③ 실태조사의 시기·방법 및 결과 공표의 방법 등에 관하여 필요한 사항은 보건복지부령으로 정한다.⇒③ 실태조사의 시기·방법·결과 공표 방법에 관하여 필요한 사항은 보건복지부령으로 정한다.

제34조(원격의료)
※ ② **원격의료를 행하거나 받으려는 자는** ⇒ ② 원격의료를 하는 의료인(이하 "원격지의사"라 한다)과 원격의료를 받으려는 의료인은

※ ③ 환자를 직접 대면하여 진료하는 경우와 같은 ⇒ ③ 환자를 직접 대면하여 진료행위를 하는 의료인과 같은
※ ④ 원격지의사의 원격의료에 따라 의료행위를 한 의료인이 의사·치과의사 또는 한의사(이하 "현지의사"라 한다)인 경우에는 그 의료행위에 대하여 ⇒ 제3항 경우 원격지의사에게
※ 원격지의사의 과실을 인정할 만한 명백한 근거가 없으면 ⇒ 원격지의사에게 의료과실을 인정할 명백한 근거가 없으면
※ 환자에 대한 책임은 제3항에도 불구하고 현지의사에게 있는 것으로 본다. ⇒ **현지의사가 환자에 대한 법적 책임을 진다.**

제35조(의료기관개설특례)
※ ① 제33조제1항·제2항 및 제8항에 따른 자 외의 자가 ⇒ ① 제33조 제1항·제2항·제8항에 규정된 이외의 사람이
※ 그 소속 직원, 종업원, 그 밖의 구성원(수용자를 포함한다) 이나 그 가족의 건강관리를 위하여 부속 의료기관을 개설하려면 ⇒ 그 소속직원·종업원·그 밖에 구성원(수용자를 포함한다)·그 가족건강관리를 위하여 부속의료기관을 개설하려면,
※ 그 개설 장소를 관할하는 시장·군수·구청장에게 신고하여야 한다 ⇒ 개설장소를 관할하는 시장·군수·구청장에게 신고하여야 한다.
※ 다만, 부속 의료기관으로 병원급 의료기관을 개설하려면 ⇒ 다만 부속의료기관으로 병원급 의료기관을 개설하려면,
※ 그 개설 장소를 관할하는 시·도지사의 허가를 받아야 한다 ⇒ 개설장소를 관할하는 시장·도지사 허가를 받아야 한다.

제37조(진단용 방사선 발생장치 설치·운영과 안전관리책임자 안전교육·보수교육)
※ ④ 제1항과 제2항에 따른 진단용 방사선 발생장치의 범위·신고·검사·설치 및 측정기준 등에 필요한 사항은 보건복지부령으로 정하고, 제3항에 따른 안전관리책임자 교육 및 안전관리책임자 교육기관의 지정에 필요한 사항은 질병관리청장이 정하여 고시한다. ⇒ ④ 제1항과 제2항에 규정한 진단용 방사선 발생장치의 범위·신고·검사·설치와 측정기준에 필요한 사항은 보건복지부령으로 정한다. 제3항에 규정한 안전관리책임자 교육과 안전관리책임자 교육기관의 지정에 필요한 사항은 질병관리청장이 정하여 고시한다.

제39조(의료기관 시설·장비·인력의 공동이용과 의료사고 인과관계)
※ ③ 의료인이 다른 의료기관의 시설·장비 및 인력 등을 이용하여 진료하는 과

정에서 발생한 의료사고에 대하여는 진료를 한 의료인의 과실 때문이면 그 의료인에게, 의료기관의 시설·장비 및 인력 등의 결함 때문이면 그것을 제공한 의료기관 개설자에게 각각 책임이 있는 것으로 본다.⇒③ 의료인이 다른 의료기관 시설·장비·인력을 이용하여 진료하는 과정에서 발생한 의료사고인 경우, 진료를 한 의료인에게 과실이 있으면, 그 의료인에게 법적 책임이 있다. 그러나 의료기관 시설·장비·인력 결함으로 발생한 것이면, 그것을 제공한 의료기관 개설자에게 법적 책임이 있다.

제40조(폐업·휴업 신고)

※ ② 제1항에 따라 관할 보건소장의 허가를 받아 진료기록부등을 직접 보관하는 의료기관 개설자는 보관계획서에 기재된 사항 중 보건복지부령으로 정하는 사항이 변경된 경우 관할 보건소장에게 이를 신고하여야 하며, 직접 보관 중 질병, 국외 이주 등 보건복지부령으로 정하는 사유로 보존 및 관리가 어려운 경우 이를 대행할 책임자를 지정하여 보관하게 하거나 진료기록부등을 관할 보건소장에게 넘겨야 한다.⇒② 제1항에 근거하여 관할 보건소장 허가를 받아 진료기록부를 직접 보관하는 의료기관 개설자는 보관계획서에 기재된 사항 중 보건복지부령으로 정하는 사항이 변경된 경우, 관할 보건소장에게 이를 신고하여야 한다. 직접 보관 중 질병·국외 이주 등 보건복지부령으로 정하는 사유로 보존과 관리가 어려운 경우, 이를 대행할 책임자를 지정하여 보관하게 하거나 또는 진료기록부를 관할 보건소장에게 넘겨야 한다.

제40조3(진료기록보관시스템 구축·운영)

※ ⑦ 누구든지 정당한 접근 권한 없이 또는 허용된 접근 권한을 넘어 진료기록보관시스템에 보관된 정보를 훼손·멸실·변경·위조·유출하거나 검색·복제하여서는 아니 된다.⇒⑦ 누구든지 정당한 접근 권한 없이 또는 허용된 접근 권한을 넘어 진료기록보관시스템에 보관된 정보를 훼손·멸실·변경·위조·유출·검색·복제하여서는 안 된다.

제43조(진료과목 설치·운영)

※ ③ 병원·한방병원·요양병원 또는 정신병원은 치과의사를 두어 치과 진료과목을 추가로 설치·운영할 수 있다. 〈개정 2020.3.4〉⇒③ 병원·한방병원·요양병원·정신병원은 치과의사를 두어 치과 진료과목을 추가로 설치·운영할 수 있다. 〈개정 2020.3.4〉

제45조(비급여 진료비용 고지)
※ ③ 의료기관 개설자는 제1항 및 제2항에서 고지·게시한 금액을 초과하여 징수할 수 없다.⇒③ 의료기관 개설자는 제1항과 제2항에서 고지·게시한 금액을 초과하여 징수할 수 없다.

제45조2(비급여 진료비용 보고·현황조사·분석·결과 공개)
※ ① 의료기관의 장은 보건복지부령으로 정하는 바에 따라 비급여 진료비용 및 제45조제2항에 따른 제증명수수료(이하 이 조에서 "비급여진료비용등"이라 한다)의 항목, 기준, 금액 및 진료내역 등에 관한 사항을 보건복지부장관에게 보고하여야 한다. 〈신설 2020.12.29〉⇒① 의료기관장은 보건복지부령에 근거하여 비급여 진료비용과 제45조 제2항에 규정한 제증명수수료(이하 이 조에서 "비급여진료비용등"이라 한다) 항목·기준·금액과 진료내역에 관한 사항을 보건복지부장관에게 보고하여야 한다. 〈신설 2020.12.29〉
※ 병원급 의료기관에 대하여는 그 결과를 공개하여야 한다 ⇒ 병원급 의료기관은 그 결과를 공개하여야 한다.

제45조3(제증명수수료의 기준 고시)
※ 보건복지부장관은 제45조의2제2항에 따른 현황조사·분석의 결과를 고려하여 제증명수수료의 항목 및 금액에 관한 기준을 정하여 고시하여야 한다.⇒보건복지부장관은 제45조2 제2항에 근거한 현황조사·분석 결과를 고려하여 제증명수수료 항목과 금액에 관한 기준을 정하여 고시하여야 한다.

제47조(의료감염 예방조치·정보제공·비밀누설금지·조사·연구·교육)
※ ⑨ 자율보고한 사람이 해당 의료관련감염과 관련하여 관계 법령을 위반한 사실이 있는 경우에는 그에 따른 행정처분을 감경하거나 면제할 수 있다. 〈신설 2020.3.4.〉⇒⑨ 자율보고한 사람이 해당 의료 관련 감염과 관련하여 관계 법령을 위반한 사실이 있는 경우, 그에 따른 행정처분을 감경 또는 면제할 수 있다. 〈신설 2020.3.4.〉
※ ⑪ 자율보고의 접수 및 분석 등의 업무에 종사하거나 종사하였던 사람은 직무상 알게 된 비밀을 다른 사람에게 누설하거나 직무 외의 목적으로 사용하여서는 아니 된다. 〈신설 2020.3.4.〉⇒⑪ 자율보고 접수와 분석 업무에 종사하는 사람 또는 종사하였던 사람은 직무에서 알게 된 비밀을 다른 사람에게 누설하거나 또는 직무 외 다른 목적으로 사용하여서는 안 된다. 〈신설 2020.3.4.〉

제47조2(입원환자 전원)
※ 개조식⇒ 문장이 한 문장으로 되어 있다. 그러나 정보는 여러 개가 담겨 있다. 이런 법조문은 가독성이 현저히 떨어진다.
※ 다른 의료기관으로 전원시킬 수 있다⇒다른 의료기관으로 전원할 수 있다. 수동태가 너무 많다. 전원시키지 않으면⇒전원하지 않으면
※ 의료기관의 장은 천재지변, 감염병 의심 상황, 집단 사망사고의 발생 등 입원환자를 긴급히 전원((轉院)시키지 않으면 입원환자의 생명·건강에 중대한 위험이 발생할 수 있음에도 환자나 보호자의 동의를 받을 수 없는 등 보건복지부령으로 정하는 불가피한 사유가 있는 경우에는 보건복지부령으로 정하는 바에 따라 시장·군수·구청장의 승인을 받아 입원환자를 다른 의료기관으로 전원시킬 수 있다.⇒ 의료기관장은 다음 각 호를 모두 충족한 경우, 보건복지부령에 근거하여 시장·군수·구청장 승인을 받아, 입원환자를 다른 의료기관으로 전원할 수 있다.
  1. 천재지변·감염병 의심 상황·집단 사망사고 발생으로 입원환자를 긴급히 전원(轉院)하지 않으면, 입원환자의 생명·건강에 중대한 위험이 발생할 수 있는 상황
  2. 환자·환자보호자 동의를 받을 수 없는 경우
  3. 그 밖에 보건복지부령에 규정한 불가피한 사유가 있는 경우

제48조2(의료법인 이사와 의료법인 감사)
※ ① 의료법인에는 5명 이상 15명 이하의 이사와 2명의 감사를 두되, 보건복지부장관의 승인을 받아 그 수를 증감할 수 있다.⇒① 의료법인은 5명 이상 15명 이하의 이사와 2명의 감사를 둔다. 의료법인은 보건복지부장관에게 승인을 받아 그 수를 증감할 수 있다.
※ ② 이사와 감사의 임기는 정관으로 정하되, 이사는 4년, 감사는 2년을 초과할 수 없다. 다만, 이사와 감사는 각각 연임할 수 있다.⇒② 이사 임기와 감사 임기는 정관으로 정한다. 이사는 4년, 감사는 2년을 초과할 수 없다. 다만 이사와 감사는 각각 연임할 수 있다.
※ ④ 4. 금고 이상의 형을 받고 집행이 종료되거나 집행을 받지 아니하기로 확정된 후 3년이 지나지 아니한 사람⇒④ 4. 금고 이상 형을 선고받고 집행이 종료되지 않은 사람 또는 금고 이상 형을 선고받고 집행을 받지 않기로 확정된 후 3년이 지나지 않은 사람
※ ⑤ 감사는 이사와 제3항에 따른 특별한 관계에 있는 사람이 아니어야 한다.⇒⑤ 감사는 이사와 제3항에 근거하여 특별한 관계에 있는 사람이 아니어야 한다.

제51조(의료법인 설립허가취소)

※ ~때⇒ 경우. 시점이 아니고 사안인 경우이다.
※ 시·도지사가⇒시장·도지사
※ 보건복지부장관 또는 시·도지사는⇒보건복지부장관·시장·도지사는
※ 보건복지부장관 또는 시·도지사는 의료법인이 다음 각 호의 어느 하나에 해당하면 그 설립 허가를 취소할 수 있다.⇒보건복지부장관·시장·도지사는 의료법인이 다음 각 호 어느 하나에 해당하는 경우 그 설립 허가를 취소할 수 있다.
※ 1. 정관으로 정하지 아니한 사업을 한 때⇒1. 정관으로 규정하지 않은 사업을 한 경우
※ 3. 의료법인이 개설한 의료기관이 제64조에 따라 개설허가를 취소당한 때⇒3. 의료법인이 개설한 의료기관이 제64조에 근거하여 개설 허가를 취소당한 경우

제51조2(의료법인 임원 선임 관련 금품 수수·약속 금지)

※ 누구든지 의료법인의 임원 선임과 관련하여 금품, 향응 또는 그 밖의 재산상 이익을 주고받거나 주고받을 것을 약속해서는 아니 된다.⇒누구든지 의료법인 임원 선임과 관련하여 금품·향응·그 밖의 재산상 이익을 주고받거나 또는 주고받을 것을 약속해서는 안 된다.

제52조(의료기관단체설립)

※ ① 병원급 의료기관의 장은 의료기관의 건전한 발전과 국민보건 향상에 기여하기 위하여 전국 조직을 두는 단체를 설립할 수 있다.⇒① 병원급 의료기관장은 의료기관 건전한 발전과 국민보건 **향상을 위하여** 전국 조직을 두는 단체를 설립할 수 있다.
※ ② 제1항에 따른 단체는 법인으로 한다 ⇒ ② 제1항 단체는 법인으로 한다.

제56조(의료광고금지와 의료광고방법금지)

⑤ 보건복지부장관, 시장·군수·구청장은 제2항제2호부터 제5호까지 및 제7호부터 제9호까지를 위반한 의료인등에 대하여 제63조, 제64조 및 제67조에 따른 처분을 하려는 경우에는 지체 없이 그 내용을 공정거래위원회에 통보하여야 한다. 〈신설 2016.5.29, 2018.3.27〉⇒⑤ 보건복지부장관·시장·군수·구청장은 제2항 제2호·제3호·제4호·제5호와 제7호·제8호·제9호를 위반한 의료인등에 대하여 제63조·제64조·제67조에 근거하여 처분을 할 경우, 지체 없이 그 내용을 공정거래위원회에 통보하여야 한다. 〈신설 2016.5.29., 2018.3.27.〉

제57조(의료광고 심의)

※ ⑦ 자율심의기구는 의료광고 제도 및 법령의 개선에 관하여 보건복지부장관에게 의견을 제시할 수 있다.⇒⑦ 자율심의기구는 보건복지부장관에게 의료광고 제도와 법령 개선에 관하여 의견을 제시할 수 있다.

※ ⑧ 제1항에 따른 심의의 유효기간은 심의를 신청하여 승인을 받은 날부터 3년으로 한다.⇒⑧ 제1항에 규정된 심의 유효기간은 심의를 신청하여 승인을 받은 날부터 3년으로 한다.

※ ⑨ 의료인등이 제8항에 따른 유효기간의 만료 후 계속하여 의료광고를 하려는 경우에는 유효기간 만료 6개월 전에 자율심의기구에 의료광고 심의를 신청하여야 한다.⇒⑨ 의료인등이 제8항에 규정된 유효기간이 만료된 후에도 의료광고를 계속하려는 경우, 유효기간 만료 6개월 전에 자율심의기구에 의료광고 심의를 신청하여야 한다.

제57조2(의료광고 심의위원회)

※ 1. 의료광고심의위원회: 의사, 의원, 의원의 개설자, 병원, 병원의 개설자, 요양병원(한의사가 개설한 경우는 제외한다), 요양병원의 개설자, 정신병원, 정신병원의 개설자, 종합병원(치과는 제외한다. 이하 이 호에서 같다), 종합병원의 개설자, 조산사, 조산원, 조산원의 개설자가 하는 의료광고의 심의⇒1. 의료광고심의위원회: 의사 · 의원 · 의원 개설자 · 병원 · 병원 개설자 · 요양병원(한의사가 개설한 경우는 제외한다), 요양병원 개설자 · 정신병원 · 정신병원 개설자 · 종합병원(치과는 제외한다. 이하 이 호에서 같다), 종합병원 개설자 · 조산사 · 조산원 · 조산원 개설자가 하는 의료광고 심의

※ ③ 제57조제2항제1호에 따른 자율심의기구 중 의사회는 제2항제1호에 따른 심의위원회만, 치과의사회는 같은 항 제2호에 따른 심의위원회만, 한의사회는 같은 항 제3호에 따른 심의위원회만 설치 · 운영하고, 제57조제2항제2호에 따른 자율심의기구는 제2항 각 호의 어느 하나에 해당하는 심의위원회만 설치 · 운영할 수 있다.⇒③ 제57조 제2항 제1호에 규정된 자율심의기구 중 의사회는 제2항 제1호에 규정된 심의위원회만, 치과의사회는 제2항 제2호에 규정된 심의위원회만, 한의사회는 제3항 제3호에 규정된 심의위원회만 설치 · 운영한다. 제57조 제2항 제2호에 규정된 자율심의기구는 제2항 각 호 어느 하나에 해당하는 심의위원회만 설치 · 운영할 수 있다.

제57조3(의료광고 관리·감독)
※ 의료광고 모니터링⇒의료광고 관리·감독
※ 자율심의기구는 의료광고가 제56조제1항부터 제3항까지의 규정을 준수하는지 여부에 관하여 모니터링하고, 보건복지부령으로 정하는 바에 따라 모니터링 결과를 보건복지부장관에게 제출하여야 한다.⇒자율심의기구는 의료광고가 제56조 제1항·제2항·제3항 규정을 준수하는지 여부를 관리·감독하고, 보건복지부령에 근거하여 관리·감독 결과를 보건복지부장관에게 제출하여야 한다.

제58조(의료기관 인증과 의료기관평가인증원)
※ ③ 보건복지부장관은 다른 법률에 따라 의료기관을 대상으로 실시하는 평가를 통합하여 제58조의11에 따른 의료기관평가인증원으로 하여금 시행하도록 할 수 있다.⇒③ 보건복지부장관은 다른 법률에 근거하여 의료기관을 대상으로 실시하는 평가를 통합하여 제58조11에 규정한 의료기관평가인증원에게 인증 업무를 시행하도록 할 수 있다.

제58조3(의료기관 인증기준과 인증방법)
※ ④ 조건부인증을 받은 의료기관의 장은 유효기간 내에 보건복지부령으로 정하는 바에 따라 재인증을 받아야 한다.〈개정 2020.3.4.〉⇒④ 조건부인증을 받은 의료기관장은 유효기간 내에 보건복지부령에 근거하여 재인증을 받아야 한다.〈개정 2020.3.4.〉

제58조4(의료기관 인증신청과 인정평가)
※ ④ 보건복지부장관은 인증을 신청한 의료기관에 대하여 제58조의3제1항에 따른 인증기준 적합 여부를 평가하여야 한다. 이 경우 보건복지부장관은 보건복지부령으로 정하는 바에 따라 필요한 조사를 할 수 있고, 인증을 신청한 의료기관은 정당한 사유가 없으면 조사에 협조하여야 한다.〈신설 2020.3.4〉⇒④ 보건복지부장관은 인증을 신청한 의료기관에 대하여 제58조3 제1항에 규정된 인증기준 적합 여부를 평가하여야 한다. 이 경우 보건복지부장관은 보건복지부령에 근거하여 필요한 조사를 할 수 있다. 인증을 신청한 의료기관은 정당한 사유가 없는 경우 조사에 협조하여야 한다.〈신설 2020.3.4.〉
※ 인증을 신청한 의료기관은 정당한 사유가 없으면 조사에 협조하여야 한다.⇒인증을 신청한 의료기관은 정당한 사유가 없는 경우 조사에 협조하여야 한다. ☞ 불완전한 조건절을 사용할 이유가 없음. 이 사안은 정당한 사유가 없는 경우임

제58조7(인증공표와 인증활용)
※ ① 보건복지부장관은 인증을 받은 의료기관에 관하여 인증기준, 인증 유효기간 및 제58조의4제4항에 따라 평가한 결과 등 보건복지부령으로 정하는 사항을 인터넷 홈페이지 등에 공표하여야 한다. 〈개정 2020.3.4〉⇒① 보건복지부장관은 인증을 받은 의료기관에 관하여 인증기준·인증 유효기간과 제58조4 제4항에 근거하여 평가한 결과 등 보건복지부령으로 정하는 사항을 인터넷 홈페이지에 공표하여야 한다. 〈개정 2020.3.4.〉

제58조8(자료제공·지료협조 요청)
※ ② 제1항에 따른 자료의 제공과 협조를 요청받은 자는 정당한 사유가 없는 한 요청에 따라야 한다.⇒② 제1항에 근거하여 자료제공·자료협조를 요청받은 사람은 정당한 사유가 없는 경우 요청에 응하여야 한다.

제58조9(의료기관 인증에 대한 사후관리)
※ 보건복지부장관은 인증의 실효성을 유지하기 위하여 보건복지부령으로 정하는 바에 따라 인증을 받은 의료기관에 대하여 제58조의3제1항에 따른 인증기준의 충족 여부를 조사할 수 있다.⇒보건복지부장관은 인증의 실효성을 유지하기 위하여 보건복지부령에 근거하여 인증을 받은 의료기관에 대하여 제58조3 제1항에 규정된 인증기준의 충족 여부를 조사할 수 있다.

제58조10(의료기관 인증취소와 의료기관 조건부인증취소)
※ 2. 제64조제1항에 따라 의료기관 개설 허가가 취소되거나 폐쇄명령을 받은 경우⇒2. 제64조 제1항에 근거하여 의료기관 개설 허가가 취소되거나 또는 폐쇄명령을 받은 경우
※ 5. 인증마크의 사용정지 또는 시정명령을 위반한 경우⇒5. 인증마크 사용정지·인증마크 시정명령을 위반한 경우
※ ③ 제1항에 따른 의료기관 인증 또는 조건부인증의 취소 및 인증마크의 사용정지 등에 필요한 절차와 처분의 기준 등은 보건복지부령으로 정한다.⇒③ 제1항에 규정된 의료기관 인증취소 또는 의료기관 조건부인증취소와 인증마크 사용정지에 필요한 절차와 처분기준은 보건복지부령으로 정한다.

제60조(병상 수급계획 수립)
※ ① 보건복지부장관은 병상의 합리적인 공급과 배치에 관한 기본시책을 5년마다 수립하여야 한다. 〈개정 2008.2.29, 2010.1.18, 2019.8.27〉⇒① 보건복지부장관은 합리적인 병상 공급·병상 배치에 관한 기본시책을 5년마다 수립하여야

c

한다. 〈개정 2008.2.29, 2010.1.18., 2019.8.27.〉

※ ② 시·도지사는 제1항에 따른 기본시책에 따라 지역 실정을 고려하여 특별시·광역시 또는 도 단위의 지역별·기능별·종별 의료기관 병상 수급 및 관리계획을 수립한 후 보건복지부장관에게 제출하여야 한다. 〈개정 2008.2.29, 2010.1.18, 2019.8.27〉⇒② 시장·도지사는 제1항에 규정된 기본시책에 근거하여 지역 실정을 고려하여 특별시·광역시·도 단위의 지역별·기능별·종별 의료기관 병상 수급과 병상 관리계획을 수립한 후 보건복지부장관에게 제출하여야 한다. 〈개정 2008.2.29, 2010.1.18., 2019.8.27.〉

※ ③ 보건복지부장관은 제2항에 따라 제출된 병상 수급 및 관리계획이 제1항에 따른 기본시책에 맞지 아니하는 등 보건복지부령으로 정하는 사유가 있으면 시·도지사와 협의하여 보건복지부령으로 정하는 바에 따라 이를 조정하여야 한다. 〈개정 2008.2.29, 2010.1.18, 2019.8.27〉⇒③ 보건복지부장관은 제2항에 근거하여 제출된 병상 수급과 병상 관리계획이 제1항에 규정된 기본시책에 맞지 아니하는 등 보건복지부령에 규정된 사유에 해당할 경우, 시장·도지사와 협의하여 보건복지부령에 근거하여 이를 조정하여야 한다. 〈개정 2008.2.29, 2010.1.18., 2019.8.27〉

제61조(사항보고·업무검사·사실확인)

※ ① 보건복지부장관, 시·도지사 또는 시장·군수·구청장은⇒① 보건복지부장관·시장·도지사 또는 시장·군수·구청장은. ☞ 이런 표현들은 **의료법 제61조로 전체 통일이 필요함**

제61조2(자료제출과 의견진술 요청)

※ ① 보건복지부장관은 이 법의 위반 사실을 확인하기 위한 경우 등 소관 업무를 수행하기 위하여 필요한 경우에는 의료인, 의료기관의 장, 「국민건강보험법」에 따른 국민건강보험공단 및 건강보험심사평가원, 그 밖의 관계 행정기관 및 단체 등에 대하여 필요한 자료의 제출이나 의견의 진술 등을 요청할 수 있다.⇒ ① 보건복지부장관은 다음 각 호 어느 하나에 해당하는 경우 의료인·의료기관장·「국민건강보험법」에 근거하여 국민건강보험공단과 건강보험심사평가원·그 밖의 관계 행정기관과 단체에 대하여 필요한 자료제출 또는 의견진술을 요청할 수 있다.
  1. 이 법의 위반 사실을 확인하기 위한 경우
  2. 소관 업무를 수행하기 위하여 필요한 경우

※ ② 제1항에 따른 자료의 제공 또는 협조를 요청받은 자는 특별한 사유가 없으

면 이에 따라야 한다.⇒② 제1항에 근거한 자료제공 또는 자료협조를 요청받은 사람은 정당한 사유 없이 이를 거부하여서는 안 된다.

제65조(면허취소 · 면허재교부 · 면허재교부 금지기간)
※ 제8조 각 호의 어느 하나에 해당하게 된 경우 ⇒ 제8조 각 호 어느 하나에 해당되는 경우
※ ② 보건복지부장관은 제1항에 따라 면허가 취소된 자라도 취소의 원인이 된 사유가 없어지거나 개전(改悛)의 정이 뚜렷하다고 인정되면 면허를 재교부할 수 있다. 다만, 제1항제3호에 따라 면허가 취소된 경우에는 취소된 날부터 1년 이내, 제1항제2호에 따라 면허가 취소된 경우에는 취소된 날부터 2년 이내, 제1항제4호 · 제6호 · 제7호 또는 제8조제4호에 따른 사유로 면허가 취소된 경우에는 취소된 날부터 3년 이내에는 재교부하지 못한다.⇒
※ ② 제1항 사유로 면허가 취소된 사람이라도 취소원인이 된 사유가 없어지는 경우 또는 개전(改悛)의 정이 뚜렷하다고 인정되는 경우, 보건복지부장관은 이 사람에게 면허를 재교부할 수 있다. 다만 보건복지부장관은 다음 각 호에 근거하여 **이 사람에게 면허를 재교부를 하여서는 안 된다.** 〈개정 2007.7.27, 2008.2.29, 2010.1.18, 2016.5.29, 2016.12.20, 2019.8.27., 2020.12.29〉
  1. 제1항 제3호 사유로 면허취소가 된 경우 취소된 날부터 1년 이내
  2. 제1항 제2호 사유로 면허취소가 된 경우 취소된 날부터 2년 이내
  3. **제1항 제4호 · 제6호 · 제7호 사유로 면허취소가 된 경우 취소된 날부터 3년 이내에**
  4. **제8조 제4호 사유로 면허취소가 된 경우 취소된 날부터 3년 이내에**

제86조(권한위임과 위탁)
※ ① 이 법에 따른 보건복지부장관 또는 시 · 도지사의 권한은 그 일부를 대통령령으로 정하는 바에 따라 질병관리청장, 시 · 도지사 또는 시장 · 군수 · 구청장이나 보건소장에게 위임할 수 있다.⇒ ① 이 법에 근거하여 보건복지부장관 · 시장 · 도지사 권한은 그 일부를 대통령령에 근거하여 질병관리청장 · 시장 · 도지사 · 군수 · 구청장 · 보건소장에게 위임할 수 있다.

제87조(벌칙)
※ ~자: 사람으로 통일함. 만약 법인도 포함된다면, 사람 또는 의료기관으로 명확하게 명시하는 것이 타당하다고 생각한다.
※ 제33조제2항을 위반하여 의료기관을 개설하거나 운영하는 자는 10년 이하의

징역이나 1억원 이하의 벌금에 처한다.⇒제33조 제2항을 위반하여 의료기관을 개설하거나 또는 운영하는 사람은 10년 이하 징역형·1억원 이하 벌금형으로 처벌된다.

제87조2(벌칙)
※ 한 조문에 '사람과 자'가 혼용되어 있다. 제2항 제1호와 제3호 비교
※ ~자: 사람으로 통일함. 만약 법인도 포함된다면, 사람 또는 의료기관으로 명확하게 명시하는 것이 타당하다고 생각한다.
※ ① 제12조제3항을 위반한 죄를 범하여 사람을 상해에 이르게 한 경우에는 7년 이하의 징역 또는 1천만원 이상 7천만원 이하의 벌금에 처하고, 중상해에 이르게 한 경우에는 3년 이상 10년 이하의 징역에 처하며, 사망에 이르게 한 경우에는 무기 또는 5년 이상의 징역에 처한다.⇒① 제12조 제3항을 위반한 죄를 범하여 사람을 상해에 이르게 한 사람은 7년 이하 징역형·1천만원 이상 7천만원 이하 벌금형으로 처벌한다. 제1항 죄를 범하여 중상해에 이르게 한 사람은 3년 이상 10년 이하 징역형으로 처벌된다. 제1항 죄를 범하여 사망에 이르게 한 사람은 무기형·5년 이상 징역형으로 처벌된다.

제88조(벌칙)
※ ① 다음 각 호의 어느 하나에 해당하는 자는 3년 이하의 징역이나 3천만원 이하의 벌금에 처한다.⇒다음 각 호 어느 하나에 해당하는 사람은 3년 이하 징역형·3천만원 이하 벌금형으로 처벌된다.
※ 다음 각 호의 어느 하나에 해당하는 자는 3년 이하의 징역이나 3천만원 이하의 벌금에 처한다.
  1. 제19조, 제21조제2항, 제22조제3항, 제27조제3항·제4항, 제33조제4항, 제35조제1항 단서, 제38조제3항, 제59조제3항, 제64조제2항(제82조제3항에서 준용하는 경우를 포함한다), 제69조제3항을 위반한 자. 다만, 제19조, 제21조제2항 또는 제69조제3항을 위반한 자에 대한 공소는 고소가 있어야 한다.
  2. 제23조의3을 위반한 자. 이 경우 취득한 경제적 이익등은 몰수하고, 몰수할 수 없을 때에는 그 가액을 추징한다.
  3. 제82조제1항에 따른 안마사의 자격인정을 받지 아니하고 영리를 목적으로 안마를 한 자⇒**개조식으로 수정하고 조문 순서로 정비함**
※ 다음 각 호 어느 하나에 해당하는 사람은 3년 이하 징역형·3천만원 이하 벌금형으로 처벌된다.〈개정 2019.8.27, 2020.3.4〉
  1. 제19조를 위반한 사람. 다만 고소가 있어야 공소를 제기할 수 있다.

2. 제21조 제2항(제40조2 제4항에서 준용하는 경우를 포함한다)을 위반한 사람. 다만 고소가 있어야 공소를 제기할 수 있다.
3. 제22조 제3항을 위반한 사람
4. 제23조3을 위반한 사람. 취득한 경제이익을 몰수한다. 다만 **몰수할 수 없는 경우** 그 가액을 추징한다.
5. 제27조 제3항·제4항을 위반한 사람
6. 제33조 제4항을 위반한 사람
7. 제35조 제1항 단서를 위반한 사람
8. 제38조 제3항을 위반한 사람
9. 제47조 제11항을 위반한 사람
10. 제59조 제3항을 위반한 사람
11. 제64조 제2항(제82조 제3항에서 준용하는 경우를 포함한다)을 위반한 사람
12. 제69조 제3항을 위반한 사람. 다만 고소가 있어야 공소를 제기할 수 있다.
13. 제82조 제1항에 근거하여 안마사 자격인정을 받지 않고, 영리를 목적으로 안마를 한 사람

제88조2(벌칙)

※ 다음 각 호의 어느 하나에 해당하는 자는 2년 이하의 징역이나 2천만원 이하의 벌금에 처한다.⇒다음 각 호 어느 하나에 해당하는 사람은 2년 이하 징역형·2천만원 이하 벌금형으로 처벌된다.

※ 다음 각 호의 어느 하나에 해당하는 자는 2년 이하의 징역이나 2천만원 이하의 벌금에 처한다. 〈개정 2016.12.20, 2020.3.4〉
1. 제20조를 위반한 자
2. 제47조제12항을 위반하여 자율보고를 한 사람에게 불리한 조치를 한 자⇒'~자'를 '~사람'으로 통일함.

※ 다음 각 호 어느 하나에 해당하는 사람은 2년 이하 징역형·2천만원 이하 벌금형으로 처벌된다. 〈개정 2016.12.20, 2020.3.4〉
1. 제20조를 위반한 사람
2. 제47조 제12항을 위반하여 자율보고를 한 사람에게 불리한 조치를 한 사람

제89조(벌칙)

※ 다음 각 호의 어느 하나에 해당하는 자는 1년 이하의 징역이나 1천만원 이하의 벌금에 처한다.⇒다음 각 호 어느 하나에 해당하는 사람은 1년 이하 징역형·1천만원 이하 벌금형으로 처벌된다.

※ 다음 각 호의 어느 하나에 해당하는 자는 1년 이하의 징역이나 1천만원 이하의 벌금에 처한다.
  1. 제15조제1항, 제17조제1항·제2항(제1항 단서 후단과 제2항 단서는 제외한다), 제17조의2제1항·제2항(처방전을 교부하거나 발송한 경우만을 말한다), 제23조의2제3항 후단, 제33조제9항, 제56조제1항부터 제3항까지 또는 제58조의6 제2항을 위반한 자
  2. 정당한 사유 없이 제40조제4항에 따른 권익보호조치를 하지 아니한 자
  3. 제51조의2를 위반하여 의료법인의 임원 선임과 관련하여 금품 등을 주고받거나 주고받을 것을 약속한 자
  4. 제61조제1항에 따른 검사를 거부·방해 또는 기피한 자(제33조제2항·제10항 위반 여부에 관한 조사임을 명시한 경우에 한정한다)⇒**개조식 수정 후 조문 순서대로 정비함**

※ 다음 각 호 어느 하나에 해당하는 사람은 1년 이하 징역형·1천만원 이하 벌금형으로 처벌된다.
  1. 제15조 제1항을 위반한 사람
  2. 제17조 제1항·제2항(제1항 단서 후단과 제2항 단서는 제외한다)을 위반한 사람
  3. 제17조2 제1항·제2항(처방전을 교부하거나 발송한 경우만을 말한다)을 위반한 사람
  4. 제23조2 제3항 후단을 위반한 사람
  5. 제33조 제9항을 위반한 사람
  6. 정당한 사유 없이 제40조 제4항에 따른 권익보호조치를 하지 아니한 사람
  5. 제51조2를 위반하여 의료법인 임원 선임과 관련하여 금품 주고받거나 또는 주고받을 것을 약속한 사람
  6. 제56조 제1항·제2항·제3항을 위반한 사람
  7. 제58조6 제2항을 위반한 사람
  8. 제61조 제1항에 규정한 검사를 거부·방해·기피한 사람(제33조 제2항·제10항 위반 여부에 관한 조사임을 명시한 경우에 한정한다)

제90조(벌칙)
※ 제16조제1항·제2항, 제17조제3항·제4항, 제18조제4항, 제21조제1항 후단, 제21조의2제1항·제2항, 제22조제1항·제2항, 제26조, 제27조제2항, 제33조제1항·제3항(제82조제3항에서 준용하는 경우를 포함한다)·제5항(허가의 경우만을 말한다), 제35조제1항 본문, 제41조, 제42조제1항, 제48조제3항·제4항, 제77

조제2항을 위반한 자나 제63조에 따른 시정명령을 위반한 자와 의료기관 개설자가 될 수 없는 자에게 고용되어 의료행위를 한 자는 500만원 이하의 벌금에 처한다.⇒누구를 위한 입법인지 도저히 알 수가 없다. 개조식으로 수정해야 한다. 바람직한 입법은 각호 벌칙 내용을 해당 조문에 명확하게 규정해야 한다. 형법처럼 입법이 될 수는 없다고 하더라도, 적어도 해당 규범 밑에 항을 별도 신설하여 한 눈에 알아 볼 수 있도록 정비해야 한다. 거대한 작업이 될 것이다. 이것이 입법에서 진정한 해방이다.

※ 다음 각 호에 해당하는 사람은 500만원 이하 벌금형으로 처벌된다. 〈개정 2007.7.27, 2009.1.30, 2011.4.7, 2016.12.20, 2018.3.27, 2019.8.27., 2020.3.4〉
 1. 제16조 제1항·제2항을 위반한 사람
 2. 제17조 제3항·제4항을 위반한 사람
 3. **제17조2 제1항·제2항(처방전을 수령한 경우만을 말한다)을 위반한 사람**
 4. 제18조 제4항을 위반한 사람
 5. **제21조 제1항 후단(제40조2 제4항에서 준용하는 경우를 포함한다)을 위반반 사람**
 6. 제21조2 제1항·제2항을 위반한 사람
 7. **제22조 제1항·제2항(제40조2 제4항에서 준용하는 경우를 포함한다)을 위반한 사람**
 8. **제23조 제4항을 위반한 사람**
 9. 제26조를 위반한 사람
 10. 제27조 제2항을 위반한 사람
 11. 제33조 제1항·제3항(제82조 제3항에서 준용하는 경우를 포함한다)·제5항(허가 경우만을 말한다)을 위반한 사람
 12. 제35조 제1항 본문을 위반한 사람
 13. 제41조를 위반한 사람
 14. 제42조 제1항을 위반한 사람
 15. 제48조 제3항·제4항을 위반한 사람
 16. 제77조 제2항을 위반한 사람 또는 제63조에 근거하여 시정명령을 위반한 사람·의료기관 개설자가 될 수 없는 사람에게 고용되어 의료행위를 한 사람

■ 출전: 의료법 일부개정 2020. 12. 29. [법률 제17787호, 시행 2021. 6. 30.]
보건복지부.

칼럼

의료인은 바른 의료법을 원한다

　의료법에 '~의, ~에의, ~에서의, ~에 의한, ~으로부터, ~에 의하여는 물론, ~에 지고 있어, ~하여야 하고, ~하고자 한 것에, ~로 하여금, ~으로서의, ~적, ~ 또는, ~을 가진다, ~하지 아니 한다, ~하지 아니할 수 없다, ~등' 표현이 너무 많다. 조사·동사·반어법이 법률 문장을 망치고 있다.
　더 심각한 내용이 있다. 의료법 제90조(벌칙)다. 제16조제1항·제2항, 제17조제3항·제4항, 제17조의2제1항·제2항(처방전을 수령한 경우만을 말한다), 제18조제4항, 제21조제1항 후단(제40조의2제4항에서 준용하는 경우를 포함한다), 제21조의2제1항·제2항, 제22조제1항·제2항(제40조의2제4항에서 준용하는 경우를 포함한다), 제23조제4항, 제26조, 제27조제2항, 제33조제1항·제3항(제82조제3항에서 준용하는 경우를 포함한다)·제5항(허가의 경우만을 말한다), 제35조제1항 본문, 제41조, 제42조제1항, 제48조제3항·제4항, 제77조제2항을 위반한 자나 제63조에 따른 시정명령을 위반한 자와 의료기관 개설자가 될 수 없는 자에게 고용되어 의료행위를 한 자는 500만 원 이하의 벌금에 처한다. 놀랍게도 한 문장이다.
　500만 원 이하 벌금형 위반 유형을 '굴비 엮어 놓은 듯' 묶어 놓았다. 벌칙 제87조·제88조·제89조는 자유형을 규정한다. 이들 조문도 똑같은 방식으로 3년 이하 징역형과 1년 이하 징역형을 줄줄 묶어 놓았다. 의료인은 규범과 벌칙을 쉽게 이해할 수 없다.
　범죄와 형벌은 명확해야 한다. 지금의 의료법은 국민을 위한 입법이 아니다. 국가기관 입장에서 법률을 만든 것이다. 범죄와 형벌이 한 조문에 규정될 때 규범 준수와 규범 효과가 높다. 이것이 죄형법정주의 정신이다. 의료법도 형법과 형사특별법처럼 범죄와 형벌을 함께 규정해야 한다. 최소한 형법 규정을 해당 조문에 별도 항을 신설해 규정해야 한다. 이것이 최소한 형법과 행정형법의 입법 기준이다.
　범죄와 형벌을 이렇게 멀리 분리·분산해 놓고, 의료인이 법률을 위반하면 바로 수사하고 처벌한다. 만약 형법을 의료법처럼 범죄 유형과 처벌 규정을 분리·분산하여 규정했다면, 위헌법률이 될 것이다. 사형 범죄군, 무기징역 범죄군, 1년 이상 범죄군으로 모아 두었다면, 형법학자는 국회로 찾아갈 것이다. 이 문제는 의료인이 문제를 제기해야 한다. 그러나 70년 동안 모두 잠자고 있었다.

이러한 입법 방식은 잘못된 것이다. 형법학자가 이제 문제 제기를 했다면 행정법학자도 이 논의에 가담해야 한다. 의료법학자도 목소리를 내야 한다. 그래야 최소한 형벌조항이라도 정비할 수 있다. 행정실무·경찰실무·검찰실무는 도표를 만들어 놓고, 법적용을 한다고 하니 참으로 안타깝다.

만약 의료법 전체 정비가 어렵다면, 최소한 개조식으로 입법해야 한다. 이미 의료법에 개조식 입법 방법이 도입됐다. 그러므로 다른 규정에도 적극 도입할 필요가 있다. 한 문장으로 된 나열식을 개조식으로 입법을 하면 의료인이 쉽게 읽을 수 있다. 개정시 추가와 삭제도 쉽다. 그 다음 작업은 벌칙 규정을 해당 조문에 통합하는 것이다.

올해는 의료법 탄생 70주년이다. 1951년 9월 25일 국민의료법이 제정되었다. 1962년 3월 20일 국민의료법은 명칭을 바꾸었다. 지금의 의료법이다. 기본 골격은 유지하면서 69년(1951~2021) 동안 71회 개정됐다. 2020년 12월 29일 개정된 의료법은 오는 30일부터 시행된다. 그러나 일본식 표현은 그대로 남아 있다. 형벌 불균형도 여전하다.

의료인은 코로나19로 지쳐 있다. 의료인은 이 시대 영웅이다. 국회의원이 의료인에게 줄 선물은 의료법 전면 개정이다. 범죄와 형벌을 한 조문에 모으고, 규범과 형벌을 정비해야 한다. 의료법은 규제법이 아닌 지원법이다. 처벌하기 위한 법이 아니고, 규범 준수를 촉진하는 법이다. 국회는 이러한 의료법의 입법 철학을 잊어서는 안 된다.

■ 출전: 하태영, [기고] 의료인은 바른 의료법을 원한다, 국제신문, 2021년 6월 1일자.

연구논단

의료법 제8장 감독과 제9장 벌칙 조항 법률문장 개선방안

하태영
동아대학교 법학전문대학원 교수

1. 의료법 제27조 무면허의료행위금지 개선안

의료법 제27조(무면허의료행위금지와 의료인·의료기관에게 환자소개행위금지·환자알선행위금지·환자유인행위금지·이를 사주하는 행위금지) ★★★★★

① **누구든지 의료인이 아니면, 의료행위를 하여서는 안 된다. 의료인도 면허된 것 이외의 의료행위를 하여서는 안 된다.** 다만 다음 각 호 어느 하나에 해당하는 사람은 보건복지부령에서 정한 범위에서 의료행위를 할 수 있다. 〈개정 2008.2.29., 2009.1.30., 2010.1.18.〉
  1. 외국에서 의료인 면허를 취득한 사람으로서 일정 기간 국내에 체류하는 사람
  2. 의과대학·치과대학·한의과대학·의학전문대학원·치의학전문대학원·한의학전문대학원·종합병원·외국 의료원조기관에서 의료봉사·연구·시범사업을 위하여 의료행위를 하는 사람
  3. 의학·치과의학·한방의학·간호학을 전공하는 학교 학생
② 누구든지 의료인이 아니면, 의사·치과의사·한의사·조산사·간호사 명칭·이와 비슷한 명칭을 사용하여서는 안 된다.
③ 누구든지 「국민건강보험법」·「의료급여법」에 근거하여 본인부담금 면제행위·본인부담금 할인행위·금품 제공행위·불특정 다수인에게 교통편의 제공행위 등 영리를 목적으로 환자를 의료인·의료기관에게 소개행위·알선행위·유인행위·이를 사주하는 행위를 하여서는 안 된다. 다만 다음 각 호 어느 하나에 해당하는 행위는 할 수 있다. 〈개정 2009.1.30., 2010.1.18., 2011.12.31.〉
  1. 환자경제사정으로 개별적으로 관할 시장·군수·구청장 사전승인을 받아 환자를 유치하는 행위
  2. 「국민건강보험법」 제109조 가입자·피부양자가 아닌 외국인(보건복지부령에 근거하여 국내에 거주하는 외국인은 제외한다)환자를 유치하기 위한 행위

④ 제3항 제2호 경우「보험업법」제2조에 규정된 보험회사·상호회사·보험설계사·보험대리점·보험중개사는 외국인환자를 유치행위를 하여서는 안 된다. 〈신설 2009.1.30.〉
⑤ 누구든지 의료인이 아닌 자에게 의료행위를 하게 하거나 또는 의료인에게 면허 사항 외의 의료행위를 하게 하여서는 아니 된다. 〈신설 2019.4.23, 2020.12.29〉
⑥ 제1항을 위반한 사람은 5년 이하 징역형·5천만원 이하 벌금형으로 처벌된다. 보건복지부장관은 제1항 위반 경우 1년 범위에서 해당 의료인에게 면허자격을 정지시킬 수 있다. 의료기술 관련 판단이 필요한 사항인 경우 관계 전문가 의견을 들어 결정할 수 있다.
⑦ 제2항을 위반한 사람은 500만원 이하 벌금형으로 처벌된다.
⑧ 제3항·제4항을 위반한 사람은 3년 이하 징역형·3천만원 이하 벌금형으로 처벌된다.
⑨ 제5항을 위반한 사람은 5년 이하 징역형·5천만원 이하 벌금형으로 처벌된다.
⑩ 보건복지부장관은 제5항을 위반하여 사람생명·사람신체에 중대한 위해를 발생하게 할 우려가 있는 수술·수혈·전신마취를 의료인 아닌 사람에게 하게 하거나 또는 의료인에게 면허 사항 외로 하게 한 의료인에게 제1호 위반 경우 면허를 반드시 취소하여야 한다. 〈개정 2008.2.29, 2009.1.30, 2009.12.31, 2010.1.18, 2015.12.29, 2016.5.29., 2020.3.4., 2020.12.29〉
의료법 일부개정 2020. 12. 29. [법률 제17787호, 시행 2021. 6. 30.] 보건복지부.

제65조(면허취소·면허재교부·면허재교부 금지기간)
① 의료인이 다음 각 호 어느 하나에 해당되면, 보건복지부장관은 의료인에게 면허를 취소할 수 있다. 다만 **보건복지부장관은 제1호 위반 경우 면허를 반드시 취소하여야 한다.** 〈개정 2008.2.29, 2009.1.30, 2009.12.31, 2010.1.18, 2015.12.29, 2016.5.29., 2020.3.4., 2020.12.29〉
   7. **제27조 제5항을 위반하여 사람생명·사람신체에 중대한 위해를 발생하게 할 우려가 있는 수술·수혈·전신마취를 의료인 아닌 사람에게 하게 하거나 또는 의료인에게 면허 사항 외로 하게 한 경우** ★★★★★
② 제1항 사유로 면허가 취소된 사람이라도 취소원인이 된 사유가 없어지는 경우 또는 개전(改悛)의 정이 뚜렷하다고 인정되는 경우, 보건복지부장관은 이 사람에게 면허를 재교부할 수 있다. 다만 보건복지부장관은 다음 각 호에 근거하여 **이 사람에게 면허를 재교부를 하여서는 안 된다.** 〈개정 2007.7.27, 2008.2.29, 2010.1.18, 2016.5.29, 2016.12.20, 2019.8.27., 2020.12.29〉
   3. **제1항 제4호·제6호·제7호 사유로 면허취소가 된 경우 취소된 날부터 3년**

이내에 *****

제87조2(벌칙)
② 다음 각 호 어느 하나에 해당하는 사람은 5년 이하 징역형·5천만원 이하 벌금형으로 처벌된다. 〈개정 2009.1.30, 2015.12.29, 2016.5.29, 2016.12.20, 2019.4.23, 2019.8.27, 2020.3.4., 2020.12.29〉
  6. 제27조 제1항을 위반한 사람
  7. 제27조 제5항을 위반하여 의료인이 아닌 사람에게 의료행위를 하게 하거나 또는 의료인에게 면허 사항 외의 의료행위를 하게 한 사람

제88조(벌칙) *****
다음 각 호 어느 하나에 해당하는 사람은 3년 이하 징역형·3천만원 이하 벌금형으로 처벌된다. 〈개정 2019.8.27, 2020.3.4〉
  5. 제27조 제3항·제4항을 위반한 사람

제90조(벌칙)
다음 각 호에 해당하는 사람은 500만원 이하 벌금형으로 처벌된다. 〈개정 2007.7.27, 2009.1.30, 2011.4.7, 2016.12.20, 2018.3.27, 2019.8.27., 2020.3.4〉
  10. 제27조 제2항을 위반한 사람

【개정방향】
※ 제목변경: 무면허의료행위금지와 의료인·의료기관에게 환자소개행위금지·환자알선행위금지·환자유인행위금지·이를 사주하는 행위금지
※ 명확성·간결성·가독성
※ 국어문법정비
※ 나열형은 온점(·)을 사용하여 법조문을 읽기 쉽게 줄임
※ 일본식 '의' 삭제
※ 자 ⇒ 사람 통일함
※ ① 의료인이 아니면 누구든지 의료행위를 할 수 없으며 의료인도 면허된 것 이외의 의료행위를 **할 수 없다.** ⇒ ① **누구든지 의료인이 아니면,** 의료행위를 하여서는 안 된다. 의료인도 면허된 것 이외의 의료행위를 하여서는 안 된다.
※ 제5항·제6항·제7항 신설: ⑤ 제1항을 위반한 사람은 5년 이하 징역형·5천만원 이하 벌금형으로 처벌된다. 보건복지부장관은 1년 범위에서 해당 의료인에게 면허자격을 정지시킬 수 있다. 의료기술 관련 판단이 필요한 사항인 경우 관계 전문가 의견을 들어 결정할 수 있다. ⑥ 제2항을 위반한 사람은 500만원 이하 벌금형으로 처벌된다. ⑦ 제3항·제4항을 위반한 사람은 3년 이하 징역형·3천만원 이하 벌금형으로 처벌된다.

2. 의료법 제33조 의료기관개설 개선안

의료법 제33조(의료기관개설)

① 의료인은 이 법에 근거하여 의료기관을 개설하지 않고, 의료업을 하여서는 안 된다. 다음 각 호 어느 하나에 해당하는 경우 외에는 그 의료기관 내에서 의료업을 하여야 한다. 〈개정 2008.2.29., 2010.1.18.〉
 1. 「응급의료에 관한 법률」 제2조 제1호에 근거하여 응급환자를 진료하는 경우
 2. 환자·환자보호자 요청에 따라 진료하는 경우
 3. 국가·지방자치단체장이 공익상 필요하다고 인정하여 요청하는 경우
 4. 보건복지부령에 근거하여 가정간호를 하는 경우
 5. 그 밖에 이 법 또는 다른 법령으로 특별히 정한 경우·환자가 있는 현장에서 진료를 하여야 하는 부득이한 사유가 있는 경우

② 다음 각 호 어느 하나에 해당하는 사람이 아니면 의료기관을 개설하여서는 안 된다. 이 경우 의사는 종합병원·병원·요양병원·의원을, 치과의사는 치과병원·치과의원을, 한의사는 한방병원·요양병원·한의원을, 조산사는 조산원만을 개설할 수 있다. 〈개정 2009.1.30, 2020.3.4〉
 1. 의사·치과의사·한의사·조산사
 2. 국가·지방자치단체
 3. 의료업을 목적으로 설립된 법인(이하 "의료법인"이라 한다)
 4. 「민법」이나 특별법에 근거하여 설립된 비영리법인
 5. 「공공기관의 운영에 관한 법률」에 근거한 준정부기관·「지방의료원의 설립 및 운영에 관한 법률」에 근거한 지방의료원·「한국보훈복지의료공단법」에 근거한 한국보훈복지의료공단

③ 제2항에 근거하여 의원·치과의원·한의원·조산원을 개설하려는 사람은 보건복지부령에 근거하여 시장·군수·구청장에게 신고하여야 한다. 〈개정 2008.2.29., 2010.1.18.〉

④ 제2항에 근거하여 종합병원·병원·치과병원·한방병원·요양병원을 개설하려면, 제33조2에 규정된 시·도 의료기관개설위원회의 심의를 거쳐 보건복지부령에 근거하여 시장·도지사 허가를 받아야 한다. 이 경우 시장·도지사는 개설하려는 의료기관이 다음 각 호 어느 하나에 해당하는 경우에는 개설허가를 할 수 없다. 〈개정 2008.2.29, 2010.1.18, 2019.8.27, 2020.3.4〉
 1. 제36조에 규정된 시설기준에 맞지 아니하는 경우
 2. 제60조 제1항에 규정된 기본시책과 제60조 제2항에 규정된 수급·관리계획에 적합하지 아니한 경우

⑤ 제3항·제4항에 근거하여 개설된 의료기관이 개설 장소를 이전하는 경우 또는 개설에 관한 신고·허가사항 중 보건복지부령으로 정하는 중요사항을 변경하려

는 경우에도 제3항·제4항과 같다. 〈개정 2008.2.29., 2010.1.18.〉
⑥ 조산원을 개설하는 사람은 반드시 지도의사(指導醫師)를 정하여야 한다.
⑦ 다음 각 호 어느 하나에 해당하는 경우 의료기관을 개설할 수 없다. 〈개정 2019.8.27〉
  1. 약국 시설 안·약국 구내인 경우
  2. 약국 시설·약국 부지 일부를 분할·변경·개수하여 의료기관을 개설하는 경우
  3. 약국과 전용 복도·계단·승강기·구름다리 등 통로가 설치되어 있는 경우와 이런 것들을 설치하여 의료기관을 개설하는 경우
  4. 「건축법」 등 관계 법령에 근거하여 허가를 받지 아니하거나 또는 신고를 하지 아니하고 건축·증축·개축한 건축물에 의료기관을 개설하는 경우
⑧ 제2항 제1호 의료인은 어떠한 명목으로도 둘 이상 의료기관을 개설·운영할 수 없다. 다만 2 이상 의료인 면허를 소지한 사람이 의원급 의료기관을 개설하려는 경우 하나의 장소에 한하여 면허 종별에 따른 의료기관을 함께 개설할 수 있다. 〈신설 2009.1.30., 2012.2.1.〉
⑨ 의료법인·제2항 제4호 비영리법인(이하 이 조에서 "의료법인등"이라 한다)이 의료기관을 개설하려면, 그 법인 정관에 개설하고자 하는 의료기관 소재지를 기재하여 대통령령에 근거하여 정관 변경허가를 얻어야 한다(의료법인을 설립할 경우 설립 허가를 말한다. 이하 이 항에서 같다). 이 경우 그 법인 주무관청은 정관 변경허가를 하기 전에 그 법인이 개설하고자 하는 의료기관이 소재하는 시장·도지사 또는 시장·군수·구청장과 협의하여야 한다. 〈신설 2015.12.29.〉
⑩ 의료기관을 개설·운영하는 의료법인은 다른 사람에게 그 법인 명의를 빌려주어서는 안 된다. 〈신설 2015.12.29.〉
[제목개정 2012.2.1.]
[2007. 12. 27. 법률 제9386호에 의하여 2007.12.27. 헌법재판소에서 헌법불합치된 이 조 제2항을 개정함]
⑪ 보건복지부장관·시장·군수·구청장은 의료기관이 다음 각 호 어느 하나에 해당하는 경우, 그 의료업을 1년 범위에서 정지시키거나 또는 개설허가를 취소하거나 또는 의료기관 폐쇄를 명할 수 있다. 다만 **의료기관 폐쇄는 제3항에 근거하여 신고한 의료기관에만 명할 수 있다.**
  1. 제2항 제3호·제4호·제5호에 규정된 의료법인·비영리법인·준정부기관·지방의료원·한국보훈복지의료공단 설립 허가가 취소되거나 또는 해산된 경우
  2. 제2항을 위반하여 의료기관을 개설한 경우
  3. 제5항·제9항·제10항을 위반한 경우
⑫ 제11항에 근거하여 개설허가를 취소당한 사람·폐쇄명령을 받은 사람은 그 취

소된 날·폐쇄명령을 받은 날부터 6개월 이내에, 의료업 정지처분을 받은 사람은 그 업무 정지기간 중에 각각 의료기관을 개설·운영하여서는 안 된다. 다만 제11항에 규정된 의료기관 개설허가를 취소당한 사람·폐쇄명령을 받은 사람은 취소당한 날·폐쇄명령을 받은 날부터 3년 안에는 의료기관을 개설·운영하여서는 안 된다.

⑬ 보건복지부장관·시장·군수·구청장은 의료기관이 제11항에 근거하여 그 의료업이 정지된 경우·개설허가가 취소된 경우·폐쇄명령을 받은 경우, 해당 의료기관에 입원 중인 환자를 다른 의료기관으로 옮기도록 하는 등 환자권익 보호를 위해 필요한 조치를 하여야 한다. 〈신설 2016.12.20.〉

⑭ 제2항을 위반하여 의료기관을 개설한 사람 또는 운영하는 사람은 10년 이하 징역형·1억원 이하 벌금형으로 처벌된다.

⑮ 제2항·제8항(제82조 제3항에서 준용하는 경우를 포함한다)·제10항을 위반한 사람은 5년 이하 징역형·5천만원 이하 벌금형으로 처벌된다.

⑯ 제4항을 위반한 사람은 3년 이하 징역형·3천만원 이하 벌금형으로 처벌된다.

⑰ 제9항을 위반한 사람은 1년 이하 징역형·1천만원 이하 벌금형으로 처벌된다.

⑱ 제1항·제3항(제82조 제3항에서 준용하는 경우를 포함한다)·제5항(허가 경우만을 말한다)을 위반한 사람은 500만원 이하 벌금형으로 처벌된다.

⑲ 제5항(제82조 제3항에서 준용하는 경우를 포함한다)에 따른 변경신고를 하지 않은 사람에게 100만원 이하 과태료가 부과된다.

⑳ 과태료는 대통령령에 근거하여 보건복지부장관·시장·군수·구청장이 부과·징수한다.

의료법 일부개정 2020. 12. 29. [법률 제17787호, 시행 2021. 6. 30.] 보건복지부.

제64조(의업업 정지·의업업 개설허가취소·의료기관 폐쇄명령)

① 보건복지부장관·시장·군수·구청장은 의료기관이 다음 각 호 어느 하나에 해당하는 경우, 그 의료업을 1년 범위에서 정지시키거나 또는 개설허가를 취소하거나 또는 의료기관 폐쇄를 명할 수 있다. 다만 제8호에 해당하는 경우 의료기관 개설허가를 취소하거나 또는 의료기관 폐쇄를 명하여야 하며, 의료기관 폐쇄는 제33조 제3항과 제35조 제1항 본문에 근거하여 신고한 의료기관에만 명할 수 있다. 〈개정 2007.7.27, 2008.2.29, 2009.1.30, 2010.1.18, 2011.8.4, 2013.8.13, 2015.12.22, 2015.12.29, 2016.5.29, 2016.12.20, 2018.8.14, 2019.4.23, 2019.8.27, 2020.3.4〉

   4. 제33조 제2항 제3호·제4호·제5호에 규정된 의료법인·비영리법인·준정부기관·지방의료원·한국보훈복지의료공단 설립 허가가 취소되거나 또는 해산된 경우

4의2. 제33조 제2항을 위반하여 의료기관을 개설한 경우
5. 제33조 제5항·제9항·제10항·제40조·제56조를 위반한 경우
② 제1항에 근거하여 개설허가를 취소당한 사람·폐쇄명령을 받은 사람은 그 취소된 날·폐쇄명령을 받은 날부터 6개월 이내에, 의료업 정지처분을 받은 사람은 그 업무 정지기간 중에 각각 의료기관을 개설·운영하여서는 안 된다. 다만 제1항 제8호에 규정된 의료기관 개설허가를 취소당한 사람·폐쇄명령을 받은 사람은 취소당한 날·폐쇄명령을 받은 날부터 3년 안에는 의료기관을 개설·운영하여서는 안 된다.
③ 보건복지부장관·시장·군수·구청장은 의료기관이 제1항에 근거하여 그 의료업이 정지된 경우·개설허가가 취소된 경우·폐쇄명령을 받은 경우, 해당 의료기관에 입원 중인 환자를 다른 의료기관으로 옮기도록 하는 등 환자권익 보호를 위해 필요한 조치를 하여야 한다. 〈신설 2016.12.20.〉
의료법 일부개정 2020. 12. 29. [법률 제17787호, 시행 2021. 6. 30.] 보건복지부.

제87조(벌칙)
제33조 제2항을 위반하여 의료기관을 개설한 사람 또는 운영하는 사람은 10년 이하 징역형·1억원 이하 벌금형으로 처벌된다.
[본조신설 2019.8.27]
[종전 제87조는 제87조의2로 이동 〈2019.8.27〉]

제87조2(벌칙)
② 다음 각 호 어느 하나에 해당하는 사람은 5년 이하 징역형·5천만원 이하 벌금형으로 처벌된다. 〈개정 2009.1.30, 2015.12.29, 2016.5.29, 2016.12.20, 2019.4.23, 2019.8.27, 2020.3.4., 2020.12.29〉
    8. 제33조 제2항·제8항(제82조 제3항에서 준용하는 경우를 포함한다)·제10항을 위반한 사람

제88조(벌칙) 개조식 수정 *****
다음 각 호 어느 하나에 해당하는 사람은 3년 이하 징역형·3천만원 이하 벌금형으로 처벌된다. 〈개정 2019.8.27, 2020.3.4〉
    6. 제33조 제4항을 위반한 사람
    [전문개정 2016.12.20]

제89조(벌칙) 개조식 수정 *****
다음 각 호 어느 하나에 해당하는 사람은 1년 이하 징역형·1천만원 이하 벌금형

으로 처벌된다. 〈개정 2018.3.27, 2019.8.27〉
   5. 제33조 제9항을 위반한 사람

제90조(벌칙)
다음 각 호에 해당하는 사람은 500만원 이하 벌금형으로 처벌된다. 〈개정 2007.7. 27, 2009.1.30, 2011.4.7, 2016.12.20, 2018.3.27, 2019.8.27., 2020.3.4〉
   11. 제33조 제1항·제3항(제82조 제3항에서 준용하는 경우를 포함한다)·제5항(허가 경우만을 말한다)을 위반한 사람

제92조(과태료)
③ 다음 각 호 어느 하나에 해당하는 사람에게 100만원 이하 과태료가 부과된다. 〈개정 2009.1.30, 2012.2.1, 2015.1.28, 2015.12.29, 2016.5.29, 2020.3.4, 2020.12.29〉
   2. **제33조 제5항**(제82조 제3항에서 준용하는 경우를 포함한다)**에 따른 변경신고를 하지 않은 사람**
④ 제1항·제2항·제3항 과태료는 대통령령에 근거하여 보건복지부장관·시장·군수·구청장이 부과·징수한다. 〈신설 2009.1.30, 2010.1.18〉
의료법 일부개정 2020. 12. 29. [법률 제17787호, 시행 2021. 6. 30.] 보건복지부.

【개정방향】
※ 제목변경: 의료기관개설
※ 명확성·간결성·가독성
※ 국어문법정비
※ 나열형은 온점(·)을 사용하여 법조문을 읽기 쉽게 줄임
※ 일본식 '의' 삭제
※ 중국식 '적' 삭제
※ ④ 보건복지부령으로 정하는 바에 따라 시·도지사의 허가를 받아야 한다 ⇒ 보건복지부령에 근거하여 시장·도지사의 허가를 받아야 한다.
※ 벌칙규정 통합
   의료법 제33조·제64조·제87조·제87조2·제88조·제89조·제90조·제92조를 통합하여 제11항을 신설하는 것이 타당하다. 명확성·간결성·가독성·규범성이 있기 때문이다. 의료법 법제 정비가 필요하다. 나의 개선방안은 개정에 참고가 될 수 있을 것이다. 의료법을 전체 하나씩 검색하여 뽑고 다듬었다. 의료법 제33조 벌칙규정 통합안 참조

3. 제6장 감독과 제8장 벌칙 개선안

제6장 감독

제58조(의료기관 인증과 의료기관평가인증원)
① 보건복지부장관은 의료의 질과 환자 안전의 수준을 높이기 위하여 병원급 의료기관과 대통령령으로 규정한 의료기관에 대하여 인증(이하 "의료기관 인증"이라 한다)을 할 수 있다. 〈개정 2020. 3. 4.〉
② 보건복지부장관은 대통령령에 근거하여 의료기관 인증 업무를 제58조11에 규정한 의료기관평가인증원에 위탁할 수 있다. 〈개정 2020. 3. 4.〉
③ 보건복지부장관은 다른 법률에 근거하여 의료기관을 대상으로 실시하는 평가를 통합하여 제58조11에 규정한 의료기관평가인증원에게 인증 업무를 시행하도록 할 수 있다. 〈개정 2020. 3. 4.〉
[전문개정 2010. 7. 23.]

제58조9(의료기관 인증에 대한 사후관리)
보건복지부장관은 인증의 실효성을 유지하기 위하여 보건복지부령에 근거하여 인증을 받은 의료기관에 대하여 제58조3 제1항에 규정된 인증기준의 충족 여부를 조사할 수 있다.
[본조신설 2020.3.4]
[종전 제58조9는 제58조10으로 이동〈2020.3.4〉]

제58조10(의료기관 인증취소와 의료기관 조건부인증취소)
① 보건복지부장관은 인증을 받은 의료기관이 인증 유효기간 중 다음 각 호의 어느 하나에 해당하는 경우 의료기관 인증·조건부인증을 취소하거나 또는 인증마크 사용정지·시정을 명할 수 있다. 다만 제1호과 제2호에 해당하는 경우 인증·조건부인증을 취소하여야 한다. 〈개정 2020.3.4〉
  1. 거짓·그 밖의 부정한 방법으로 인증·조건부인증을 받은 경우
  2. 제64조 제1항에 근거하여 의료기관에 대하여 개설 허가가 취소되거나 또는 폐쇄명령이 내려진 경우
  3. 의료기관의 종별 변경 등 인증·조건부인증의 전제 또는 근거가 되는 중대한 사실이 변경된 경우

4. 제58조3 제1항에 규정된 인증기준을 충족하지 못하게 된 경우
5. 인증마크 사용정지 · 인증마크 시정명령을 위반한 경우
② 제1항 제1호에 근거하여 인증이 취소된 의료기관은 인증 · 조건부인증이 취소된 날부터 1년 이내에 인증 신청을 할 수 없다.
③ 제1항에 규정된 의료기관 인증취소 또는 의료기관 조건부인증취소와 인증마크 사용정지에 필요한 절차와 처분기준은 보건복지부령으로 정한다. 〈신설 2020.3.4〉

[본조신설 2010.7.23]
[제목개정 2020.3.4]
[제58조9에서 이동 〈2020.3.4〉]

제59조(지도와 명령)

① 보건복지부장관 · 시장 · 도지사는 보건의료정책을 위하여 필요하거나 또는 국민보건에 중대한 위해(危害)가 발생하거나 또는 발생할 우려가 있으면, 의료기관 · 의료인에게 필요한 지도와 명령을 할 수 있다. 〈개정 2008.2.29., 2010.1.18.〉
② 보건복지부장관 · 시장 · 도지사 · 군수 · 구청장은 의료인이 정당한 사유 없이 진료를 중단하거나 또는 의료기관 개설자가 집단으로 휴업 · 폐업하여 환자진료에 막대한 지장을 초래하거나 또는 초래할 우려가 있다고 인정할 만한 상당한 이유가 있으면, 그 의료인 · 의료기관 개설자에게 업무개시 명령을 할 수 있다. 〈개정 2008.2.29., 2010.1.18.〉
③ 의료인 · 의료기관 개설자는 정당한 사유 없이 제2항 명령을 거부할 수 없다.

제61조(사항보고 · 업무검사 · 사실확인)

① 보건복지부장관 · 시장 · 도지사 또는 시장 · 군수 · 구청장은 의료기관 개설자 · 의료인에게 필요한 사항을 보고하도록 명할 수 있고, 관계 공무원을 시켜 그 업무 상황 · 시설 · 진료기록부 · 조산기록부 · 간호기록부 등 관계 서류를 검사하게 하거나 또는 관계인에게서 진술을 들어 사실을 확인받게 할 수 있다. 이 경우 의료기관 개설자 · 의료인은 정당한 사유 없이 이를 거부하여서는 안 된다. 〈개정 2008.2.29, 2010.1.18, 2011.8.4, 2016.12.20, 2018.3.27, 2019.8.27〉
② 제1항 경우 관계 공무원은 권한을 증명하는 증표와 조사기간 · 조사범위 · 조사담당자 · 관계 법령이 기재된 조사명령서를 지니고, 이를 관계인에게 내보여야

한다. 〈개정 2011.8.4.〉
③ 제1항 보고와 제2항 조사명령서에 관한 사항은 보건복지부령으로 정한다. 〈개정 2008.2.29., 2010.1.18., 2011.8.4.〉
의료법 일부개정 2020. 12. 29. [법률 제17787호, 시행 2021. 6. 30.] 보건복지부.

제63조(시설ㆍ장비 사용 제한ㆍ금지명령과 시정명령)
① 보건복지부장관ㆍ시장ㆍ군수ㆍ구청장은 [1]의료기관이 다음 각 호 어느 하나를 위반한 때,
   1. 제15조 제1항
   2. 제16조 제2항
   3. 제21조 제1항 후단ㆍ제2항ㆍ제3항
   4. 제23조 제2항
   5. 제34조 제2항
   6. 제35조 제2항
   7. 제36조
   8. 제36조2
   9. 제37조 제1항ㆍ제2항
   10. 제38조 제1항ㆍ제2항
   11. 제41조ㆍ제42조ㆍ제43조
   12. 제45조
   13. 제46조
   14. 제47조 제1항
   15. 제56조 제2항ㆍ제3항ㆍ제4항
   16. 제57조 제1항
   17. **제58조4 제2항ㆍ제3항**
   18. 제62조 제2항

[2]**종합병원ㆍ상급종합병원ㆍ전문병원이 각각 제3조3 제1항ㆍ제3조4 제1항ㆍ제3조5 제2항 요건에 해당하지 아니하게 된 때**, [3]**의료기관장이 제4조 제5항을 위반한 때 또는 자율심의기구가 제57조 제11항을 위반한 때**, 일정한 기간을 정하여 그 시설ㆍ장비 전부ㆍ일부 사용을 제한ㆍ금지하거나 또는 위반한 사항을 시정하도록 명할 수 있다. 〈**개정** 2008.2.29, 2009.1.30, 2010.1.18, 2010.7.23, 2011.4.28, 2015.12.22, 2015.12.29, 2016.5.29, 2016.12.20, 2018.3.27, 2020.3.4〉

② 보건복지부장관·시장·군수·구청장은 의료인이 제56조 제2항·제3항을 위반한 때 다음 각 호 조치를 명할 수 있다. 〈신설 2018.3.27〉
  1. 위반행위 중지
  2. 위반사실 공표
  3. 정정광고
③ 제2항 제2호·제3호에 규정된 조치에 필요한 사항은 대통령령으로 정한다. 〈신설 2018.3.27〉

제64조(의료업 정지·의료업 개설허가취소·의료기관 폐쇄명령)
① 보건복지부장관·시장·군수·구청장은 의료기관이 다음 각 호 어느 하나에 해당하는 경우, 그 의료업을 1년 범위에서 정지시키거나 또는 개설허가를 취소하거나 또는 의료기관 폐쇄를 명할 수 있다. 다만 **제8호에 해당하는 경우 의료기관 개설허가를 취소하거나 또는 의료기관 폐쇄를 명하여야 하며, 의료기관 폐쇄는 제33조 제3항과 제35조 제1항 본문에 근거하여 신고한 의료기관에만 명할 수 있다.** 〈개정 2007.7.27, 2008.2.29, 2009.1.30, 2010.1.18, 2011.8.4, 2013.8.13, 2015.12.22, 2015.12.29, 2016.5.29, 2016.12.20, 2018.8.14, 2019.4.23, 2019.8.27, 2020.3.4〉
  1. 개설신고·개설허가를 한 날부터 3개월 이내에 정당한 사유 없이 업무를 시작하지 아니한 경우
  2. 의료인·의료기관 종사자가 무자격자에게 의료행위를 하게 하거나 또는 의료인에게 면허 사항 외의 의료행위를 하게 한 경우
  3. 제61조에 규정된 관계 공무원 직무 수행을 기피·방해하거나 또는 제59조·제63조에 근거하여 명령을 위반한 경우
  4. 제33조 제2항 제3호·제4호·제5호에 규정된 의료법인·비영리법인·준정부기관·지방의료원·한국보훈복지의료공단 설립 허가가 취소되거나 또는 해산된 경우
  4의2. 제33조 제2항을 위반하여 의료기관을 개설한 경우
  5. 제33조 제5항·제9항·제10항·제40조·제56조를 위반한 경우
  5의 2. 정당한 사유 없이 제40조 제1항에 규정된 폐업·휴업 신고를 하지 않고 6개월 이상 의료업을 하지 아니한 경우
  6. 제63조에 규정된 시정명령(제4조 제5항 위반에 따른 시정명령을 제외한다)을 이행하지 아니한 경우

7. 「약사법」 제24조 제2항을 위반하여 담합행위를 한 경우
8. 의료기관 개설자가 거짓으로 진료비를 청구하여 금고 이상 형을 선고받고, 그 형이 확정된 경우
9. 제36조에 규정된 준수사항을 위반하여 사람 생명·신체에 중대한 위해를 발생하게 한 경우

② 제1항에 근거하여 개설허가를 취소당한 사람·폐쇄명령을 받은 사람은 그 취소된 날·폐쇄명령을 받은 날부터 6개월 이내에, 의료업 정지처분을 받은 사람은 그 업무 정지기간 중에 각각 의료기관을 개설·운영하여서는 안 된다. 다만 제1항 제8호에 규정된 의료기관 개설허가를 취소당한 사람·폐쇄명령을 받은 사람은 취소당한 날·폐쇄명령을 받은 날부터 3년 안에는 의료기관을 개설·운영하여서는 안 된다.

③ 보건복지부장관·시장·군수·구청장은 의료기관이 제1항에 근거하여 그 의료업이 정지된 경우·개설허가가 취소된 경우·폐쇄명령을 받은 경우, 해당 의료기관에 입원 중인 환자를 다른 의료기관으로 옮기도록 하는 등 환자권익 보호를 위해 필요한 조치를 하여야 한다. 〈신설 2016.12.20.〉

제65조(면허취소·면허재교부·면허재교부 금지기간)

① 의료인이 다음 각 호 어느 하나에 해당되면, 보건복지부장관은 의료인에게 면허를 취소할 수 있다. 다만 **보건복지부장관은 제1호 위반 경우 면허를 반드시 취소하여야 한다.** 〈개정 2008.2.29, 2009.1.30, 2009.12.31, 2010.1.18, 2015.12.29, 2016.5.29., 2020.3.4., 2020.12.29〉
  1. 제8조 각 호 어느 하나에 해당되는 경우 *****
  2. 제66조에 규정된 **자격정지처분 기간 중에 의료행위를 한 경우** 또는 3회 이상 자격정지처분을 받은 경우
  3. 제11조 제1항에 규정된 **면허조건을 이행하지 않은 경우**
  4. 제4조3 제1항을 위반하여 면허증을 빌려준 경우 *****
  5. 삭제 〈2016.12.20.〉
  6. 제4조 제6항을 위반하여 **사람생명·사람신체에 중대한 위해를 발생하게 한 경우**
  7. 제27조 제5항을 위반하여 사람생명·사람신체에 중대한 위해를 발생하게 할 우려가 있는 수술·수혈·전신마취를 의료인 아닌 사람에게 하게 하거나 또는 의료인에게 면허 사항 외로 하게 한 경우 *****

② 제1항 사유로 면허가 취소된 사람이라도 취소원인이 된 사유가 없어지는 경우 또는 개전(改悛)의 정이 뚜렷하다고 인정되는 경우, 보건복지부장관은 이 사람에게 면허를 재교부할 수 있다. 다만 보건복지부장관은 다음 각 호에 근거하여 **이 사람에게 면허를 재교부를 하여서는 안 된다.** 〈개정 2007.7.27, 2008.2.29, 2010.1.18, 2016.5.29, 2016.12.20, 2019.8.27., 2020.12.29〉
  1. 제1항 제3호 사유로 면허취소가 된 경우 취소된 날부터 1년 이내
  2. 제1항 제2호 사유로 면허취소가 된 경우 취소된 날부터 2년 이내
  3. **제1항 제4호·제6호·제7호 사유로 면허취소가 된 경우 취소된 날부터 3년 이내에** *****
  4. **제8조 제4호 사유로 면허취소가 된 경우 취소된 날부터 3년 이내에**

제66조(자격정지)
① 의료인이 다음 각 호 어느 하나에 해당될 경우, 보건복지부장관은 1년 범위에서 의료인에게 면허자격을 정지시킬 수 있다. 의료기술 관련 판단이 필요한 사항인 경우 관계 전문가 의견을 들어 결정할 수 있다. 〈개정 2008.2.29, 2009.12.31, 2010.1.18, 2010.5.27, 2011.4.7, 2011.8.4, 2016.5.29, 2016.12.20, 2019.4.23, 2019.8.27〉
  1. 의료인 품위를 심하게 손상시키는 행위를 한 경우
  2. **의료기관 개설자가 될 수 없는 사람에게 고용되어 의료행위를 한 경우**
  2의2. 제4조 제6항을 위반한 경우
  3. 제17조 제1항·제2항에 규정된 진단서·검안서·증명서를 거짓으로 작성하여 교부하는 경우 또는 제22조 제1항에 규정된 진료기록부를 거짓으로 작성하는 경우 또는 제22조 제1항에 규정된 진료기록부를 고의로 사실과 다르게 추가기재·수정한 경우
  4. 제20조를 위반한 경우
  5. **삭제 〈2020.12.29〉**
  6. 의료기사가 아닌 사람에게 의료기사 업무를 하게 한 경우 또는 의료기사에게 그 업무 범위를 벗어나게 한 경우
  7. 관련 서류를 위조·변조한 경우 또는 속임수 등 부정한 방법으로 진료비를 거짓 청구한 경우
  8. 삭제 〈2011.8.4.〉
  9. **제23조5를 위반하여 경제이익 등을 제공받은 경우**

10. 그 밖에 이 법 또는 이 법에 따른 명령을 위반한 경우
② 제1항 제1호 행위의 범위는 대통령령으로 정한다.
③ **의료기관은 그 의료기관 개설자가 제1항 제7호에 근거하여 자격정지처분을 받은 경우 그 자격정지 기간 중 의료업을 할 수 없다.** 〈개정 2010.7.23.〉
④ 보건복지부장관은 의료인이 제25조에 근거하여 신고를 하지 않은 경우 신고할 때까지 면허효력을 정지할 수 있다. 〈신설 2011.4.28.〉
⑤ 제1항 제2호 위반 의료인이 자진하여 그 사실을 신고한 경우, 보건복지부령에 근거하여 그 처분을 감경·면제할 수 있다. 〈신설 2012.2.1.〉
⑥ 제1항 자격정지처분은 그 사유가 발생한 날부터 5년(제1항 제5호·제7호 자격정지처분 경우 7년으로 한다)이 지나면, 처분시효가 완성된다. 다만 그 사유에 대하여 「형사소송법」 제246조에 근거하여 공소가 제기된 경우, 공소가 제기된 날부터 해당 사건 **재판이 확정된 날까지 기간은 처분시효기간에 산입되지 않는다.** 〈신설 2016.5.29.〉

제66조2(중앙회 자격정지 처분요구)

각 중앙회장은 의료인이 제66조 제1항 제1호에 해당하는 경우 각 중앙회 윤리위원회 심의·의결을 거쳐 보건복지부장관에게 자격정지 처분을 요구할 수 있다.
[본조신설 2011.4.28.] [[시행일 2012.4.29.]]

제67조(과징금처분)

① 보건복지부장관·시장·군수·구청장은 의료기관이 제64조 제1항 각 호 어느 하나에 해당하는 경우, 대통령령에 근거하여 의료업 정지 처분을 갈음하여 10억원 이하 과징금을 부과할 수 있다. 이 경우 과징금은 3회까지만 부과할 수 있다. 다만 동일한 위반행위에 대하여 「표시·광고의 공정화에 관한 법률」 제9조에 근거하여 과징금 부과처분이 이루어진 경우, 과징금(의료업 정지 처분을 포함한다)을 감경하여 부과하거나 또는 부과하지 아니할 수 있다. 〈개정 2008.2.29, 2010.1.18, 2016.5.29., 2019.8.27〉
② 제1항에 근거하여 과징금을 부과하는 위반행위 경우, 위반종류와 위반정도에 따라 부과되는 과징금 액수와 그 밖에 필요한 사항은 대통령령으로 정한다.
③ 보건복지부장관·시장·군수·구청장은 제1항에 근거하여 부과된 과징금을 기한 안에 내지 아니한 때 지방세 체납처분의 예에 따라 징수한다.[개정 2008.2.29 제8852호(정부조직법), 2010.1.18 제9932호(정부조직법)] [[시행일 2010.3.19.]]

제68조(행정처분기준)

제63조·제64조 제1항·제65조 제1항·제66조 제1항에 근거한 행정처분 세부기준은 보건복지부령으로 정한다. [개정 2008.2.29 제8852호(정부조직법), 2010.1.18 제9932호(정부조직법)] [[시행일 2010.3.19.]]

제69조(의료지도원)

① 제61조에 근거하여 관계 공무원의 직무를 행하게 하기 위하여 보건복지부·시·도·군·구에 의료지도원을 둔다. [개정 2008.2.29 제8852호(정부조직법), 2010.1.18 제9932호(정부조직법)] [[시행일 2010.3.19]]
② 의료지도원은 보건복지부장관·시장·도지사·군수·구청장이 그 소속 공무원 중에서 임명하되, 자격과 임명에 필요한 사항은 보건복지부령으로 정한다.[개정 2008.2.29 제8852호(정부조직법), 2010.1.18 제9932호(정부조직법)] [[시행일 2010.3.19]]
③ 의료지도원·그 밖에 공무원은 직무를 통하여 알게 된 의료기관·의료인·환자 비밀을 누설하여서는 안 된다.

제9장 벌칙 개선방안

제87조(벌칙)

제33조 제2항을 위반하여 의료기관을 개설한 사람 또는 운영하는 사람은 10년 이하 징역형·1억원 이하 벌금형으로 처벌된다.
[본조신설 2019.8.27]
[종전 제87조는 제87조의2로 이동 〈2019.8.27〉]
의료법 일부개정 2020. 12. 29. [법률 제17787호, 시행 2021. 6. 30.] 보건복지부.

제87조2(벌칙)

① 제12조 제3항을 위반한 죄를 범하여 사람을 상해에 이르게 한 사람은 7년 이하 징역형·1천만원 이상 7천만원 이하 벌금형으로 처벌된다. 중상해에 이르게 한 사람은 3년 이상 10년 이하 징역형으로 처벌된다. 사망에 이르게 한 사람은 무기형·5년 이상 징역형으로 처벌된다. 〈신설 2019.4.23.〉
② 다음 각 호 어느 하나에 해당하는 사람은 5년 이하 징역형·5천만원 이하 벌금형으로 처벌된다. 〈개정 2009.1.30, 2015.12.29, 2016.5.29, 2016.12.20, 201

9.4.23, 2019.8.27, 2020.3.4., 2020.12.29〉
1. 제4조 제4항을 위반하여 면허증을 빌려준 사람
1의2. 제4조3 제2항을 위반하여 면허를 대여받거나 또는 면허 대여를 알선한 사람
2. 제12조 제2항·제3항을 위반한 사람. 다만 제12조 제3항 죄는 피해자 명시 의사에 반하여 공소를 제기할 수 없다.
3. 제18조 제3항을 위반한 사람
4. 제21조2 제5항·제8항을 위반한 사람
5. 제23조 제3항을 위반한 사람
6. 제27조 제1항을 위반한 사람
7. 제27조 제5항을 위반하여 의료인이 아닌 사람에게 의료행위를 하게 하거나 또는 의료인에게 면허 사항 외의 의료행위를 하게 한 사람
8. 제33조 제2항·제8항(제82조 제3항에서 준용하는 경우를 포함한다)·제10항을 위반한 사람
9. 제40조3 제3항을 위반하여 직접 보관한 진료기록부등 외 진료기록보관시스템에 보관된 정보를 열람하는 등 그 내용을 확인한 사람
10. 제40조3 제7항을 위반하여 정당한 접근 권한 없이 또는 허용된 접근 권한을 넘어 진료기록보관시스템에 보관된 정보를 훼손·멸실·변경·위조·유출·검색·복제한 사람

제88조(벌칙) 개조식 수정 *****
다음 각 호 어느 하나에 해당하는 사람은 3년 이하 징역형·3천만원 이하 벌금형으로 처벌된다. 〈개정 2019.8.27, 2020.3.4〉
1. 제19조를 위반한 사람. 다만 고소가 있어야 공소를 제기할 수 있다.
2. 제21조 제2항(제40조2 제4항에서 준용하는 경우를 포함한다)을 위반한 사람. 다만 고소가 있어야 공소를 제기할 수 있다.
3. 제22조 제3항을 위반한 사람
4. 제23조3을 위반한 사람. 취득한 경제이익을 몰수한다. 다만 **몰수할 수 없는 경우** 그 가액을 추징한다.
5. 제27조 제3항·제4항을 위반한 사람
6. 제33조 제4항을 위반한 사람
7. 제35조 제1항 단서를 위반한 사람

8. 제38조 제3항을 위반한 사람
9. 제47조 제11항을 위반한 사람
10. 제59조 제3항을 위반한 사람
11. 제64조 제2항(제82조 제3항에서 준용하는 경우를 포함한다)을 위반한 사람
12. 제69조 제3항을 위반한 사람. 다만 고소가 있어야 공소를 제기할 수 있다.
13. 제82조 제1항에 근거하여 안마사 자격인정을 받지 않고, 영리를 목적으로 안마를 한 사람
[전문개정 2016.12.20]

제88조2(벌칙)
다음 각 호 어느 하나에 해당하는 사람은 2년 이하 징역형·2천만원 이하 벌금형으로 처벌된다. 〈개정 2016.12.20, 2020.3.4〉
  1. 제20조를 위반한 사람
  2. 제47조 제12항을 위반하여 자율보고를 한 사람에게 불리한 조치를 한 사람
[본조신설 2009.12.31]
[제88조의3에서 이동, 종전 제88조의2는 삭제 〈2016.12.20〉]

제89조(벌칙) 개조식 수정 *****
다음 각 호 어느 하나에 해당하는 사람은 1년 이하 징역형·1천만원 이하 벌금형으로 처벌된다. 〈개정 2018.3.27, 2019.8.27〉
  1. 제15조 제1항을 위반한 사람
  2. 제17조 제1항·제2항(제1항 단서 후단과 제2항 단서는 제외한다)을 위반한 사람
  3. 제17조2 제1항·제2항(처방전을 교부하거나 발송한 경우만을 말한다)을 위반한 사람
  4. 제23조2 제3항 후단을 위반한 사람
  5. 제33조 제9항을 위반한 사람
  6. 정당한 사유 없이 제40조 제4항에 따른 권익보호조치를 하지 아니한 사람
  5. 제51조2를 위반하여 의료법인 임원 선임과 관련하여 금품 주고받거나 또는 주고받을 것을 약속한 사람
  6. 제56조 제1항·제2항·제3항을 위반한 사람
  7. 제58조6 제2항을 위반한 사람
  8. 제61조 제1항에 규정한 검사를 거부·방해·기피한 사람(제33조 제2항·제1

0항 위반 여부에 관한 조사임을 명시한 경우에 한정한다)

제90조(벌칙)
다음 각 호에 해당하는 사람은 500만원 이하 벌금형으로 처벌된다. 〈개정 2007.7. 27., 2009.1.30., 2011.4.7., 2016.12.20., 2018.3.27., 2019.8.27., 2020.3.4〉
1. 제16조 제1항·제2항을 위반한 사람
2. 제17조 제3항·제4항을 위반한 사람
3. **제17조2 제1항·제2항(처방전을 수령한 경우만을 말한다)을 위반한 사람**
4. 제18조 제4항을 위반한 사람
5. **제21조 제1항 후단(제40조2 제4항에서 준용하는 경우를 포함한다)을 위반반 사람**
6. 제21조2 제1항·제2항을 위반한 사람
7. **제22조제1항·제2항(제40조2 제4항에서 준용하는 경우를 포함한다)을 위반한 사람**
8. **제23조 제4항을 위반한 사람**
9. 제26조를 위반한 사람
10. 제27조 제2항을 위반한 사람
11. 제33조 제1항·제3항(제82조 제3항에서 준용하는 경우를 포함한다)·제5항(허가 경우만을 말한다)을 위반한 사람
12. 제35조 제1항 본문을 위반한 사람
13. 제41조를 위반한 사람
14. 제42조 제1항을 위반한 사람
15. 제48조 제3항·제4항을 위반한 사람
16. 제77조 제2항을 위반한 사람 또는 제63조에 근거하여 시정명령을 위반한 사람·의료기관 개설자가 될 수 없는 사람에게 고용되어 의료행위를 한 사람

제90조2(「형법」상 감경규정에 관한 특례)
음주로 인한 심신장애 상태에서 제12조 제3항을 위반하는 죄를 범한 때에는 「형법」 제10조 제1항을 적용하지 아니할 수 있다.
[본조신설 2019.4.23.]

제91조(양벌규정)
법인대표자·법인·개인대리인·사용인·그 밖에 종업원이 그 법인업무·개인업무에 관하여 **제87조·제87조2·제88조·제88조2·제89조·제90조** 위반행위를 할 경우, 그 행위자를 벌하는 외에 그 법인 또는 개인도 해당 조문 벌금형으로 처

벌된다. 다만 법인 또는 개인이 그 위반행위를 방지하기 위하여 해당 업무에 관하여 상당한 주의·감독을 한 경우 처벌되지 않는다. 〈개정 2010.5.27, 2016.12.20, 2019.8.27〉
[전문개정 2009.12.31]

제92조(과태료)
① 다음 각 호 어느 하나에 해당하는 사람에게 300만원 이하 과태료가 부과된다. 개정 2015.1.28, 2016.12.20, 2019.8.27〉
   1. 제16조 제3항에 근거하여 교육을 실시하지 않은 사람
   1의2. 제23조3 제1항을 위반하여 진료정보 침해사고를 통지하지 않은 사람
   1의3. 제24조2 제1항을 위반하여 환자에게 설명을 하지 않은 사람·서면동의를 받지 않은 사람
   1의4. 제24조2 제4항을 위반하여 환자에게 변경사유와 변경내용을 서면으로 알리지 않은 사람
   2. 제37조 제1항에 근거하여 신고를 하지 않고, 진단용 방사선 발생장치를 설치·운영한 사람
   3. 제37조 제2항에 근거하여 안전관리책임자를 선임하지 않은 사람·정기검사·측정·방사선 관계 종사자에 대한 피폭관리를 실시하지 않은 사람
   4. 삭제 〈2018.3.27〉
   5. 제49조 제3항을 위반하여 신고하지 않은 사람
② 다음 각 호 어느 하나에 해당하는 사람에게 200만원 이하 과태료가 부과된다. 〈개정 2016.12.20, 2019.8.27, 2020.12.29〉
   1. 제21조2 제6항 후단을 위반하여 자료를 제출하지 않은 사람·거짓 자료를 제출한 사람
   2. 제45조2 제1항을 위반하여 보고를 하지 않은 사람·거짓으로 보고한 사람
   3. 제45조2 제3항을 위반하여 자료를 제출하지 않은 사람·거짓으로 제출한 사람
   4. 제61조 제1항에 근거하여 보고를 하지 않은 사람·검사를 거부·방해·기피한 사람(제89조 제4호에 해당하는 경우는 제외한다)
③ 다음 각 호 어느 하나에 해당하는 사람에게 100만원 이하 과태료가 부과된다. 〈개정 2009.1.30, 2012.2.1, 2015.1.28, 2015.12.29, 2016.5.29, 2020.3.4, 2020.12.29〉

1. 제16조 제3항에 근거하여 기록·유지를 하지 않은 사람
1의2. 제16조 제4항에 근거하여 변경·휴업·폐업·재개업을 신고하지 않은 사람
2. 제33조 제5항(제82조 제3항에서 준용하는 경우를 포함한다)에 따른 변경신고를 하지 않은 사람
2의2. 제37조 제3항에 근거한 안전관리책임자 교육을 받지 아니한 사람
3. 제40조 제1항(제82조 제3항에서 준용하는 경우를 포함한다)**에 근거하여 휴업·폐업 신고를 하지 않은 사람**
3의2. 제40조2 제1항을 위반하여 진료기록부등을 관할 보건소장에게 넘기지 않은 사람 또는 수량 및 목록 등을 거짓으로 보고한 사람
3의3. 제40조2 제2항을 위반하여 변경신고를 하지 않은 사람·거짓으로 변경신고를 한 사람
3의4. 제40조2 제2항을 위반하여 진료기록부등의 보존과 열람을 대행할 책임자를 지정하지 않은 사람 또는 진료기록부등을 관할 보건소장에게 넘기지 아니한 사람
3의5. 제40조2 제3항에 따른 준수사항을 위반한 사람
4. 제42조 제3항을 위반하여 의료기관 명칭·이와 비슷한 명칭을 사용한 사람
5. 제43조 제5항에 근거하여 진료과목 표시를 위반한 사람
6. 제4조 제3항에 근거하여 환자권리 등을 게시하지 않은 사람
7. 제52조2 제6항을 위반하여 대한민국의학한림원·이와 유사한 명칭을 사용한 사람
8. 제4조 제5항을 위반하여 처분된 제63조에 근거하여 시정명령을 따르지 않은 사람

④ 제1항·제2항·제3항 과태료는 대통령령에 근거하여 보건복지부장관·시장·군수·구청장이 부과·징수한다. 〈신설 2009.1.30., 2010.1.18〉

■ 출전: 의료법 일부개정 2020. 12. 29. [법률 제17787호, 시행 2021. 6. 30.] 보건복지부.

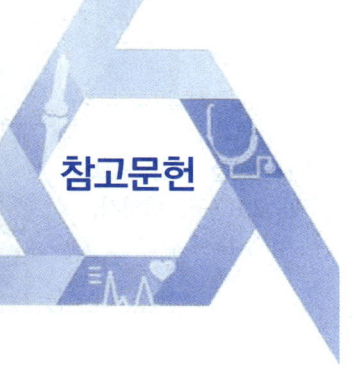

1. 국내문헌

(1) 단행권

김민중, 의료의 법률학, 신론사, 2011.

김소윤·이미진·유제성·이재호·김인숙·이원·정지연·오혜미·정창록·석희태·손명세, 환자안전을 위한 의료판례 분석 1 : 응급의료, 연세대학교 의료법윤리학연구원 2016-1, 박영사, 2016.

김소윤·이미진·김태호·최동훈·이원·조단비·이승희·정창록·이세경·정연이·손명세, 환자안전을 위한 의료판례 분석 2 : 내과(심장), 연세대학교 의료법윤리학연구원 2016-2, 박영사, 2016.

김소윤·이미진·최준식·박현수·김영한·이원·조단비·이승희·유호종·이세경·이순교·손명세, 환자안전을 위한 의료판례 분석 3 : 산부인과(산과), 연세대학교 의료법윤리학연구원 2016-3, 박영사, 2016.

김소윤·이미진·김용민·김양수·이원·정지연·김상현·이세경·손명세, 환자안전을 위한 의료판례 분석 4 : 정형외과, 연세대학교 의료법윤리학연구원 2017-1, 대한환자안전학회·한국의료법학회 감수, 박영사, 2017.

김소윤·이미진·김긍년·이경석·이원·정지연·김상현·이세경·박병주·손명세, 환자안전을 위한 의료판례 분석 5 : 신경외과, 연세대학교 의료법윤리학연구원 2017-2, 박영사, 2017.

김소윤·이미진·김충배·지경천·강원경·이원·정지연·유호종·이세경·이남주·이재길·손명세, 환자안전을 위한 의료판례 분석 6 : 외과, 연세대학교 의료법윤리학연구원 2017-3, 박영사, 2017.

김소윤·나성원·박정엽·송승용·이원·정지연·오혜미·장승경·이미진·이동현·이세경·박지용·김인숙·석희태 손명세, 환자안전을 위한 의료판례 분석 7 : 마취, 연세대학교 의료법윤리학연구원 2017-4, 박영사, 2017.

김소윤·송승용·김한조·홍승은·이원·장승경·이미진·최성경·이유리·

김한나·이세경·박지용·김인숙·석희태·손명세, 환자안전을 위한 의료판례 분석 8 : 성형, 연세대학교 의료법윤리학연구원 2017-5, 박영사, 2017.
김재윤, 의료분쟁과 법, 율곡출판사, 2011.
노갑영, 의료법과 의료분쟁의 이해, 마인드탭, 2018.
문국진, 의료법학, 청림출판사, 1991.
대한의사협회, 의료법원론, 법문사, 2008.
이상돈·김나경, 의료법강의, 제4판, 법문사, 2020.
이상돈, 의료형법, 의료행위 법제화와 대화이론, 법문사, 1998.
오성일, 한국의료법의 해설, 집현재, 2019.
의료문제를 생각하는 변호사 모임, 의료법 주석서, 박영사, 2020.
하태영, 의료법, 행인출판사, 2018.
하태영, 생명윤리법, 행인출판사, 2018.
하태영, 사회상규, 법문사, 2018.
하태영, 형법조문강화, 법문사, 2019.
하태영, 형사법종합연습 -변시기출문제분석, 제3판, 법문사, 2021.
홍영균, 의료법해설 : 쟁점과 판례 중심, 군자출판사, 2017.

(2) 논문

권영직, 의료법 개정에 따른 의사의 설명의무 책임에 대한 연구: 의료법 제24조2의 문제점과 개선방안을 중심으로, 고려대학교 대학원, 2018.
김가영, 의료법인 명의로 개설된 의료기관의 비의료인 개설 여부에 관한 판단기준 -이른바 "법인 사무장병원" 사례에 관하여-, 사법논집 제70집, 사법발전재단, 2020, 1~55면.
김기영, 의료법 분야에서 최근 판례의 동향과 전망, 경성법학 제26집, 경성대학교 법학연구소, 2018, 51~89면.
김길량, 의료법 제59조 제1항에 따른 의료기술시행중단명령의 적법성 판단에 대하여, 올바른 재판 따뜻한 재판 : 이인복 대법관 퇴임기념 논문집, 사법발전재단, 2016, 794~860면.
김로사, 설명의무에 대한 의사의 인식 변화 조사 연구 의료법 개정의 영향을 중심으로, 의료법학 제19권 제2호, 의료법학 제19권 제2호, 대한의료법학회, 2018, 235~261면.
김일룡, 의료행위의 범위 : 청주지법 2014. 6. 12. 선고 2013고정350 판결

(의료법위반), 의생명판례연구, 원광대학교 법학연구소 의생명과학법센터, 2016, 131~136면.
김일룡, 타인 명의의 의료기관 개설 : 대법원 2014. 9. 25. 선고 2014도7217 판결(사기·의료법위반), 의생명판례연구, 원광대학교 법학연구소 의생명과학법센터, 2016, 121~130면.
김장한, 의사 환자 간 원격의료의 의료법상 적법성에 관하여 -원격 환자에 대한 처방 중심으로-, 의료법학 제22권 제1호, 대한의료법학회, 2021, 3~23면.
김준래, '의료법 제33조 제8항 관련 헌법재판소의 합헌결정'에 대한 평가 및 보완 입법 방향에 대하여 -헌법재판소 2019. 8. 29. 2014헌바212, 2014헌가15, 2015헌마561, 2016헌바21(병합) 결정의 내용 중 의료기관 복수 개설금지 제도의 당위성 및 필요성을 중심으로, 의료법학 제20권 제3호, 대한의료법학회, 2019, 143~174면.
김 철, 의료법 위반과 사기죄의 성립 여부와의 관계, 판례연구 제30집 1, 서울지방변호사회, 2016, 173~196면.
류지현, 의료법 제87조 제1항 제2호 위헌소원 등, 헌법재판소결정해설집, 헌법재판소, 2019, 325-360면.
문봉규, 일반인의 응급의료행위에 대한 형사책임 : - 응급의료법 제5조의2 개정방안을 중심으로 -, 외법논집 제41권 제3호, 한국외국어대학교 법학연구소, 2017, 205~220면.
문현호, 의료법상 의료기관 중복 개설·운영 금지 규정에 위배하여 개설·운영 된 의료기관은 국민건강보험법상 요양급여비용을 청구할 자격이 없는지 여부, 대법원판례해설 제119호, 법원도서관, 2019, 577~603면.
성수연, 의료법의 개인정보보호에 관한 연구, 의료법학 제21권 제2호, 대한의료법학회, 2019, 75-103면.
이동진, 고령사회에서 의료법의 과제 : - 원격의료 공동결정 자원투입제한, 법학 제61권 제4호, 서울대학교 법학연구소, 2020, 37-71면.
이동진, 개정 의료법 제33조 제8항 본문의 중복개설금지 : 이른바 네트워크(network) 병·의원을 중심으로, 저스티스 통권 제160호, 한국법학원, 2017, 169~198면.
장연화·백경희, 의료법 제4조 제2항을 위반하여 개설된 의료기관의 국민건강보험법상 요양급여비용 청구에 관한 소고, 사회법연구 통권 제38호, 한국사회법학회, 2019, 1~33면.
정규원, 의료법 해석과 관련한 원격진료의 허용 여부와 그 범위에 관한 고찰 의료법 제17조 제1항과 제34조를 중심으로, 형사재판의 제문제 제9권, 사법발전재단, 2019, 315~335면.
정배근, 의사의 성범죄에 대한 최근 의료법 개정법률안 검토, 의료법학 제20권 제2호, 대한의료법학회, 2020, 207~229면.
장연화·백경희, 의료법 제4조 제2항을 위반하여 개설된 의료기관의 국민건강보험법상 요양급여비용 청구에 관한 소고, 사회법연구 통권 제38호, 한국사회법학회, 2019, 1-33면.
조준현, 의사의 침술행위의 의료법 위반여부 : 대법원 2014. 9. 4. 선고 2013도7572 의료법위반 판결, 의생명판례연구, 원광대학교 법학연구소 의생명과학법센터, 2016, 221~230면.
조준현, 한의사의 필러시술의 의료법위반 여부 : 대법원 2014. 1. 16. 선고 2011도16649 의료법위반 판결, 의생명판례연구, 원광대학교 법학연구소 의생명과학법센터, 2016, 231~248면.
추경준, 의료법상 중복개설금지 위반 의료기관이 국민건강보험법상 요양기관에 해당하는지 여부, 판례연구 제32집, 부산판례연구회, 2021, 347~378면.
최현숙, 의료법 제56조 의료광고금지 조항의 개선방향에 관한 고찰, 법학연구 제60집, 한국법학회, 2015, 37~60면.
하태훈, 의료법에 위반하여 개설된 의료기관에서 환자를 진료한 후 보험회사에 자동차보험진료수가 등을 청구하여 이를 지급받거나 환자로 하여금 실손의료비를 지급받게 한 행위가 사기죄의 기망행위에 해당하는지 여부, 대법원판례해설 제116호, 법원도서관, 2018, 427~472면.
홍선기, 독일 아동보건의료법·정책 연구, 외법논집 제44권 제3호, 한국외국어대학교 법학연구소, 2020, 129~156면.
현두륜, 개정의료법상 설명의무에 관한 비판적 고찰, 의료법학 제18권 제1호, 대한의료법학회, 2017, 3~35면.

(3) 신문

김재춘, 2020년 분야별 중요판례분석 ⑯ 의료법 - 의사의 설명의무, 부작용 발생 가능성 희박하다고 면제 안돼. 의사가 환자의 용태 듣고 조제·배송은 의료법 위반, 법률신문 제4890호, 법률신문사, 2021, 12-13면.
김재춘, 2019년 분야별 중요판례분석 : 의료법, 법률신문 제4793호, 법률신문사, 2020, 12~13면.
김재춘, 2018년 분야별 중요판례분석 : 의료법, 비의료인이 개설한 의료기관의 요양급여 비용청구는 사기죄, 법률신문 제4697호, 법률신문사, 2019, 12~13면.
김재춘, 2017년 분야별 중요판례분석 : 의료법, 법률신문 제4010호, 법률신문사, 2018, 12~13면.
김재춘, 2016년 분야별 중요판례분석 : 의료법, 법률신문 제4518호, 법률신문사, 2017, 12~13면.
이경환, 2015년 분야별 중요판례분석 : 의료법, 법률신문 제4419호, 법률신문사, 2016, 12~13면.
이경환, 2014년 분야별 중요판례분석 : 의료법, 법률신문 제4333호, 법률신문사, 2015, 12~13면.
이경환, 2013년 분야별 중요판례분석 : 의료법, 법률신문 제4231호, 법률신문사, 2014, 12~13면.
유현정, 환자를 직접 진찰하지 않고 진단서 등을 작성하여 교도관에게 교부한 경우 의료법 제17조 제1항 위반에 해당한다고 한 사례 - 대법원 2017. 12. 22. 선고 2014도12608 판결 -, 법률신문 제4587호, 2018, 10면.
황성기, (중요판례분석) 수사기관 요청에 따라 통신사업자가 개인정보 제공은 적법 '의료광고 사전심의' 의료법 규정은 사전검열금지 원칙 위배, 법률신문 제4439호, 법률신문사, 2016, 12~13면.

2. 독일문헌

Hilgendorf, Eric, Einführung in das Medizinstrafrecht(Studium und Praxis), 2. Auflage, München, 2019.
Roxin, Claus/Schroth, Urlich(Hrausgeber), Handbuch des Medizinstrafrechts, 3. Aufl., Boorberg, Stuttgart-München, 2007.
Spickhoff, Andreas, Medizinrecht, 2. Auflage, München, 2014.

3. 일본문헌

高田利廣・小海正勝, 事例別 醫療法, 第5版, 日本醫師新報社, 2011.
사와무라 토시로우・나카지마 신 지음/김영설・박재현 옮김, 참 쉬운 의료 커뮤니케이션, 노보컨설팅, 2009.

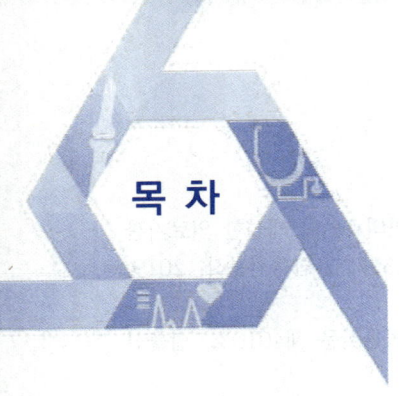

목 차

제1장 총 칙

1. 제1조(목적) / 3
2. 제2조(의료인) / 8
3. 제3조(의료기관) / 22
3-2. 제3조의2(병원등) / 25
3-3. 제3조의3(종합병원) / 26
3-4. 제3조의4(상급종합병원 지정) / 29
3-5. 제3조의5(전문병원 지정) / 32

제2장 의료인

제1절 자격과 면허 / 37

4. 제4조(의료인과 의료기관의 장의 의무) / 37
4-2. 제4조의2(간호 · 간병통합서비스 제공 등) / 45
4-3. 제4조의3(의료인의 면허 대여 금지 등) / 48
5. 제5조(의사 · 치과의사 및 한의사 면허) / 51
6. 제6조(조산사 면허) / 59
7. 제7조(간호사 면허) / 61
8. 제8조(결격사유 등) / 63
9. 제9조(국가시험 등) / 85
10. 제10조(응시자격 제한 등) / 91

11. 제11조(면허 조건과 등록) / 93
12. 제12조(의료기술 등에 대한 보호) / 95
13. 제13조(의료기재 압류 금지) / 97
14. 제14조(기구 등 우선공급) / 98
15. 제15조(진료거부 금지 등) / 99
16. 제16조(세탁물 처리) / 102
17. 제17조(진단서 등) / 104
17. 제17조의2(처방전) / 126
18. 제18조(처방전 작성과 교부) / 132
18-2. 제18조의2(의약품정보의 확인) / 139
19. 제19조(정보 누설 금지) / 141
20. 제20조(태아 성 감별 행위 등 금지) / 148
21. 제21조(기록 열람 등) / 155
21-2. 제21조의2(진료기록의 송부 등) / 173

제2절 권리와 의무 / 178

22. 제22조(진료기록부 등) / 178
23. 제23조(전자의무기록) / 199
23-2. 제23조의2(전자의무기록의 표준화 등) / 204
23-3. 제23조의3(진료정보 침해사고의 통지) / 206
23-4. 제23조의4(진료정보 침해사고의 예방 및 대응 등) / 208
23-5. 제23조의5(부당한 경제적 이익등의 취득 금지) / 210
24. 제24조(요양방법 지도) / 219
24-2. 제24조의2(의료행위에 관한 설명) / 222
25. 제25조(신고) / 235
26. 제26조(변사체 신고) / 236

제3절 의료행위의 제한 / 239

27. 제27조(무면허 의료행위 등 금지) / 239
27-2. 제27조의2 삭제 / 276

제4절 의료인 단체 / 277

28. 제28조(중앙회와 지부) / 277
29. 제29조(설립 허가 등) / 279
30. 제30조(협조 의무) / 280
31. 제31조 삭제 〈2011.4.7.〉 / 287
32. 제32조(감독) / 288

제3장 의료기관

제1절 의료기관의 개설 / 291

33. 제33조(개설 등) / 291
33-2. 제33조의2(의료기관개설위원회 설치 등) / 381
33-3. 제33조의3(실태조사) / 382
34. 제34조(원격의료) / 384
35. 제35조(의료기관 개설 특례) / 390
36. 제36조(준수사항) / 391
36-2. 제36조의2(공중보건의사 등의 고용금지) / 395
37. 제37조(진단용 방사선 발생장치) / 398
38. 제38조(특수의료장비의 설치·운영) / 401
39. 제39조(시설 등의 공동이용) / 402
40. 제40조(폐업·휴업의 신고) / 404
40-2. 제40조의2(진료기록부등의 이관) / 410
40-3. 제40조의3(진료기록보관시스템의 구축·운영) / 416
41. 제41조(당직의료인) / 419
42. 제42조(의료기관의 명칭) / 425
43. 제43조(진료과목 등) / 437
44. 제44조 삭제 〈2009.1.30.〉 / 444
45. 제45조(비급여 진료비용 등의 고지) / 445
45-2. 제45조의2(비급여 진료비용 등의 현황조사 등) / 448
45-3. 제45조의3(제증명수수료의 기준 고시) / 452
46. 제46조(환자의 진료의사 선택 등) / 453
47. 제47조(병원감염 예방) / 457

47-2. 제47조의2(입원환자의 전원) / 463

제2절 의료법인 / 465

48. 제48조(설립 허가 등) / 465
48-2. 제48조의2(임원) / 470
49. 제49조(부대사업) / 473
50. 제50조(「민법」의 준용) / 475
51. 제51조(설립 허가 취소) / 476
51-2. 제51조의2(임원 선임 관련 금품 등 수수의 금지) / 478

제3절 의료기관 단체 / 479

52. 제52조(의료기관단체 설립) / 479
52-2. 제52조의2(대한민국의학한림원) / 480

제4장 신의료 기술평가

53. 제53조(신의료기술의 평가) / 485
54. 제54조(신의료기술평가위원회의 설치 등) / 488
55. 제55조(자료의 수집 업무 등의 위탁) / 491

제5장 의료광고

56. 제56조(의료광고의 금지 등) / 495
57. 제57조(광고의 심의) / 517
57-2. 제57조의2(의료광고에 관한 심의위원회) / 530
57-3. 제57조의3(의료광고 모니터링) / 535

제6장 감 독

58. 제58조(의료기관 인증) / 539
58-2. 제58조의2(의료기관인증위원회) / 541

58-3. 제58조의3(의료기관 인증기준 및 방법 등) / 543
58-4. 제58조의4(의료기관 인증의 신청 및 평가) / 547
58-5. 제58조의5(이의신청) / 550
58-6. 제58조의6(인증서와 인증마크) / 551
58-7. 제58조의7(인증의 공표 및 활용) / 553
58-8. 제58조의8(자료의 제공요청) / 556
58-9. 제58조의9(의료기관 인증의 취소) / 557
58-10. 제58조의10(의료기관 인증의 취소 등) / 559
58-11. 제58조의11(의료기관평가인증원의 설립 등) / 562
59. 제59조(지도와 명령) / 565
60. 제60조(병상 수급계획의 수립 등) / 572
60-2. 제60조의2(의료인 수급계획 등) / 575
60-3. 제60조의3(간호인력 취업교육센터 설치 및 운영) / 576
61. 제61조(보고와 업무 검사 등) / 578
61-2. 제61조의2(자료제공의 요청) / 580
62. 제62조(의료기관 회계기준) / 582
63. 제63조(시정 명령 등) / 583
64. 제64조(개설 허가 취소 등) / 589
65. 제65조(면허 취소와 재교부) / 599
66. 제66조(자격정지 등) / 611
66-2. 제66조의2(중앙회의 자격정지 처분 요구 등) / 623
67. 제67조(과징금 처분) / 624
68. 제68조(행정처분의 기준) / 627
69. 제69조(의료지도원) / 628

제7장 삭 제 / 629

제8장 보 칙

77. 제77조(전문의) / 635
78. 제78조(전문간호사) / 641

79. 제79조(한지 의료인) / 646
80. 제80조(간호조무사 자격) / 648
80-2. 제80조의2(간호조무사 업무) / 654
80-3. 제80조의3(준용규정) / 663
81. 제81조(의료유사업자) / 665
82. 제82조(안마사) / 667
83. 제83조(경비 보조 등) / 670
84. 제84조(청문) / 673
85. 제85조(수수료) / 675
86. 제86조(권한의 위임 및 위탁) / 677
86. 제86조의2(벌칙 적용에서 공무원 의제) / 679
86-3. 제86조의3(권한의 위임 및 위탁) / 680

제9장 벌 칙

87. 제87조(벌칙) / 683
87-2. 제87조의2(벌칙) / 685
88. 제88조(벌칙) / 690
88-2. 제88조의2(벌칙) / 698
88-3. 제88조의3 / 700
89. 제89조(벌칙) / 701
90. 제90조(벌칙) / 706
90-2. 제90조의2(「형법」상 감경규정에 관한 특례) / 711
91. 제91조(양벌규정) / 712
92. 제92조(과태료) / 716
93. 제93조 삭제 〈2009.1.30.〉 / 724

부칙 / 725

의료분쟁

형사판례-의료분쟁의 이론과 실제 / 761
   1. 형법 제268조 업무상과실치사상 / 761
   2. 형법 제18조 부작위 / 767
   3. 형법 제17조 인과관계 / 771
   4. 형법 제20조 사회상규 / 775
   5. 형법 제30조 공동정범·형법 제31조 교사범·형법 제32조 방조범 / 782
   6. 여호와 증인 수혈거부와 형법 제24조 피해자 승낙 / 791

부록 / 809

부록 1. 조문색인 - 새로 쓴 의료법 조문 제목 / 811
부록 2. 사항색인 / 817
부록 3. 판례색인 / 821

제1장
총 칙

우 | 리 | 들 | 의 | 료 | 법

제1장 총 칙 **3**

1. 제1조(목적) ★★★★★

(1) 현 행

제1조(목적)
이 법은 모든 국민이 수준 높은 의료 혜택을 받을 수 있도록 국민의료에 필요한 사항을 규정함으로써 국민의 건강을 보호하고 증진하는 데에 목적이 있다.
의료법 일부개정 2020. 12. 29. [법률 제17787호, 시행 2021. 6. 30.] 보건복지부.

【문제점】
가. 제1조 법문 자체가 길다.
나. 3개 입법목적이 한 문장에 담겨 있다.
다. 외국어로 번역하기도 힘들다.
라. 주어와 술어가 명확한 문장이 좋은 법문이다.
마. 입법 전통 혹은 무감각인지 모르지만, 개선할 때가 되었다.
바. 국회는 국민을 위해 법률을 만드는 기관이기 때문이다.
사. 수준 높은 ⇒ 추상적 표현이다.

(2) 개선방안

제1조(목적)
이 법은 다음을 목적으로 한다.
  1. 모든 국민이 정당한 의료 혜택을 받을 수 있게 국민의료에 필요한 사항을 규정
  2. 국민건강 보호
  3. 국민건강 증진
의료법 일부개정 2020. 12. 29. [법률 제17787호, 시행 2021. 6. 30.] 보건복지부.

【개정방향】
※ 명확성: 헌법 정신 반영함
※ 간결성: 법률 문체 특징임
※ 가독성: 국민을 위한 법률임. 최근 유럽 입법 경향임
※ 개조식: 개정할 때 추가·삭제가 쉽고, 인용할 때 간편함
    유럽 법제에서 사용되고 있음. 한국도 최근 법률 개정시 사용하고 있음
※ 온점(·) 사용: 한국도 최근 법률 개정시 사용하고 있음
※ ~하거나, ~또는 등을 많이 사용하면 가독성 떨어짐
※ 일본식 조사 '의' 삭제
※ 중국식 조사 '적' 삭제

※ 『의료법』이 법률 목적을 이렇게 제정한다면, 법률 문체론에 4차 입법혁명이 일어날 수 있음. 국민·의료인·법률가는 '○○○공원에 떨어진 새우깡만 먹는 비둘기가 아님. 올바른 입법이 되어야 함
※ 국민과 의료인이 규범을 준수할 수 있도록 쉽고 간결하게 법문을 만들어야 함
※ 모든 국민이 수준 높은 의료 혜택을 받을 수 있도록⇒모든 국민이 정당한 의료 혜택을 받을 수 있게

(3) 해 설

가. 의료법 제1조는 의료법 목적을 규정하고 있다.
나. 주요내용을 보면, 이 법은 다음을 목적으로 한다.
  1. 모든 국민이 정당한 의료 혜택을 받을 수 있게 국민의료에 필요한 사항을 규정
  2. 국민건강 보호
  3. 국민건강 증진
  의료법 일부개정 2020. 12. 29. [법률 제17787호, 시행 2021. 6. 30.] 보건복지부.
다. 의료법 제1조 경우 법조문에서 '수준 높은' 의료혜택 보다 '정당한' 의료혜택이 타당하다. 왜냐하면 '수준 높은' 너무도 막연하고, 추상적이기 때문이다.
라. 【의료의 본질】 의료의 본질은 의사와 환자의 만남이다. 의료는 치료 목적의 협동과정이다. 의사는 치료방법을 생각하고, 환자는 정보를 제공한다. 모든 치료과정이 믿음 속에서 진행된다. 치료를 향한 의사소통이 중요하다(이상돈·김나경, 의료법강의, 제4판, 법문사, 2020, 7면).
마. 【의사와 환자】 환자는 살아있는 생물체이다. 환자의 모든 증상은 시시각각으로 변한다. 시간에 따라 아주 미세해지고 다르다. 병을 발생시키는 '박테리아'와 '바이러스' 등 세균들도 살아 있는 생물이다. 환자의 몸속에서 항상 변하고 치료약물을 이겨내기 위해 끊임없이 진화한다. 그러므로 의사는 환자의 변화를 면밀히 관찰하고, 세균과 환자의 각종 장기(예를 들면 폐·심장·간·소장·대장·뇌) 그리고 세포 변화를 생각하며 치료한다. 그러므로 의사는 환자 옆에서 열심히 환자의 변화를 확실히 살펴 가며 치료하는 것이다. 의사와 환자의 신뢰가 의료행위의 출발점이다. 의사는 환자에게 애정을 가져야 한다. 친동생처럼, 누이처럼, 아버지처럼, 어머니처럼, 할머니처럼, 할아버지처럼 대해야 한다(전 부산의료원 노상현 원장 면담 인터뷰 -의과대학생 인문학 강좌에 대하여-, 2016

년 10월 28일. 읽을 볼 책으로 사와무라 토시로우·나카지마 신 지음/김영설·박재현 옮김, 참 쉬운 의료 커뮤니케이션, 노보컨설팅, 2009, 95면: 진료의 시작 ① 인사, ② 소개, ③ 호소경청, ④ 도움, ⑤ 질문, ⑥ 인연).

바. 【의료인 윤리】 의학이란 정답이 없다. 평생 공부해도 다 알 수 없는 분야이다. 묻고, 의존하고, 배워가며, 진료해야 한다. 열린 마음·정성·성의·겸손·환자에게 도움이 되는 치료이다. 이것이 〈장기려 박사님의 환자 대하는 모습〉이다. 장기려 박사는 독실하고 성경대로 살았던 진정한 기독교인이다. 평생 어렵고, 가난한 환자들을 돌보았다. 돈이 없다고 치료를 거부하지 않았다. 평생 모든 환자를 차별 없이 치료했다. 장기려 박사의 가슴 속에 이런 말씀이 있었다. "만약 예수님께서 지금 이 순간에…. 불쌍한 환자의 모습으로 내 앞에 오셔서 내 앞에 계신다면…. 과연 나는 어떻게 해야 할까?" 장기려 박사는 예수님의 말씀대로 항상 하나님·예수님에 대한 두려움을 갖고서 예수님께서 하신 말씀대로 의사로써의 삶을 사셨다(전 부산의료원 노상현 원장 면담 인터뷰 -의과대학생 인문학 강좌에 대하여-, 2016년 10월 28일).

(4) 의사 국가시험 문제 분석

1. 의사 A는 폐렴으로 입원한 환자에게 가슴 컴퓨터단층촬영을 시행하려고 한다. 환자에게 환자의 현재 상태, 향후 치료계획과 가슴 컴퓨터단층촬영이 필요한 이유를 자세히 설명하고 동의를 얻었다. 「보건의료기본법」에 규정된 국민의 권리 중 의사 A가 존중하기 위해 노력한 것은? [2021년 제85회 의사 국가시험 문제 유사]

① 건강권
② 비밀 보장
③ 보건의료서비스에 대한 평등권
④ 보건의료에 대한 정보공개청구권
⑤ **보건의료서비스에 관한 자기결정권**

해설 및 정답 보건의료기본법 제6조(환자 및 보건의료인의 권리) ① **모든 환자는 자신의 건강보호와 증진을 위하여 적절한 보건의료서비스를 받을 권리를 가진다.** ② 보건의료인은 보건의료서비스를 제공할 때에 학식과 경험, 양심에 따라 환자의 건강보호를 위하여 적절한 보건의료기술과 치료재료 등을 선택할 권리를 가진다. 다만, 이 법 또는 다른 법률에 특별한 규정이 있는 경우에는 그러하지 아니하다. [전문개정 2010.3.17.] 출처 : 보건의료기본법 일부개정 2021. 3. 23. [법률 제17966호, 시행 2021. 3. 23.] 보건복지부. **정답** ⑤

2. 환자를 진찰 또는 처치한 후 국민건강보험공단에 요양급여 비용의 지급을 청구할 수 있는 요양기관은? [2020년 제84회 의사 국가시험 문제 유사]

① 접골원 ② 보건지소
③ 노인요양원 ④ 산후조리원
⑤ 주간보호시설

해설 및 정답 국민건강보험법 제42조는 요양기관을 규정하고 있다. 주요내용을 보면, ① 요양급여(간호와 이송은 제외한다)는 다음 각 호의 요양기관에서 실시한다. 이 경우 보건복지부장관은 공익이나 국가정책에 비추어 요양기관으로 적합하지 아니한 대통령령으로 정하는 의료기관 등은 요양기관에서 제외할 수 있다. 〈개정 2018.3.27.〉 1. 「의료법」에 따라 개설된 의료기관, 2. 「약사법」에 따라 등록된 약국, 3. 「약사법」 제91조에 따라 설립된 한국희귀·필수의약품센터, 4. **「지역보건법」에 따른 보건소·보건의료원 및 보건지소**, 5. 「농어촌 등 보건의료를 위한 특별조치법」에 따라 설치된 보건진료소. ② 보건복지부장관은 효율적인 요양급여를 위하여 필요하면 보건복지부령으로 정하는 바에 따라 시설·장비·인력 및 진료과목 등 보건복지부령으로 정하는 기준에 해당하는 요양기관을 전문요양기관으로 인정할 수 있다. 이 경우 해당 전문요양기관에 인정서를 발급하여야 한다. ③ 보건복지부장관은 제2항에 따라 인정받은 요양기관이 다음 각 호의 어느 하나에 해당하는 경우에는 그 인정을 취소한다. 1. 제2항 전단에 따른 인정기준에 미달하게 된 경우, 2. 제2항 후단에 따라 발급받은 인정서를 반납한 경우. ④ 제2항에 따라 전문요양기관으로 인정된 요양기관 또는 「의료법」 제3조의4에 따른 상급종합병원에 대하여는 제41조제3항에 따른 요양급여의 절차 및 제45조에 따른 요양급여비용을 다른 요양기관과 달리 할 수 있다. 〈개정 2016.2.3.〉 ⑤ 제1항·제2항 및 제4항에 따른 요양기관은 정당한 이유 없이 요양급여를 거부하지 못한다.
국민건강보험법 일부개정 2020. 4. 7. [법률 제17196호, 시행 2020. 7. 8.] 보건복지부.

- 보건지소(保健支所, Branch Office of the Community Health Center)는 각 시·군·구에 설치된 공공 의료기관인 **보건소 밑에 딸려 지역의 보건을 맡아 처리하는 곳**이다. 전염병 등 질병을 예방하거나 또는 진료하고 공중보건을 향상하는 일을 담당한다. [예] 녹산보건지소, 문산보건지소, 추자도보건지소 【언론보도】 〈중략〉 정부는 전국 병원 파업에 대비해 응급의료기관과 국공립 병원, 보건소와 보건지소에 정상 근무할 것을 지시했다.

- 요양기관(療養機關, medical care institution, medical treatment institution)이란 의학환자를 진료하거나 또는 환자에게 투약하는 기관이다. **종합전문요양기관·종합병원·병원·의원·치과병원·치과 의원·조산원·보건의료원·보건소·보건지소·**

보건진료소·한방병원·한의원·약국을 말한다.
- 요양급여(療養給與) 건강보험 또는 산업재해보상보험의 **보험가입자가 질병·부상으로 4일 이상 요양한 경우, 지급되는 급여이다.** 진찰, 약제·치료제 지급, 처치·수술과 그 밖에 치료, 입원, 간호, 이송 등이 포함된다.
- 보건진료소(保健診療所, community health post)란 보건 일반 의료 취약 지역에 설치하여 운영하는 보건의료시설을 말한다.

정답 ②

3. '군' 지역에 소재한 'A' 병원이 관할지역 내 응급환자를 진료하기 위해 지역응급의료기관으로 지정받고자 한다. 지역응급 의료기관 지정신청서는 누구에게 제출하여야 하는가? [2020년 제84회 의사 국가시험 문제 유사]

① 군수
② 도지사
③ 응급의료지원센터장
④ 권역응급의료센터장
⑤ 국민건강보험공단 지사장

해설 및 정답 응급의료에 관한 법률 제31조는 지역응급의료기관의 지정을 규정하고 있다. 주요내용을 보면, ① **시장·군수·구청장**은 응급의료에 관한 다음 각 호 업무수행을 위해 **종합병원 중에서 지역응급의료기관을 지정할 수 있다.** 다만 시·군의 경우 「의료법」 제3조 제2항 제3호 가목의 병원 중에서 지정할 수 있다. 1. 응급환자 진료, 2. 제11조에 규정된 응급환자에게 적절한 응급의료를 할 수 없다고 판단한 경우 신속한 이송. ② 지역응급의료기관 지정 기준·방법·절차와 업무에 필요한 사항은 시·군·구의 응급의료 수요와 공급을 고려하여 보건복지부령으로 정한다. [전문개정 2015.1.28.] 응급의료에 관한 법률 일부개정 2020. 4. 7. [법률 제17210호, 시행 2020. 7. 8.] 보건복지부.

정답 ①

4. 「보건의료기본법」은 보건의료에 관한 국민의 의무를 규정하고 있다. 다음 중 이러한 의무에 해당하는 것은? [2018년 제82회 의사 국가시험 문제 유사]

① 지역사회 건강조사에 참여
② 의료이용 실태조사에 참여
③ 지역사회 일차의료사업에 등록
④ 국민건강보험공단에서 제공하는 건강검진 수검
⑤ **보건의료인의 정당한 보건의료서비스와 지도에 협조**

해설 및 정답 「보건의료기본법」 제14조(보건의료에 관한 국민의 의무)는 "① 모든 국민은 자신과 가족의 건강을 보호·증진하기 위하여 노력하여야 하며, 관계 법령에서 정하는 바에 따라 건강을 보호·증진하는 데에 필요한 비용을 부담하여야 한다. ② 누구든지 건강에 위해한 정보를 유포·광고하거나 건강에 위해한 기구·물품을 판매·제공하는 등 다른 사람의 건강을 해치거나 해칠 우려가 있는 행위를 하여서는 아니 된다. ③ 모든 국민은 보건의료인의 정당한 보건의료서비스와 지도에 협조한다."고 규정하고 있다. 정답 ⑤

5. 2016년도 ○○ 지방자치단체는 지역보건의료계획을 수립하였다. 이곳에 주소를 두고 있는 주민 '갑'이 해당 내용의 공개를 청구할 수 있는 권리는 무엇인가?

[2016년 제80회 의사 국가시험 문제 유사]

① 보건의료에 관한 알 권리
② 보건의료서비스를 받을 권리
③ 자신의 신체·건강의 비밀보장
④ 보건의료서비스에 대한 자기결정권
⑤ 건강에 관하여 국가의 보호를 받을 권리

해설 및 정답 알 권리(right of know)란 국민이 모든 정보나 의견에 쉽게 접근할 수 있는 권리를 말한다. 지역보건의료계획에 대한 정보공개청구는 보건의료에 관한 알 권리로서 헌법상 보장되어 있다. 더구나 「**보건의료기본법**」**제11조**(보건의료에 관한 알 권리)는 제1항에서 "모든 국민은 관계 법령에서 정하는 바에 따라 국가와 지방자치단체의 보건의료시책에 관한 내용의 공개를 청구할 권리를 가진다."고 규정하고 있다. 정답 ①

2. 제2조(의료인) ★★★★★

(1) 현행

제2조(의료인)
① 이 법에서 "의료인"이란 보건복지부장관의 면허를 받은 의사·치과의사·한의사·조산사 및 간호사를 말한다. 〈개정 2008.2.29, 2010.1.18〉
② 의료인은 종별에 따라 다음 각 호의 임무를 수행하여 국민보건 향상을 이루고 국민의 건강한 생활 확보에 이바지할 사명을 가진다. 〈개정 2015.12.29, 2019.4.23〉
  1. 의사는 의료와 보건지도를 임무로 한다.
  2. 치과의사는 치과 의료와 구강 보건지도를 임무로 한다.

3. 한의사는 한방 의료와 한방 보건지도를 임무로 한다.
   4. 조산사는 조산(조산)과 임산부 및 신생아에 대한 보건과 양호지도를 임무로 한다.
   5. 간호사는 다음 각 목의 업무를 임무로 한다.
      가. 환자의 간호요구에 대한 관찰, 자료수집, 간호판단 및 요양을 위한 간호
      나. 의사, 치과의사, 한의사의 지도하에 시행하는 진료의 보조
      다. 간호 요구자에 대한 교육·상담 및 건강증진을 위한 활동의 기획과 수행, 그 밖의 대통령령으로 정하는 보건활동
      라. 제80조에 따른 간호조무사가 수행하는 가목부터 다목까지의 업무보조에 대한 지도
의료법 일부개정 2020. 12. 29. [법률 제17787호, 시행 2021. 6. 30.] 보건복지부.

(2) 개선방안

제2조(의료인 개념·의료인 범위·의료인 임무·의료인 사명)
① 이 법에서 "의료인"이란 보건복지부장관에게 면허를 받은 의사·치과의사·한의사·조산사·간호사를 말한다. 〈개정 2008.2.29., 2010.1.18.〉
② 의료인은 종별에 따라 다음 각 호 임무를 수행한다. 이를 통해 의료인은 국민보건 향상을 위해 노력하고, 국민의 건강한 생활을 확보하기 위해 도움을 주는 사명을 가진다. 〈개정 2015.12.29.〉
   1. 의사는 의료와 보건지도를 임무로 한다.
   2. 치과의사는 치과 의료와 구강 보건지도를 임무로 한다.
   3. 한의사는 한방 의료와 한방 보건지도를 임무로 한다.
   4. 조산사는 조산(助産)·임부(姙婦)·해산부(解産婦)·산욕부(産褥婦)·신생아(新生兒)에 대한 보건과 양호지도를 임무로 한다.
   5. 간호사는 다음 각 항목의 업무를 임무로 한다.
      가. 환자의 간호요구에 대한 관찰·자료수집·간호판단·요양을 위한 간호
      나. **의사·치과의사·한의사 지도하에 시행하는 진료보조**
      다. 간호 요구자에 대한 교육·상담·건강증진을 위한 활동기획과 수행·그 밖에 대통령령으로 정하는 보건활동
      라. 제80조에 근거하여 간호조무사가 수행하는 가·나·다 항목 업무보조에 대한 지도
의료법 일부개정 2020. 12. 29. [법률 제17787호, 시행 2021. 6. 30.] 보건복지부.

> 【개정방향】
> ※ 제목변경: 의료인 개념 · 의료인 범위 · 의료인 임무 · 의료인 사명
> ※ 명확성 · 간결성 · 가독성
> ※ 나열형은 온점(·)을 사용하여 법조문을 읽기 쉽게 줄임
> ※ 국어문법정비
> ※ 일본식 조사 '의' 삭제
> ※ 및⇒과 또는 와
> ※ 의사, 치과의사, 한의사의 지도하에 시행하는 진료의 보조⇒**의사 · 치과의사 · 한의사 지도하에 시행하는 진료보조**
> ※ 제80조에 따른 간호조무사가 수행하는 가목부터 다목까지의 업무보조에 대한 지도⇒제80조에 근거하여 간호조무사가 수행하는 가 · 나 · 다 항목 업무보조에 대한 지도

(3) 해설

가. 의료법 제2조는 의료인 개념 · 의료인 범위 · 의료인 임무 · 의료인 사명을 규정하고 있다.

나. 주요내용을 보면, ① 이 법에서 **"의료인"이란 보건복지부장관에게 면허를 받은 의사 · 치과의사 · 한의사 · 조산사 · 간호사**를 말한다. 〈개정 2008.2.29., 2010.1.18.〉

다. ② 의료인은 종별에 따라 다음 각 호 임무를 수행한다. 이를 통해 의료인은 국민보건 향상을 위해 노력하고, 국민의 건강한 생활을 확보하기 위해 도움을 주는 사명을 가진다. 〈개정 2015.12.29.〉

1. 의사는 의료와 보건지도를 임무로 한다.
2. 치과의사는 치과 의료와 구강 보건지도를 임무로 한다.
3. 한의사는 한방 의료와 한방 보건지도를 임무로 한다.
4. 조산사는 조산(助産) · 임부(姙婦) · 해산부(解産婦) · 산욕부(産褥婦) · 신생아(新生兒)에 대한 보건과 양호지도를 임무로 한다.
5. 간호사는 다음 각 항목의 업무를 임무로 한다.
   가. 환자의 간호요구에 대한 관찰 · 자료수집 · 간호판단 · 요양을 위한 간호
   나. **의사 · 치과의사 · 한의사 지도하에 시행하는 진료보조**
   다. 간호 요구자에 대한 교육 · 상담 · 건강증진을 위한 활동기획과 수행 · 그 밖에 대통령령으로 정하는 보건활동
   라. 제80조에 근거하여 간호조무사가 수행하는 가 · 나 · 다 항목 업무보조

에 대한 지도

의료법 일부개정 2020. 12. 29. [법률 제17787호, 시행 2021. 6. 30.] 보건복지부.

라. 의료인은 의료기재를 사용하여 의료행위를 하는 사람이다. 의료인만이 의료행위를 할 수 있다(의료법 제27조 무면허의료행위금지). 의료행위는 의학지식을 토대로 질병 예방·질병 치료를 하는 행위이다. 국가가 의료인 양성과 수급을 관리한다. 국가가 관리하는 의료인은 의사·치과의사·한의사·조산사·간호사이다. 보건복지부장관이 의료인 면허와 의료인 자격을 부여한다. 의료인에 대한 주의의무 판단기준은 진료 당시 임상 의학에서 실천이 가능하고, 규범에 명시된 의료수준을 말한다.

마. 『의료법』에 규정된 《의사의무》(醫師義務)는 여러 가지가 있다. ① 진료의무, ② 설명의무, ③ 진단서·검안서·증명서 교부의무(무진찰진단서 교부금지의무·진단서 교부금지의무·허위진단서작성금지의무), ④ 개인정보비밀준수의무, ⑤ 진료기록의무, ⑥ 요양방법지도의무, ⑦ 변사체 신고의무, ⑧ 적출물적정처리의무, ⑨ 처방전 작성의무·교부의무, ⑩ 성감별행위 금지의무, ⑪ 기록열람대응의무, ⑫ 신고의무(실태와 취업상황 신고의무·변사체신고의무·의원개설·휴업·폐업 신고의무, 시체해부 및 보존에 관한 법률상 신고의무·전염병예방법상 신고의무·보고의무·결핵예방법상 보고의무·후천성면역결핍증예방법상 신고의무·마약법상 보고의무·향정신신성의약품관리법상 보고의무·대마관리법상 보고의무) 그 밖에 의무(의사회정관준수의무·보수교육의무·법규에 따른 명칭사용의무·과대광고금지의무·명령이행의무).

라. 의료인은 국가의 지도와 명령을 준수해야 한다. 의료인이 법규범을 위반하는 경우 『민법·형법·행정법·보건의료법 등 관련 법률』에 규정된 《의사책임》을 (醫師責任)부담해야 한다. ① 민사책임(계약책임·불법행위책임·입증책임·손해배상책임), ② 형사책임(형벌), ③ 행정책임(개설허가취소·면허취소·면허정지·과태료)이다.

마. 의료책임법제는 다양하다. ① 의료사고보험법, ② 의료사고배상책임보험법, ③ 의료책임법(민법), ④ 의료형법이 있다.

바. 의료기사(임상병리사·방사선사·물리치료사·작업치료사·치과기공사·치과위생사), 의무기록사, 안경사, 의료유사업자(접골사·침사·구사·안마사)는 넓은 의미의 의료인이다. 약사는 보건의료기본법에서 보건의료인이다(이상돈·김나경, 의료법강의, 제4판, 법문사, 2020, 23면).

(4) 의사 국가시험 문제 분석

1. 다음 중 의사에게 허용된 면허행위에 해당하는 것은?

[2021년 제85회 의사 국가시험 문제 유사]

① 의사가 한의학을 기초로 한 침술행위를 하는 경우
② **상급종합병원 내과 전문의가 자신의 지도하에 간호사에게 진료 보조를 하게 한 행위**
③ 의사가 현장에서 감독하지 않고 간호사에게 자궁질도말세포 병리검사를 위한 검체 채취를 하게 한 행위
④ 의사가 피부관리사에게 산화알루미늄 성분의 연마제가 든 크리스탈 필링기를 이용하여 피부박피술을 하게 한 행위
⑤ 의사가 간호조무사에게 모발이식술 과정에서 식모기를 환자 머리부위의 진피층까지 찔러 넣어 모낭을 삽입하게 한 행위

> **해설 및 정답** 의료법 제2조는 의료인 개념·의료인 범위·의료인 임무·의료인 사명을 규정하고 있다. 주요내용을 보면, ① 이 법에서 "**의료인**"이란 보건복지부장관에게 면허를 받은 의사·치과의사·한의사·조산사·간호사를 말한다. 〈개정 2008.2.29., 2010.1.18.〉 ② 의료인은 종별에 따라 다음 각 호 임무를 수행한다. 이를 통해 의료인은 국민보건 향상을 위해 노력하고, 국민의 건강한 생활을 확보하기 위해 도움을 주는 사명을 가진다. 〈개정 2015.12.29.〉
> 1. **의사는 의료와 보건지도를 임무로 한다.**
> 2. 치과의사는 치과 의료와 구강 보건지도를 임무로 한다.
> 3. 한의사는 한방 의료와 한방 보건지도를 임무로 한다.
> 4. 조산사는 조산(助産)·임부(姙婦)·해산부(解産婦)·산욕부(産褥婦)·신생아(新生兒)에 대한 보건·양호지도를 임무로 한다.
> 5. 간호사는 다음 각 항목의 업무를 임무로 한다. 가. 환자의 간호요구에 대한 관찰·자료수집·간호판단·요양을 위한 간호 나. **의사·치과의사·한의사 지도하에 시행하는 진료보조** 다. 간호 요구자에 대한 교육·상담·건강증진을 위한 활동기획과 수행·그 밖에 대통령령으로 정하는 보건활동 라. **제80조에 근거하여 간호조무사가 수행하는 가·나·다 항목 업무보조에 대한 지도**. 의료법 일부개정 2020. 12. 29. [법률 제17787호, 시행 2021. 6. 30.] 보건복지부. **정답** ②

2.
응급환자 5명이 비슷한 시각에 차례로 응급실로 실려 왔다. 응급실 의사 A는 5명 모두에게 응급의료를 실시해야 한다. 응급의료를 행하면서 A는 누구에게 우선순위를 두어야 하는가?

[2021년 제85회 의사 국가시험 문제 유사]

① 위급한 환자
② 나이 많은 환자
③ 먼저 도착한 환자
④ 먼저 동의를 받은 환자
⑤ 생존가능성이 높은 환자

해설 및 정답 응급의료에 관한 법률 제8조(응급환자에 대한 우선 응급의료 등) ① 응급의료종사자는 응급환자에 대하여는 다른 환자보다 우선하여 상담·구조 및 응급처치를 하고 진료를 위하여 필요한 최선의 조치를 하여야 한다. ② **응급의료종사자는 응급환자가 2명 이상이면 의학적 판단에 따라 더 위급한 환자부터 응급의료를 실시하여야 한다.** [전문개정 2011.8.4.] 출처 : 응급의료에 관한 법률 일부개정 2021. 3. 23. [법률 제17968호, 시행 2021. 9. 24.] 보건복지부. **정답** ①

3.
다음 중 의사가 부담하는 「보건의료기본법」상의 책임에 해당하는 것은?

[2017년 제81회 의사 국가시험 문제 유사]

① 감염병 예방을 위한 예방접종계획 수립
② 지역주민의 건강 상태 파악을 위한 노력
③ 후천성면역결핍증 감염인에 대한 편견 방지 교육
④ **환자에게 양질의 적정한 보건의료서비스 제공 노력**
⑤ 응급상황에 대한 응급처치 교육 등 필요한 조치 마련

해설 및 정답 「보건의료기본법」 제5조(보건의료인의 책임)는 "① 보건의료인은 자신의 학식과 경험, 양심에 따라 환자에게 양질의 적정한 보건의료서비스를 제공하기 위하여 노력하여야 한다. ② 보건의료인은 보건의료서비스의 제공을 요구받으면 정당한 이유 없이 이를 거부하지 못한다. ③ 보건의료인은 적절한 보건의료서비스를 제공하기 위하여 필요하면 보건의료서비스를 받는 자를 다른 보건의료기관에 소개하고 그에 관한 보건의료 자료를 다른 보건의료기관에 제공하도록 노력하여야 한다. ④ 보건의료인은 국가나 지방자치단체가 관리하여야 할 질병에 걸렸거나 걸린 것으로 의심되는 대상자를 발견한 때에는 그 사실을 관계 기관에 신고·보고 또는 통지하는 등 필요한 조치를 하여야 한다."고 규정하고 있다. [전문개정 2010.3.17.] 출처 : 보건의료기본법 일부개정 2021. 3. 23. [법률 제17966호, 시행 2021. 3. 23.] 보건복지부. **정답** ④

4. 다음 중 의사가 부담하는 「보건의료기본법」상의 책임에 해당하는 것은?

[2015년 제79회 의사 국가시험 문제 유사]

① 의약품으로부터 발생할 수 있는 위해를 방지하도록 노력
② 국민건강 위해 요인으로부터 국민의 건강을 보호하도록 노력
③ 건강 관련 활동으로부터 발생할 수 있는 위해를 방지하도록 노력
④ 모든 국민의 기본적인 보건의료 수요를 형평에 맞게 충족시킬 수 있도록 노력
⑤ **학식과 경험, 양심에 따라 환자에게 양질의 적정한 보건의료서비스를 제공하기 위하여 노력**

해설 및 정답 「보건의료기본법」제5조(보건의료인의 책임) 제1항 참조. **정답** ⑤

5. 「의료법」과 「의료법 시행규칙」 등에 규정된 의사의 의무에 관한 설명으로 옳은 것은?

[2015년 제79회 의사 국가시험 문제 유사]

① 처방전과 진단서의 부본은 3년간 보관하여야 한다.
② 의료기관에서 나오는 세탁물은 직접 처리하여야 한다.
③ **태아 성감별을 목적으로 임부를 진찰하여서는 안 된다.**
④ 5년마다 실태와 취업 상황을 보건복지부장관에게 신고하여야 한다.
⑤ 생명보험회사로부터 보험금 지급을 위한 진료기록 열람 청구를 받은 경우 이에 응해야 한다.

해설 및 정답 ① 「의료법 시행규칙」 제15조 제1항에 의하면, 1. 환자 명부 : 5년, 2. 진료기록부 : 10년, 3. **처방전 : 2년**, 4. 수술기록 : 10년, 5. 검사내용 및 검사소견기록 : 5년, 6. 방사선 사진(영상물을 포함한다) 및 그 소견서 : 5년, 7. 간호기록부 : 5년, 8. 조산기록부: 5년, 9. **진단서 등의 부본**(진단서·사망진단서 및 시체검안서 등을 따로 구분하여 보존할 것) : **3년간 보관하여야 한다.**
② 의료기관에서 나오는 세탁물은 의료인·의료기관 또는 특별자치시장·특별자치도지사·시장·군수·구청장(자치구의 구청장을 말한다. 이하 같다)에게 신고한 자가 아니면 처리할 수 없다(의료법 제16조 제1항).
③ 의료인은 태아 성 감별을 목적으로 임부를 진찰하거나 검사하여서는 아니 되며, 같은 목적을 위한 다른 사람의 행위를 도와서도 아니 된다(의료법 제20조 제1항).
④ 의료인은 대통령령으로 정하는 바에 따라 **최초로 면허를 받은 후부터 3년마다** 그

실태와 취업상황 등을 보건복지부장관에게 신고하여야 한다(의료법 제25조 제1항).
⑤ 「의료법」 제21조 제2항은 "의료인, 의료기관의 장 및 의료기관 종사자는 환자가 아닌 다른 사람에게 환자에 관한 기록을 열람하게 하거나 그 사본을 내주는 등 내용을 확인할 수 있게 하여서는 아니 된다."고 규정하면서, 동조 제3항에서 예외적으로 "「국민건강보험법」에 따라 급여비용 심사·지급·대상여부 확인 등을 위하여 국민건강보험공단 또는 건강보험심사평가원에 제공하는 경우(제4호), 「의료급여법」에 따라 의료급여 수급권자 확인, 급여비용의 심사·지급 등 의료급여 업무를 위하여 국민건강보험공단, 건강보험심사평가원에 제공하는 경우(제5호), **「산업재해보상보험법」에 따라 근로복지공단이 보험급여를 받는 근로자의 진료에 관한 보고 또는 서류 등 제출을 요구하거나 조사하는 경우(제6호), 「자동차손해배상보장법」**에 따라 의료기관으로부터 자동차보험진료수가를 청구받은 보험회사 등이 그 의료기관에 대하여 관계 진료기록의 열람을 청구한 경우(제9호) 기타 「병역법」·「학교안전사고 예방 및 보상에 관한 법률」·「고엽제후유의증 등 환자지원 및 단체설립에 관한 법률」·「의료사고 피해구제 및 의료분쟁 조정 등에 관한 법률」·「국민연금법」·「공무원연금법」 등에 따른 경우(제10호 이하)에는 그 기록을 열람하게 하거나 그 사본을 교부하는 등 그 내용을 확인할 수 있게 하여야 한다."고 규정하고 있다.

정답 ③

6. 다음 각 의료인의 행위 중 의료법에 따라 합당한 의료행위로 인정될 수 있는 것은 무엇인가?
[2016년 제80회 의사 국가시험 문제 유사]

① 한의사 '갑'은 당뇨병 환자에게 인슐린을 주사하였다.
② 의사 '을'은 임상병리사에게 가슴 X선 촬영을 하게 하였다.
③ **치과의사 '병'은 치료 중 사망한 환자의 사망진단서를 발급하였다.**
④ 의사 '정'은 변사가 의심되는 사체를 관할 보건소장에게 신고하였다.
⑤ 간호사 '무'는 요양을 위하여 입원한 환자에게 수면제를 처방하였다.

해설 및 정답 ① 「의료법」 제2조 제2항 제3호는 "한의사는 한방 의료와 한방 보건지도를 임무로 한다."고 규정하고 있다. 그러므로 **한의사가 당뇨병 환자에게 인슐린을 주사하는 것은 한의사에게 '면허된 것 이외의 의료행위'에 해당**한다고 보아야 한다.
② 「의료법」 제2조 제2항 제1호는 "의사는 의료와 보건지도를 임무로 한다."고 규정하고 있는바, 동법 제37조의 **진단용 방사선 발생장치인 X레이 촬영**을 「진단용 방사선 안전관리에 관한 규칙」 제2조 제3호의 '방사선 관계 종사자'나 동규칙 제10조의 '진단용 방사선의 안전관리책임자'가 아닌 '임상병리사'에게 촬영하게 하는 것은 적절한 보건지도로 보기 어렵다고 하겠다.

③ 의료업에 종사하고 직접 진찰하거나 검안한 의사, 치과의사, 한의사는 진단서·검안서·증명서 또는 처방전을 작성하여 환자에게 교부할 수 있으므로(의료법 제17조 제1항 참조), **치과의사** '병'은 치료 중 사망한 환자의 **사망진단서를 발급** 할 수 있다.

④ 의사·치과의사·한의사 및 조산사는 사체를 검안하여 변사(變死)한 것으로 의심되는 때에는 **사체의 소재지를 관할하는 경찰서장에게 신고**하여야 한다(의료법 제26조).

⑤ 「의료법」제17조 제1항에서 의사, 치과의사, 한의사만 처방전을 작성·교부할 수 있도록 하고 있고, 동법 제2조 제2항 제5호에서 간호사의 업무에 대해 가. 환자의 간호요구에 대한 관찰, 자료수집, 간호판단 및 요양을 위한 간호, 나. 의사, 치과의사, 한의사의 지도하에 시행하는 진료의 보조, 다. 간호 요구자에 대한 교육·상담 및 건강증진을 위한 활동의 기획과 수행, 그 밖의 대통령령으로 정하는 보건활동, 라. 제80조에 따른 간호조무사가 수행하는 가목부터 다목까지의 업무보조에 대한 지도를 규정하고 있는 점에 비추어, 간호사가 환자에게 수면제를 처방하는 것은 허용되지 않는다고 하겠다. 정답 ③

(5) 관련 판례

> **쟁점판례 1** 의료인의 업무상과실치사 사건
>
> 대법원 2010. 10. 28. 선고 2008도8606 판결
> [업무상과실치사] 〈활력징후 측정사건〉
>
> Q. 간호사가 의사의 진료를 보조할 경우 의사의 지시에 따를 의무가 있는지 여부(원칙적 적극)
> Q. 간호사 갑, 을이 수술 직후의 환자에 대한 진료를 보조하면서 1시간 간격으로 4회 활력징후를 측정하라는 담당 의사의 지시에 따르지 아니하였고 그 후 위 환자가 과다출혈로 사망한 사안에서, 갑과 을에게 업무상과실이 있다고 한 사례.

【참고】 대법원 판결문은 장문이다. 일본식 법률문체를 아직 가지고 있다. 가독성이 떨어진다. 「~고, ~데, ~만, ~서, ~면, ~나, ~와, ~데, ~로, ~자」를 끊었다. 일본식 조사 '의(の)'를 삭제하였다. 판결문 원문 의미를 살리면서, 가능한 단문으로 수정하였다. 의료인들도 쉽게 읽을 수 있도록 판결문 문장이 개선되기를 기대한다. "무엇이든 짧게 써라. 그러면 읽힐 것이다. 명료하게 써라." 조지프 퓰리처.

가. 구 의료법(2007. 4. 11. 법률 제8366호로 전부 개정되기 전의 것)은 제2조에서 의사는 의료에 종사하고, 간호사는 간호 또는 진료의 보조 등에 종사한다고 규정하고 있다. **간호사가 의사의 진료를 보조할 경우에는 특별한 사정이 없는 한 의사의 지시에 따라 진료를 보조할 의무**가 있다.
나. 담당 의사가 췌장 종양 제거수술 직후와 환자에 대하여 1시간 간격으로 4회 활력징후를 측정하라고 지시를 하였다. 그런데 일반병실에 근무하는 간호사 갑이 중환자실이 아닌 일반병실에서는 그러할 필요가 없다고 생각하여 2회만 측정한 채 3회차 이후 활력징후를 측정하지 않았다. 갑과 근무교대한 간호사 을 역시 자신의 근무시간 내 4회차 측정시각까지 활력징후를 측정하지 아니하였다. 위 환자는 그 시각으로부터 약 10분 후 심폐정지상태에 빠졌다가 이후 약 3시간이 지나 과다출혈로 사망하였다.
다. 이 사안에서, 1시간 간격으로 활력징후를 측정하였더라면 출혈을 조기에 발견하여 수혈, 수술 등 치료를 받아 환자가 사망하지 않았을 가능성이 충분하다고 보인다. 뿐만 아니라, 갑과 을은 의사의 위 지시를 수행할 의무가 있음에도 3회차 측정시각 **이후 4회차 측정시각까지 활력징후를 측정하지 아니한 업무상과실이 있다고 보아야 한다. 그러므로 갑, 을에게 업무상과실이 있거나 위 활력징후 측정 미이행 행위와 환자의 사망 사이에 인과관계가 있다.**
라. 따라서 피고인 1은 일반병실에 올라온 피해자에 대하여 1시간 간격으로 4회에 걸쳐 활력징후를 측정할 의무가 있음에도, 3회차 활력징후 측정시각인 22:30 경 이후 활력징후를 측정하지 아니한 업무상과실이 있다고 보아야 한다.
마. 그리고 피고인 2 역시 자신의 근무교대시각이 되었으면 의사의 지시내용 중 수행되지 않은 것이 어떤 것이 있는지 살펴 1시간 간격 활력징후 측정 등 시급한 내용이 수행되지 않은 경우 위 지시를 먼저 수행할 의무가 있다. 그럼에도 23:00경 피해자를 관찰하고도 활력징후를 측정하지 않았고, 그 후에도 **만연히 다른 업무를 보면서 4회차 측정시각인 23:30경까지도 활력징후를 측정하지 아니한 업무상과실이 있다고 보아야** 한다.
바. 【참조조문】 [1] 구 의료법(2007. 4. 11. 법률 제8366호로 전부 개정되기 전의 것) 제2조 [2] 형법 제17조, 제30조, 제268조, 구 의료법(2007. 4. 11. 법률 제8366호로 전부 개정되기 전의 것) 제2조.
사. 【참조판례】 [2] 대법원 1994. 12. 22. 선고 93도3030 판결; 대법원 2009. 12. 24. 선고 2005도8980 판결.

대법원 2010. 10. 28. 선고 2008도8606 판결[업무상과실치사]

【전 문】
【피 고 인】 피고인 1외 1인
【상 고 인】 검사
【변 호 인】 변호사 신○○외 4인
【원심판결】 서울중앙지법 2008. 9. 3. 선고 2007노1686 판결
【주 문】
원심판결을 파기하고, 사건을 서울중앙지방법원 합의부에 환송한다.
【이 유】
상고이유를 판단한다.

1. 인간의 생명과 건강을 담당하는 의사에게는 그의 업무의 성질에 비추어 보아 위험방지를 위하여 필요한 최선의 주의의무가 요구되고,^{된다.} 따라서 의사로서는 환자의 상태에 충분히 주의하고 진료 당시의 의학적 지식에 입각하여 그^{의학지식으로} 치료방법과 효과와 부작용 등 모든 사정을 고려하여 최선의 주의를 기울여 그 치료를 실시하지 않으면 안 되는데,^{안 된다. 그런데} 이러한 주의의무의 기준은 진료 당시의 이른바 임상의학의 실천에 의한 의료수준에 의하여^{으로} 결정되어야 하나,^{한다.} 그러나 그 의료수준은 규범적으로 요구되는 수준으로 파악되어야 하고, 당해 의사나 의료기관의 구체적 상황에 따라 고려되어서는 안 된다 할 것이다(대법원 1997. 2. 11. 선고 96다5933 판결 등 참조).

한편, 구 의료법(2007. 4. 11. 법률 제8366호로 전부 개정되기 전의 것)은 제2조에서 의사는 의료에 종사하고, 간호사는 간호 또는 진료의 보조 등에 종사한다고 규정하고 있으므로, 간호사가 의사의 진료를 보조할 경우에는 특별한 사정이 없는 한 의사의 지시에 따라 진료를 보조할 의무가 있다.

2. 가. 원심판결 이유 및 원심이 적법하게 채택하여 조사한 증거에 의하면, 출혈의 초기단계에서는 맥박수 증가 등 활력징후의 이상이 먼저 나타나고,^{나타난다.} 출혈이 어느 정도 진행된 이후에야 다른 증상이 나타나기 때문에^{나타난다.} 따라서 출혈 여부를 미리 알고 대처하기 위하여 수술 직후에는 활력징후를 자주 측정하는 사실,^{측정한다.} 피해자는 2005. 11. 2. 췌장 종양 절제술(PPPD)을 받고 회복실에서 약 1시간 40분 정도 있다가 20:15경 일반병실로 옮겨

진 사실,^{사실이 있다.} 피해자와 진료를 담당한 일반외과 전공의 공소외인은 수술 전에 미리 활력징후 관련 지시(오더)를 컴퓨터에 입력해 놓았는데,^{놓았다.} 그런데 여기에는 'V/S q 15min till stable, then q 1hr(× 4) -> q 4hr'(활력징후가 안정될 때까지 15분 간격으로 측정하고, 안정되면 1시간 간격으로 4회 측정하며, 그 후 4시간 간격으로 측정) 아래에 'V/S check q 1hr'(활력징후를 한 시간 간격으로 측정)이 추가적으로 기재되어 있고,^{있었다.} 만약 수축기 혈압이 90mmHg 이하이거나 160mmHg 이상인 경우 및 이완기 혈압이 60mmHg 이하이거나 100mmHg 이상인 경우에는 의사에게 알려 달라는 내용이 기재되어 있으며,^{있었다.} 공소외인은 이 사건 수사과정에서 위 지시 중 화살표 이전 부분(활력징후가 안정될 때까지 15분 간격으로 측정하고, 안정되면 1시간 간격으로 4회 측정)은 일반병실과 중환자실 모두 동일하게 적용되고,^{된다.} 화살표 이후 부분 중 4시간 간격 측정은 일반병실에서, 그 아래 기재된 1시간 간격 측정은 중환자실에서 적용된다는 취지로 진술한 사실(증거기록 443쪽 이하), 그 날 23:00까지 일반병실에서 피해자의 간호를 담당하는 간호사인 피고인 1 역시 컴퓨터를 통하여 위와 같은 지시를 확인한 후 일반병실 입원 즉시 및 그로부터 1시간 후인 21:30경 2회에 걸쳐 활력징후를 측정하였으나,^{다. 그러}나 22:30경 이후에는 활력징후를 측정하지 않았던 사실, 23:00부터 일반병실에서 피해자의 간호를 담당하는 간호사인 피고인 2는 21:00경 미리 출근하여 컴퓨터를 통하여 의사 지시 및 그 수행 여부를 확인한 다음 자신의 근무시각인 23:00경 피해자의 병실에 들어가 상태를 관찰하였으나 활력징후는 측정하지 않은 사실, 피고인 1은 보호자들의 요청에 의하여^{으로} 23:10경 피해자를 관찰하였는데, 그 당시 피해자는 호흡곤란 증상을 보여 보호자들이 피해자에게 심호흡을 시키고 있었으나, 피고인 1은 특별한 이상이 없다는 취지로 말하고 돌아간 사실, 피해자의 의식수준이 떨어지면서 잠을 자려는 태도를 보이자 보호자들은 다시 피고인 1을 찾아와 재워도 되느냐고 물어보았는데^{다. 그런데} 피고인 1은 괜찮다는 취지로 답변하고 퇴근한 사실, 23:40경 피해자 가족들은 피해자가 숨을 쉬지 않는 것을 발견하고 피고인 2 등 간호사들에게 알린 사실, 의료진은 피해자에게 심폐소생술을 시행하는 한편, 출혈로 인한 쇼크로 판단하고 지혈을 위한 개복수술을 시행하였는데, 동맥 출혈은 없었으나 장간막 등에서 전반적으로 피가 스미어 나오는 양상으로 출혈이 있었고, 출혈량은 복강 내에 약 3L, 기관지 삽관부위에 약 1L 정도였으며, 피해자는 02:49경 출혈로 인하여 사망한 사실, 이 사건 췌장 종양 제거수술의 주요 부작용은 출혈이고, 피해자는 췌장 종양 제거수술 직후까지 출혈성 경향이 없었던 사실, 출혈이 진행되어 비가역적인 상태에 이르면 치료에도 불구하고 출혈 경향이 유지되기도 하는 사실을 알 수 있다.

나. 사정이 이와 같다면, 활력징후가 안정된 후 1시간 간격으로 4회 측정하라는 의사의 지시는 일반병실에서도 적용되는 것으로서 일반병실 간호사인 피고인들에게 명시적으로 전달되었고, 출혈의 초기단계에서는 활력징후 변화 이외에 임상증상이 잘 나타나지 않기 때문에 환자의 임상증상 관찰로써 활력징후 측정을 대체할 수는 없는 점에 비추어 보면 위 지시가 잘못된 내용이라고 볼 수 없으며,없다. 피고인들이 1시간 간격으로 활력징후를 측정하였더라면 출혈을 조기에 발견하여 수혈, 수술 등 치료를 받고 사망하지 않았을 가능성이 충분하다고 보인다.

이와 관련하여 피고인들이 근무하는 ○○대학교병원에서 활용하는 외과 간호사를 위한 지침서(증거기록 305쪽)에 췌장암 수술 후 활력징후는 4시간 간격으로 측정한다고 되어 있더라도,있다. 그렇다고 하더라도 위 내용은 수술 후 활력징후가 어느 정도 안정된 다음 측정하는 간격에 대한 것이지, 안정되는 과정에서 측정하는 간격에 대한 것은 아니며,아니다. 이 사건에서 ○○대학교병원 간호부장 역시 위 업무지침서가 의사의 지시보다 앞설 수는 없다는 견해를 피력하고 있으므로,있다. 그러므로 췌장암 수술을 받고 일반병실에 입원한 환자의 경우 활력징후가 완전히 안정되기 전에도 항상 4시간 간격으로 활력징후를 측정하는 것이 임상관행이라고 볼 수 없을 뿐만 아니라 임상의학의 실천에 의한 의료수준이라고 볼 수도 없다.

따라서 피고인 1은 일반병실에 올라온 피해자에 대하여 1시간 간격으로 4회에 걸쳐 활력징후를 측정할 의무가 있음에도, 3회차 활력징후 측정시각인 22:30경 이후 활력징후를 측정하지 아니한 업무상과실이 있다고 보아야 한다. 그리고 피고인 2 역시 자신의 근무교대시각이 되었으면 의사의 지시내용 중 수행되지 않은 것이 어떤 것이 있는지 살펴 1시간 간격 활력징후 측정 등 시급한 내용이 수행되지 않은 경우 위 지시를 먼저 수행할 의무가 있음에도,있다. 그러므로 23:00경 피해자를 관찰하고도 활력징후를 측정하지 않았고, 그 후에도 만연히 다른 업무를 보면서 4회차 측정시각인 23:30경까지도 활력징후를 측정하지 아니한 업무상과실이 있다고 보아야 한다.

다. 그럼에도 불구하고 피고인들이 1시간 간격으로 피해자의 활력징후를 측정하지 않았고 피해자가 그 후 사망하였다는 사정만으로 업무상과실이 있거나, 피고인들의 활력징후 측정 미이행 행위와 피해자의 사망 사이에 인과관계가 있다고 단정하기 어렵다는 이유로, 이 사건 공소사실이 무죄라고 판단한 원심판결은 간호사에게 요구되는 업무상 주의의무 또는 상당인과관계에 대한 법리를 오해하여 판결에 영향을 미친 위법이 있다. 이 점을 지적하는 상고이유의 주장은 이유 있다.

3. 그러므로 원심판결을 파기하고, 사건을 다시 심리·판단하게 하기 위하여 원심법원에 환송하기로 하여, 관여 대법관의 일치된 의견으로 주문과 같이 판결한다.

대법관   박시환(재판장) 안대희 차한성(주심) 신영철

【개선방향】

※ 판결문은 특성상 장문이 될 수밖에 없는 구조를 갖고 있다. 법조문 인용, 사실관계 설명, 쟁점사항 서술, 쟁점에 대한 판단, 판단에 대한 논거를 모두 담아 표현해야 하기 때문이다. 단문으로 설명하면, 경우에 따라 문장이 끊어져 오해 소지가 있을 수 있다. 그럼에도 가독성이 없다면, 판결문은 법률전문가에게 주는 '논단'에 불과하다고 생각한다.

※ 판결문은 어떤 성격을 가져야 하는가? 고민을 해야 할 시점이다. 2018년부터 대법원 판결문 문체가 이전보다 많이 좋아졌다. 분명한 점은 국민들이 읽어서 쉽게 이해되는 문체가 되어야 한다.

※ 필자는 시민 입장에서 판결문을 읽었다. 의료인들이 쉽게 읽을 수 있는 판결문이 더 많이 나오길 기대한다. 법관들이 조금만 신경을 쓰면 가능한 일이다.

※ 문제는 현재 법관들이 의료인과 마찬가지로 많은 사건으로 격무에 시달린다는 점이다. 우리나라 전문직종은 공통된 현상이다. 전문직 직종의 삶이 3만불 시대에도 변함이 없어 너무 안타깝다. 판결문으로 본 세상이야기다. 쉬운 판결문은 의료인에게 부여된 설명의무와 같은 것이다.

3. 제3조(의료기관)

(1) 현 행

제3조(의료기관)
① 이 법에서 "의료기관"이란 의료인이 공중(공중) 또는 특정 다수인을 위하여 의료·조산의 업(이하 "의료업"이라 한다)을 하는 곳을 말한다.
② 의료기관은 다음 각 호와 같이 구분한다. 〈개정 2009.1.30, 2011.6.7, 2016.5.29, 2019.4.23, 2020.3.4〉
 1. 의원급 의료기관: 의사, 치과의사 또는 한의사가 주로 외래환자를 대상으로 각각 그 의료행위를 하는 의료기관으로서 그 종류는 다음 각 목과 같다.
  가. 의원
  나. 치과의원
  다. 한의원
 2. 조산원: 조산사가 조산과 임산부 및 신생아를 대상으로 보건활동과 교육·상담을 하는 의료기관을 말한다.
 3. 병원급 의료기관: 의사, 치과의사 또는 한의사가 주로 입원환자를 대상으로 의료행위를 하는 의료기관으로서 그 종류는 다음 각 목과 같다.
  가. 병원
  나. 치과병원
  다. 한방병원
  라. 요양병원(「장애인복지법」 제58조제1항제4호에 따른 의료재활시설로서 제3조의2의 요건을 갖춘 의료기관을 포함한다. 이하 같다)
  마. 정신병원
  바. 종합병원
③ 보건복지부장관은 보건의료정책에 필요하다고 인정하는 경우에는 제2항제1호부터 제3호까지의 규정에 따른 의료기관의 종류별 표준업무를 정하여 고시할 수 있다. 〈개정 2009.1.30, 2010.1.18〉
④ 삭제 〈2009.1.30〉
⑤ 삭제 〈2009.1.30〉
⑥ 삭제 〈2009.1.30〉
⑦ 삭제 〈2009.1.30〉
⑧ 삭제 〈2009.1.30〉
의료법 일부개정 2020. 12. 29. [법률 제17787호, 시행 2021. 6. 30.] 보건복지부.

(2) 개선방안

제3조(의료기관)
① 이 법에서 "의료기관"이란 의료인이 공중(公衆)·특정 다수인을 위하여 의료업·조산업(이하 "의료업"이라 한다)을 하는 곳을 말한다.
② 의료기관은 다음 각 호로 구분한다. 〈개정 2009.1.30, 2011.6.7, 2016.5.29, 2019.4.23, 2020.3.4〉
  1. 의원급 의료기관: 의사·치과의사·한의사가 주로 외래환자를 대상으로 의료행위를 하는 의료기관으로 그 종류는 다음 각 항목과 같다.
    가. 의원
    나. 치과의원
    다. 한의원
  2. 조산원: 조산사가 조산과 임부·해산부·산욕부·신생아를 대상으로 보건활동·교육·상담을 하는 의료기관을 말한다.
  3. 병원급 의료기관: 의사·치과의사·한의사가 주로 입원환자를 대상으로 의료행위를 하는 의료기관으로 그 종류는 다음 각 항목과 같다.
    가. 병원
    나. 치과병원
    다. 한방병원
    라. 요양병원(「정신건강증진과 정신질환자 복지서비스 지원에 관한 법률」 제3조 제5호에 근거한 정신의료기관 중 정신병원·「장애인복지법」 제58조 제1항 제2호에 근거한 의료재활시설로서 제3조2 요건을 갖춘 의료기관을 포함한다. 이하 같다)
    마. 정신병원
    바. 종합병원
③ 보건복지부장관은 보건의료정책에 필요하다고 인정하는 경우 제2항 제1호·제2호·제3호 의료기관 종류별 표준업무를 정하여 고시할 수 있다. 〈개정 2009.1.30., 2010.1.18.〉
④ 삭제 〈2009.1.30.〉
⑤ 삭제 〈2009.1.30.〉
⑥ 삭제 〈2009.1.30.〉
⑦ 삭제 〈2009.1.30.〉
⑧ 삭제 〈2009.1.30.〉

【개정방향】
※ 명확성·간결성·가독성
※ 국어문법정비

※ 나열형은 온점(·)을 사용하여 법조문을 읽기 쉽게 줄임
※ 일본식 '의' 삭제
※ 의료기관은 다음 각 호와 같이 구분한다⇒의료기관은 다음 각 호로 구분한다.
※ 의원급 의료기관: 의사, 치과의사 또는 한의사가 주로 외래환자를 대상으로 각각 그 의료행위를 하는 의료기관으로서 그 종류는 다음 각 목과 같다.⇒의원급 의료기관: 의사·치과의사·한의사가 주로 외래환자를 대상으로 의료행위를 하는 의료기관으로 그 종류는 다음 각 항목과 같다.
※ 조산원: 조산사가 조산과 임산부 및 신생아를 대상으로 보건활동과 교육·상담을 하는 의료기관을 말한다.⇒조산원: 조산사가 조산과 임부·해산부·산욕부·신생아를 대상으로 보건활동·교육·상담을 하는 의료기관을 말한다.
※ 병원급 의료기관: 의사·치과의사·한의사가 주로 입원환자를 대상으로 의료행위를 하는 의료기관으로 그 종류는 다음 각 항목과 같다.⇒병원급 의료기관: 의사·치과의사·한의사가 주로 입원환자를 대상으로 의료행위를 하는 의료기관으로 그 종류는 다음 각 항목과 같다.

(3) 해 설

가. 의료법 제3조는 의료기관을 규정하고 있다. 의료인이 의료업을 하기 위해서는 일정한 자격을 갖추고 반드시 의료기관을 개설해야 한다. 의료법 제33조 이하는 의료기관 개설과 의료기관 준수사항을 규정하고 있다. 최근 불법의료기관 운영과 요양급여청구가 사회 문제가 되고 있다. 의료법 제3조와 제33조를 같이 보아야 한다.

나. 주요내용을 보면, ① 이 법에서 "의료기관"이란 의료인이 공중(公衆)·특정 다수인을 위하여 의료업·조산업(이하 "의료업"이라 한다)을 하는 곳을 말한다.

다. ② 의료기관은 다음 각 호로 구분한다. 〈개정 2009.1.30, 2011.6.7, 2016.5.29, 2019.4.23, 2020.3.4〉

   1. 의원급 의료기관: 의사·치과의사·한의사가 주로 외래환자를 대상으로 의료행위를 하는 의료기관으로 그 종류는 다음 각 항목과 같다.
      가. 의원
      나. 치과의원
      다. 한의원
   2. 조산원: 조산사가 조산과 임부·해산부·산욕부·신생아를 대상으로 보건활동·교육·상담을 하는 의료기관을 말한다.
   3. 병원급 의료기관: 의사·치과의사·한의사가 주로 입원환자를 대상으로 의

료행위를 하는 의료기관으로 그 종류는 다음 각 항목과 같다.
　가. 병원
　나. 치과병원
　다. 한방병원
　라. 요양병원(「정신건강증진과 정신질환자 복지서비스 지원에 관한 법률」 제3조 제5호에 근거한 정신의료기관 중 정신병원·「장애인복지법」 제58조 제1항 제2호에 근거한 의료재활시설로서 제3조2 요건을 갖춘 의료기관을 포함한다. 이하 같다)
　마. **정신병원**
　바. **종합병원**
라. ③ 보건복지부장관은 보건의료정책에 필요하다고 인정하는 경우 제2항 제1호·제2호·제3호 의료기관 종류별 표준업무를 정하여 고시할 수 있다. 〈개정 2009.1.30., 2010.1.18.〉
마. ④ 삭제〈2009.1.30.〉 ⑤ 삭제〈2009.1.30.〉 ⑥ 삭제〈2009.1.30.〉 ⑦ 삭제〈2009.1.30.〉 ⑧ 삭제〈2009.1.30.〉
바. 우리나라 의료기관은 다양한 형태로 개설되어 있다. 내가 사는 동네에 개설된 병원을 이해하는데 도움이 될 것이다. 집 부근에 어떤 병원이 개설되어 있는지 살펴보는 것도 건강한 생활을 위해 도움이 될 것이다. 부모님과 내가 자주 다니는 병원은 어떤 병원인가? 부모님이 계시는 병원은 어떤 의료기관인가? 의료법 제3조 이하는 의료기관을 자세히 규정하고 있다.

3-2. 제3조의2(병원등)

(1) 현 행

제3조의2(병원등)
병원·치과병원·한방병원 및 요양병원(이하 "병원등"이라 한다)은 30개 이상의 병상(병원·한방병원만 해당한다) 또는 요양병상(요양병원만 해당하며, 장기입원이 필요한 환자를 대상으로 의료행위를 하기 위하여 설치한 병상을 말한다)을 갖추어야 한다.
[본조신설 2009.1.30.]

(2) 개선방안

> **제3조2(병원)**
> 병원·치과병원·한방병원·요양병원(이하 "병원등"이라 한다)은 30개 이상 병상(병원·한방병원만 해당한다)·요양병상(요양병원만 해당하며, 장기입원이 필요한 환자를 대상으로 의료행위를 하기 위하여 설치한 병상을 말한다)을 갖추어야 한다.
> [본조신설 2009.1.30.]
>
> 【개정방향】
> ※ 제목변경: 병원
> ※ 명확성·간결성·가독성
> ※ 나열형은 온점(·)을 사용하여 법조문을 읽기 쉽게 줄임
> ※ '등' 삭제
> ※ 병원·치과병원·한방병원 및 요양병원(이하 "병원등"이라 한다)은 30개 이상의 병상(병원·한방병원만 해당한다) 또는 요양병상⇒병원·치과병원·한방병원·요양병원(이하 "병원등"이라 한다)은 30개 이상 병상(병원·한방병원만 해당한다)·요양병상

(3) 해 설

가. 의료법 제3조2는 병원을 규정하고 있다.

나. 주요내용을 보면, 병원·치과병원·한방병원·요양병원(이하 "병원등"이라 한다)은 30개 이상 병상(병원·한방병원만 해당한다)·요양병상(요양병원만 해당하며, 장기입원이 필요한 환자를 대상으로 의료행위를 하기 위하여 설치한 병상을 말한다)을 갖추어야 한다.

3-3. 제3조의3(종합병원)

(1) 현 행

> **제3조의3(종합병원)**
> ① 종합병원은 다음 각 호의 요건을 갖추어야 한다. 〈개정 2011.8.4.〉
>   1. 100개 이상의 병상을 갖출 것
>   2. 100병상 이상 300병상 이하인 경우에는 내과·외과·소아청소년과·산부인과 중 3개 진료과목, 영상의학과, 마취통증의학과와 진단검사의학과 또는 병

리과를 포함한 7개 이상의 진료과목을 갖추고 각 진료과목마다 전속하는 전문의를 둘 것
3. 300병상을 초과하는 경우에는 내과, 외과, 소아청소년과, 산부인과, 영상의학과, 마취통증의학과, 진단검사의학과 또는 병리과, 정신건강의학과 및 치과를 포함한 9개 이상의 진료과목을 갖추고 각 진료과목마다 전속하는 전문의를 둘 것
② 종합병원은 제1항제2호 또는 제3호에 따른 진료과목(이하 이 항에서 "필수진료과목"이라 한다) 외에 필요하면 추가로 진료과목을 설치·운영할 수 있다. 이 경우 필수진료과목 외의 진료과목에 대하여는 해당 의료기관에 전속하지 아니한 전문의를 둘 수 있다.
[본조신설 2009.1.30.]

(2) 개선방안

제3조3(종합병원)
① 종합병원은 다음 각 호 요건을 갖추어야 한다. 〈개정 2011.8.4.〉
1. 100개 이상 병상을 갖출 것
2. 100병상 이상 300병상 이하인 경우 내과·외과·소아청소년과·산부인과 중 3개 진료과목, 영상의학과·마취통증의학과·진단검사의학과·병리과를 포함한 7개 이상 진료과목을 갖추고, 각 진료과목마다 전속하는 전문의를 둘 것
3. 300병상을 초과하는 경우 내과·외과·소아청소년과·산부인과·영상의학과·마취통증의학과·진단검사의학과·병리과·정신건강의학과·치과를 포함한 9개 이상 진료과목을 갖추고, 각 진료과목마다 전속하는 전문의를 둘 것
② 종합병원은 제1항 제2호·제3호에 근거한 진료과목(이하 이 항에서 "필수진료과목"이라 한다) 외에 필요하면 추가로 진료과목을 설치·운영할 수 있다. 다만 필수진료과목 외의 진료과목 경우 해당 의료기관에 전속되지 않은 전문의를 둘 수 있다.
[본조신설 2009.1.30.]

【개정방향】
※ 명확성·간결성·가독성
※ 국어문법정비
※ 나열형은 온점(·)을 사용하여 법조문을 읽기 쉽게 줄임
※ 일본식 '의' 삭제

> ※ 3. 300병상을 초과하는 경우에는 내과, 외과, 소아청소년과, 산부인과, 영상의학과, 마취통증의학과, 진단검사의학과 또는 병리과, 정신건강의학과 및 치과를 포함한 9개 이상의 진료과목을 갖추고 각 진료과목마다 전속하는 전문의를 둘 것⇒3. 300병상을 초과하는 경우 내과·외과·소아청소년과·산부인과·영상의학과·마취통증의학과·진단검사의학과·병리과·정신건강의학과·치과를 포함한 9개 이상 진료과목을 갖추고, 각 진료과목마다 전속하는 전문의를 둘 것
> ※ 이 경우 필수진료과목 외의 진료과목에 대하여는 해당 의료기관에 전속하지 아니한 전문의를 둘 수 있다 ⇒ 필수진료과목 외의 진료과목 경우 해당 의료기관에 전속되지 않은 전문의를 둘 수 있다.

(3) 해 설

가. 의료법 제3조3은 종합병원을 규정하고 있다.
나. 주요내용을 보면, ① **종합병원**은 다음 각 호 요건을 갖추어야 한다. 〈개정 2011.8.4.〉
  1. **100개 이상 병상을 갖출 것**
  2. 100병상 이상 300병상 이하인 경우 내과·외과·소아청소년과·산부인과 중 3개 진료과목, 영상의학과·마취통증의학과·진단검사의학과·병리과를 포함한 7개 이상 진료과목을 갖추고, 각 진료과목마다 전속하는 전문의를 둘 것
  3. **300병상을 초과하는 경우 내과·외과·소아청소년과·산부인과·영상의학과·마취통증의학과·진단검사의학과·병리과·정신건강의학과·치과를 포함한 9개 이상 진료과목을 갖추고, 각 진료과목마다 전속하는 전문의를 둘 것**
다. ② 종합병원은 제1항 제2호·제3호에 근거한 진료과목(이하 이 항에서 "필수진료과목"이라 한다) 외에 필요하면 추가로 진료과목을 설치·운영할 수 있다. 다만 필수진료과목 외의 진료과목 경우 해당 의료기관에 전속되지 않은 전문의를 둘 수 있다.
  [본조신설 2009.1.30.]
라. 우리나라에서 종합병원을 설립하려며, 100개 이상 병상을 갖추어야 한다. 100개 이상 300이하 병상을 갖춘 종합병원은 7개 필수진료과목(전문의)을 개설해야 한다. 300이상 병상을 갖춘 종합병원은 9개 필수과목(전문의)을 필수진료과목(전문의)을 개설해야 한다.

3-4. 제3조의4(상급종합병원 지정)

(1) 현 행

제3조의4(상급종합병원 지정)
① 보건복지부장관은 다음 각 호의 요건을 갖춘 종합병원 중에서 중증질환에 대하여 난이도가 높은 의료행위를 전문적으로 하는 종합병원을 상급종합병원으로 지정할 수 있다. 〈개정 2010.1.18.〉
  1. 보건복지부령으로 정하는 20개 이상의 진료과목을 갖추고 각 진료과목마다 전속하는 전문의를 둘 것
  2. 제77조제1항에 따라 전문의가 되려는 자를 수련시키는 기관일 것
  3. 보건복지부령으로 정하는 인력·시설·장비 등을 갖출 것
  4. 질병군별(疾病群別) 환자구성 비율이 보건복지부령으로 정하는 기준에 해당할 것
② 보건복지부장관은 제1항에 따른 지정을 하는 경우 제1항 각 호의 사항 및 전문성 등에 대하여 평가를 실시하여야 한다. 〈개정 2010.1.18.〉
③ 보건복지부장관은 제1항에 따라 상급종합병원으로 지정받은 종합병원에 대하여 3년마다 제2항에 따른 평가를 실시하여 재지정하거나 지정을 취소할 수 있다. 〈개정 2010.1.18.〉
④ 보건복지부장관은 제2항 및 제3항에 따른 평가업무를 관계 전문기관 또는 단체에 위탁할 수 있다. 〈개정 2010.1.18.〉
⑤ 상급종합병원 지정·재지정의 기준·절차 및 평가업무의 위탁 절차 등에 관하여 필요한 사항은 보건복지부령으로 정한다. 〈개정 2010.1.18.〉
[본조신설 2009.1.30.]

(2) 개선방안

제3조4(상급종합병원 지정)
① 보건복지부장관은 다음 각 호 요건을 갖춘 종합병원 중에서 중증질환에 대하여 난이도가 높은 의료행위를 전문적으로 하는 종합병원을 상급종합병원으로 지정할 수 있다. 〈개정 2010.1.18.〉
  1. 보건복지부령으로 정하는 20개 이상 진료과목을 갖추고, 각 진료과목마다 전속하는 전문의를 둘 것
  2. 제77조 제1항에 근거하여 전문의가 되려는 사람을 수련시키는 기관일 것
  3. 보건복지부령으로 정하는 인력·시설·장비 등을 갖출 것
  4. 질병군별(疾病群別) 환자구성 비율이 보건복지부령으로 정하는 기준에 해당

할 것
② 보건복지부장관은 제1항에 근거하여 상급종합병원을 지정을 하는 경우 제1항 각 호 사항·전문성 평가를 실시하여야 한다. 〈개정 2010.1.18.〉
③ 보건복지부장관은 제1항 상급종합병원으로 지정받은 종합병원에 대하여 3년마다 제2항 종합평가를 실시하고, 그 결과에 따라 상급종합병원으로 재지정 하거나 또는 상급종합병원 지정을 취소할 수 있다. 〈개정 2010.1.18.〉
④ 보건복지부장관은 관계 전문기관·단체에 제2항·제3항 평가업무를 위탁할 수 있다. 〈개정 2010.1.18.〉
⑤ 상급종합병원 지정·재지정 기준·절차·평가업무 위탁절차에 관하여 필요한 사항은 보건복지부령으로 정한다. 〈개정 2010.1.18.〉
[본조신설 2009.1.30.]

【개정방향】
※ 명확성·간결성·가독성
※ 일본식 '의' 삭제
※ 나열형은 온점(·)을 사용하여 법조문을 읽기 쉽게 줄임
※ 국어문법정비
※ ③ 보건복지부장관은 제1항에 따라 상급종합병원으로 지정받은 종합병원에 대하여 3년마다 제2항에 따른 평가를 실시하여 재지정하거나 지정을 취소할 수 있다. ⇒ ③ 보건복지부장관은 제1항 상급종합병원으로 지정받은 종합병원에 대하여 3년마다 제2항 종합평가를 실시하고, 그 결과에 따라 상급종합병원으로 재지정 하거나 또는 상급종합병원 지정을 취소할 수 있다.

(3) 해 설

가. 의료법 제3조의4는 상급종합병원을 규정하고 있다.
나. 주요내용을 보면, ① 보건복지부장관은 다음 각 호 요건을 갖춘 종합병원 중에서 중증질환에 대하여 난이도가 높은 의료행위를 전문적으로 하는 종합병원을 상급종합병원으로 지정할 수 있다. 〈개정 2010.1.18.〉
  1. 보건복지부령으로 정하는 20개 이상 진료과목을 갖추고, 각 진료과목마다 전속하는 전문의를 둘 것
  2. 제77조 제1항에 근거하여 전문의가 되려는 사람을 수련시키는 기관일 것
  3. 보건복지부령으로 정하는 인력·시설·장비 등을 갖출 것
  4. 질병군별(疾病群別) 환자구성 비율이 보건복지부령으로 정하는 기준에 해당할 것

다. ② 보건복지부장관은 제1항에 근거하여 상급종합병원을 지정을 하는 경우 제1항 각 호 사항·전문성 평가를 실시하여야 한다. 〈개정 2010.1.18.〉
라. ③ 보건복지부장관은 제1항 상급종합병원으로 지정받은 종합병원에 대하여 3년마다 제2항 종합평가를 실시하고, 그 결과에 따라 상급종합병원으로 재지정 하거나 또는 상급종합병원 지정을 취소할 수 있다. 〈개정 2010.1.18.〉
마. ④ 보건복지부장관은 관계 전문기관·단체에 제2항·제3항 평가업무를 위탁할 수 있다. 〈개정 2010.1.18.〉
바. ⑤ 상급종합병원 지정·재지정 기준·절차·평가업무 위탁절차에 관하여 필요한 사항은 보건복지부령으로 정한다. 〈개정 2010.1.18.〉
[본조신설 2009.1.30.]
사. 우리나라 상급종합병원은 중증질환에 대하여 난이도가 높은 의료행위를 전문적으로 취급하는 종합병원이다. **상급종합병원은 20개 필수과목(전문의)을 개설해야 한다. 전문의 수련기관이다. 3년마다 평가를 받아야 한다.** 우리 지역에서 상급종합병원은 어느 곳에 위치하고 있는가? 우리 지역에서 상급종합병원은 어떤 중증질환에서 환자들에게 특히 인기가 있는가? 이 정도는 정확히 알고 있어야 할 것이다. **의료기관의 지역 균형은 삶의 질을 높일 것이다. 의료법 제1조 목적에도 부합한다.**
아. 한국은 고령화 시대에 접어들었다. 보건복지부는 상급종합병원을 권역별로 집중하여 지원·관리하고 있다. 우리 부모님을 어떤 상급병원으로 모실까? 의료법 제3조4는 상급병원을 자세히 규정하고 있다. 참고하시길 바란다.
자. 정부는 의료기관 균형발전이 지역 균형발전을 이끄는 초석임을 잊지 말아야 한다. 물 좋고 공기 좋은 곳에 양질의 상급병원이 존재한다면, 굳이 서울로 갈 이유가 있겠는가? 서울 소재 특정 병원에 진료를 받기 위해 시골의 할아버지·할머니들이 줄을 선다면, 그 사회비용은 엄청날 것이다. 70년 동안 진행된 수도권 집중화 정책은 이제 끝내야 한다. 독일 뮌헨(Müchen) 사람들은 베를린(Berlin)에서 진료를 받기 위해 새벽부터 움직이지 않는다.
차. 의료법 제1조 목적을 구현하려면, 상급종합법원의 균형발전과 정밀한 원격의료시스템 구축이 필요하다. 수준 높은 의료자원을 전국 곳곳에서 쉽게 이용할 수 있는 의료체계이다. 지역에서 양질의 의료 혜택을 받을 수 있는 길이다. 인공지능(AI) 시대에 의료산업은 혁명적으로 변한다. 환자·의료인·의료기관 모두에게 이익이 되는 길이 있다. 개인정보보호 규정을 보완하면서, 진료 목적인 경우 환자의 전 의료기록을 공통으로 열람·이용하는 시스템이다.

3-5. 제3조의5(전문병원 지정)

(1) 현 행

제3조의5(전문병원 지정)
① 보건복지부장관은 병원급 의료기관 중에서 특정 진료과목이나 특정 질환 등에 대하여 난이도가 높은 의료행위를 하는 병원을 전문병원으로 지정할 수 있다. 〈개정 2010.1.18.〉
② 제1항에 따른 전문병원은 다음 각 호의 요건을 갖추어야 한다. 〈개정 2010.1.18.〉
  1. 특정 질환별·진료과목별 환자의 구성비율 등이 보건복지부령으로 정하는 기준에 해당할 것
  2. 보건복지부령으로 정하는 수 이상의 진료과목을 갖추고 각 진료과목마다 전속하는 전문의를 둘 것
③ 보건복지부장관은 제1항에 따라 전문병원으로 지정하는 경우 제2항 각 호의 사항 및 진료의 난이도 등에 대하여 평가를 실시하여야 한다. 〈개정 2010.1.18.〉
④ 보건복지부장관은 제1항에 따라 전문병원으로 지정받은 의료기관에 대하여 3년마다 제3항에 따른 평가를 실시하여 전문병원으로 재지정할 수 있다. 〈개정 2010.1.18., 2015.1.28.〉
⑤ 보건복지부장관은 제1항 또는 제4항에 따라 지정받거나 재지정받은 전문병원이 다음 각 호의 어느 하나에 해당하는 경우에는 그 지정 또는 재지정을 취소할 수 있다. 다만, 제1호에 해당하는 경우에는 그 지정 또는 재지정을 취소하여야 한다. 〈신설 2015.1.28.〉
  1. 거짓이나 그 밖의 부정한 방법으로 지정 또는 재지정을 받은 경우
  2. 지정 또는 재지정의 취소를 원하는 경우
  3. 제4항에 따른 평가 결과 제2항 각 호의 요건을 갖추지 못한 것으로 확인된 경우
⑥ 보건복지부장관은 제3항 및 제4항에 따른 평가업무를 관계 전문기관 또는 단체에 위탁할 수 있다. 〈개정 2010.1.18., 2015.1.28.〉
⑦ 전문병원 지정·재지정의 기준·절차 및 평가업무의 위탁 절차 등에 관하여 필요한 사항은 보건복지부령으로 정한다. 〈개정 2010.1.18., 2015.1.28.〉
[본조신설 2009.1.30.]

【문제점】
※ 명확성·간결성·가독성에 대한 입법 철학 부재
※ ~등, ~이나, 또는, 온점(·), 및⇒언어철학이 무엇인지 명확히 할 필요가 있다.
※ 특정 진료과목이나 특정 질환 등에 대하여⇒이나, ~등에 대하여(간결성)

(2) 개선방안

제3조의5(전문병원 지정)
① 보건복지부장관은 병원급 의료기관 중에서 특정진료과목·특정질환에 대하여 난이도가 높은 의료행위를 하는 병원을 전문병원으로 지정할 수 있다. 〈개정 2010.1.18.〉
② 제1항 전문병원은 다음 각 호 요건을 갖추어야 한다. 〈개정 2010.1.18.〉
  1. 특정 질환별·진료과목별 환자 구성비율이 보건복지부령으로 정하는 기준에 해당할 것
  2. 보건복지부령으로 정하는 수 이상 진료과목을 갖추고, 각 진료과목마다 전속하는 전문의를 둘 것
③ 보건복지부장관은 제1항에 근거하여 전문병원을 지정하는 경우, 제2항 각 호 사항·진료난이도 평가를 실시하여야 한다. 〈개정 2010.1.18.〉
④ 보건복지부장관은 제1항 전문병원으로 지정받은 의료기관에 대하여 3년마다 제3항 종합평가를 실시하고, 그 결과에 따라 전문병원을 재지정할 수 있다. 〈개정 2010.1.18., 2015.1.28.〉
⑤ 보건복지부장관은 제1항·제4항에 근거하여 지정·재지정을 받은 전문병원이 다음 각 호 어느 하나에 해당하는 경우 그 지정·재지정을 취소할 수 있다. 다만 제1호에 해당하는 경우 지정·재지정을 취소하여야 한다. 〈신설 2015.1.28.〉
  1. 거짓·그 밖에 부정한 방법으로 지정·재지정을 받은 경우
  2. 지정·재지정 취소를 원하는 경우
  3. 제4항 종합평가 결과 제2항 각 호 요건을 갖추지 못한 것으로 확인된 경우
⑥ 보건복지부장관은 관계 전문기관·단체에 제3항·제4항 평가업무를 위탁할 수 있다. 〈개정 2010.1.18., 2015.1.28.〉
⑦ 전문병원 지정·재지정 기준·절차·평가업무의 위탁 절차에 관하여 필요한 사항은 보건복지부령으로 정한다. 〈개정 2010.1.18., 2015.1.28.〉
[본조신설 2009.1.30.]

【개정방향】
※ 명확성·간결성·가독성
※ ~등, 또는, 온점(·), 및 ⇒ 언어철학과 사용용법을 통일할 필요가 있다. 명확성·간결성·가독성의 철학을 반영한다면, 일관성이 있어야 한다. 삭제 또는 온점(·)을 사용하면, 법문을 간단명료(簡單明瞭)하게 정비할 수 있다.
※ 국어문법정비: 간접목적어+직접목적어 순으로 정비함(제6항)
※ 나열형은 온점(·)을 사용하여 법조문을 읽기 쉽게 줄임: 법조문에서 넓게 사용하고 있음(의료법 제3조5 제7항 전문병원 지정·재지정 기준·절차·평가업무)

(3) 해 설
가. 의료법 제3조5는 전문병원을 규정하고 있다.
나. 주요내용을 보면, ① 보건복지부장관은 병원급 의료기관 중에서 특정진료과목·특정질환에 대하여 난이도가 높은 의료행위를 하는 병원을 전문병원으로 지정할 수 있다. 〈개정 2010.1.18.〉
다. ② 제1항 전문병원은 다음 각 호 요건을 갖추어야 한다. 〈개정 2010.1.18.〉
   1. 특정 질환별·진료과목별 환자 구성비율이 보건복지부령으로 정하는 기준에 해당할 것
   2. 보건복지부령으로 정하는 수 이상 진료과목을 갖추고, 각 진료과목마다 전속하는 전문의를 둘 것
라. ③ 보건복지부장관은 제1항에 근거하여 전문병원을 지정하는 경우, 제2항 각 호 사항·진료난이도 평가를 실시하여야 한다. 〈개정 2010.1.18.〉
마. ④ 보건복지부장관은 제1항 전문병원으로 지정받은 의료기관에 대하여 3년마다 제3항 종합평가를 실시하고, 그 결과에 따라 전문병원을 재지정할 수 있다. 〈개정 2010.1.18., 2015.1.28.〉
바. ⑤ 보건복지부장관은 제1항·제4항에 근거하여 지정·재지정을 받은 전문병원이 다음 각 호 어느 하나에 해당하는 경우 그 지정·재지정을 취소할 수 있다. 다만 제1호에 해당하는 경우 지정·재지정을 취소하여야 한다. 〈신설 2015.1.28.〉
   1. 거짓·그 밖에 부정한 방법으로 지정·재지정을 받은 경우
   2. 지정·재지정 취소를 원하는 경우
   3. 제4항 종합평가 결과 제2항 각 호 요건을 갖추지 못한 것으로 확인된 경우
사. ⑥ 보건복지부장관은 관계 전문기관·단체에 제3항·제4항 평가업무를 위탁할 수 있다. 〈개정 2010.1.18., 2015.1.28.〉 ⑦ 전문병원 지정·재지정 기준·절차·평가업무의 위탁 절차에 관하여 필요한 사항은 보건복지부령으로 정한다. 〈개정 2010.1.18., 2015.1.28.〉 [본조신설 2009.1.30.]
아. **국력은 수도권에서 나오는 것이 아니라, 대한민국 전체에서 뿜어져 나온다. 3만불 시대는 지역 균형발전이 국가발전의 올바른 길이다. 먼 훗날 '소리 없이' 다가올 통일시대를 대비하는 길이다. 독일통일은 서독 정부의 준비된 사회정책들이 만든 것이다. 동독 사람들이 서독의 의료시스템을 받아들일 수 있을만큼 잘 정비되어 있었다. 「독일통일과 의료통합」 관련 각종 보고서를 읽어 보시길 바란다.** 우리는 인공지능(AI) 시대에서 남북통일을 맞이할 것이다.

제2장
의료인

제1절 자격과 면허

4. 제4조(의료인과 의료기관의 장의 의무)

(1) 현 행

제4조(의료인과 의료기관의 장의 의무)
① 의료인과 의료기관의 장은 의료의 질을 높이고 의료관련감염(의료기관 내에서 환자, 환자의 보호자, 의료인 또는 의료기관 종사자 등에게 발생하는 감염을 말한다. 이하 같다)을 예방하며 의료기술을 발전시키는 등 환자에게 최선의 의료서비스를 제공하기 위하여 노력하여야 한다. 〈개정 2012.2.1, 2020.3.4〉
② 의료인은 다른 의료인 또는 의료법인 등의 명의로 의료기관을 개설하거나 운영할 수 없다. 〈신설 2012.2.1, 2019.8.27〉
③ 의료기관의 장은 「보건의료기본법」 제6조·제12조 및 제13조에 따른 환자의 권리 등 보건복지부령으로 정하는 사항을 환자가 쉽게 볼 수 있도록 의료기관 내에 게시하여야 한다. 이 경우 게시 방법, 게시 장소 등 게시에 필요한 사항은 보건복지부령으로 정한다. 〈신설 2012.2.1〉
④ 삭제 〈2020.3.4〉
⑤ 의료기관의 장은 환자와 보호자가 의료행위를 하는 사람의 신분을 알 수 있도록 의료인, 제27조제1항 각 호 외의 부분 단서에 따라 의료행위를 하는 같은 항 제3호에 따른 학생, 제80조에 따른 간호조무사 및 「의료기사 등에 관한 법률」 제2조에 따른 의료기사에게 의료기관 내에서 대통령령으로 정하는 바에 따라 명찰을 달도록 지시·감독하여야 한다. 다만, 응급의료상황, 수술실 내인 경우, 의료행위를 하지 아니할 때, 그 밖에 대통령령으로 정하는 경우에는 명찰을 달지 아니하도록 할 수 있다. 〈신설 2016.5.29〉
⑥ 의료인은 일회용 의료기기(한 번 사용할 목적으로 제작되거나 한 번의 의료행위에서 한 환자에게 사용하여야 하는 의료기기로서 보건복지부령으로 정하는 의료기기를 말한다. 이하 같다)를 한 번 사용한 후 다시 사용하여서는 아니 된다. 〈신설 2016.5.29, 2020.3.4〉
의료법 일부개정 2020. 12. 29. [법률 제17787호, 시행 2021. 6. 30.] 보건복지부.

[개정전]
제4조(의료인과 의료기관의 장의 의무)
① 의료인과 의료기관의 장은 의료의 질을 높이고 병원감염을 예방하며 의료기술

을 발전시키는 등 환자에게 최선의 의료서비스를 제공하기 위하여 노력하여야 한다. 〈개정 2012.2.1.〉
② 의료인은 다른 의료인의 명의로 의료기관을 개설하거나 운영할 수 없다. 〈신설 2012.2.1.〉
③ 의료기관의 장은 「보건의료기본법」 제6조·제12조 및 제13조에 따른 환자의 권리 등 보건복지부령으로 정하는 사항을 환자가 쉽게 볼 수 있도록 의료기관 내에 게시하여야 한다. 이 경우 게시 방법, 게시 장소 등 게시에 필요한 사항은 보건복지부령으로 정한다. 〈신설 2012.2.1.〉
④ 의료인은 제5조(의사·치과의사 및 한의사를 말한다), 제6조(조산사를 말한다) 및 제7조(간호사를 말한다)에 따라 발급받은 면허증을 다른 사람에게 빌려주어서는 아니 된다. 〈신설 2015.12.29.〉
⑤ 의료기관의 장은 환자와 보호자가 의료행위를 하는 사람의 신분을 알 수 있도록 의료인, 제27조제1항 각 호 외의 부분 단서에 따라 의료행위를 하는 같은 항 제3호에 따른 학생, 제80조에 따른 간호조무사 및 「의료기사 등에 관한 법률」 제2조에 따른 의료기사에게 의료기관 내에서 대통령령으로 정하는 바에 따라 명찰을 달도록 지시·감독하여야 한다. 다만, 응급의료상황, 수술실 내인 경우, 의료행위를 하지 아니할 때, 그 밖에 대통령령으로 정하는 경우에는 명찰을 달지 아니하도록 할 수 있다. 〈신설 2016.5.29.〉
⑥ 의료인은 일회용 주사 의료용품(한 번 사용할 목적으로 제작되거나 한 번의 의료행위에서 한 환자에게 사용하여야 하는 의료용품으로서 사람의 신체에 의약품, 혈액, 지방 등을 투여·채취하기 위하여 사용하는 주사침, 주사기, 수액용기와 연결줄 등을 포함하는 수액세트 및 그 밖에 이에 준하는 의료용품을 말한다. 이하 같다)을 한 번 사용한 후 다시 사용하여서는 아니 된다. 〈신설 2016.5.29.〉

(2) 개선방안

제4조(의료인 의무와 의료기관장 의무)
① 의료인·의료기관장은 다음 각 호를 위해 노력한다.
  1. 의료의 질을 높임
  2. **의료관련감염**(의료기관 내에서 환자, 환자의 보호자, 의료인 또는 의료기관 종사자 등에게 발생하는 감염을 말한다. 이하 같다) **예방**
  3. 의료기술 발전
  4. 환자에게 최선의 의료서비스를 제공 〈개정 2012.2.1, **2020.3.4**〉
② **의료인은 다른 의료인 또는 다른 의료법인 명의로 의료기관을 개설·운영하여서**

는 안 된다. 〈신설 2012.2.1, 2019.8.27〉
③ 의료기관장은 「보건의료기본법」 제6조·제12조·제13조에 근거하여 환자권리 등 보건복지부령으로 정하는 사항을 환자가 쉽게 볼 수 있도록 의료기관 내에 게시하여야 한다. 게시방법·게시장소·그 밖에 게시에 필요한 사항은 보건복지부령으로 정한다. 〈신설 2012.2.1.〉
④ 삭제 〈2020.3.4〉
⑤ 의료기관장은 환자와 보호자가 의료행위를 하는 사람 신분을 알 수 있도록 다음 각 호 사람에게 의료기관 내에서 대통령령에 근거하여 명찰을 달도록 지시·감독하여야 한다.
 1. 의료인
 2. 제27조 제1항 각 호 외의 부분 단서에 근거하여 의료행위를 하는 같은 항 제3호 학생
 3. 제80조 간호조무사
 4. 「의료기사 등에 관한 법률」 제2조 의료기사
 5. 다만 응급의료상황·수술실 내부인 경우·의료행위를 하지 아니할 경우·그 밖에 대통령령으로 정하는 경우 명찰을 달지 아니하도록 할 수 있다. 〈신설 2016.5.29.〉
⑥ 의료인은 일회용 의료기기(한 번 사용할 목적으로 제작되거나 한 번의 의료행위에서 한 환자에게 사용하여야 하는 의료기기로서 **보건복지부령으로 정하는 의료기기를 말한다. 이하 같다**)를 한 번 사용한 후 다시 사용하여서는 안 된다. 〈신설 2016.5. 29., 2020.3.4〉

【개정방향】
※ 제목변경: 의료인 의무와 의료기관장 의무
※ 명확성·간결성·가독성
※ 개조식: 제1항과 제5항
※ ⑤ 의료기관의 장은 환자와 보호자가 의료행위를 하는 사람의 신분을 알 수 있도록 의료인, 제27조제1항 각 호 외의 부분 단서에 따라 의료행위를 하는 같은 항 제3호에 따른 학생, 제80조에 따른 간호조무사 및 「의료기사 등에 관한 법률」 제2조에 따른 의료기사에게 의료기관 내에서 대통령령으로 정하는 바에 따라 명찰을 달도록 지시·감독하여야 한다. 다만, 응급의료상황, 수술실 내인 경우, 의료행위를 하지 아니할 때, 그 밖에 대통령령으로 정하는 경우에는 명찰을 달지 아니하도록 할 수 있다.⇒⑤ 의료기관장은 환자와 보호자가 의료행위를 하는 사람 신분을 알 수 있도록 다음 각 호 사람에게 의료기관 내에서 대통령령에 근거하여 명찰을 달도록 지시·감독하여야 한다.
 1. 의료인

2. 제27조 제1항 각 호 외의 부분 단서에 근거하여 의료행위를 하는 같은 항 제3호 학생
3. 제80조 간호조무사
4. 「의료기사 등에 관한 법률」 제2조 의료기사
5. 다만 응급의료상황 · 수술실 내부인 경우 · 의료행위를 하지 아니할 경우 · 그 밖에 대통령령으로 정하는 경우 명찰을 달지 아니하도록 할 수 있다. 〈신설 2016.5.29.〉

※ 나열형은 온점(·)을 사용하여 법조문을 읽기 쉽게 줄임: 법조문에서 넓게 사용하고 있음(의료법 제3조5 제7항 전문병원 지정 · 재지정 기준 · 절차 · 평가업무)
※ 일본식 '의' 삭제
※ 국어문법정비

[개정 전]
제4조(의료인 의무와 의료기관장 의무)
① 의료인 · 의료기관장은 다음 각 호를 위해 노력한다.
  1. 의료의 질을 높임
  2. 병원감염 예방
  3. 의료기술 발전
  4. 환자에게 최선의 의료서비스를 제공 〈개정 2012.2.1.〉
② **의료인은 다른 의료인 명의로 의료기관을 개설 · 운영하여서는 안 된다.** 〈신설 2012.2.1.〉
③ 의료기관장은 「보건의료기본법」 제6조 · 제12조 · 제13조에 근거하여 환자권리 등 보건복지부령으로 정하는 사항을 환자가 쉽게 볼 수 있도록 의료기관 내에 게시하여야 한다. 게시방법 · 게시장소 · 그 밖에 게시에 필요한 사항은 보건복지부령으로 정한다. 〈신설 2012.2.1.〉
④ 의료인은 제5조(의사 · 치과의사 · 한의사를 말한다) · 제6조(조산사를 말한다) · 제7조(간호사를 말한다)에 근거하여 발급받은 면허증을 다른 사람에게 빌려주어서는 안 된다. 〈신설 2015.12.29.〉
⑤ 의료기관장은 환자와 보호자가 의료행위를 하는 사람 신분을 알 수 있도록 다음 각 호 사람에게 의료기관 내에서 대통령령에 근거하여 명찰을 달도록 지시 · 감독하여야 한다.
  1. 의료인
  2. 제27조 제1항 각 호 외의 부분 단서에 근거하여 의료행위를 하는 같은 항 제3호 학생
  3. 제80조 간호조무사

> 4. 「의료기사 등에 관한 법률」 제2조 의료기사
> 5. 다만 응급의료상황·수술실 내부인 경우·의료행위를 하지 아니할 경우·그 밖에 대통령령으로 정하는 경우 명찰을 달지 아니하도록 할 수 있다. 〈신설 2016.5.29.〉
> ⑥ 의료인은 일회용 주사 의료용품(한 번 사용할 목적으로 제작된 의료용품 또는 한 번 의료행위에서 한 환자에게 사용되는 의료용품으로 사람 신체에 의약품·혈액·지방을 투여·채취하기 위하여 사용하는 주사침·주사기·수액용기와 연결줄 등을 포함하는 수액세트·그 밖에 이에 준하는 의료용품을 말한다. 이하 같다)을 한 번 사용한 후, 다시 사용하여서는 안 된다. 〈신설 2016.5.29.〉

(3) 해 설

가. 의료법 제4는 의료인 의무와 의료기관장 의무를 규정하고 있다.
나. 주요내용을 보면, ① 의료인·의료기관장은 다음 각 호를 위해 노력한다.
  1. 의료의 질을 높임
  2. 의료관련감염(의료기관 내에서 환자, 환자의 보호자, 의료인 또는 의료기관 종사자 등에게 발생하는 감염을 말한다. 이하 같다) 예방
  3. 의료기술 발전
  4. 환자에게 최선의 의료서비스를 제공 〈개정 2012.2.1, 2020.3.4〉
다. ② **의료인은 다른 의료인 또는 다른 의료법인 명의로 의료기관을 개설·운영하여서는 안 된다.** 〈신설 2012.2.1, 2019.8.27〉
라. ③ 의료기관장은 「보건의료기본법」 제6조·제12조·제13조에 근거하여 환자권리 등 보건복지부령으로 정하는 사항을 환자가 쉽게 볼 수 있도록 의료기관 내에 게시하여야 한다. 게시방법·게시장소·그 밖에 게시에 필요한 사항은 보건복지부령으로 정한다. 〈신설 2012.2.1.〉
마. ④ **삭제 〈2020.3.4.〉 의료법 제4조3이 신설되었다.**
바. ⑤ 의료기관장은 환자와 보호자가 의료행위를 하는 사람 신분을 알 수 있도록 다음 각 호 사람에게 의료기관 내에서 대통령령에 근거하여 명찰을 달도록 지시·감독하여야 한다. 1. 의료인, 2. 제27조 제1항 각 호 외의 부분 단서에 근거하여 의료행위를 하는 같은 항 제3호 학생, 3. 제80조 간호조무사, 4. 「의료기사 등에 관한 법률」 제2조 의료기사, 5. 다만 응급의료상황·수술실 내부인 경우·의료행위를 하지 아니할 경우·그 밖에 대통령령으로 정하는 경우 명찰을 달지 아니하도록 할 수 있다. 〈신설 2016.5.29.〉
사. ⑥ 의료인은 일회용 의료기기(한 번 사용할 목적으로 제작되거나 한 번의 의료행위

에서 한 환자에게 사용하여야 하는 의료기기로서 보건복지부령으로 정하는 의료기기를 말한다. 이하 같다)를 한 번 사용한 후 다시 사용하여서는 안 된다. 〈신설 2016.5.29, 2020.3.4〉

아. 우리는 일상에서 의료인들이 의료현장에서 착용하는 의복을 입고, 구내식당 또는 일반식당에 다니는 것을 자주 볼 수 있다. 바쁘겠지만, 감염병 예방을 위해 절대 해서는 안 되는 관행들이다. 유럽국가에서 볼 수 없는 현상들이다. 보건복지부는 이에 대한 법규정을 마련하거나, 행정지도를 해야 한다. 의료인 스스로 생각해 보면, 쉽게 고칠 수 있는 일이다.

자. 의료인들도 명찰을 달고 거리를 다닐 이유가 있는지 생각해 보시길 바란다. 감염위험도 있다. 이를 지적하는 사람들을 이상한 사람으로 생각하는 대한민국 현실이 서글프다. 반드시 개선되어야 한다.

(4) 관련 판례

> **쟁점판례 2 요양급여비용 사건**
>
> 대법원 2019. 5. 30. 선고 2019도1839 판결
> [의료법위반·사기]
>
> Q. 의료인으로서 자격과 면허를 보유한 사람이 의료법에 따라 의료기관을 개설하여 건강보험의 가입자 또는 피부양자에게 국민건강보험법에서 정한 요양급여를 실시하고 국민건강보험공단으로부터 요양급여비용을 지급받았다. 그런데 그 의료기관이 다른 의료인의 명의로 개설·운영되어 의료법 제4조 제2항을 위반한 경우, 국민건강보험공단을 피해자로 하는 사기죄를 구성하는지 여부(원칙적 소극)

가. 비록 의료법 제4조 제2항은 '의사, 치과의사, 한의사 또는 조산사'(이하 '의료인'이라 한다)가 다른 의료인의 명의로 의료기관을 개설하거나 운영하는 행위를 제한하고 있으나, 이를 위반하여 개설·운영되는 의료기관도 의료기관 개설이 허용되는 의료인에 의하여 개설되었다는 점에서 제4조 제2항이 준수된 경우와 본질적 차이가 있다고 볼 수 없다. **또한 의료인이 다른 의료인의 명의로 의료기관을 개설·운영하면서 실시한 요양급여도 국민건강보험법에서 정한 요양급여의 기준에 부합하지 않는 등의 다른 사정이 없는 한 정상적인 의료기관**

이 실시한 요양급여와 본질적인 차이가 있다고 단정하기 어렵다. 의료법이 의료인의 자격이 없는 일반인이 제33조 제2항을 위반하여 의료기관을 개설한 경우와 달리, 제4조 제2항을 위반하여 의료기관을 개설·운영하는 의료인에게 고용되어 의료행위를 한 자에 대하여 별도의 처벌규정을 두지 아니한 것도 이를 고려한 것으로 보인다.

나. 따라서 **의료인으로서 자격과 면허를 보유한 사람이 의료법에 따라 의료기관을 개설하여 건강보험의 가입자 또는 피부양자에게 국민건강보험법에서 정한 요양급여를 실시하고 국민건강보험공단으로부터 요양급여비용을 지급받았다면, 설령 그 의료기관이 다른 의료인의 명의로 개설·운영되어 의료법 제4조 제2항을 위반하였더라도 그 자체만으로는 국민건강보험법상 요양급여비용을 청구할 수 있는 요양기관에서 제외되지 않는다. 그러므로 달리 요양급여비용을 적법하게 지급받을 수 있는 자격 내지 요건이 흠결되지 않는 한 국민건강보험공단을 피해자로 하는 사기죄를 구성한다고 할 수 없다.**

다. 【참조조문】 형법 제347조, 의료법 제1조, 제4조 제2항, 제33조 제2항, 국민건강보험법 제1조, 제41조 제1항, 제42조 제1항, 제44조 제1항, 제47조 제1항.

라. 【참조판례】 대법원 2018. 4. 10. 선고 2017도17699 판결.

> **쟁점판례 3 네트워크 의료기관의 요양급여비용 청구 사건**
>
> 대법원 2019. 5. 30. 선고 2015두36485 판결
> [진료비지급보류정지처분취소청구]
>
> Q. 의료인으로서 자격과 면허를 보유한 사람이 의료법에 따라 의료기관을 개설하여 건강보험 가입자 또는 피부양자에게 요양급여를 실시하였다. 그러나 이미 다른 의료기관을 개설·운영하는 의료인이 위 의료기관을 실질적으로 개설·운영하였거나 또는 의료인이 다른 의료인 명의로 위 의료기관을 개설·운영함으로써 의료법을 위반한 경우, 그 사정만으로 요양급여에 대한 비용 지급을 거부하거나 수령한 요양급여비용 상당액을 환수할 수 있는지 여부(소극)

가. 국민건강보험법과 의료법은 국민보건이나 국민 건강 보호·증진을 위한 법률이라는 점에서는 목적이 같다. 하지만 국민건강보험법은 질병의 치료 등에 적합한 요양급여 실시에 관하여 규정하는 법률이다. 이에 비하여 의료법은 모든

국민이 수준 높은 의료 혜택을 받을 수 있도록 하기 위해 의료인, 의료기관 및 의료행위 등에 관하여 규정하는 법률이다. 입법 목적과 규율대상이 같다고 보기 어렵다. 따라서 국민건강보험법에 의하여 요양기관으로 인정되는 '의료법에 따라 개설된 의료기관'의 범위는 이러한 국민건강보험법과 의료법의 차이를 염두에 두고 국민건강보험법에서 정한 요양급여를 실시하는 기관으로서 적합한지를 고려하여 판단하여야 한다.

나. 그리고 비록 **의료법 제33조 제8항 본문(중복개설금지 조항), 제4조 제2항(명의차용개설금지 조항)은 의료인이 둘 이상의 의료기관을 개설·운영하는 것 및 다른 의료인의 명의로 의료기관을 개설하거나 운영하는 행위를 제한하고 있으나, 그 의료기관도 의료기관 개설이 허용되는 의료인에 의하여 개설되었다는 점에서는 본질적인 차이가 없다. 또한 그 의료기관의 개설 명의자인 의료인이 한 진료행위도 국민건강보험법에서 정한 요양급여의 기준에 미달하거나 그 기준을 초과하는 등의 다른 사정이 없는 한 정상적인 의료기관의 개설자로서 하는 진료행위와 비교하여 질병의 치료 등을 위한 요양급여로서 질적인 차이가 있다고 단정하기 어렵다.** 의료법이 위 각 의료법 조항을 위반하여 의료기관을 개설·운영하는 의료인에게 고용되어 의료행위를 한 자에 대하여 처벌규정을 두지 아니한 것도 이를 고려한 것으로 보인다.

다. 이러한 사정들을 종합하면, 의료인으로서 자격과 면허를 보유한 사람이 의료법에 따라 의료기관을 개설하여 건강보험의 가입자 또는 피부양자에게 국민건강보험법에서 정한 요양급여를 실시하였다면, 설령 이미 다른 의료기관을 개설·운영하고 있는 의료인이 위 의료기관을 실질적으로 개설·운영하였거나 또는 의료인이 다른 의료인의 명의로 위 의료기관을 개설·운영한 것이어서 의료법을 위반한 경우라 할지라도, 그 사정만을 가지고 위 의료기관이 국민건강보험법에 의한 요양급여를 실시할 수 있는 요양기관인 '의료법에 따라 개설된 의료기관'에 해당하지 아니한다는 이유로, 요양급여에 대한 비용 지급을 거부하거나, 또는 위 의료기관이 요양급여비용을 수령하는 행위가 '속임수나 그 밖의 부당한 방법에 의하여 요양급여비용을 받는 행위'에 해당된다는 이유로, 요양급여비용 상당액을 환수할 수는 없다.

라. 【참조조문】 국민건강보험법 제1조, 제41조 제1항, 제42조 제1항, 제47조 제1항, 의료법 제1조, 제4조 제2항, 제33조 제2항 제1호, 제8항, 제90조.

4-2. 제4조의2(간호 · 간병통합서비스 제공 등)

(1) 현 행

제4조의2(간호 · 간병통합서비스 제공 등)
① 간호 · 간병통합서비스란 보건복지부령으로 정하는 입원 환자를 대상으로 보호자 등이 상주하지 아니하고 간호사, 제80조에 따른 간호조무사 및 그 밖에 간병지원인력(이하 이 조에서 "간호 · 간병통합서비스 제공인력"이라 한다)에 의하여 포괄적으로 제공되는 입원서비스를 말한다.
② 보건복지부령으로 정하는 병원급 의료기관은 간호 · 간병통합서비스를 제공할 수 있도록 노력하여야 한다.
③ 제2항에 따라 간호 · 간병통합서비스를 제공하는 병원급 의료기관(이하 이 조에서 "간호 · 간병통합서비스 제공기관"이라 한다)은 보건복지부령으로 정하는 인력, 시설, 운영 등의 기준을 준수하여야 한다.
④ 「공공보건의료에 관한 법률」 제2조제3호에 따른 공공보건의료기관 중 보건복지부령으로 정하는 병원급 의료기관은 간호 · 간병통합서비스를 제공하여야 한다. 이 경우 국가 및 지방자치단체는 필요한 비용의 전부 또는 일부를 지원할 수 있다.
⑤ 간호 · 간병통합서비스 제공기관은 보호자 등의 입원실 내 상주를 제한하고 환자 병문안에 관한 기준을 마련하는 등 안전관리를 위하여 노력하여야 한다.
⑥ 간호 · 간병통합서비스 제공기관은 간호 · 간병통합서비스 제공인력의 근무환경 및 처우 개선을 위하여 필요한 지원을 하여야 한다.
⑦ 국가 및 지방자치단체는 간호 · 간병통합서비스의 제공 · 확대, 간호 · 간병통합서비스 제공인력의 원활한 수급 및 근무환경 개선을 위하여 필요한 시책을 수립하고 그에 따른 지원을 하여야 한다.
[본조신설 2015.12.29.]

(2) 개선방안

제4조2(간호 · 간병통합서비스 제공)
① 간호 · 간병통합서비스란 보건복지부령으로 정하는 입원 환자를 대상으로 보호자 등이 상주하지 않고, 간호사 · 제80조 간호조무사 · 그 밖에 간병지원인력(이하 이 조에서 "간호 · 간병통합서비스 제공인력"이라 한다)으로 포괄하여 제공되는 입원서비스를 말한다.
② 보건복지부령으로 정하는 병원급 의료기관은 간호 · 간병통합서비스를 제공할 수 있도록 노력하여야 한다.
③ 제2항 간호 · 간병통합서비스를 제공하는 병원급 의료기관(이하 이 조에서 "간호 ·

간병통합서비스 제공기관"이라 한다)은 보건복지부령으로 정하는 인력기준·시설기준·운영기준을 준수하여야 한다.
④ 「공공보건의료에 관한 법률」 제2조 제3호에 근거한 공공보건의료기관 중 보건복지부령으로 정하는 병원급 의료기관은 간호·간병통합서비스를 제공하여야 한다. 이 경우 국가·지방자치단체는 필요한 비용전부·비용일부를 지원할 수 있다.
⑤ 간호·간병통합서비스 제공기관은 보호자의 입원실 내 상주를 제한하고, 환자 병문안 관련 기준을 마련하고, 안전관리를 위해 노력하여야 한다.
⑥ 간호·간병통합서비스 제공기관은 간호·간병통합서비스 제공인력의 근무환경·처우개선을 위해 필요한 지원을 하여야 한다.
⑦ 국가·지방자치단체는 간호·간병통합서비스 제공·확대, 간호·간병통합서비스 제공인력의 원활한 수급과 근무환경 개선을 위해 필요한 시책을 수립하고, 그에 따른 지원을 하여야 한다.
[본조신설 2015.12.29.]

【개정방향】
※ 명확성·간결성·가독성
※ 국어문법정비
※ ※ 나열형은 온점(·)을 사용하여 법조문을 읽기 쉽게 줄임: 법조문에서 넓게 사용하고 있음(의료법 제3조5 제7항 전문병원 지정·재지정 기준·절차·평가업무)
※ 일본식 '의' 삭제
※ ⑤ 간호·간병통합서비스 제공기관은 보호자 등의 입원실 내 상주를 제한하고 환자 병문안에 관한 기준을 마련하는 등 안전관리를 위하여 노력하여야 한다.⇒ ⑤ 간호·간병통합서비스 제공기관은 보호자의 입원실 내 상주를 제한하고, 환자병문안 관련 기준을 마련하여 안전관리를 위해 노력하여야 한다.

(3) 해 설

가. 의료법 제4조2는 간호·간병통합서비스 제공을 규정하고 있다.
나. 주요내용을 살펴보면, ① 간호·간병통합서비스란 보건복지부령으로 정하는 입원 환자를 대상으로 보호자 등이 상주하지 않고, 간호사·제80조 간호조무사·그 밖에 간병지원인력(이하 이 조에서 "간호·간병통합서비스 제공인력"이라 한다)으로 포괄하여 제공되는 입원서비스를 말한다.
다. ② 보건복지부령으로 정하는 병원급 의료기관은 간호·간병통합서비스를 제공할 수 있도록 노력하여야 한다.
라. ③ 제2항 간호·간병통합서비스를 제공하는 병원급 의료기관(이하 이 조에서 "간

호 · 간병통합서비스 제공기관"이라 한다)은 보건복지부령으로 정하는 인력기준 · 시설기준 · 운영기준을 준수하여야 한다.

마. ④ 「공공보건의료에 관한 법률」 제2조 제3호에 근거한 공공보건의료기관 중 보건복지부령으로 정하는 병원급 의료기관은 간호 · 간병통합서비스를 제공하여야 한다. 이 경우 국가 · 지방자치단체는 필요한 비용전부 · 비용일부를 지원할 수 있다.

바. ⑤ 간호 · 간병통합서비스 제공기관은 보호자의 입원실 내 상주를 제한하고, 환자병문안 관련 기준을 마련하고, 안전관리를 위해 노력하여야 한다.

사. ⑥ 간호 · 간병통합서비스 제공기관은 간호 · 간병통합서비스 제공인력의 근무환경 · 처우개선을 위해 필요한 지원을 하여야 한다.

아. ⑦ 국가 · 지방자치단체는 간호 · 간병통합서비스 제공 · 확대, 간호 · 간병통합서비스 제공인력의 원활한 수급과 근무환경 개선을 위해 필요한 시책을 수립하고, 그에 따른 지원을 하여야 한다.
[본조신설 2015.12.29.]

자. 간호 · 간병통합서비스란 입원 환자를 대상으로 보호자가 상주하지 않고, 간호사 · 간호조무사 · 그 밖에 간병지원인력이 제공되는 입원서비스를 말한다. 간호 · 간병통합서비스 제공기관은 보호자의 입원실 내 상주를 제한하고, 환자병문안 관련 기준을 마련하여 안전관리를 위해 노력하여야 한다.

차. 국가 · 지방자치단체는 간호 · 간병통합서비스 제공 · 확대, 간호 · 간병통합서비스 제공인력의 원활한 수급과 근무환경 개선을 위해 필요한 시책을 수립하고, 그에 따른 지원을 하여야 한다.

카. 국가 · 지방자치단체 간병시스템이 구축되어야 한다. 환자가족들이 병원에서 기숙 · 일상생활중단 · 음식조리를 하는 것을 더 이상 방치해서는 안 된다.

타. 가정이 살아야 국가 · 지방자치단체가 강해진다. 간호 · 간병통합서비스 통합시스템은 의료복지와 사회복지 차원에서 접근해야 한다. 쾌적하고 양질 간병시스템이 3만 달러 국민소득시대 과제라고 생각한다.

파. 의료보험료는 매년 인상되지만, 간병시스템은 발전속도가 느리다. 의료보험료가 1만원 인상이 되더라도, 국가간병시스템이 구축되어야 병원과 가정이 정상적으로 운영된다.

하. 삶과 죽음에서 국가 · 지방자치단체는 항상 함께해야 한다. 그래야 애국심이 생긴다. 이 세상에 태어나고, 이 세상을 떠날 때, 모두 편안하게 갈 수 있어야 한다. 이것이 삶의 철학이고, 국가의 역할이다.

4-3. 제4조의3(의료인의 면허 대여 금지 등) ★★★★★

(1) 현 행

제4조의3(의료인의 면허 대여 금지 등)
① 의료인은 제5조(의사·치과의사 및 한의사를 말한다), 제6조(조산사를 말한다) 및 제7조(간호사를 말한다)에 따라 받은 면허를 다른 사람에게 대여하여서는 아니 된다.
② 누구든지 제5조부터 제7조까지에 따라 받은 면허를 대여받아서는 아니 되며, 면허 대여를 알선하여서도 아니 된다.
[본조신설 2020.3.4]

(2) 개선방안

제4조3(의료인 면허 대여 금지와 알선 금지)
① 의료인은 다른 사람에게 제5조(의사·치과의사·한의사를 말한다)·제6조(조산사를 말한다)·제7조(간호사를 말한다)에 근거하여 받은 면허를 대여하여서는 안 된다.
② 누구든지 의료인에게 제5조·제6조·제7조에 근거하여 받은 면허를 대여받아서는 안 된다.
③ 누구든지 의료인에게 제5조·제6조·제7조에 근거하여 받은 면허를 대여하도록 알선하여서도 안 된다.
[본조신설 2020.3.4]

【개정방향】
※ 제목변경: 의료인 면허 대여 금지와 알선 금지
※ 명확성·간결성·가독성
※ 일본식 '의' 삭제
※ ※ 나열형은 온점(·)을 사용하여 법조문을 읽기 쉽게 줄임: 법조문에서 넓게 사용하고 있음(의료법 제3조5 제7항 전문병원 지정·재지정 기준·절차·평가업무)
※ 국어문법정비: 주어+간접목적어+직접목적어+동사 순으로 정비
※ ① 의료인은 제5조(의사·치과의사 및 한의사를 말한다), 제6조(조산사를 말한다) 및 제7조(간호사를 말한다)에 따라 받은 면허를 다른 사람에게 대여하여서는 아니 된다.⇒① 의료인은 다른 사람에게 제5조(의사·치과의사·한의사를 말한다)·제6조(조산사를 말한다)·제7조(간호사를 말한다)에 근거하여 받은 면허를 대여하여서는 안 된다.
※ 제2항을 제2항과 제3항으로 분리함. 대여받는 행위와 대여 알선행위는 구분하는 것이 명확하다.

※ ② 누구든지 제5조부터 제7조까지에 따라 받은 면허를 대여받아서는 아니 되며, 면허 대여를 알선하여서도 아니 된다.⇒② 누구든지 의료인에게 제5조·제6조·제7조에 근거하여 받은 면허를 대여받아서는 안 된다. ③ 누구든지 의료인에게 제5조·제6조·제7조에 근거하여 받은 면허를 대여하도록 알선하여서도 안 된다.

(3) 해 설

가. 의료법 **제4조3은 의료인 면허 대여 금지와 알선 금지를** 규정하고 있다. **2020년 3월 4일 신설된 규정이다.**

나. 주요내용을 살펴보면, ① 의료인은 다른 사람에게 제5조(의사·치과의사·한의사를 말한다), 제6조(조산사를 말한다) 및 제7조(간호사를 말한다)에 근거하여 받은 면허를 대여하여서는 안 된다. ② 누구든지 의료인에게 제5조·제6조·제7조에 근거하여 받은 면허를 다른 사람에게 대여받아서는 안 된다. ③ 누구든지 의료인에게 제5조·제6조·제7조에 근거하여 받은 면허를 다른 사람에게 대여를 알선하여서도 안 된다. **[본조신설 2020.3.4]**

나. 누구든지 의료인의 면허를 대여받거나 또는 면허 대여를 알선하지 못하도록 하고, 이를 위반한 경우 **5년 이하 징역형 또는 5천만원 이하 벌금형으로 처벌**하도록 규정하였다(의료법 제4조3 제2항·제87조2 제2항 제1호2 신설).

다. 의료법 **제4조3 의료인 면허 대여 금지와 알선 금지** 규정은 소위 '바지사장'이 의료현장을 문란하게 만드는 것을 차단하는 규정이다.

(3) 의사 국가시험 문제

1. 의사 '갑'은 질병으로 의료업을 할 수 없게 되자 자신의 의사면허증을 다른 사람에게 빌려주어 면허가 취소되었다. 이 경우에 '갑'의 면허는?

[2020년 제84회 의사 국가시험 문제 유사]

① 취소된 날부터 1년 이내에는 재교부받을 수 있음
② 취소된 날부터 1년이 지나면 재교부받을 수 있음
③ **취소된 날부터 3년 이내에는 재교부받지 못함**
④ 개전의 정이 뚜렷하다고 인정되면 즉시 재교부받을 수 있음
⑤ 취소의 원인이 된 사유가 없어지면 즉시 재교부받을 수 있음

해설 및 정답 의료법 제4조3는 의료인의 면허 대여 금지와 알선 금지를 규정하고 있다. 2020년 3월 4일 신설된 규정이다. 주요내용을 살펴보면, ① 의료인은 제5조(의사·치과의사·한의사를 말한다), 제6조(조산사를 말한다) 및 제7조(간호사를 말한다)에 근거하여 받은 면허를 다른 사람에게 대여하여서는 안 된다. ② 누구든지 제5조·제6조·제7조에 근거하여 받은 면허를 다른 사람에게 대여받아서는 안 된다. ③ 누구든지 제5조·제6조·제7조에 근거하여 받은 면허를 다른 사람에게 대여를 알선하여서도 안 된다. [본조신설 2020.3.4.] 누구든지 의료인의 면허를 대여받거나 면허 대여를 알선하지 못하도록 하고, 이를 위반한 경우 **5년 이하 징역형 또는 5천만원 이하 벌금형으로 처벌**하도록 규정하였다(의료법 제4조3 제2항·제87조2 제2항 제1호2 신설).

의료법 제65조는 면허취소와 면허재교부·면허재교부 금지기간을 규정하고 있다. 의료법 제65조는 면허취소 조문은 매년 의사국가시험에 출제된다. 다섯 가지 면허취소사유를 정확하게 정리할 필요가 있다. 향후 의료인에게 중요한 조문이다. 2020년 3월 4일 개정되었다. 개정안은 2021년 4월 8일부터 시행된다. **주요내용을 보면,** ① 의료인이 다음 각 호 어느 하나에 해당되면, 보건복지부장관은 의료인에게 면허를 취소할 수 있다. 다만 **보건복지부장관은 제1호 위반 경우 면허를 반드시 취소하여야 한다.** 〈개정 2008.2.29, 2009.1.30, 2009.12.31, 2010.1.18, 2015.12.29, 2016.5.29., 2020.3.4.〉 1. **의료법 제8조 각 호 어느 하나에 해당되는 경우**(제1호 필요적 취소사유), ② 제66조에 규정된 자격정지처분 기간 중에 의료행위를 한 경우 또는 3회 이상 자격정지처분을 받은 경우(제2호 필요적 취소사유), ③ 제11조 제1항에 규정된 면허조건을 이행하지 않은 경우(제3호 필요적 취소사유), ④ **제4조의3 제1항을 위반하여 면허증을 빌려준 경우(제4호 필요적 취소사유)**, ⑤ 제5호 삭제〈2016.12.20.〉 ⑥ 제4조 제6항을 위반하여 사람생명·사람신체에 중대한 위해를 발생하게 한 경우이다(제6호 필요적 취소사유). **여기서 중요한 것은 필요적 면허취소사유이다. 보건복지부장관은 제65조 제1호 위반 경우, 의료인 면허를 반드시 취소하여야 한다. 의료법 제1조 목적을 실천할 의료인이 될 수 없는 사람이기 때문이다.**

② 제1항 사유로 면허가 취소된 사람이라도 취소원인이 된 사유가 없어지는 경우 또는 개전(改悛)의 정이 뚜렷하다고 인정되는 경우, 보건복지부장관은 이 사람에게 면허를 재교부할 수 있다. 다만 보건복지부장관은 제1항 제3호 사유로 면허취소가 된 경우 취소된 날부터 1년 이내, 제1항 제2호사유로 면허취소가 된 경우 취소된 날부터 2년 이내, **제1항 제4호·제6호·제8조 제4호 사유로 면허취소가 된 경우 취소된 날부터 3년 이내에 이 사람에게 면허를 재교부를 하여서는 안 된다.** 〈개정 2007.7.27, 2008.2.29, 2010.1.18, 2016.5.29, 2016.12.20., 2019.8.27.〉 면허증을 빌려준 경우, 종전 2년에서 3년으로 재교부 제한 기간을 연장하였다. 의료인에게 의료윤리를 강하게 부과하고 있다.

정답 ③

5. 제5조(의사·치과의사 및 한의사 면허)

(1) 현 행

제5조(의사·치과의사 및 한의사 면허)
① 의사·치과의사 또는 한의사가 되려는 자는 다음 각 호의 어느 하나에 해당하는 자격을 가진 자로서 제9조에 따른 의사·치과의사 또는 한의사 국가시험에 합격한 후 보건복지부장관의 면허를 받아야 한다. 〈개정 2010.1.18, 2012.2.1, 2019.8.27〉
  1. 「고등교육법」 제11조의2에 따른 인정기관(이하 "평가인증기구"라 한다)의 인증(이하 "평가인증기구의 인증"이라 한다)을 받은 의학·치의학 또는 한의학을 전공하는 대학을 졸업하고 의학사·치의학사 또는 한의학사 학위를 받은 자
  2. 평가인증기구의 인증을 받은 의학·치의학 또는 한의학을 전공하는 전문대학원을 졸업하고 석사학위 또는 박사학위를 받은 자
  3. **외국의 제1호나 제2호에 해당하는 학교(보건복지부장관이 정하여 고시하는 인정기준에 해당하는 학교를 말한다)를 졸업하고 외국의 의사·치과의사 또는 한의사 면허를 받은 자로서 제9조에 따른 예비시험에 합격한 자**
② 평가인증기구의 인증을 받은 의학·치의학 또는 한의학을 전공하는 대학 또는 전문대학원을 6개월 이내에 졸업하고 해당 학위를 받을 것으로 예정된 자는 제1항제1호 및 제2호의 자격을 가진 자로 본다. 다만, 그 졸업예정시기에 졸업하고 해당 학위를 받아야 면허를 받을 수 있다. 〈개정 2012.2.1〉
③ 제1항에도 불구하고 입학 당시 평가인증기구의 인증을 받은 의학·치의학 또는 한의학을 전공하는 대학 또는 전문대학원에 입학한 사람으로서 그 대학 또는 전문대학원을 졸업하고 해당 학위를 받은 사람은 같은 항 제1호 및 제2호의 자격을 가진 사람으로 본다. 〈신설 2012.2.1〉
[전문개정 2008.10.14]

[개정 전]
제5조(의사·치과의사 및 한의사 면허)
① 의사·치과의사 또는 한의사가 되려는 자는 다음 각 호의 어느 하나에 해당하는 자격을 가진 자로서 제9조에 따른 의사·치과의사 또는 한의사 국가시험에 합격한 후 보건복지부장관의 면허를 받아야 한다. 〈개정 2010.1.18., 2012.2.1.〉
  1. 「고등교육법」 제11조의2에 따른 인정기관(이하 "평가인증기구"라 한다)의 인증(이하 "평가인증기구의 인증"이라 한다)을 받은 의학·치의학 또는 한의학을 전공하는 대학을 졸업하고 의학사·치의학사 또는 한의학사 학위를 받은 자
  2. 평가인증기구의 인증을 받은 의학·치의학 또는 한의학을 전공하는 전문대

학원을 졸업하고 석사학위 또는 박사학위를 받은 자
3. 보건복지부장관이 인정하는 외국의 제1호나 제2호에 해당하는 학교를 졸업하고 외국의 의사·치과의사 또는 한의사 면허를 받은 자로서 제9조에 따른 예비시험에 합격한 자
② 평가인증기구의 인증을 받은 의학·치의학 또는 한의학을 전공하는 대학 또는 전문대학원을 6개월 이내에 졸업하고 해당 학위를 받을 것으로 예정된 자는 제1항제1호 및 제2호의 자격을 가진 자로 본다. 다만, 그 졸업예정시기에 졸업하고 해당 학위를 받아야 면허를 받을 수 있다. 〈개정 2012.2.1.〉
③ 제1항에도 불구하고 입학 당시 평가인증기구의 인증을 받은 의학·치의학 또는 한의학을 전공하는 대학 또는 전문대학원에 입학한 사람으로서 그 대학 또는 전문대학원을 졸업하고 해당 학위를 받은 사람은 같은 항 제1호 및 제2호의 자격을 가진 사람으로 본다. 〈신설 2012.2.1.〉
[전문개정 2008.10.14.]

(2) 개선방안

제5조(의사면허·치과의사면허·한의사면허)
① 의사·치과의사·한의사가 되려는 사람은 다음 각 호 어느 하나에 해당하는 자격을 가진 사람으로 제9조에 근거하여 의사·치과의사·한의사 국가시험에 합격한 후 보건복지부장관에게 면허를 받아야 한다. 〈개정 2010.1.18, 2012.2.1, 2019.8.27〉
1. 「고등교육법」 제11조2에 근거한 인정기관(이하 "평가인증기구"라 한다) 인증(이하 "평가인증기구 인증"이라 한다)을 받은 의학·치의학·한의학을 전공하는 대학을 졸업하고, 의학사·치의학사·한의학사 학위를 받은 사람
2. 평가인증기구 인증을 받은 의학·치의학·한의학을 전공하는 전문대학원을 졸업하고, 석사학위·박사학위를 받은 사람
3. **외국의 제1호·제2호에 해당하는 학교**(보건복지부장관이 정하여 고시하는 인정기준에 해당하는 학교를 말한다)를 졸업하고, 외국 의사·치과의사·한의사 면허를 받은 사람으로 제9조에 근거하여 예비시험에 합격한 사람
② 평가인증기구 인증을 받은 의학·치의학·한의학을 전공하는 대학·전문대학원을 6개월 이내에 졸업하고, 해당 학위를 받을 것으로 예정된 사람은 제1항 제1호·제2호 자격을 가진 사람으로 본다. 다만 그 졸업예정시기에 졸업하고, 해당 학위를 받아야 면허를 받을 수 있다. 〈개정 2012.2.1.〉
③ 제1항 경우 입학 당시 평가인증기구 인증을 받은 의학·치의학·한의학을 전공

하는 대학·전문대학원에 입학한 사람으로 그 대학·전문대학원을 졸업하고, 해당 학위를 받은 사람은 제1항 제1호·제2호 자격을 가진 사람으로 본다. 〈신설 2012.2.1.〉
[전문개정 2008.10.14.]

【개정방향】
※ 제목변경: 의사면허·치과의사면허·한의사면허
※ 명확성·간결성·가독성
※ 일본식 '의' 삭제
※ ~자⇒사람. 이하 의료법 전체 법률을 수정해야 함. 다른 법률에서 '사람'으로 사용하고 있음
※ ※ 나열형은 온점(·)을 사용하여 법조문을 읽기 쉽게 줄임: 법조문에서 넓게 사용하고 있음(의료법 제3조5 제7항 전문병원 지정·재지정 기준·절차·평가업무)
※ 국어문법정비
※ ① 의사·치과의사 또는 한의사가 되려는 자는 다음 각 호의 어느 하나에 해당하는 자격을 가진 자로서 제9조에 따른 의사·치과의사 또는 한의사 국가시험에 합격한 후 보건복지부장관의 면허를 받아야 한다.⇒① 의사·치과의사·한의사가 되려는 사람은 다음 각 호 어느 하나에 해당하는 자격을 가진 사람으로 제9조에 근거하여 의사·치과의사·한의사 국가시험에 합격한 후 보건복지부장관에게 면허를 받아야 한다.
※ 3. 외국의 제1호나 제2호에 해당하는 학교(보건복지부장관이 정하여 고시하는 인정기준에 해당하는 학교를 말한다)를 졸업하고 외국의 의사·치과의사 또는 한의사 면허를 받은 자로서 제9조에 따른 예비시험에 합격한 자⇒3. 외국의 제1호·제2호에 해당하는 학교(보건복지부장관이 정하여 고시하는 인정기준에 해당하는 학교를 말한다)를 졸업하고, 외국 의사·치과의사·한의사 면허를 받은 사람으로 제9조에 근거하여 예비시험에 합격한 사람

[개정 전]
제5조(의사면허·치과의사면허·한의사면허)
① 의사·치과의사·한의사가 되려는 사람은 다음 각 호 어느 하나에 해당하는 자격을 가진 사람으로 제9조에 근거하여 의사·치과의사·한의사 국가시험에 합격한 후 보건복지부장관에게 면허를 받아야 한다. 〈개정 2010.1.18., 2012.2.1.〉
  1. 「고등교육법」 제11조2에 근거한 인정기관(이하 "평가인증기구"라 한다) 인증(이하 "평가인증기구 인증"이라 한다)을 받은 의학·치의학·한의학을 전공하는 대학을 졸업하고, 의학사·치의학사·한의학사 학위를 받은 사람
  2. 평가인증기구 인증을 받은 의학·치의학·한의학을 전공하는 전문대학원을

> 졸업하고, 석사학위 · 박사학위를 받은 사람
> 3. 보건복지부장관이 인정하는 외국에서 제1호 · 제2호에 해당하는 학교를 졸업하고, 외국 의사 · 치과의사 · 한의사 면허를 받은 사람으로 제9조에 근거하여 예비시험에 합격한 사람
> ② 평가인증기구 인증을 받은 의학 · 치의학 · 한의학을 전공하는 대학 · 전문대학원을 6개월 이내에 졸업하고, 해당 학위를 받을 것으로 예정된 사람은 제1항 제1호 · 제2호 자격을 가진 사람으로 본다. 다만 그 졸업예정시기에 졸업하고, 해당 학위를 받아야 면허를 받을 수 있다. 〈개정 2012.2.1.〉
> ③ 제1항 경우 입학 당시 평가인증기구 인증을 받은 의학 · 치의학 · 한의학을 전공하는 대학 · 전문대학원에 입학한 사람으로 그 대학 · 전문대학원을 졸업하고, 해당 학위를 받은 사람은 제1항 제1호 · 제2호 자격을 가진 사람으로 본다. 〈신설 2012.2.1.〉
> [전문개정 2008.10.14.]

(3) 해 설

가. 의료법 제5조는 의사면허 · 치과의사면허 · 한의사면허를 규정하고 있다. **면허증 발급자는 보건복지부장관이다. 면허취소와 면허재교부도 보건복지부장관이 한다.**

나. 주요내용을 보면, ① **의사 · 치과의사 · 한의사가 되려는 사람**은 다음 각 호 어느 하나에 해당하는 자격을 가진 사람으로 **제9조에 근거하여 의사 · 치과의사 · 한의사 국가시험에 합격한 후 보건복지부장관에게 면허를 받아야 한다.** 〈개정 2010.1.18, 2012.2.1, 2019.8.27〉

1. 「고등교육법」 제11조2에 근거한 인정기관(이하 "평가인증기구"라 한다) 인증(이하 "평가인증기구 인증"이라 한다)을 받은 의학 · 치의학 · 한의학을 전공하는 대학을 졸업하고, 의학사 · 치의학사 · 한의학사 학위를 받은 사람
2. 평가인증기구 인증을 받은 의학 · 치의학 · 한의학을 전공하는 전문대학원을 졸업하고, 석사학위 · 박사학위를 받은 사람
3. 외국의 제1호 · 제2호에 해당하는 학교(보건복지부장관이 정하여 고시하는 인정기준에 해당하는 학교를 말한다)를 졸업하고, 외국 의사 · 치과의사 · 한의사 면허를 받은 사람으로 제9조에 근거하여 예비시험에 합격한 사람

다. ② 평가인증기구 인증을 받은 의학 · 치의학 · 한의학을 전공하는 대학 · 전문대학원을 6개월 이내에 졸업하고, 해당 학위를 받을 것으로 예정된 사람은 제1

항 제1호·제2호 자격을 가진 사람으로 본다. 다만 그 졸업예정시기에 졸업하고, 해당 학위를 받아야 면허를 받을 수 있다. 〈개정 2012.2.1.〉
라. ③ 제1항 경우 입학 당시 평가인증기구 인증을 받은 의학·치의학·한의학을 전공하는 대학·전문대학원에 입학한 사람으로 그 대학·전문대학원을 졸업하고, 해당 학위를 받은 사람은 제1항 제1호·제2호 자격을 가진 사람으로 본다. 〈신설 2012.2.1.〉
[전문개정 2008.10.14.]
마. 국가가 의사가 되려는 사람에게 엄격한 자격요건을 부여한다. 사람 생명과 사람 신체를 다루는 중요한 일이기 때문이다. 국가는 무면허의료행위를 엄중하게 처벌한다. 무자격의료인에게 나와 가족, 부모님 건강을 맡긴다고 생각하면, 의료인 자격시험이 왜 중요한지 알 수 있을 것이다.
바. 양질의 의료 교육기관에서 의료인이 탄생해야 한다. 그러므로 평가인증이 필요하다. 이것이 의료사고를 줄이는 지름길이다. 의료법 제5조 의사면허·치과의사면허·한의사면허 규정은 국가가 의료인에게 특혜를 부여한 조문이며, 또한 의무를 부과하는 근거 조문이다.
사. 대법원은 외국에서 수학하고 치과의사면허를 취득한 사람의 국가시험 응시시 자격과 관련된 사안에서 "해당 자격 규정은 치과의학을 전공하는 대학을 졸업한 국가와 면허를 취득한 국가가 서로 같을 것"을 요건으로 하는 것이라고 판시하였다.
아. 대법원 2006. 3. 10. 선고 2005두16079 판결 [치과의사국가시험응시자격확인] 【판시사항】 외국에서 치과의학을 전공한 자에 대한 치과의사국가시험 응시자격을 규정하고 있는 구 의료법 제5조 제3호의 규정이 치과의학을 전공하는 대학을 졸업한 국가와 면허를 취득한 국가가 서로 같을 것을 요건으로 하고 있는지 여부(적극) 【판결요지】 구 의료법(2002. 3. 30. 법률 제6686호로 개정되기 전의 것) 제5조 제3호는 외국에서 치과의학을 전공한 자에 대한 치과의사국가시험 응시자격으로서 "보건복지부장관이 인정하는 외국의 제1호 또는 제2호에 해당하는 학교를 졸업하고 외국의 치과의사의 면허를 받은 자"라고 규정하고 있다. 의료의 적정을 기하여 국민의 건강을 보호증진하고자 하는 구 의료법의 입법목적 등을 감안하면, 위 규정은 치과의학을 전공하는 대학을 졸업한 국가와 면허를 취득한 국가가 서로 같을 것을 요건으로 하고 있다고 보아야 한다.
자. 새터민 의료인의 경우, 의료법 제5조에 국내 의료인 면허취득과 관련하여 명

확한 규정이 없다(이상돈·김나경, 의료법강의, 제4판, 법문사, 2020, 29-30면). 동서독 사례와 국내 상황을 참작하여 정리할 필요가 있을 것이다. 남북한 의료교육과 의료현장을 비교하면서 새터민 의료인에 대한 일부 자격을 인정하는 절충방안을 찾을 수 있을 것이다. 임상경험이 중요한 판단기준이 될 것이다. 통일 전에 미리 정비를 해두면, 사회 혼란을 줄일 수 있을 것이다. 남북교류가 활성화되면, 남북의료지원사업도 활로를 찾을 것이다.

(4) 의사 국가시험 문제 분석

1. 의사 '갑'은 '을'로 이름이 바뀌어 의사면허증을 재발급받으려고 한다. 면허 재발급 신청은 누구에게 하여야 하는가? [2020년 제84회 의사 국가시험 문제 유사]

① 시·군·구청장　　　　　② 대한의사협회장
③ **보건복지부장관**　　　　④ 주소지 관할 보건소장
⑤ 한국보건의료인국가시험원장

해설 및 정답 의료법 제5조는 의사면허·치과의사면허·한의사면허를 규정하고 있다. 면허증 발급자는 보건복지부장관이다. 면허취소와 면허재교부 발급자도 보건복지부장관이다. 주요내용을 보면, ① 의사·치과의사·한의사가 되려는 사람은 다음 각 호 어느 하나에 해당하는 자격을 가진 사람으로 제9조에 근거하여 의사·치과의사·한의사 국가시험에 합격한 후 보건복지부장관에게 면허를 받아야 한다. 〈개정 2010.1.18, 2012.2.1, 2019.8.27〉 1. 「고등교육법」 제11조2에 근거한 인정기관(이하 "평가인증기구"라 한다) 인증(이하 "평가인증기구 인증"이라 한다)을 받은 의학·치의학·한의학을 전공하는 대학을 졸업하고, 의학사·치의학사·한의학사 학위를 받은 사람, 2. 평가인증기구 인증을 받은 의학·치의학·한의학을 전공하는 전문대학원을 졸업하고, 석사학위·박사학위를 받은 사람, 3. **외국의 제1호·제2호에 해당하는 학교**(보건복지부장관이 정하여 고시하는 인정기준에 해당하는 학교를 말한다)를 졸업하고, 외국 의사·치과의사·한의사 면허를 받은 사람으로 제9조에 근거하여 예비시험에 합격한 사람. ② 평가인증기구 인증을 받은 의학·치의학·한의학을 전공하는 대학·전문대학원을 6개월 이내에 졸업하고, 해당 학위를 받을 것으로 예정된 사람은 제1항 제1호·제2호 자격을 가진 사람으로 본다. 다만 그 졸업예정시기에 졸업하고, 해당 학위를 받아야 면허를 받을 수 있다. 〈개정 2012.2.1.〉 ③ 제1항 경우 입학 당시 평가인증기구 인증을 받은 의학·치의학·한의학을 전공하는 대학·전문대학원에 입학한 사람으로 그 대학·전문대학원을 졸업하고, 해당 학위를 받은 사람은 제1항 제1호·제2호 자격을 가진 사람으로 본다. 〈신설 2012.2.1.〉 [전문개정 2008.10.14.]

의료법 제65조는 면허취소와 면허재교부·면허재교부 금지기간을 규정하고 있다. 면허취소와 면허재교부 발급자는 보건복지부장관이다. 의료법 제65조는 면허취소 조문은 매년 의사국가시험에 출제된다. 다섯 가지 면허취소사유를 정확하게 정리할 필요가 있다. 향후 의료인에게 중요한 조문이다. 2020년 3월 4일 개정되었다. 개정안은 2021년 4월 8일부터 시행되고 있다. **주요내용을 보면,** ① 의료인이 다음 각 호 어느 하나에 해당되면, 보건복지부장관은 의료인에게 면허를 취소할 수 있다. 다만 **보건복지부장관은 제1호 위반 경우 면허를 반드시 취소하여야 한다.** 〈개정 2008.2.29, 2009.1.30, 2009.12.31, 2010.1.18, 2015.12.29, 2016.5.29., 2020.3.4.〉 1. 의료법 제8조 각 호 어느 하나에 해당되는 경우(제1호 필요적 취소사유), 2. 제66조에 규정된 자격정지처분 기간 중에 의료행위를 한 경우 또는 3회 이상 자격정지처분을 받은 경우(제2호 필요적 취소사유), 3. 제11조 제1항에 규정된 면허조건을 이행하지 않은 경우(제3호 필요적 취소사유), 4. **제4조의3 제1항을 위반하여 면허증을 빌려준 경우**(제4호 필요적 취소사유), 5. 제5호 삭제〈2016.12.20.〉 6. 제4조 제6항을 위반하여 사람생명·사람신체에 중대한 위해를 발생하게 한 경우이다(제6호 필요적 취소사유). **여기서 중요한 것은 필요적 면허취소사유이다. 보건복지부장관은 제65조 제1호 위반 경우, 의료인 면허를 반드시 취소하여야 한다. 의료법 제1조 목적을 실천할 의료인이 될 수 없는 사람이기 때문이다.**
② **제1항 사유로 면허가 취소된 사람이라도 취소원인이 된 사유가 없어지는 경우 또는 개전(改悛)의 정이 뚜렷하다고 인정되는 경우, 보건복지부장관은 이 사람에게 면허를 재교부할 수 있다.** 다만 보건복지부장관은 제1항 제3호 사유로 면허취소가 된 경우 취소된 날부터 1년 이내, 제1항 제2호사유로 면허취소가 된 경우 취소된 날부터 2년 이내, **제1항 제4호·제6호·제8조 제4호 사유로 면허취소가 된 경우 취소된 날부터 3년 이내에 이 사람에게 면허를 재교부를 하여서는 안 된다.** 〈개정 2007.7.27, 2008.2.29, 2010.1.18, 2016.5.29, 2016.12.20., 2019.8.27.〉 **면허증을 빌려준 경우, 종전 2년에서 3년으로 재교부 제한 기간을 연장하였다. 의료인에게 의료윤리를 강하게 부과하고 있다.**

정답 ③

(4) 관련 판례

> **쟁점판례 4** 의사국가시험응시자격에 대한 헌법소원 사건
>
> 헌법재판소 1992. 12. 24. 결정 90헌마174 전원재판부
> [의사국가시험응시자격에 대한 헌법소원] 각하
>
> Q. 미수복지(未收復地) 등에서 귀순(歸順)한 의약업자(醫藥業者)에게 의사국가시험응시자격(醫師國家試驗應試資格)을 부여하는 입법(立法)을 하지 아니한 입법부작위(立法不作爲)에 대한 헌법소원청구의 적법 여부

> Q. 헌법재판소 발족 이전의 공권력행사에 의한 기본권침해에 대한 심판 청구기간의 기산점(起算點)

【결정요지】
가. 어떠한 사항을 법규(法規)로 규율할 것인가의 여부는 특단의 사정이 없는 한 입법자의 정치적, 경제적, 사회적 각종 고려하에서 정하여지는 입법정책(立法政策)의 문제이다. 그러므로 국민이 국회(國會)에 대하여 일정한 입법(立法)을 해달라는 청원(請願)을 함은 별론으로 한다. 법률(法律)의 제정(制定)을 소구(訴求)하는 헌법소원은 헌법상 기본권보장을 위하여 명시적인 입법위임(立法委任)이 있었음에도 입법자가 이를 방치하고 있거나 또는 헌법 해석상 특정인에게 구체적인 기본권이 생겨 이를 보장하기 위한 국가(國家)의 행위(行爲) 내지 보호의무(保護義務)가 발생하였음에도 불구하고 국가가 아무런 입법조치를 취하지 않고 있는 경우가 아니면, 원칙적으로 인정될 수 없다.
나. 헌법에 미수복지(未收復地) 등에서 귀순한 의약업자(醫藥業者)에게 의사국가시험응시자격을 부여하는 입법을 위임(委任)한 규정이 없다. 헌법의 해석상 미수복지 등에서 귀순한 의약업자에게 국가가 입법을 하여 의사국가시험응시자격을 보장하여야 하는 기본권이 생겼다고 보여지지도 않는다. 그러므로 국가(國家)에 미수복지 등에서 귀순한 의약업자에게 의사국가시험응시자격을 부여하는 입법(立法)을 할 의무(義務)가 발생하였다고는 할 수 없다. 따라서 국가(國家)(구체적으로는 입법기관인 국회(國會))가 청구인들에게 의사국가시험응시자격을 부여하는 입법(立法)을 할 의무(義務)가 있다는 것을 전제로 한 헌법소원심판청구는 그 대상이 될 수 없는 사안에 대한 청구이어서 부적법(不適法)하다.
다. 헌법재판소법 제69조 제1항에 의하면 헌법소원심판청구는 공권력의 행사로 인하여 헌법상 보장된 기본권을 침해받은 사유가 있음을 안 날로부터 60일 이내, 그 사유가 있은 날로부터 180일 이내에 청구하여야 한다. 다만, 헌법재판소가 발족하기 전에 있었던 공권력에 의한 기본권침해를 주장하는 헌법소원심판청구의 청구기간은 헌법재판소가 구성된 1989.9.19.부터 기산하여야 한다.
라. 【참조조문】 헌법재판소법 제68조 제1항. 헌법재판소법 제69조(청구기간) ① 제68조 제1항의 규정에 의한 헌법소원의 심판은 그 사유가 있음을 안 날로부터 60일 이내에, 그 사유가 있은 날로부터 180일 이내에 청구하여야 한다. 다만, 다른 법률에 의한 구제절차를 거친 헌법소원의 심판은 그 최종결정을 통지받은 날로부터 30일 이내에 청구하여야 한다. ② 생략.

6. 제6조(조산사 면허)

(1) 현 행

제6조(조산사 면허)
조산사가 되려는 자는 다음 각 호의 어느 하나에 해당하는 자로서 제9조에 따른 조산사 국가시험에 합격한 후 보건복지부장관의 면허를 받아야 한다. 〈개정 2008.2.29, 2010.1.18, 2019.8.27〉
1. 간호사 면허를 가지고 보건복지부장관이 인정하는 의료기관에서 1년간 조산 수습과정을 마친 자
2. 외국의 조산사 면허(보건복지부장관이 정하여 고시하는 인정기준에 해당하는 면허를 말한다)를 받은 자

[개정 전]
제6조(조산사 면허)
조산사가 되려는 자는 다음 각 호의 어느 하나에 해당하는 자로서 제9조에 따른 조산사 국가시험에 합격한 후 보건복지부장관의 면허를 받아야 한다. 〈개정 2008.2.29., 2010.1.18.〉
1. 간호사 면허를 가지고 보건복지부장관이 인정하는 의료기관에서 1년간 조산 수습과정을 마친 자
2. 보건복지부장관이 인정하는 외국의 조산사 면허를 받은 자

(2) 개선방안

제6조(조산사면허)
조산사가 되려는 사람은 다음 각 호 어느 하나에 해당하는 사람으로 제9조에 근거하여 조산사 국가시험에 합격한 후 보건복지부장관에게 면허를 받아야 한다. 〈개정 2008.2.29, 2010.1.18, 2019.8.27〉
1. 간호사 면허를 가지고, 보건복지부장관이 인정하는 의료기관에서 1년간 조산 수습과정을 마친 사람
2. 외국의 조산사 면허(보건복지부장관이 정하여 고시하는 인정기준에 해당하는 면허를 말한다)를 받은 사람

[개정 전]
제6조(조산사면허)
조산사가 되려는 사람은 다음 각 호 어느 하나에 해당하는 사람으로 제9조에 근거

하여 조산사 국가시험에 합격한 후 보건복지부장관에게 면허를 받아야 한다. 〈개정 2008.2.29., 2010.1.18.〉
  1. 간호사 면허를 가지고, 보건복지부장관이 인정하는 의료기관에서 1년간 조산 수습과정을 마친 사람
  2. 보건복지부장관이 인정하는 외국에서 조산사 면허를 받은 사람

【개정방향】
※ 제목변경: 조산사면허
※ 명확성·간결성·가독성
※ 국어문법정비
※ 나열형은 온점(·)을 사용하여 법조문을 읽기 쉽게 줄임
※ 일본식 '의' 삭제
※ ~자⇒사람. 전체 통일이 필요함. 다른 법률에서 '사람'으로 사용하고 있음
※ 조산사가 되려는 자는 다음 각 호의 어느 하나에 해당하는 자로서 제9조에 따른 조산사 국가시험에 합격한 후 보건복지부장관의 면허를 받아야 한다.⇒조산사가 되려는 사람은 다음 각 호 어느 하나에 해당하는 사람으로 제9조에 근거하여 조산사 국가시험에 합격한 후 보건복지부장관에게 면허를 받아야 한다. 〈개정 2008.2.29, 2010.1.18, 2019.8.27〉

(3) 해 설

가. 의료법 제6조는 조산사면허를 규정하고 있다.
나. 주요내용을 보면, 조산사가 되려는 사람은 다음 각 호 어느 하나에 해당하는 사람으로 제9조에 근거하여 **조산사 국가시험에 합격한 후 보건복지부장관에게 면허를 받아야 한다.** 〈개정 2008.2.29, 2010.1.18, 2019.8.27〉
  1. 간호사 면허를 가지고, 보건복지부장관이 인정하는 의료기관에서 1년간 조산 수습과정을 마친 사람
  2. 외국의 조산사 면허(보건복지부장관이 정하여 고시하는 인정기준에 해당하는 면허를 말한다)를 받은 사람
다. 대법원 2010. 5. 27. 선고 2006다79520 판결 [손해배상(기)] 병원에서 조산사가 분만을 관장하여 출생한 신생아가 뇌성마비 상태가 된 사안이다. 분만과정에 태변착색 등 이상 징후를 발견하였음에도 산부인과 전문의 등에게 보고를 지연하여 응급조치의 기회를 상실시켰을 뿐만 아니라 마스크와 백을 이용한 인공호흡 등 조산사 스스로 가능한 범위 내의 심폐소생술도 제대로 하지 않은 조산사에게 의료과실이 있다고 본 사례.

7. 제7조(간호사 면허)

(1) 현 행

제7조(간호사 면허)
① 간호사가 되려는 자는 다음 각 호의 어느 하나에 해당하는 자로서 제9조에 따른 간호사 국가시험에 합격한 후 보건복지부장관의 면허를 받아야 한다. 〈개정 2008.2.29, 2010.1.18, 2012.2.1, 2019.8.27〉
  1. 평가인증기구의 인증을 받은 간호학을 전공하는 대학이나 전문대학[구제(구제) 전문학교와 간호학교를 포함한다]을 졸업한 자
  2. 외국의 제1호에 해당하는 학교(보건복지부장관이 정하여 고시하는 인정기준에 해당하는 학교를 말한다)를 졸업하고 외국의 간호사 면허를 받은 자
② 제1항에도 불구하고 입학 당시 평가인증기구의 인증을 받은 간호학을 전공하는 대학 또는 전문대학에 입학한 사람으로서 그 대학 또는 전문대학을 졸업하고 해당 학위를 받은 사람은 같은 항 제1호에 해당하는 사람으로 본다. 〈신설 2012.2.1〉

[개정 전]
제7조(간호사 면허)
① 간호사가 되려는 자는 다음 각 호의 어느 하나에 해당하는 자로서 제9조에 따른 간호사 국가시험에 합격한 후 보건복지부장관의 면허를 받아야 한다. 〈개정 2008.2.29., 2010.1.18., 2012.2.1.〉
  1. 평가인증기구의 인증을 받은 간호학을 전공하는 대학이나 전문대학[구제(舊制) 전문학교와 간호학교를 포함한다]을 졸업한 자
  2. 보건복지부장관이 인정하는 외국의 제1호에 해당하는 학교를 졸업하고 외국의 간호사 면허를 받은 자
② 제1항에도 불구하고 입학 당시 평가인증기구의 인증을 받은 간호학을 전공하는 대학 또는 전문대학에 입학한 사람으로서 그 대학 또는 전문대학을 졸업하고 해당 학위를 받은 사람은 같은 항 제1호에 해당하는 사람으로 본다. 〈신설 2012.2.1.〉

(2) 개선방안

제7조(간호사면허)
① 간호사가 되려는 사람은 다음 각 호 어느 하나에 해당하는 사람으로 제9조에 근거하여 간호사 국가시험에 합격한 후 보건복지부장관에게 면허를 받아야 한

다. 〈개정 2008.2.29, 2010.1.18, 2012.2.1, 2019.8.27〉
   1. 평가인증기구 인증을 받은 간호학을 전공하는 대학·전문대학[구제(舊制) 전문학교와 간호학교를 포함한다]을 졸업한 사람
   2. 외국의 제1호에 해당하는 학교(보건복지부장관이 정하여 고시하는 인정기준에 해당하는 학교를 말한다)를 졸업하고 외국의 간호사 면허를 받은 사람
② 제1항 경우 입학 당시 평가인증기구 인증을 받은 간호학을 전공하는 대학·전문대학에 입학한 사람으로 그 대학·전문대학을 졸업하고, 해당 학위를 받은 사람은 제1항 제1호에 해당하는 사람으로 본다. 〈신설 2012.2.1.〉

[개정 전]
제7조(간호사면허)
① 간호사가 되려는 사람은 다음 각 호 어느 하나에 해당하는 사람으로 제9조에 근거하여 간호사 국가시험에 합격한 후 보건복지부장관에게 면허를 받아야 한다. 〈개정 2008.2.29., 2010.1.18., 2012.2.1.〉
   1. 평가인증기구 인증을 받은 간호학을 전공하는 대학·전문대학[구제(舊制) 전문학교와 간호학교를 포함한다]을 졸업한 사람
   2. 보건복지부장관이 인정하는 외국에서 제1호에 해당하는 학교를 졸업하고, 외국에서 간호사 면허를 받은 사람
② 제1항 경우 입학 당시 평가인증기구 인증을 받은 간호학을 전공하는 대학·전문대학에 입학한 사람으로 그 대학·전문대학을 졸업하고, 해당 학위를 받은 사람은 제1항 제1호에 해당하는 사람으로 본다. 〈신설 2012.2.1.〉

【개정방향】
※ 제목변경: 간호사면허
※ 명확성·간결성·가독성
※ 국어문법정비
※ 나열형은 온점(·)을 사용하여 법조문을 읽기 쉽게 줄임
※ 일본식 '의' 삭제
※ ~자⇒사람. 전체 통일이 필요함. 다른 법률에서 '사람'으로 사용하고 있음

(3) 해 설
가. 의료법 제7조는 간호사면허를 규정하고 있다.
나. 주요내용을 보면, ① 간호사가 되려는 사람은 다음 각 호 어느 하나에 해당하는 사람으로 제9조에 근거하여 **간호사 국가시험에 합격한 후 보건복지부장관에게 면허를 받아야 한다.** 〈개정 2008.2.29, 2010.1.18, 2012.2.1, 2019.8.27〉

1. 평가인증기구 인증을 받은 간호학을 전공하는 대학·전문대학[구제(舊制) 전문학교와 간호학교를 포함한다]을 졸업한 사람
2. 외국의 제1호에 해당하는 학교(보건복지부장관이 정하여 고시하는 인정기준에 해당하는 학교를 말한다)를 졸업하고 외국의 간호사 면허를 받은 사람

다. ② 제1항 경우 입학 당시 평가인증기구 인증을 받은 간호학을 전공하는 대학·전문대학에 입학한 사람으로 그 대학·전문대학을 졸업하고, 해당 학위를 받은 사람은 제1항 제1호에 해당하는 사람으로 본다. 〈신설 2012.2.1.〉

8. 제8조(결격사유 등) ★★★★★

(1) 현 행

제8조(결격사유 등)
다음 각 호의 어느 하나에 해당하는 자는 의료인이 될 수 없다. 〈개정 2007.10.17, 2018.3.27, 2018.8.14, **2020.4.7**〉
1. **「정신건강증진 및 정신질환자 복지서비스 지원에 관한 법률」** 제3조제1호에 따른 정신질환자. 다만, 전문의가 의료인으로서 적합하다고 인정하는 사람은 그러하지 아니하다.
2. 마약·대마·향정신성의약품 중독자
3. **피성년후견인·피한정후견인**
4. 이 법 또는 「형법」 제233조, 제234조, 제269조, 제270조, 제317조제1항 및 제347조(허위로 진료비를 청구하여 환자나 진료비를 지급하는 기관이나 단체를 속인 경우만을 말한다), 「보건범죄단속에 관한 특별조치법」, 「지역보건법」, 「후천성면역결핍증 예방법」, 「응급의료에 관한 법률」, 「농어촌 등 보건의료를 위한 특별조치법」, 「시체 해부 및 보존 등에 관한 법률」, 「혈액관리법」, 「마약류관리에 관한 법률」, 「약사법」, 「모자보건법」, 그 밖에 대통령령으로 정하는 의료 관련 법령을 위반하여 금고 이상의 형을 선고받고 그 형의 집행이 종료되지 아니하였거나 집행을 받지 아니하기로 확정되지 아니한 자

의료법 일부개정 2020. 12. 29. [법률 제17787호, 시행 2021. 6. 30.] 보건복지부.

[개정 전]
제8조(결격사유 등)
다음 각 호의 어느 하나에 해당하는 자는 의료인이 될 수 없다. 〈개정 2007.10.17.〉

1. 「정신보건법」 제3조제1호에 따른 정신질환자. 다만, 전문의가 의료인으로서 적합하다고 인정하는 사람은 그러하지 아니하다.
2. 마약·대마·향정신성의약품 중독자
3. 금치산자·한정치산자
4. 이 법 또는 「형법」 제233조, 제234조, 제269조, 제270조, 제317조제1항 및 제347조(허위로 진료비를 청구하여 환자나 진료비를 지급하는 기관이나 단체를 속인 경우만을 말한다), 「보건범죄단속에 관한 특별조치법」, 「지역보건법」, 「후천성면역결핍증 예방법」, 「응급의료에 관한 법률」, 「농어촌 등 보건의료를 위한 특별 조치법」, 「시체해부 및 보존에 관한 법률」, 「혈액관리법」, 「마약류관리에 관한 법률」, 「약사법」, 「모자보건법」, 그 밖에 대통령령으로 정하는 의료 관련 법령을 위반하여 금고 이상의 형을 선고받고 그 형의 집행이 종료되지 아니하였거나 집행을 받지 아니하기로 확정되지 아니한 자

(2) 개선방안

제8조(의료인 결격사유)
① 다음 각 호 어느 하나에 해당하는 사람은 의료인이 될 수 없다. 〈개정 2007.10.17, 2018.3.27, 2018.8.14, **2020.4.7**〉
1. 「**정신건강증진 및 정신질환자 복지서비스 지원에 관한 법률**」 제3조 제1호에 규정된 정신질환자. 다만 전문의가 의료인으로서 적합하다고 인정하는 사람은 의료인이 될 수 있다.
2. **마약·대마·향정신성의약품 중독자**
3. **피성년후견인·피한정후견인**
4. **다음 각 항목을 위반하여 금고 이상 형을 선고받고 그 형 집행이 종료되지 않은 사람 또는 집행을 받지 않기로 확정되지 않은 사람**(집행유예선고 미확정자)
   가. 「의료법」
   나. 「형법」 제233조·제234조·제269조·제270조·제317조 제1항·제347조(허위로 진료비를 청구하여 환자·진료비를 지급하는 기관·단체를 속인 경우만을 말한다)
   다. 「보건범죄단속에 관한 특별조치법」
   라. 「지역보건법」
   마. 「후천성면역결핍증 예방법」
   바. 「응급의료에 관한 법률」
   사. 「농어촌 등 보건의료를 위한 특별 조치법」
   아. 「시체해부 및 보존에 관한 법률」

자. 「혈액관리법」
차. 「마약류관리에 관한 법률」·
카. 「약사법」
타. 「모자보건법」
파. 그 밖에 대통령령으로 정하는 의료 관련 법령

의료법 일부개정 2020. 12. 29. [법률 제17787호, 시행 2021. 6. 30.] 보건복지부.

【개정방향】
※ 제목변경: 의료인 결격사유
※ 명확성·간결성·가독성
※ 개조식: 제8조 제4호
※ 국어문법정비
※ 나열형은 온점(·)을 사용하여 법조문을 읽기 쉽게 줄임
※ 일본식 '의' 삭제

[개정 전]
1안 *****

제8조(의료인 결격사유)
① 다음 각 호 어느 하나에 해당하는 사람은 의료인이 될 수 없다. 〈개정 2007.10. 17.〉
   1. 「정신보건법」 제3조 제1호에 규정된 정신질환자. 다만 전문의가 의료인으로서 적합하다고 인정하는 사람은 의료인이 될 수 있다.
   2. **마약·대마·향정신성의약품 중독자**
   3. 금치산자·한정치산자
   4. 다음 각 항목을 위반하여 금고 이상 형을 선고받고 그 형 집행이 종료되지 않은 사람 또는 집행을 받지 않기로 확정되지 않은 사람(집행유예선고 미확정자)
      가. 「의료법」
      나. 「형법」 제233조·제234조·제269조·제270조·제317조 제1항·제347조(허위로 진료비를 청구하여 환자·진료비를 지급하는 기관·단체를 속인 경우만을 말한다)
      다. 「보건범죄단속에 관한 특별조치법」
      라. 「지역보건법」
      마. 「후천성면역결핍증 예방법」
      바. 「응급의료에 관한 법률」
      사. 「농어촌 등 보건의료를 위한 특별 조치법」
      아. 「시체해부 및 보존에 관한 법률」

자. 「혈액관리법」
　　차. 「마약류관리에 관한 법률」
　　카. 「약사법」
　　타. 「모자보건법」
　　파. 그 밖에 대통령령으로 정하는 의료 관련 법령

2안 현행 법률 수정
제8조(의료인 결격사유)
다음 각 호 어느 하나에 해당하는 사람은 의료인이 될 수 없다. 〈개정 2007.10.17.〉
1. 「정신보건법」 제3조 제1호에 규정된 정신질환자. 다만 전문의가 의료인으로서 적합하다고 인정하는 사람은 의료인이 될 수 있다.
2. 마약·대마·향정신성의약품 중독자
3. 금치산자·한정치산자
4. 이 법 또는 「형법」 제233조·제234조·제269조·제270조·제317조 제1항·제347조(허위로 진료비를 청구하여 환자·진료비를 지급하는 기관·단체를 속인 경우만을 말한다), 「보건범죄단속에 관한 특별조치법」·「지역보건법」·「후천성면역결핍증 예방법」·「응급의료에 관한 법률」·「농어촌 등 보건의료를 위한 특별 조치법」·「시체해부 및 보존에 관한 법률」·「혈액관리법」·「마약류관리에 관한 법률」·「약사법」·「모자보건법」, 그 밖에 대통령령으로 정하는 의료 관련 법령을 위반하여 금고 이상 형을 선고받고 그 형 집행이 종료되지 않은 사람 또는 집행을 받지 않기로 확정되지 않은 사람

(3) 해 설
가. 의료법 제8조는 의료인 결격사유를 규정하고 있다. 의료인 면허 필요적 취소 조항에 관한 헌법소원은 합헌으로 결정되었다. 헌법재판소 2020. 4. 23. 결정 전원재판부 2019헌바118·171·176(병합) 합헌 〈의료법 제8조 제4호 등 위헌소원 등〉.
- 보건복지부장관은 제8조 위반 의료인에게 의료법 제65조 제1항 제1호 근거하여 의료인 면허를 반드시 취소하여야 한다(필요적 면허취소). 의료인들에게 아주 민감한 조문이다. 의료인 자격 박탈 조문이다. 의료인은 민주 시민 사회에서 아주 중요한 위치를 갖는다. 그러므로 사회적 책무가 막중하다. 의료법 제8조 각 호에 규정된 범법행위는 최소한을 규정한 것이다. 교직자들은 형사범으로 기소만 되어도 교직을 사실상 떠나야 한다. 그만큼 엄격하다.

• 의료법 제8조 의료인 결격사유 규정은 너무 중요하다. **의사 국가시험에 매년 출제된다.** 의료법 제8조 네 가지 결격사유를 정리할 필요가 있다. 개조식으로 정리하였다.

나. 주요내용을 보면, ① 다음 각 호 어느 하나에 해당하는 사람은 의료인이 될 수 없다. 〈개정 2007.10.17, 2018.3.27, 2018.8.14, 2020.4.7〉

1. 「정신건강증진 및 정신질환자 복지서비스 지원에 관한 법률」제3조 제1호에 규정된 **정신질환자. 다만 전문의가 의료인으로서 적합하다고 인정하는 사람은 의료인이 될 수 있다.** ★★★★★
2. **마약·대마·향정신성의약품 중독자** ★★★★★
3. 피성년후견인·피한정후견인
4. 다음 각 항목을 위반하여 금고 이상 형을 선고받고 그 형 집행이 종료되지 않은 사람 또는 집행을 받지 않기로 확정되지 않은 사람(집행유예선고 미확정자)
   가. 「의료법」
   나. **「형법」제233조·제234조·제269조·제270조·제317조 제1항·제347조(허위로 진료비를 청구하여 환자·진료비를 지급하는 기관·단체를 속인 경우만을 말한다)** ★★★★★
   다. 「보건범죄단속에 관한 특별조치법」
   라. 「지역보건법」
   마. 「후천성면역결핍증 예방법」
   바. 「응급의료에 관한 법률」
   사. 「농어촌 등 보건의료를 위한 특별 조치법」
   아. 「시체해부 및 보존에 관한 법률」
   자. 「혈액관리법」
   차. 「마약류관리에 관한 법률」
   카. 「약사법」
   타. 「모자보건법」
   파. 그 밖에 대통령령으로 정하는 의료 관련 법령

의료법 일부개정 2020. 12. 29. [법률 제17787호, 시행 2021. 6. 30.] 보건복지부.

다. 의료법 제65조는 면허취소와 면허재교부·면허재교부 금지기간을 규정하고 있다. 의사에게 면허취소는 사형선고와 같다. **의료법 제65조 면허취소 조문은 매년 의사국가시험에 출제된다.** 여섯 가지 면허취소사유를 정확하게 정리할 필요가 있다. 향후 의료인에게 중요한 조문이다. 2020년 12월 29일 개정되었다. 개정안은 2021년 6월 30일부터 시행된다. *****

개정 의료법은 제66조 제1항 제5호를 삭제하였다. 〈5. 제27조 제1항을 위반하여 의료인이 아닌 사람에게 의료행위를 하게 한 경우〉 면허자격정지를 삭제하고 제66조 제1항 제7호에 요건을 강화하여 면허취소사유를 신설하였다. 의료법 제65조 제1항 제7호를 보면, 제27조 제5항을 위반하여 사람생명·사람신체에 중대한 위해를 발생하게 할 우려가 있는 수술·수혈·전신마취를 의료인 아닌 사람에게 하게 하거나 또는 의료인에게 면허 사항 외로 하게 한 경우, 면허취소 사유에 해당한다. 의사들이 심하게 반발하는 법조문이다. ***** 그러나 임의적 취소사유라는 점을 숙지할 필요가 있다. 사안이 다양하기 때문이다.

라. 주요내용을 보면, ① 의료인이 다음 각 호 어느 하나에 해당되면, 보건복지부장관은 의료인에게 면허를 취소할 수 있다. 다만 **보건복지부장관은 제1호 위반 경우 면허를 반드시 취소하여야 한다.** 〈개정 2008.2.29, 2009.1.30, 2009.12.31, 2010.1.18, 2015.12.29, 2016.5.29., 2020.3.4., 2020.12.29〉

1. **제8조 각 호 어느 하나에 해당되는 경우** ***** (제1호 필요적 취소사유)
2. 제66조에 규정된 **자격정지처분 기간 중에 의료행위를 한 경우 또는 3회 이상 자격정지처분을 받은 경우** (제2호 임의적 취소사유)
3. 제11조 제1항에 규정된 **면허조건을 이행하지 않은 경우**(제3호 임의적 취소사유)
4. 제4조3 제1항을 위반하여 **면허증을 빌려준 경우**(제4호 임의적 취소사유)
5. 삭제 〈2016.12.20.〉
6. 제4조 제6항을 위반하여 **사람생명·사람신체에 중대한 위해를 발생하게 한 경우** *****(제6호 임의적 취소사유)
7. 제27조 제5항을 위반하여 사람생명·**사람**신체에 중대한 위해를 발생하게 할 우려가 있는 수술·수혈·전신마취를 의료인 아닌 사람에게 하게 하거나 또는 의료인에게 면허 사항 외로 하게 한 경우 *****

마. ② 제1항 사유로 면허가 취소된 사람이라도 취소원인이 된 사유가 없어지는 경우 또는 개전(改悛)의 정이 뚜렷하다고 인정되는 경우, 보건복지부장관은 이 사람에게 면허를 재교부할 수 있다. 다만 보건복지부장관은 다음 각 호에 근거하여 **이 사람에게 면허를 재교부하여서는 안 된다.** 〈개정 2007.7.27, 2008.2.29, 2010.1.18, 2016.5.29, 2016.12.20, 2019.8.27., 2020.12.29〉

1. 제1항 제3호 사유로 면허취소가 된 경우 취소된 날부터 1년 이내
2. 제1항 제2호 사유로 면허취소가 된 경우 취소된 날부터 2년 이내

3. 제1항 제4호·제6호·제7호 사유로 면허취소가 된 경우 취소된 날부터 3년 이내에 *****
4. 제8조 제4호 사유로 면허취소가 된 경우 취소된 날부터 3년 이내에

의료법 일부개정 2020. 12. 29. [법률 제17787호, 시행 2021. 6. 30.] 보건복지부.

바. 면허증을 빌려준 경우, 종전 2년에서 3년으로 재교부 제한 기간을 연장하였다. 의료인에게 의료윤리를 강하게 부과하고 있다.

사. 여기서 중요한 것은 필요적 면허취소사유이다. 보건복지부장관은 제65조 제1호 위반 경우, 의료인 면허를 반드시 취소하여야 한다. 왜냐하면 의료법 제1조 목적을 실천할 **의료인이 될 수 없는 사람이기 때문이다.** 개정 의료법은 제65조 제2호에서 제7호를 위반하면, 모두 임의적 면허취소사유에 해당한다.

아. 의료법 제8조 의료인 결격사유 논쟁은 코로나가 끝나고 안정된 시기에 심도 깊게 논의할 필요가 있다. 외국 법제도 비교 분석할 필요가 있다. 정서적 논쟁이 아니라, 국민의 눈높이에 맞춘 선진 법제 정비가 요망된다. 다른 법률과 형평성도 고려해야 한다. 의료법은 처벌을 위한 규정이 아니다. 의료법은 최소한 도덕이다. 국민의 생각을 의료법에 담아야 한다. 입법도 적당한 시기가 있다.

(4) 의사 국가시험 문제 분석

1. 의사 '갑'은 향정신성의약품 중독자로 진단되어 면허가 취소되었다. 이후 취소의 원인이 된 사유가 없어지고 개전의 정이 뚜렷하다고 인정되어 면허를 재교부받았다. '갑'이 취업실태와 취업상황 등을 신고해야 할 시기는?

[2020년 제84회 의사 국가시험 문제 유사]

① 최초 실태 신고한 날부터 매 3년이 되는 해
② 면허증을 재발급받은 날부터 매 2년이 되는 해
③ **면허증을 재발급받은 날부터 매 3년이 되는 해**
④ 최초 면허증을 발급받은 후부터 매 2년이 되는 해
⑤ 최초 면허증을 발급받은 후부터 매 3년이 되는 해

해설 및 정답 보건복지부장관은 의료법 제8조 위반 의료인에게 제65조 제1항 제1호 근거하여 의료인 면허를 반드시 취소하여야 한다(필요적 면허취소). 의료법 제8조는 의료인 결격사유를 규정하고 있다. 의료인들에게 아주 민감한 조문이다. 의료인 자격 박탈 조문이기 때문이다. 의료인은 민주 시민 사회에서 아주 중요한 위치를 갖는다. 그러므로 사회적 책무가 막중하다. 의료법 제8조 각 호에 규정된 범

법행위는 최소한을 규정한 것이다. 교직자들은 형사범으로 기소만 되어도 교직을 사실상 떠나야 한다. 그만큼 엄격하다. 의료법 제8조 의료인 결격사유 규정은 너무 중요하여 의사 국가시험에 매년 출제된다. 네 가지 결격사유를 정리할 필요가 있다. ★★★★★

의료법 제8조 주요내용을 보면, ① **다음 각 호 어느 하나에 해당하는 사람은 의료인이 될 수 없다.** 〈개정 2007.10.17, 2018.3.27, 2018.8.14., 2020.4.7〉 1. 「정신건강증진 및 정신질환자 복지서비스 지원에 관한 법률」 제3조 제1호에 규정된 정신질환자. 다만 전문의가 의료인으로서 적합하다고 인정하는 사람은 의료인이 될 수 있다. 2. **마약·대마·향정신성의약품 중독자** 3. 피성년후견인·피한정후견인 4. **다음 각 항목을 위반하여 금고 이상 형을 선고받고 그 형 집행이 종료되지 않은 사람 또는 집행을 받지 않기로 확정되지 않은 사람**(집행유예선고 미확정자) 가. 「의료법」 나. 「형법」 제233조·제234조·제269조·제270조·제317조 제1항·제347조(허위로 진료비를 청구하여 환자·진료비를 지급하는 기관·단체를 속인 경우만을 말한다) 다. 「보건범죄단속에 관한 특별조치법」 라. 「지역보건법」 마. 「후천성면역결핍증 예방법」 바. 「응급의료에 관한 법률」 사. 「농어촌 등 보건의료를 위한 특별 조치법」 아. 「시체해부 및 보존에 관한 법률」 자. 「혈액관리법」 차. 「마약류관리에 관한 법률」 카. 「약사법」 타. 「모자보건법」 파. 그 밖에 대통령령으로 정하는 의료 관련 법령. **의료법 일부개정 2020. 12. 29. [법률 제17787호, 시행 2021. 6. 30.] 보건복지부.**

의료법 제65조는 면허취소와 면허재교부·면허재교부 금지기간을 규정하고 있다. 의료법 제65조는 면허취소 조문은 의사 국가시험에 매년 출제된다. 다섯 가지 면허취소사유를 정확하게 정리할 필요가 있다. 의료인에게 중요한 조문이기 때문이다. 2020년 3월 4일 개정되었다. 개정안은 2021년 4월 8일부터 시행되고 있다. **주요내용을 보면,** ① 의료인이 다음 각 호 어느 하나에 해당되면, 보건복지부장관은 의료인에게 면허를 취소할 수 있다. 다만 **보건복지부장관은 제1호 위반 경우 면허를 반드시 취소하여야 한다.** 〈개정 2008.2.29, 2009.1.30, 2009.12.31, 2010.1.18, 2015.12.29, 2016.5.29., 2020.3.4.〉 1. **의료법 제8조 각 호 어느 하나에 해당되는 경우**(제1호 필요적 취소사유), 2. 제66조에 규정된 자격정지처분 기간 중에 의료행위를 한 경우 또는 3회 이상 자격정지처분을 받은 경우(제2호 임의적 취소사유), 3. 제11조 제1항에 규정된 면허조건을 이행하지 않은 경우(제3호 임의적 취소사유), 4. **제4조 제4항을 위반하여 면허증을 빌려준 경우**(제4호 임의적 취소사유), 5. 제5호 삭제〈2016.12.20.〉 6. 제4조 제6항을 위반하여 사람생명·사람신체에 중대한 위해를 발생하게 한 경우이다(제6호 임의적 취소사유). **여기서 중요한 것은 필요적 면허취소사유이다. 보건복지부장관은 제65조 제1호 위반 경우, 의료인 면허를 반드시 취소하여야 한다. 왜냐하면 의료법 제1조 목적을 실천할 의료인이 될 수 없는 사람이기 때문이다.**

② 제1항 사유로 면허가 취소된 사람이라도 취소원인이 된 사유가 없어지는 경우

또는 개전(改悛)의 정이 뚜렷하다고 인정되는 경우, 보건복지부장관은 이 사람에게 면허를 재교부할 수 있다. 다만 보건복지부장관은 제1항 제3호 사유로 면허취소가 된 경우 취소된 날부터 1년 이내, 제1항 제2호사유로 면허취소가 된 경우 취소된 날부터 2년 이내, **제1항 제4호·제6호·제8조 제4호 사유로 면허취소가 된 경우 취소된 날부터 3년 이내**에 이 사람에게 면허를 재교부를 하여서는 안 된다. 〈개정 2007.7.27, 2008.2.29, 2010.1.18, 2016.5.29, 2016.12.20., 2019.8.27.〉

정답 ③

2. 의사 '갑'은 자신의 병원에 보관 중이던 디아제팜(diazepam)을 상습적으로 남용하여 중독자로 판명받았다. 이러한 의사 '갑'에게 보건복지부장관이 취해야 할 조치는 무엇인가? [2018년 제82회 의사 국가시험 문제 유사]

① 면허정지
② 면허취소
③ 의료업 정지 처분
④ 5천만원 이하의 과징금 처분
⑤ 300만원 이하의 과태료 부과

해설 및 정답 의료법 제64조는 개설허가취소를 규정하고 있다. 의사 국가시험에 자주 출제가 된다. 실무에서도 중요한 조문이다. 주요내용을 보면, ① 보건복지부장관·시장·군수·구청장은 의료기관이 다음 각 호 어느 하나에 해당하는 경우, 그 의료업을 1년 범위에서 정지시키거나 또는 개설허가를 취소하거나 또는 의료기관 폐쇄를 명할 수 있다. 다만 제8호에 해당하는 경우 의료기관 개설 허가를 취소하거나 또는 의료기관 폐쇄를 명하여야 하며, 의료기관 폐쇄는 제33조 제3항과 제35조 제1항 본문에 근거하여 신고한 의료기관에만 명할 수 있다. 〈개정 2007.7.27, 2008.2.29, 2009.1.30, 2010.1.18, 2011.8.4, 2013.8.13, 2015.12.22, 2015.12.29, 2016.5.29, 2016.12.20, 2018.8.14, 2019.4.23, 2019.8.27., 2020.3.4.〉 1. 개설신고·개설허가를 한 날부터 3개월 이내에 정당한 사유 없이 업무를 시작하지 아니한 경우, **2. 의료인·의료기관 종사자가 무자격자에게 의료행위를 하게 하거나 또는 의료인에게 면허 사항 외의 의료행위를 하게 한 경우**, 3. 제61조에 규정된 관계 공무원 직무 수행을 기피·방해하거나 또는 제59조·제63조에 근거하여 명령을 위반한 경우, 4. 제33조 제2항 제3호·제4호·제5호에 규정된 의료법인·비영리법인·준정부기관·지방의료원·한국보훈복지의료공단 설립 허가가 취소되거나 또는 해산된 경우, 4의2. 제33조 제2항을 위반하여 의료기관을 개설한 경우, 5. 제33조 제5항·제9항·제10항·제40조·제56조를 위반한 경우, 5의 2. 정당한 사유 없이 제40조 제1항에 규정된 폐업·휴업 신고를 하지 않고 6개월 이상 의료업을 하지 아니한 경우, 6. 제63조에 규정된 시정명령(제4조제5항 위반에 따른 시정명령을 제외한다)을 이행하지 아니한 경우, 7. 「약사법」 제24조 제2항을 위반하여 담합행위를 한 경우, **8. 의료기관 개설자가 거짓으로 진료비를**

청구하여 금고 이상 형을 선고받고, 그 형이 확정된 경우(제1항), 9. 제36조에 규정된 준수사항을 위반하여 사람 생명·신체에 중대한 위해를 발생하게 한 경우. ② 제1항에 근거하여 개설허가를 취소당한 사람·폐쇄명령을 받은 사람은 그 취소된 날·폐쇄명령을 받은 날부터 6개월 이내에, 의료업 정지처분을 받은 사람은 그 업무 정지기간 중에 각각 의료기관을 개설·운영하여서는 안 된다. **다만 제1항 제8호에 규정된 의료기관 개설 허가를 취소당한 사람·폐쇄명령을 받은 사람은 취소당한 날·폐쇄 명령을 받은 날부터 3년 안에는 의료기관을 개설·운영하여서는 안 된다.** ③ 보건복지부장관·시장·군수·구청장은 의료기관이 제1항에 근거하여 그 의료업이 정지된 경우·개설허가가 취소된 경우·폐쇄명령을 받은 경우, 해당 의료기관에 입원 중인 환자를 다른 의료기관으로 옮기도록 하는 등 환자권익 보호를 위해 필요한 조치를 하여야 한다.

의료법 제8조 주요내용을 보면, ① **다음 각 호 어느 하나에 해당하는 사람은 의료인이 될 수 없다.** 〈개정 2007.10.17, 2018.3.27, 2018.8.14., 2020.4.7〉 1. 「정신건강증진 및 정신질환자 복지서비스 지원에 관한 법률」 제3조 제1호에 규정된 정신질환자. 다만 전문의가 의료인으로서 적합하다고 인정하는 사람은 의료인이 될 수 있다. 2. **마약·대마·향정신성의약품 중독자** 3. 피성년후견인·피한정후견인 4. **다음 각 항목을 위반하여 금고 이상 형을 선고받고 그 형 집행이 종료되지 않은 사람 또는 집행을 받지 않기로 확정되지 않은 사람**(집행유예선고 미확정자) 가. 「의료법」 나. 「형법」 제233조·제234조·제269조·제270조·제317조 제1항·제347조(허위로 진료비를 청구하여 환자·진료비를 지급하는 기관·단체를 속인 경우만을 말한다) 다. 「보건범죄단속에 관한 특별조치법」 라. 「지역보건법」 마. 「후천성면역결핍증 예방법」 바. 「응급의료에 관한 법률」 사. 「농어촌 등 보건의료를 위한 특별 조치법」 아. 「시체해부 및 보존에 관한 법률」 자. 「혈액관리법」 차. 「마약류관리에 관한 법률」 카. 「약사법」 타. 「모자보건법」 파. 그 밖에 대통령령으로 정하는 의료 관련 법령. **의료법 일부개정 2020. 12. 29. [법률 제17787호, 시행 2021. 6. 30.] 보건복지부.**

의료법 제65조는 면허취소와 면허재교부·면허재교부 금지기간을 규정하고 있다. 주요내용을 보면, ① 의료인이 다음 각 호 어느 하나에 해당되면, 보건복지부장관은 의료인에게 면허를 취소할 수 있다. 다만 **보건복지부장관은 제1호 위반 경우 면허를 반드시 취소하여야 한다.** 〈개정 2008.2.29, 2009.1.30, 2009.12.31, 2010.1.18, 2015.12.29, 2016.5.29., 2020.3.4.〉 1. **의료법 제8조 각 호 어느 하나에 해당되는 경우**(제1호 필요적 취소사유), 2. 제66조에 규정된 자격정지처분 기간 중에 의료행위를 한 경우 또는 3회 이상 자격정지처분을 받은 경우(제2호 임의적 취소사유), 3. 제11조 제1항에 규정된 면허조건을 이행하지 않은 경우(제3호 임의적 취소사유), 4. **제4조 제4항을 위반하여 면허증을 빌려준 경우**(제4호 임의적 취소사유), 5. 제5호 삭제〈2016.12.20.〉 6. 제4조 제6항을 위반하여 사람생명·사람신체에 중대한 위해를 발생하게 한 경우이다(제6호 임의적 취소사유). **여기서 중요한**

것은 필요적 면허취소사유이다. 보건복지부장관은 제65조 제1호 위반 경우, 의료인 면허를 반드시 취소하여야 한다. 왜냐하면 의료법 제1조 목적을 실천할 의료인이 될 수 없는 사람이기 때문이다.

② 제1항 사유로 면허가 취소된 사람이라도 취소원인이 된 사유가 없어지는 경우 또는 개전(改悛)의 정이 뚜렷하다고 인정되는 경우, 보건복지부장관은 이 사람에게 면허를 재교부할 수 있다. 다만 보건복지부장관은 제1항 제3호 사유로 면허취소가 된 경우 취소된 날부터 1년 이내, 제1항 제2호사유로 면허취소가 된 경우 취소된 날부터 2년 이내, **제1항 제4호·제6호·제8조 제4호 사유로 면허취소가 된 경우 취소된 날부터 3년 이내에 이 사람에게 면허를 재교부를 하여서는 안 된다.** 〈개정 2007.7.27, 2008.2.29, 2010.1.18, 2016.5.29, 2016.12.20., 2019.8.27.〉

면허증을 빌려준 경우, 종전 2년에서 3년으로 재교부 제한 기간을 연장하였다. 의료인에게 의료윤리를 강력하게 요구하고 있다.

의료법 제8조 의료인 결격사유 논쟁은 안정된 시기에 심도 깊게 논의할 필요가 있다. 외국 법제도 비교 분석할 필요가 있다. 정서적 논쟁이 아니라, 국민의 눈높이에 맞춘 선진 법제 정비가 요망된다. 다른 법률과 형평성도 고려해야 한다. 법률은 처벌을 위한 규정이 아니다. 법률은 최소한 도덕이다. 국민의 생각을 담아야 한다.

정답 ②

3. 의료인의 결격사유와 관련하여 다음 각 지문의 사람 중 의사가 될 수 있는 자는 누구인가?
[2015년 제79회 의사 국가시험 문제 유사]

① 디아제팜 중독자
② 정보통신법의 명예훼손 혐의로 불구속기소된 자
③ 알코올중독자로 전문의가 의사로서 부적합하다고 인정하는 자
④ 마약법의 암페타민 투약금지 위반으로 징역 1년을 선고받고 복역중인 자
⑤ 응급의료법의 응급실 욕설, 폭행 금지 위반으로 징역 8월을 선고받고 복역 중인 자

해설 및 정답 보건복지부장관은 의료법 제8조 위반 의료인에게 제65조 제1항 제1호 근거하여 의료인 면허를 반드시 취소하여야 한다(필요적 면허취소). **★★★★★**
의료법 제8조는 의료인 결격사유를 규정하고 있다. 주요내용을 보면, ① 다음 각 호 어느 하나에 해당하는 사람은 의료인이 될 수 없다. 〈개정 2007.10.17, 2018.3.27, 2018.8.14., 2020.4.7〉 1. 「정신건강증진 및 정신질환자 복지서비스 지원에 관한 법률」 제3조 제1호에 규정된 **정신질환자**. 다만 전문의가 의료인으로서 적합하다고 인정하는 사람은 의료인이 될 수 있다. 2. **마약·대마·향정신성의약**

품 중독자 3. 피성년후견인·피한정후견인 4. 다음 각 항목을 위반하여 금고 이상 형을 선고받고 그 형 집행이 종료되지 않은 사람 또는 집행을 받지 않기로 확정되지 않은 사람(집행유예선고 미확정자) 가.「의료법」나.「형법」제233조·제234조·제269조·제270조·제317조 제1항·제347조(허위로 진료비를 청구하여 환자·진료비를 지급하는 기관·단체를 속인 경우만을 말한다) 다.「보건범죄단속에 관한 특별조치법」라.「지역보건법」마.「후천성면역결핍증 예방법」바.「응급의료에 관한 법률」사.「농어촌 등 보건의료를 위한 특별 조치법」아.「시체해부 및 보존에 관한 법률」자.「혈액관리법」차.「마약류관리에 관한 법률」카.「약사법」타.「모자보건법」파. 그 밖에 대통령령으로 정하는 의료 관련 법령. 의료법 일부개정 2020. 12. 29. [법률 제17787호, 시행 2021. 6. 30.] 보건복지부. **정답** ②

4. 의사 '갑'은 ○○의원을 운영하던 중 진료비를 허위로 청구하여 징역 1년을 선고받아 형이 확정되었으며, ○○의원은 당국으로부터 폐쇄명령을 받았다. 이후 상황에 대한 설명으로 올바른 것은?   [2016년 제80회 의사 국가시험 문제 유사]

① 다른 의사가 ○○의원에서 진료한다.
② 형 집행 종료 후 '갑'이 계속 ○○의원에서 진료한다.
③ '갑'은 6개월 내에 의료기관을 개설·운영 못 한다.
④ '갑'은 1년 이내에 의료기관을 개설·운영 못 한다.
⑤ '갑'은 3년 이내에 의료기관을 개설·운영 못 한다.

해설 및 정답 의료법 제64조 개설허가취소, 제8조 의료인 결격사유 참조. 의료법 제64조는 개설허가취소를 규정하고 있다. 주요내용을 보면, ① 보건복지부장관·시장·군수·구청장은 의료기관이 다음 각 호 어느 하나에 해당하는 경우, **그 의료업을 1년 범위에서 정지시키거나 또는 개설허가를 취소하거나 또는 의료기관 폐쇄를 명할 수 있다.** 다만 제8호에 해당하는 경우 의료기관 개설 허가를 취소하거나 또는 의료기관 폐쇄를 명하여야 하며, 의료기관 폐쇄는 제33조 제3항과 제35조 제1항 본문에 근거하여 신고한 의료기관에만 명할 수 있다. 1. 개설신고·개설허가를 한 날부터 3개월 이내에 정당한 사유 없이 업무를 시작하지 아니한 경우, 2. **의료인·의료기관 종사자가 무자격자에게 의료행위를 하게 하거나 또는 의료인에게 면허 사항 외의 의료행위를 하게 한 경우,** 3. 제61조에 규정된 관계 공무원 직무 수행을 기피·방해하거나 또는 제59조·제63조에 근거하여 명령을 위반한 경우, 4. 제33조 제2항 제3호·제4호·제5호에 규정된 의료법인·비영리법인·준정부기관·지방의료원·한국보훈복지의료공단 설립허가가 취소되거나 또는 해산된 경우, 4의2. 제33조 제2항을 위반하여 의료기관을 개설한 경우, 5. 제33조 제5항·제9항·제10항·제40조·제56조를 위반한 경우, 5의 2. 정당한 사유 없이

제40조 제1항에 규정된 폐업·휴업 신고를 하지 않고 6개월 이상 의료업을 하지 아니한 경우, 6. 제63조에 규정된 시정명령(제4조제5항 위반에 따른 시정명령을 제외한다)을 이행하지 아니한 경우, 7. 「약사법」 제24조 제2항을 위반하여 담합행위를 한 경우, 8. **의료기관 개설자가 거짓으로 진료비를 청구하여 금고 이상 형을 선고받고, 그 형이 확정된 경우**(제1항), 9. 제36조에 규정된 준수사항을 위반하여 사람 생명·신체에 중대한 위해를 발생하게 한 경우. ② 제1항에 근거하여 개설허가를 취소당한 사람·폐쇄명령을 받은 사람은 그 취소된 날·폐쇄명령을 받은 날부터 6개월 이내에, 의료업 정지처분을 받은 사람은 그 업무 정지기간 중에 각각 의료기관을 개설·운영하여서는 안 된다. **다만 제1항 제8호에 규정된 의료기관 개설허가를 취소당한 사람·폐쇄명령을 받은 사람은 취소당한 날·폐쇄 명령을 받은 날부터 3년 안에는 의료기관을 개설·운영하여서는 안 된다.** ③ 보건복지부장관·시장·군수·구청장은 의료기관이 제1항에 근거하여 그 의료업이 정지된 경우·개설허가가 취소된 경우·폐쇄명령을 받은 경우, 해당 의료기관에 입원 중인 환자를 다른 의료기관으로 옮기도록 하는 등 환자권익 보호를 위해 필요한 조치를 하여야 한다.

정답 ⑤

5. 산부인과전문의 '갑'은 12주차 임부의 낙태 요청에 따라 자궁긁어냄술을 하여 징역 4개월의 형을 선고받고 확정되었다. '갑'의 면허에 대해 의료법상 취해져야 하는 조치에 대한 설명으로 올바른 것은? [2016년 제80회 의사 국가시험 문제 유사]

① 6개월간 면허가 정지된다.
② 12개월간 면허가 정지된다.
③ **면허가 취소되고, 취소된 날부터 3년 이내에 재교부를 받지 못한다.**
④ 면허가 취소되고, 형의 집행이 종료된 후 바로 재교부를 받을 수 있다.
⑤ 면허가 취소되고, 형의 집행이 종료된 날부터 3년 이내에 재교부를 받지 못한다.

해설 및 정답 의료법 제8조 의료인 결격사유, 제65조 면허취소와 면허재교부·면허재교부 금지기간 참조.
의료법 제65조는 면허취소와 면허재교부·면허재교부 금지기간을 규정하고 있다. 주요내용을 보면, ① 의료인이 다음 각 호 어느 하나에 해당되면, 보건복지부장관은 의료인에게 면허를 취소할 수 있다. 다만 **보건복지부장관은 제1호 위반 경우 면허를 반드시 취소하여야 한다.** 〈개정 2008.2.29, 2009.1.30, 2009.12.31, 2010.1.18, 2015.12.29, 2016.5.29., 2020.3.4.〉 1. **의료법 제8조 각 호 어느 하나에 해당되는 경우**(제1호 필요적 취소사유), 2. 제66조에 규정된 자격정지처분 기간 중에 의료행위를 한 경우 또는 3회 이상 자격정지처분을 받은 경우(제2호 임의적 취소사유), 3. 제11조 제1항에 규정된 면허조건을 이행하지 않은 경우(제3호 임의적 취소사유), 4. **제4조 제4항을 위반하여 면허증을 빌려준 경우(제4호 임의적 취소사유)**, 5. 제5호 삭제〈2016.12.20.〉 6. 제4조 제6항을 위반하여 사람생명·사람신체에 중대한 위해를 발생하게 한 경우이다(제6호 임의적 취소사유). **여기서 중요한 것은 필요적 면허취소사유이다. 보건복지부장관은 제65조 제1호 위반 경우, 의료인 면허를 반드시 취소하여야 한다. 왜냐하면 의료법 제1조 목적을 실천할 의료인이 될 수 없는 사람이기 때문이다.**

② 제1항 사유로 면허가 취소된 사람이라도 취소원인이 된 사유가 없어지는 경우 또는 개전(改悛)의 정이 뚜렷하다고 인정되는 경우, 보건복지부장관은 이 사람에게 면허를 재교부할 수 있다. 다만 보건복지부장관은 제1항 제3호 사유로 면허취소가 된 경우 취소된 날부터 1년 이내, 제1항 제2호사유로 면허취소가 된 경우 취소된 날부터 2년 이내, **제1항 제4호·제6호·제8조 제4호 사유로 면허취소가 된 경우 취소된 날부터 3년 이내에 이 사람에게 면허를 재교부를 하여서는 안 된다.** 〈개정 2007.7.27, 2008.2.29, 2010.1.18, 2016.5.29, 2016.12.20., 2019.8.27.〉

정답 ③

(5) 관련 판례

> **쟁점판례 5** 의료인 결격사유와 의사면허취소처분 사건
>
> 서울행정법원 2021. 3. 18. 선고 2020구합73594 판결
> [면허취소처분취소청구의소] 항소
>
> Q. 의사 갑이 의료법 위반죄 및 특정경제범죄 가중처벌 등에 관한 법률 위반(사기)죄로 징역 2년, 집행유예 3년의 유죄판결을 선고받고 확정되었다. 그런데 **집행유예기간이 지난 후에 보건복지부장관이 갑의 의사면허취소처분을 한 사안이다. 위 처분이 적법하다고 한 사례.**

가. 의사 갑이 이른바 '사무장병원' 형태로 환자들을 진료하는 의료행위를 하다가 의료법 위반죄 및 특정경제범죄 가중처벌 등에 관한 법률 위반(사기)죄로 징역 2년, 집행유예 3년의 유죄판결을 선고받고 확정되었다. 그런데 집행유예기간이 지난 후에 보건복지부장관이 의료법 제65조 제1항 단서 제1호 및 제8조 제4호 등에 따라 갑의 의사면허취소처분을 한 사안이다.

나. 의료법 제65조 제1항 단서 제1호는 의사면허 자격취득 결격사유에 해당하게 되는 경우를 필요적 의사면허취소사유로 규정하고 있을 뿐, 의사면허취소처분 당시까지 그 자격취득 결격사유가 유지되고 있을 것을 요건으로 규정하고 있

지는 않다. 그러므로 의료법 제65조 제1항 단서 제1호가 정하고 있는 '제8조 각호의 어느 하나에 해당하게 된 경우'는 '제8조 각호에 해당하는 사유가 기왕에 발생한 사실이 있는 경우'를 의미할 뿐, 의사면허취소처분 당시 형 집행 종료 여부나 형 집행을 받지 않기로 확정되었는지 여부는 불문한다고 보는 것이 법문언에 부합하는 자연스러운 해석이다. 이러한 해석이 의료법 위반죄 등을 범하여 실형 혹은 금고 이상의 형의 집행유예를 선고받은 경우 의사면허 자격을 필요적으로 취소하도록 한 의료법의 입법 목적에 부합하며, 침익적 행정행위의 근거 법률에 관한 헌법합치적 해석에 배치되는 해석이라고 할 수 없는 점, 의료법 제65조 제1항 단서 제1호의 의사면허취소사유인 의료법 위반 죄를 범하여 금고 이상의 형의 집행유예를 선고받아 그 형이 확정된 사실이 발생한 이상 위 처분은 의료법 제65조 제1항 단서 제1호에 따른 것으로 처분사유가 충분히 인정되고, 관련 형사사건의 유죄판결이 확정된 지 4년이 지나서 처분이 이루어졌다는 사정만으로 갑이 자신에 대한 의사면허취소처분이 발동되지 않으리라고 신뢰할 만한 정당한 기대권이 생겼다고 볼 수도 없어 처분의 근거가 부존재한다고 보기 어려운 점 등을 종합하면, 위 처분이 적법하다고 한 사례이다.

다. 【참조조문】 의료법 제8조 제4호, 제65조 제1항 제1호, 구 의료관계 행정처분 규칙(2018. 8. 17. 보건복지부령 제587호로 개정되기 전의 것) 제4조 [별표]

【전 문】
【원 고】 원고 (소송대리인 변호사 OOO)
【피 고】 보건복지부장관
【변론종결】 2021. 2. 25.
【주 문】
1. 원고의 청구를 기각한다.
2. 소송비용은 원고가 부담한다.
【청구취지】
피고가 2020. 5. 18. 원고에게 한 의사면허취소처분을 취소한다.
【이 유】
1. 처분의 경위
가. 원고에 대한 형사판결 확정
1) 원고는 의사로서 2008. 9. 1.경 의사가 아닌 소외인에 고용되어, 원고의 명의

로 부산 남구 (주소 생략) 소재 ○○의원에 대한 의료기관 개설허가변경신고를 한 다음, 이른바 '사무장병원'의 형태로 환자들을 진료하는 의료행위를 하다가, 의료법 위반죄 및 특정경제범죄 가중처벌 등에 관한 법률 위반(사기)죄로 형사처벌을 받게 되었다(이하 심급에 관계없이 통틀어 '관련 형사사건'이라 한다).
2) 원고와 소외인에 대한 관련 형사사건에서, 부산지방법원은 2015. 10. 30. 특정경제범죄 가중처벌 등에 관한 법률 위반(사기) 일부 공소사실을 무죄로 판단하는 한편, 나머지 공소사실을 전부 유죄로 인정하면서, 원고에게 징역 1년 6월에 집행유예 2년을, 소외인에게 징역 1년 6월을 선고하였다(2015고합53). 이에 대하여 쌍방이 항소하였는데 부산고등법원은 제1심 무죄 부분을 유죄로 판단하고, 제1심판결을 전부 파기하여, 2016. 1. 21. 원고에게 징역 2년에 집행유예 3년을, 소외인에게 징역 2년을 선고하였다(2015노680). 원고와 소외인이 상고하였으나, 소외인에 대한 부분은 상고 취하로 확정되었고, 원고에 대하여는 대법원이 2016. 5. 12. 상고기각판결(2016도2139)을 선고하여, 같은 날 원고에 대한 위 항소심판결이 그대로 확정되었다.
3) 원고 및 소외인에 대한 관련 형사사건에서 유죄로 최종 확정된 의료법 위반 및 특정경제범죄 가중처벌 등에 관한 법률 위반(사기)의 범죄사실은 아래와 같다.
1. 의료법 위반
피고인 소외인은 의사가 아님에도, 2008. 7.경 사단법인 한국기독교선교단체협의회 명의로 개설하여 ○○의원을 실질적으로 운영하다 의료법 위반으로 입건되자, 일반의인 피고인 원고에게 매월 급여 700만 원을 주는 조건으로 고용하여 환자들을 진료하게 하고, 2008. 9. 1.경 피고인 원고는 그 명의로 위 ○○의원에 대한 개설허가변경신고를 하기로 공모하였다. 피고인들은 공모하여, 2008. 9. 1.경부터 2014. 9. 15.경까지 부산 남구 (주소 생략)에서 4층 건물의 2층에 진료실, 3층에 물리치료실을 설치한 후 '○○의원'을 개설·운영하였다.
2. 특정경제범죄 가중처벌 등에 관한 법률 위반(사기)
피고인 소외인은 의사 등이 아니어서 의료법상 의료기관의 개설자가 될 수 없으므로, 피고인 소외인이 의사인 피고인 원고를 고용하여, 그로 하여금 제1항 기재와 같은 방법으로 개설한 '○○의원'에서 환자들을 상대로 의료행위를 실시하게 하였다고 하더라도, 그에 대해서 피해자인 국민건강보험공단에 요양급여, 의료급여비용을 청구할 수 없다. 그럼에도 피고인 소외인은 제1항 기재와 같이, 의사인 피고인 원고를 고용하여 '○○의원'을 개설하고, 피고인 원고가 위 병원에 내원한 환자들에 대해 실시한 의료행위가 정상적으로 개설된 의료기관에서 환자들에게 실시한 의료행위인 것처럼 피해자를 기망하여, 요양급여비용을 편취하기로 피고인 원고와 공모하였다.

피고인들은 공모하여, 2008. 9. 10.부터 2014. 9. 15.경까지 피해자에게, 사실은 피고인 소외인이 의사 등이 아니어서 의료기관을 개설할 수 없음에도, 의사인 피고인 원고를 고용하여 의료기관을 개설한 후 그로 하여금 의료행위를 하게 하였다는 사실을 고지하지 아니한 채, 마치 정상적으로 개설된 의료기관에서 실시한 의료행위인 것처럼 요양급여, 의료급여비용을 청구하여, 이에 속은 피해자로부터 요양급여비용 명목으로 72회에 걸쳐 합계 1,558,289,120원을 지급받고, 의료급여 명목으로 536회에 걸쳐 합계 109,261,120원을 지급받았다.

나. 의사면허취소처분

피고는 '구 의료법(2015. 12. 29. 법률 제13658호로 개정되기 전의 것, 이하 같다) 제65조 제1항 단서 제1호 및 같은 법 제8조 제4호, 구 의료관계 행정처분 규칙(2018. 8. 17. 보건복지부령 제587호로 개정되기 전의 것, 이하 같다) 제4조 [별표] 행정처분기준 2. 개별기준 가. 1)항의 규정에 따라, 2020. 5. 18. 원고에게 의사면허취소처분(처분 집행기간: 2020. 11. 13.부터, 이하 '이 사건 처분'이라 한다)을 하였다.

[인정 근거] 다툼 없는 사실, 이 법원에 현저한 사실, 갑 제1호증, 갑 제2호증의 1, 2, 3, 을 제1, 2호증의 각 기재, 변론 전체의 취지

2. 이 사건 처분의 적법 여부

가. 원고의 주장

의료인이 의료법을 위반하여 금고 이상의 형의 집행을 유예하는 선고를 받아 확정된 후, 그 선고가 실효 또는 취소되지 않은 채 집행유예기간이 경과된 경우에는, 구 의료법 제65조 제1항 단서 제1호가 적용될 수 없으므로, 위 규정에 따라 해당 의료인에게 사후에 의사면허취소처분을 할 수 없다고 해석하여야 한다. 따라서 관련 형사사건에서 원고에게 선고·확정된 징역 2년에 대한 3년의 집행유예기간이 정상적으로 경과된 이후에 이루어진 이 사건 처분은, 정당한 법적 근거나 처분사유가 없어, 그 자체로 위법하여 취소되어야 한다.

나. 관계 법령

별지 '관계 법령' 기재와 같다.

다. 판단

1) 구 의료법 제65조 제1항 단서 제1호의 해석

가) 구 의료법은 의사면허 자격취득 결격사유와 면허취소사유를 명백히 구분하여 규정하고 있다. 먼저, 구 의료법 제8조 제4호는 의사면허 자격취득 결격사유로 '의료법 등 의료 관련 법령을 위반하여 금고 이상의 형을 선고받고 그 형의 집행이 종료되지 아니하였거나 집행을 받지 아니하기로 확정되지 아니한 자는 의료인이 될 수 없다.'고 규정하고 있다. 이는 의료 관련 법령 위반죄로 실형이 아닌 집행유예를 선고받았더라도 집행유예기간 중에는 의사면허 자격을 취득하지 못하도록 의료업무의 공공성과 윤리성을 고려하여 엄격한 의사면허 자격취득 결격사유를 규정하는 한편, 의료인이 되려는 사람의 직업선택의 자유 등을 고려하여 자격취득 결격의 종기를 집행유예기간 종료일로 어느 정도 완화하는 의미를 갖고 있는 것으로 이해된다.
나) 다음으로, 구 의료법 제65조 제1항 단서 제1호는 '의료인이 같은 법 제8조 각 호의 어느 하나에 해당하게 된 경우에는 면허를 취소하여야 한다.'고 규정하고 있다. 이는 국민보건의 향상을 도모하고 국민의 건강한 생활확보에 기여함을 사명으로 하는 의료인이, 의료관계 법령을 위반하여 금고 이상의 형을 선고받은 경우에는, 다른 일반범죄를 저질러 금고 이상의 형을 선고받은 경우보다 무거운 제재를 가하려는 데에 그 취지가 있는 것으로 보인다. 이처럼 의료인이 의료 관련 범죄행위로 인하여 형사처벌을 받는 경우에는, 해당 의료인에 대한 국민의 신뢰가 손상되어, 이는 곧바로 의료인 전체에 대한 신뢰를 실추시켜 공공의 이익을 해하는 결과를 초래하며, 의료인에게 요구되는 높은 수준의 윤리적·도덕적 의무에도 반하는 것이라고 볼 수 있다. 결국 의료 관련 범죄로 인하여 형사처벌을 받은 의료인에게 그에 상응하게 면허취소라는 불이익을 과하는 것은, 국민 전체의 이익을 위해 적절한 수단이 된다고 평가할 수 있다(헌법재판소 2005. 12. 22. 선고 2005헌바50 전원재판부 결정 참조). 그런데 위 규정은 앞서 본 의사면허 자격취득 결격사유에 해당하게 되는 경우를 필요적 의사면허취소사유로 규정하고 있을 뿐, 그 의사면허취소처분 당시까지 그 자격취득 결격사유가 유지되고 있을 것을 요건으로 규정하고 있지는 않다.
다) 따라서 구 의료법 제65조 제1항 단서 제1호가 정하고 있는 '제8조 각호의 어느 하나에 해당하게 된 경우'는, '제8조 각호에 해당하는 사유가 기왕에 발생한 사실이 있는 경우'를 의미할 뿐, 의사면허취소처분 당시 형 집행 종료 여부나 형 집행을 받지 않기로 확정되었는지 여부는 불문한다고 보는 것이, 법문언에 부합하는 자연스러운 해석이다. 이러한 해석은, 의료법 위반죄 등을 범하여 실형 혹은 금고 이상의 형의 집행유예를 선고받은 경우에는, 의사면허 자

격을 필요적으로 취소하도록 한 구 의료법의 입법 목적(의료행위의 적정을 기하여 국민의 생명과 신체의 안전을 보장하고 국민의 건강을 보호증진할 수 있다는 취지)에 부합한다. 이러한 해석이 침익적 행정행위의 근거 법률에 관한 헌법합치적 해석에 배치되는 해석이라고 할 수 없다.
라) 이와 달리 피고의 이 사건 처분 당시까지 의사면허 자격취득 결격사유가 유지되어야 한다는 취지의 원고 주장은 다음과 같은 사정들에 비추어 받아들이기 어렵다. 즉, ① 원고 주장은 위 조항의 문언에 부합하지 않는 해석으로 입법 목적에 배치된다. ② 또한 집행유예기간이 경과된 경우 면허취소처분을 할 수 없다고 한다면, 특별히 처분시효나 처분의 발동 시기를 법정해 놓지 않은 의사면허취소처분의 가능 여부가 그 집행유예기간 경과 여부나 처분의 발동 시기라는 우연한 사정에 따라 좌우됨으로써 형평에 어긋나는 부당한 결과가 발생할 수 있어 의사면허취소 조항을 둔 입법 목적을 실현할 수 없게 된다.
2) 처분의 근거 및 처분사유의 존부
원고가 의료법 위반죄 및 특정경제범죄 가중처벌 등에 관한 법률 위반(사기)죄로 징역 2년에 집행유예 3년의 유죄판결을 선고받고 집행유예기간이 도과한 다음에, 피고가 원고의 의사면허를 취소하는 내용의 이 사건 처분을 하였음은 앞서 본 바와 같다.
따라서 구 의료법 제65조 제1항 단서 제1호의 의사면허취소사유인 의료법 위반죄를 범하여 금고 이상의 형의 집행유예를 선고받아 그 형이 확정된 사실이 발생한 이상, 이 사건 처분은 구 의료법 제65조 제1항 단서 제1호에 따른 것으로 처분사유가 충분히 인정된다. 나아가, 관련 형사사건의 유죄판결이 확정된 지 4년이 지나서 이 사건 처분이 이루어졌다는 사정만으로, 원고가 자신에 대한 의사면허취소처분이 발동되지 않으리라고 신뢰할 만한 정당한 기대권이 생겼다고 볼 수도 없어, 원고의 주장대로 위와 같은 사정만으로 처분의 근거가 부존재한다고 보기 어렵다(원고가 원용하는 대법원 1998. 2. 13. 선고 97누18042 판결은 이 사건과 구체적인 사실관계를 달리하여 이 사건에 그대로 참조하기에 적절하지 않다. 즉, 위 사건에서 대법원은 면허취소조항 해석과 관련하여 '의료인이 금고 이상의 실형을 선고받은 경우뿐만 아니라 집행유예를 선고받은 경우에도 면허취소사유에 해당된다.'는 취지로 판시하였을 뿐이다. 그에 따라 대법원은 '의사면허취소사유를 금고 이상의 실형을 선고받은 경우로 한정하여 해석하고 징역형의 집행유예기간이 경과하지 않은 상태에서 이루어진 의사면허취소처분이 위법하다.'고 판단한 해당 원심판결을 파기환송하였다. 원고의 주장대로 위 사건에서 대법원이 '의료인이 집행유예를 선고받고 그 선고의 실효 또는 취소됨이 없이 유예기간을 경과한 경우 더 이상 면허취소처분을 할 수 없다.'

는 법리를 판시한 것이라고 볼 수 없다).
따라서 이 사건 처분사유의 부존재 내지 처분의 근거를 다투는 취지의 원고 주장은 이유 없다.

3) 정상참작사유를 반영해 달라는 원고의 주장에 관한 판단

원고는, '환수처분금액을 계속 분할 납부해 오고 있고, 잘못을 깊이 반성하며 향후 어떠한 잘못도 범하지 않고 성실하게 의료행위를 행할 것을 다짐하고 있으므로, 이러한 정상사유를 반영해 달라.'는 취지로 주장한다.

그러나 이 사건 처분은 행정청에 재량권이 부여되지 않은 기속행위에 해당할 뿐이어서, 법원이나 행정청이 임의로 처분의 양정을 감경할 수 없다. 설령 달리 보더라도, 특별히 원고에게 구 의료관계 행정처분 규칙이 정한 행정처분의 감경사유가 있다고 볼 사정도 없으므로, 원고의 위 주장은 이유 없다.

3. 결론

그렇다면 이 사건 처분은 적법하고, 원고의 청구는 이유 없으므로, 이를 기각하기로 하여, 주문과 같이 판결한다.

[별 지] 관계 법령: 생략

판사 정○○(재판장) 김○○ 지○○

쟁점판례 6 의료인 면허 필요적 취소 조항 헌법소원 사건

헌법재판소 2020. 4. 23. 결정 전원재판부 2019헌바118 · 171 · 176(병합) 합헌
〈의료법 제8조 제4호 등 위헌소원 등〉

Q. A는 영리 목적으로 환자를 유인하였다는 의료법 위반 사실과 환자의 퇴실 요구에 불응하였다는 정신보건법 위반 사실로 징역 10개월에 집행유예 2년을 선고받고 판결이 확정되었다.

B는 허위입원으로 보험금을 수령하려는 환자들을 도와 실제 입원한 것처럼 서류를 발급해 주었으나 미수에 그쳤다는 사기미수방조 사실, 환자들을 입원시킨 사실이 없음에도 입원치료를 한 것처럼 건강보험심사평가원에 보험급여를 청구하여 지급받았다는 사기 및 국민건강보험법 위반 사실, 거짓으로 진료기록부를 작성하였다는 의료법 위반 사실로 징역 1년에 집행유예 2년을 선고받고 판결이 확정되었다.

C는 타인 명의로 된 처방전을 작성하고 환자에게 교부하였다는 의료

> 법 위반 사실과 벌금 이상의 형에 해당하는 죄를 범하여 수사기관의 추적을 받고 있는 자에게 차량 제공 등을 하였다는 범인도피 사실로 징역 6개월에 집행유예 1년을 선고받고 판결이 확정되었다.
> 보건복지부장관은 A, B, C에 대하여 의료법 제65조 제1항 단서 제1호 등을 근거로 의사면허를 취소하였다.
> Q. 의료법 또는 형법 제347조를 위반하여 금고 이상의 형을 선고받은 경우 의료인의 면허를 필요적으로 취소하도록 규정한 의료법(2010. 1. 18. 법률 제9932호로 개정된 것) 제65조 제1항 단서 제1호 가운데 제8조 제4호 중 '의료법 위반에 관한 부분' 및 '형법 제347조(허위로 진료비를 청구하여 환자나 진료비를 지급하는 기관이나 단체를 속인 경우만을 말한다) 위반에 관한 부분'(이하 '심판대상조항'이라 한다)이 명확성원칙에 반하는지 여부(소극)
> Q. 심판대상조항이 과잉금지원칙에 반하여 직업선택의 자유를 침해하는지 여부(소극)

가. 집행유예 선고 시에도 당연히 형의 선고는 있는 것이다. 그러므로 심판대상조항은 실형뿐만 아니라 집행유예를 선고받은 경우에도 적용됨이 명확하다. 또한 의료관련범죄와 기타범죄가 동시적 경합범으로 처벌되는 경우에도, 각 범죄에 대한 형의 종류는 판결 이유에 각각 기재된다. 그러므로 심판대상조항은 의료관련범죄에 선택된 형의 종류에 따라 적용됨이 명확하다. 심판대상조항은 명확성원칙에 반하지 않는다.

나. 헌법재판소는 심판대상조항이 직업선택의 자유를 침해하지 않는다는 결정을 한 바 있다(헌재 2017. 6. 29. 2016헌바394; 헌재 2017. 6. 29. 2017헌바164 참조). 이를 변경해야 할 만한 특별한 사정의 변경이나 필요성이 있다고 할 수 없다. 나아가 의료관련범죄와 기타범죄가 동시적 경합범으로 처벌되는 경우에도, 의료관련범죄에 대한 형의 종류 선택 및 이에 따른 면허 취소 여부는 기타범죄에 대한 형의 종류 선택과 독립적으로 결정된다. 그러므로 형의 분리 선고 규정을 두지 않았다고 하여 침해의 최소성 원칙에 반한다고 할 수도 없다. 심판대상조항은 과잉금지원칙에 반하여 직업선택의 자유를 침해하지 않는다.

다. 재판관 이선애, 재판관 이석태, 재판관 이종석, 재판관 이영진의 판시사항 가. 부분에 관한 보충의견

심판대상조항이 명확성원칙에 위반되는 것은 아니지만, 국민의 예측가능성 제

고와 법치국가원리의 충실한 실현을 위해서는, 집행유예 선고 시에도 적용된다는 점을 보다 더 알기 쉽도록 입법을 개선할 필요가 있다. 국가공무원법이나 관세사법 등 유사한 다른 법률들 중에는, 실형 선고와 집행유예 선고에 관한 조항을 구분하여 규정하거나, 형의 선고에 집행유예의 선고도 포함된다는 내용의 조항을 둔 경우가 다수 존재한다. 심판대상조항에 관해서도 이와 같은 형태의 입법보완이 가능할 것이다.

라. 【심판대상조문】 의료법(2010. 1. 18. 법률 제9932호로 개정된 것) 제65조 제1항 단서 제1호 가운데 제8조 제4호 중 '의료법 위반에 관한 부분' 및 '형법 제347조(허위로 진료비를 청구하여 환자나 진료비를 지급하는 기관이나 단체를 속인 경우만을 말한다) 위반에 관한 부분'

마. 【참조조문】 헌법 제15조, 제37조 제2항. 구 의료법(2016. 12. 20. 법률 제14438호로 개정되고, 2019. 8. 27. 법률 제16555호로 개정되기 전의 것) 제65조 제2항. 의료법(2007. 4. 11. 법률 제8366호로 전부개정되고, 2020. 4. 7. 법률 제17203호로 개정되기 전의 것) 제8조 제4호.

바. 【참조판례】 가. 헌재 2003. 1. 30. 2002헌바53, 판례집 15-1, 105, 110헌재 2005. 12. 22. 2005헌바50, 판례집 17-2, 729, 734-737대법원 1998. 2. 13. 선고 97누18042 판결. 나. 헌재 2013. 6. 27. 2012헌바102헌재 2017. 5. 25. 2015헌바373등, 판례집 29-1, 143, 151-152헌재 2017. 6. 29. 2016헌바394헌재 2017. 6. 29. 2017헌바164.

사. 【판례평석】 의료인 면허취소 사유는 엄격하게 판단되어야 한다. 왜냐하면 의료인이 갖추어야 할 생명 윤리는 의료계에 대한 국민의 신뢰와 직결되기 때문이다. 그러므로 의료 관련 범죄로 인한 의료면허 취소가 의료인의 기본권을 침해한다고 볼 수 없다. 그러나 심판대상조항을 실형 선고와 집행유예 선고에 관한 조항을 구분하여 규정하거나 또는 형의 선고에 집행유예의 선고도 포함된다는 등으로 구체화하는 입법 보완이 필요하다(김재춘, 2020년 분야별 중요판례분석 ⑯ 의료법 - 의사의 설명의무, 부작용 발생 가능성 희박하다고 면제 안돼. 의사가 환자의 용태 듣고 조제·배송은 의료법 위반, 법률신문 제4890호, 법률신문사, 12-13면).

제2장 의료인

> **쟁점판례 7 의료인 결격사유** −의사면허취소처분 사건
>
> 대법원 1998. 2. 13. 선고 97누18042 판결
> [의사면허취소처분취소]
>
> Q. 의료법 제8조 제1항 제5호 소정의 '금고 이상의 형의 선고를 받고 그 집행을 받지 아니하기로 확정되지 아니한 자'의 범위
> Q. 의료인이 의료관계 법령 위반 이외의 일반 범죄로 징역형의 집행유예를 선고받고 그 유예기간이 종료되지 아니한 경우, 면허취소사유 해당 여부(적극)

가. 의료법 제8조 제1항 제4호 금고 이상 형의 선고를 받고 그 집행을 받지 아니하기로 확정되지 아니한 사람은 ① 금고 이상 형을 선고받은 사람으로 형시효로 형집행이 면제될 때까지 사이의 사람, ② 일반사면·특별사면으로 형선고 효력상실 또는 형집행 면제되기까지 사이의 사람, ③ 집행유예 선고를 받은 경우 집행유예 선고 실효 또는 집행유예 취소됨이 없이 유예기간을 경과하여 형선고 효력이 잃게 되기까지 사이의 사람이 포함된다.

나. 의료인이 의료관계 법령을 위반하여 금고 이상 형을 선고받은 경우, 다른 일반범죄를 저질러 금고 이상 형을 선고받은 경우보다 무거운 제재를 가하려는 데에 그 취지가 있는 것으로 보인다.

다. 의료인이 의료관계 법령 위반 이외의 일반 범죄로 징역형의 집행유예를 선고받고 집행유예기간이 종료되지 않은 경우 면허취소 사유에 해당된다.

라. 【참조조문】 [1] 의료법 제8조 제1항 제5호 [2] 의료법 제5조, 제8조 제1항 제1호, 제9조, 제52조 제1항, 제2항, 행정소송법 제1조[행정처분일반]

9. 제9조(국가시험 등)

(1) 현 행

> 제9조(국가시험 등)
> ① 의사·치과의사·한의사·조산사 또는 간호사 국가시험과 의사·치과의사·한의사 예비시험(이하 "국가시험등"이라 한다)은 매년 보건복지부장관이 시행한다.

〈개정 2008.2.29., 2010.1.18.〉
② 보건복지부장관은 국가시험등의 관리를 대통령령으로 정하는 바에 따라 「한국보건의료인국가시험원법」에 따른 한국보건의료인국가시험원에 맡길 수 있다. 〈개정 2008.2.29., 2010.1.18., 2015.6.22.〉
③ 보건복지부장관은 제2항에 따라 국가시험등의 관리를 맡긴 때에는 그 관리에 필요한 예산을 보조할 수 있다. 〈개정 2008.2.29., 2010.1.18.〉
④ 국가시험등에 필요한 사항은 대통령령으로 정한다.

의료법 시행령 일부개정 2021. 6. 15. [대통령령 제31774호, 시행 2021. 6. 30.] 보건복지부.
제3조(국가시험 등의 범위)
① 법 제9조제1항에 따른 의사·치과의사·한의사·조산사(조산사) 또는 간호사 국가시험(이하 "국가시험"이라 한다)은 각각 의학·치의학·한방의학·조산학·간호학 및 보건의약 관계 법규에 관하여 의사·치과의사·한의사·조산사 또는 간호사로서 갖추어야 할 지식과 기능에 관하여 행한다.
② 법 제9조제1항에 따른 의사·치과의사·한의사 예비시험(이하 "예비시험"이라 한다)은 법 제5조제1항제3호에 해당하는 자격을 가진 자가 제1항에 따른 국가시험에 응시하는 데에 필요한 지식과 기능에 관하여 실시하되, 1차 시험과 2차 시험으로 구분하여 실시한다. 〈개정 2009.4.20〉
③ 예비시험에 합격한 자는 다음 회의 국가시험부터 그 예비시험(1차 시험과 2차 시험을 포함한다)을 면제한다.

제4조(국가시험등의 시행 및 공고 등)
① 보건복지부장관은 매년 1회 이상 국가시험과 예비시험(이하 "국가시험등"이라 한다)을 시행하여야 한다. 〈개정 2008.2.29, 2010.3.15〉
② 보건복지부장관은 국가시험등의 관리에 관한 업무를 「한국보건의료인국가시험원법」에 따른 한국보건의료인국가시험원(이하 "국가시험등관리기관"이라 한다)이 시행하도록 한다. 〈개정 2015.12.22〉
③ 국가시험등관리기관의 장은 국가시험등을 실시하려면 미리 보건복지부장관의 승인을 받아 시험 일시, 시험 장소, 시험과목, 응시원서 제출기간, 그 밖에 시험의 실시에 관하여 필요한 사항을 시험 실시 90일 전까지 공고하여야 한다. 다만, 시험장소는 지역별 응시인원이 확정된 후 시험 실시 30일 전까지 공고할 수 있다. 〈개정 2008.2.29, 2010.3.15, 2012.5.1〉
④ 제3항에도 불구하고 국가시험등관리기관의 장은 국민의 건강 보호를 위하여 긴급하게 의료인력을 충원할 필요가 있다고 보건복지부장관이 인정하는 경우에는

제3항에 따른 공고기간을 단축할 수 있다. 〈신설 2021.1.12〉

제5조(시험과목 등)
국가시험등의 시험과목, 시험방법, 합격자 결정방법, 그 밖에 시험에 관하여 필요한 사항은 보건복지부령으로 정한다. 〈개정 2008.2.29, 2010.3.15〉

제6조(시험위원)
국가시험등관리기관의 장은 국가시험등을 실시할 때마다 시험과목별로 전문지식을 갖춘 자 중에서 시험위원을 위촉한다.

제7조(국가시험등의 응시 및 합격자 발표)
① 국가시험등에 응시하려는 자는 국가시험등관리기관의 장이 정하는 응시원서를 국가시험등관리기관의 장에게 제출하여야 한다.
② 국가시험등관리기관의 장은 국가시험등의 합격자를 결정하여 발표한다.

제8조(면허증 발급)
① 국가시험에 합격한 자는 합격자 발표 후 보건복지부령으로 정하는 서류를 첨부하여 보건복지부장관에게 면허증 발급을 신청하여야 한다. 〈개정 2008.2.29, 2010.3.15〉
② 제1항에 따라 면허증 발급을 신청한 자에게는 그 종류별로 보건복지부령으로 정하는 바에 따라 면허증을 발급한다. 〈개정 2008.2.29, 2010.3.15〉

(2) 개선방안

제9조(국가시험)
① 의사 · 치과의사 · 한의사 · 조산사 · 간호사 국가시험과 의사 · 치과의사 · 한의사 예비시험(이하 "국가시험등"이라 한다)은 매년 보건복지부장관이 시행한다. 〈개정 2008.2.29., 2010.1.18.〉
② 보건복지부장관은 국가시험관리를 대통령령에 근거하여 「한국보건의료인국가시험원법」에 근거한 한국보건의료인국가시험원에 맡길 수 있다. 〈개정 2008.2.29., 2010.1.18., 2015.6.22.〉
③ 보건복지부장관은 제2항에 근거하여 국가시험관리를 맡긴 경우 관리에 필요한 예산을 보조할 수 있다. 〈개정 2008.2.29., 2010.1.18.〉
④ 국가시험에 필요한 사항은 대통령령으로 정한다.

【개정방향】
※ 명확성 · 간결성 · 가독성
※ 국어문법정비
※ 나열형은 온점(·)을 사용하여 법조문을 읽기 쉽게 줄임
※ 일본식 '의' 삭제
※ ① 의사·치과의사·한의사·조산사 또는 간호사 국가시험과 의사·치과의사·한의사 예비시험⇒① 의사·치과의사·한의사·조산사·간호사 국가시험과 의사·치과의사·한의사 예비시험

의료법 시행령 일부개정 2021. 6. 15. [대통령령 제31774호, 시행 2021. 6. 30.] 보건복지부.

제3조(국가시험 범위)
① 의료법 제9조 제1항에 근거하여 의사·치과의사·한의사·조산사(조산사)·간호사 국가시험(이하 "국가시험"이라 한다)은 각각 의학·치의학·한방의학·조산학·간호학·보건의약 관계 법규에 관하여 의사·치과의사·한의사·조산사·간호사로서 갖추어야 할 지식과 기능에 관하여 실시한다.
② 의료법 제9조 제1항에 근거하여 의사·치과의사·한의사 예비시험(이하 "예비시험"이라 한다)은 의료법 제5조 제1항 제3호에 해당하는 자격을 가진 사람이 제1항에 따른 국가시험에 응시하는 데에 필요한 지식과 기능에 관하여 실시한다. 1차 시험과 2차 시험으로 구분하여 실시한다. 〈개정 2009.4.20〉
③ 예비시험에 합격한 사람은 다음 회의 국가시험부터 그 예비시험(1차 시험과 2차 시험을 포함한다)을 면제한다.

제4조(국가시험등 시행과 공고)
① 보건복지부장관은 매년 1회 이상 국가시험과 예비시험(이하 "국가시험"이라 한다)을 시행하여야 한다. 〈개정 2008.2.29, 2010.3.15〉
② 보건복지부장관은 국가시험 관리에 관한 업무를 「한국보건의료인국가시험원법」에 근거한 한국보건의료인국가시험원(이하 "국가시험등관리기관"이라 한다)이 시행하도록 한다. 〈개정 2015.12.22〉
③ 국가시험관리기관장은 국가시험을 실시하려면, 미리 보건복지부장관 승인을 받아 시험 일시·시험 장소·시험과목·응시원서 제출기간·그 밖에 시험 실시에 관하여 필요한 사항을 시험 실시 90일 전까지 공고하여야 한다. 다만 시험장소는 지역별 응시인원이 확정된 후 시험 실시 30일 전까지 공고할 수 있다. 〈개정 2008.2.29, 2010.3.15, 2012.5.1〉
④ 보건복지부장관이 국민 건강 보호를 위하여 긴급하게 의료인력을 충원할 필요

가 있다고 인정하는 경우, 제3항에도 불구하고 국가시험관리기관장은 제3항에 규정한 공고기간을 단축할 수 있다. 〈신설 2021.1.12〉

제5조(시험과목)
국가시험 시험과목·시험방법·합격자 결정방법·그 밖에 시험에 관하여 필요한 사항은 보건복지부령으로 정한다. 〈개정 2008.2.29, 2010.3.15〉

제6조(시험위원)
국가시험관리기관장은 국가시험을 실시할 때마다 시험과목별로 전문지식을 갖춘 사람 중에서 시험위원을 위촉한다.

제7조(국가시험등 응시와 합격자 발표)
① 국가시험에 응시하려는 사람은 국가시험관리기관장이 정하는 응시원서를 국가시험관리기관장에게 제출하여야 한다.
② 국가시험관리기관장은 국가시험 합격자를 결정하여 발표한다.

제8조(면허증 발급)
① 국가시험에 합격한 사람은 합격자 발표 후 보건복지부령으로 정하는 서류를 첨부하여 보건복지부장관에게 면허증 발급을 신청하여야 한다. 〈개정 2008.2.29, 2010.3.15〉
② 제1항에 근거한 면허증 발급을 신청한 사람에게 그 종류별로 보건복지부령으로 정하는 바에 따라 면허증을 발급한다. 〈개정 2008.2.29, 2010.3.15〉

(3) 해 설
가. 의료법 제9조는 국가시험을 규정하고 있다.
나. 주요내용을 보면, ① 의사·치과의사·한의사·조산사·간호사 국가시험과 의사·치과의사·한의사 예비시험(이하 "국가시험등"이라 한다)은 매년 보건복지부장관이 시행한다. 〈개정 2008.2.29., 2010.1.18.〉
다. ② 보건복지부장관은 국가시험관리를 대통령령에 근거하여 「한국보건의료인국가시험원법」에 근거한 한국보건의료인국가시험원에 맡길 수 있다. 〈개정 2008.2.29., 2010.1.18., 2015.6.22.〉
라. ③ 보건복지부장관은 제2항에 근거하여 국가시험관리를 맡긴 경우 관리에 필요한 예산을 보조할 수 있다. 〈개정 2008.2.29., 2010.1.18.〉
마. ④ 국가시험에 필요한 사항은 대통령령으로 정한다.

바. 의사·치과의사·한의사·조산사(助産師)·간호사 국가시험은 매년 보건복지부장관이 시행한다. 보건복지부장관은 국가시험관리를 대통령령에 근거하여 「한국보건의료인국가시험원법」에 근거한 한국보건의료인국가시험원에 맡길 수 있다. 한국보건의료인국가시험원(약칭 '국시원')은 1998년 설립되어 5개 의료인 직종 국가시험을 관리하고 있다. 한국보건의료인국가시험원은 매년 1월 의사 국가시험 문제를 출제하고 있다. 의료법 시행령 제3조에서 제8조에 자세히 규정되어 있다.

사. 의료법 시행령 제3조는 국가시험 범위를 규정하고 있다. 주요내용을 보면, ① 의료법 제9조 제1항에 근거하여 의사·치과의사·한의사·조산사(助産師)·간호사 국가시험(이하 "국가시험"이라 한다)은 각각 의학·치의학·한방의학·조산학·간호학·보건의약 관계 법규에 관하여 의사·치과의사·한의사·조산사·간호사로서 갖추어야 할 지식과 기능에 관하여 실시한다. ② 의료법 제9조 제1항에 근거하여 의사·치과의사·한의사 예비시험(이하 "예비시험"이라 한다)은 의료법 제5조 제1항 제3호에 해당하는 자격을 가진 사람이 제1항에 따른 국가시험에 응시하는 데에 필요한 지식과 기능에 관하여 실시한다. 1차 시험과 2차 시험으로 구분하여 실시한다. 〈개정 2009.4.20.〉 ③ 예비시험에 합격한 사람은 다음 회의 국가시험부터 그 예비시험(1차 시험과 2차 시험을 포함한다)을 면제한다.

아. 의료법 시행령 제4조는 국가시험 시행과 공고를 규정하고 있다. 주요내용을 보면, ① 보건복지부장관은 매년 1회 이상 국가시험과 예비시험(이하 "국가시험"이라 한다)을 시행하여야 한다. 〈개정 2008.2.29., 2010.3.15〉 ② 보건복지부장관은 국가시험 관리에 관한 업무를 「한국보건의료인국가시험원법」에 근거한 한국보건의료인국가시험원(이하 "국가시험등관리기관"이라 한다)이 시행하도록 한다. 〈개정 2015.12.22.〉 ③ 국가시험관리기관장은 국가시험을 실시하려면, 미리 보건복지부장관 승인을 받아 시험 일시·시험 장소·시험과목·응시원서 제출기간·그 밖에 시험 실시에 관하여 필요한 사항을 시험 실시 90일 전까지 공고하여야 한다. 다만 시험장소는 지역별 응시인원이 확정된 후 시험 실시 30일 전까지 공고할 수 있다. 〈개정 2008.2.29, 2010.3.15., 2012.5.1〉 ④ 보건복지부장관이 국민 건강 보호를 위하여 긴급하게 의료인력을 충원할 필요가 있다고 인정하는 경우, 제3항에도 불구하고 국가시험관리기관장은 제3항에 규정한 공고기간을 단축할 수 있다. 〈신설 2021.1.12〉

자. 의료법 시행령 제5조는 시험과목을 규정하고 있다. 주요내용을 보면, 국가시

험 시험과목·시험방법·합격자 결정방법·그 밖에 시험에 관하여 필요한 사항은 보건복지부령으로 정한다. 〈개정 2008.2.29, 2010.3.15〉
차. 의료법 시행령 제6조는 시험위원을 규정하고 있다. 주요내용을 보면, 국가시험관리기관장은 국가시험을 실시할 때마다 시험과목별로 전문지식을 갖춘 사람 중에서 시험위원을 위촉한다.
카. 의료법 시행령 제7조는 국가시험 응시와 합격자 발표를 규정하고 있다. 주요내용을 보면, ① 국가시험에 응시하려는 사람은 국가시험관리기관장이 정하는 응시원서를 국가시험관리기관장에게 제출하여야 한다. ② 국가시험관리기관장은 국가시험 합격자를 결정하여 발표한다.
타. 의료법 시행령 제8조는 면허증 발급을 규정하고 있다. 주요내용을 보면, ① 국가시험에 합격한 사람은 합격자 발표 후 보건복지부령으로 정하는 서류를 첨부하여 보건복지부장관에게 면허증 발급을 신청하여야 한다. 〈개정 2008.2.29., 2010.3.15〉 ② 제1항에 근거한 면허증 발급을 신청한 사람에게 그 종류별로 보건복지부령으로 정하는 바에 따라 면허증을 발급한다. 〈개정 2008.2.29, 2010.3.15〉
【출전】 의료법 시행령 일부개정 2021. 6. 15. [대통령령 제31774호, 시행 2021. 6. 30.] 보건복지부.

10. 제10조(응시자격 제한 등) ★★★★★

(1) 현 행

제10조(응시자격 제한 등)
① 제8조 각 호의 어느 하나에 해당하는 자는 국가시험등에 응시할 수 없다. 〈개정 2009.1.30.〉
② 부정한 방법으로 국가시험등에 응시한 자나 국가시험등에 관하여 부정행위를 한 자는 그 수험을 정지시키거나 합격을 무효로 한다.
③ 보건복지부장관은 제2항에 따라 수험이 정지되거나 합격이 무효가 된 사람에 대하여 처분의 사유와 위반 정도 등을 고려하여 대통령령으로 정하는 바에 따라 그 다음에 치러지는 이 법에 따른 국가시험등의 응시를 3회의 범위에서 제한할 수 있다. 〈개정 2016.12.20.〉

(2) 개선방안

제10조(응시자격제한)
① 제8조 각 호 어느 하나에 해당하는 사람은 국가시험에 응시할 수 없다. 〈개정 2009.1.30.〉
② 부정한 방법으로 국가시험에 응시한 사람과 국가시험에서 부정행위를 한 사람은 그 수험을 정지시키거나 또는 합격을 무효로 한다.
③ 보건복지부장관은 제2항에 근거하여 수험이 정지되거나 또는 합격이 무효가 된 사람에게 처분사유와 위반정도를 고려하여 대통령령에 근거하여 그 다음에 치러지는 이 법에 근거한 국가시험응시를 3회 범위에서 제한할 수 있다. 〈개정 2016.12.20.〉

【개정방향】
※ 제목변경: 응시자격제한
※ 명확성・간결성・가독성
※ 국어문법정비
※ 나열형은 온점(·)을 사용하여 법조문을 읽기 쉽게 줄임
※ 일본식 '의' 삭제
※ ①항 ②항 ~자와 ③항 ~사람을 통일할 필요가 있음
※ ② 부정한 방법으로 국가시험등에 응시한 자나 국가시험등에 관하여 부정행위를 한 자는 그 수험을 정지시키거나 합격을 무효로 한다.⇒② 부정한 방법으로 국가시험에 응시한 사람과 국가시험에서 부정행위를 한 사람은 그 수험을 정지시키거나 또는 합격을 무효로 한다.
※ ③ 보건복지부장관은 제2항에 따라 수험이 정지되거나 합격이 무효가 된 사람에 대하여 처분의 사유와 위반 정도 등을 고려하여 대통령령으로 정하는 바에 따라 그 다음에 치러지는 이 법에 따른 국가시험등의 응시를 3회의 범위에서 제한할 수 있다.⇒③ 보건복지부장관은 제2항에 근거하여 수험이 정지되거나 또는 합격이 무효가 된 사람에게 처분사유와 위반정도를 고려하여 대통령령에 근거하여 그 다음에 치러지는 이 법에 근거한 국가시험응시를 3회 범위에서 제한할 수 있다.

(3) 해 설

가. 의료법 제10조는 응시자격제한을 규정하고 있다.
나. 주요내용을 보면, ① 제8조 각 호 어느 하나에 해당하는 사람은 국가시험에

응시할 수 없다. 〈개정 2009.1.30.〉
다. ② 부정한 방법으로 국가시험에 응시한 사람과 국가시험에서 부정행위를 한 사람은 그 수험을 정지시키거나 또는 합격을 무효로 한다.
라. ③ 보건복지부장관은 제2항에 근거하여 수험이 정지되거나 또는 합격이 무효가 된 사람에게 처분사유와 위반정도를 고려하여 대통령령에 근거하여 그 다음에 치러지는 이 법에 근거한 국가시험응시를 3회 범위에서 제한할 수 있다. 〈개정 2016.12.20.〉

11. 제11조(면허 조건과 등록)

(1) 현 행

제11조(면허 조건과 등록)
① 보건복지부장관은 보건의료 시책에 필요하다고 인정하면 제5조에서 제7조까지의 규정에 따른 면허를 내줄 때 3년 이내의 기간을 정하여 특정 지역이나 특정 업무에 종사할 것을 면허의 조건으로 붙일 수 있다. 〈개정 2008.2.29., 2010.1.18.〉
② 보건복지부장관은 제5조부터 제7조까지의 규정에 따른 면허를 내줄 때에는 그 면허에 관한 사항을 등록대장에 등록하고 면허증을 내주어야 한다. 〈개정 2008.2.29., 2010.1.18.〉
③ 제2항의 등록대장은 의료인의 종별로 따로 작성·비치하여야 한다.
④ 면허등록과 면허증에 필요한 사항은 보건복지부령으로 정한다. 〈개정 2008.2.29., 2010.1.18.〉

(2) 개선방안

제11조(면허조건과 면허등록)
① 보건복지부장관은 보건의료시책에 필요하다고 인정할 경우, 제5조·제6조·제7조에 근거하여 면허를 내줄 때, 3년 이내 기간을 정하여 특정 지역·특정 업무에 종사할 것을 면허조건으로 붙일 수 있다. 〈개정 2008.2.29., 2010.1.18.〉
② 보건복지부장관은 제5조·제6조·제7조에 근거하여 면허를 내줄 때, 그 면허에 관한 사항을 등록대장에 등록하고, 면허증을 내주어야 한다. 〈개정 2008.2.29., 2010.1.18.〉

③ 제2항 등록대장은 의료인 종별로 나누어 작성·비치하여야 한다.
④ 면허등록과 면허증에 필요한 사항은 보건복지부령으로 정한다. 〈개정 2008.2.29., 2010.1.18.〉

【개정방향】
※ 제목변경: 면허조건과 면허등록
※ 명확성·간결성·가독성
※ 국어문법정비
※ 나열형은 온점(·)을 사용하여 법조문을 읽기 쉽게 줄임. 이미 의료법 제11조 제3항에서 사용하고 있음
※ 일본식 '의' 삭제
※ ① 보건복지부장관은 보건의료 시책에 필요하다고 인정하면 제5조에서 제7조까지의 규정에 따른 면허를 내줄 때 3년 이내의 기간을 정하여 특정 지역이나 특정 업무에 종사할 것을 면허의 조건으로 붙일 수 있다.⇒① 보건복지부장관은 보건의료시책에 필요하다고 인정할 경우, 제5조·제6조·제7조에 근거하여 면허를 내줄 때, 3년 이내 기간을 정하여 특정 지역·특정 업무에 종사할 것을 면허조건으로 붙일 수 있다.
※ ② 보건복지부장관은 제5조부터 제7조까지의 규정에 따른 면허를 내줄 때에는 그 면허에 관한 사항을 등록대장에 등록하고 면허증을 내주어야 한다.⇒② 보건복지부장관은 제5조·제6조·제7조에 근거하여 면허를 내줄 때, 그 면허에 관한 사항을 등록대장에 등록하고, 면허증을 내주어야 한다.

(3) 해 설
가. 의료법 제11조는 면허조건과 면허등록을 규정하고 있다.
나. 주요내용을 보면, ① 보건복지부장관은 보건의료시책에 필요하다고 인정할 경우, 제5조·제6조·제7조에 근거하여 면허를 내줄 때, 3년 이내 기간을 정하여 특정 지역·특정 업무에 종사할 것을 면허조건으로 붙일 수 있다. 〈개정 2008.2.29., 2010.1.18.〉
다. ② 보건복지부장관은 제5조·제6조·제7조에 근거하여 면허를 내줄 때, 그 면허에 관한 사항을 등록대장에 등록하고, 면허증을 내주어야 한다. 〈개정 2008.2.29., 2010.1.18.〉
③ 제2항 등록대장은 의료인 종별로 나누어 작성·비치하여야 한다.
④ 면허등록과 면허증에 필요한 사항은 보건복지부령으로 정한다. 〈개정 2008.2.29., 2010.1.18.〉

12. 제12조(의료기술 등에 대한 보호) ★★★★★

(1) 현 행

제12조(의료기술 등에 대한 보호)
① 의료인이 하는 의료·조산·간호 등 의료기술의 시행(이하 "의료행위"라 한다)에 대하여는 이 법이나 다른 법령에 따로 규정된 경우 외에는 **누구든지 간섭하지 못한다.**
② **누구든지** 의료기관의 의료용 시설·기재·약품, 그 밖의 기물 등을 파괴·손상하거나 의료기관을 점거하여 진료를 방해하여서는 아니 되며, 이를 교사하거나 **방조하여서는 아니 된다.**
③ **누구든지** 의료행위가 이루어지는 장소에서 의료행위를 행하는 의료인, 제80조에 따른 간호조무사 및 「의료기사 등에 관한 법률」 제2조에 따른 의료기사 또는 의료행위를 받는 사람을 **폭행·협박하여서는 아니 된다.** 〈신설 2016.5.29.〉

【문제점】
※ 행정법규와 처벌규정 분리되어 복잡함. 규범력 상실
※ 벌칙조항이 처벌하는 사람을 위한 조항으로 변질됨
※ 죄와 형의 균형: 심리강제설(규범효력).
※ 죄형법정주의 정신을 구현할 필요성이 있음
※ 의료법 법제정비가 필요함. 죄형법정주의: 한 조문에 같이 명시되어야 함
※ 누구든지: 주어를 문장 앞에 둠. 제12조 전체 통일이 필요함

(2) 개선방안

1안: 현행 법률안 자구수정
제12조(의료인·의료행위·의료시설·의료기재·의료약품 보호)
① **누구든지** 의료인이 하는 의료·조산·간호 등 의료기술 시행(이하 "의료행위"라 한다)에 대하여 이 법과 다른 법령에 특별히 규정된 경우 외에는 간섭하여서는 안 된다.
② **누구든지** 의료기관 의료용 시설·기재·약품·그 밖에 기물 등을 파괴·손상하거나 또는 의료기관을 점거하여 진료를 방해하여서는 안 되며, 이를 교사·방조하여서도 안 된다.
③ **누구든지** 의료행위가 이루어지는 장소에서 의료행위를 행하는 의료인·제80조 간호조무사·「의료기사 등에 관한 법률」 제2조 의료기사·의료행위를 받는 사람을 폭행·협박하여서는 안 된다. 〈신설 2016.5.29.〉

2안 규범과 벌칙 통합안 ***
제12조(의료인·의료행위·의료시설·의료기재·의료약품 보호)
① **누구든지** 의료인이 하는 의료·조산·간호 등 의료기술 시행(이하 "의료행위"라 한다)에 대하여 이 법과 다른 법령에 특별히 규정된 경우 외에는 간섭하여서는 안 된다.
② **누구든지** 의료기관 의료용 시설·기재·약품·그 밖에 기물 등을 파괴·손상하거나 또는 의료기관을 점거하여 진료를 방해하여서는 안 되며, 이를 교사·방조하여서도 안 된다.
③ **누구든지** 의료행위가 이루어지는 장소에서 의료행위를 행하는 의료인·제80조에 근거하여 간호조무사·「의료기사 등에 관한 법률」제2조에 근거한 의료기사·의료행위를 받는 사람을 폭행·협박하여서는 안 된다. 다만 피해자 명시의사에 반하여 공소를 제기할 수 없다. 〈신설 2016.5.29.〉
④ **제2항·제3항을 위반한 사람은 5년 이하 징역형·5천만원 이하 벌금형으로 처벌된다. 제3항은 피해자 명시의사에 반하여 공소를 제기할 수 없다.**
⑤ 제12조 제3항을 위반한 죄를 범하여 사람을 상해에 이르게 한 사람은 7년 이하 징역형·1천만원 이상 7천만원 이하 벌금형으로 처벌된다. 중상해에 이르게 한 사람은 3년 이상 10년 이하 징역형으로 처벌된다. 사망에 이르게 한 사람은 무기형·5년 이상 징역형으로 처벌된다. 〈신설 2019.4.23.〉
⑥ 음주로 인한 심신장애 상태에서 제12조 제3항을 위반하는 죄를 범한 때에는 「형법」제10조 제1항을 적용하지 아니할 수 있다.

【개정방향】
※ 제목변경: 의료인·의료행위·의료시설·의료기재·의료약품 보호
※ 명확성·간결성·가독성. **제2안: 제12조·제87조·제87조2·제90조2를 통합함**
※ 국어문법정비. 일본식 '의' 삭제
※ 나열형은 온점(·)을 사용하여 법조문을 읽기 쉽게 줄임
※ 누구든지 ~못 한다 ⇒ 누구든지 ~안 된다. (~못 한다는 법률용어가 아님). 금지규범은 '안 된다'. 허용규범은 '할 수 있다'. 금지규범에 대한 처벌규정은 '~한 사람은 ~형으로 처벌된다'로 통일함
※ ① 의료인이 하는 의료·조산·간호 등 의료기술의 시행에 대하여는 이 법이나 다른 법령에 따로 규정된 경우 외에는 누구든지 간섭하지 못한다.⇒① **누구든지** 의료인이 하는 의료·조산·간호 등 의료기술 시행에 대하여 이 법과 다른 법령에 특별히 규정된 경우 외에는 간섭하여서는 안 된다.
※ 제4항: **제2항·제3항을 위반**한 손괴죄·진료방해죄·폭행죄·협박죄 처벌
※ 제5항: 제12조 제3항 위반죄의 결과적 가중범(폭행치상·중상해·폭행치사)
※ 제6항: 제90조2(「형법」상 감경규정에 관한 특례) 이동. 형법 제10조 제1항 배제

(3) 해 설

가. 의료법 제12조는 의료인·의료행위·의료시설·의료기재·의료약품 보호를 규정하고 있다.

나. 주요내용을 보면, ① 누구든지 의료인이 하는 의료·조산·간호 등 의료행위에 대하여 의료법과 다른 법령에 특별히 규정된 경우 외에는 간섭하여서는 안 된다.

다. ② 누구든지 의료기관 의료용 시설·기재·약품·그 밖에 기물 등을 파괴·손상하거나 또는 의료기관을 점거하여 진료를 방해하여서는 안 되며, 이를 교사·방조하여서도 안 된다. 여기서 **교사란** 범행결의가 없는 다른 사람에게 범죄를 부추기는 행위이고, **방조란** 범행결의를 한 다른 사람에게 결의를 강화하거나 또는 도움이 될 행위를 말한다. 물질방조와 정신방조가 있다.

라. ③ 누구든지 의료행위가 이루어지는 장소에서 의료행위를 행하는 의료인·제80조 간호조무사·「의료기사 등에 관한 법률」제2조 의료기사·의료행위를 받는 사람을 폭행·협박하여서는 안 된다(제3항). **의료인을 보호하기 위한 규정이다. 제3항은 반의사불벌죄이다.**

마. **의료법 제12조와 제87조·제87조2 벌칙조항 그리고** 제90조2(「형법」상 감경규정에 관한 특례)**를 통합하고 제4항·제5항·제6항 신설을 제안한다.**

13. 제13조(의료기재 압류 금지)

(1) 현 행

제13조(의료기재 압류 금지)
의료인의 의료 업무에 필요한 기구·약품, 그 밖의 재료는 압류하지 못한다.

(2) 개선방안

제13조(의료기재 압류금지)
누구든지 의료인의 의료업무에 필요한 기구·약품·그 밖에 재료를 **압류하여서는 안 된다.**

【개정방향】
※ 제목변경: 의료기재 압류금지
※ 명확성・간결성・가독성
※ 나열형은 온점(・)을 사용하여 법조문을 읽기 쉽게 줄임
※ . 국어문법정비. 일본식 '의' 삭제, 그 밖의 재료는 ⇒ 그 밖에 재료는
※ 제12조와 제13조 법조문 서술방식 통일. '누구든지'가 주어로 문장 앞에 둠
※ 의료인의 의료 업무에 필요한 기구・약품, 그 밖의 재료는 압류하지 못한다.⇒ **누구든지** 의료인의 의료업무에 필요한 기구・약품・그 밖에 재료를 **압류하여서는 안 된다.**

(3) 해 설
가. 의료법 제13조는 의료기재 압류금지를 규정하고 있다.
나. 주요내용을 보면, 누구든지 의료인의 의료업무에 필요한 기구・약품・그 밖에 재료를 압류해서는 안 된다. 의료기관과 의료환경을 보호하기 위한 규정이다.

14. 제14조(기구 등 우선공급)

(1) 현 행

제14조(기구 등 우선공급)
① 의료인은 의료행위에 필요한 기구・약품, 그 밖의 시설 및 재료를 우선적으로 공급받을 권리가 있다.
② 의료인은 제1항의 권리에 부수(附隨)되는 물품, 노력, 교통수단에 대하여서도 제1항과 같은 권리가 있다.

(2) 개선방안

제14조(의료용 기구・약품・시설・재료 우선공급)
① 의료인은 의료행위에 필요한 기구・약품・그 밖에 시설・재료를 우선하여 공급받을 권리가 있다.
② 의료인은 제1항 권리에 부수(附隨)되는 물품・노력・교통수단도 우선하여 공급받을 권리가 있다.

【개정방향】
※ 제목변경: 의료용 기구·약품·시설·재료 우선공급
※ 명확성·간결성·가독성
※ 국어문법정비
※ 나열형은 온점(·)을 사용하여 법조문을 읽기 쉽게 줄임
※ 일본식 '의' 삭제
※ ① 의료인은 의료행위에 필요한 기구·약품, 그 밖의 시설 및 재료를 우선적으로 공급받을 권리가 있다.⇒① 의료인은 의료행위에 필요한 기구·약품·그 밖에 시설·재료를 우선하여 공급받을 권리가 있다.
※ ② 의료인은 제1항의 권리에 부수(附隨)되는 물품, 노력, 교통수단에 대하여서도 제1항과 같은 권리가 있다.⇒② 의료인은 제1항 권리에 부수(附隨)되는 물품·노력·교통수단도 우선하여 공급받을 권리가 있다.

(3) 해 설

가. 의료법 제14조는 의료용 기구·약품·시설·재료 우선공급을 규정하고 있다.
나. 주요내용을 보면, ① 의료인은 의료행위에 필요한 기구·약품·그 밖에 시설·재료를 우선하여 공급받을 권리가 있다.
다. ② 의료인은 제1항 권리에 부수(附隨)되는 물품·노력·교통수단도 우선하여 공급받을 권리가 있다.

15. 제15조(진료거부 금지 등) ★★★★★

(1) 현 행

제15조(진료거부 금지 등)
① 의료인 또는 의료기관 개설자는 진료나 조산 요청을 받으면 정당한 사유 없이 거부하지 못한다. 〈개정 2016.12.20.〉
② 의료인은 응급환자에게 「응급의료에 관한 법률」에서 정하는 바에 따라 최선의 처치를 하여야 한다.

(2) 개선방안

제15조(진료거부금지와 응급의료거부금지)
① 의료인・의료기관 개설자는 진료・조산 요청을 받으면, 정당한 사유 없이 진료행위・조산행위를 거부하여서는 안 된다. 〈개정 2016.12.20.〉
② 의료인은 응급환자에게 「응급의료에 관한 법률」에 근거하여 최선의 처치를 하여야 한다.

【개정방향】
※ 제목변경: 진료거부금지와 응급의료거부금지
※ 명확성・간결성・가독성
※ 국어문법정비
※ 나열형은 온점(・)을 사용하여 법조문을 읽기 쉽게 줄임
※ 일본식 '의' 삭제
※ 제12조, 제13조, 제15조 서술방식 통일함
※ ① 의료인 또는 의료기관 개설자는 진료나 조산 요청을 받으면 정당한 사유 없이 거부하지 못한다.⇒① 의료인・의료기관 개설자는 진료・조산 요청을 받으면, 정당한 사유 없이 진료행위・조산행위를 거부하여서는 안 된다. 〈개정 2016.12.20.〉

(3) 해 설

가. 의료법 제15조는 진료거부금지와 응급의료거부금지를 규정하고 있다.
나. 주요내용을 보면, ① 의료인・의료기관 개설자는 진료・조산 요청을 받으면, **정당한 사유 없이** 진료행위・조산행위를 거부하여서는 안 된다. 〈개정 2016.12.20.〉
다. ② 의료인은 응급환자에게 「응급의료에 관한 법률」에 근거하여 최선의 처치를 하여야 한다.
라. 응급의료에 관한 법률 제6조도 응급의료 거부금지를 규정하고 있다. ① 응급의료기관등에서 근무하는 응급의료종사자는 응급환자를 항상 진료할 수 있도록 응급의료업무에 성실히 종사하여야 한다. ② 응급의료종사자는 업무 중에 응급의료를 요청받거나 응급환자를 발견하면 즉시 응급의료를 하여야 하며 **정당한 사유 없이** 이를 거부하거나 기피하지 못한다. [전문개정 2011.8.4.] (응급의료에 관한 법률 일부개정 2021. 3. 23. [법률 제17968호, 시행 2021. 9. 24.] 보건복지부)

마. 의료법 제15조에서 말하는 '**정당한 사유**'란 의료행위를 정상적으로 수행할 수 없는 불가피한 사정이 있는 때를 말한다. ① 진료시설과 진료과목이 없는 경우, ② 의사의 건강상 이유, ③ 입원실 만원, ④ 마취전문의 지원불가능, ⑤ 환자의 의사지시 불응, ⑥ 법령에 저촉되는 의료행위, ⑦ 환자 수술동의를 받을 수 없는 경우(구급환자는 필요한 최소한 응급조치), ⑧ 의학적 양심상 받아들일 수 없는 경우, ⑨ 고령, 일시적 음주, 건강상 이유, ⑩ 진료비지불능력이 있음에도 진료비지불회피 환자(구급환자가 아닌 환자)를 들 수 있다. 여기에 관해 많은 판례가 축적되어 있다.

(4) 관련 판례

> **쟁점판례 8 진료거부금지**
>
> 서울중앙지법 2009. 1. 14. 선고 2007가합59573 판결
> [퇴거등] 항소
>
> Q. 치료위탁계약의 해지 요건
> Q. 3차 의료기관인 대학병원이 환자에 대한 입원 치료의 종결을 이유로 퇴원을 요구한 사안에서, 환자에 대한 계속 진료 및 입원의 필요성을 인정하여 병원의 치료가 종결되지 않았다고 본 사례.
> Q. 환자가 입원중인 병원을 상대로 의료소송을 제기한 후 진료비를 지급하지 않자 병원이 불법점유를 이유로 퇴거를 요구한 사안이다. 환자의 병실점유를 불법점유라 할 수 없을 뿐만 아니라 이를 불법점유로 보아 퇴거시키면 환자의 상계 기회를 박탈하는 것이 되어 부당하다고 한 사례.

가. 치료위탁계약은 민법상 위임계약에 해당한다. 민법 제689조 위임계약은 각 당사자가 언제든지 해지할 수 있다. 그러므로 원칙적으로 환자와 병원 모두 그 계약을 해지할 수 있다.
나. 다만 의료법 제15조 제1항은 '의료인은 진료나 조산 요청을 받으면 정당한 사유 없이 거부하지 못한다'고 규정하고 있다. 그러므로 결국 **병원은 정당한 사유가 있어야 환자 진료 요청을 거부하고 퇴원을 요구할 수 있다**.
다. **이 사례는 3차 의료기관인 대학병원이 뇌수술을 받은 후 발생한 뇌출혈 합병증으로 의식저하와 좌측반신마비장애를 입은 환자에게 입원 치료의 종결을 이유로 퇴원을 요구한 사안**이다.

라. 환자 상태가 반드시 3차 의료기관에서 진료를 받아야 할 정도는 아니다. 하지만 현재 받고 있는 진료는 환자 증상개선을 위한 것인 동시에 현상유지와 증상의 악화방지를 위한 것이다. **이러한 치료를 받기 위해 통원하는 것이 불편한 경우 입원 필요성도 있다. 그러므로 병원치료가 모두 종결되었다고 볼 수 없다.**
마. 환자가 입원 중인 병원을 상대로 의료소송을 제기한 후 진료비를 지급하지 않자 병원이 불법점유를 이유로 퇴거를 요구한 경우, 환자 병실점유를 불법점유라 할 수 없다. 또한 이를 불법점유로 보아 퇴거시키면 환자의 상계 기회를 박탈하는 것이 되어 부당하다.

16. 제16조(세탁물 처리)

(1) 현 행

제16조(세탁물 처리)
① **의료기관에서 나오는 세탁물은** 의료인·의료기관 또는 특별자치시장·특별자치도지사·시장·군수·구청장(자치구의 구청장을 말한다. 이하 같다)에게 **신고한 자가 아니면 처리할 수 없다.** 〈개정 2015.1.28.〉
② 제1항에 따라 **세탁물을 처리하는 자**는 보건복지부령으로 정하는 바에 따라 위생적으로 보관·운반·처리하여야 한다. 〈개정 2008.2.29., 2010.1.18.〉
③ 의료기관의 개설자와 제1항에 따라 의료기관세탁물처리업 신고를 한 자(이하 이 조에서 "세탁물처리업자"라 한다)는 제1항에 따른 세탁물의 처리업무에 종사하는 사람에게 보건복지부령으로 정하는 바에 따라 감염 예방에 관한 교육을 실시하고 그 결과를 기록하고 유지하여야 한다. 〈신설 2015.1.28.〉
④ **세탁물처리업자**가 보건복지부령으로 정하는 신고사항을 변경하거나 그 영업의 휴업(1개월 이상의 휴업을 말한다)·폐업 또는 재개업을 하려는 경우에는 보건복지부령으로 정하는 바에 따라 특별자치시장·특별자치도지사·시장·군수·구청장에게 신고하여야 한다. 〈신설 2015.1.28.〉
⑤ 제1항에 따른 **세탁물을 처리하는 자**의 시설·장비 기준, 신고 절차 및 지도·감독, 그 밖에 관리에 필요한 사항은 보건복지부령으로 정한다. 〈개정 2008.2.29., 2010.1.18., 2015.1.28.〉

【문제점】
※ 이중부정문
※ 제1항·제2항·제3항·제5항 통일: ~자, ~사람 혼합 사용⇒~사람으로 통일

(2) 개선방안

제16조(세탁물처리와 감염예방교육)
① 의료인·의료기관·특별자치시장·특별자치도지사·시장·군수·구청장(자치구 구청장을 말한다. 이하 같다)에게 **신고한 사람은** 의료기관에서 나오는 세탁물을 처리할 수 있다. 〈개정 2015.1.28.〉
② 제1항에 근거하여 세탁물을 처리하는 사람은 보건복지부령에 근거하여 위생적으로 보관·운반·처리하여야 한다. 〈개정 2008.2.29., 2010.1.18.〉
③ **의료기관 개설자와 제1항에 근거하여 의료기관세탁물처리업 신고를 한 사람**(이하 이 조에서 "세탁물처리업자"라 한다)은 제1항 세탁물처리업무종사자에게 보건복지부령에 근거하여 감염예방교육을 실시하고, 그 결과를 기록하고 유지하여야 한다. 〈신설 2015.1.28.〉
④ 세탁물처리업자가 보건복지부령으로 정하는 신고사항을 변경하는 경우 또는 그 영업을 휴업(1개월 이상 휴업을 말한다)·폐업·재개업하려는 경우, 보건복지부령에 근거하여 특별자치시장·특별자치도지사·시장·군수·구청장에게 신고하여야 한다. 〈신설 2015.1.28.〉
⑤ 제1항 세탁물처리업자의 시설·장비 기준·신고 절차·지도·감독·그 밖에 관리에 필요한 사항은 보건복지부령으로 정한다. 〈개정 2008.2.29., 2010.1.18., 2015.1.28.〉

【개정방향】
※ 제목변경: 세탁물처리와 감염예방교육
※ 명확성·간결성·가독성
※ 국어문법정비
※ 나열형은 온점(·)을 사용하여 법조문을 읽기 쉽게 줄임
※ 일본식 '의' 삭제
※ **부정문에서 긍정문으로 바꿈. 금지규범에서 허용규범으로 바꿈.** 주어를 문장 앞에 둠. ① 의료기관에서 나오는 세탁물은 의료인·의료기관 또는 특별자치시장·특별자치도지사·시장·군수·구청장(자치구의 구청장을 말한다. 이하 같다)에게 **신고한 자가 아니면 처리할 수 없다.** ⇒ ① 의료인·의료기관·특별자치시장·특별자치도지사·시장·군수·구청장(자치구의 구청장을 말한다. 이하 같다)에게 신고한 사람은 의료기관에서 나오는 세탁물을 처리할 수 있다.
※ ⑤ 제1항에 따른 **세탁물을 처리하는 자의** 시설·장비 기준, 신고 절차 및 지도·감독, 그 밖에 관리에 필요한 사항은 보건복지부령으로 정한다.⇒⑤ **제1항 세탁물처리업자의** 시설·장비 기준·신고 절차·지도·감독·그 밖에 관리에 필요한 사항은 보건복지부령으로 정한다.

(3) 해 설

가. 의료법 제16조는 세탁물처리와 감염예방교육을 규정하고 있다.
나. 주요내용을 보면, ① **의료인·의료기관·특별자치시장·특별자치도지사·시장·군수·구청장**(자치구 구청장을 말한다. 이하 같다)**에게 신고한 사람은** 의료기관에서 나오는 세탁물을 처리할 수 있다. 〈개정 2015.1.28.〉
다. ② 제1항에 근거하여 세탁물을 처리하는 사람은 보건복지부령에 근거하여 위생적으로 보관·운반·처리하여야 한다. 〈개정 2008.2.29., 2010.1.18.〉
라. ③ **의료기관 개설자와 제1항에 근거하여 의료기관세탁물처리업 신고를 한 사람**(이하 이 조에서 "세탁물처리업자"라 한다)은 제1항 세탁물처리업무종사자에게 보건복지부령에 근거하여 감염예방교육을 실시하고, 그 결과를 기록하고 유지하여야 한다. 〈신설 2015.1.28.〉
마. ④ 세탁물처리업자가 보건복지부령으로 정하는 신고사항을 변경하는 경우 또는 그 영업을 휴업(1개월 이상 휴업을 말한다)·폐업·재개업하려는 경우, 보건복지부령에 근거하여 특별자치시장·특별자치도지사·시장·군수·구청장에게 신고하여야 한다. 〈신설 2015.1.28.〉
바. ⑤ 제1항 세탁물처리업자의 시설·장비 기준·신고 절차·지도·감독·그 밖에 관리에 필요한 사항은 보건복지부령으로 정한다. 〈개정 2008.2.29., 2010.1.18., 2015.1.28.〉

17. 제17조(진단서 등) ★★★★★

(1) 현 행

제17조(진단서 등)
① 의료업에 종사하고 직접 진찰하거나 검안(檢案)한 의사[이하 이 항에서는 검안서에 한하여 검시(檢視)업무를 담당하는 국가기관에 종사하는 의사를 포함한다], **치과의사, 한의사가 아니면 진단서·검안서·증명서를 작성하여 환자**(환자가 사망하거나 의식이 없는 경우에는 직계존속·비속, 배우자 또는 배우자의 직계존속을 말하며, 환자가 사망하거나 의식이 없는 경우로서 환자의 직계존속·비속, 배우자 및 배우자의 직계존속이 모두 없는 경우에는 형제자매를 말한다) 또는 「형사소송법」 제222조제1항에 따라 검시(檢視)를 하는 지방검찰청검사(검안서에 한하다)에게 교부하지 못한다. **다만, 진료 중이던 환자가 최종 진료 시부터 48시간 이내에 사망한 경우에는 다시 진료하지 아니하더라도 진단서나 증명서를 내줄 수 있으며,** 환자 또는

사망자를 직접 진찰하거나 검안한 의사·치과의사 또는 한의사가 부득이한 사유로 진단서·검안서 또는 증명서를 **내줄 수 없으면 같은 의료기관에 종사하는 다른 의사·치과의사 또는 한의사가 환자의 진료기록부 등에 따라 내줄 수 있다.** 〈개정 2009.1.30, 2016.5.29, 2019.8.27〉
② **의료업에 종사하고 직접 조산한 의사·한의사 또는 조산사가 아니면 출생·사망 또는 사산 증명서를 내주지 못한다.** 다만, 직접 조산한 의사·한의사 또는 조산사가 부득이한 사유로 증명서를 내줄 수 없으면 같은 의료기관에 종사하는 다른 의사·한의사 또는 조산사가 진료기록부 등에 따라 증명서를 내줄 수 있다.
③ 의사·치과의사 또는 한의사는 자신이 진찰하거나 검안한 자에 대한 진단서·검안서 또는 증명서 교부를 요구받은 때에는 정당한 사유 없이 거부하지 못한다.
④ 의사·한의사 또는 조산사는 자신이 조산(助産)한 것에 대한 출생·사망 또는 사산 증명서 교부를 요구받은 때에는 정당한 사유 없이 거부하지 못한다.
⑤ 제1항부터 제4항까지의 규정에 따른 진단서, 증명서의 서식·기재사항, 그 밖에 필요한 사항은 보건복지부령으로 정한다. 〈신설 2007.7.27, 2008.2.29., 2010.1.18〉

[개정 전]
제17조(진단서 등)
① **의료업에 종사하고 직접 진찰하거나 검안(檢案)한 의사**[이하 이 항에서는 검안서에 한하여 검시(檢屍)업무를 담당하는 국가기관에 종사하는 의사를 포함한다], **치과의사, 한의사가 아니면 진단서·검안서·증명서 또는 처방전**[의사나 치과의사가 「전자서명법」에 따른 전자서명이 기재된 전자문서 형태로 작성한 처방전(이하 "전자처방전"이라 한다)을 포함한다. 이하 같다]을 작성하여 환자(환자가 사망하거나 의식이 없는 경우에는 직계존속·비속, 배우자 또는 배우자의 직계존속을 말하며, 환자가 사망하거나 의식이 없는 경우로서 환자의 직계존속·비속, 배우자 및 배우자의 직계존속이 모두 없는 경우에는 형제자매를 말한다) 또는 「형사소송법」 제222조제1항에 따라 검시(檢屍)를 하는 지방검찰청검사(검안서에 한한다)에게 교부하거나 발송(전자처방전에 한한다)하지 못한다. **다만, 진료 중이던 환자가 최종 진료 시부터 48시간 이내에 사망한 경우에는** 다시 진료하지 아니하더라도 진단서나 증명서를 내줄 수 있으며, 환자 또는 사망자를 직접 진찰하거나 검안한 의사·치과의사 또는 한의사가 부득이한 사유로 진단서·검안서 또는 증명서를 내줄 수 없으면 **같은 의료기관에 종사하는 다른 의사·치과의사 또는 한의사가 환자의 진료기록부 등에 따라 내줄 수 있다.** 〈개정 2009.1.30., 2016.5.29.〉
② 의료업에 종사하고 직접 조산한 의사·한의사 또는 조산사가 아니면 출생·사망 또는 사산 증명서를 **내주지 못한다.** 다만, 직접 조산한 의사·한의사 또는 조

산사가 부득이한 사유로 증명서를 내줄 수 없으면 같은 의료기관에 종사하는 다른 의사·한의사 또는 조산사가 진료기록부 등에 따라 증명서를 내줄 수 있다.
③ 의사·치과의사 또는 한의사는 자신이 진찰하거나 검안한 자에 대한 진단서·검안서 또는 증명서 교부를 요구받은 때에는 정당한 사유 없이 거부하지 못한다.
④ 의사·한의사 또는 조산사는 자신이 조산(助産)한 것에 대한 출생·사망 또는 사산 증명서 교부를 요구받은 때에는 정당한 사유 없이 거부하지 못한다.
⑤ 제1항부터 제4항까지의 규정에 따른 진단서, 증명서의 서식·기재사항, 그 밖에 필요한 사항은 보건복지부령으로 정한다. 〈신설 2007.7.27., 2008.2.29., 2010.1.18.〉

의료법 시행규칙
타법개정 2020. 9. 11. [보건복지부령 제749호, 시행 2020. 9. 12.] 보건복지부.
의료법 시행규칙 제9조(진단서의 기재 사항)
① 법 제17조제1항에 따라 의사·치과의사 또는 한의사가 발급하는 진단서에는 별지 제5호의2서식에 따라 다음 각 호의 사항을 적고 서명날인하여야 한다. 〈개정 2012.4.27, 2015.12.23〉
  1. 환자의 성명, 주민등록번호 및 주소
  2. 병명 및 「통계법」 제22조제1항 전단에 따른 한국표준질병·사인 분류에 따른 질병분류기호(이하 "질병분류기호"라 한다)
  3. 발병 연월일 및 진단 연월일
  4. 치료 내용 및 향후 치료에 대한 소견
  5. 입원·퇴원 연월일
  6. 의료기관의 명칭·주소, 진찰한 의사·치과의사 또는 한의사(부득이한 사유로 다른 의사 등이 발급하는 경우에는 발급한 의사 등을 말한다)의 성명·면허자격·면허번호
② **질병의 원인이 상해(傷害)로 인한 것인 경우에는** 별지 제5호의3서식에 따라 제1항 각 호의 사항 외에 다음 각 호의 사항을 적어야 한다. 〈개정 2012.4.27, 2015.12.23〉
  1. 상해의 원인 또는 추정되는 상해의 원인
  2. 상해의 부위 및 정도
  3. **입원의 필요 여부**
  4. 외과적 수술 여부
  5. 합병증의 발생 가능 여부
  6. 통상 활동의 가능 여부
  7. 식사의 가능 여부

8. 상해에 대한 소견
9. 치료기간
③ 제1항의 병명 기재는 「통계법」 제22조제1항 전단에 따라 고시된 한국표준질병·사인 분류에 따른다.
④ 진단서에는 연도별로 그 종류에 따라 일련번호를 붙이고 진단서를 발급한 경우에는 그 부본(부본)을 갖추어 두어야 한다.

(2) 개선방안

제17조(진단서·검안서·증명서 교부)
① **다음 각 호 어느 하나에 해당하는 사람은 진단서·검안서·증명서를 작성하여** 환자(환자가 사망한 경우 또는 환자가 의식이 없는 경우, 환자 직계존속·환자 직계비속·환자 배우자·환자 배우자 직계존속을 말하며, 환자가 사망한 경우 또는 환자가 의식이 없는 경우, 환자 직계존속·환자 직계비속·환자 배우자·환자 배우자 직계존속이 모두 없는 경우 환자 형제자매를 말한다) 또는 「형사소송법」 제222조 제1항에 근거하여 검시(檢屍)를 하는 지방검찰청검사(검안서에 한한다)**에게 교부할 수 있다.**
  1. 의료업에 종사하고 직접 진찰한 의사
  2. 의료업에 종사하고 직접 검안(檢案)한 의사[이하 이 항에서 검안서에 한하여 검시(檢屍)업무를 담당하는 국가기관에 종사하는 의사를 포함한다]
  3. 의료업에 종사하고 직접 진찰·검안한 치과의사
  4. 의료업에 종사하고 직접 진찰·검안한 한의사
  다만 진료 중이던 환자가 최종 진료 시부터 48시간 이내에 사망한 경우, 다시 진료하지 아니하더라도 진단서·증명서를 교부할 수 있다. 환자·사망자를 직접 진찰·검안한 의사·치과의사·한의사가 부득이한 사유로 진단서·검안서·증명서를 교부할 수 없으면, 같은 의료기관에 종사하는 다른 의사·치과의사·한의사가 환자진료기록부에 **근거하여** 진단서·검안서·증명서를 교부할 수 있다. 〈개정 2009.1.30, 2016.5.29, 2019.8.27〉
② 의료업에 종사하고 직접 조산한 의사·한의사·조산사가 아니면, 출생·사망·사산 증명서를 **교부할 수 없다.** 다만 직접 조산한 의사·한의사·조산사가 부득이한 사유로 출생·사망·사산 증명서를 **교부할 수 없으면,** 같은 의료기관에 종사하는 다른 의사·한의사·조산사가 환자진료기록부에 근거하여 출생·사망·사산 증명서를 교부할 수 있다.
③ 의사·치과의사·한의사는 자신이 진찰·검안한 사람에 대한 진단서·검안서·증명서 교부를 **요구받은 경우,** 정당한 사유 없이 거부할 수 없다.

④ 의사·한의사·조산사는 자신이 조산(助産)한 것에 대한 출생·사망·사산 증명서 교부를 **요구받은 경우**, 정당한 사유 없이 거부할 수 없다.
⑤ 제1항·제2항·제3항·제4항에 근거하여 진단서·증명서서식·기재사항·그 밖에 필요한 사항은 보건복지부령으로 정한다. 〈신설 2007.7.27., 2008.2.29., 2010.1.18.〉

의료법 시행규칙
타법개정 2020. 9. 11. [보건복지부령 제749호, 시행 2020. 9. 12.] 보건복지부.
의료법 시행규칙 제9조(일반진단서 기재사항과 상해진단서 기재사항)
① 의료법 제17조 제1항에 근거하여 의사·치과의사·한의사가 발급하는 진단서에는 별지 제5호2서식에 근거하여 다음 각 호 사항을 적고 서명날인하여야 한다. 〈개정 2012.4.27, 2015.12.23〉
  1. 환자성명·환자주민등록번호·환자주소
  2. 병명과「통계법」제22조 제1항 전단에 근거하여 한국표준질병·사인 분류에 따른 질병분류기호(이하 "질병분류기호"라 한다)
  3. 발병 연월일과 진단 연월일
  4. 치료내용과 향후 치료소견
  5. 입원 연월일과 퇴원 연월일
  6. 의료기관 명칭·주소, 진찰한 의사·치과의사·한의사(부득이한 사유로 다른 의사가 발급하는 경우 발급한 의사 등을 말한다) 성명·면허자격·면허번호
② **질병원인이 상해(傷害)인 경우** 별지 제5호3서식에 근거하여 제1항 각 호 사항 외에 다음 각 호 사항을 적어야 한다. 〈개정 2012.4.27, 2015.12.23〉
  1. 상해원인 또는 추정되는 상해원인
  2. 상해부위와 상해정도
  3. 입원 필요 여부
  4. 외과수술 여부
  5. 합병증 발생가능 여부
  6. 통상 활동가능 여부
  7. 식사가능 여부
  8. 상해소견
  9. 치료기간
③ 제1항 병명기재는 「통계법」 제22조 제1항 전단에 근거하여 고시된 한국표준질병·사인 분류에 따른다.
④ 진단서는 연도별로 그 종류에 따라 일련번호를 붙이고 진단서를 발급한 경우 그 부본(副本)을 갖추어 두어야 한다.

【개정방향】
- ※ 제목변경: 진단서 · 검안서 · 증명서 교부
- ※ 명확성 · 간결성 · 가독성
- ※ **개조식: 제1항. 내용이 복잡함. 제1항을 4개의 각호로 세분하고, 단서 조항을 만들면 읽기도 쉽고, 법적용도 편할 것이다.**
- ※ 국어문법정비
- ※ 나열형은 온점(·)을 사용하여 법조문을 읽기 쉽게 줄임
- ※ 일본식 '의' 삭제
- ※ 내줄 수 있다⇒교부할 수 있다. 형법 제347조 사기죄에서 교부라는 표현을 사용하고 있다. 법률 전체에서 용어를 통일할 필요가 있다.
- ※ ① 다만, 진료 중이던 환자가 최종 진료 시부터 48시간 이내에 사망한 경우에는 다시 진료하지 아니하더라도 진단서나 증명서를 내줄 수 있으며, 환자 또는 사망자를 직접 진찰하거나 검안한 의사 · 치과의사 또는 한의사가 부득이한 사유로 진단서 · 검안서 또는 증명서를 내줄 수 없으면 같은 의료기관에 종사하는 다른 의사 · 치과의사 또는 한의사가 환자의 진료기록부 등에 따라 내줄 수 있다. ⇒ ① 다만 진료 중이던 환자가 최종 진료 시부터 48시간 이내에 사망한 경우, 다시 진료하지 아니하더라도 **진단서 · 증명서를 교부할 수 있다.** 환자 · 사망자를 직접 진찰 · 검안한 의사 · 치과의사 · 한의사가 부득이한 사유로 진단서 · 검안서 · 증명서를 교부할 수 없으면, 같은 의료기관에 종사하는 다른 의사 · 치과의사 · 한의사가 환자진료기록부에 근거하여 진단서 · 검안서 · 증명서를 교부할 수 있다.
- ※ 내주지 못한다 ⇒ **교부할 수 없다.**

(3) 해 설

가. 의료법 제17조는 진단서 · 검안서 · 증명서 교부를 규정하고 있다. 의료법 제17조2에 처방전이 별도 신설되었다. 개정된 내용은 의료법 제17조에서 처방전 교부 · 발송이 삭제되었다. 교부 · 발송에서 '발송'이란 용어가 삭제되었다. 따라서 의료법 제17조에서 '내 준다'는 의미는 교부를 말한다. 의료업에 종사하고 **직접** 진찰 · 검안하지 않은 의사 · 한의사 · 치과의사도 처방전을 환자와 지방검찰청검사(검안서에 한한다)에게 교부할 수 있다(제1항).

개정이유를 보면, 의사, 치과의사, 한의사는 환자의 거동이 현저히 곤란하고 동일한 상병(傷病)에 대하여 장기간 동일한 처방이 이루어지는 경우로서 해당 환자 및 의약품에 대한 안전성이 인정되는 경우에는 환자 가족 등의 대리수령자에게 처방전을 교부할 수 있도록 함(제17조의2 신설).

나. 주요내용을 보면, ① **다음 각 호 어느 하나에 해당하는 사람은 진단서·검안서·증명서를 작성하여 환자**(환자가 사망한 경우 또는 환자가 의식이 없는 경우, 환자 직계존속·환자 직계비속·환자 배우자·환자 배우자 직계존속을 말하며, 환자가 사망한 경우 또는 환자가 의식이 없는 경우, 환자 직계존속·환자 직계비속·환자 배우자·환자 배우자 직계존속이 모두 없는 경우 환자 형제자매를 말한다) 또는 「형사소송법」 제222조 제1항에 근거하여 검시(檢屍)를 하는 지방검찰청검사(검안서에 한한다)**에게 교부할 수 있다.**
　1. 의료업에 종사하고 직접 진찰한 의사
　2. 의료업에 종사하고 직접 검안(檢案)한 의사[이하 이 항에서 검안서에 한하여 검시(檢屍)업무를 담당하는 국가기관에 종사하는 의사를 포함한다]
　3. 의료업에 종사하고 직접 진찰·검안한 치과의사
　4. 의료업에 종사하고 직접 진찰·검안한 한의사
　다만 진료 중이던 환자가 최종 진료 시부터 48시간 이내에 사망한 경우, 다시 진료하지 아니하더라도 진단서·증명서를 교부할 수 있다. 환자·사망자를 직접 진찰·검안한 의사·치과의사·한의사가 부득이한 사유로 진단서·검안서·증명서를 교부할 수 없으면, 같은 의료기관에 종사하는 다른 의사·치과의사·한의사가 환자진료기록부에 **근거하여** 진단서·검안서·증명서를 교부할 수 있다. 〈개정 2009.1.30, 2016.5.29, 2019.8.27〉

다. ② 의료업에 종사하고 직접 조산한 의사·한의사·조산사가 아니면, 출생·사망·사산 증명서를 **교부할 수 없다.** 다만 직접 조산한 의사·한의사·조산사가 부득이한 사유로 출생·사망·사산 증명서를 **교부할 수 없으면,** 같은 의료기관에 종사하는 다른 의사·한의사·조산사가 환자진료기록부에 근거하여 출생·사망·사산 증명서를 교부할 수 있다.

라. ③ 의사·치과의사·한의사는 자신이 진찰·검안한 사람에 대한 진단서·검안서·증명서 교부를 **요구받은 경우,** 정당한 사유 없이 거부할 수 없다.

마. ④ 의사·한의사·조산사는 자신이 조산(助産)한 것에 대한 출생·사망·사산 증명서 교부를 **요구받은 경우,** 정당한 사유 없이 거부할 수 없다.

바. ⑤ 제1항·제2항·제3항·제4항에 근거하여 진단서·증명서서식·기재사항·그 밖에 필요한 사항은 보건복지부령으로 정한다. 〈신설 2007.7.27., 2008.2.29., 2010.1.18.〉

사. 의료법 제17조는 진단서·검안서·증명서 교부를 요약하면, 의료업에 종사하고 **직접** 진찰·검안한 의사·한의사·치과의사는 진단서·검안서·증명서를 환자와 지방검찰청검사(검안서에 한한다)에게 교부할 수 있다(제1항). 환자가 사

망한 경우 또는 환자가 의식이 없는 경우, 환자직계존속·환자직계비속·환자배우자·환자배우자 **직계존속을** 말한다. 환자가 사망한 경우 또는 환자가 의식이 없는 경우, 환자직계존속·환자직계비속·환자배우자·환자배우자 직계존속이 모두 없는 경우 **형제자매를** 말한다(제1항). 다만 진료 중이던 환자가 최종 진료 시부터 48시간 이내에 사망한 경우, 다시 진료하지 아니하더라도 진단서·증명서를 교부할 수 있다(제1항). 의사·치과의사·한의사는 자신이 진찰·검안한 사람에 대한 진단서·검안서·증명서 교부를 요구받은 경우, 정당한 사유 없이 거부할 수 없다(제3항). 의사·한의사·조산사는 자신이 조산(助産)한 것에 대한 출생·사망·사산 증명서 교부를 요구받은 경우, 정당한 사유 없이 거부할 수 없다(제4항). 제1항·제2항·제3항·제4항에 근거하여 진단서·증명서서식·기재사항·그 밖에 필요한 사항은 보건복지부령으로 정한다.

(4) 의사 국가시험 문제 분석

1. 종합병원의 신경과 전문의 A가 신체거동이 불편한 80세 남자 환자와 외래 진료실에서 나누는 대화이다. 현재 감염병은 유행하지 않는다. 「의료법」에 따라 밑줄 부분에 들어갈 A의 답변으로 옳은 것은?

> 환자: 선생님, 제가 사는 곳이 산간 오지에 있는 마을이라서 병원까지 오는 데만 2시간 이상 걸리는 데다, 혼자 사는 처지라 누구 도와줄 사람도 없고… 너무 힘들어서 병원까지 오기가 힘이 듭니다.
> 의사 A: 그래도 꾸준히 진료를 받으셔야 합니다.
> 환자: 요즘 세상이 좋아져서 비대면으로 온갖 것들이 다 된다는데, 직접 안 만나고 집에서 선생님 진료를 받고 싶습니다. 꼭, 부탁합니다.
> 의사 A: _____

[2021년 제85회 의사 국가시험 문제 유사]

① "스마트폰 화상통화로 집에서 제가 진찰하면 되겠습니다."
② "집에 원격진료실을 갖추면 제가 원격으로 진료할 수 있습니다."
③ "환자분 본인 여부만 확인되면 전화통화로 제가 진찰할 수 있습니다."
④ **"제가 원격으로 집에 계신 환자분을 직접 진찰하고 진료하는 것은 불법입니다."**
⑤ "집에 방문간호사가 오면 그 사람을 통해 제가 원격으로 진료할 수 있습니다."

해설 및 정답 의료법 제17조2는 처방전을 규정하고 있다. 2019년 8월 27일 신설된 조문이다. 의사·치과의사·한의사는 환자의 거동이 현저히 곤란하고 동일한 상병(傷病)에 대하여 장기간 동일한 처방이 이루어지는 경우로서 해당 환자와 의약품에 대한 안전성이 인정되는 경우, 환자 가족 등의 대리수령자에게 처방전을 교부할 수 있도록 하였다.
주요내용을 보면, ① 다음 각 호 어느 하나에 해당하는 사람이 아니면, 처방전[의사나 치과의사가 「전자서명법」에 따른 전자서명이 기재된 전자문서 형태로 작성한 처방전(이하 "전자처방전"이라 한다)을 포함한다. 이하 같다]을 작성하여 환자에게 교부하거나 또는 발송(전자처방전에 한정한다. 이하 이 조에서 같다)할 수 없다. 1. 의료업에 종사하고 직접 진찰한 의사 2. 의료업에 종사하고 직접 진찰한 치과의사 3. 의료업에 종사하고 직접 진찰한 한의사   정답 ④

2. 회사원 '갑'은 최근 A 병원에서 진단결과 위암으로 판명받았다. '갑'은 6개월 전 자신이 종합건강진단을 받은 B 병원에 그의 처제를 보내서 복부 컴퓨터단층촬영 사진 사본과 위내시경 사진 사본의 발급을 요청하고 있다. 이때 B 의료기관이 취해야할 조치로 옳은 것은?   [2018년 제82회 의사 국가시험 문제 유사]

① 진단한 병원 의사의 확인 요청이 없으므로 교부하지 않음
② '갑' 본인 또는 배우자의 친족관계 사실 확인을 거친 후 교부
③ '갑'의 진료를 위해 불가피하다고 인정되므로 바로 사본을 교부
④ 배우자의 직계존속인 장인은 법정대리권이 없으므로 교부할 수 없음
⑤ '갑' 본인의 동의서와 친족관계임을 나타내는 증명서 등을 첨부하여 신청 시 교부

해설 및 정답 의료법 제17조는 진단서·검안서·증명서 교부를 규정하고 있다. 주요내용을 보면, ① 다음 각 호 어느 하나에 해당하는 사람은 진단서·검안서·증명서를 작성하여 환자(환자가 사망한 경우 또는 환자가 의식이 없는 경우, 환자 직계존속·환자 직계비속·환자 배우자·환자 배우자 직계존속을 말하며, 환자가 사망한 경우 또는 환자가 의식이 없는 경우, 환자 직계존속·환자 직계비속·환자 배우자·환자 배우자 직계존속이 모두 없는 경우 환자 형제자매를 말한다) 또는 「형사소송법」 제222조 제1항에 근거하여 검시(檢屍)를 하는 지방검찰청검사(검안서에 한한다)에게 교부할 수 있다. 1. 의료업에 종사하고 직접 진찰한 의사 2. 의료업에 종사하고 직접 검안(檢案)한 의사[이하 이 항에서 검안서에 한하여 검시(檢屍)업무를 담당하는 국가기관에 종사하는 의사를 포함한다] 3. 의료업에 종사하고 직접 진찰·검안한 치과의사 4. 의료업에 종사하고 직접 진찰·검안한 한의사. 다만 진료 중이던 환자가 최종 진료 시부터 48시간 이내에 사망한 경우, 다시 진료하지 아니하더라도 진단서·증명서를 교부할

수 있다. 환자·사망자를 직접 진찰·검안한 의사·치과의사·한의사가 부득이한 사유로 진단서·검안서·증명서를 교부할 수 없으면, 같은 의료기관에 종사하는 다른 의사·치과의사·한의사가 환자진료기록부에 **근거하여** 진단서·검안서·증명서를 교부할 수 있다. 〈개정 2009.1.30, 2016.5.29., 2019.8.27〉 ② 의료업에 종사하고 직접 조산한 의사·한의사·조산사가 아니면, 출생·사망·사산 증명서를 **교부할 수 없다.** 다만 직접 조산한 의사·한의사·조산사가 부득이한 사유로 출생·사망·사산 증명서를 **교부할 수 없으면,** 같은 의료기관에 종사하는 다른 의사·한의사·조산사가 환자진료기록부에 근거하여 출생·사망·사산 증명서를 교부할 수 있다. ③ 의사·치과의사·한의사는 자신이 진찰·검안한 사람에 대한 진단서·검안서·증명서 교부를 **요구받은 경우,** 정당한 사유 없이 거부할 수 없다. ④ 의사·한의사·조산사는 자신이 조산(助産)한 것에 대한 출생·사망·사산 증명서 교부를 **요구받은 경우,** 정당한 사유 없이 거부할 수 없다. ⑤ 제1항·제2항·제3항·제4항에 근거하여 진단서·증명서서식·기재사항·그 밖에 필요한 사항은 보건복지부령으로 정한다. 〈신설 2007.7.27., 2008.2.29., 2010.1.18.〉 정답 ②

3. 다음 중 일반진단서 기재사항 이외에 상해진단서에 추가로 적어야 할 사항은 무엇인가?

[2017년 제81회 의사 국가시험 문제 유사]

① 치료 내용　　　　　　② 발병 연월일
③ 의료기관의 주소　　　④ **입원의 필요 여부**
⑤ 향후 치료에 대한 소견

해설 및 정답　의료법 시행규칙 제9조는 일반진단서 기재사항과 상해진단서 기재사항을 규정하고 있다. ① 의료법 제17조 제1항에 근거하여 의사·치과의사·한의사가 발급하는 진단서에는 별지 제5호2서식에 근거하여 다음 각 호 사항을 적고 서명날인하여야 한다. 1. 환자성명·환자주민등록번호·환자주소, 2. 병명과「통계법」제22조 제1항 전단에 근거하여 한국표준질병·사인 분류에 따른 질병분류기호(이하 "질병분류기호"라 한다), 3. 발병 연월일과 진단 연월일, 4. 치료내용과 향후 치료소견, 5. 입원 연월일과 퇴원 연월일, 6. 의료기관 명칭·주소, 진찰한 의사·치과의사·한의사(부득이한 사유로 다른 의사가 발급하는 경우 발급한 의사 등을 말한다) 성명·면허자격·면허번호. ② **질병원인이 상해(傷害)인 경우** 별지 제5호3서식에 근거하여 제1항 각 호 사항 외에 다음 각 호 사항을 적어야 한다. 1. 상해원인 또는 추정되는 상해원인, 2. 상해부위와 상해정도, **3. 입원 필요 여부,** 4. 외과수술 여부, 5. 합병증 발생가능 여부, 6. 통상 활동가능 여부, 7. 식사가능 여부, 8. 상해소견, 9. 치료기간. ③ 제1항 병명기재는 "통계법" 제22조 제1항 전단에 근거하여 고시된 한국표준질병·사인 분류에 따른다. ④ 진단서는 연도별로 그 종류에 따라 일련번호를 붙이고 진단서를 발급한 경우 그 부본(副本)을 갖추어 두어야 한다.

정답 ④

4. 다음 중 일반진단서 기재사항 이외에 상해진단서에 추가로 적어야 할 사항은 무엇인가?

[2017년 제81회 의사 국가시험 문제 유사]

① 발병 연월일
② 의료기관 소재지
③ **입원의 필요 여부**
④ 향후 치료에 대한 소견
⑤ 한국표준질병 · 사인분류에 따른 병명

해설 및 정답 의료법 시행규칙 제9조는 상해진단서 기재사항을 규정하고 있다. ② 질병원인이 상해(傷害)인 경우 별지 제5호3서식에 근거하여 제1항 각 호 사항 외에 다음 각 호 사항을 적어야 한다. 1. 상해원인 또는 추정되는 상해원인, 2. 상해 부위와 상해정도, **3. 입원 필요 여부**, 4. 외과수술 여부, 5. 합병증 발생가능 여부, 6. 통상 활동가능 여부, 7. 식사가능 여부, 8. 상해소견, 9. 치료기간. 정답 ③

(5) 관련 판례

쟁점판례 9 직접 진찰을 하지 않은 채 진단서 · 증명서 · 처방전을 작성 · 교부 사건

대법원 2021. 2. 4. 선고 2020도13899 판결
[의료법위반]

Q. 구 의료법 제17조 제1항, 제89조의 취지
Q. 의사 등이 구 의료법 제17조 제1항에 따라 직접 진찰하여야 할 환자를 진찰하지 않은 채 그 환자를 대상자로 표시하여 진단서 · 증명서 또는 처방전을 작성 · 교부한 경우, 같은 조항을 위반한 것인지 여부(적극)
Q. 이는 환자가 실제 존재하지 않는 허무인(虛無人)인 경우에도 마찬가지 인지 여부(적극)

가. 구 의료법(2016. 12. 20. 법률 제14438호로 개정되기 전의 것, 이하 같다) 제17조 제1항은 '의료업에 종사하고 직접 진찰하거나 검안한 의사, 치과의사, 한의사 (이하 '의사 등'이라 한다)가 아니면 진단서 · 검안서 · 증명서 또는 처방전(전자처방전을 포함한다)을 작성하여 환자(환자가 사망한 경우에는 배우자, 직계존속 또는 배우자의 직계존속을 말한다) 또는 형사소송법 제222조 제1항에 따라 검시를 하

는 지방검찰청 검사(검안서에 한한다)에게 교부하거나 발송(전자처방전에 한한다)하지 못한다.'고 규정한다. 같은 법 제89조는 제17조 제1항을 위반한 자를 처벌하고 있다. 이는 진단서·검안서·증명서 또는 처방전이 의사 등이 환자를 직접 진찰하거나 검안한 결과를 바탕으로 의료인으로서의 판단을 표시하는 것으로서 사람의 건강상태 등을 증명하고 민형사책임을 판단하는 증거가 되는 등 중요한 사회적 기능을 담당하고 있어 그 정확성과 신뢰성을 담보하기 위하여 직접 진찰·검안한 의사 등만이 이를 작성·교부할 수 있도록 하는 데 그 취지가 있다.

나. 따라서 **의사 등이 구 의료법 제17조 제1항에 따라 직접 진찰하여야 할 환자를 진찰하지 않은 채 그 환자를 대상자로 표시하여 진단서·증명서 또는 처방전을 작성·교부하였다면 구 의료법 제17조 제1항을 위반한 것으로 보아야 한다.** 이는 환자가 실제 존재하지 않는 허무인(虛無人)인 경우에도 마찬가지이다.

> **쟁점판례 10 직접 진찰을 하지 않은 채 진단서·증명서·처방전을 작성·교부 사건**
>
> 대법원 2017. 12. 22. 선고 2014도12608 판결
> [의료법위반]
>
> Q. 구 의료법 제17조 제1항 본문, 제89조의 취지
> Q. 의사 등이 구 의료법 제17조 제1항에 따라 직접 진찰하여야 할 환자를 진찰하지 않은 채 그 환자를 대상자로 표시하여 진단서·증명서 또는 처방전을 작성·교부한 경우, 구 의료법 제17조 제1항을 위반한 것인지 여부(적극)
> Q. 교정시설 외부에서 조제된 의약품을 교정시설에 반입하는 과정에서 의사가 자신이 직접 처방·조제한 의약품임을 나타내는 내용과 함께 '환자보관용'임을 표기한 처방전 형식의 문서를 작성한 경우, 위 문서가 구 의료법 제17조 제1항에서 정한 '증명서'에 해당하는지 여부(적극)
> Q. 의사 등이 직접 진찰 의무를 위반하여 작성한 증명서가 반드시 진찰 대상자인 환자에게 교부되어야 구 의료법 제17조 제1항을 위반한 것이 되는지 여부(소극)

가. 구 의료법(2009. 1. 30. 법률 제9386호로 개정되어 2016. 5. 29. 법률 제14220호로 개정되기 전의 것, 이하 같다) 제17조 제1항 본문은 '의료업에 종사하고 직접 진

찰하거나 검안한 의사, 치과의사, 한의사(이하 '의사 등'이라 한다)가 아니면 진단서·검안서·증명서 또는 처방전(전자처방전을 포함한다)을 작성하여 환자(환자가 사망한 경우에는 배우자, 직계존비속 또는 배우자의 직계존속을 말한다) 또는 형사소송법 제222조 제1항에 근거하여 검시를 하는 지방검찰청 검사(검안서에 한한다)에게 교부하거나 발송(전자처방전에 한한다)하지 못한다'고 규정하고, 같은 법 제89조는 제17조 제1항을 위반한 자를 처벌하고 있다. 이는 진단서·검안서·증명서·처방전이 의사 등이 환자를 직접 진찰하거나 검안한 결과를 바탕으로 의료인으로서의 판단을 표시하는 것으로서 사람의 건강상태 등을 증명하고 민·형사책임을 판단하는 증거가 되는 등 중요한 사회적 기능을 담당하고 있어 그 정확성과 신뢰성을 담보하기 위하여 직접 진찰·검안한 의사 등만이 이를 작성·교부할 수 있도록 하는 데 그 취지가 있다. 따라서 **의사 등이 구 의료법 제17조 제1항에 따라 직접 진찰하여야 할 환자를 진찰하지 않은 채 그 환자를 대상자로 표시하여 진단서·증명서·처방전을 작성·교부하였다면, 구 의료법 제17조 제1항을 위반한 것으로 보아야 한다.**

나. 약사법 제23조 제4항 제3호·제10호는 의사와 약사 사이 분업에 따른 예외를 규정하고 있다. 의사가 조현병·조울증으로 자신·타인을 해칠 우려가 있는 정신질환자 또는 교정시설에 수용 중인 사람에게 자신이 직접 의약품을 조제할 수 있다. 교정시설 외부에서 조제된 의약품을 교정시설에 반입하려면, 의사 처방에 따른 것임을 확인할 수 있는 문서가 요구된다. 그런데 **의사가 자신이 직접 처방·조제한 의약품임을 나타내는 내용과 함께 '환자보관용'임을 표기한 처방전 형식 문서를 작성한 경우, 위 문서는 의사가 직접 처방·조제한 의약품임을 증명하는 문서로서 구 의료법(2009. 1. 30. 법률 제9386호로 개정되어 2016. 5. 29. 법률 제14220호로 개정되기 전의 것) 제17조 제1항에서 정한 '증명서'에 해당한다.** 이러한 증명서는 약사에게 의약품을 조제할 수 있도록 하는 처방전과는 구별된다.

다. 의사·치과의사·한의사가 직접 진찰 의무를 위반하여 증명서를 작성하여 누구에게든 이를 교부하면, 구 의료법(2009. 1. 30. 법률 제9386호로 개정되어 2016. 5. 29. 법률 제14220호로 개정되기 전의 것) 제17조 제1항이 보호하고자 하는 증명서의 사회적 기능이 훼손된다. 그러므로 증명서가 반드시 진찰 대상자인 환자에게 교부되어야 하는 것은 아니다.

라. 【참조조문】 [1] 구 의료법(2016. 5. 29. 법률 제14220호로 개정되기 전의 것) 제17조 제1항, 제89조(현행 제89조 제1호 참조) [2] 구 의료법(2016. 5. 29. 법률 제

14220호로 개정되기 전의 것) 제17조 제1항, 제18조, 제89조(현행 제89조 제1호 참조), 약사법 제23조 제4항 제3호, 제10호 [3] 구 의료법(2016. 5. 29. 법률 제 14220호로 개정되기 전의 것) 제17조 제1항, 제89조(현행 제89조 제1호 참조).
마. 【참조판례】 [1] 대법원 1996. 6. 28. 선고 96도1013 판결 [3] 대법원 2013. 4. 11. 선고 2011도14690 판결.

쟁점판례 11 허위진단서작성죄

대법원 2017. 11. 9. 선고 2014도15129 판결
[특정경제범죄가중처벌등에관한법률위반(횡령)·특정경제범죄가중처벌등에관한법률위반(배임)·업무상횡령·업무상배임·허위진단서작성·허위작성진단서행사·배임증재·배임수재]〈허위진단서작성죄 등의 성립이 문제된 사건〉

Q. 허위진단서작성죄의 성립요건
Q. 형사소송법 제471조 제1항 제1호에서 정한 형집행정지 요건인 '형의 집행으로 인하여 현저히 건강을 해할 염려가 있는 때'에 해당하는지에 대한 판단 주체(=검사) 및 판단 방법
Q. 의사가 진단서에 환자에 대한 진단 결과 또는 향후 치료 의견 등을 함께 제시하고 그와 결합하여 수형생활 또는 수감생활의 가능 여부에 대하여 판단한 경우, 그 전체가 환자의 건강상태를 나타내고 있는 의료적 판단에 해당하는지 여부(적극)
Q. 이때 그러한 판단에 결합된 진단 결과 내지 향후 치료 의견이 허위가 아님에도 수형생활 또는 수감생활의 가능 여부에 관한 판단을 허위라고 할 수 있기 위한 요건

가. 형법 제233조는 의사가 진단서를 허위로 작성한 경우에 처벌하도록 규정하고 있다. 여기서 진단서는 의사가 진찰의 결과에 관한 판단을 표시하여 사람의 건강상태를 증명하기 위하여 작성하는 문서를 말한다.
나. 허위진단서작성죄는 원래 허위의 증명을 금지하려는 것이므로, 진단서의 내용이 실질상 진실에 반하는 기재여야 할 뿐 아니라 그 내용이 허위라는 의사의 주관적 인식이 필요하며, 그러한 인식은 미필적 인식으로도 충분하나, 이에 대하여는 검사가 증명책임을 진다.

다. 그리고 허위진단서 작성에 해당하는 허위의 기재는 사실에 관한 것이건 판단에 관한 것이건 불문하므로, 현재의 진단명과 증상에 관한 기재뿐만 아니라 현재까지의 진찰 결과로서 발생 가능한 합병증과 향후 치료에 대한 소견을 기재한 경우에도 그로써 환자의 건강상태를 나타내고 있는 이상 허위진단서 작성의 대상이 될 수 있다.
라. 진단서에는 의료법 시행규칙 제9조 제1항, 제2항에서 정한 사항을 반드시 기재하여야 하나 그 밖의 사항은 반드시 기재하여야 하는 것이 아니다. 그리고 형사소송법 제471조 제1항 제1호에서 정하고 있는 형집행정지의 요건인 '형의 집행으로 인하여 현저히 건강을 해할 염려가 있는 때'에 해당하는지에 대한 판단은 검사가 직권으로 하는 것이고, 그러한 판단 과정에 의사가 진단서 등으로 어떠한 의견을 제시하였더라도 검사는 그 의견에 구애받지 아니하며, 검사의 책임하에 규범적으로 형집행정지 여부의 판단이 이루어진다. 그렇지만 이 경우에 의사가 환자의 수형(受刑)생활 또는 수감(收監)생활의 가능 여부에 관하여 기재한 의견이 환자의 건강상태에 기초한 향후 치료 소견의 일부로서 의료적 판단을 기재한 것으로 볼 수 있다면, 이는 환자의 건강상태를 나타내고 있다는 점에서 허위진단서 작성의 대상이 될 수 있다.
마. 따라서 의사가 진단서에 단순히 환자의 수형생활 또는 수감생활의 가능 여부에 대한 의견만 기재한 것이 아니라, 그 판단의 근거로 환자에 대한 진단 결과 또는 향후 치료 의견 등을 함께 제시하였고 그와 결합하여 수형생활 또는 수감생활의 가능 여부에 대하여 판단한 것이라면 그 전체가 환자의 건강상태를 나타내고 있는 의료적 판단에 해당한다. 그리고 그러한 판단에 결합된 진단 결과 또는 향후 치료 의견이 허위라면 수형생활 또는 수감생활의 가능 여부에 대한 판단 부분도 허위라고 할 수 있다.
바. 그러나 그러한 판단에 결합된 진단 결과 내지 향후 치료 의견이 허위가 아니라면, 수형생활 또는 수감생활의 가능 여부에 관한 판단을 허위라고 할 수 있기 위해서는 먼저 환자가 처한 구체적이고 객관적인 수형생활 또는 수감생활의 실체를 확정하고 위 판단에 결합된 진단 결과 내지 향후 치료 의견에 의한 환자의 현재 및 장래 건강상태를 거기에 비추어 보아 환자의 실제 수형생활 또는 수감생활 가능 여부가 위 판단과 다르다는 것이 증명되어야 하고 또한 그에 대한 의사의 인식이 인정될 수 있어야 한다.
사. 【참조조문】 형법 제233조, 의료법 시행규칙 제9조 제1항, 제2항, 형사소송법 제308조, 제471조 제1항 제1호.

아. **【참조판례】** 대법원 1978. 12. 13. 선고 78도2343 판결; 대법원 1990. 3. 27. 선고 89도2083 판결; 대법원 2006. 3. 23. 선고 2004도3360 판결; 대법원 2006. 5. 26. 선고 2006도871 판결.

> **쟁점판례 12** 의사가 전화를 이용하여 진찰한 것임에도 내원 진찰인 것처럼 가장하여 국민건강보험관리공단에 요양급여비용을 청구한 사건
>
> 대법원 2013. 4. 26. 선고 2011도10797 판결
> [사기・마약류관리에관한법률위반(향정)・정신보건법위반・건강기능식품에관한법률위반]
>
> Q. **의사인 피고인이 전화를 이용하여 진찰한 것임에도 내원 진찰인 것처럼 가장하여 국민건강보험관리공단에 요양급여비용을 청구함으로써 진찰료 등을 편취하였다는 내용으로 기소된 사안이다. 피고인에게 사기죄를 인정**한 원심판단이 정당하다고 한 사례.
> Q. 마약류취급의료업자가 자신의 질병에 대한 치료 기타 의료 목적으로 그에 필요한 범위 내에서 마약 등을 투약하는 등의 행위가 구 '마약류 관리에 관한 법률'상 금지되는 마약류취급자의 '업무 외의 목적'을 위한 투약 등 행위에 해당하는지 여부(소극)
> Q. 이때 자신에 대한 투약이 제3자에 대한 처방전 발부를 통해 이루어진 사정만으로 달리 보아야 하는지 여부(소극)

가. 의사인 피고인이 전화를 이용하여 진찰(이하 '전화 진찰'이라고 한다)한 것임에도 내원 진찰인 것처럼 가장하여 국민건강보험관리공단에 요양급여비용을 청구함으로써 진찰료 등을 편취하였다는 내용으로 기소된 사안이다. 당시에 시행되던 구 '국민건강보험 요양급여의 기준에 관한 규칙'(2010. 3. 19. 보건복지부령 제1호로 개정되기 전의 것)에 기한 **보건복지부장관의 고시는 내원을 전제로 한 진찰만을 요양급여의 대상으로 정하고 있고 전화 진찰이나 이에 기한 약제 등의 지급은 요양급여의 대상으로 정하고 있지 아니하다.**

나. 그러므로 전화 진찰이 구 의료법(2009. 1. 30. 법률 제9386호로 개정되기 전의 것) 제17조 제1항에서 정한 '직접 진찰'에 해당한다고 하더라도 그러한 사정만으로 요양급여의 대상이 된다고 할 수 없는 이상, 전화 진찰을 요양급여대상으로 되어 있던 내원 진찰인 것으로 하여 요양급여비용을 청구한 것은 기망행위

로서 사기죄를 구성한다. 피고인의 불법이득의 의사 또한 인정된다. 따라서 피고인에게 유죄를 인정한 원심판단이 정당하다.
다. 의사가 자신 질병을 직접 진찰하고 투약·치료하는 것이라고 하여 이를 의료행위에 해당하지 아니한다고 할 수 없다. 구 의료법(2009. 1. 30. 법률 제9386호로 개정되기 전의 것)이 이를 금지하는 규정을 두고 있지도 아니하다. 나아가 구 마약류 관리에 관한 법률(2010. 1. 18. 법률 제9932호로 개정되기 전의 것)은 마약류 등의 취급·관리를 적정히 함으로써 그 오용 또는 남용으로 인한 보건상의 위해를 방지하는 것을 목적으로 하는 것이다(제1조).
라. 이 또한 **마약류취급자인 의사가 자신에 대한 의료 목적으로 마약 또는 향정신성의약품**(이하 '마약 등'이라고 한다)을 **투약하는 행위를 금지하는 규정을 두고 있지 아니하다. 그렇다면 의사가 마약을 오용·남용한 것이 아니라 자신 질병에 대한 치료 그 밖에 의료 목적으로 필요한 범위 내에서 투약을 하는 것은 허용된다고 할 것이다.** 또한 의사 자신에 대한 마약 투약이 의료 목적으로 필요한 범위 내에서 이루어지는 것이라면 그 **처방전이 의사 자신이 아니라 제3자에 대한 것으로 발부되었다고 하더라도 그러한 처방전 발부에 대한 법적 책임은 별론으로 하고 그러한 사정만으로 이를 '업무 외 목적'을 위한 투약이라고 할 수 없다.**
마. **【참조조문】** [1] 형법 제347조 제1항, 구 의료법(2009. 1. 30. 법률 제9386호로 개정되기 전의 것) 제17조 제1항, 구 국민건강보험법(2010. 1. 18. 법률 제9932호로 개정되기 전의 것) 제39조 제1항(현행 제41조 제1항 참조) [2] 구 마약류 관리에 관한 법률(2010. 1. 18. 법률 제9932호로 개정되기 전의 것) 제1조, 제2조 제6호 (자)목[현행 제2조 제5호 (자)목 참조], 제4조 제1항, 제5조 제1항, 제61조 제1항 제5호(현행 제61조 제1항 제7호 참조).

쟁점판례 13 진단서

대법원 2013. 4. 11. 선고 2010도1388 판결
[의료법위반]

Q. 의사가 환자와 대면하지 아니하고 전화나 화상 등을 이용하여 환자의 용태를 스스로 듣고 판단하여 처방전 등을 발급한 행위가 2007. 4. 11. 개정되기 전 구 의료법 제18조 제1항에서 정한 '자신이 진찰한

의사' 또는 2007. 4. 11. 개정된 구 의료법 제17조 제1항에서 정한 '직접 진찰한 의사'가 아닌 자가 처방전 등을 발급한 경우에 해당하는지 여부(소극)

가. 2007. 4. 11. 법률 제8366호로 전부 개정되기 전 구 의료법 제18조 제1항은 '의료업에 종사하고 자신이 진찰한 의사'가 아니면 진단서·검안서·증명서·처방전(이하 '처방전 등'이라 한다)을 작성하여 환자에게 교부하지 못한다고 규정하였다. 2007. 4. 11. 법률 제8366호로 전부 개정된 구 의료법(2009. 1. 30. 법률 제9386호로 개정되기 전의 것) 제17조 제1항은 '의료업에 종사하고 직접 진찰한 의사'가 아니면 처방전 등을 작성하여 환자에게 교부하지 못한다고 규정하고 있다.

나. 개정 전후의 위 조항은 어느 것이나 **스스로 진찰을 하지 않고 처방전을 발급하는 행위를 금지하는 규정일 뿐이다. 대면진찰을 하지 않았거나 충분한 진찰을 하지 않은 상태에서 처방전을 발급하는 행위 일반을 금지하는 조항이 아니다.** 따라서 **죄형법정주의원칙, 특히 유추해석금지원칙상 전화진찰을 하였다는 사정만으로 '자신이 진찰'하거나 '직접 진찰'을 한 것이 아니라고 볼 수 없다.**

다. 【참조조문】 헌법 제12조 제1항, 형법 제1조 제1항, 구 의료법(2007. 4. 11. 법률 제8366호로 전부 개정되기 전의 것) 제18조 제1항(현행 제17조 제1항 참조), 제68조(현행 제89조 참조), 구 의료법(2009. 1. 30. 법률 제9386호로 개정되기 전의 것) 제1조, 제17조 제1항, 제2항, 제3항, 제4항, 제33조, 제34조, 제89조.

> **쟁점판례 14** 제3자를 진찰 후 환자의 성명과 주민등록번호를 허위로 기재하여 처방전을 작성·교부한 사건
>
> 대법원 2013. 4. 11. 선고 2011도14690 판결
> [의료법위반]
>
> Q. 의사 등이 처방전에 환자로 기재한 사람이 아닌 제3자를 진찰하고도 환자의 성명 및 주민등록번호를 허위로 기재하여 처방전을 작성·교부한 행위가 의료법 제17조 제1항에 위배되는지 여부(적극)

가. 의사·치과의사(이하 '의사 등'이라고 한다)가 약사와 함께 분업·협업으로 한 환자치료행위는 의사에게 **진료를 받은 환자와 약사에게 의약품 조제와 복약지도**

상대방이 되는 환자동일성을 필수적 전제로 한다. 그 동일성은 의사가 최초로 작성한 처방전 기재를 통하여 담보될 수밖에 없다. 그러므로 **의사가 의료법 제18조에 근거하여 작성한 처방전 기재사항 중 의료법 시행규칙 제12조 제1항 제1호에서 정한 '환자성명과 환자주민등록번호'는 치료행위대상을 특정하는 요소로서 중요한** 의미를 가진다.

나. 따라서 **의사가 의료법 제17조 제1항에 근거하여 직접 진찰하여야 할 상대방은 처방전에 환자로 기재된 사람을 가리킨다. 만일 의사가 처방전에 환자로 기재한 사람이 아닌 제3자를 진찰하고도 환자성명과 환자주민등록번호를 허위로 기재하여 처방전을 작성·교부하였다면, 이러한 행위는 의료법 제17조 제1항에 위배된다.**

다. 【참조조문】의료법 제17조 제1항, 제18조 제1항, 구 의료법(2010. 7. 23. 법률 제10387호로 개정되기 전의 것) 제89조, 의료법 시행규칙 제12조 제1항 제1호, 약사법 제23조 제3항, 제26조, 제27조.

쟁점판례 15 진단서 – 진단자인 의사의 성명·면허자격과 같은 '작성 명의'를 허위로 기재한 사건

대법원 2012. 7. 26. 선고 2011두4794 판결
[의사면허자격정지처분취소]

Q. 의료법 제66조 제1항 제3호에서 정한 '의료인이 제17조 제1항의 규정에 따른 진단서를 거짓으로 작성하여 내주는 행위'에 **진단자인 의사의 성명·면허자격과 같은 '작성 명의'를 허위로 기재하는 경우도 포함되는지 여부**(적극)

가. 의료법 제66조 제1항은 "보건복지부장관은 의료인이 다음 각 호의 어느 하나에 해당하면 1년의 범위에서 면허자격을 정지시킬 수 있다."고 규정하고 있다. 의료법 제66조 제1항 제3호에서 '제17조 제1항에 따른 진단서를 거짓으로 작성하여 내준 때'를 들고 있으며, 의료법 제17조 제1항은 '의료업에 종사하고 직접 진찰한 의사가 아니면 진단서를 작성하여 환자에게 교부하지 못한다'고 규정하고 있다.

나. **의료법 제66조 제1항 제3호에서 정한 '의료인이 제17조 제1항에 근거하여 진단서를 거짓으로 작성하여 내주는 행위'에는 환자병명과 의학소견 외에도 진단자인 의사성명·의사면허자격과 같은 '작성 명의'를 허위로 기재하는 경우**

도 포함된다고 해석하는 것이 타당하다.
다. 【참조조문】 의료법 제17조 제1항, 제66조 제1항 제3호.

> **쟁점판례 16** 의사가 직접 환자를 진찰하지 않고 처방전을 작성하여 교부한 사건과 대향범 관계에 있는 '처방전을 교부받은 행위'에 대한 공범 판단
>
> 대법원 2011. 10. 13. 선고 2011도6287 판결
> [의료법위반(예비적 죄명: 의료법위반교사)·약사법위반]
>
> Q. '약국 개설자가 아니면 의약품을 판매하거나 판매 목적으로 취득할 수 없다'고 규정한 구 약사법 제44조 제1항의 '판매'에 무상으로 의약품을 양도하는 '수여'를 포함시키는 해석이 죄형법정주의에 위배되는지 여부(소극)
> Q. 갑 주식회사 임원인 피고인들이 회사 직원들 및 그 가족들에게 수여할 목적으로 다량의 의약품을 매수하여 취득하였다고 하여 구 약사법 위반죄로 기소된 사안에서, 위 행위가 같은 법 제44조 제1항 위반행위에 해당한다는 전제에서, 사회상규에 위배되지 아니하는 정당행위로서 위법성이 조각된다는 취지의 주장을 배척한 원심의 조치를 정당하다고 한 사례
> Q. 의사가 직접 환자를 진찰하지 않고 처방전을 작성하여 교부한 행위와 대향범 관계에 있는 '처방전을 교부받은 행위'에 대하여 공범에 관한 형법총칙 규정을 적용할 수 있는지 여부(소극)
> Q. 갑 주식회사 임원인 피고인들이 의사 을 등과 공모하거나 교사하여, 직원 병 등을 통하여 의사 을 등에게 직원 명단을 전달하면 을 등이 직원들을 직접 진찰하지 않고 처방전을 작성하는 방법으로 갑 회사 직원들에 대하여 처방전을 발급·교부하였다고 하여 주위적으로 구 의료법 위반, 예비적으로 같은 법 위반 교사로 기소된 사안에서, 처방전을 교부받은 직원 병 등을 의사 을 등의 처방전 교부행위에 대한 공동정범 또는 교사범으로 처벌할 수 없는 이상 병 등에게 가공한 피고인들 역시 처벌할 수 없다고 본 원심판단을 수긍한 사례.

가. 구 약사법(2007. 10. 17. 법률 제8643호로 개정되기 전의 것, 이하 '구 약사법'이라 한다) 제2조 제1호가 약사법에서 사용되는 '약사(약사)'의 개념에 대해 정의하면서 '판매(수여를 포함한다. 이하 같다)'라고 규정함으로써 구 약사법 제44조 제

1항을 포함하여 위 정의규정 이하 조항의 '판매'에는 '수여'가 포함됨을 명문으로 밝히고 있는 점, 구 약사법은 약사(약사)에 관한 일들이 원활하게 이루어질 수 있도록 필요한 사항을 규정하여 국민보건 향상에 기여하는 것을 목적으로 하고(제1조), 약사 또는 한약사가 아니면 약국을 개설할 수 없도록 하며(제20조 제1항), 의약품은 국민의 보건과 직결되는 것인 만큼 엄격한 의약품 관리를 통하여 의약품이 남용 내지 오용되는 것을 막고 의약품이 비정상적으로 유통되는 것을 막고자 구 약사법 제44조 제1항에서 약국 개설자가 아니면 의약품을 판매하거나 또는 판매 목적으로 취득할 수 없다고 규정한 것이다. 그런데 국내에 있는 불특정 또는 다수인에게 무상으로 의약품을 양도하는 수여의 경우를 처벌대상에서 제외한다면 약사법의 위와 같은 입법목적을 달성하기 어려울 것이다. 따라서 이를 처벌대상에서 제외하려는 것이 입법자의 의도였다고 보기는 어려운 점 등을 종합하면, 결국 국내에 있는 불특정 또는 다수인에게 무상으로 의약품을 양도하는 수여행위도 구 약사법 제44조 제1항의 '판매'에 포함된다고 보는 것이 체계적이고 논리적인 해석이라 할 것이다. 그와 같은 해석이 죄형법정주의에 위배된다고 볼 수 없다.

나. 갑 주식회사 임원인 피고인들이 회사 직원들 및 그 가족들에게 수여할 목적으로 전문의약품인 타미플루 39,600정 등을 제약회사로부터 매수하여 취득하였다고 하여 구 약사법(2007. 10. 17. 법률 제8643호로 개정되기 전의 것) 위반죄로 기소된 사안이다. 불특정 또는 다수인에게 무상으로 의약품을 양도하는 수여행위도 '판매'에 포함된다. 그러므로 위와 같은 행위가 같은 법 제44조 제1항 위반행위에 해당한다는 전제에서, 사회상규에 위배되지 아니하는 정당행위로서 위법성이 조각된다는 취지의 피고인들 주장을 배척한 원심의 조치를 정당하다고 한 사례.

다. 2인 이상의 서로 대향된 행위의 존재를 필요로 하는 대향범에 대하여는 공범에 관한 형법총칙 규정이 적용될 수 없는데, 구 의료법(2007. 7. 27. 법률 제8559호로 개정되기 전의 것) 제17조 제1항 본문은 의료업에 종사하고 직접 진찰한 의사가 아니면 처방전을 작성하여 환자 등에게 교부하지 못한다고 규정하면서 제89조에서는 위 조항 본문을 위반한 자를 처벌하고 있을 뿐이다. 위와 같이 **작성된 처방전을 교부받은 상대방을 처벌하는 규정이 따로 없는 점에 비추어, 위와 같이 작성된 처방전을 교부받은 자에 대하여는 공범에 관한 형법총칙 규정이 적용될 수 없다**고 보아야 한다.

라. 갑 주식회사 임원인 피고인들이 의사 을 등과 공모하거나 교사하여, 직원 병

등을 통하여 의사 을 등에게 직원 명단을 전달하면 을 등이 직원들을 직접 진찰하지 않고 처방전을 작성하는 방법으로 갑 회사 직원들에 대하여 의약품 처방전을 발급·교부하였다고 하여 주위적으로 구 의료법(2007. 7. 27. 법률 제8559호로 개정되기 전의 것, 이하 '구 의료법'이라 한다) 위반, 예비적으로 구 의료법 위반 교사로 기소된 사안이다. 을 등이 처방전을 작성하여 교부한 행위와 병 등이 처방전을 교부받은 행위는 대향범 관계에 있다. 구 의료법 제17조 제1항 본문 및 제89조에 비추어 위와 같이 처방전을 교부받은 자에 대하여는 공범에 관한 형법총칙 규정을 적용할 수 없다. 이러한 이유로, 직원 병 등을 의사 을 등의 처방전 교부행위에 대한 공동정범 또는 교사범으로 처벌할 수 없는 이상 병 등에게 가공한 피고인들 역시 처벌할 수 없다고 본 원심판단을 수긍한 사례.

마. 정리하면, **의사가 직접 환자를 진찰하지 않고 처방전을 작성하여 교부한 행위와 대향범 관계에 있는 '처방전을 교부받은 행위'에 대하여 공범에 관한 형법총칙 규정을 적용할 수 있는지 여부가 문제가 된다.** 이 사례는 갑 주식회사 임원인 피고인들이 의사 을과 공모하거나 교사하여, 직원 병을 통하여 의사 을에게 직원 명단을 전달하면 **을이 직원들을 직접 진찰하지 않고 처방전을 작성하는 방법으로 갑 회사 직원들에 대하여 처방전을 발급·교부하였다고 하여 주위적으로 구 의료법 위반, 예비적으로 같은 법 위반 교사로 기소된 사안**이다. **처방전을 교부받은 직원 병을 의사 을의 처방전 교부행위에 대한 공동정범 또는 교사범으로 처벌할 수 없는 이상, 병에게 가공한 피고인들 역시 처벌할 수 없다.** 원심판단을 수긍한 사례이다.

바. 【참조조문】 [1] 헌법 제12조 제1항, 형법 제1조 제1항, 구 약사법(2007. 10. 17. 법률 제8643호로 개정되기 전의 것) 제1조, 제2조 제1호, 제20조 제1항, 제44조 제1항 [2] 형법 제20조, 제30조, 구 약사법(2007. 10. 17. 법률 제8643호로 개정되기 전의 것) 제44조 제1항, 제93조 제1항 제7호 [3] 형법 제30조, 제31조, 제32조, 구 의료법(2007. 7. 27. 법률 제8559호로 개정되기 전의 것) 제17조 제1항, 제89조 [4] 형법 제30조, 제31조 제1항, 구 의료법(2007. 7. 27. 법률 제8559호로 개정되기 전의 것) 제17조 제1항, 제89조, 형사소송법 제325조

사. 【참조판례】 [3] 대법원 2007. 10. 25. 선고 2007도6712 판결; 대법원 2009. 6. 23. 선고 2009도544 판결; 대법원 2011. 4. 28. 선고 2009도3642 판결.

17. 제17조의2(처방전) ★★★★★

(1) 현 행

제17조의2(처방전)
① 의료업에 종사하고 직접 진찰한 의사, 치과의사 또는 한의사가 아니면 처방전[의사나 치과의사가 「전자서명법」에 따른 전자서명이 기재된 전자문서 형태로 작성한 처방전(이하 "전자처방전"이라 한다)을 포함한다. 이하 같다]을 작성하여 환자에게 교부하거나 발송(전자처방전에 한정한다. 이하 이 조에서 같다)하지 못하며, 의사, 치과의사 또는 한의사에게 직접 진찰을 받은 환자가 아니면 누구든지 그 의사, 치과의사 또는 한의사가 작성한 처방전을 수령하지 못한다.
② 제1항에도 불구하고 의사, 치과의사 또는 한의사는 다음 각 호의 어느 하나에 해당하는 경우로서 해당 환자 및 의약품에 대한 안전성을 인정하는 경우에는 환자의 직계존속·비속, 배우자 및 배우자의 직계존속, 형제자매 또는 「노인복지법」 제34조에 따른 노인의료복지시설에서 근무하는 사람 등 대통령령으로 정하는 사람(이하 이 조에서 "대리수령자"라 한다)에게 처방전을 교부하거나 발송할 수 있으며 대리수령자는 환자를 대리하여 그 처방전을 수령할 수 있다.
  1. 환자의 의식이 없는 경우
  2. 환자의 거동이 현저히 곤란하고 동일한 상병(傷病)에 대하여 장기간 동일한 처방이 이루어지는 경우
③ 처방전의 발급 방법·절차 등에 필요한 사항은 보건복지부령으로 정한다.
[본조신설 2019.8.27]
의료법 일부개정 2020. 12. 29. [법률 제17787호, 시행 2021. 6. 30.] 보건복지부.

(2) 개선방안

제17조2(처방전)
① 다음 각 호 어느 하나에 해당하는 사람이 아니면, 처방전[의사나 치과의사가 「전자서명법」에 따른 전자서명이 기재된 전자문서 형태로 작성한 처방전(이하 "전자처방전"이라 한다)을 포함한다. 이하 같다]을 작성하여 환자에게 교부하거나 또는 발송(전자처방전에 한정한다. 이하 이 조에서 같다)할 수 없다.
  1. 의료업에 종사하고 직접 진찰한 의사
  2. 의료업에 종사하고 직접 진찰한 치과의사
  3. 의료업에 종사하고 직접 진찰한 한의사
② 환자가 의료업에 종사하는 의사·치과의사·한의사에게 직접 진찰을 받은 경우

가 아니면, 누구든지 그 의사·치과의사·한의사가 작성한 처방전을 수령할 수 없다.
③ 제1항·제2항에도 불구하고 의사·치과의사·한의사는 다음 각 호 어느 하나에 해당하는 경우로서 해당 환자와 의약품에 대한 안전성을 인정하는 경우, 환자 직계존속·환자 직계비속·환자 배우자·환자 배우자 직계존속·환자 형제자매·「노인복지법」 제34조에 근거하여 노인의료복지시설에서 근무하는 사람 등 대통령령으로 정하는 사람(이하 이 조에서 "대리수령자"라 한다)에게 처방전을 교부하거나 또는 발송할 수 있으며, 대리수령자는 환자를 대리하여 그 처방전을 수령할 수 있다.
1. 환자가 의식이 없는 경우
2. 환자가 거동이 현저히 곤란하고, 동일한 상병(傷病)에 대하여 장기간 동일한 처방이 이루어지는 경우
④ 처방전 발급 방법·처방전 발급 절차에 필요한 사항은 보건복지부령으로 정한다.
[본조신설 2019.8.27]
의료법 일부개정 2020. 12. 29. [법률 제17787호, 시행 2021. 6. 30.] 보건복지부.

【개정방향】
※ 명확성·간결성·가독성
※ **개조식: 제1항. 내용이 복잡함**
※ 제1항을 제1항과 제2항으로 분리함. 교부·발송 그리고 수령을 분리함
※ ① 의료업에 종사하고 직접 진찰한 의사, 치과의사 또는 한의사가 아니면 처방전[의사나 치과의사가 「전자서명법」에 따른 전자서명이 기재된 전자문서 형태로 작성한 처방전(이하 "전자처방전"이라 한다)을 포함한다. 이하 같다]을 작성하여 환자에게 교부하거나 발송(전자처방전에 한정한다. 이하 이 조에서 같다)하지 못하며, 의사, 치과의사 또는 한의사에게 직접 진찰을 받은 환자가 아니면 누구든지 그 의사, 치과의사 또는 한의사가 작성한 처방전을 수령하지 못한다.⇒① 다음 각 호 어느 하나에 해당하는 사람이 아니면, 처방전[의사나 치과의사가 「전자서명법」에 따른 전자서명이 기재된 전자문서 형태로 작성한 처방전(이하 "전자처방전"이라 한다)을 포함한다. 이하 같다]을 작성하여 환자에게 교부하거나 또는 발송(전자처방전에 한정한다. 이하 이 조에서 같다)할 수 없다.
1. 의료업에 종사하고 직접 진찰한 의사
2. 의료업에 종사하고 직접 진찰한 치과의사
3. 의료업에 종사하고 직접 진찰한 한의사
② 환자가 의료업에 종사하는 의사·치과의사·한의사에게 직접 진찰을 받은 경우가 아니면, 누구든지 그 의사·치과의사·한의사가 작성한 처방전을 수령할 수 없다.

※ ② 제1항에도 불구하고 의사, 치과의사 또는 한의사는 다음 각 호의 어느 하나에 해당하는 경우로서 해당 환자 및 의약품에 대한 안전성을 인정하는 경우에는 환자의 직계존속·비속, 배우자 및 배우자의 직계존속, 형제자매 또는 「노인복지법」 제34조에 따른 노인의료복지시설에서 근무하는 사람 등 대통령령으로 정하는 사람(이하 이 조에서 "대리수령자"라 한다)에게 처방전을 교부하거나 발송할 수 있으며 대리수령자는 환자를 대리하여 그 처방전을 수령할 수 있다.
　1. 환자의 의식이 없는 경우
　2. 환자의 거동이 현저히 곤란하고 동일한 상병(傷病)에 대하여 장기간 동일한 처방이 이루어지는 경우⇒
③ 제1항·제2항에도 불구하고 의사·치과의사·한의사는 다음 각 호 어느 하나에 해당하는 경우로서 해당 환자와 의약품에 대한 안전성을 인정하는 경우, 환자 직계존속·환자 직계비속·환자 배우자·환자 배우자 직계존속·환자 형제자매·「노인복지법」 제34조에 근거하여 노인의료복지시설에서 근무하는 사람 등 대통령령으로 정하는 사람(이하 이 조에서 "대리수령자"라 한다)에게 처방전을 교부하거나 또는 발송할 수 있으며, 대리수령자는 환자를 대리하여 그 처방전을 수령할 수 있다.
　1. 환자가 의식이 없는 경우
　2. 환자가 거동이 현저히 곤란하고, 동일한 상병(傷病)에 대하여 장기간 동일한 처방이 이루어지는 경우
※ ③ 처방전의 발급 방법·절차 등에 필요한 사항은 보건복지부령으로 정한다.⇒
　④ 처방전 발급 방법·처방전 발급 절차에 필요한 사항은 보건복지부령으로 정한다.
※ 국어문법정비
※ 나열형은 온점(·)을 사용하여 법조문을 읽기 쉽게 줄임
※ 일본식 '의' 삭제

(3) 해 설

가. 의료법 제17조2는 처방전을 규정하고 있다. **2019년 8월 27일 신설된 조문이다. 의사·치과의사·한의사는 환자의 거동이 현저히 곤란하고 동일한 상병(傷病)에 대하여 장기간 동일한 처방이 이루어지는 경우로서 해당 환자와 의약품에 대한 안전성이 인정되는 경우, 환자 가족 등의 대리수령자에게 처방전을 교부할 수 있도록 하였다.**

나. 주요내용을 보면, ① 다음 각 호 어느 하나에 해당하는 사람이 아니면, 처방전[의사나 치과의사가 「전자서명법」에 따른 전자서명이 기재된 전자문서 형태로

작성한 처방전(이하 "전자처방전"이라 한다)을 포함한다. 이하 같다]을 작성하여 환자에게 교부하거나 또는 발송(전자처방전에 한정한다. 이하 이 조에서 같다)할 수 없다.
1. 의료업에 종사하고 직접 진찰한 의사
2. 의료업에 종사하고 직접 진찰한 치과의사
3. 의료업에 종사하고 직접 진찰한 한의사
다. ② 환자가 의료업에 종사하는 의사·치과의사·한의사에게 직접 진찰을 받은 경우가 아니면, 누구든지 그 의사·치과의사·한의사가 작성한 처방전을 수령할 수 없다.
라. ③ 제1항·제2항에도 불구하고 의사·치과의사·한의사는 다음 각 호 어느 하나에 해당하는 경우로서 **해당 환자와 의약품에 대한 안전성을 인정하는 경우, 환자 직계존속·환자 직계비속·환자 배우자·환자 배우자 직계존속·환자 형제자매·「노인복지법」제34조에 근거하여 노인의료복지시설에서 근무하는 사람 등 대통령령으로 정하는 사람**(이하 이 조에서 "대리수령자"라 한다)에게 처방전을 교부하거나 또는 발송할 수 있으며, 대리수령자는 환자를 대리하여 그 처방전을 수령할 수 있다.
1. 환자가 의식이 없는 경우
2. 환자가 거동이 현저히 곤란하고, 동일한 상병(傷病)에 대하여 장기간 동일한 처방이 이루어지는 경우
마. ④ 처방전 발급 방법·처방전 발급 절차에 필요한 사항은 보건복지부령으로 정한다.
[본조신설 2019.8.27]
의료법 일부개정 2020. 12. 29. [법률 제17787호, 시행 2021. 6. 30.] 보건복지부.

(4) 의사 국가시험 문제 분석

1. 75세 뇌졸중 환자(남자)의 배우자가 남편의 항고혈압제를 처방해달라고 의사 A에게 왔다. 환자는 거동이 현저히 곤란하고, A는 환자에게 3년 동안 계속 동일한 항고혈압제를 처방해왔다. 환자는 집에 누워만 지내는 상태로 A가 직접 진찰할 수는 없다. A가 판단하기에 환자에게 항고혈압제를 처방할 필요성과 안전성이 인정될 경우 취할 조치는?
[2021년 제85회 의사 국가시험 문제 유사]

① 대리처방은 불법임을 설명하고 거절
② 가족관계증명서 확인 후 처방전 교부
③ 관할 사회복지사 1인의 동의를 얻어 처방전 교부
④ 해당 분야 전문의 1인의 동의를 얻어 처방전 교부
⑤ 배우자와 환자의 신분증, 가족관계증명서 확인 후 대리수령 신청서를 제출받아 처방전 교부

해설 및 정답 의료법 제17조2는 처방전을 규정하고 있다. 2019년 8월 27일 신설된 조문이다. 의사·치과의사·한의사는 환자의 거동이 현저히 곤란하고 동일한 상병(傷病)에 대하여 장기간 동일한 처방이 이루어지는 경우로서 해당 환자와 의약품에 대한 안전성이 인정되는 경우, 환자 가족 등의 대리수령자에게 처방전을 교부할 수 있도록 하였다.

주요내용을 보면, ① 다음 각 호 어느 하나에 해당하는 사람이 아니면, 처방전[의사나 치과의사가 「전자서명법」에 따른 전자서명이 기재된 전자문서 형태로 작성한 처방전(이하 "전자처방전"이라 한다)을 포함한다. 이하 같다]을 작성하여 환자에게 교부하거나 또는 발송(전자처방전에 한정한다. 이하 이 조에서 같다)할 수 없다. 1. 의료업에 종사하고 직접 진찰한 의사 2. 의료업에 종사하고 직접 진찰한 치과의사 3. 의료업에 종사하고 직접 진찰한 한의사

② 환자가 의료업에 종사하는 의사·치과의사·한의사에게 직접 진찰을 받은 경우가 아니면, 누구든지 그 의사·치과의사·한의사가 작성한 처방전을 수령할 수 없다.

③ 제1항·제2항에도 불구하고 의사·치과의사·한의사는 다음 각 호 어느 하나에 해당하는 경우로서 해당 환자와 의약품에 대한 안전성을 인정하는 경우, 환자 직계존속·환자 직계비속·환자 배우자·환자 배우자 직계존속·환자 형제자매·「노인복지법」 제34조에 근거하여 노인의료복지시설에서 근무하는 사람 등 대통령령으로 정하는 사람(이하 이 조에서 "대리수령자"라 한다)에게 처방전을 교부하거나 또는 발송할 수 있으며, 대리수령자는 환자를 대리하여 그 처방전을 수령할 수 있다. 1. 환자가 의식이 없는 경우 2. 환자가 거동이 현저히 곤란하고, 동일한 상병(傷病)에 대하여 장기간 동일한 처방이 이루어지는 경우

④ 처방전 발급 방법·처방전 발급 절차에 필요한 사항은 보건복지부령으로 정한다. [본조신설 2019.8.27.] 의료법 일부개정 2020. 12. 29. [법률 제17787호, 시행 2021. 6. 30.] 보건복지부.　　　　　　　　　　　　　　　　　　　　　**정답** ⑤

(4) 관련 판례

> **쟁점판례 17** 전화 통화 내용을 기초로 처방전을 작성·교부한 사건
>
> 대법원 2020. 5. 14. 선고 2014도9607 판결
> [의료법위반]
>
> Q. '의료업에 종사하고 직접 진찰한 의사가 아니면 처방전 등을 작성하여 환자에게 교부하지 못한다'고 규정한 구 의료법 제17조 제1항에서 '직접' 및 '진찰'의 의미
> Q. 현대 의학 측면에서 보아 신뢰할 만한 환자의 상태를 토대로 특정 진단이나 처방 등을 내릴 수 있을 정도의 행위가 있어야 '진찰'이 이루어졌다고 볼 수 있고, **그러한 행위가 전화 통화만으로 이루어지는 경우에는 최소한 그 이전에 의사가 환자를 대면하고 진찰하여 환자의 특성이나 상태 등에 대해 이미 알고 있다는 사정 등이 전제되어야 하는지 여부**(적극)

가. 구 의료법(2016. 5. 29. 법률 제14220호로 개정되기 전의 것, 이하 같다) 제17조 제1항은 의료업에 종사하고 직접 진찰한 의사가 아니면 처방전 등을 작성하여 환자에게 교부하지 못한다고 규정하고 있다. **여기서 '직접'이란 '스스로'를 의미하므로 전화 통화 등을 이용하여 비대면으로 이루어진 경우에도 의사가 스스로 진찰을 하였다면 직접 진찰을 한 것으로 볼 수는 있다.**

나. 한편 '진찰'이란 환자의 용태를 듣고 관찰하여 병상 및 병명을 규명하고 판단하는 것으로서, 진단방법으로는 문진, 시진, 청진, 타진, 촉진 기타 각종의 과학적 방법을 써서 검사하는 등 여러 가지가 있다.

다. 이러한 진찰의 개념 및 진찰이 치료에 선행하는 행위인 점, 진단서와 처방전 등의 객관성과 정확성을 담보하고자 하는 **구 의료법 제17조 제1항의 목적 등을 고려하면, 현대 의학 측면에서 보아 신뢰할 만한 환자의 상태를 토대로 특정 진단이나 처방 등을 내릴 수 있을 정도의 행위가 있어야 '진찰'이 이루어졌다고 볼 수 있다.**

라. **그러한 행위가 전화 통화만으로 이루어지는 경우에는 최소한 그 이전에 의사가 환자를 대면하고 진찰하여 환자의 특성이나 상태 등에 대해 이미 알고 있다는 사정 등이 전제되어야 한다.**

마. **【참조조문】** 구 의료법(2016. 5. 29. 법률 제14220호로 개정되기 전의 것) 제17조 제1항, 제89조(현행 제89조 제1호 참조).
바. **【참조판례】** 대법원 1993. 8. 27. 선고 93도153 판결; 대법원 2013. 4. 11. 선고 2010도1388 판결.

18. 제18조(처방전 작성과 교부) ★★★★★

(1) 현 행

제18조(처방전 작성과 교부)
① 의사나 치과의사는 환자에게 의약품을 투여할 필요가 있다고 인정하면 「약사법」에 따라 자신이 직접 의약품을 조제할 수 있는 경우가 아니면 보건복지부령으로 정하는 바에 따라 처방전을 작성하여 환자에게 내주거나 발송(전자처방전만 해당된다)하여야 한다. 〈개정 2008.2.29., 2010.1.18.〉
② 제1항에 따른 처방전의 서식, 기재사항, 보존, 그 밖에 필요한 사항은 보건복지부령으로 정한다. 〈개정 2008.2.29., 2010.1.18.〉
③ 누구든지 정당한 사유 없이 전자처방전에 저장된 개인정보를 탐지하거나 누출·변조 또는 훼손하여서는 아니 된다.
④ 제1항에 따라 처방전을 발행한 의사 또는 치과의사(처방전을 발행한 한의사를 포함한다)는 처방전에 따라 의약품을 조제하는 약사 또는 한약사가 「약사법」 제26조제2항에 따라 문의한 때 즉시 이에 응하여야 한다. 다만, 다음 각 호의 어느 하나에 해당하는 사유로 **약사 또는 한약사의 문의에 응할 수 없는 경우** 사유가 종료된 때 즉시 이에 응하여야 한다. 〈신설 2007.7.27.〉
  1. 「응급의료에 관한 법률」 제2조제1호에 따른 응급환자를 진료 중인 경우
  2. 환자를 수술 또는 처치 중인 경우
  3. 그 밖에 약사의 문의에 응할 수 없는 정당한 사유가 있는 경우
⑤ 의사, 치과의사 또는 한의사가 「약사법」에 따라 자신이 직접 의약품을 조제하여 환자에게 그 의약품을 내주는 경우에는 그 약제의 용기 또는 포장에 환자의 이름, 용법 및 용량, 그 밖에 보건복지부령으로 정하는 사항을 적어야 한다. 다만, 급박한 응급의료상황 등 환자의 진료 상황이나 의약품의 성질상 그 약제의 용기 또는 포장에 적는 것이 어려운 경우로서 보건복지부령으로 정하는 경우에는 그러하지 아니하다. 〈신설 2016.5.29.〉

의료법 시행규칙
타법개정 2020. 9. 11. [보건복지부령 제749호, 시행 2020. 9. 12.] 보건복지부.
의료법 시행세칙 제12조(처방전의 기재 사항 등)
① 법 제18조에 따라 의사나 치과의사는 환자에게 처방전을 발급하는 경우에는 별지 제9호서식의 처방전에 다음 각 호의 사항을 적은 후 서명(「전자서명법」에 따른 공인전자서명을 포함한다)하거나 도장을 찍어야 한다. 다만, 제3호의 사항은 환자가 요구한 경우에는 적지 아니한다. 〈개정 2015.1.2, 2015.12.23, 2016.10.6, 2017.3.7〉
 1. 환자의 성명 및 주민등록번호
 2. 의료기관의 명칭, 전화번호 및 팩스번호
 3. 질병분류기호
 4. 의료인의 성명·면허종류 및 번호
 5. 처방 의약품의 명칭(일반명칭, 제품명이나 「약사법」 제51조에 따른 대한민국약전에서 정한 명칭을 말한다)·분량·용법 및 용량
 6. 처방전 발급 연월일 및 사용기간
 7. 의약품 조제시 참고 사항
 8. 「국민건강보험법 시행령」 별표 2에 따라 건강보험 가입자 또는 피부양자가 요양급여 비용의 일부를 부담하는 행위·약제 및 치료재료에 대하여 보건복지부장관이 정하여 고시하는 본인부담 구분기호
 9. 「의료급여법 시행령」 별표 1 및 「의료급여법 시행규칙」 별표 1의2에 따라 수급자가 의료급여 비용의 전부 또는 일부를 부담하는 행위·약제 및 치료재료에 대하여 보건복지부장관이 정하여 고시하는 본인부담 구분기호
② 의사나 치과의사는 환자에게 처방전 2부를 발급하여야 한다. 다만, 환자가 그 처방전을 추가로 발급하여 줄 것을 요구하는 경우에는 환자가 원하는 약국으로 팩스·컴퓨터통신 등을 이용하여 송부할 수 있다.
③ 의사나 치과의사는 환자를 치료하기 위하여 필요하다고 인정되면 다음 내원일(내원일)에 사용할 의약품에 대하여 미리 처방전을 발급할 수 있다.
④ 제1항부터 제3항까지의 규정은 「약사법」 제23조제4항에 따라 의사나 치과의사 자신이 직접 조제할 수 있음에도 불구하고 처방전을 발행하여 환자에게 발급하려는 경우에 준용한다.

【문제점】
※ 명확성·간결성·가독성
※ 국어문법
※ 4. 의료인의 성명·면허종류 및 번호⇒4. 의료인성명·면허종류·번호
※ ② 의사나 치과의사는 환자에게 처방전⇒의사·치과의사·한의사는 환자에게

(2) 개선방안

제18조(처방전 작성과 처방전 교부)
① **의사·치과의사·한의사는** 환자에게 의약품을 투여할 필요가 있는 경우, 「약사법」에 근거하여 자신이 직접 의약품을 조제할 수 있는 경우가 아니면, 보건복지부령에 근거하여 처방전을 작성하여 환자에게 교부·발송(전자처방전만 해당된다)하여야 한다. 〈개정 2008.2.29., 2010.1.18.〉
② 제1항에 근거한 처방전 서식·처방전 기재사항·처방전 보존·그 밖에 필요한 사항은 보건복지부령으로 정한다. 〈개정 2008.2.29., 2010.1.18.〉
③ 누구든지 정당한 사유 없이 전자처방전에 저장된 개인정보를 탐지·누출·변조·훼손하여서는 안 된다.
④ 제1항에 근거하여 처방전을 발행한 **의사·치과의사·한의사는** 처방전에 근거하여 의약품을 조제하는 약사·한약사가 「약사법」 제26조 제2항에 근거하여 문의한 때, 즉시 이에 응답하여야 한다. 다만 다음 각 호 어느 하나에 해당하는 사유로 **의사·치과의사·한의사 문의에 응답할 수 없는 경우, 사유가 종료된 때 즉시 이에 응답하여야 한다.** 〈신설 2007.7.27.〉
1. 「응급의료에 관한 법률」 제2조 제1호에 근거하여 응급환자를 진료 중인 경우
2. 환자를 수술·처치 중인 경우
3. 그 밖에 약사 문의에 응답할 수 없는 정당한 사유가 있는 경우
⑤ 의사·치과의사·한의사가 「약사법」에 근거하여 자신이 직접 의약품을 조제하여 환자에게 그 의약품을 교부하는 경우, 그 약제 용기 또는 약제 포장에 환자 이름·용법·용량·그 밖에 보건복지부령으로 정하는 사항을 적어야 한다. 다만 급박한 응급의료상황 등 환자진료 상황·의약품 성질상 그 약제 용기·포장에 적는 것이 어려운 경우, 보건복지부령에 근거하여 사항을 적지 않을 수 있다. 〈신설 2016.5.29.〉

의료법 시행규칙
타법개정 2020. 9. 11. [보건복지부령 제749호, 시행 2020. 9. 12.] 보건복지부.
의료법 시행세칙 제12조(처방전 기재사항·처방전 발급수·처방전 사전발급)
① 의료법 제18조에 근거하여 **의사·치과의사·한의사는** 환자에게 처방전을 발급하는 경우 별지 제9호 서식 처방전에 다음 각 호 사항을 적은 후 서명(「전자서명법」에 근거한 공인전자서명을 포함한다)하거나 또는 도장을 찍어야 한다. **다만 제3호 사항은 환자가 요구한 경우 적지 않는다.** 〈개정 2015.1.2, 2015.12.23, 2016.10.6, 2017.3.7〉
1. 환자성명과 환자주민등록번호

2. 의료기관명칭 · 전화번호 · 팩스번호
3. **질병분류기호**
4. 의료인성명 · 면허종류 · 번호
5. 처방 의약품 명칭(일반명칭, 제품명이나 「약사법」 제51조에 근거하여 대한민국약전에서 정한 명칭을 말한다) · 분량 · 용법 · 용량
6. 처방전 발급연월일 · 사용기간
7. 의약품 조제시 참고 사항
8. 「국민건강보험법 시행령」 별표 2에 근거하여 건강보험 가입자 또는 피부양자가 요양급여 비용일부를 부담하는 행위 · 약제 · 치료재료에 대하여 보건복지부장관이 정하여 고시하는 본인부담 구분기호
9. 「의료급여법 시행령」 별표 1과 「의료급여법 시행규칙」 별표 1의2에 근거하여 수급자가 의료급여 비용전부 · 비용일부를 부담하는 행위 · 약제 · 치료재료에 대하여 보건복지부장관이 정하여 고시하는 본인부담 구분기호

② 의사 · 치과의사 · 한의사는 환자에게 처방전 2부를 발급하여야 한다. 다만 환자가 그 처방전을 추가로 발급하여 줄 것을 요구하는 경우 환자가 원하는 약국으로 팩스 · 컴퓨터통신을 이용하여 송부할 수 있다.

③ 의사 · 치과의사 · 한의사는 환자를 치료하기 위하여 필요하다고 인정되면, 다음 내원일(內院日)에 사용할 의약품에 대하여 미리 처방전을 발급할 수 있다.

④ 제1항 · 제2항 · 제3항 규정은 「약사법」 제23조 제4항에 근거하여 의사 · 치과의사 · 한의사 자신이 직접 조제할 수 있음에도 처방전을 발행하여 환자에게 발급하는 경우에 준용한다.

【개정방향】
※ 제목변경: 처방전 작성과 처방전 교부
※ 명확성 · 간결성 · 가독성
※ 국어문법정비
※ 나열형은 온점(·)을 사용하여 법조문을 읽기 쉽게 줄임
※ 일본식 '의' 삭제
※ 제1항과 제4항 수정: **의사 · 치과의사 · 한의사 통일**
※ ① 의사나 치과의사는 환자에게 의약품을 투여할 필요가 있다고 인정하면 「약사법」에 따라 자신이 직접 의약품을 조제할 수 있는 경우가 아니면 보건복지부령으로 정하는 바에 따라 처방전을 작성하여 환자에게 내주거나 발송(전자처방전만 해당된다)하여야 한다. ⇒ ① **의사 · 치과의사 · 한의사는** 환자에게 의약품을 투여할 필요가 있는 경우, 「약사법」에 근거하여 자신이 직접 의약품을 조제할 수 있는 경우가 아니면, 보건복지부령에 근거하여 처방전을 작성하여 환자에게 교부

> ・발송(전자처방전만 해당된다)하여야 한다.
> ※ ④ 제1항에 따라 처방전을 발행한 의사 또는 치과의사(처방전을 발행한 한의사를 포함한다)는 처방전에 따라 의약품을 조제하는 약사 또는 한약사가 「약사법」 제26조제2항에 따라 문의한 때 즉시 이에 응하여야 한다. 다만, 다음 각 호의 어느 하나에 해당하는 사유로 **약사 또는 한약사의 문의에 응할 수 없는 경우** 사유가 종료된 때 즉시 이에 응하여야 한다. ⇒④ 제1항에 근거하여 처방전을 발행한 **의사·치과의사·한의사는** 처방전에 근거하여 의약품을 조제하는 약사·한약사가 「약사법」 제26조 제2항에 근거하여 문의한 때, 즉시 이에 응답하여야 한다. 다만 다음 각 호 어느 하나에 해당하는 사유로 **의사·치과의사·한의사 문의에 응답할 수 없는 경우, 사유가 종료된 때 즉시 이에 응답하여야 한다.**

(3) 해 설

가. 의료법 제18조는 처방전 작성과 처방전 교부를 규정하고 있다.

나. 주요내용을 보면, ① 의사·치과의사·한의사는 환자에게 의약품을 투여할 필요가 있는 경우, 「약사법」에 근거하여 자신이 직접 의약품을 조제할 수 있는 경우가 아니면, 보건복지부령에 근거하여 처방전을 작성하여 환자에게 교부·발송(전자처방전만 해당된다)하여야 한다. 〈개정 2008.2.29., 2010.1.18.〉

다. ② 제1항에 근거한 처방전 서식·처방전 기재사항·처방전 보존·그 밖에 필요한 사항은 보건복지부령으로 정한다. 〈개정 2008.2.29., 2010.1.18.〉

라. ③ **누구든지 정당한 사유 없이 전자처방전에 저장된 개인정보를 탐지·누출·변조·훼손하여서는 안 된다.**

마. ④ 제1항에 근거하여 처방전을 발행한 의사·치과의사·한의사는 처방전에 근거하여 의약품을 조제하는 약사·한약사가 「약사법」 제26조 제2항에 근거하여 문의한 때, 즉시 이에 응답하여야 한다. **다만 다음 각 호 어느 하나에 해당하는 사유로 의사·치과의사·한의사 문의에 응답할 수 없는 경우, 사유가 종료된 때 즉시 이에 응답하여야 한다.** 〈신설 2007.7.27.〉 1. 「응급의료에 관한 법률」 제2조 제1호에 근거하여 응급환자를 진료 중인 경우 2. 환자를 수술·처치 중인 경우 3. 그 밖에 약사 문의에 응답할 수 없는 정당한 사유가 있는 경우

바. ⑤ 의사·치과의사·한의사가 「약사법」에 근거하여 자신이 직접 의약품을 조제하여 환자에게 그 의약품을 교부하는 경우, 그 약제 용기 또는 약제 포장에 환자이름·용법·용량·그 밖에 보건복지부령으로 정하는 사항을 적어야 한

다. 다만 급박한 응급의료상황 등 환자진료 상황·의약품 성질상 그 약제 용기·포장에 적는 것이 어려운 경우, 보건복지부령에 근거하여 사항을 적지 않을 수 있다.〈신설 2016.5.29.〉

사. 의료법 시행세칙 제12조는 처방전 기재사항·처방전 발급수·처방전 사전발급을 규정하고 있다. ① 의료법 제18조에 근거하여 **의사·치과의사·한의사**는 환자에게 처방전을 발급하는 경우 별지 제9호 서식 처방전에 다음 각 호 사항을 적은 후 서명(「전자서명법」에 근거한 공인전자서명을 포함한다)하거나 또는 도장을 찍어야 한다. **다만 제3호 사항은 환자가 요구한 경우 적지 않는다.**〈개정 2015.1.2, 2015.12.23, 2016.10.6., 2017.3.7〉 1. 환자성명과 환자주민등록번호, 2. 의료기관명칭·전화번호·팩스번호, **3. 질병분류기호,** 4. 의료인성명·면허종류·번호, 5. 처방 의약품 명칭(일반명칭, 제품명이나 「약사법」 제51조에 근거하여 대한민국약전에서 정한 명칭을 말한다)·분량·용법·용량, 6. 처방전 발급연월일·사용기간, 7. 의약품 조제시 참고 사항, 8. 「국민건강보험법 시행령」 별표 2에 근거하여 건강보험 가입자 또는 피부양자가 요양급여 비용일부를 부담하는 행위·약제·치료재료에 대하여 보건복지부장관이 정하여 고시하는 본인부담 구분기호, 9. 「의료급여법 시행령」 별표 1과 「의료급여법 시행규칙」 별표 1의2에 근거하여 수급자가 의료급여 비용전부·비용일부를 부담하는 행위·약제·치료재료에 대하여 보건복지부장관이 정하여 고시하는 본인부담 구분기호. **제3호 질병기호를 적지 않는 이유는 환자비밀보호를 위한 것이다.**

의료법 시행세칙 타법개정 2020. 9. 11. [보건복지부령 제749호, 시행 2020. 9. 12.] 보건복지부. 의료법 시행세칙 제12조(처방전 기재사항·처방전 발급수·처방전 사전발급).

(3) 의사 국가시험 문제 분석

1. 의사 '갑'은 역류후두염 환자를 진료한 후 처방전을 발행 하였는데 처방전에 따라 의약품을 조제하는 약사가 처방전에 표시된 약제의 용량에 의심이 있어 전화로 의사 '갑'에게 이를 문의하였다. 의사 '갑'이 마침 다른 환자를 처치 중인 경우 취해야할 조치는?

[2017년 제81회 의사 국가시험 문제 유사]

① 처방전 환수 통보 후 의약품을 직접 투약
② **환자의 처치를 마친 후 즉시 문의에 응함**
③ 처방은 의사의 권한으로 문의에 응할 필요 없음

④ 식품의약품안전처에 의약품정보를 확인하도록 알려줌
⑤ 건강보험심사평가원에 요양급여기준을 확인하도록 알려줌

해설 및 정답 의료법 제18조는 처방전 작성과 처방전 교부를 규정하고 있다. ① 의사·치과의사·한의사는 환자에게 의약품을 투여할 필요가 있는 경우, 「약사법」에 근거하여 자신이 직접 의약품을 조제할 수 있는 경우가 아니면, 보건복지부령에 근거하여 처방전을 작성하여 환자에게 교부·발송(전자처방전만 해당된다)하여야 한다. 〈개정 2008.2.29., 2010.1.18.〉 ② 제1항에 근거한 처방전 서식·처방전 기재사항·처방전 보존·그 밖에 필요한 사항은 보건복지부령으로 정한다. 〈개정 2008.2.29., 2010.1.18.〉 ③ 누구든지 정당한 사유 없이 전자처방전에 저장된 개인정보를 탐지·누출·변조·훼손하여서는 안 된다. ④ 제1항에 근거하여 **처방전을 발행한 의사·치과의사·한의사는 처방전에 근거하여 의약품을 조제하는 약사·한약사가 「약사법」** 제26조 제2항에 근거하여 문의한 때, 즉시 이에 응답하여야 한다. 다만 다음 각 호 어느 하나에 해당하는 사유로 의사·치과의사·한의사 문의에 응답할 수 없는 경우, 사유가 종료된 때 즉시 이에 응답하여야 한다. 〈신설 2007.7.27.〉 1. 「응급의료에 관한 법률」 제2조 제1호에 근거하여 응급환자를 진료 중인 경우 2. 환자를 수술·처치 중인 경우 3. 그 밖에 약사 문의에 응답할 수 없는 정당한 사유가 있는 경우 **정답** ②

2. 다음은 의사가 환자에게 교부하는 처방전에 포함되는 사항이다. 이 중 환자가 요구하는 경우 적지 않는 사항은? [2016년 제80회 의사 국가시험 문제 유사]

① 환자의 이름 ② 질병분류기호
③ 처방의약품의 명칭 ④ 환자의 주민등록번호
⑤ 처방전 발급 연월일 및 사용기간

해설 및 정답 의료법 시행세칙 제12조는 처방전 기재사항·처방전 발급수·처방전 사전발급을 규정하고 있다. ① 의료법 제18조에 근거하여 **의사·치과의사·한의사**는 환자에게 처방전을 발급하는 경우 별지 제9호 서식 처방전에 다음 각 호 사항을 적은 후 서명(「전자서명법」에 근거한 공인전자서명을 포함한다)하거나 또는 도장을 찍어야 한다. **다만 제3호 사항은 환자가 요구한 경우 적지 않는다.** 〈개정 2015.1.2, 2015.12.23, 2016.10.6., 2017.3.7〉 1. 환자성명과 환자주민등록번호, 2. 의료기관명칭·전화번호·팩스번호, 3. **질병분류기호,** 4. 의료인성명·면허종류·번호, 5. 처방 의약품 명칭(일반명칭, 제품명이나 「약사법」 제51조에 근거하여 대한민국약전에서 정한 명칭을 말한다)·분량·용법·용량, 6. 처방전 발급연월일·사용기간, 7. 의약품 조제시 참고 사항, 8. 「국민건강보험법 시행령」 별표 2에 근거하여 건강보험 가입자 또는 피부양자가 요양급여 비용일부를 부담하는 행위·약제·치

료재료에 대하여 보건복지부장관이 정하여 고시하는 본인부담 구분기호, 9. 「의료급여법 시행령」 별표 1과 「의료급여법 시행규칙」 별표 1의2에 근거하여 수급자가 의료급여 비용전부·비용일부를 부담하는 행위·약제·치료재료에 대하여 보건복지부장관이 정하여 고시하는 본인부담 구분기호. **제3호 질병기호를 적지 않는 이유는 환자비밀보호를 위한 것이다. 의료법 시행규칙** 타법개정 2020. 9. 11. [보건복지부령 제749호, 시행 2020. 9. 12.] 보건복지부. 의료법 시행세칙 제12조(처방전 기재사항·처방전 발급수·처방전 사전발급). 　　　　　　　　　정답 ②

18-2. 제18조의2(의약품정보의 확인)

(1) 현 행

제18조의2(의약품정보의 확인)
① 의사 및 치과의사는 제18조에 따른 처방전을 작성하거나 「약사법」 제23조제4항에 따라 의약품을 자신이 직접 조제하는 경우에는 다음 각 호의 정보(이하 "의약품정보"라 한다)를 미리 확인하여야 한다.
　1. 환자에게 처방 또는 투여되고 있는 의약품과 동일한 성분의 의약품인지 여부
　2. 식품의약품안전처장이 병용금기, 특정연령대 금기 또는 임부금기 등으로 고시한 성분이 포함되는지 여부
　3. 그 밖에 보건복지부령으로 정하는 정보
② 제1항에도 불구하고 의사 및 치과의사는 급박한 응급의료상황 등 의약품정보를 확인할 수 없는 정당한 사유가 있을 때에는 이를 확인하지 아니할 수 있다.
③ 제1항에 따른 의약품정보의 확인방법·절차, 제2항에 따른 의약품정보를 확인할 수 없는 정당한 사유 등은 보건복지부령으로 정한다.
[본조신설 2015.12.29.]

(2) 개선방안

제18조의2(의약품정보확인)
① **의사·치과의사·한의사는** 제18조에 근거하여 처방전을 작성하는 경우 또는 「약사법」 제23조 제4항에 근거하여 의약품을 자신이 직접 조제하는 경우 다음 각 호 정보(이하 "의약품정보"라 한다)를 미리 확인하여야 한다.
　1. 환자에게 처방되어 투여되고 있는 의약품과 동일한 성분의 의약품인지 여부
　2. 식품의약품안전처장이 병용금기·특정연령대 금기·임부금기로 고시한 성분

이 포함되는지 여부
3. 그 밖에 보건복지부령으로 정하는 정보
② 제1항 경우 의사·치과의사·한의사는 급박한 응급의료상황 등 의약품정보를 확인할 수 없는 정당한 사유가 있을 때 이를 확인하지 아니할 수 있다.
③ 제1항에 규정된 의약품정보 확인방법·확인절차, 제2항에 규정된 의약품정보를 확인할 수 없는 정당한 사유는 보건복지부령으로 정한다.
[본조신설 2015.12.29.]

【개정방향】
※ 제목변경: 의약품정보확인
※ 명확성·간결성·가독성
※ 국어문법정비
※ 나열형은 온점(·)을 사용하여 법조문을 읽기 쉽게 줄임
※ 일본식 '의' 삭제
※ ① 의사 및 치과의사는 제18조에 따른 처방전을 작성하거나 「약사법」 제23조제4항에 따라 의약품을 자신이 직접 조제하는 경우에는 다음 각 호의 정보(이하 "의약품정보"라 한다)를 미리 확인하여야 한다.⇒① **의사·치과의사·한의사는** 제18조에 근거하여 처방전을 작성하는 경우 또는 「약사법」 제23조 제4항에 근거하여 의약품을 자신이 직접 조제하는 경우 다음 각 호 정보(이하 "의약품정보"라 한다)를 미리 확인하여야 한다.

(3) 해 설

가. 의료법 제18조2는 의약품정보확인을 규정하고 있다.
나. 주요내용을 보면, ① **의사·치과의사·한의사는** 제18조에 근거하여 처방전을 작성하는 경우 또는 「약사법」 제23조 제4항에 근거하여 의약품을 자신이 직접 조제하는 경우 다음 각 호 정보(이하 "의약품정보"라 한다)를 미리 확인하여야 한다. 1. 환자에게 처방되어 투여되고 있는 의약품과 동일한 성분의 의약품인지 여부, 2. 식품의약품안전처장이 병용금기·특정연령대 금기·임부금기로 고시한 성분이 포함되는지 여부, 3. 그 밖에 보건복지부령으로 정하는 정보(제1항).
다. ② 제1항 경우 의사·치과의사·한의사는 급박한 응급의료상황 등 의약품정보를 확인할 수 없는 정당한 사유가 있을 때 이를 확인하지 아니할 수 있다(제2항).
라. ③ 제1항에 규정된 의약품정보 확인방법·확인절차, 제2항에 규정된 의약품정보를 확인할 수 없는 정당한 사유는 보건복지부령으로 정한다(제3항).

19. 제19조(정보 누설 금지) ★★★★★

(1) 현행

제19조(정보 누설 금지)
① 의료인이나 의료기관 종사자는 이 법이나 다른 법령에 특별히 규정된 경우 외에는 의료·조산 또는 간호업무나 제17조에 따른 진단서·검안서·증명서 작성·교부 업무, 제18조에 따른 처방전 작성·교부 업무, 제21조에 따른 진료기록 열람·사본 교부 업무, 제22조제2항에 따른 진료기록부등 보존 업무 및 제23조에 따른 전자의무기록 작성·보관·관리 업무를 하면서 알게 된 **다른 사람의 정보를 누설하거나 발표하지 못한다.** 〈개정 2016.5.29.〉
② 제58조제2항에 따라 의료기관 인증에 관한 업무에 종사하는 자 또는 종사하였던 자는 그 업무를 하면서 알게 된 정보를 다른 사람에게 **누설하거나 부당한 목적으로** 사용하여서는 아니 된다. 〈신설 2016.5.29.〉
[제목개정 2016.5.29.]

(2) 개선방안

1안 현행 법률 개정안
제19조(개인정보누설금지)
① 의료인·의료기관 종사자는 이 법·다른 법령에 특별히 규정된 경우를 제외하고, 다음 각 호 업무하면서 알게 된 **다른 사람 정보를 누설·발표하여서는 안 된다.**
  1. 의료업무
  2. 조산업무
  3. 간호업무
  4. 제17조 진단서·검안서·증명서 작성·교부 업무
  5. 제18조 처방전 작성·교부 업무
  6. 제21조 진료기록 열람·사본 교부 업무
  7. 제22조 제2항 진료기록부 등 보존 업무
  8. 제23조 전자의무기록 작성·보관·관리 업무 〈개정 2016.5.29.〉
② 제58조 제2항에 근거하여 의료기관 인증에 관한 업무에 종사하는 사람·종사하였던 사람은 그 업무를 하면서 알게 된 정보를 다른 사람에게 누설하거나 또는 **부당한 목적으로** 사용하여서는 안 된다. 〈신설 2016.5.29.〉
[제목개정 2016.5.29.]

2안 벌칙 규정 통합 *****

제19조(개인정보누설금지)

① 의료인·의료기관 종사자는 이 법·다른 법령에 특별히 규정된 경우를 제외하고, 다음 각 호 업무하면서 알게 된 **다른 사람 정보를 누설·발표하여서는 안 된다.**
  1. 의료업무
  2. 조산업무
  3. 간호업무
  4. 제17조 진단서·검안서·증명서 작성·교부 업무
  5. 제18조 처방전 작성·교부 업무
  6. 제21조 진료기록 열람·사본 교부 업무
  7. 제22조 제2항 진료기록부 등 보존 업무
  8. 제23조 전자의무기록 작성·보관·관리 업무 〈개정 2016.5.29.〉

② 제58조 제2항에 근거하여 의료기관 인증에 관한 업무에 종사하는 사람·종사하였던 사람은 그 업무를 하면서 알게 된 정보를 다른 사람에게 누설하거나 또는 **부당한 목적**으로 사용하여서는 안 된다. 〈신설 2016.5.29.〉
[제목개정 2016.5.29.]

③ 제1항·제2항을 위반한 사람은 **3년 이하 징역형·3천만원 이하 벌금형으로 처벌된다.** 다만 고소가 있어야 공소를 제기할 수 있다.

【개정방향】
※ 제목변경: 개인정보누설금지
※ 명확성·간결성·가독성
※ 개조식: 제1항 내용 복잡함. 개조식으로 분리하면 간단명료(簡單明瞭)함
※ 국어문법정비
※ 나열형은 온점(·)을 사용하여 법조문을 읽기 쉽게 줄임
※ 일본식 '의' 삭제: 다른 사람와 정보 ⇒ 다른 사람 정보 [예] 범죄와의 전쟁⇒범죄와 전쟁. 교수님의 전화번호 ⇒ 교수님 전화번호. 나의 살던 고향⇒내가 살던 고향
※ 누설하거나 발표하지 못한다. 누설하거나 사용하여서는 아니 된다.⇒~안 된다.
※ ① 의료인이나 의료기관 종사자는 이 법이나 다른 법령에 특별히 규정된 경우 외에는 의료·조산 또는 간호업무나 제17조에 따른 진단서·검안서·증명서 작성·교부 업무, 제18조에 따른 처방전 작성·교부 업무, 제21조에 따른 진료기록 열람·사본 교부 업무, 제22조제2항에 따른 진료기록부등 보존 업무 및 제23조에 따른 전자의무기록 작성·보관·관리 업무를 하면서 알게 된 **다른 사람의 정보를 누설하거나 발표하지 못한다.** 〈개정 2016.5.29.〉⇒개조식 수정
※ ① 의료인·의료기관 종사자는 이 법·다른 법령에 특별히 규정된 경우를 제외

> 하고, 다음 각 호 업무하면서 알게 된 **다른 사람 정보를 누설·발표하여서는 안 된다.**
> 1. 의료업무
> 2. 조산업무
> 3. 간호업무
> 4. 제17조 진단서·검안서·증명서 작성·교부 업무
> 5. 제18조 처방전 작성·교부 업무
> 6. 제21조 진료기록 열람·사본 교부 업무
> 7. 제22조 제2항 진료기록부 등 보존 업무
> 8. 제23조 전자의무기록 작성·보관·관리 업무 〈개정 2016.5.29.〉

(3) 해 설

가. 의료법 제19조는 **개인정보누설금지**를 규정하고 있다.
나. 주요내용을 보면, ① 의료인·의료기관 종사자는 이 법·다른 법령에 특별히 규정된 경우를 제외하고, 다음 각 호 업무하면서 알게 된 **다른 사람 정보를 누설·발표하여서는 안 된다.**
  1. 의료업무
  2. 조산업무
  3. 간호업무
  4. 제17조 진단서·검안서·증명서 작성·교부 업무
  5. 제18조 처방전 작성·교부 업무
  6. 제21조 진료기록 열람·사본 교부 업무
  7. 제22조 제2항 진료기록부 등 보존 업무
  8. 제23조 전자의무기록 작성·보관·관리 업무 〈개정 2016.5.29.〉
  개정 전 제19조는 '비밀'이었지만, 현행 의료법 제19조는 '정보'이다. 더 넓은 개념이다. 누설(漏泄, leakage)이란 정보를 아직 알지 못하는 타인에게 정보를 알려주는 행위이다(대법원 2017. 6. 19. 선고 2017도4240 판결[개인정보보호법위반·정보통신망이용촉진 및 정보보호 등에 관한법률 위반]).
다. ② 의료법 제58조 제2항에 근거하여 의료기관 인증에 관한 업무에 종사하는 사람·종사하였던 사람은 그 업무를 하면서 알게 된 정보를 다른 사람에게 누설하거나 또는 **부당한 목적**으로 사용하여서는 안 된다. 〈신설 2016.5.29.〉 [제목개정 2016.5.29.]
라. 제1항·제2항은 친고죄이다. 공소가 있어야 공소를 제기할 수 있다.

마. 의료법 제88조 벌칙에 규정되어 있다. 규범과 벌칙을 이원화하여 규정한 의료법체계이다. 많은 문제점이 있다. 명확성과 가독성이 떨어진다. 다시 뒤로 돌아가서 찾아야 하기 때문이다.

바. **의료법 제19조와 제88조를 통합하여 규정하는 것이 타당하다. 명확성 · 간결성 · 가독성 · 규범성이 있기 때문이다. 의료법 법제 정비가 필요하다. 나의 개선방안은 개정에 참고가 될 수 있을 것이다.** ③ 의료법 제19조 제1항 · 제2항을 위반한 사람은 3년 이하 징역형 · 3천만원 이하 **벌금형으로 처벌된다.** 다만 고소가 있어야 공소를 제기할 수 있다(제3항). 친고죄는 명예보호를 위한 것이다.

사. 의료법 제9장 벌칙 제87조 · 제88조 · 제88조2 · 제89조 · 제90조 · 제91조 · 제92조에 상세하게 설명하였다. 입법에 참고가 되었으면 한다.

(4) 관련 판례

> **쟁점판례 18** 의사의 과실 존부와 의료법상 사망한 자의 비밀도 보호되는지 여부에 관한 사건
>
> 대법원 2018. 5. 11. 선고 2018도2844 판결
> [업무상과실치사 · 업무상비밀누설 · 의료법위반]
>
> Q. 의료과오사건에서 의사의 과실을 인정하기 위한 요건 및 의사의 과실이 있는지 판단하는 기준
> Q. 의사가 진찰 · 치료 등의 의료행위를 할 때 요구되는 주의의무의 내용 및 의사에게 진단상 과실이 있는지 판단하는 기준
> Q. 형벌법규의 해석 방법
> Q. 의료인의 비밀누설 금지의무를 규정한 구 의료법 제19조에서 정한 '다른 사람'에 생존하는 개인 이외에 이미 사망한 사람도 포함되는지 여부(적극)

가. 의료과오사건에서 의사의 과실을 인정하려면 결과 발생을 예견할 수 있고 또 회피할 수 있었는데도 예견하거나 회피하지 못한 점을 인정할 수 있어야 한다. 의사의 과실이 있는지는 같은 업무 또는 분야에 종사하는 평균적인 의사가 보통 갖추어야 할 통상의 주의의무를 기준으로 판단하여야 한다. 사고 당시의 일반적인 의학 수준, 의료환경과 조건, 의료행위의 특수성 등을 고려하여야 한다.

나. 의사가 진찰·치료 등의 의료행위를 할 때는 사람의 생명·신체·건강을 관리하는 업무의 성질에 비추어 환자의 구체적 증상이나 상황에 따라 위험을 방지하기 위하여 요구되는 최선의 조치를 해야 한다. 의사에게 진단상 과실이 있는지를 판단할 때는 의사가 비록 완전무결하게 임상진단을 할 수는 없을지라도 적어도 임상의학 분야에서 실천되고 있는 진단 수준의 범위에서 전문직업인으로서 요구되는 의료상의 윤리, 의학지식과 경험에 기초하여 신중히 환자를 진찰하고 정확히 진단함으로써 위험한 결과 발생을 예견하고 이를 회피하는 데에 필요한 최선의 주의의무를 다하였는지를 따져 보아야 한다. 나아가 의사는 환자에게 적절한 치료를 하거나 그러한 조치를 하기 어려운 사정이 있다면 신속히 전문적인 치료를 할 수 있는 다른 병원으로 전원시키는 등의 조치를 하여야 한다.

다. 형벌법규는 문언에 따라 엄격하게 해석·적용하여야 하고 피고인에게 불리한 방향으로 지나치게 확장해석하거나 유추해석해서는 안 된다. 그러나 형벌법규의 해석에서도 문언의 가능한 의미 안에서 입법 취지와 목적 등을 고려한 법률 규정의 체계적 연관성에 따라 문언의 논리적 의미를 분명히 밝히는 체계적·논리적 해석방법은 규정의 본질적 내용에 가장 접근한 해석을 위한 것으로서 죄형법정주의의 원칙에 부합한다.

라. 구 의료법(2016. 5. 29. 법률 제14220호로 개정되기 전의 것, 이하 '구 의료법'이라 한다) 제19조는 "의료인은 이 법이나 다른 법령에 특별히 규정된 경우 외에는 의료·조산 또는 간호를 하면서 알게 된 다른 사람의 비밀을 누설하거나 발표하지 못한다."라고 정하고, 제88조는 "제19조를 위반한 자"를 3년 이하의 징역이나 1천만 원 이하의 벌금에 처하도록 정하고 있다.

마. 의료법은 '모든 국민이 수준 높은 의료 혜택을 받을 수 있도록 국민의료에 필요한 사항을 규정함으로써 국민의 건강을 보호하고 증진'(제1조)하는 것을 목적으로 한다. 이 법은 의료인(제2장)의 자격과 면허(제1절)에 관하여 정하면서 의료인의 의무 중 하나로 비밀누설 금지의무를 정하고 있다. 이는 의학적 전문지식을 기초로 사람의 생명, 신체나 공중위생에 위해를 발생시킬 우려가 있는 의료행위를 하는 의료인에 대하여 법이 정한 엄격한 자격요건과 함께 의료 과정에서 알게 된 다른 사람의 비밀을 누설하거나 발표하지 못한다는 법적 의무를 부과한 것이다. 그 취지는 의료인과 환자 사이의 신뢰관계 형성과 함께 이에 대한 국민의 의료인에 대한 신뢰를 높임으로써 수준 높은 의료행위를 통하여 국민의 건강을 보호하고 증진하는 데 있다. 따라서 의료인의 비밀누설

금지의무는 개인의 비밀을 보호하는 것뿐만 아니라 비밀유지에 관한 공중의 신뢰라는 공공의 이익도 보호하고 있다고 보아야 한다. 이러한 관점에서 보면, 의료인과 환자 사이에 형성된 신뢰관계와 이에 기초한 의료인의 비밀누설 금지의무는 환자가 사망한 후에도 그 본질적인 내용이 변한다고 볼 수 없다.

바. 구 의료법 제19조에서 누설을 금지하고 있는 '다른 사람의 비밀'은 당사자의 동의 없이는 원칙적으로 공개되어서는 안 되는 비밀영역으로 보호되어야 한다. 이러한 보호의 필요성은 환자가 나중에 사망하더라도 소멸하지 않는다. 구 의료법 제21조 제1항은 환자가 사망하였는지를 묻지 않고 환자가 아닌 다른 사람에게 환자에 관한 기록을 열람하게 하거나 사본을 내주는 등 내용을 확인할 수 있게 해서는 안 된다고 정하고 있다. 이 점을 보더라도 환자가 사망했다고 해서 보호 범위에서 제외된다고 볼 수 없다.

사. 헌법 제10조는 인간의 존엄과 가치를 선언하고 있고, 헌법 제17조는 사생활의 비밀과 자유를 보장하고 있다. 따라서 모든 국민은 자신에 관한 정보를 스스로 통제할 수 있는 자기결정권과 사생활이 함부로 공개되지 않고 사적 영역의 평온과 비밀을 요구할 수 있는 권리를 갖는다. 이와 같은 개인의 인격적 이익을 보호할 필요성은 그의 사망으로 없어지는 것이 아니다. 사람의 사망 후에 사적 영역이 무분별하게 폭로되고 그의 생활상이 왜곡된다면 살아있는 동안 인간의 존엄과 가치를 보장하는 것이 무의미해질 수 있다. 사람은 적어도 사망 후에 인격이 중대하게 훼손되거나 자신의 생활상이 심각하게 왜곡되지 않을 것이라고 신뢰하고 그러한 기대 속에서 살 수 있는 경우에만 인간으로서의 존엄과 가치가 실효성 있게 보장되고 있다고 말할 수 있다.

아. 형벌법규 해석에 관한 일반적인 법리, 의료법의 입법 취지, 구 의료법 제19조의 문언·내용·체계·목적 등에 비추어 보면, 구 의료법 제19조에서 정한 '다른 사람'에는 생존하는 개인 이외에 이미 사망한 사람도 포함된다고 보아야 한다.

자. 【참조조문】[1] 형법 제268조 [2] 헌법 제12조 제1항, 형법 제1조 제1항 [3] 헌법 제10조, 제12조 제1항, 제17조, 형법 제1조 제1항, 의료법 제1조, 구 의료법(2016. 5. 29. 법률 제14220호로 개정되기 전의 것) 제19조(현행 제19조 제1항 참조), 제21조 제1항(현행 제21조 제2항 참조), 제88조(현행 제88조 제1호 참조).

차. 【참조판례】[1] 대법원 1996. 11. 8. 선고 95도2710 판결; 대법원 2007. 5. 31. 선고 2007도1977 판결; 대법원 2009. 12. 24. 선고 2005도8980 판결; 대법원 2010. 7. 8. 선고 2007다55866 판결; [2] 대법원 2007. 6. 14. 선고

2007도2162 판결; 대법원 2017. 12. 7. 선고 2017도10122 판결; [3] 대법원 1998. 7. 24. 선고 96다42789 판결; 대법원 1998. 9. 4. 선고 96다11327 판결; 대법원 2014. 7. 24. 선고 2012다49933 판결.

> **쟁점판례 19** 의료에서 지득한 타인의 비밀을 누설한 사건
>
> 서울동부지법 2004. 5. 13. 선고 2003고단2941 판결
> [의료법위반] 항소
>
> Q. 의료법 제19조가 규정한 '의료에 있어서 지득한 타인의 비밀'의 의미
> Q. 의사가 법원에 제출한 사실조회서에 기재한 내용을 보충 설명하는 취지의 진술서를 작성하여 제3자에게 교부한 경우, 의료상 비밀을 누설하는 행위에 해당한다고 한 사례.
> Q. 의사가 성폭행 피해자를 진찰한 결과 알게 된 '처녀막이 파열되지 않았고 정충이 발견되지 않았다'는 내용을 가해자측에게 알려준 경우, 그 내용이 의료상 비밀에 해당하지 않는다고 한 사례.

가. (구) 의료법 제19조는 의료인이 '의료에 있어서 지득한 타인의 비밀'을 누설하는 것을 금지하고 있다. **의료법에서 보호되는 비밀이란, 의사가 환자신뢰를 바탕으로 진료과정에서 알게 된 사실이다. 객관적으로 보아 환자에게 이익이 되는 사실인 경우 또는 환자가 특별히 누설을 금하여 실질적으로 그것을 비밀로서 보호할 가치가 있다고 인정되는 사실**을 말한다.

나. 의사가 법원에 사실조회서를 제출하였다. 의사는 여기에 기재한 내용을 보충 설명하는 취지의 진술서를 작성하여 제3자에게 교부하였다. 그러나 의사는 진술서 내용에 단순한 용어설명 정도를 넘어 **환자신뢰를 토대로 직접 진료한 의사가 아니면 덧붙여 밝힐 수 없는 구체적이고도 상세한 내용과 그에 대한 의학적 소견 등 새로운 사항들을 담았다. 그렇다면 이는 의료상 비밀을 누설하는 행위에 해당한다.**

다. 의사가 성폭행 피해자를 진찰한 결과 알게 된 '처녀막이 파열되지 않았고 정충이 발견되지 않았다'는 내용을 가해자측에게 알려주었다. 이는 피해자가 의학적 소견으로 보아 건강하며 별 이상이 없다는 취지였다. 그 사실이 다른 사람에게 알려지더라도 피해자측에게 사회적 이익 또는 인격적 이익이 침해된다고 볼 수 없다. 따라서 의료상 비밀에 해당하지 않는다.

20. 제20조(태아 성 감별 행위 등 금지) *****

(1) 현 행

제20조(태아 성 감별 행위 등 금지)
① 의료인은 태아 성 감별을 목적으로 임부를 진찰하거나 검사하여서는 아니 되며, 같은 목적을 위한 다른 사람의 행위를 도와서도 아니 된다.
② 의료인은 임신 32주 이전에 태아나 임부를 진찰하거나 검사하면서 알게 된 태아의 성(性)을 임부, 임부의 가족, **그 밖의 다른 사람이 알게 하여서는 아니 된다.**
〈개정 2009.12.31.〉
[2009.12.31. 법률 제9906호에 의하여 2008.7.31. 헌법재판소에서 헌법불합치 결정된 이 조 제2항을 개정함.]

(2) 개선방안

1안 ***
제20조(태아 성 감별행위금지)
① 의료인은 태아 성 감별을 목적으로 임부를 진찰·검사하여서는 안 되며, 태아 성 감별을 목적으로 임부 외 다른 사람 행위를 **도와서도 안 된다.**
② 의료인은 임신 32주 이전에 태아·임부를 진찰·검사하면서 알게 된 태아 성(性)을 임부·임부가족·**그 밖에 다른 사람에게 알려주어서는 안 된다.** 〈개정 2009.12.31.〉
[2009.12.31. 법률 제9906호에 의하여 2008.7.31. 헌법재판소에서 헌법불합치 결정된 이 조 제2항을 개정함.]
③ **제1항·제2항을 위반한 사람은 2년 이하 징역형·2천만원 이하 벌금형으로 처벌된다.** 〈개정 2016.12.20, 2020.3.4〉
[본조신설 2009.12.31]
[본조개정 2016.12.20 제88조3에서 이동, 종전 제88조2는 삭제]
④ 보건복지부장관은 **제1항·제2항을 위반한 사람에게 1년 범위에서 의료인에게 면허자격을 정지시킬 수 있다.**

2안 현행 법률 개정안
제20조(태아 성 감별행위금지)
① 의료인은 태아 성 감별을 목적으로 임부를 진찰·검사하여서는 안 되며, 태아 성 감별을 목적으로 임부 외 다른 사람 행위를 도와서도 안 된다.
② 의료인은 임신 32주 이전에 태아·임부를 진찰·검사하면서 알게 된 태아 성

(性)을 임부·임부가족·그 밖에 다른 사람에게 알려주어서는 안 된다. 〈개정 2009.12.31.〉
[2009.12.31. 법률 제9906호에 의하여 2008.7.31. 헌법재판소에서 헌법불합치 결정된 이 조 제2항을 개정함.]

제66조(자격정지)
① 의료인이 다음 각 호 어느 하나에 해당될 경우, 보건복지부장관은 1년 범위에서 의료인에게 면허자격을 정지시킬 수 있다. 의료기술 관련 판단이 필요한 사항인 경우 관계 전문가 의견을 들어 결정할 수 있다. 〈개정 2008.2.29, 2009.12.31, 2010.1.18, 2010.5.27, 2011.4.7, 2011.8.4, 2016.5.29, 2016.12.20, 2019.4.23, 2019.8.27〉
  4. 제20조를 위반한 경우

제88조2(벌칙)
다음 각 호 어느 하나에 해당하는 사람은 2년 이하 징역형· 2천만원 이하 벌금형으로 처벌된다. 〈개정 2016.12.20, 2020.3.4〉
  1. 제20조를 위반한 사람
  2. 제47조 제12항을 위반하여 자율보고를 한 사람에게 불리한 조치를 한 사람
[본조신설 2009.12.31]
[제88조의3에서 이동, 종전 제88조의2는 삭제 〈2016.12.20〉]
의료법 일부개정 2020. 12. 29. [법률 제17787호, 시행 2021. 6. 30.] 보건복지부.

【개정방향】
※ 제목변경: 태아 성 감별행위금지
※ 명확성·간결성·가독성
※ 국어문법정비
※ 나열형은 온점(·)을 사용하여 법조문을 읽기 쉽게 줄임
※ 일본식 '의' 삭제
※ 그 밖의 다른 사람이 알게 하여서는 아니 된다 ⇒ 그 밖에 다른 사람에게 알려주어서는 안 된다. **행위만으로 처벌되는 추상적 위험범이다. '알게 하다'는 법문으로 타당하지 않다. 정확히 업무비밀을 '고지한 행위'다. 형법과 특별법을 참조하기 바람.**
※ 벌칙조항을 통합함. 규범력을 높일 수 있음. 형법과 형사특별법 조문체계 통합
※ 행정규정과 벌칙규정을 통합하여 형법처럼 입법한다면, 행정법학자들이 반대할 가능성이 있다. 왜냐하면 행정법의 특수성을 침해한다고 보기 때문이다. 그래서 **그 중간지점으로 같은 조문에 별도로 항을 신설하여 명문화하는 것이 타당하다.**

(3) 해 설

가. 의료법 제20조는 태아 성 감별행위금지를 규정하고 있다.

나. 주요내용을 보면, ① 의료인은 태아 성 감별을 목적으로 임부를 진찰·검사하여서는 안 되며, 태아 성 감별을 목적으로 임부 외 다른 사람 행위를 **도와서도 안 된다**.

다. ② 의료인은 임신 32주 이전에 태아·임부를 진찰·검사하면서 알게 된 태아 성(性)을 임부·임부가족·**그 밖에 다른 사람에게 알려주어서는 안 된다**. 〈개정 2009.12.31.〉

[2009.12.31. 법률 제9906호에 의하여 2008.7.31. 헌법재판소에서 헌법불합치 결정된 이 조 제2항을 개정함.]

라. ③ **제1항·제2항을 위반한 사람은 2년 이하 징역형·2천만원 이하 벌금형으로 처벌된다**. 〈개정 2016.12.20, 2020.3.4〉

[본조신설 2009.12.31]

[본조개정 2016.12.20 제88조3에서 이동, 종전 제88조2는 삭제]

마. ④ 보건복지부장관은 **제1항·제2항을 위반한 사람에게** 1년 범위에서 의료인에게 면허자격을 정지시킬 수 있다.

바. 【법률비판】 의료법 제88조2는 독자적으로 의료법 제20조에 대한 벌칙을 규정하고 있다. 의료법 제20조를 위반한 사람은 **2년 이하 징역형·2천만원 이하 벌금형으로 처벌된다**. 의료법 제20조와 제88조2를 분리하여 규정해야 할 합리적 이유가 없다. 형법학자들은 이러한 법조문 성격을 이해하기 어렵다. 규범 효과가 전혀 없기 때문이다.

사. 【개선방안】 의료법 법제 정비가 필요하다. 의료법 제20조와 제88조2 통합이 죄형법정주의에 부합한다. 명확성·간결성·가독성·규범성이 있기 때문이다. 나의 개선방안은 개정에 참고가 될 수 있을 것이다. 의료법 제20조 제3항과 제4항을 신설하는 것이다. ③ **제1항·제2항을 위반한 사람은 2년 이하 징역형·2천만원 이하 벌금형으로 처벌된다**. ④ 보건복지부장관은 **제1항·제2항을 위반한 사람에게** 1년 범위에서 의료인에게 면허자격을 정지시킬 수 있다.

아. **의료법 제88조2(벌칙)** 다음 각 호 어느 하나에 해당하는 사람은 2년 이하 징역형·2천만원 이하 벌금형으로 처벌된다. 〈개정 2016.12.20, 2020.3.4〉

1. 제20조를 위반한 사람

[제88조의3에서 이동, 종전 제88조의2는 삭제 〈2016.12.20.〉]

의료법 일부개정 2020. 12. 29. [법률 제17787호, 시행 2021. 6. 30.] 보건복지부.

(4) 의사 국가시험 문제 분석

1. 태아의 성(性) 감별행위금지와 관련하여 의사가 임부를 검사하면서 알게 된 태아의 성(性)을 임부 및 그 가족에게 예외적으로 알려 줄 수 있는 경우에 해당하는 것은?

[2018년 제82회 의사 국가시험 문제 유사]

① 태아가 쌍태아인 경우
② **임신 32주를 경과한 경우**
③ 의료인 1인 이상이 동의한 경우
④ 타인에게 누설하지 않겠다는 동의를 받은 경우
⑤ 임부 및 그 가족이 반낙태 서약서를 작성한 경우

해설 및 정답 ┃ 의료법 제20조는 태아 성 감별행위금지를 규정하고 있다. ① 의료인은 태아 성 감별을 목적으로 임부를 진찰·검사하여서는 안 되며, 태아 성 감별을 목적으로 임부 외 다른 사람 행위를 도와서도 안 된다. ② **의료인은 임신 32주 이전에 태아·임부를 진찰·검사하면서 알게 된 태아 성(性)을 임부·임부가족·그 밖에 다른 사람에게 알려주어서는 안 된다.** 정답 ②

쟁점판례 20 태아 성 감별 사건

헌법재판소 2008. 7. 31. 결정 2004헌마1010 전원재판부
[의료법 제19조의2 제2항 위헌확인]

Q. 구 의료법(1987. 11. 28. 법률 제3948호로 개정되고, 2007. 4. 11. 법률 제8366호로 전부 개정되기 전의 것, 이하 '구 의료법'이라 한다) 제19조의2 제2항(이하 '이 사건 규정'이라 한다)이 태아의 성별에 대하여 이를 고지하는 것을 금지하는 것이 의료인의 직업수행의 자유와 부모의 태아성별정보에 대한 접근을 방해받지 않을 권리를 침해하는 것인지 여부(적극)
Q. 의료법(2007. 4. 11. 법률 제8366호로 전부 개정된 것) 제20조 제2항에 대한 심판대상 확장과 헌법불합치결정의 필요성

【결정요지】
1. 이 사건 규정의 태아 성별 고지 금지는 낙태, 특히 성별을 이유로 한 낙태를 방지함으로써 성비의 불균형을 해소하고 태아의 생명권을 보호하기 위해 입법된 것이다. 그런데 임신 기간이 통상 40주라고 할 때, 낙태가 비교적 자유롭게 행

해질 수 있는 시기가 있는 반면, 낙태를 할 경우 태아는 물론, 산모의 생명이나 건강에 중대한 위험을 초래하여 낙태가 거의 불가능하게 되는 시기도 있는데, 성별을 이유로 하는 낙태가 임신 기간의 전 기간에 걸쳐 이루어질 것이라는 전제 하에, 이 사건 규정이 낙태가 사실상 불가능하게 되는 임신 후반기에 이르러서도 태아에 대한 성별 정보를 태아의 부모에게 알려 주지 못하게 하는 것은 최소침해성원칙을 위반하는 것이다. 이와 같이 임신후반기 공익에 대한 보호의 필요성이 거의 제기되지 않는 낙태 불가능 시기 이후에도 의사가 자유롭게 직업수행을 하는 자유를 제한한다. 임부나 그 가족의 태아 성별 정보에 대한 접근을 방해하는 것은 기본권 제한의 법익 균형성 요건도 갖추지 못한 것이다. 따라서 이 사건 규정은 헌법에 위반된다 할 것이다.

2. 국회는 2007. 4. 11. 법률 제8366호로 의료법을 전부 개정하여 위 19조의2 제2항을 제20조 제2항에서 규정하고 있는데, 그 내용에는 변함이 없다. 그러므로 이 규정 역시 의료인의 직업수행의 자유와 태아 부모의 태아성별 정보에 대한 접근을 방해받지 않을 권리를 침해하므로 헌법에 위반된다.

그런데 위와 같은 이 사건 심판대상 규정들에 대해 단순위헌결정을 할 경우 태아의 성별 고지 금지에 대한 근거 규정이 사라져 법적 공백상태가 발생하게 될 것이므로 헌법불합치결정을 한다. 그리고 **의료법 제20조 제2항은 입법자가 2009. 12. 31.을 기한으로 새 입법을 마련할 때까지 잠정 적용하며, 구 의료법 제19조의2 제2항은 이미 개정되어 효력을 상실하고 있지만, 2005헌바90 당해 사건과 관련하여서는 여전히 그 효력을 유지하고 있다고 할 것이므로 당해 사건과 관련하여 그 적용을 중지하고, 국회가 의료법 규정을 개정하면 그 개정법률을 적용하여야 한다.**

재판관 이공현, 재판관 조대현, 재판관 김종대의 단순위헌 의견

이 사건 규정은 의료인의 직업수행의 자유와 일반적 인격권으로부터 나오는 부모의 태아의 성별 정보에 대한 접근을 방해받지 않을 권리 이외에도 부모의 태아에 대한 보호양육권을 제한한다.

한편, 이 사건 규정의 입법목적은 성별을 이유로 한 낙태를 방지하여 성비의 불균형을 해소하고 태아의 생명을 보호하기 위한 것이다. 그런데 우리 형법은 제269조와 제270조에서 낙태행위를 범죄로 규정하고 이를 처벌하도록 하고 있으므로 낙태를 금지하여 태아의 생명을 보호하고자 하는 입법목적은 위 형법 규정들에 의하여 충분히 달성된다 할 것이다. 그럼에도 불구하고 이 사건

규정이 태아 성별 고지 행위를 태아의 생명을 박탈하는 행위로 간주하고 태아의 성별 고지 행위 금지에 태아의 생명 보호라는 입법목적을 설정한 것은 그 자체로서 정당화될 수 없다. 따라서 이 사건 규정은 입법목적의 정당성이 인정되지 않으므로 헌법에 위반된다고 할 것인바, 이 사건 태아 성별고지금지제도는 그 제도 자체가 정당성을 가질 수 없는 위헌인 제도이므로 단순위헌을 선고하여 제도의 효력을 즉시 상실시켜야 한다.

재판관 이동흡의 반대의견
2004헌마1010 사건의 경우, 태아의 성별은 태아의 부모의 의사나 의지와는 무관하게 자연적으로 결정되어지는 것이므로, 태아의 부모가 태아의 성별 정보를 출산 이전에 미리 확인할 자유가 있어 얻을 수 있는 이익이란, 장래 가족의 일원이 될 태아의 성별에 대하여 미리 알고 싶은 인간의 본능에 가까운 호기심의 충족과 태아의 성별에 따른 출산 이후의 양육 준비를 미리 할 수 있다는 사실상 이익에 불과하다. 따라서 이 사건 심판대상 규정으로 인하여 태아의 부(父)인 청구인의 헌법상 보장된 기본권이 침해될 여지는 없다 할 것이므로, 이 심판청구는 부적법하다.

한편, 2005헌바90 사건의 경우, 임신 후반기에도 태아의 성별을 이유로 한 낙태의 가능성은 여전히 존재하는 것이고, 임신 후반기의 낙태는 임부의 생명까지도 위태롭게 하는 결과를 초래할 수 있는 것이므로, 태아의 생명보호와 성비의 불균형 해소라는 입법목적의 달성을 위해서는 임신 기간 전 기간 동안 태아의 성별 고지를 금지하는 것이 불가피하고, 이 사건 심판대상 규정을 통하여 달성하려는 태아의 생명보호 등과 같은 공익의 중대성에 비하여 이 사건 심판대상 규정으로 인한 의료인의 직업수행의 자유의 제한 정도는 극히 미미한 것이므로, 이 사건 심판대상 규정은 기본권제한에 있어서 과잉금지원칙에 위반되지 않는다.

【심판대상조문】
의료법(1987. 11. 28. 법률 제3948호로 개정되고, 2007. 4. 11. 법률 제8366호로 전부 개정되기 전의 것, 이하 '구 의료법'이라 한다) 제19조의2(태아의 성감별행위 등의 금지) ① 생략
② 의료인은 태아 또는 임부에 대한 진찰이나 검사를 통하여 알게된 태아의 성별을 임부 본인, 그 가족 기타 다른 사람이 알 수 있도록 하여서는 아니된다.
의료법(2007. 4. 11. 법률 제8366호로 전부 개정된 것) 제20조(태아 성 감별 행위 등 금

지) ① 생략
② 의료인은 태아나 임부를 진찰하거나 검사하면서 알게 된 태아의 성(성)을 임부, 임부의 가족, 그 밖의 다른 사람이 알게 하여서는 아니 된다.

【참조조문】
헌법 제10조, 제15조, 제37조 제2항
구 의료법 제19조의2(태아의 성감별행위 등의 금지) ① 의료인은 태아의 성감별을 목적으로 임부를 진찰 또는 검사하여서는 아니되며, 같은 목적을 위한 다른 사람의 행위를 도와 주어서는 아니된다.
② 생략
구 의료법 제52조(면허의 취소 및 재교부) ① 보건복지부장관은 의료인이 다음 각 호의 1에 해당할 때에는 그 면허를 취소할 수 있다. 다만, 제1호의 경우에는 면허를 취소하여야 한다.
1. 제8조 제1항 각 호의 1에 해당하게 된 때
2. 삭제
3. 제53조의 규정에 의한 자격정지처분 기간 중에 의료행위를 하거나 3회이상 자격정지처분을 받은 때
4. 제11조 제1항의 규정에 의한 면허의 조건을 이행하지 아니한 때
5. 제19조의2의 규정에 위반한 때
6. 면허증을 대여한 때

② 보건복지부장관은 제1항의 규정에 의하여 면허가 취소된 자라 할지라도 그 취소의 원인이 된 사유가 소멸하거나 개전의 정이 현저하다고 인정될 때에는 그 면허를 재교부할 수 있다. 다만, 제1항 제4호의 규정에 의하여 면허가 취소된 경우에는 그 취소된 날부터 1년 이내, 제1항 제3호·제5호 또는 제6호의 규정에 의하여 면허가 취소된 경우에는 그 취소된 날부터 2년 이내, 제8조 제1항 제5호의 규정에 의한 사유로 면허가 취소된 경우에는 그 취소된 날부터 3년 이내에는 재교부하지 못한다.
구 의료법 제67조(벌칙) 제19조, 제19조의2, 제20조 제1항, 제25조 제3항, 제30조 제4항, 제31조 제1항 단서, 제48조 제3항, 제51조 제2항(제61조 제3항에서 준용하는 경우를 포함한다), 제54조 제3항의 규정에 위반한 자 또는 제61조 제1항의 규정에 의한 안마사의 자격인정을 받지 아니하고 영리를 목적으로 안마행위를 한 자는 3년 이하의 징역 또는 1천만 원 이하의 벌금에 처한다. 다만, 제19조, 제20조 제1항 또는 제54조 제3항의 규정에 위반한 자에 대한 공소

는 고소가 있어야 한다.

【참조판례】

헌재 1990. 9. 10. 89헌마82, 판례집 2, 306, 310
헌재 1998. 2. 27. 96헌바2, 판례집 10-1, 118, 124-125
헌재 2002. 2. 28. 99헌바117, 판례집 14-1, 118, 124
헌재 2003. 6. 26. 2002헌가14, 판례집 15-1, 624, 642

21. 제21조(기록 열람 등) ★★★★★

(1) 현 행

제21조(기록 열람 등)
① 환자는 의료인, 의료기관의 장 및 의료기관 종사자에게 본인에 관한 기록(추가기재·수정된 경우 추가기재·수정된 기록 및 추가기재·수정 전의 원본을 모두 포함한다. 이하 같다)의 전부 또는 일부에 대하여 열람 또는 그 사본의 발급 등 내용의 확인을 요청할 수 있다. 이 경우 의료인, 의료기관의 장 및 의료기관 종사자는 정당한 사유가 없으면 이를 거부하여서는 아니 된다. 〈신설 2016.12.20, 2018.3.27〉
② 의료인, 의료기관의 장 및 의료기관 종사자는 환자가 아닌 다른 사람에게 환자에 관한 기록을 열람하게 하거나 그 사본을 내주는 등 내용을 확인할 수 있게 하여서는 아니 된다. 〈개정 2009.1.30, 2016.12.20〉
③ 제2항에도 불구하고 의료인, 의료기관의 장 및 의료기관 종사자는 다음 각 호의 어느 하나에 해당하면 그 기록을 열람하게 하거나 그 사본을 교부하는 등 그 내용을 확인할 수 있게 하여야 한다. 다만, 의사·치과의사 또는 한의사가 환자의 진료를 위하여 불가피하다고 인정한 경우에는 그러하지 아니하다. 〈개정 2009.1.30, 2010.1.18, 2011.4.7, 2011.12.31, 2012.2.1, 2015.12.22, 2015.12.29, 2016.5.29, 2016.12.20, 2018.3.20, 2018.8.14, 2020.3.4, 2020.8.11, 2020.12.29〉
  1. 환자의 배우자, 직계 존속·비속, 형제·자매(환자의 배우자 및 직계 존속·비속, 배우자의 직계존속이 모두 없는 경우에 한정한다) 또는 배우자의 직계 존속이 환자 본인의 동의서와 친족관계임을 나타내는 증명서 등을 첨부하는 등 보건복지부령으로 정하는 요건을 갖추어 요청한 경우
  2. 환자가 지정하는 대리인이 환자 본인의 동의서와 대리권이 있음을 증명하는 서류를 첨부하는 등 보건복지부령으로 정하는 요건을 갖추어 요청한 경우

3. 환자가 사망하거나 의식이 없는 등 환자의 동의를 받을 수 없어 환자의 배우자, 직계 존속 · 비속, 형제 · 자매(환자의 배우자 및 직계 존속 · 비속, 배우자의 직계존속이 모두 없는 경우에 한정한다) 또는 배우자의 직계 존속이 친족관계임을 나타내는 증명서 등을 첨부하는 등 보건복지부령으로 정하는 요건을 갖추어 요청한 경우
4. 「국민건강보험법」 제14조, 제47조, 제48조 및 제63조에 따라 급여비용 심사 · 지급 · 대상여부 확인 · 사후관리 및 요양급여의 적정성 평가 · 가감지급 등을 위하여 국민건강보험공단 또는 건강보험심사평가원에 제공하는 경우
5. 「의료급여법」 제5조, 제11조, 제11조의3 및 제33조에 따라 의료급여 수급권자 확인, 급여비용의 심사 · 지급, 사후관리 등 의료급여 업무를 위하여 보장기관(시 · 군 · 구), 국민건강보험공단, 건강보험심사평가원에 제공하는 경우
6. 「형사소송법」 제106조, 제215조 또는 제218조에 따른 경우
6의 2. 「군사법원법」 제146조, 제254조 또는 제257조에 따른 경우
7. 「민사소송법」 제347조에 따라 문서제출을 명한 경우
8. 「산업재해보상보험법」 제118조에 따라 근로복지공단이 보험급여를 받는 근로자를 진료한 산재보험 의료기관(의사를 포함한다)에 대하여 그 근로자의 진료에 관한 보고 또는 서류 등 제출을 요구하거나 조사하는 경우
9. 「자동차손해배상 보장법」 제12조제2항 및 제14조에 따라 의료기관으로부터 자동차보험진료수가를 청구받은 보험회사등이 그 의료기관에 대하여 관계 진료기록의 열람을 청구한 경우
10. 「병역법」 제11조의2에 따라 지방병무청장이 병역판정검사와 관련하여 질병 또는 심신장애의 확인을 위하여 필요하다고 인정하여 의료기관의 장에게 병역판정검사대상자의 진료기록 · 치료 관련 기록의 제출을 요구한 경우
11. 「학교안전사고 예방 및 보상에 관한 법률」 제42조에 따라 공제회가 공제급여의 지급 여부를 결정하기 위하여 필요하다고 인정하여 「국민건강보험법」 제42조에 따른 요양기관에 대하여 관계 진료기록의 열람 또는 필요한 자료의 제출을 요청하는 경우
12. 「고엽제후유의증 등 환자지원 및 단체설립에 관한 법률」 제7조제3항에 따라 의료기관의 장이 진료기록 및 임상소견서를 보훈병원장에게 보내는 경우
13. 「의료사고 피해구제 및 의료분쟁 조정 등에 관한 법률」 제28조제1항 또는 제3항에 따른 경우
14. 「국민연금법」 제123조에 따라 국민연금공단이 부양가족연금, 장애연금 및 유족연금 급여의 지급심사와 관련하여 가입자 또는 가입자였던 사람을 진료한 의료기관에 해당 진료에 관한 사항의 열람 또는 사본 교부를 요청하는 경우

14의 2. 다음 각 목의 어느 하나에 따라 공무원 또는 공무원이었던 사람을 진료한 의료기관에 해당 진료에 관한 사항의 열람 또는 사본 교부를 요청하는 경우
    가. 「공무원연금법」 제92조에 따라 인사혁신처장이 퇴직유족급여 및 비공무상장해급여와 관련하여 요청하는 경우
    나. 「공무원연금법」 제93조에 따라 공무원연금공단이 퇴직유족급여 및 비공무상장해급여와 관련하여 요청하는 경우
    다. 「공무원 재해보상법」 제57조 및 제58조에 따라 인사혁신처장(같은 법 제61조에 따라 업무를 위탁받은 자를 포함한다)이 요양급여, 재활급여, 장해급여, 간병급여 및 재해유족급여와 관련하여 요청하는 경우
14의 3. 「사립학교교직원 연금법」 제19조제4항제4호의2에 따라 사립학교교직원연금공단이 요양급여, 장해급여 및 재해유족급여의 지급심사와 관련하여 교직원 또는 교직원이었던 자를 진료한 의료기관에 해당 진료에 관한 사항의 열람 또는 사본 교부를 요청하는 경우
15. 「장애인복지법」 제32조제7항에 따라 대통령령으로 정하는 공공기관의 장이 장애 정도에 관한 심사와 관련하여 장애인 등록을 신청한 사람 및 장애인으로 등록한 사람을 진료한 의료기관에 해당 진료에 관한 사항의 열람 또는 사본 교부를 요청하는 경우
16. 「감염병의 예방 및 관리에 관한 법률」 제18조의4 및 제29조에 따라 질병관리청장, 시·도지사 또는 시장·군수·구청장이 감염병의 역학조사 및 예방접종에 관한 역학조사를 위하여 필요하다고 인정하여 의료기관의 장에게 감염병환자등의 진료기록 및 예방접종을 받은 사람의 예방접종 후 이상반응에 관한 진료기록의 제출을 요청하는 경우
17. 「국가유공자 등 예우 및 지원에 관한 법률」 제74조의8제1항제7호에 따라 보훈심사위원회가 보훈심사와 관련하여 보훈심사대상자를 진료한 의료기관에 해당 진료에 관한 사항의 열람 또는 사본 교부를 요청하는 경우
18. 「한국보훈복지의료공단법」 제24조의2에 따라 한국보훈복지의료공단이 같은 법 제6조제1호에 따른 국가유공자등에 대한 진료기록등의 제공을 요청하는 경우
④ 진료기록을 보관하고 있는 의료기관이나 진료기록이 이관된 보건소에 근무하는 의사·치과의사 또는 한의사는 자신이 직접 진료하지 아니한 환자의 과거 진료내용의 확인 요청을 받은 경우에는 진료기록을 근거로 하여 사실을 확인하여 줄 수 있다. 〈신설 2009.1.30〉
⑤ 제1항, 제3항 또는 제4항의 경우 의료인, 의료기관의 장 및 의료기관 종사자는 「전자서명법」에 따른 전자서명이 기재된 전자문서를 제공하는 방법으로 환자

또는 환자가 아닌 다른 사람에게 기록의 내용을 확인하게 할 수 있다. 〈신설 2020.3.4〉

의료법 일부개정 2020. 12. 29. [법률 제17787호, 시행 2021. 6. 30.] 보건복지부.

[개정 전]
제21조(기록 열람 등)
① 환자는 의료인, 의료기관의 장 및 의료기관 종사자에게 본인에 관한 기록의 열람 또는 그 사본의 발급 등 내용의 확인을 요청할 수 있다. 이 경우 의료인, 의료기관의 장 및 의료기관 종사자는 정당한 사유가 없으면 이를 거부하여서는 아니 된다. 〈신설 2016.12.20.〉
② 의료인, 의료기관의 장 및 의료기관 종사자는 환자가 아닌 다른 사람에게 환자에 관한 기록을 열람하게 하거나 그 사본을 내주는 등 내용을 확인할 수 있게 하여서는 아니 된다. 〈개정 2009.1.30., 2016.12.20.〉
③ 제2항에도 불구하고 의료인, 의료기관의 장 및 의료기관 종사자는 다음 각 호의 어느 하나에 해당하면 그 기록을 열람하게 하거나 그 사본을 교부하는 등 그 내용을 확인할 수 있게 하여야 한다. 다만, 의사·치과의사 또는 한의사가 환자의 진료를 위하여 불가피하다고 인정한 경우에는 그러하지 아니하다. 〈개정 2009.1.30., 2010.1.18., 2011.4.7., 2011.12.31., 2012.2.1., 2015.12.22., 2015.12.29., 2016.5.29., 2016.12.20.〉
  1. 환자의 배우자, 직계 존속·비속, 형제·자매(환자의 배우자 및 직계 존속·비속, 배우자의 직계존속이 모두 없는 경우에 한정한다) 또는 배우자의 직계 존속이 환자 본인의 동의서와 친족관계임을 나타내는 증명서 등을 첨부하는 등 보건복지부령으로 정하는 요건을 갖추어 요청한 경우
  2. 환자가 지정하는 대리인이 환자 본인의 동의서와 대리권이 있음을 증명하는 서류를 첨부하는 등 보건복지부령으로 정하는 요건을 갖추어 요청한 경우
  3. 환자가 사망하거나 의식이 없는 등 환자의 동의를 받을 수 없어 환자의 배우자, 직계 존속·비속, 형제·자매(환자의 배우자 및 직계 존속·비속, 배우자의 직계존속이 모두 없는 경우에 한정한다) 또는 배우자의 직계 존속이 친족관계임을 나타내는 증명서 등을 첨부하는 등 보건복지부령으로 정하는 요건을 갖추어 요청한 경우
  4. 「국민건강보험법」 제14조, 제47조, 제48조 및 제63조에 따라 급여비용 심사·지급·대상여부 확인·사후관리 및 요양급여의 적정성 평가·가감지급 등을 위하여 국민건강보험공단 또는 건강보험심사평가원에 제공하는 경우
  5. 「의료급여법」 제5조, 제11조, 제11조의3 및 제33조에 따라 의료급여 수급권자 확인, 급여비용의 심사·지급, 사후관리 등 의료급여 업무를 위하여 보

장기관(시·군·구), 국민건강보험공단, 건강보험심사평가원에 제공하는 경우
6. 「형사소송법」 제106조, 제215조 또는 제218조에 따른 경우
7. 「민사소송법」 제347조에 따라 문서제출을 명한 경우
8. 「산업재해보상보험법」 제118조에 따라 근로복지공단이 보험급여를 받는 근로자를 진료한 산재보험 의료기관(의사를 포함한다)에 대하여 그 근로자의 진료에 관한 보고 또는 서류 등 제출을 요구하거나 조사하는 경우
9. 「자동차손해배상 보장법」 제12조제2항 및 제14조에 따라 의료기관으로부터 자동차보험진료수가를 청구받은 보험회사등이 그 의료기관에 대하여 관계 진료기록의 열람을 청구한 경우
10. 「병역법」 제11조의2에 따라 지방병무청장이 병역판정검사와 관련하여 질병 또는 심신장애의 확인을 위하여 필요하다고 인정하여 의료기관의 장에게 병역판정검사대상자의 진료기록·치료 관련 기록의 제출을 요구한 경우
11. 「학교안전사고 예방 및 보상에 관한 법률」 제42조에 따라 공제회가 공제급여의 지급 여부를 결정하기 위하여 필요하다고 인정하여 「국민건강보험법」 제42조에 따른 요양기관에 대하여 관계 진료기록의 열람 또는 필요한 자료의 제출을 요청하는 경우
12. 「고엽제후유의증 등 환자지원 및 단체설립에 관한 법률」 제7조제3항에 따라 의료기관의 장이 진료기록 및 임상소견서를 보훈병원장에게 보내는 경우
13. 「의료사고 피해구제 및 의료분쟁 조정 등에 관한 법률」 제28조제1항 또는 제3항에 따른 경우
14. 「국민연금법」 제123조에 따라 국민연금공단이 부양가족연금, 장애연금 및 유족연금 급여의 지급심사와 관련하여 가입자 또는 가입자였던 사람을 진료한 의료기관에 해당 진료에 관한 사항의 열람 또는 사본 교부를 요청하는 경우
14의2. 「공무원연금법」 제85조에 따라 공무원연금공단이 공무상요양비, 재해부조금, 장해급여 및 유족급여의 지급심사와 관련하여 공무원 또는 공무원이었던 자를 진료한 의료기관에 해당 진료에 관한 사항의 열람 또는 사본 교부를 요청하는 경우
15. 「장애인복지법」 제32조제7항에 따라 대통령령으로 정하는 공공기관의 장이 장애 정도에 관한 심사와 관련하여 장애인 등록을 신청한 사람 및 장애인으로 등록한 사람을 진료한 의료기관에 해당 진료에 관한 사항의 열람 또는 사본 교부를 요청하는 경우
16. 「감염병의 예방 및 관리에 관한 법률」 제18조의4 및 제29조에 따라 보건복지부장관, 질병관리본부장, 시·도지사 또는 시장·군수·구청장이 감염병의 역학조사 및 예방접종에 관한 역학조사를 위하여 필요하다고 인정하여

의료기관의 장에게 감염병환자등의 진료기록 및 예방접종을 받은 사람의 예방접종 후 이상반응에 관한 진료기록의 제출을 요청하는 경우
④ 진료기록을 보관하고 있는 의료기관이나 진료기록이 이관된 보건소에 근무하는 의사·치과의사 또는 한의사는 자신이 직접 진료하지 아니한 환자의 과거 진료 내용의 확인 요청을 받은 경우에는 진료기록을 근거로 하여 사실을 확인하여 줄 수 있다. 〈신설 2009.1.30.〉
⑤ 삭제 〈2016.12.20.〉
[시행일: 2016.6.30.] 제21조제2항제15호

(2) 개선방안

제21조(기록열람)
① 환자는 의료인·의료기관장·의료기관 종사자에게 본인에 관한 기록(추가기재·수정된 경우 추가기재·수정된 기록 및 추가기재·수정 전의 원본을 모두 포함한다. 이하 같다)의 전부 또는 일부에 대하여 열람 또는 그 사본 발급 내용의 확인을 요청할 수 있다. 이 경우 의료인·의료기관장·의료기관 종사자는 정당한 사유가 없으면 이를 거부하여서는 안 된다. 〈신설 2016.12.20., 2018.3.27.〉
② 의료인·의료기관장·의료기관 종사자는 환자 본인이 아닌 다른 사람에게 환자 기록을 열람·그 사본발급 등 내용확인을 해 주어서는 안 된다. 〈개정 2009.1.30., 2016.12.20.〉
③ 제2항 경우 의료인·의료기관장·의료기관 종사자는 다음 각 호 어느 하나에 해당하면, 기록열람·그 사본 교부 내용을 확인할 수 있다. 다만 의사·치과의사·한의사가 환자 진료를 위하여 불가피하다고 인정한 경우 기록열람·그 사본 교부 내용을 확인할 수 있다. 〈개정 2009.1.30, 2010.1.18, 2011.4.7, 2011.12.31, 2012.2.1, 2015.12.22, 2015.12.29, 2016.5.29, 2016.12.20, 2018.3.20, 2018.8.14, 2020.3.4, 2020.8.11., 2020.12.29.〉
  1. 환자배우자·환자직계존속·환자직계비속·환자형제·환자자매(환자배우자·환자직계존속·환자직계비속·환자배우자직계존속이 모두 없는 경우에 한정한다)·환자배우자직계존속이 환자 본인 동의서와 친족관계임을 나타내는 증명서를 첨부하는 등 보건복지부령으로 정하는 요건을 갖추어 요청한 경우
  2. 환자가 지정하는 대리인이 환자 본인 동의서와 대리권이 있음을 증명하는 서류를 첨부하는 등 보건복지부령으로 정하는 요건을 갖추어 요청한 경우
  3. 환자가 사망하거나 또는 환자가 의식이 없는 등 환자 동의를 받을 수 없어 환자배우자·환자직계존속·환자직계비속·환자형제·환자자매(환자배우자·

환자직계존속 · 환자직계비속 · 환자배우자직계존속이 모두 없는 경우에 한정한다) · 환자배우자직계존속이 친족관계임을 나타내는 증명서를 첨부하는 등 보건복지부령으로 정하는 요건을 갖추어 요청한 경우
4. 「국민건강보험법」 제14조 · 제47조 · 제48조 · 제63조에 근거하여 급여비용심사 · 급여비용지급 · 급여비용대상여부 확인 · 사후관리 · 요양급여 적정성 평가 · 가감지급을 위하여 국민건강보험공단 · 건강보험심사평가원에 제공하는 경우
5. 「의료급여법」 제5조 · 제11조 · 제11조3 · 제33조에 근거하여 의료급여 수급권자 확인 · 급여비용심사 · 급여비용지급 · 사후관리 등 의료급여 업무를 위하여 보장기관(시 · 군 · 구) · 국민건강보험공단 · 건강보험심사평가원에 제공하는 경우
6. 「형사소송법」 제106조 · 제215조 · 제218조에 근거한 경우
7. 「민사소송법」 제347조에 근거하여 문서제출을 명한 경우
8. 「산업재해보상보험법」 제118조에 근거하여 근로복지공단이 보험급여를 받는 근로자를 진료한 산재보험 의료기관(의사를 포함한다)에 대하여 그 근로자 진료에 관한 보고 · 서류 등 제출을 요구 · 조사하는 경우
9. 「자동차손해배상 보장법」 제12조 제2항 · 제14조에 근거하여 의료기관에게 자동차보험진료수가를 청구 받은 보험회사가 그 의료기관에게 관계 진료기록열람을 청구한 경우
10. 「병역법」 제11조2에 근거하여 지방병무청장이 병역판정검사와 관련하여 **질병 · 심신장애를 확인하기 위하여 필요하다고 인정하여** 의료기관장에게 병역판정검사대상자 진료기록 · 치료기록 제출을 요구한 경우
11. 「학교안전사고 예방 및 보상에 관한 법률」 제42조에 근거하여 공제회가 공제급여 지급 여부를 결정하기 위하여 필요하다고 인정하여 「국민건강보험법」 제42조에 근거하여 요양기관에게 관계 진료기록열람 또는 필요한 자료 제출을 요청하는 경우
12. 「고엽제후유의증 등 환자지원 및 단체설립에 관한 법률」 제7조 제3항에 근거하여 의료기관장이 진료기록과 임상소견서를 보훈병원장에게 보내는 경우
13. 「의료사고 피해구제 및 의료분쟁 조정 등에 관한 법률」 제28조 제1항 · 제3항에 근거한 경우
14. 「국민연금법」 제123조에 근거하여 국민연금공단이 부양가족연금 · 장애연금 · 유족연금 급여 지급심사와 관련하여 가입자 · 가입자였던 사람을 진료한 의료기관에 해당 진료에 관한 사항 열람 · 사본 교부를 요청하는 경우
14의2. 다음 각 목 어느 하나에 근거하여 공무원 · 공무원이었던 사람을 진료한 의료기관에 해당 진료에 관한 사항 열람 · 사본 교부를 요청하는 경우

가. 「공무원연금법」 제92조에 근거하여 인사혁신처장이 퇴직유족급여과 비공무상장해급여와 관련하여 요청하는 경우
나. 「공무원연금법」 제93조에 근거하여 공무원연금공단이 퇴직유족급여과 비공무상장해급여와 관련하여 요청하는 경우
다. 「공무원 재해보상법」 제57조와 제58조에 근거하여 인사혁신처장(같은 법 제61조에 따라 업무를 위탁받은 자를 포함한다)이 요양급여·재활급여·장해급여·간병급여·재해유족급여와 관련하여 요청하는 경우
14의3. 「사립학교교직원 연금법」 제19조 제4항 제4호2에 근거하여 사립학교교직원연금공단이 요양급여·장해급여·재해유족급여의 지급심사와 관련하여 교직원·교직원이었던 사람을 진료한 의료기관에 해당 진료에 관한 사항 열람·사본 교부를 요청하는 경우
15. 「장애인복지법」 제32조 제7항에 근거하여 대통령령으로 정하는 공공기관 장이 장애 정도에 관한 심사와 관련하여 장애인 등록을 신청한 사람·장애인 등록한 사람을 진료한 의료기관에 해당 진료에 관한 사항 열람·사본 교부를 요청하는 경우
16. 「감염병의 예방 및 관리에 관한 법률」 제18조4·제29조에 근거하여 보건복지부장관·질병관리본부장·시·도지사·시장·군수·구청장이 감염병 역학조사·예방접종에 관한 역학조사를 위하여 필요하다고 인정하여 의료기관장에게 감염병환자 진료기록·예방접종을 받은 사람 예방접종 후 이상반응에 관한 진료기록제출을 요청하는 경우
17. 「국가유공자 등 예우 및 지원에 관한 법률」 제74조8 제1항 제7호에 근거하여 보훈심사위원회가 보훈심사와 관련하여 보훈심사대상자를 진료한 의료기관에 해당 진료에 관한 사항 열람 또는 사본 교부를 요청하는 경우
18. 「한국보훈복지의료공단법」 제24조2에 근거하여 한국보훈복지의료공단이 같은 법 제6조 제1호에 규정한 국가유공자에 대한 진료기록부 제공을 요청하는 경우

④ 진료기록을 보관하고 있는 의료기관·진료기록이 이관된 보건소에 근무하는 의사·치과의사·한의사는 자신이 직접 진료하지 않은 환자 과거 진료 내용에 대해 확인 요청을 받은 경우 진료기록을 근거로 사실을 확인하여 줄 수 있다. 〈신설 2009.1.30.〉

⑤ 제1항·제3항·제4항 경우 의료인·의료기관장·의료기관 종사자는 「전자서명법」에 근거한 전자서명이 기재된 전자문서를 제공하는 방법으로 환자·환자가 아닌 다른 사람에게 기록 내용을 확인하게 할 수 있다. 〈신설 2020.3.4.〉

의료법 일부개정 2020. 12. 29. [법률 제17787호, 시행 2021. 6. 30.] 보건복지부.

【개정방향】
※ 제목변경: 기록열람
※ 명확성·간결성·가독성
※ 국어문법정비
※ 나열형은 온점(·)을 사용하여 법조문을 읽기 쉽게 줄임
※ 일본식 '의' 삭제
※ 중국식 '적' 삭제

[개정 전]
제21조(기록열람)
① 환자는 의료인·의료기관장·의료기관 종사자에게 본인에 관한 기록열람·그 사본발급 등 내용확인을 요청할 수 있다. 이 경우 의료인·의료기관장·의료기관 종사자는 정당한 사유가 없으면 이를 거부하여서는 안 된다. 〈신설 2016.12.20.〉
② 의료인·의료기관장·의료기관 종사자는 환자 본인이 아닌 다른 사람에게 환자 기록을 열람·그 사본 발급 내용을 확인해 주어서는 안 된다. 〈개정 2009.1.30., 2016.12.20.〉
③ 제2항 경우 의료인·의료기관장·의료기관 종사자는 다음 각 호 어느 하나에 해당하면, 기록열람·그 사본 교부 내용을 확인할 수 있다. 다만 의사·치과의사·한의사가 환자진료를 위하여 불가피하다고 인정한 경우 기록열람·그 사본 교부 내용을 확인할 수 있다. 〈개정 2009.1.30., 2010.1.18., 2011.4.7., 2011.12.31., 2012.2.1., 2015.12.22., 2015.12.29., 2016.5.29., 2016.12.20.〉
   1. **환자배우자·환자직계존속·환자직계비속·형제·자매(환자배우자·환자직계존속·환자직계비속·환자배우자직계존속이 모두 없는 경우에 한정한다)·환자배우자직계존속이 환자 본인 동의서와 친족관계임을 나타내는 증명서를 첨부하는 등 보건복지부령으로 정하는 요건을 갖추어 요청한 경우**
   2. 환자가 지정하는 대리인이 환자 본인 동의서와 대리권이 있음을 증명하는 서류를 첨부하는 등 보건복지부령으로 정하는 요건을 갖추어 요청한 경우
   3. 환자가 사망하거나 또는 환자가 의식이 없는 등 환자동의를 받을 수 없어 환자배우자·환자직계존속·환자직계비속·형제·자매(환자배우자·환자직계존속·환자직계비속·환자배우자직계존속이 모두 없는 경우에 한정한다)·환자배우자직계존속이 친족관계임을 나타내는 증명서를 첨부하는 등 보건복지부령으로 정하는 요건을 갖추어 요청한 경우
   4. 「국민건강보험법」 제14조·제47조·제48조·제63조에 근거하여 급여비용 심사·급여비용지급·급여비용대상여부 확인·사후관리·요양급여 적정성

평가·가감지급을 위하여 국민건강보험공단·건강보험심사평가원에 제공하는 경우
5. 「의료급여법」 제5조·제11조·제11조3·제33조에 근거하여 의료급여 수급권자 확인·급여비용심사·급여비용지급·사후관리 등 의료급여 업무를 위하여 보장기관(시·군·구)·국민건강보험공단·건강보험심사평가원에 제공하는 경우
6. 「형사소송법」 제106조·제215조·제218조에 근거한 경우
7. 「민사소송법」 제347조에 근거하여 문서제출을 명한 경우
8. 「산업재해보상보험법」 제118조에 근거하여 근로복지공단이 보험급여를 받는 근로자를 진료한 산재보험 의료기관(의사를 포함한다)에 대하여 그 근로자 진료에 관한 보고·서류 등 제출을 요구·조사하는 경우
9. 「자동차손해배상 보장법」 제12조 제2항·제14조에 근거하여 의료기관에게 자동차보험진료수가를 청구 받은 보험회사가 그 의료기관에게 관계 진료기록열람을 청구한 경우
10. 「병역법」 제11조2에 근거하여 지방병무청장이 병역판정검사와 관련하여 **질병·심신장애를 확인하기 위하여 필요하다고 인정하여** 의료기관장에게 병역판정검사대상자 진료기록·치료기록 제출을 요구한 경우
11. 「학교안전사고 예방 및 보상에 관한 법률」 제42조에 근거하여 공제회가 공제급여 지급 여부를 결정하기 위하여 필요하다고 인정하여 「국민건강보험법」 제42조에 근거하여 요양기관에게 관계 진료기록열람 또는 필요한 자료제출을 요청하는 경우
12. 「고엽제후유의증 등 환자지원 및 단체설립에 관한 법률」 제7조 제3항에 근거하여 의료기관장이 진료기록과 임상소견서를 보훈병원장에게 보내는 경우
13. 「의료사고 피해구제 및 의료분쟁 조정 등에 관한 법률」 제28조 제1항·제3항에 근거한 경우
14. 「국민연금법」 제123조에 근거하여 국민연금공단이 부양가족연금·장애연금·유족연금 급여 지급심사와 관련하여 가입자·가입자였던 사람을 진료한 의료기관에 해당 진료에 관한 사항 열람·사본 교부를 요청하는 경우
14의2. 「공무원연금법」 제85조에 근거하여 공무원연금공단이 공무상요양비·재해부조금·장해급여·유족급여 지급심사와 관련하여 공무원·공무원이었던 사람을 진료한 의료기관에 해당 진료에 관한 사항 열람·사본 교부를 요청하는 경우
15. 「장애인복지법」 제32조 제7항에 근거하여 대통령령으로 정하는 공공기관장이 장애 정도에 관한 심사와 관련하여 장애인 등록을 신청한 사람·장애인 등록한 사람을 진료한 의료기관에 해당 진료에 관한 사항 열람·사본 교

부를 요청하는 경우
16. 「감염병의 예방 및 관리에 관한 법률」 제18조4・제29조에 근거하여 보건복지부장관・질병관리본부장・시・도지사・시장・군수・구청장이 감염병 역학조사・예방접종에 관한 역학조사를 위하여 필요하다고 인정하여 의료기관장에게 감염병환자 진료기록・예방접종을 받은 사람 예방접종 후 이상반응에 관한 진료기록제출을 요청하는 경우
④ 진료기록을 보관하고 있는 의료기관・진료기록이 이관된 보건소에 근무하는 의사・치과의사・한의사는 자신이 직접 진료하지 않은 환자 과거 진료 내용에 대해 확인 요청을 받은 경우 진료기록을 근거로 사실을 확인하여 줄 수 있다. 〈신설 2009.1.30.〉
⑤ 삭제 〈2016.12.20.〉
[시행일: 2016.6.30.] 제21조 제2항 제15호

(3) 해 설

가. 의료법 제21조는 기록열람을 규정하고 있다. **매년 의사 국가시험에 출제되고 있다.**

나. 주요내용을 보면, ① 환자는 의료인・의료기관장・의료기관 종사자에게 본인에 관한 기록(추가기재・수정된 경우 추가기재・수정된 기록 및 추가기재・수정 전의 원본을 모두 포함한다. 이하 같다)의 전부 또는 일부에 대하여 열람 또는 그 사본 발급 내용의 확인을 요청할 수 있다. 이 경우 의료인・의료기관장・의료기관 종사자는 정당한 사유가 없으면 이를 거부하여서는 안 된다. 〈신설 2016.12.20., 2018.3.27.〉

다. ② 의료인・의료기관장・의료기관 종사자는 환자 본인이 아닌 다른 사람에게 환자기록을 열람・그 사본발급 등 내용확인을 해 주어서는 안 된다. 〈개정 2009.1.30., 2016.12.20.〉 그러나 예외 규정이 있다.

라. ③ 제2항 경우 의료인・의료기관장・의료기관 종사자는 다음 각 호 어느 하나에 해당하면, 기록열람・그 사본 교부 내용을 확인할 수 있다. 다만 의사・치과의사・한의사가 환자 진료를 위하여 불가피하다고 인정한 경우 기록열람・그 사본 교부 내용을 확인할 수 있다. 〈개정 2009.1.30, 2010.1.18, 2011.4.7, 2011.12.31, 2012.2.1, 2015.12.22, 2015.12.29, 2016.5.29, 2016.12.20, 2018.3.20, 2018.8.14, 2020.3.4, 2020.8.11., 2020.12.29.〉
  1. 환자배우자・환자직계존속・환자직계비속・환자형제・환자자매(환자배우자

· 환자직계존속 · 환자직계비속 · 환자배우자직계존속이 모두 없는 경우에 한정한다)
· 환자배우자직계존속이 환자 본인 동의서와 친족관계임을 나타내는 증명서를 첨부하는 등 보건복지부령으로 정하는 요건을 갖추어 요청한 경우
2. 환자가 지정하는 대리인이 환자 본인 동의서와 대리권이 있음을 증명하는 서류를 첨부하는 등 보건복지부령으로 정하는 요건을 갖추어 요청한 경우
3. 환자가 사망하거나 또는 환자가 의식이 없는 등 환자 동의를 받을 수 없어 환자배우자 · 환자직계존속 · 환자직계비속 · 환자형제 · 환자자매(환자배우자 · 환자직계존속 · 환자직계비속 · 환자배우자직계존속이 모두 없는 경우에 한정한다) · 환자배우자직계존속이 친족관계임을 나타내는 증명서를 첨부하는 등 보건복지부령으로 정하는 요건을 갖추어 요청한 경우
4. 「국민건강보험법」 제14조 · 제47조 · 제48조 · 제63조에 근거하여 급여비용심사 · 급여비용지급 · 급여비용대상여부 확인 · 사후관리 · 요양급여 적정성 평가 · 가감지급을 위하여 국민건강보험공단 · 건강보험심사평가원에 제공하는 경우
5. 「의료급여법」 제5조 · 제11조 · 제11조3 · 제33조에 근거하여 의료급여 수급권자 확인 · 급여비용심사 · 급여비용지급 · 사후관리 등 의료급여 업무를 위하여 보장기관(시 · 군 · 구) · 국민건강보험공단 · 건강보험심사평가원에 제공하는 경우
6. 「형사소송법」 제106조 · 제215조 · 제218조에 근거한 경우
7. 「민사소송법」 제347조에 근거하여 문서제출을 명한 경우
8. 「산업재해보상보험법」 제118조에 근거하여 근로복지공단이 보험급여를 받는 근로자를 진료한 산재보험 의료기관(의사를 포함한다)에 대하여 그 근로자 진료에 관한 보고 · 서류 등 제출을 요구 · 조사하는 경우
9. 「자동차손해배상 보장법」 제12조 제2항 · 제14조에 근거하여 의료기관에게 자동차보험진료수가를 청구 받은 보험회사가 그 의료기관에게 관계 진료기록열람을 청구한 경우
10. 「병역법」 제11조2에 근거하여 지방병무청장이 병역판정검사와 관련하여 **질병 · 심신장애를 확인하기 위하여 필요하다고 인정하여** 의료기관장에게 병역판정검사대상자 진료기록 · 치료기록 제출을 요구한 경우
11. 「학교안전사고 예방 및 보상에 관한 법률」 제42조에 근거하여 공제회가 공제급여 지급 여부를 결정하기 위하여 필요하다고 인정하여 「국민건강보험법」 제42조에 근거하여 요양기관에게 관계 진료기록열람 또는 필요한

자료제출을 요청하는 경우
12. 「고엽제후유의증 등 환자지원 및 단체설립에 관한 법률」 제7조 제3항에 근거하여 의료기관장이 진료기록과 임상소견서를 보훈병원장에게 보내는 경우
13. 「의료사고 피해구제 및 의료분쟁 조정 등에 관한 법률」 제28조 제1항·제3항에 근거한 경우
14. 「국민연금법」 제123조에 근거하여 국민연금공단이 부양가족연금·장애연금·유족연금 급여 지급심사와 관련하여 가입자·가입자였던 사람을 진료한 의료기관에 해당 진료에 관한 사항 열람·사본 교부를 요청하는 경우
14의2. 다음 각 목 어느 하나에 근거하여 공무원·공무원이었던 사람을 진료한 의료기관에 해당 진료에 관한 사항 열람·사본 교부를 요청하는 경우
    가. 「공무원연금법」 제92조에 근거하여 인사혁신처장이 퇴직유족급여과 비공무상장해급여와 관련하여 요청하는 경우
    나. 「공무원연금법」 제93조에 근거하여 공무원연금공단이 퇴직유족급여과 비공무상장해급여와 관련하여 요청하는 경우
    다. 「공무원 재해보상법」 제57조와 제58조에 근거하여 인사혁신처장(같은 법 제61조에 따라 업무를 위탁받은 자를 포함한다)이 요양급여·재활급여·장해급여·간병급여·재해유족급여와 관련하여 요청하는 경우
14의3. 「사립학교교직원 연금법」 제19조 제4항 제4호2에 근거하여 사립학교교직원연금공단이 요양급여·장해급여·재해유족급여의 지급심사와 관련하여 교직원·교직원이었던 사람을 진료한 의료기관에 해당 진료에 관한 사항 열람·사본 교부를 요청하는 경우
15. 「장애인복지법」 제32조 제7항에 근거하여 대통령령으로 정하는 공공기관장이 장애 정도에 관한 심사와 관련하여 장애인 등록을 신청한 사람·장애인 등록한 사람을 진료한 의료기관에 해당 진료에 관한 사항 열람·사본 교부를 요청하는 경우
16. **「감염병의 예방 및 관리에 관한 법률」 제18조4·제29조**에 근거하여 보건복지부장관·질병관리본부장·시·도지사·시장·군수·구청장이 **감염병 역학조사·예방접종에 관한 역학조사를 위하여 필요하다고 인정하여 의료기관장에게 감염병환자 진료기록·예방접종을 받은 사람 예방접종 후 이상반응에 관한 진료기록제출을 요청하는 경우**
17. 「국가유공자 등 예우 및 지원에 관한 법률」 제74조8 제1항 제7호에 근거

하여 보훈심사위원회가 보훈심사와 관련하여 보훈심사대상자를 진료한 의료기관에 해당 진료에 관한 사항 열람 또는 사본 교부를 요청하는 경우

18. 「한국보훈복지의료공단법」 제24조2에 근거하여 한국보훈복지의료공단이 같은 법 제6조 제1호에 규정한 국가유공자에 대한 진료기록부 제공을 요청하는 경우

마. ④ 진료기록을 보관하고 있는 의료기관·진료기록이 이관된 보건소에 근무하는 의사·치과의사·한의사는 자신이 직접 진료하지 않은 환자 과거 진료 내용에 대해 확인 요청을 받은 경우 진료기록을 근거로 사실을 확인하여 줄 수 있다. 〈신설 2009.1.30.〉

바. ⑤ 제1항·제3항·제4항 경우 의료인·의료기관장·의료기관 종사자는 「전자서명법」에 근거하여 전자서명이 기재된 전자문서를 제공하는 방법으로 환자·환자가 아닌 다른 사람에게 기록 내용을 확인하게 할 수 있다. 〈신설 2020.3.4.〉

의료법 일부개정 2020. 12. 29. [법률 제17787호, 시행 2021. 6. 30.] 보건복지부.

사. 의료법은 전자의무기록을 진료기록 한 형태로 승인하고 있다. 따라서 의료법 제21조 제2항 기록에 전산자료 형태로 된 기록도 포함된다.

(3) 의사 국가시험 문제

1. A 의원 B 원장은 관할 구청장이 발송한 진료기록 제출 요청서를 받았다. 감염병전문병원에 입원한 코로나바이러스 감염증-19 환자가 확진되기 3일 전에 A 의원에서 진료를 받았으니 역학조사를 위해 해당 환자의 진료기록 사본을 제출해 달라는 내용이다. B가 할 조치는? [2021년 제85회 의사 국가시험 문제 유사]

① 요청에 응함
② 질병관리청장 승인 후 요청에 응함
③ 관할 보건소장 승인 후 요청에 응함
④ 환자 동의를 받은 경우 요청에 응함
⑤ 환자 직계가족 전원 동의를 받은 경우 요청에 응함

해설 및 정답 의료법 제21조는 기록열람을 규정하고 있다. 주요내용을 보면, ③ 제2항 경우 **의료인·의료기관장·의료기관 종사자는 다음 각 호 어느 하나에 해당하면, 기록열람·그 사본 교부 내용을 확인할 수 있다.** 다만 의사·치과의사·한의사가 환자 진료를 위하여 불가피하다고 인정한 경우 기록열람·그 사본 교부 내용을 확인할 수 있다. 〈개정 2020.12.29.〉 16. 「**감염병의 예방 및 관리에 관한**

법률」 제18조4·제29조에 근거하여 보건복지부장관·질병관리본부장·시·도지사·시장·군수·구청장이 감염병 역학조사·예방접종에 관한 역학조사를 위하여 필요하다고 인정하여 의료기관장에게 감염병환자 진료기록·예방접종을 받은 사람 예방접종 후 이상반응에 관한 진료기록제출을 요청하는 경우   정답 ①

2. 정형외과의원을 개설하고 있는 의사 '갑'은 교통사고로 입원한 환자의 자동차보험진료수가를 보험회사에 청구하였다. 보험회사가 '갑'에게 관계 진료기록의 열람을 요청할 때 '갑'이 행할 조치는?   [2019년 제83회 의사 국가시험 문제 유사]

① 열람에 응함
② 환자의 동의서를 첨부하여 요청한 경우 열람에 응함
③ 관할 국민건강보험공단 지사장의 확인을 거친 후 열람에 응함
④ 관할 건강보험심사평가원 분원장의 확인을 거친 후 열람에 응함
⑤ 환자의 동의서와 대리권 있음을 증명하는 서류를 첨부하여 요청한 경우 열람에 응함

해설 및 정답 의료법 제21조는 기록열람을 규정하고 있다. 매년 의사 국가시험에 출제되고 있다. 주요내용을 보면, ① 환자는 의료인·의료기관장·의료기관 종사자에게 본인에 관한 기록(추가기재·수정된 경우 추가기재·수정된 기록 및 추가기재·수정 전의 원본을 모두 포함한다. 이하 같다)의 전부 또는 일부에 대하여 열람 또는 그 사본 발급 내용의 확인을 요청할 수 있다. 이 경우 의료인·의료기관장·의료기관 종사자는 정당한 사유가 없으면 이를 거부하여서는 안 된다. 〈신설 2016.12.20., 2018.3.27.〉

② 의료인·의료기관장·의료기관 종사자는 환자 본인이 아닌 다른 사람에게 환자기록을 열람·그 사본발급 등 내용확인을 해 주어서는 안 된다. 〈개정 2009.1.30., 2016.12.20.〉 그러나 예외 규정이 있다.

③ 제2항 경우 의료인·의료기관장·의료기관 종사자는 다음 각 호 어느 하나에 해당하면, 기록열람·그 사본 교부 내용을 확인할 수 있다. 다만 의사·치과의사·한의사가 환자 진료를 위하여 불가피하다고 인정한 경우 기록열람·그 사본 교부 내용을 확인할 수 있다. 〈개정 2009.1.30, 2020.8.11., 2020.12.29.〉

1. 환자배우자·환자직계존속·환자직계비속·환자형제·환자자매(환자배우자·환자직계존속·환자직계비속·환자배우자직계존속이 모두 없는 경우에 한정한다)·환자배우자직계존속이 환자 본인 동의서와 친족관계임을 나타내는 증명서를 첨부하는 등 보건복지부령으로 정하는 요건을 갖추어 요청한 경우 2. 환자가 지정하는 대리인이 환자 본인 동의서와 대리권이 있음을 증명하는 서류를 첨부하는 등 보건복

지부령으로 정하는 요건을 갖추어 요청한 경우 3. 환자가 사망하거나 또는 환자가 의식이 없는 등 환자 동의를 받을 수 없어 환자배우자·환자직계존속·환자직계비속·환자형제·환자자매(환자배우자·환자직계존속·환자직계비속·환자배우자직계존속이 모두 없는 경우에 한정한다)·환자배우자직계존속이 친족관계임을 나타내는 증명서를 첨부하는 등 보건복지부령으로 정하는 요건을 갖추어 요청한 경우 4.「국민건강보험법」제14조·제47조·제48조·제63조에 근거하여 급여비용심사·급여비용지급·급여비용대상여부 확인·사후관리·요양급여 적정성 평가·가감지급을 위하여 국민건강보험공단·건강보험심사평가원에 제공하는 경우 5.「의료급여법」제5조·제11조·제11조3·제33조에 근거하여 의료급여 수급권자 확인·급여비용심사·급여비용지급·사후관리 등 의료급여 업무를 위하여 보장기관(시·군·구)·국민건강보험공단·건강보험심사평가원에 제공하는 경우 6.「형사소송법」제106조·제215조·제218조에 근거한 경우 7.「민사소송법」제347조에 근거하여 문서제출을 명한 경우 8.「산업재해보상보험법」제118조에 근거하여 근로복지공단이 보험급여를 받는 근로자를 진료한 산재보험 의료기관(**의사를 포함한다**)에 대하여 그 근로자 진료에 관한 보고·서류 등 제출을 요구·조사하는 경우

9.「자동차손해배상 보장법」제12조 제2항·제14조에 근거하여 의료기관에게 자동차보험진료수가를 청구 받은 보험회사가 그 의료기관에게 관계 진료기록열람을 청구한 경우 10.「병역법」제11조2에 근거하여 지방병무청장이 병역판정검사와 관련하여 **질병·심신장애를 확인하기 위하여 필요하여 인정하여** 의료기관장에게 병역판정검사대상자 진료기록·치료기록 제출을 요구한 경우 11.「학교안전사고 예방 및 보상에 관한 법률」제42조에 근거하여 공제회가 공제급여 지급 여부를 결정하기 위하여 필요하다고 인정하여「국민건강보험법」제42조에 근거하여 요양기관에게 관계 진료기록열람 또는 필요한 자료제출을 요청하는 경우 12.「고엽제후유의증 등 환자지원 및 단체설립에 관한 법률」제7조 제3항에 근거하여 의료기관장이 진료기록과 임상소견서를 보훈병원장에게 보내는 경우 13.「의료사고 피해구제 및 의료분쟁 조정 등에 관한 법률」제28조 제1항·제3항에 근거한 경우 14.「국민연금법」제123조에 근거하여 국민연금공단이 부양가족연금·장애연금·유족연금 급여 지급심사와 관련하여 가입자·가입자였던 사람을 진료한 의료기관에 해당 진료에 관한 사항 열람·사본 교부를 요청하는 경우 14의2. 다음 각 목 어느 하나에 근거하여 공무원·공무원이었던 사람을 진료한 의료기관에 해당 진료에 관한 사항 열람·사본 교부를 요청하는 경우 가.「공무원연금법」제92조에 근거하여 인사혁신처장이 퇴직유족급여와 비공무상장해급여와 관련하여 요청하는 경우 나.「공무원연금법」제93조에 근거하여 공무원연금공단이 퇴직유족급여와 비공무상장해급여와 관련하여 요청하는 경우 다.「공무원 재해보상법」제57조와 제58조에 근거하여 인사혁신처장(같은 법 제61조에 따라 업무를 위탁받은 자를 포함한다)이 요양급여·재활급여·장해급여·간병급여·재해유족급여와 관련하여 요청

하는 경우 14의3. 「사립학교교직원 연금법」 제19조 제4항 제4호2에 근거하여 사립학교교직원연금공단이 요양급여·장해급여·재해유족급여의 지급심사와 관련하여 교직원·교직원이었던 사람을 진료한 의료기관에 해당 진료에 관한 사항 열람·사본 교부를 요청하는 경우 15. 「장애인복지법」 제32조 제7항에 근거하여 대통령령으로 정하는 공공기관장이 장애 정도에 관한 심사와 관련하여 장애인 등록을 신청한 사람·장애인 등록한 사람을 진료한 의료기관에 해당 진료에 관한 사항 열람·사본 교부를 요청하는 경우

16. **「감염병의 예방 및 관리에 관한 법률」 제18조4·제29조에 근거**하여 보건복지부장관·질병관리본부장·시·도지사·시장·군수·구청장이 **감염병 역학조사·예방접종에 관한 역학조사를 위하여 필요하다고 인정하여 의료기관장에게 감염병환자 진료기록·예방접종을 받은 사람 예방접종 후 이상반응에 관한 진료기록 제출을 요청하는 경우** 17. 「국가유공자 등 예우 및 지원에 관한 법률」 제74조8 제1항 제7호에 근거하여 보훈심사위원회가 보훈심사와 관련하여 보훈심사대상자를 진료한 의료기관에 해당 진료에 관한 사항 열람 또는 사본 교부를 요청하는 경우 18. 「한국보훈복지의료공단법」 제24조2에 근거하여 한국보훈복지의료공단이 법 제6조 제1호에 규정한 국가유공자에 대한 진료기록부 제공을 요청하는 경우

④ 진료기록을 보관하고 있는 의료기관·진료기록이 이관된 보건소에 근무하는 의사·치과의사·한의사는 자신이 직접 진료하지 않은 환자 과거 진료 내용에 대해 확인 요청을 받은 경우 진료기록을 근거로 사실을 확인하여 줄 수 있다. 〈신설 2009.1.30.〉 ⑤ 제1항·제3항·제4항 경우 의료인·의료기관장·의료기관 종사자는 「전자서명법」에 근거한 전자서명이 기재된 전자문서를 제공하는 방법으로 환자·환자가 아닌 다른 사람에게 기록 내용을 확인하게 할 수 있다. 〈신설 2020.3.4.〉 의료법 일부개정 2020. 12. 29. [법률 제17787호, 시행 2021. 6. 30.] 보건복지부. **의료법은 전자의무기록을 진료기록 한 형태로 승인하고 있다. 따라서 의료법 제21조 제2항 기록에 전산자료 형태로 된 기록도 포함된다.** 정답 ①

(4) 관련 판례

> **쟁점판례 21 기록열람**
>
> 서울고등법원 2012. 12. 7. 선고 2011누43135 판결
> [요양기관업무정지처분취소등]
>
> Q. 의료법 제21조 제2항 기록에 전산자료 형태 기록도 포함되는지 여부
> (적극)

> Q. 국민건강보험법 제84조 제2항과 의료급여법 제32조 제2항 관계서류에 전산기록이 포함되는지 여부(적극)

가. 의료법 제22조 제1항·제2항은 의료인이 진료기록부를 갖추어 두고, 그 의료행위에 관한 사항과 의견을 **상세히 기록하고 서명하도록 규정**하고 있다. 진료기록부에 의료법 제23조 제1항에 따라 작성된 **전자의무기록을 포함**시킨다. 따라서 의료법은 진료기록부가 전산자료 형태로 존재할 수 있음을 이미 예정하고 있다.

나. 그런데 의료법 제21조 제2항은 의료인·의료기관 종사자가 환자 이외 사람에게 기록열람·그 사본교부 등 내용을 확인시켜 줄 의무를 부담하는 경우를 열거하고 있다. 제4호에서 국민건강보험법 제13조·제43조·제43조2·제56조에 근거하여 급여비용 심사·지급·대상여부 확인·사후관리와 요양급여 적정성 평가·가감지급을 위하여 국민건강보험공단 또는 건강보험심사평가원에 제공하는 경우를, 제5호에서 의료급여법 제5조·제11조·제11조3·제33조에 근거하여 의료급여 수급권자 확인, 급여비용심사·급여비용지급, 사후관리 등 의료급여 업무를 위하여 보장기관(시·군·구), 국민건강보험공단, 건강보험심사평가원에 제공하는 경우를 각 규정하고 있다.

다. 그러므로 **의료법이 전자의무기록을 진료기록 한 형태로 승인하고 있는 이상 의료법 제21조 제2항에서 말하는 기록에 전산자료 형태로 된 기록도 포함된다고 보아야 할 것이다.**

라. 그런데 의료법상 그 존재형태와 무관하게 똑같이 취급되던 진료기록이 국민건강보험법 제84조 제2항과 의료급여법 제32조 제2항에서 그 존재형태에 따라 다르게 취급되고 있다. 이것은 법질서 체계성 확보에도 문제가 있다.

마. 또한 의료인이 종이 형태로 진료기록을 작성하면 제출의무가 있고, 전산 형태로 작성하면 제출의무가 없다고 보게 되면, 이는 상식적으로 매우 불합리한 결과를 초래하게 된다.

바. 따라서 **국민건강보험법 제84조 제2항과 의료급여법 제32조 제2항 관계서류에 전산기록이 포함된다고 해석하는 것이 의료법과 관계에 비추어 보아도 타당하다.**

21-2. 제21조의2(진료기록의 송부 등) ★★★★★

(1) 현 행

제21조의2(진료기록의 송부 등)
① 의료인 또는 의료기관의 장은 다른 의료인 또는 의료기관의 장으로부터 제22조 또는 제23조에 따른 진료기록의 내용 확인이나 진료기록의 사본 및 환자의 진료경과에 대한 소견 등을 송부 또는 전송할 것을 요청받은 경우 해당 환자나 환자 보호자의 동의를 받아 그 요청에 응하여야 한다. 다만, **해당 환자의 의식이 없거나 응급환자인 경우 또는 환자의 보호자가 없어 동의를 받을 수 없는 경우에는 환자나 환자 보호자의 동의 없이 송부 또는 전송할 수 있다.**
② 의료인 또는 의료기관의 장이 응급환자를 다른 의료기관에 이송하는 경우에는 지체 없이 내원 당시 작성된 진료기록의 사본 등을 이송하여야 한다.
③ 보건복지부장관은 제1항 및 제2항에 따른 진료기록의 사본 및 진료경과에 대한 소견 등의 전송 업무를 지원하기 위하여 전자정보시스템(이하 이 조에서 "진료기록전송지원시스템"이라 한다)을 구축·운영할 수 있다.
④ 보건복지부장관은 진료기록전송지원시스템의 구축·운영을 대통령령으로 정하는 바에 따라 관계 전문기관에 위탁할 수 있다. 이 경우 보건복지부장관은 그 소요 비용의 전부 또는 일부를 지원할 수 있다.
⑤ 제4항에 따라 업무를 위탁받은 전문기관은 다음 각 호의 사항을 준수하여야 한다.
  1. 진료기록전송지원시스템이 보유한 정보의 누출, 변조, 훼손 등을 방지하기 위하여 접근 권한자의 지정, 방화벽의 설치, 암호화 소프트웨어의 활용, 접속기록 보관 등 대통령령으로 정하는 바에 따라 안전성 확보에 필요한 기술적·관리적 조치를 할 것
  2. 진료기록전송지원시스템 운영 업무를 다른 기관에 재위탁하지 아니할 것
  3. 진료기록전송지원시스템이 보유한 정보를 제3자에게 임의로 제공하거나 유출하지 아니할 것
⑥ 보건복지부장관은 의료인 또는 의료기관의 장에게 보건복지부령으로 정하는 바에 따라 제1항 본문에 따른 환자나 환자 보호자의 동의에 관한 자료 등 진료기록전송지원시스템의 구축·운영에 필요한 자료의 제출을 요구하고 제출받은 목적의 범위에서 보유·이용할 수 있다. 이 경우 자료 제출을 요구받은 자는 정당한 사유가 없으면 이에 따라야 한다.
⑦ 그 밖에 진료기록전송지원시스템의 구축·운영 등에 필요한 사항은 보건복지부령으로 정한다.
⑧ 누구든지 정당한 사유 없이 진료기록전송지원시스템에 저장된 정보를 누출·변조 또는 훼손하여서는 아니 된다.

⑨ 진료기록전송지원시스템의 구축·운영에 관하여 이 법에서 규정된 것을 제외하고는 「개인정보 보호법」에 따른다.
[본조신설 2016.12.20.]

(2) 개선방안

제21조2(진료기록송부와 정보누출금지·정보변조금지·정보훼손금지)
① 의료인·의료기관장은 다른 의료인·의료기관장에게 제22조·제23조에 근거하여 진료기록 내용확인·진료기록사본·환자진료경과소견을 송부·전송할 것을 요청받은 경우, 해당 환자·환자보호자 동의를 받아 그 요청에 응답하여야 한다. **해당 환자·환자보호자 동의를 받아 그 요청에 응답하여야 한다. 다만 해당 환자가 의식이 없는 경우·응급환자인 경우·환자보호자가 없어 동의를 받을 수 없는 경우, 환자·환자보호자 동의 없이 송부·전송할 수 있다.**
② 의료인·의료기관장이 응급환자를 다른 의료기관에 이송하는 경우, 지체 없이 내원 당시 작성된 진료기록사본을 이송하여야 한다.
③ 보건복지부장관은 제1항·제2항에 근거한 진료기록사본·진료경과소견의 전송업무를 지원하기 위하여 전자정보시스템(이하 이 조에서 "진료기록전송지원시스템"이라 한다)을 구축·운영할 수 있다.
④ 보건복지부장관은 진료기록전송지원시스템 구축·운영을 대통령령에 근거하여 관계 전문기관에 위탁할 수 있다. 이 경우 보건복지부장관은 그 소요비용전부·소요비용일부를 지원할 수 있다.
⑤ 제4항에 근거하여 업무를 위탁받은 전문기관은 다음 각 호 사항을 준수하여야 한다.
  1. 진료기록전송지원시스템이 보유한 정보누출·정보변조·정보훼손을 방지하기 위하여 접근 권한자 지정·방화벽설치·암호화 소프트웨어 활용·접속기록 보관 등 대통령령에 근거하여 안전성 확보에 필요한 기술적·관리적 조치를 할 것
  2. 진료기록전송지원시스템 운영 업무를 다른 기관에 재위탁하지 아니할 것
  3. 진료기록전송지원시스템이 보유한 정보를 제3자에게 임의로 제공·유출하지 아니할 것
⑥ 보건복지부장관은 의료인·의료기관장에게 보건복지부령에 근거하여 제1항 본문에 근거하여 환자·환자보호자 동의에 관한 자료 등 진료기록전송지원시스템 구축·운영에 필요한 자료제출을 요구하고, 제출받은 목적범위에서 보유·이용할 수 있다. 이 경우 자료 제출을 요구받은 사람은 정당한 사유가 없으면 자료를 제출해야 한다.

⑦ 진료기록전송지원시스템 구축·운영 등에 필요한 사항은 보건복지부령으로 정한다.
⑧ 누구든지 정당한 사유 없이 진료기록전송지원시스템에 저장된 정보를 누출·변조·훼손하여서는 안 된다.
⑨ 진료기록전송지원시스템 구축·운영에 관하여 이 법에서 규정된 것을 제외하고는 「개인정보보호법」에 따른다.
[본조신설 2016.12.20.]

【개정방향】
※ 제목변경: 진료기록송부와 정보누출금지·정보변조금지·정보훼손금지
※ 명확성·간결성·가독성
※ 국어문법정비
※ 나열형은 온점(·)을 사용하여 법조문을 읽기 쉽게 줄임
※ 일본식 '의' 삭제
※ ① 다만, **해당 환자의 의식이 없거나 응급환자인 경우 또는 환자의 보호자가 없어 동의를 받을 수 없는 경우에는 환자나 환자 보호자의 동의 없이 송부 또는 전송할 수 있다.** ⇒ **다만 해당 환자가 의식이 없는 경우·응급환자인 경우·환자보호자가 없어 동의를 받을 수 없는 경우, 환자·환자보호자 동의 없이 송부·전송할 수 있다.**

(3) 해 설

가. 의료법 제21조2는 진료기록송부와 정보누출금지·정보변조금지·정보훼손금지를 규정하고 있다.

나. 주요내용을 보면, ① 의료인·의료기관장은 다른 의료인·의료기관장에게 제22조·제23조에 근거하여 진료기록 내용확인·진료기록사본·환자진료경과소견을 송부·전송할 것을 요청받은 경우, 해당 환자·환자보호자 동의를 받아 그 요청에 응답하여야 한다. **해당 환자·환자보호자 동의를 받아 그 요청에 응답하여야 한다. 다만 해당 환자가 의식이 없는 경우·응급환자인 경우·환자보호자가 없어 동의를 받을 수 없는 경우, 환자·환자보호자 동의 없이 송부·전송할 수 있다.**

다. ② 의료인·의료기관장이 응급환자를 다른 의료기관에 이송하는 경우, 지체없이 내원 당시 작성된 진료기록사본을 이송하여야 한다.

라. ③ 보건복지부장관은 제1항·제2항에 근거한 진료기록사본·진료경과소견의 전송업무를 지원하기 위하여 전자정보시스템(이하 이 조에서 "진료기록전송지원시스템"이라 한다)을 구축·운영할 수 있다.

마. ④ 보건복지부장관은 진료기록전송지원시스템 구축·운영을 대통령령에 근거하여 관계 전문기관에 위탁할 수 있다. 이 경우 보건복지부장관은 그 소요비용전부·소요비용일부를 지원할 수 있다.
바. ⑤ 제4항에 근거하여 업무를 위탁받은 전문기관은 다음 각 호 사항을 준수하여야 한다.
1. 진료기록전송지원시스템이 보유한 정보누출·정보변조·정보훼손을 방지하기 위하여 접근 권한자 지정·방화벽설치·암호화 소프트웨어 활용·접속기록 보관 등 대통령령에 근거하여 안전성 확보에 필요한 기술적·관리적 조치를 할 것
2. 진료기록전송지원시스템 운영 업무를 다른 기관에 재위탁하지 아니할 것
3. 진료기록전송지원시스템이 보유한 정보를 제3자에게 임의로 제공·유출하지 아니할 것

사. ⑥ 보건복지부장관은 의료인·의료기관장에게 보건복지부령에 근거하여 제1항 본문에 근거하여 환자·환자보호자 동의에 관한 자료 등 진료기록전송지원시스템 구축·운영에 필요한 자료제출을 요구하고, 제출받은 목적범위에서 보유·이용할 수 있다. 이 경우 자료 제출을 요구받은 사람은 정당한 사유가 없으면 자료를 제출해야 한다.
아. ⑦ 진료기록전송지원시스템 구축·운영 등에 필요한 사항은 보건복지부령으로 정한다.
자. ⑧ 누구든지 정당한 사유 없이 진료기록전송지원시스템에 저장된 정보를 누출·변조·훼손하여서는 안 된다.
차. ⑨ 진료기록전송지원시스템 구축·운영에 관하여 이 법에서 규정된 것을 제외하고는「개인정보보호법」에 따른다.
[본조신설 2016.12.20.]
카. 요약하면 의료인·의료기관장은 다른 의료인·의료기관장에게 제22조·제23조에 근거하여 진료기록 내용확인·진료기록사본·환자진료경과소견을 송부·전송할 것을 요청받은 경우, 해당 환자·환자보호자 동의를 받아 그 요청에 응답하여야 한다. 다만 해당 환자가 의식이 없는 경우·응급환자인 경우·환자보호자가 없어 동의를 받을 수 없는 경우, 환자·환자보호자 동의 없이 송부·전송할 수 있다(제1항).
타. 의료인·의료기관장이 응급환자를 다른 의료기관에 이송하는 경우, 지체 없이 내원 당시 작성된 진료기록사본을 이송하여야 한다(제2항). 여기서 '지체 없이'

란 응급환자를 다른 의료기관에 이송하는 사유를 발견하고 이를 가능한 한 빨리 필요한 확인절차를 마친 후 즉시(卽時, immediate, direct, right away)라는 뜻이다. 일률적으로 그 시간적인 한계를 그을 수는 없고, 이송사유 성격·내용·정도, 객관적으로 이송 가능한 시기, 이송 필요성 정도와 타당한 이송기간을 종합하여 개별적으로 판단할 수밖에 없다(대법원 2001. 3. 9. 선고 2000수124 판결[국회의원선거무효] 참조).

파. 누구든지 정당한 사유 없이 진료기록전송지원시스템에 저장된 정보를 누출·변조·훼손하여서는 안 된다(제8항). 여기서 '변조'란 권한 없는 사람이 이미 진정하게 성립된 타인 명의로 작성된 진료기록전송지원시스템에 저장된 정보를 동일성을 해하지 않을 정도로 변경을 가하여 새로운 증명력을 작출케 하는 것이다. 공공적 신용을 해할 위험성이 있을 때 변조죄가 성립한다. 따라서 이미 진정하게 성립된 타인 명의의 진료기록전송지원시스템에 저장된 정보가 존재하지 않는다면, 변조에 해당하지 않는다(대법원 2017. 12. 5. 선고 2014도14924 판결[사문서변조·변조사문서행사·증거변조·변조증거사용] 참조).

(4) 의사 국가시험 문제 분석

1. '가' 병원 의사에게 퇴행성관절염으로 진단받고 약물치료를 받은 환자가 '나' 병원에서 치료를 받게 되었다. '나' 병원 의사가 그 환자의 진료 소견 등에 대한 송부를 '가' 병원 의사에게 요청한 경우 '가' 병원 의사의 행동으로 올바른 것은?

[2016년 제80회 의사 국가시험 문제 유사]

① 응급환자가 아니므로 송부하지 않는다.
② 요청받은 즉시 진료소견 등을 송부한다.
③ '가' 병원장의 승인을 받고 진료소견 등을 송부한다.
④ **환자나 환자 보호자의 동의를 받고 진료소견 등을 송부 한다.**
⑤ '나' 병원 의사의 신분증 사본을 받고 진료소견 등을 송부 한다.

해설 및 정답 의료법 제21조2 진료기록송부와 정보누출금지·정보변조금지·정보훼손금지를 규정하고 있다. ① 의료인·의료기관장은 **다른 의료인·의료기관장에게 제22조·제23조에 근거하여 진료기록 내용확인·진료기록사본·환자진료경과소견을 송부·전송할 것을 요청받은 경우, 해당 환자·환자보호자 동의를 받아 그 요청에 응답하여야 한다.** 다만 해당 환자가 의식이 없는 경우·응급환자인 경우·환자보호자가 없어 동의를 받을 수 없는 경우, 환자·환자보호자 동의 없이 송부·전송할 수 있다(제1항). **정답** ④

제2절 권리와 의무

22. 제22조(진료기록부 등) ★★★★★

(1) 현 행

제22조(진료기록부 등)
① 의료인은 각각 진료기록부, 조산기록부, 간호기록부, 그 밖의 진료에 관한 기록(이하 "진료기록부등"이라 한다)을 갖추어 두고 환자의 주된 증상, 진단 및 치료 내용 등 보건복지부령으로 정하는 의료행위에 관한 사항과 의견을 상세히 기록하고 서명하여야 한다. 〈개정 2013.4.5〉
② 의료인이나 의료기관 개설자는 진료기록부등[제23조제1항에 따른 전자의무기록(전자의무기록)을 포함하며, 추가기재·수정된 경우 추가기재·수정된 진료기록부등 및 추가기재·수정 전의 원본을 모두 포함한다. 이하 같다]을 보건복지부령으로 정하는 바에 따라 보존하여야 한다. 〈개정 2008.2.29, 2010.1.18, 2018.3.27〉
③ 의료인은 진료기록부등을 거짓으로 작성하거나 고의로 사실과 다르게 추가기재·수정하여서는 아니 된다. 〈신설 2011.4.7〉
④ 보건복지부장관은 의료인이 진료기록부등에 기록하는 질병명, 검사명, 약제명 등 의학용어와 진료기록부등의 서식 및 세부내용에 관한 표준을 마련하여 고시하고 의료인 또는 의료기관 개설자에게 그 준수를 권고할 수 있다. 〈신설 2019.8.27〉
의료법 일부개정 2020. 12. 29. [법률 제17787호, 시행 2021. 6. 30.] 보건복지부.

의료법 시행규칙 타법개정 2020. 9. 11. [보건복지부령 제749호, 시행 2020. 9. 12.] 보건복지부.
의료법 시행규칙 제14조(진료기록부 등의 기재 사항)
① 법 제22조제1항에 따라 진료기록부·조산기록부와 간호기록부(이하 "진료기록부등"이라 한다)에 기록해야 할 의료행위에 관한 사항과 의견은 다음 각 호와 같다. 〈개정 2013.10.4〉
  1. 진료기록부
    가. 진료를 받은 사람의 주소·성명·연락처·주민등록번호 등 인적사항
    나. 주된 증상. 이 경우 의사가 필요하다고 인정하면 주된 증상과 관련한 병력(병력)·가족력(가족력)을 추가로 기록할 수 있다.

다. 진단결과 또는 진단명
라. 진료경과(외래환자는 재진환자로서 증상·상태, 치료내용이 변동되어 의사가 그 변동을 기록할 필요가 있다고 인정하는 환자만 해당한다)
마. 치료 내용(주사·투약·처치 등)
바. 진료 일시(日時)
2. 조산기록부
    가. 조산을 받은 자의 주소·성명·연락처·주민등록번호 등 인적사항
    나. 생·사산별(생·사산별) 분만 횟수
    다. 임신 후의 경과와 그에 대한 소견
    라. 임신 중 의사에 의한 건강진단의 유무(결핵·성병에 관한 검사를 포함한다)
    마. 분만 장소 및 분만 연월일시분(연월일시분)
    바. 분만의 경과 및 그 처치
    사. 산아(산아) 수와 그 성별 및 생·사의 구별
    아. 산아와 태아부속물에 대한 소견
    자. 삭제 〈2013.10.4〉
    차. 산후의 의사의 건강진단 유무
3. 간호기록부
    가. 간호를 받는 사람의 성명
    나. 체온·맥박·호흡·혈압에 관한 사항
    다. 투약에 관한 사항
    라. 섭취 및 배설물에 관한 사항
    마. 처치와 간호에 관한 사항
    바. 간호 일시(일시)
② 의료인은 진료기록부등을 한글로 기록하도록 노력하여야 한다. 〈신설 2013.10.4〉
③ 삭제 〈2019.10.24〉

[개정 전]
제22조(진료기록부 등)
① 의료인은 각각 진료기록부, 조산기록부, 간호기록부, 그 밖의 진료에 관한 기록(이하 "진료기록부등"이라 한다)을 갖추어 두고 환자의 주된 증상, 진단 및 치료 내용 등 보건복지부령으로 정하는 의료행위에 관한 사항과 의견을 상세히 기록하고 서명하여야 한다. 〈개정 2013.4.5.〉
② 의료인이나 의료기관 개설자는 진료기록부등[제23조제1항에 따른 전자의무기록(電子醫務記錄)을 포함한다. 이하 제40조제2항에서 같다]을 보건복지부령으로 정

하는 바에 따라 보존하여야 한다. 〈개정 2008.2.29., 2010.1.18.〉
③ 의료인은 진료기록부등을 거짓으로 작성하거나 고의로 사실과 다르게 추가기재·수정하여서는 아니 된다. 〈신설 2011.4.7.〉

(2) 개선방안

제22조(진료기록부·조산기록부·간호기록부 기록·서명·보관)
① 의료인은 각각 진료기록부·조산기록부·간호기록부·그 밖에 진료에 관한 기록(이하 "진료기록부등"이라 한다)을 갖추어 두고, 환자의 주된 증상·진단·치료내용 등 보건복지부령으로 정하는 의료행위에 관한 사항과 의견을 상세히 기록하고 서명하여야 한다. 〈개정 2013.4.5.〉
② 의료인·의료기관 개설자는 진료기록부등[제23조 제1항 전자의무기록(電子醫務記錄)을 포함하며, 추가기재·수정한 경우 추가기재·수정한 진료기록부와 추가기재·수정 전의 원본을 모두 포함한다. 이하 같다]을 보건복지부령에 근거하여 보존하여야 한다. 〈개정 2008.2.29, 2010.1.18, 2018.3.27〉
③ 의료인은 진료기록부등을 거짓으로 작성하거나 또는 고의로 사실과 다르게 추가기재·수정하여서는 안 된다. 〈신설 2011.4.7.〉
④ 보건복지부장관은 의료인이 진료기록부에 기록하는 질병명·검사명·약제명 등 의학용어와 진료기록부 서식과 세부내용에 관한 표준을 마련하여 고시하고 의료인 또는 의료기관 개설자에게 그 준수를 권고할 수 있다. 〈신설 2019.8.27.〉
⑤ 제1항·제2항을 위반한 사람은 500만원 이하 벌금형으로 처벌된다.
⑥ 제3항을 위반한 사람은 3년 이하 징역형·3천만원 이하 벌금형으로 처벌된다. 보건복지부장관은 제3항을 위반한 의료인에게 1년 범위에서 면허자격을 정지시킬 수 있다. 의료기술 관련 판단이 필요한 사항인 경우 관계 전문가 의견을 들어 결정할 수 있다.
의료법 일부개정 2020. 12. 29. [법률 제17787호, 시행 2021. 6. 30.] 보건복지부.

의료법 시행규칙 타법개정 2020. 9. 11. [보건복지부령 제749호, 시행 2020. 9. 12.] 보건복지부.
의료법 시행규칙 제14조(진료기록부 기재 사항)
① 법 제22조 제1항에 근거하여 진료기록부·조산기록부·간호기록부(이하 "진료기록부등"이라 한다)에 기록해야 할 의료행위에 관한 사항과 의견은 다음 각 호와 같다. 〈개정 2013.10.4〉
  1. 진료기록부
    가. 진료를 받은 사람 주소·성명·연락처·주민등록번호 등 인적사항

나. 주된 증상. 이 경우 의사가 필요하다고 인정하면 주된 증상과 관련한 병력(病歷)·가족력(家族歷)을 추가로 기록할 수 있다.
　　　다. 진단결과·진단명
　　　라. 진료경과(외래환자는 재진환자로서 증상·상태, 치료내용이 변동되어 의사가 그 변동을 기록할 필요가 있다고 인정하는 환자만 해당한다)
　　　마. **치료 내용(주사·투약·처치)**
　　　바. 진료 일시(日時)
　　2. 조산기록부
　　　가. 조산을 받은 사람 주소·성명·연락처·주민등록번호 등 인적 사항
　　　나. 생·사산별(生·死産別) 분만 횟수
　　　다. 임신 후 경과와 그 소견
　　　라. 임신 중 의사의 건강진단 유무(결핵·성병 검사를 포함한다)
　　　마. 분만 장소와 분만 연월일시분(年月日時分)
　　　바. 분만 경과와 그 처치
　　　사. 산아(産兒) 수와 그 성별과 생·사 구별
　　　아. 산아와 태아부속물 소견
　　　자. 삭제 〈2013.10.4〉
　　　차. 산후 의사의 건강진단 유무
　　3. 간호기록부
　　　가. 간호를 받는 사람 성명
　　　나. 체온·맥박·호흡·혈압 사항
　　　다. 투약 사항
　　　라. 섭취과 배설물 사항
　　　마. 처치와 간호 사항
　　　바. 간호 일시(日時)
② **의료인은 진료기록부를 한글로 기록하도록 노력하여야 한다.** 〈신설 2013.10.4〉
③ 삭제 〈2019.10.24.〉

【개정방향】
※ 제목변경: 진료기록부·조산기록부·간호기록부 기록·서명·보관
※ 명확성·간결성·가독성
※ 국어문법정비
※ 나열형은 온점(·)을 사용하여 법조문을 읽기 쉽게 줄임
※ 일본식 '의' 삭제
※ ~에 관한: 삭제. 투약에 관한 사항⇒투약 사항. 섭취 및 배설물에 관한 사항⇒섭취과 배설물 사항

※ 제5항 신설: 벌칙 규정 통합: ⑤ 제1항·제2항을 위반한 사람은 500만원 이하 벌금형으로 처벌된다.
※ 제6항 신설: 벌칙 규정 통합: ⑥ 제3항을 위반한 사람은 3년 이하 징역형·3천만원 이하 벌금형으로 처벌된다. 보건복지부장관은 제3항을 위반한 의료인에게 1년 범위에서 면허자격을 정지시킬 수 있다. 의료기술 관련 판단이 필요한 사항인 경우 관계 전문가 의견을 들어 결정할 수 있다.

[개정 전]
1안 현행 법률 자구수정
제22조(진료기록부·조산기록부·간호기록부 기록·서명·보관)
① 의료인은 각각 진료기록부·조산기록부·간호기록부·그 밖에 진료에 관한 기록(이하 "진료기록부등"이라 한다)을 갖추어 두고, 환자의 주된 증상·진단·치료내용 등 보건복지부령으로 정하는 의료행위에 관한 사항과 의견을 상세히 기록하고 서명하여야 한다. 〈개정 2013.4.5.〉
② 의료인·의료기관 개설자는 진료기록부등[제23조 제1항 전자의무기록(電子醫務記錄)을 포함한다. 이하 제40조 제2항에서 같다]을 보건복지부령에 근거하여 보존하여야 한다. 〈개정 2008.2.29., 2010.1.18.〉
③ 의료인은 진료기록부등을 거짓으로 작성하거나 또는 고의로 사실과 다르게 추가기재·수정하여서는 안 된다. 〈신설 2011.4.7.〉

제66조(자격정지)
① 의료인이 다음 각 호 어느 하나에 해당될 경우, 〈개정 2008.2.29., 2009.12.31., 2010.1.18., 2010.5.27., 2011.4.7., 2011.8.4., 2016.5.29., 2016.12.20.〉
3. 제17조 제1항·제2항에 규정된 진단서·검안서·증명서를 거짓으로 작성하여 교부하는 경우 또는 **제22조 제1항에 규정된 진료기록부를 거짓으로 작성하는 경우 또는 제22조 제1항에 규정된 진료기록부를 고의로 사실과 다르게 추가기재·수정한 경우**

제88조 (벌칙)
다음 각 호 어느 하나에 해당하는 사람은 3년 이하 징역형·3천만원 이하 벌금형으로 처벌된다.
3. 제22조 제3항을 위반한 사람

제90조 (벌칙)
제22조 제1항·제2항을 위반한 사람은 500만원 이하 벌금형으로 처벌된다. [개정 2007.7.27, 2009.1.30, 2011.4.7, 2016.12.20]

2안 의료법 제22조·제66조·제88조·제90조를 통합하여 규정 ★★★★★
제22조(진료기록부·조산기록부·간호기록부 기록·서명·보관)
① **의료인은** 각각 진료기록부·조산기록부·간호기록부·그 밖에 진료에 관한 기록(이하 "진료기록부등"이라 한다)을 갖추어 두고, **환자의 주된 증상·진단·치료내용 등 보건복지부령으로 정하는 의료행위에 관한 사항과 의견을 상세히 기록하고 서명하여야 한다.** 〈개정 2013.4.5.〉
② 의료인·의료기관 개설자는 진료기록부등[제23조 제1항 전자의무기록(電子醫務記錄)을 포함한다. 이하 제40조 제2항에서 같다]을 보건복지부령에 근거하여 보존하여야 한다. 〈개정 2008.2.29., 2010.1.18.〉
③ 의료인은 진료기록부등을 거짓으로 작성하거나 또는 고의로 사실과 다르게 추가기재·수정하여서는 안 된다. 〈신설 2011.4.7.〉
④ 제1항·제2항을 위반한 사람은 500만원 이하 벌금형으로 처벌된다.
⑤ 제3항을 위반한 사람은 3년 이하 징역형·3천만원 이하 벌금형으로 처벌된다. 보건복지부장관은 제3항을 위반한 의료인에게 1년 범위에서 면허자격을 정지시킬 수 있다. 의료기술 관련 판단이 필요한 사항인 경우 관계 전문가 의견을 들어 결정할 수 있다.

(3) 해 설
가. 의료법 제22조는 진료기록부·조산기록부·간호기록부 기록·서명·보관을 규정하고 있다. **매년 국가시험에 출제가 된다. 의료법 시행규칙 제14조도 중요하다. 실무에서 지침이 된다.**
나. 주요내용을 보면, ① 의료인은 각각 진료기록부·조산기록부·간호기록부·그 밖에 진료에 관한 기록(이하 "진료기록부등"이라 한다)을 갖추어 두고, 환자의 주된 증상·진단·치료내용 등 보건복지부령으로 정하는 의료행위에 관한 사항과 의견을 상세히 기록하고 서명하여야 한다. 〈개정 2013.4.5.〉
다. ② 의료인·의료기관 개설자는 진료기록부등[제23조 제1항 전자의무기록(電子醫務記錄)을 포함하며, 추가기재·수정한 경우 추가기재·수정한 진료기록부와 추가기재·수정 전의 원본을 모두 포함한다. 이하 같다]을 보건복지부령에 근거하여 보존하여야 한다. 〈개정 2008.2.29, 2010.1.18, 2018.3.27〉
라. ③ 의료인은 진료기록부등을 거짓으로 작성하거나 또는 고의로 사실과 다르게 추가기재·수정하여서는 안 된다. 〈신설 2011.4.7.〉
마. ④ 보건복지부장관은 의료인이 진료기록부에 기록하는 질병명·검사명·약제명 등 의학용어와 진료기록부 서식과 세부내용에 관한 표준을 마련하여 고시

하고 의료인 또는 의료기관 개설자에게 그 준수를 권고할 수 있다. 〈신설 2019.8.27.〉

의료법 일부개정 2020. 12. 29. [법률 제17787호, 시행 2021. 6. 30.] 보건복지부.

바. ⑤ 제1항·제2항을 위반한 사람은 500만원 이하 벌금형으로 처벌된다. ⑥ 제3항을 위반한 사람은 3년 이하 징역형·3천만원 이하 벌금형으로 처벌된다. 보건복지부장관은 제3항을 위반한 의료인에게 1년 범위에서 면허자격을 정지시킬 수 있다. 의료기술 관련 판단이 필요한 사항인 경우 관계 전문가 의견을 들어 결정할 수 있다.

사. 의료법 시행규칙 타법개정 2020. 9. 11. [보건복지부령 제749호, 시행 2020. 9. 12.] 보건복지부. 의료법 시행규칙 제14조(진료기록부 기재 사항) ① 법 제22조제1항에 근거하여 진료기록부·조산기록부·간호기록부(이하 "진료기록부등"이라 한다)에 기록해야 할 의료행위에 관한 사항과 의견은 다음 각 호와 같다. 〈개정 2013.10.4〉

1. 진료기록부
    가. 진료를 받은 사람 주소·성명·연락처·주민등록번호 등 인적 사항
    나. 주된 증상. 이 경우 의사가 필요하다고 인정하면 주된 증상과 관련한 병력(病歷)·가족력(家族歷)을 추가로 기록할 수 있다.
    다. 진단결과·진단명
    라. 진료경과(외래환자는 재진환자로서 증상·상태, 치료내용이 변동되어 의사가 그 변동을 기록할 필요가 있다고 인정하는 환자만 해당한다)
    마. **치료 내용(주사·투약·처치)**
    바. 진료 일시(日時)
2. 조산기록부
    가. 조산을 받은 사람 주소·성명·연락처·주민등록번호 등 인적사항
    나. 생·사산별(生·死産別) 분만 횟수
    다. 임신 후 경과와 그 소견
    라. 임신 중 의사의 건강진단 유무(결핵·성병 검사를 포함한다)
    마. 분만 장소와 분만 연월일시분(年月日時分)
    바. 분만 경과와 그 처치
    사. 산아(産兒) 수와 그 성별과 생·사 구별
    아. 산아와 태아부속물 소견
    자. 삭제 〈2013.10.4〉
    차. 산후 의사의 건강진단 유무
3. 간호기록부

가. 간호를 받는 사람 성명
나. 체온·맥박·호흡·혈압 사항
다. 투약 사항
라. 섭취와 배설물 사항
마. 처치와 간호 사항
바. 간호 일시(日時)
사. **의료인은 진료기록부를 한글로 기록하도록 노력하여야 한다.** 〈신설 2013.10.4〉
자. ③ 삭제 〈2019.10.24〉

아. 【진료기록부 작성방법】 진료기록부는 의료행위가 종료된 이후 의료행위 적정성을 판단할 수 있는 자료이다. 의료분쟁에서 중요한 역할을 한다. **충분히 상세히 기록**한다. 여기서 '**상세**'란 **진료내용과 치료경과를 말한다.** 의사는 진료기록부 작성방법을 자유롭게 선택할 수 있다. 문제중심기록방법·단기의무기록방법·그 밖에 다른 방법이 있다. 의사는 그중에서 재량으로 선택한다. 진료기록부는 의료행위 사항과 소견을 정확하게 기술하는 것이 핵심이다.

자. 【진료기록부 내용】 진료기록부 핵심내용은 구체적인 진료내용·처치지시가 될 것이다. 간호사 투약과오와 간호사 실수도 적어 두는 것이 좋다. 간호기록부는 원칙적으로 간호사가 작성한다. 간호조무사는 의료인이 아님에도 간호보조와 진료보조의 업무에 종사할 수 있다. 간호조무사가 간호사를 대신하여 간호업무를 수행하는 경우, 의료법 제80조2 제1항 간호조무사 업무에 근거하여 **간호조무사가 간호기록부작성의무를 부담**한다.

차. 【진료기록부 작성위반과 벌칙】 제1항·제2항을 위반한 사람은 500만원 이하 벌금형으로 처벌된다(제90조). 제3항을 위반한 사람은 3년 이하 징역형·3천만원 이하 벌금형으로 처벌된다(제88조). 보건복지부장관은 제3항을 위반한 의료인에게 1년 범위에서 면허자격을 정지시킬 수 있다. 의료기술 관련 판단이 필요한 사항인 경우 관계 전문가 의견을 들어 결정할 수 있다(제66조). 의료법 제22조 위반행위에 대해 이렇게 분산하여 규정할 필요가 있는지 의문이다.

카. **의료법 제22조·제66조·제88조·제90조를 통합하여 제5항과 제6항을 신설하는 것이 타당하다. 명확성·간결성·가독성·규범성이 있기 때문이다. 의료법 법제 정비가 필요하다. 나의 개선방안은 개정에 참고가 될 수 있을 것이다.**
⑤ 제1항·제2항을 위반한 사람은 500만원 이하 벌금형으로 처벌된다. ⑥ 제3항을 위반한 사람은 3년 이하 징역형·3천만원 이하 벌금형으로 처벌된다.

보건복지부장관은 제3항을 위반한 의료인에게 1년 범위에서 면허자격을 정지시킬 수 있다. 의료기술 관련 판단이 필요한 사항인 경우 관계 전문가 의견을 들어 결정할 수 있다.

(4) 의사 국가시험 문제 분석

1. 의사는 진료기록부에 환자의 주된 증상, 진단 및 치료 내용 등 의료행위에 관한 사항과 의견을 상세히 기록하고 서명하여야 한다. 진료기록부 작성·보존과 관련하여 옳은 것은?
[2020년 제84회 의사 국가시험 문제 유사]

① 5년 동안 ^{10년동안} 보존하여야 함
② **한글로 기록하도록 노력하여야 함**
③ 진료를 받은 사람의 주민등록번호는 기재하지 않음 ^{기재함}
④ 전자서명이 기재된 전자문서로 작성·보존할 수 없음 ^{있음}
⑤ 추가 기재·수정된 경우 추가 기재·수정 전의 원본은 보존이 불필요함

해설 및 정답 의료법 제22조는 진료기록부·조산기록부·간호기록부 기록·서명·보관을 규정하고 있다. **매년 국가시험에 출제가 된다.** 의료법 시행규칙 제14조도 **중요하다. 실무에서 지침이 된다.** 진료기록부(診療記錄簿, a medical record)란 환자의 병력과 진료 소견, 치료 내용을 기록한 문서를 말한다. 진료기록부는 법적 자료로 활용이 가능하다. 그러므로 매우 중요하다. 추후에 참고 자료로 활용될 수 있다. 따라서 필요한 내용을 위주로 기재한다. 문제 사항도 함께 기재하도록 한다. **의사는 자신이 작성한 진료기록을 10년 이상 보존할 의무가 있다.** 또한 **진료기록 관리 의무가 있다.** 진료기록 양식을 제정하는 것, 작성방법, 보관방법, 질병 분류, 통계자료 작성이 모두 진료기록을 관리하는 업무에 포함된다. **보존년한은 법적으로 10년으로 되어 있다.** 대부분 병원은 영구 보존하고 있다. (네이버 지식백과) ① 10년 동안 보존하여야 함, ② **한글로 기록하도록 노력하여야 함**, ③ 진료를 받은 사람 주민등록번호는 기재함, ④ 전자서명이 기재된 전자문서로 작성·보존할 수 있음, ⑤ 추가 기재·수정한 경우 추가 기재·수정 전의 원본은 보존이 필요함.
정답 ②

2. 입원 중인 환자의 수술 후 통증을 완화하기 위하여 보관하던 향정신성의약품을 직접 투약하고자 하는 외과의원 원장의 필요한 조치는 무엇인가?
[2017년 제81회 의사 국가시험 문제 유사]

① 투약 확인서 작성   ② **진료기록부에 기재**

③ 관할 보건소장에게 보고
④ 마약류통합정보관리센터에 정보 등록
⑤ 관할 지방식품의약품안전청 소속 마약류 감시원에 보고

해설 및 정답 의료법 제22조 진료기록부·조산기록부·간호기록부 기록·서명·보관을 규정하고 있다. 주요내용을 보면, ① 의료인은 각각 진료기록부·조산기록부·간호기록부·그 밖에 진료에 관한 기록(이하 "진료기록부등"이라 한다)을 갖추어 두고, **환자의 주된 증상·진단·치료내용 등 보건복지부령으로 정하는 의료행위에 관한 사항과 의견을 상세히 기록하고 서명하여야 한다**(제1항). 의료법 시행규칙 제14조.   **정답** ②

(5) 관련 판례

> **쟁점판례 22 진료기록부**
>
> 대법원 2017. 12. 5. 선고 2017두57363 판결
> [산재보험요양결정취소처분취소및부당이득징수처분취소]
>
> Q. 행정소송법 제8조 제2항에 따라 행정소송에 준용되는 민사소송법 제202조가 선언하고 있는 자유심증주의의 의미 및 법관의 사실인정 방법과 한계
>
> Q. 갑이 회사 근로자로 근무하던 중 거래처 회사 계단에서 넘어지는 사고를 당하여 흉추 분쇄골절 등을 입었다면서 업무상 재해로 요양급여 신청을 하여 보험급여를 지급받았다. 그런데 갑이 술에 취한 상태에서 친구와 장난치던 중에 학교 계단에서 넘어진 사적 사고를 업무상 재해로 조작하였다는 등의 이유로 근로복지공단이 갑에게 요양결정을 취소하고 이미 지급한 보험급여에 대한 부당이득 징수처분을 한 사안이다. **진료기록부 등의 작성 과정과 기재 내용, 사고를 둘러싼 정황 등에 비추어 보면, 실제 사고 장소가 학교 계단이었을 가능성이 높다고 볼 수 있는데도, 이와 달리 본 원심판결에 자유심증주의의 한계를 벗어나거나 필요한 심리를 다하지 않은 잘못이 있다고 한 사례.**

가. 행정소송법 제8조 제2항에 따라 행정소송에 준용되는 민사소송법 제202조가 선언하고 있는 자유심증주의는 형식적·법률적 증거규칙에 얽매일 필요가 없다는 것을 뜻할 뿐 법관의 자의적 판단을 허용하는 것은 아니다. 그러므로 사실인정은 적법한 증거조사절차를 거친 증거에 의하여 정의와 형평의 이념에

입각하여 논리와 경험의 법칙에 따라 하여야 한다. 사실인정이 사실심의 재량에 속한다고 하더라도 그 한도를 벗어나서는 아니 된다(대법원 2014. 8. 20. 선고 2012두14842 판결, 대법원 2017. 3. 9. 선고 2016두55933 판결 등 참조).
나. 의료인이 작성하는 진료기록부, 조산기록부, 간호기록부, 그 밖의 진료에 관한 기록(이하 '진료기록부 등'이라고 한다)은 위·변조 또는 허위 기재의 가능성을 전혀 부정할 수는 없다. 그러나 법령에 따라 의료진이 의무적으로 작성·보존하여야 하는 문서이다(의료법 제22조 참조). 허위의 내용을 기재한 경우에는 자격정지처분을 받거나(같은 법 제66조 제1항 제3호 참조), 형사처벌을 받게 될 수 있다(같은 법 제88조 제1호 참조).
다. 【참조조문】 [1] 행정소송법 제8조 제2항, 민사소송법 제202조 [2] 산업재해보상보험법 제5조 제1호, 제40조, 제84조 제1항, 행정소송법 제8조 제2항, 민사소송법 제202조, 의료법 제22조, 제66조 제1항 제3호, 제88조 제1호.
라. 【참조판례】 [1] 대법원 2014. 8. 20. 선고 2012두14842 판결; 대법원 2017. 3. 9. 선고 2016두55933 판결.

【전 문】
【원고, 피상고인】 원고 (소송대리인 변호사 OOO)
【피고, 상고인】 근로복지공단
【원심판결】 서울고법 2017. 7. 18. 선고 2016누81712 판결
【주 문】
원심판결을 파기하고, 사건을 서울고등법원에 환송한다.
【이 유】
상고이유를 판단한다.
1. 상고이유 제1점에 관하여
원심은, 원고가 ○○화물의 사업주인 소외 1과 종속적인 관계에서 근로를 제공하면서 임금을 받았으므로, 산업재해보상보험법상 보험급여를 받을 수 있는 근로기준법에 따른 근로자에 해당한다고 판단하였다.
관련 법리와 기록에 비추어 보면, 원심의 이러한 판단은 정당하고, 거기에 상고이유 주장과 같이 논리와 경험의 법칙에 반하여 자유심증주의의 한계를 벗어나는 등의 잘못이 없다.
2. 상고이유 제2점에 관하여
가. 행정소송법 제8조 제2항에 따라 행정소송에 준용되는 민사소송법 제202조가

선언하고 있는 자유심증주의는 형식적·법률적 증거규칙에 얽매일 필요가 없다는 것을 뜻할 뿐 법관의 자의적 판단을 허용하는 것은 아니다. 그러므로 사실인정은 적법한 증거조사절차를 거친 증거에 의하여 정의와 형평의 이념에 입각하여 논리와 경험의 법칙에 따라 하여야 하고, 사실인정이 사실심의 재량에 속한다고 하더라도 그 한도를 벗어나서는 아니 된다(대법원 2014. 8. 20. 선고 2012두14842 판결, 대법원 2017. 3. 9. 선고 2016두55933 판결 등 참조).

나. 원심이 인정한 사실관계는 다음과 같다.
(1) 원고는 이 사건 사고가 발생한 직후인 2003. 5. 1. 16:00경 △△△△△병원 응급실을 통해 입원하였고, 2003. 8. 2. 퇴원하였다. 원고에 대한 △△△△△병원의 응급센터 경과일지에는 술에 취한 상태에서 계단에서 발에 걸려 넘어졌다는 취지로, 환자간호력에는 '술 취한 상태로 계단(3m) 높이에서 떨어짐'이라고 각각 기재되어 있다.
한편 2003. 5. 27.자 △△△△△병원 재활의학과 입원환자기록지에는 학교 계단에서 굴렀다는 취지로, 재활의학과 퇴원요약지에는 '학교 계단에서 slip down'으로 각각 기재되어 있다. 2004. 2. 3.자 □□□□병원의 의무기록에는 '대학원 공부 중 계단에서 굴러 떨어짐'이라고 기재되어 있다.
(2) ○○화물의 근로자였던 소외 2는 수사기관과의 전화 통화에서, 이 사건 사고 후 3년이 지나 원고의 부친인 소외 3과 함께 술을 마시면서 소외 3으로부터 '원고가 학교에서 1층으로 내려오던 중 친구들과 장난을 치다가 계단에서 넘어져 허리를 다쳤다'는 사실을 들어 알게 되었고, 소속 근로자들에게는 공공연하게 다 알려진 사실이라는 취지로 진술하였다.
(3) 피고 소속 조사관이 ○○통운특송의 화물기사와의 대화내용을 녹취한 기록에는 "원고가 친구들과 장난치다가 친구가 원고를 밀었는데 허리가 끊어져서 기절했는데 바로만 갔어도, 병원 갔어도 어쩌고 그 말만 했죠"라고 기재되어 있다.
(4) ◇◇화학의 근로자로서 이 사건 사고 발생 당시 현장에 있었던 소외 4는 2003. 12. 24. '원고가 사고 당시 오후 3~4시 정도에 화물인수증을 사무실에 갖다 주고 바로 내려갔고, 몇 초 있다가 쿵 소리가 났으며, 대수롭지 않게 생각하고 업무를 계속하다가 약 5분 후 출고업무 관계로 문을 열고 나가는 순간 원고가 계단 맨 밑에 쓰러져 앉은 채로 계단 옆 지지대를 붙잡고 있는 것을 보았고, 원고에게 상황을 물어보니 맨 위 계단에서 발을 헛디뎌 굴러떨어졌다고 하였다'는 취지로 확인서를 작성하였다.

또한 소외 4는 2016. 2. 11. 검찰에서 조사를 받으면서, 원고가 사고 당일 ◇◇화학에 서류를 전달하러 왔다가 계단에서 넘어진 것을 목격했고, 원고가 아파서 움직이지 못하는 상태여서 ○○화물에 전화해서 원고 동생인 소외 5가 원고를 병원에 후송하였다는 취지로 진술하였다.

다. 위와 같은 사실관계를 기초로 원심은 다음과 같은 사정을 들어, 원고가 학교 계단에서 넘어져 다친 것을 업무상 재해로 조작하여 허위로 요양급여신청을 하였다고 단정하기에 부족하다고 판단하였다.

(1) 일부 진료기록에 사고 장소가 '학교 계단'이라고 기재되어 있기는 하나, ① 병원 입장에서 사고 장소는 크게 중요하지 아니하고, ② 단지 원고가 대학생이었기 때문에 사고 장소가 학교로 기재되었을 가능성을 배제할 수 없으며, ③ 사고 당시 원고는 장기간 휴학 중이었으므로 학교에서 사고가 났다는 것은 자연스러워 보이지 않는다.

(2) 소외 4의 진술은 소외 5의 진술과 부합하여 신빙성이 있다. 그렇지만 ○○통운특송의 화물기사의 진술은 전문증거에 불과하여 신빙성을 인정하기 어렵고, 소외 2는 원고의 부모와 사이가 좋지 아니하므로, 허위로 진술하였을 가능성이 있다.

라. 그러나 위와 같은 원심의 판단은 다음과 같은 점에서 그대로 수긍하기 어렵다. 의료인이 작성하는 진료기록부, 조산기록부, 간호기록부, 그 밖의 진료에 관한 기록(이하 '진료기록부 등'이라고 한다)은 위·변조 또는 허위 기재의 가능성을 전혀 부정할 수는 없다. 그러나 법령에 따라 의료진이 의무적으로 작성·보존하여야 하는 문서이다(의료법 제22조 참조). 허위의 내용을 기재한 경우에는 자격정지처분을 받거나(같은 법 제66조 제1항 제3호 참조), 형사처벌을 받게 될 수 있다(같은 법 제88조 제1호 참조).

계단에서 떨어지는 사고로 응급실에 내원한 환자의 경우에 사고 장소가 어디인지(특히 이 사건처럼 그 계단이 학교의 계단인지 아니면 사업장의 계단인지)는 환자 측의 진술 없이는 의료진이 알 수 없는 사항으로서, 경험칙상 이 사건 사고 당시 원고를 진료한 의료인이 자신과 별다른 이해관계도 없는 사고 장소와 같은 사항을 위와 같은 행정적 제재처분이나 형사처벌의 위험을 감수하고 원고 측이 진술한 내용과 다르게 기재하거나 원고 측 진술이 없었음에도 임의로 사고 장소를 학교라고 기재하였을 가능성은 극히 낮다.

또한 원고 측이 △△△△△병원 응급센터 등에 내원하였을 때 의료진에게, 사실은 ◇◇화학 사업장에서 사고를 당하였으면서도 학교 계단에서 사고를 당하였다고 허위로 진술할 이유를 찾기도 어렵다.
　이와 같은 진료기록부 등의 작성 과정과 기재 내용, 이 사건 사고를 둘러싼 정황 등에 비추어 보면, 사고 장소가 '학교 계단'이라고 하는 위 진료기록부 등의 기재는 원고 측의 진술 내용을 그대로 기재한 것으로서, 실제 사고 장소가 학교 계단이었을 가능성이 높다고 봄이 상당하다.
　그런데도 원심은 서로 배치되는 관련자들의 진술내용에 대하여 법정에서 증인신문을 통하여 직접 확인하는 등의 절차를 거치지 아니한 채 그중 소외 4의 확인서 등의 내용만을 채택하고, 그 판시와 같은 사정만으로 의료인이 직무상 작성한 진료기록부 등의 기재내용을 쉽사리 배척함으로써, 이 사건 요양결정 취소처분 및 이 사건 징수처분의 처분사유가 인정되지 않는다고 판단하였다. 이러한 원심판결에는 논리와 경험의 법칙에 따르지 아니하여 자유심증주의의 한계를 벗어나거나, 필요한 심리를 다하지 아니하여 판결에 영향을 미친 잘못이 있고, 이 점을 지적하는 상고이유 주장은 이유 있다.
3. 결론
　그러므로 원심판결을 파기하고, 사건을 다시 심리·판단하도록 원심법원에 환송하기로 하여, 관여 대법관의 일치된 의견으로 주문과 같이 판결한다.
대법관　　박보영(재판장) 김창석 이기택(주심) 김재형

> **쟁점판례 23 진료기록부 서명**
>
> 대법원 2017. 4. 28. 선고 2015도12325 판결
> [의료법위반·업무상과실치사·정신보건법위반]
>
> Q. 의료법 제22조 제1항에서 의사에게 진료기록부를 작성하도록 한 취지
> Q. 진료기록부 작성방법의 선택이 의사의 재량인지 여부(적극)
> Q. 진료기록부 기재 시 필요한 상세성의 정도
> Q. **진료기록부에 의사의 서명을 누락할 수 있는지 여부**(소극)

가. 의사가 환자를 진료하는 경우에는 의료법 제22조 제1항에 의하여 그 의료행위에 관한 사항과 의견을 상세히 기록하고 서명한 진료기록부를 작성하여야 한다. 이와 같이 의사에게 진료기록부를 작성하도록 한 취지는 진료를 담당하는 의사로 하여금 환자의 상태와 치료의 경과에 관한 정보를 빠뜨리지 않고 정확하게 기록하여 이를 **이후 계속되는 환자치료에 이용하도록 함이다.** 아울

러 다른 의료 관련 종사자들에게도 정보를 제공하여 환자로 하여금 적정한 의료를 제공받을 수 있도록 한다. 의료행위가 종료된 후에는 그 의료행위의 적정성을 판단하는 자료로 사용할 수 있도록 하려는 데 있다.

나. 한편 의료법은 진료기록부의 작성방법에 관하여 구체적인 규정을 두고 있지 않다. 그러므로 의사는 스스로 효과적이라고 판단하는 방법으로 진료기록부를 작성할 수 있는 재량이 있다. 그러나 어떠한 방법을 선택하든지 환자의 계속적 치료에 이용하고, **다른 의료인들에게 정보를 제공하며, 의료행위의 적정성 여부를 판단하기에 충분할 정도로 상세하게 기재하여야 한다**(대법원 1998. 1. 23. 선고 97도2124 판결 등 참조), **진료기록부의 정확성과 적정성을 담보하기 위하여 의사의 서명을 누락하여서는 안 된다**(대법원 2016. 6. 23. 선고 2014도16577 판결 참조).

다. 위 법리에 비추어 기록을 살펴보면, **이 사건 공소사실 중 진료기록부에 의사의 서명누락을 이유로 한 의료법위반의 점을 유죄로 판단한 원심판결에 상고이유 주장과 같이 의료법위반죄에 관한 법리를 오해한 잘못이 없다.**

라. 【참조조문】 의료법 제22조 제1항, 제90조

마. 【참조판례】 대법원 1998. 1. 23. 선고 97도2124 판결; 대법원 2014. 9. 4. 선고 2012도16119 판결; 대법원 2016. 6. 23. 선고 2014도16577 판결.

【전 문】
【피 고 인】 피고인
【상 고 인】 피고인
【변 호 인】 법무법인 OO 담당변호사 OOO 외 2인
【원심판결】 서울중앙지법 2015. 7. 16. 선고 2015노1027, 1118 판결
【주 문】
상고를 기각한다.
【이 유】
상고이유를 판단한다.
1. 의료법위반의 점에 대하여
   의사가 환자를 진료하는 경우에는 의료법 제22조 제1항에 의하여 그 의료행위에 관한 사항과 의견을 상세히 기록하고 서명한 진료기록부를 작성하여야 한다. 이와 같이 의사에게 진료기록부를 작성하도록 한 취지는 진료를 담당하는 의사로 하여금 환자의 상태와 치료의 경과에 관한 정보를 빠뜨리지 않고 정확

하게 기록하여 이를 **이후 계속되는 환자치료에 이용하도록 함이다. 아울러 다른 의료 관련 종사자들에게도 정보를 제공하여 환자로 하여금 적정한 의료를 제공받을 수 있도록 하고, 의료행위가 종료된 후에는 그 의료행위의 적정성을 판단하는 자료로 사용할 수 있도록 하려는 데 있다.** 한편 의료법은 진료기록부의 작성방법에 관하여 구체적인 규정을 두고 있지 않다. 그러므로 의사는 스스로 효과적이라고 판단하는 방법으로 진료기록부를 작성할 수 있는 재량이 있다. 그러나 **어떠한 방법을 선택하든지 환자의 계속적 치료에 이용하고, 다른 의료인들에게 정보를 제공하며, 의료행위의 적정성 여부를 판단하기에 충분할 정도로 상세하게 기재하여야 하고**(대법원 1998. 1. 23. 선고 97도2124 판결 등 참조), **진료기록부의 정확성과 적정성을 담보하기 위하여 의사의 서명을 누락하여서는 안 된다**(대법원 2016. 6. 23. 선고 2014도16577 판결 참조).

위 법리에 비추어 기록을 살펴보면, 이 사건 공소사실 중 진료기록부에 의사의 서명누락을 이유로 한 의료법위반의 점을 유죄로 판단한 원심판결에 상고이유 주장과 같이 의료법위반죄에 관한 법리를 오해한 잘못이 없다.

2. 정신보건법위반의 점에 대하여

원심은, 피고인이 정신의료기관의 장으로서 정신질환자인 공소외 1을 입원시키면서 보호의무자 2명의 동의가 필요한데도 공소외 1의 딸 공소외 2로부터 입원동의서를 받지 않은 사실을 인정하였다.

그리고 정신보건법 시행규칙 제14조 제2항에는, 보호의무자 2명의 동의가 필요한 경우로서 그 보호의무자 중 1명이 동의의 의사표시는 하였으나 고령, 질병, 군복무, 수형, 해외거주 등으로 서명하거나 기명날인한 입원동의서를 입원 시까지 제출하지 못할 부득이한 사유가 있으면, 정신의료기관의 장이 다른 보호의무자로부터 그 사유서를 제출받아 입원을 시킬 수 있다고 규정되어 있다. 그런데 피고인의 주장과 같이 당시 공소외 1이 야간에 응급차량으로 이송되어 왔고, 공소외 2가 다른 곳에 거주하고 있어서 밤늦은 시간에 병원까지 와서 입원동의서를 작성하기 곤란한 사정이 있었다고 하더라도, 그와 같은 사정만으로는, **공소외 2가 공소외 1의 입원 시까지 입원동의서를 제출하지 못한 것이 위 시행규칙에서 정한 부득이한 사유에 해당한다고 보기 어렵다는 이유로 이 부분 공소사실을 유죄로 판단하였다.**

관련 법리와 증거에 의하여 살펴보면, 위와 같은 원심의 판단에 상고이유 주장과 같이 논리와 경험의 법칙을 위반하여 부득이한 사유의 존부에 관한 사실을 오인하거나, 정신보건법위반죄에 관한 법리를 오해한 잘못이 없다.

3. 피해자 공소외 1에 대한 업무상과실치사의 점에 대하여

원심은, **피고인은 병원관리자로서 폐쇄병동의 정신질환자들이 언제든지 자살하거나 탈출을 시도할 가능성이 있다. 그러므로 이를 방지하기 위한 충분한 조치를 하여야 하고, 창문의 유리창에 별도의 보호철망을 설치하거나 유리가 창틀에서 떨어져 나가지 않도록 건물을 유지, 보수, 관리할 책임이 있다. 그럼에도 건물의 유지, 보수, 관리를 적절히 하지 않은 업무상 과실이 있다.**

그와 같은 과실로 인하여 피해자 공소외 1이 창문유리를 발로 걷어차고 유리창이 창틀에서 떨어져 나가자 그 사이로 빠져나가 건물 아래로 투신하여 사망하였다고 판단하였다.

관련 법리와 증거에 의하여 살펴보면, 위와 같은 원심의 판단에 상고이유 주장과 같이 논리와 경험의 법칙을 위반하여 업무상 과실의 존부에 관한 사실을 오인하거나, 법리를 오해한 잘못이 없다.

4. 피해자 공소외 3에 대한 업무상과실치사의 점에 대하여

원심은, 피해자 공소외 3의 치료를 담당하였던 의료진들이 강박과정에서 혈전생성방지를 위한 주의의무를 다하지 않았을 뿐 아니라, 피해자 공소외 3이 사망에 이르기 전 호흡곤란 등의 증상을 보였음에도 적절한 조치를 취하지 아니한 업무상 과실이 있다.

이러한 과실로 말미암아 피해자 공소외 3이 폐혈전색전증으로 사망하였다. 피고인과 공소외 4, 담당 간호진들은 모두 피해자 공소외 3에 대한 치료를 담당한 의료진으로서 상호 의사 연락 하에 피해자 공소외 3에 대한 치료업무를 함께 담당하고 있었다. 그러므로 피고인 역시 그 책임을 면할 수 없다는 이유로 피고인에 대한 이 부분 공소사실을 유죄로 판단하였다.

관련 법리와 증거에 의하여 살펴보면, 위와 같은 원심의 판단에 상고이유 주장과 같이 논리와 경험의 법칙을 위반하여 업무상 과실과 인과관계의 존부에 관한 사실을 오인하거나, 과실범의 공동정범 등에 관한 법리를 오해한 잘못이 없다.

5. 결론

그러므로 상고를 기각하기로 하여, 관여 대법관의 일치된 의견으로 주문과 같이 판결한다.

대법관   이기택(재판장) 김용덕 김신(주심) 김소영

> **쟁점판례 24 진료기록부 변조 사건 －입증방해**
>
> 대법원 2014. 11. 27. 선고 2012다11389 판결
> [손해배상(자)]
>
> Q. 갑이 교통사고 후 을이 운영하는 병 의원에 입원하여 치료를 받던 중 의식을 잃고 쓰러져 다른 병원으로 후송되어 급성 심근염을 진단받았고 그 후 뇌경색에 이르게 된 사안이다. **을이 급성 심근염 초기증세를 보인 갑을 면밀히 관찰하여야 함에도 이를 게을리하고 갑이 실신할 때까지 의사가 없는 상태로 방치함으로써 위급한 상황에 처한 갑을 적시에 치료 가능한 병원으로 전원하지 못한 과실이 있다**고 본 원심 판단을 수긍한 사례.
> Q. 의료분쟁에서 의사 측이 진료기록을 변조한 행위가 입증방해행위에 해당하는지 여부(원칙적 적극)
> Q. 법원이 이를 자료로 하여 의사 측에 불리한 평가를 할 수 있는지 여부(적극)
> Q. 교통사고로 상해를 입은 피해자가 치료를 받던 중 의료사고로 증상이 악화되거나 새로운 증상이 생겨 손해가 확대된 경우, 확대된 손해와 교통사고 사이에 상당인과관계가 인정되는지 여부(원칙적 적극)

가. 의료분쟁에서 의사측이 가지고 있는 진료기록기재가 사실인정과 법적 판단에서 중요한 역할을 차지하고 있다. 이 점을 고려할 때, 의사측이 진료기록을 변조한 행위는 변조이유에 대하여 상당하고도 합리적인 이유를 제시하지 못하는 한, **당사자 간 공평원칙 또는 신의칙에 어긋나는 입증방해행위에 해당한다.**
나. 법원은 이를 하나의 자료로 하여 **자유로운 심증에 따라 의사측에게 불리한 평가를 할 수 있다**(대법원 1995. 3. 10. 선고 94다39567 판결 등 참조).
다. 교통사고로 인하여 상해를 입은 피해자가 치료를 받던 중 치료를 하던 의사의 과실로 인한 의료사고로 증상이 악화되거나 새로운 증상이 생겨 손해가 확대된 경우, 의사에게 중대한 과실이 있다는 등의 특별한 사정이 없는 한 확대된 손해와 교통사고 사이에도 상당인과관계가 있다. 이 경우 교통사고와 의료사고가 각기 독립하여 불법행위의 요건을 갖추고 있으면서 객관적으로 관련되고 공동하여 위법하게 피해자에게 손해를 가한 것으로 인정되면 공동불법행위가 성립한다(대법원 1997. 8. 29. 선고 96다46903 판결, 대법원 1998. 11. 24. 선고 98다32045 판결 등 참조).

라. 위 법리를 기록에 비추어 살펴보면, 앞에서 본 바와 같이 피고 2의 과실은 인정되지만 그에게 중대한 과실이 있음을 인정할 증거가 없는 이 사건에 있어서, 원심이 이 사건 교통사고와 원고의 급성 심근염 사이에 인과관계가 있음을 전제로 이 사건 교통사고와 의료사고는 객관적으로 공동관련성이 있는 일련의 행위로서 공동불법행위가 성립한다는 취지에서, 피고 동부화재해상보험 주식회사는 피고 2와 각자 이 사건 교통사고 및 심근염으로 인하여 원고가 입은 모든 손해를 배상할 책임이 있다고 판단한 것은 정당하다. 거기에 상고이유로 주장하는 바와 같은 심리미진이나 판단유탈, 상당인과관계나 공동불법행위에 관한 법리오해 등의 위법이 없다.

마. 【참조조문】 [1] 민법 제750조 [2] 민사소송법 제202조, 의료법 제22조 [3] 민법 제750조, 제760조 제1항.

바. 【참조판례】 [2] 대법원 1995. 3. 10. 선고 94다39567 판결 [3] 대법원 1997. 8. 29. 선고 96다46903 판결; 대법원 1998. 11. 24. 선고 98다32045 판결.

> **쟁점판례 25 진료기록부**
>
> 대법원 2014. 9. 4. 선고 2012도16119 판결
> [의료법위반]
>
> Q. 의사가 간호사에게 의료행위의 실시를 개별적으로 지시하거나 위임한 적이 없음에도 간호사가 주도하여 전반적인 의료행위의 실시 여부를 결정하고 간호사에 의한 의료행위의 실시과정에 의사가 지시·관여하지 아니한 경우, 의료법 제27조 제1항이 금지하는 무면허의료행위에 해당하는지 여부(적극)
> Q. 의료법 제22조 제1항, 제90조에서 의사에게 진료기록부를 작성하도록 한 취지
> Q. 진료기록부 작성방법 및 진료기록부 작성에 있어서 상세성의 정도

가. 의사가 간호사로 하여금 의료행위에 관여하게 하는 경우에도 그 의료행위는 의사의 책임 아래 이루어지는 것이고 간호사는 그 보조자에 불과하다.

나. **간호사가 '진료의 보조'를 하는 경우 행위 하나하나마다 항상 의사가 현장에 참여하여 지도·감독하여야 하는 것은 아니다. 경우에 따라서는 의사가 진료의 보조행위 현장에 참여할 필요 없이 일반적인 지도·감독을 하는 것으로 충**

분한 경우도 있다.
다. 그러나 이는 어디까지나 의사가 주도하여 의료행위를 실시하면서 그 의료행위의 성질과 위험성 등을 고려하여 그 중 일부를 간호사로 하여금 보조하도록 지시 또는 위임할 수 있다는 것을 의미하는 것에 그친다.
라. 이와 달리 의사가 간호사에게 의료행위의 실시를 개별적으로 지시하거나 위임한 적이 없음에도 **간호사가 주도하여 전반적인 의료행위의 실시 여부를 결정하고 간호사에 의한 의료행위의 실시과정에 의사가 지시·관여하지 아니한 경우라면, 이는 의료법 제27조 제1항이 금지하는 무면허의료행위에 해당한다고 보아야 한다. 그리고 의사가 이러한 방식으로 의료행위가 실시되는 데 간호사와 함께 공모하여 그 공동의사에 의한 기능적 행위지배가 있었다면, 의사도 무면허의료행위의 공동정범으로서의 죄책을 진다**(대법원 2012. 5. 10. 선고 2010도5964 판결 등 참조).
마. 의사가 환자를 진료하는 경우 의료법 제22조 제1항에 근거하여 그 의료행위에 관한 사항과 소견을 상세히 기록하고 서명한 진료기록부를 작성하여야 한다. **진료기록부를 작성하지 않은 의사는 의료법 제90조에 근거하여 처벌된다.**
바. **의사에게 진료기록부를 작성하도록 한 취지는** [1]진료를 담당하는 의사에게 환자상태와 치료경과에 관한 정보를 빠뜨리지 않고 정확하게 기록하여 이를 그 이후 계속되는 환자치료에 이용하도록 하는데 있다. [2]아울러 다른 의료 관련 종사자들에게도 그 정보를 제공하여 환자에게 적정한 의료를 제공받을 수 있도록 하는데 있다. [3]그리고 의료행위가 종료된 이후에는 그 의료행위 적정성을 판단하는 자료로 사용할 수 있도록 하고자 함이다.
사. 그러므로 비록 **의료법이 진료기록부 작성방법에 관하여 구체적인 규정을 두고 있지 않다.** 그러므로 의사에게 스스로 효과적이라고 판단하는 방법으로 **진료기록부를 작성할 수 있는 재량이 인정된다. 그러나 어떠한 방법을 선택하든지 환자의 계속적 치료에 이용하고, 다른 의료인들에게 정보를 제공하며, 의료행위의 적정성 여부를 판단하기에 충분할 정도로 상세하게 기재하여야 한다**(대법원 1998. 1. 23. 선고 97도2124 판결 참조).
아. 【참조조문】 [1] 형법 제30조, 의료법 제27조 제1항, 제87조 제1항 제2호 [2] 의료법 제22조 제1항, 제90조.
자. 【참조판례】 [1] 대법원 2012. 5. 10. 선고 2010도5964 판결 [2] 대법원 1998. 1. 23. 선고 97도2124 판결.

> **쟁점판례 26 진료기록부**
>
> 서울고등법원 2011. 3. 8. 선고 2010나17040 판결
> [손해배상(의)] 확정
>
> Q. 의료법 제22조, 제23조에서 의료인에게 진료기록부 등을 작성하도록 한 취지와 진료기록부 기록의 상세성 정도 및 의사 측이 진료기록을 성실히 작성하지 않음으로 인하여 진료경과가 불분명하게 된 데 따른 불이익을 환자 측에게 부담시킬 수 있는지 여부(소극)
> Q. 신생아가 출생하여 3일 만에 사망한 사안이다. 의료진이 분만 중 산모와 태아에 대한 감시, 관찰을 세심하게 하지 않은 상태에서 태아곤란증에 대한 적절한 조치 없이 무리하게 질식분만을 시행함으로 인하여 신생아가 사망에 이르게 되었다고 보아 위 의료진 사용자의 손해배상책임을 인정한 사례.

가. 의료법 제22조·제23조에 근거하여 의료진에게 진료기록 작성의무가 부과되어 있다. **의료인에게 진료기록부를 작성하도록 한 취지는 진료를 담당하는 의사 자신에게 환자상태와 치료경과에 관한 정보를 빠뜨리지 않고 정확하게 기록하여 이를 그 이후 계속되는 환자치료에 이용하도록 하는데 있다.** 아울러 다른 의료기관 종사자들에게도 그 정보를 제공하여 환자에게 적정한 의료를 제공받을 수 있도록 하는데 있다. 의료행위가 종료된 이후에는 그 의료행위 적정성을 판단하는 자료로 사용할 수 있도록 하는데 있다. 그러므로 의사는 진료기록부에 환자상태와 치료경과 등 의료행위에 관한 사항과 소견을 환자의 계속적인 치료에 이용할 수 있고, 다른 의료인들에게 적절한 정보를 제공할 수 있으며, **의료행위가 종료된 이후에는 그 의료행위의 적정성 여부를 판단하기에 충분할 정도로 상세하게 기록해야 한다.**

나. 우리나라 개인병원들이 진료기록부를 작성하면서 중요사항이나 특이사항이 있을 때만 그 진료 결과를 기재하고, 진료 결과가 정상인 경우 기재를 소홀히 하는 것이 관행처럼 되어 있다고 하더라도, 이러한 부실기재 행태는 잘못된 것임이 분명하다. 그러므로 이를 가지고 바로 의료과실을 추정할 수는 없다고 하더라도, **의료법 제21조에 근거하여 환자의 진료기록에 대한 열람권이 인정되기까지 한 이상, 의사측이 진료기록을 성실히 작성하지 않아서 진료경과가 불분명하게 된 데 따른 불이익을 환자측에게 부담시키고 그와 같은 상황을 초**

래한 의사측이 유리한 취급을 받아서는 안 된다.
다. 이 사례는 신생아가 출생하여 3일 만에 사망한 사안이다. **의료진이 분만 중 태아심박동수과 자궁수축 감시 등 산모와 태아에 대한 감시·관찰을 세심하게 하지 않은 상태에서 만연히 옥시토신을 투여하고, 그 투약량을 늘려가며 태아 곤란증에 대한 적절한 조치 없이 무리하게 질식분만을 시행하였다. 그 결과 망아에게 태아곤란증이 발생하였거나 또는 어떤 경위로 발생한 태아곤란증이 돌이킬 수 없을 정도로 심각한 지경에 이르러 사망에 이르게 되었다.** 따라서 의료진 사용자의 손해배상책임을 인정한다(다만 책임비율을 20%로 제한함).
다. 【참조조문】 [1] 의료법 제21조, 제22조, 제23조, 민법 제750조, 민사소송법 제288조 [2] 민법 제750조
라. 【참조판례】 [1] 대법원 1997. 8. 29. 선고 97도1234 판결; 대법원 1998. 1. 23. 선고 97도2124 판결.

23. 제23조(전자의무기록)

(1) 현 행

제23조(전자의무기록)
① 의료인이나 의료기관 개설자는 제22조의 규정에도 불구하고 진료기록부등을 「전자서명법」에 따른 전자서명이 기재된 전자문서(이하 "전자의무기록"이라 한다)로 작성·보관할 수 있다.
② 의료인이나 의료기관 개설자는 보건복지부령으로 정하는 바에 따라 전자의무기록을 안전하게 관리·보존하는 데에 필요한 시설과 장비를 갖추어야 한다. 〈개정 2008.2.29, 2010.1.18〉
③ 누구든지 정당한 사유 없이 전자의무기록에 저장된 개인정보를 탐지하거나 누출·변조 또는 훼손하여서는 아니 된다.
④ **의료인이나 의료기관 개설자는 전자의무기록에 추가기재·수정을 한 경우 보건복지부령으로 정하는 바에 따라 접속기록을 별도로 보관하여야 한다.** 〈신설 2018.3.27〉
의료법 일부개정 2020. 12. 29. [법률 제17787호, 시행 2021. 6. 30.] 보건복지부.

[개정전]
제23조(전자의무기록)

① 의료인이나 의료기관 개설자는 제22조의 규정에도 불구하고 진료기록부등을 「전자서명법」에 따른 전자서명이 기재된 전자문서(이하 "전자의무기록"이라 한다)로 작성·보관할 수 있다.
② 의료인이나 의료기관 개설자는 보건복지부령으로 정하는 바에 따라 전자의무기록을 안전하게 관리·보존하는 데에 필요한 시설과 장비를 갖추어야 한다. 〈개정 2008.2.29., 2010.1.18.〉
③ 누구든지 정당한 사유 없이 전자의무기록에 저장된 개인정보를 탐지하거나 누출·변조 또는 훼손하여서는 아니 된다.

(2) 개선방안

제23조(전자의무기록과 개인정보 탐지·누출·변조·훼손 금지)
① 의료인·의료기관 개설자는 제22조 경우 진료기록부등을 「전자서명법」에 근거하여 전자서명이 기재된 전자문서(이하 "전자의무기록"이라 한다)로 작성·보관할 수 있다.
② 의료인·의료기관 개설자는 보건복지부령에 근거하여 전자의무기록을 안전하게 관리·보존하는 데에 필요한 시설과 장비를 갖추어야 한다. 〈개정 2008.2.29., 2010.1.18.〉
③ 누구든지 정당한 사유 없이 전자의무기록에 저장된 개인정보를 탐지·누출·변조·훼손하여서는 안 된다.
④ **의료인·의료기관 개설자는 전자의무기록에 추가기재·수정을 한 경우 보건복지부령으로 정하는 바에 따라 접속기록을 별도로 보관하여야 한다.** 〈신설 2018.3.27.〉
의료법 일부개정 2020. 12. 29. [법률 제17787호, 시행 2021. 6. 30.] 보건복지부.

⑤ 제3항을 위반한 사람은 5년 이하 징역형·5천만원 이하 벌금형으로 처벌된다. [개정 2009.1.30, 2015.12.29, 2016.5.29., 2016.12.20.]
⑥ 제4항을 위반한 사람은 500만원 이하 벌금형으로 처벌된다.

제87조2(벌칙)
② 다음 각 호 어느 하나에 해당하는 사람은 5년 이하 징역형·5천만원 이하 벌금형으로 처벌된다. 〈개정 2009.1.30, 2015.12.29, 2016.5.29, 2016.12.20, 2019.4.23, 2019.8.27, 2020.3.4., 2020.12.29〉
5. 제23조 제3항을 위반한 사람

제90조(벌칙)
다음 각 호에 해당하는 사람은 500만원 이하 벌금형으로 처벌된다. 〈개정 2007.7. 27, 2009.1.30, 2011.4.7, 2016.12.20, 2018.3.27, 2019.8.27., 2020.3.4〉
  8. 제23조 제4항을 위반한 사람

【개정방향】
※ 제목변경: 전자의무기록과 개인정보 탐지·누출·변조·훼손 금지
※ 명확성·간결성·가독성
※ 국어문법정비
※ 나열형은 온점(·)을 사용하여 법조문을 읽기 쉽게 줄임
※ 일본식 '의' 삭제
※ 벌칙 조항을 한 조문에 정리함

[개정 전]
1안 현행 법률 수정안
제23조(전자의무기록과 개인정보 탐지·누출·변조·훼손 금지)
① 의료인·의료기관 개설자는 제22조 경우 진료기록부등을 「전자서명법」에 근거하여 전자서명이 기재된 전자문서(이하 "전자의무기록"이라 한다)로 작성·보관할 수 있다.
② 의료인·의료기관 개설자는 보건복지부령에 근거하여 전자의무기록을 안전하게 관리·보존하는 데에 필요한 시설과 장비를 갖추어야 한다. 〈개정 2008.2.29., 2010.1.18.〉
③ 누구든지 정당한 사유 없이 전자의무기록에 저장된 개인정보를 탐지·누출·변조·훼손하여서는 안 된다.

제87조(벌칙)
① 다음 각 호 어느 하나에 해당하는 사람은 5년 이하 징역형·5천만원 이하 벌금형으로 처벌된다. [개정 2009.1.30, 2015.12.29, 2016.5.29, 2016.12.20] [[시행일 2017.6.21.: 제2호(제21조2 제5항·제8항을 위반한 사람에 대한 벌칙에 한정한다)]]
  5. 제23조 제3항을 위반한 사람

2안 벌칙 통합안 ★★★★★
제23조(전자의무기록과 개인정보 탐지·누출·변조·훼손 금지)
① 의료인·의료기관 개설자는 제22조 경우 진료기록부등을 「전자서명법」에 근거하여 전자서명이 기재된 전자문서(이하 "전자의무기록"이라 한다)로 작성·보관할

수 있다.
② 의료인·의료기관 개설자는 보건복지부령에 근거하여 전자의무기록을 안전하게 관리·보존하는 데에 필요한 시설과 장비를 갖추어야 한다. 〈개정 2008.2.29., 2010.1.18.〉
③ 누구든지 정당한 사유 없이 전자의무기록에 저장된 개인정보를 탐지·누출·변조·훼손하여서는 안 된다.
④ 제3항을 위반한 사람은 5년 이하 징역형·5천만원 이하 벌금형으로 처벌된다. [개정 2009.1.30, 2015.12.29, 2016.5.29., 2016.12.20]

(3) 해 설

가. 의료법 제23조는 전자의무기록과 개인정보 탐지·누출·변조·훼손 금지를 규정하고 있다.

나. 주요내용을 보면, ① 의료인·의료기관 개설자는 제22조 경우 진료기록부등을 「전자서명법」에 근거하여 전자서명이 기재된 전자문서(이하 "전자의무기록"이라 한다)로 작성·보관할 수 있다.

다. ② 의료인·의료기관 개설자는 보건복지부령에 근거하여 전자의무기록을 안전하게 관리·보존하는 데에 필요한 시설과 장비를 갖추어야 한다. 〈개정 2008.2.29., 2010.1.18.〉

라. ③ 누구든지 정당한 사유 없이 전자의무기록에 저장된 개인정보를 탐지·누출·변조·훼손하여서는 안 된다.

마. ④ 의료인·의료기관 개설자는 전자의무기록에 추가기재·수정을 한 경우 보건복지부령으로 정하는 바에 따라 접속기록을 별도로 보관하여야 한다. 〈신설 2018.3.27.〉

바. ⑤ 제3항을 위반한 사람은 5년 이하 징역형·5천만원 이하 벌금형으로 처벌된다. [개정 2009.1.30, 2015.12.29, 2016.5.29., 2016.12.20.]

사. ⑥ 제4항을 위반한 사람은 500만원 이하 벌금형으로 처벌된다.

아. 의료법 제23조와 제87조2와 제90조를 통합하여 제5항과 제6항을 신설하는 것이 타당하다. 명확성·간결성·간결성·가독성·규범성이 있기 때문이다. 의료법 법제 정비가 필요하다. 나의 개선방안은 개정에 참고가 될 수 있을 것이다.

(4) 관련 판례

> **쟁점판례 27** 전자의무기록: 개인정보 변조행위 주체
>
> 대법원 2013. 12. 12. 선고 2011도9538 판결
> [의료법위반·업무상과실치사]
>
> Q. 의료법 제23조 제3항의 적용 대상이 되는 전자의무기록에 저장된 '개인정보'의 범위
> Q. 전자의무기록을 작성한 당해 의료인이 그 전자의무기록에 기재된 의료내용에 관하여 의료법 제23조 제3항에서 정한 개인정보 변조행위의 주체가 될 수 있는지 여부(소극)

가. 법령 자체에 법령에서 사용하는 용어 정의와 포섭의 구체적인 범위가 명확히 규정되어 있지 않은 경우가 있다. 이때 그 용어가 사용된 법령 조항 해석은 그 법령 전반적인 체계와 취지·목적, 당해 조항 규정 형식과 내용 및 관련 법령을 종합적으로 고려하여 해석하여야 한다. 이러한 법리를 의료법 개정 연혁, 내용 및 취지, 의료법 제22조 제1항·제3항, 제23조 제1항·제3항, 구 의료법(2011. 4. 7. 법률 제10565호로 개정되기 전의 것) 제66조 제1항 제3호, 의료법 시행규칙 제14조 제1항 제1호, 제3호 규정, 의무기록에 기재된 정보와 사생활 비밀 및 자유와 관계에 비추어 보면, **의료법 제23조 제3항 적용대상이 되는 전자의무기록에 저장된 '개인정보'에 환자이름·환자주소·환자주민등록번호와 같은 '개인식별정보'뿐만 아니라 환자에 대한 진단·치료·처방과 같이 공개되면, 개인건강과 관련된 내밀한 사항이 알려지게 되고, 그 결과 인격적·정신적 내면생활에 지장을 초래하거나, 자유로운 사생활을 영위할 수 없게 될 위험성이 있는 의료내용에 관한 정보도 포함된다**고 새기는 것이 타당하다.
나. 환자를 진료한 의료인은 의무기록 작성권자이다. 보다 정확하고 상세한 기재를 위하여 사후에 자신이 작성한 의무기록을 가필·정정할 권한이 있다. 국회는 2011. 4. 7. 법률 제10565호로 의료법을 개정하면서 허위작성 금지규정(제22조 제3항)을 신설하였다. 따라서 **의료인이 고의로 사실과 다르게 자신이 작성한 진료기록부를 추가기재·수정하는 행위가 금지되었다. 여기서 진료기록부는 의무기록을 가리키는 것이다. 문서변조죄에서 통상적인 변조 개념을 종합하여 보면, 전자의무기록을 작성한 의료인이 그 전자의무기록에 기재된

의료내용 중 일부를 추가·수정하였다 하더라도, 그 의료인은 의료법 제23조 제3항 변조행위의 주체가 될 수 없다.
다. 【참조조문】 [1] 구 의료법(2013. 4. 5. 법률 제11748호로 개정되기 전의 것) 제22조 제1항, 의료법 제22조 제3항, 제23조 제1항, 제3항, 구 의료법(2011. 4. 7. 법률 제10565호로 개정되기 전의 것) 제66조 제1항 제3호, 의료법 시행규칙 제14조 제1항 제1호, 제3호 [2] 의료법 제22조 제3항, 제23조 제3항, 구 의료법(2009. 1. 30. 법률 제9386호로 개정되기 전의 것) 제87조 제1항 제2호.

23-2. 제23조의2(전자의무기록의 표준화 등)

(1) 현 행

제23조의2(전자의무기록의 표준화 등)
① 보건복지부장관은 전자의무기록이 효율적이고 통일적으로 관리·활용될 수 있도록 기록의 작성, 관리 및 보존에 필요한 전산정보처리시스템(이하 이 조에서 "전자의무기록시스템"이라 한다), 시설, 장비 및 기록 서식 등에 관한 표준을 정하여 고시하고 전자의무기록시스템을 제조·공급하는 자, 의료인 또는 의료기관 개설자에게 그 준수를 권고할 수 있다.
② 보건복지부장관은 전자의무기록시스템이 제1항에 따른 표준, 전자의무기록시스템 간 호환성, 정보 보안 등 대통령령으로 정하는 인증 기준에 적합한 경우에는 인증을 할 수 있다.
③ 제2항에 따라 인증을 받은 자는 대통령령으로 정하는 바에 따라 인증의 내용을 표시할 수 있다. 이 경우 인증을 받지 아니한 자는 인증의 표시 또는 이와 유사한 표시를 하여서는 아니 된다.
④ 보건복지부장관은 다음 각 호의 어느 하나에 해당하는 경우에는 제2항에 따른 인증을 취소할 수 있다. 다만, 제1호에 해당하는 경우에는 인증을 취소하여야 한다.
  1. 거짓이나 그 밖의 부정한 방법으로 인증을 받은 경우
  2. 제2항에 따른 인증 기준에 미달하게 된 경우
⑤ 보건복지부장관은 전자의무기록시스템의 기술 개발 및 활용을 촉진하기 위한 사업을 할 수 있다.
⑥ 제1항에 따른 표준의 대상, 제2항에 따른 인증의 방법·절차 등에 필요한 사항은 대통령령으로 정한다.
[본조신설 2016.12.20.]
[종전 제23조의2는 제23조의3으로 이동 〈2016.12.20.〉]

(2) 개선방안

제23조2(전자의무기록표준화)
① 보건복지부장관은 전자의무기록이 효율적이고 통일적으로 관리·활용될 수 있도록 기록작성·기록관리·기록보존에 필요한 전산정보처리시스템(이하 이 조에서 "전자의무기록시스템"이라 한다)·시설·장비·기록서식에 관한 표준을 정하여 고시하고, 전자의무기록시스템을 제조·공급하는 사람·의료인·의료기관 개설자에게 그 준수를 권고할 수 있다.
② 보건복지부장관은 전자의무기록시스템이 제1항에 근거한 표준·전자의무기록시스템 간 호환성·정보보안 등 대통령령으로 정하는 인증기준에 적합한 경우 인증을 할 수 있다.
③ 제2항에 근거하여 인증을 받은 사람은 대통령령에 근거하여 인증내용을 표시할 수 있다. 이 경우 인증을 받지 않은 사람은 인증표시·인증유사표시를 하여서는 안 된다.
④ 보건복지부장관은 다음 각 호 어느 하나에 해당하는 경우 제2항에 근거하여 인증을 취소할 수 있다. 다만 제1호에 해당하는 경우 인증을 취소하여야 한다.
  1. 거짓·그 밖에 부정한 방법으로 인증을 받은 경우
  2. 제2항 인증기준에 **미달된 경우**
⑤ 보건복지부장관은 전자의무기록시스템의 기술개발과 기술활용을 촉진하기 위한 사업을 할 수 있다.
⑥ 제1항 표준대상, 제2항 인증방법·인증절차 등에 필요한 사항은 대통령령으로 정한다.
[본조신설 2016.12.20.]
[종전 제23조2는 제23조3으로 이동 〈2016.12.20.〉]

【개정방향】
※ 제목변경: 전자의무기록표준화
※ 명확성·간결성·가독성
※ 국어문법정비
※ 나열형은 온점(·)을 사용하여 법조문을 읽기 쉽게 줄임
※ 일본식 '의' 삭제
※ 기록의 작성, 관리 및 보존에 필요한 전산정보처리시스템⇒기록작성·기록관리·기록보존에 필요한 전산정보처리시스템
※ 인증의 표시 또는 이와 유사한 표시를⇒인증표시·인증유사표시를
※ 제2항에 따른 인증 기준에 미달하게 된 경우⇒제2항 인증기준에 **미달된 경우**

(3) 해 설
가. 의료법 제23조2는 전자의무기록표준화를 규정하고 있다.
나. 주요내용을 보면, ① 보건복지부장관은 전자의무기록이 효율적이고 통일적으로 관리·활용될 수 있도록 기록작성·기록관리·기록보존에 필요한 전산정보처리시스템(이하 이 조에서 "전자의무기록시스템"이라 한다)·시설·장비·기록서식에 관한 표준을 정하여 고시하고, 전자의무기록시스템을 제조·공급하는 사람·의료인·의료기관 개설자에게 그 준수를 권고할 수 있다.
다. ② 보건복지부장관은 전자의무기록시스템이 제1항에 근거한 표준·전자의무기록시스템 간 호환성·정보보안 등 대통령령으로 정하는 인증기준에 적합한 경우 인증을 할 수 있다.
라. ③ 제2항에 근거하여 인증을 받은 사람은 대통령령에 근거하여 인증내용을 표시할 수 있다. 이 경우 인증을 받지 않은 사람은 인증표시·인증유사표시를 하여서는 안 된다.
마. ④ 보건복지부장관은 다음 각 호 어느 하나에 해당하는 경우 제2항에 근거하여 인증을 취소할 수 있다. 다만 제1호에 해당하는 경우 인증을 취소하여야 한다.
  1. 거짓·그 밖에 부정한 방법으로 인증을 받은 경우
  2. 제2항 인증기준에 **미달된 경우**
바. ⑤ 보건복지부장관은 전자의무기록시스템의 기술개발과 기술활용을 촉진하기 위한 사업을 할 수 있다.
사. ⑥ 제1항 표준대상, 제2항 인증방법·인증절차 등에 필요한 사항은 대통령령으로 정한다.
[본조신설 2016.12.20.]
[종전 제23조2는 제23조3으로 이동 〈2016.12.20.〉]

23-3. 제23조의3(진료정보 침해사고의 통지)

(1) 현 행

> 제23조의3(진료정보 침해사고의 통지)
> ① 의료인 또는 의료기관 개설자는 전자의무기록에 대한 전자적 침해행위로 진료

정보가 유출되거나 의료기관의 업무가 교란·마비되는 등 대통령령으로 정하는 사고(이하 "진료정보 침해사고"라 한다)가 발생한 때에는 보건복지부장관에게 즉시 그 사실을 통지하여야 한다.
② 보건복지부장관은 제1항에 따라 진료정보 침해사고의 통지를 받거나 진료정보 침해사고가 발생한 사실을 알게 되면 이를 관계 행정기관에 통보하여야 한다.
[본조신설 2019.8.27]
[종전 제23조의3은 제23조의5로 이동 〈2019.8.27〉]
의료법 일부개정 2020. 12. 29. [법률 제17787호, 시행 2021. 6. 30.] 보건복지부.

(2) 개선방안

제23조3(진료정보 침해사고 통지)
① 의료인·의료기관 개설자는 전자의무기록에 대한 전자적 침해행위로 진료정보가 유출되거나 또는 의료기관 업무가 교란·마비되는 등 대통령령으로 정하는 사고(이하 "진료정보 침해사고"라 한다)가 발생한 경우, 보건복지부장관에게 그 사실을 즉시 통지하여야 한다.
② 보건복지부장관은 제1항에 근거하여 진료정보 침해사고의 통지를 받거나 또는 진료정보 침해사고가 발생한 사실을 알게 된 경우, 관계 행정기관에 그 사실을 통지하여야 한다.
[본조신설 2019.8.27]
[종전 제23조의3은 제23조의5로 이동 〈2019.8.27〉]
의료법 일부개정 2020. 12. 29. [법률 제17787호, 시행 2021. 6. 30.] 보건복지부.
【개정방향】
※ 제목변경: 진료정보 침해사고 통지
※ 명확성·간결성·가독성
※ 국어문법정비: 주어+간접목적어+직접목적어(~에게 그 사실을 통지하여야 한다)
※ 제1항 통지와 제2항 통보를 통지로 통일함. 일본식 '의' 삭제
※ 나열형은 온점(·)을 사용하여 법조문을 읽기 쉽게 줄임
※ ~때: ~ 경우. 사안이 발생한 경우이다. 발생한 사실을 알게 된 경우이다.

(3) 해 설

가. 의료법 제23조3은 진료정보 침해사고 통지를 규정하고 있다.
나. 주요내용을 보면, ① 의료인·의료기관 개설자는 전자의무기록에 대한 전자적 침해행위로 진료정보가 유출되거나 또는 의료기관 업무가 교란·마비되는 등

대통령령으로 정하는 사고(이하 "진료정보 침해사고"라 한다)가 발생한 경우 보건복지부장관에게 그 사실을 즉시 통지하여야 한다.
다. ② 보건복지부장관은 제1항에 근거하여 진료정보 침해사고의 통지를 받거나 또는 진료정보 침해사고가 발생한 사실을 알게 된 경우, 관계 행정기관에 그 사실을 통지하여야 한다.

23-4. 제23조의4(진료정보 침해사고의 예방 및 대응 등)

(1) 현 행

제23조의4(진료정보 침해사고의 예방 및 대응 등)
① 보건복지부장관은 진료정보 침해사고의 예방 및 대응을 위하여 다음 각 호의 업무를 수행한다.
  1. 진료정보 침해사고에 관한 정보의 수집·전파
  2. 진료정보 침해사고의 예보·경보
  3. 진료정보 침해사고에 대한 긴급조치
  4. 전자의무기록에 대한 전자적 침해행위의 탐지·분석
  5. 그 밖에 진료정보 침해사고 예방 및 대응을 위하여 대통령령으로 정하는 사항
② 보건복지부장관은 제1항에 따른 업무의 전부 또는 일부를 전문기관에 위탁할 수 있다.
③ 제1항에 따른 업무를 수행하는 데 필요한 절차 및 방법, 제2항에 따른 업무의 위탁 절차 등에 필요한 사항은 보건복지부령으로 정한다.
[본조신설 2019.8.27]
의료법 일부개정 2020. 12. 29. [법률 제17787호, 시행 2021. 6. 30.] 보건복지부.

(2) 개선방안

제23조4(진료정보 침해사고 예방과 대응)
① 보건복지부장관은 진료정보 침해사고 예방과 대응을 위하여 다음 각 호 업무를 수행한다.
  1. 진료정보 침해사고에 관한 정보 수집·정보 전파
  2. 진료정보 침해사고에 관한 예보·경보
  3. 진료정보 침해사고에 대한 긴급조치
  4. 전자의무기록에 대한 전자적 침해행위 탐지·분석

> 5. 그 밖에 진료정보 침해사고 예방과 대응을 위하여 대통령령으로 정하는 사항
> ② 보건복지부장관은 제1항에 규정된 업무 전부 또는 업무 일부를 전문기관에 위탁할 수 있다.
> ③ 제1항에 규정된 업무를 수행하는 데 필요한 절차와 방법, 제2항에 규정된 업무 위탁 절차에 필요한 사항은 보건복지부령으로 정한다.
> [본조신설 2019.8.27]
> **의료법 일부개정 2020. 12. 29. [법률 제17787호, 시행 2021. 6. 30.] 보건복지부.**
> 【개정방향】
> ※ 제목변경: 진료정보 침해사고 예방과 대응
> ※ 명확성·간결성·가독성
> ※ 국어문법정비
> ※ 나열형은 온점(·)을 사용하여 법조문을 읽기 쉽게 줄임
> ※ 일본식 '의' 삭제
> ※ ~관한(관련성). ~대한(대상)

(3) 해 설

가. 의료법 제23조4는 진료정보 침해사고 예방과 대응을 규정하고 있다. 2019년 8월 27일 신설되었다.

나. 주요내용을 보면, ① 보건복지부장관은 진료정보 침해사고 예방과 대응을 위하여 다음 각 호 업무를 수행한다.
  1. 진료정보 침해사고에 관한 정보 수집·정보 전파
  2. 진료정보 침해사고에 관한 예보·경보
  3. 진료정보 침해사고에 대한 긴급조치
  4. 전자의무기록에 대한 전자적 침해행위 탐지·분석
  5. 그 밖에 진료정보 침해사고 예방과 대응을 위하여 대통령령으로 정하는 사항

다. ② 보건복지부장관은 제1항에 규정된 업무 전부 또는 업무 일부를 전문기관에 위탁할 수 있다.

라. ③ 제1항에 규정된 업무를 수행하는 데 필요한 절차와 방법, 제2항에 규정된 업무 위탁 절차에 필요한 사항은 보건복지부령으로 정한다.

[본조신설 2019.8.27]
의료법 일부개정 2020. 12. 29. [법률 제17787호, 시행 2021. 6. 30.] 보건복지부.

23-5. 제23조의5(부당한 경제적 이익등의 취득 금지) ★★★★★

(1) 현 행

제23조의5(부당한 경제적 이익등의 취득 금지)
① 의료인, 의료기관 개설자(법인의 대표자, 이사, 그 밖에 이에 종사하는 자를 포함한다. 이하 이 조에서 같다) 및 의료기관 종사자는 「약사법」 제47조제2항에 따른 의약품공급자로부터 의약품 채택·처방유도·거래유지 등 판매촉진을 목적으로 제공되는 금전, 물품, 편익, 노무, 향응, 그 밖의 경제적 이익(이하 "경제적 이익등"이라 한다)을 받거나 의료기관으로 하여금 받게 하여서는 아니 된다. 다만, 견본품 제공, 학술대회 지원, 임상시험 지원, 제품설명회, 대금결제조건에 따른 비용할인, 시판 후 조사 등의 행위(이하 "견본품 제공등의 행위"라 한다)로서 보건복지부령으로 정하는 범위 안의 경제적 이익등인 경우에는 그러하지 아니하다. 〈개정 2015.12.29〉
② 의료인, 의료기관 개설자 및 의료기관 종사자는 「의료기기법」 제6조에 따른 제조업자, 같은 법 제15조에 따른 의료기기 수입업자, 같은 법 제17조에 따른 의료기기 판매업자 또는 임대업자로부터 의료기기 채택·사용유도·거래유지 등 판매촉진을 목적으로 제공되는 경제적 이익등을 받거나 의료기관으로 하여금 받게 하여서는 아니 된다. 다만, 견본품 제공등의 행위로서 보건복지부령으로 정하는 범위 안의 경제적 이익등인 경우에는 그러하지 아니하다. 〈개정 2011. 4.7, 2015.12.29〉

[본조신설 2010.5.27]
[제23조의3에서 이동 〈2019.8.27〉]
의료법 일부개정 2020. 12. 29. [법률 제17787호, 시행 2021. 6. 30.] 보건복지부.

[개정 전]
제23조의2(부당한 경제적 이익등의 취득 금지)
① 의료인, 의료기관 개설자(법인의 대표자, 이사, 그 밖에 이에 종사하는 자를 포함한다. 이하 이 조에서 같다) 및 의료기관 종사자는 「약사법」 제47조제2항에 따른 의약품공급자로부터 의약품 채택·처방유도·거래유지 등 판매촉진을 목적으로 제공되는 금전, 물품, 편익, 노무, 향응, 그 밖의 경제적 이익(이하 "경제적 이익등"이라 한다)을 받거나 **의료기관으로 하여금 받게 하여서는 아니 된다**. 다만, 견본품 제공, 학술대회 지원, 임상시험 지원, 제품설명회, 대금결제조건에 따른 비용할인, 시판 후 조사 등의 행위(이하 "견본품 제공등의 행위"라 한다)로서 보건복지부령으로 정하는 범위 안의 경제적 이익등인 경우에는 **그러하지 아니하다**. 〈개정 2015.12.29.〉

② 의료인, 의료기관 개설자 및 의료기관 종사자는 「의료기기법」 제6조에 따른 제조업자, 같은 법 제15조에 따른 의료기기 수입업자, 같은 법 제17조에 따른 의료기기 판매업자 또는 임대업자로부터 의료기기 채택·사용유도·거래유지 등 판매촉진을 목적으로 제공되는 경제적 이익등을 받거나 의료기관으로 하여금 받게 하여서는 아니 된다. 다만, 견본품 제공등의 행위로서 보건복지부령으로 정하는 범위 안의 경제적 이익등인 경우에는 그러하지 아니하다. 〈개정 2011. 4.7., 2015.12.29.〉
[본조신설 2010.5.27.]
[제23조의2에서 이동 〈2016.12.20.〉]

(2) 개선방안

제23조5(부당한 경제이익 취득금지)
① 의료인·의료기관 개설자(법인대표자·이사·그 밖에 이에 종사하는 사람을 포함한다. 이하 이 조에서 같다)·의료기관 종사자는 「약사법」 제47조 제2항에 규정된 의약품공급자에게 의약품 채택·처방유도·거래유지 등 판매촉진을 목적으로 제공되는 금전·물품·편익·노무·향응·그 밖에 경제이익(이하 "경제이익 등"이라 한다)을 받거나 또는 **의료기관에게 받게 하여서는 안 된다.** 다만 견본품 제공·학술대회 지원·임상시험 지원·제품설명회·대금결제조건에 따른 비용할인·시판 후 조사 등의 행위(이하 "견본품 제공행위"라 한다)로 보건복지부령으로 정하는 범위 안의 경제이익인 경우, 이를 **받거나 또는 받게 할 수 있다.** 〈개정 2015.12.29.〉
② 의료인·의료기관 개설자·의료기관 종사자는 「의료기기법」 제6조 제조업자·제15조 의료기기 수입업자·제17조 의료기기 판매업자·임대업자에게 의료기기 채택·사용유도·거래유지 등 판매촉진을 목적으로 제공되는 경제이익을 받거나 또는 의료기관에게 받게 하여서는 안 된다. 다만 견본품 제공행위로 보건복지부령으로 정하는 범위 안의 경제이익인 경우, 이를 **받거나 또는 받게 할 수 있다.** 〈개정 2011.4.7., 2015.12.29.〉
[본조신설 2010.5.27.] [제23조의3에서 이동 〈2019.8.27.〉]
의료법 일부개정 2020. 12. 29. [법률 제17787호, 시행 2021. 6. 30.] 보건복지부.
③ **제1항·제2항을 위반한 사람은 3년 이하 징역형·3천만원 이하 벌금형으로 처벌된다. 이 경우 취득한 경제이익은 몰수하고, 몰수할 수 없을 경우 그 가액을 추징한다. 보건복지부장관은 1년 범위에서 면허자격을 정지시킬 수 있다. 의료기술 관련 판단이 필요한 사항인 경우 관계 전문가 의견을 들어 결정할 수 있다.**

【개정방향】
※ 제목변경: **부당한 경제이익 취득금지**
※ 명확성 · 간결성 · 가독성
※ 국어문법정비. 일본식 '의' 삭제
※ 나열형은 온점(·)을 사용하여 법조문을 읽기 쉽게 줄임
※ **의료기관으로 하여금 받게 하여서는 아니 된다.** ⇒ 의료기관에게 받게 하여서는 안 된다.
※ 보건복지부령으로 정하는 범위 안의 경제적 이익등인 경우에는 **그러하지 아니 하다.** ⇒ 보건복지부령으로 정하는 범위 안의 경제이익인 경우, 이를 **받거나 또는 받게 할 수 있다.**
※ ② 의료인, 의료기관 개설자 및 의료기관 종사자는⇒② 의료인 · 의료기관 개설자 · 의료기관 종사자는
※ 의료법 제23조3 · 제66조 · 제88조 · 제90조를 통합하여 제3항을 신설하는 것이 타당하다.

[개정 전]
1안 현행 법률 개정안
제23조3(부당한 경제이익 취득금지)
① 의료인 · 의료기관 개설자(법인대표자 · 이사 · 그 밖에 이에 종사하는 사람을 포함한다. 이하 이 조에서 같다) · 의료기관 종사자는 「약사법」 제47조 제2항에 규정된 의약품공급자에게 의약품 채택 · 처방유도 · 거래유지 등 판매촉진을 목적으로 제공되는 금전 · 물품 · 편익 · 노무 · 향응 · 그 밖에 경제이익(이하 "경제이익 등"이라 한다)을 받거나 또는 **의료기관에게 받게 하여서는 안 된다.** 다만 견본품 제공 · 학술대회 지원 · 임상시험 지원 · 제품설명회 · 대금결제조건에 따른 비용할인 · 시판 후 조사 등의 행위(이하 "견본품 제공행위"라 한다)로 보건복지부령으로 정하는 범위 안의 경제이익인 경우, 이를 **받거나 또는 받게 할 수 있다.** 〈개정 2015.12.29.〉
② 의료인 · 의료기관 개설자 · 의료기관 종사자는 「의료기기법」 제6조 제조업자 · 제15조 의료기기 수입업자 · 제17조 의료기기 판매업자 · 임대업자에게 의료기기 채택 · 사용유도 · 거래유지 등 판매촉진을 목적으로 제공되는 경제이익을 받거나 또는 의료기관에게 받게 하여서는 안 된다. 다만 견본품 제공행위로 보건복지부령으로 정하는 범위 안의 경제이익인 경우, 이를 **받거나 또는 받게 할 수 있다.** 〈개정 2011.4.7., 2015.12.29.〉
[본조신설 2010.5.27.]
[제23조의2에서 이동 〈2016.12.20.〉]

제66조(자격정지)

① 의료인이 다음 각 호 어느 하나에 해당될 경우, 보건복지부장관은 1년 범위에서 면허자격을 정지시킬 수 있다. 의료기술 관련 판단이 필요한 사항인 경우 관계 전문가 의견을 들어 결정할 수 있다. 〈개정 2008.2.29., 2009.12.31., 2010.1.18., 2010.5.27., 2011.4.7., 2011.8.4., 2016.5.29., 2016.12.20.〉

9. 제23조3을 위반하여 경제이익 등을 제공받은 경우

제88조(벌칙)

다음 각 호 어느 하나에 해당하는 사람은 3년 이하 징역형·3천만원 이하 벌금형으로 처벌된다.

2. 제23조3을 위반한 사람. 이 경우 취득한 경제이익은 몰수하고, 몰수할 수 없을 경우 그 가액을 추징한다.

[전문개정 2016.12.20]

2안 벌칙 규정 통합안 *****

제23조3(부당한 경제이익 취득금지)

① 의료인·의료기관 개설자(법인대표자·이사·그 밖에 이에 종사하는 사람을 포함한다. 이하 이 조에서 같다)·의료기관 종사자는 「약사법」 제47조 제2항에 규정된 의약품공급자에게 의약품 채택·처방유도·거래유지 등 판매촉진을 목적으로 제공되는 금전·물품·편익·노무·향응·그 밖에 경제이익(이하 "경제이익 등"이라 한다)을 받거나 또는 **의료기관에게 받게 하여서는 안 된다.** 다만 견본품 제공·학술대회 지원·임상시험 지원·제품설명회·대금결제조건에 따른 비용할인·시판 후 조사 등의 행위(이하 "견본품 제공행위"라 한다)로 보건복지부령으로 정하는 범위 안의 경제이익인 경우 **받거나 또는 받게 할 수 있다.** 〈개정 2015.12.29.〉

② 의료인·의료기관 개설자·의료기관 종사자는 「의료기기법」 제6조 제조업자·제15조 의료기기 수입업자·제17조 의료기기 판매업자·임대업자에게 의료기기 채택·사용유도·거래유지 등 판매촉진을 목적으로 제공되는 경제이익을 받거나 또는 의료기관에게 받게 하여서는 안 된다. 다만 견본품 제공행위로 보건복지부령으로 정하는 범위 안의 경제이익인 경우 **받거나 또는 받게 할 수 있다.** 〈개정 2011.4.7., 2015.12.29.〉

[본조신설 2010.5.27.]

[제23조의2에서 이동 〈2016.12.20.〉]

③ 제1항·제2항을 위반한 사람은 3년 이하 징역형·3천만원 이하 벌금형으로 처벌된다. 이 경우 취득한 경제이익은 몰수하고, 몰수할 수 없을 경우 그 가액을 추징한다. 보건복지부장관은 1년 범위에서 면허자격을 정지시킬 수 있다. 의료기술 관련 판단이 필요한 사항인 경우 관계 전문가 의견을 들어 결정할 수 있다.

(3) 해 설

가. 의료법 제23조5는 **부당한 경제이익 취득금지**를 규정하고 있다. **제23조2에서 제23조3으로 이동하였고, 다시 제23조5로 이동하였다. 2019년 8월 27일 개정되었다. [제23조의3에서 이동 〈2019.8.27.〉]** 아주 중요한 조문이다. **★★★★★**

나. 주요내용을 보면, ① 의료인·의료기관 개설자(법인대표자·이사·그 밖에 이에 종사하는 사람을 포함한다. 이하 이 조에서 같다)·의료기관 종사자는「약사법」제47조 제2항에 규정된 의약품공급자에게 의약품 채택·처방유도·거래유지 등 판매촉진을 목적으로 제공되는 금전·물품·편익·노무·향응·그 밖에 경제이익(이하 "경제이익 등"이라 한다)을 받거나 또는 **의료기관에게 받게 하여서는 안 된다.** 다만 견본품 제공·학술대회 지원·임상시험 지원·제품설명회·대금결제조건에 따른 비용할인·시판 후 조사 등의 행위(이하 "견본품 제공행위"라 한다)로 보건복지부령으로 정하는 범위 안의 경제이익인 경우, 이를 **받거나 또는 받게 할 수 있다.** 〈개정 2015.12.29.〉

- **여기서 판매촉진 목적이 있는지는** 단순히 경제이익을 제공하는 사람의 주관적인 의사 이외에도 [1]제공자와 수령자 관계, [2]주고 받은 경제적 가치 크기와 종류, [3]금품을 주고받은 경위와 시기 등 여러 사정을 종합하여 판단하여야 한다. [4]실제로 대상 의약품이 채택되거나 처방이 증가될 것을 요건으로 하는 것은 아니다.
- 여기에서 **'영리목적'은** 널리 경제이익을 취득할 목적을 말하는 것이다. 영리목적으로 환자를 유인하는 사람이 반드시 경제이익 귀속자·경영주체와 일치하여야 할 필요는 없다.
- **'불특정'은** 행위 시에 상대방이 구체적으로 특정되어 있지 않다는 의미가 아니라, **상대방이 특수한 관계로 한정된 범위에 속하는 사람이 아니라는 것을 의미한다.**

다. ② 의료인·의료기관 개설자·의료기관 종사자는「의료기기법」제6조 제조업자·제15조 의료기기 수입업자·제17조 의료기기 판매업자·임대업자에게 의료기기 채택·사용유도·거래유지 등 판매촉진을 목적으로 제공되는 경제이익을 받거나 또는 의료기관에게 받게 하여서는 안 된다. 다만 견본품 제공행위로 보건복지부령으로 정하는 범위 안의 경제이익인 경우, 이를 **받거나 또는 받게 할 수 있다.** 〈개정 2011.4.7., 2015.12.29.〉

[본조신설 2010.5.27.] [제23조의3에서 이동 〈2019.8.27.〉]

의료법 2020. 12. 29. [법률 제17787호, 시행 2021. 6. 30.] 보건복지부.

라. 의료법 제88조를 보면, 제1항·제2항을 위반한 사람은 3년 이하 징역형·3천만원 이하 벌금형으로 처벌된다. 이 경우 취득한 경제이익은 몰수하고, 몰수할 수 없을 경우 그 가액을 추징한다. **의료법 제66조를 보면, 보건복지부장관은 1년 범위에서 제1항·제2항을 위반한 사람에게 면허자격을 정지시킬 수 있다. 의료기술 관련 판단이 필요한 사항인 경우 관계 전문가 의견을 들어 결정할 수 있다.**

마. **의료법 제23조5·제66조·제88조·제90조를 통합하여 제3항을 신설하는 것이 타당하다. 명확성·간결성·가독성·규범성이 있기 때문이다. 의료법 법제정비가 필요하다. 나의 개선방안은 개정에 참고가 될 수 있을 것이다.** ③ 제1항·제2항을 위반한 사람은 3년 이하 징역형·3천만원 이하 벌금형으로 처벌된다. 이 경우 취득한 경제이익은 몰수하고, 몰수할 수 없을 경우 그 가액을 추징한다. 보건복지부장관은 1년 범위에서 면허자격을 정지시킬 수 있다. 의료기술 관련 판단이 필요한 사항인 경우 관계 전문가 의견을 들어 결정할 수 있다.

(3) 의사 국가시험 문제

1. 제약회사 직원 A는 종합병원 의사 B를 만나, 자사에서 생산하는 모르핀의 처방량을 늘리는 조건으로 500만 원 상당의 상품권을 줄 테니 앞으로 잘 봐달라는 취지의 부탁을 했다. B는 이를 수락하여 상품권을 받았고, 후에 기소되어 법원으로부터 벌금형을 선고받아 확정되었다. 보건복지부장관이 B에게 할 수 있는 처분은?

[2021년 제85회 의사 국가시험 문제 유사]

① 면허취소 ② 개설허가 취소
③ **면허자격 정지** ④ 의료기관 폐쇄
⑤ 의료업 업무정지

해설 및 정답 의료법 제23조5는 부당한 경제이익 취득금지를 규정하고 있다. 제23조2에서 제23조3으로 이동하였고, 다시 제23조5로 이동하였다. 2019년 8월 27일 개정되었다. [제23조의3에서 이동 〈2019.8.27.〉]
주요내용을 보면, ① 의료인·의료기관 개설자(법인대표자·이사·그 밖에 이에 종사하는 사람을 포함한다. 이하 이 조에서 같다)·의료기관 종사자는 「약사법」 제47조 제2항에 규정된 의약품공급자에게 의약품 채택·처방유도·거래유지 등 판매촉진을 목적으로 제공되는 금전·물품·편익·노무·향응·그 밖에 경제이익(이하 "경제이익 등"이라 한다)을 받거나 또는 의료기관에게 받게 하여서는 안 된다. 다만 견본품 제공·학술대회 지원·임상시험 지원·제품설명회·대금결제조건에 따른 비용할인·시판 후 조사 등의 행위(이하 "견본품 제공행위"라 한다)로 보건복지부령으로 정하는 범위 안의 경제이익인 경우, 이를 **받거나 또는 받게 할 수 있다.** 〈개정 2015.12.29.〉 ② 의료인·의료기관 개설자·의료기관 종사자는 「의료기기법」 제6조 제조업자·제15조 의료기기 수입업자·제17조 의료기기 판매업자·임대업자에게 의료기기 채택·사용유도·거래유지 등 판매촉진을 목적으로 제공되는 경제이익을 받거나 또는 의료기관에게 받게 하여서는 안 된다. 다만 견본품 제공행위로 보건복지부령으로 정하는 범위 안의 경제이익인 경우, 이를 **받거나 또는 받게 할 수 있다.** 〈개정 2011.4.7., 2015.12.29.〉

의료법 제88조를 보면, 제1항·제2항을 위반한 사람은 3년 이하 징역형·3천만원 이하 벌금형으로 처벌된다. 이 경우 취득한 경제이익은 몰수하고, 몰수할 수 없을 경우 그 가액을 추징한다.

의료법 제66조를 보면, 보건복지부장관은 1년 범위에서 제1항·제2항을 위반한 사람에게 면허자격을 정지시킬 수 있다. 의료기술 관련 판단이 필요한 사항인 경우 관계 전문가 의견을 들어 결정할 수 있다.　　　　　　　　　　　정답 ③

2. 의사 '갑'은 자신이 처방전을 발급해 준 환자를 특정한 약국에 가도록 알선하였다. '갑'은 이 약국의 개설자로부터 환자 유치에 따른 보상을 받기로 담합하고 금전과 식음료를 제공받았다. 이때 '갑'에게 내릴 수 있는 행정처분은?

[2019년 제83회 의사 국가시험 문제 유사]

① **면허정지**　　　　　② 면허취소
③ 벌금 부과　　　　　④ 과징금 징수
⑤ 과태료 부과

해설 및 정답　의료법 제66조는 의료인 자격정지를 규정하고 있다. **매년 의사 국가시험에 출제되는 조문이다.** 주요내용을 보면, ① 의료인이 다음 각 호 어느 하나에 해당될 경우, 보건복지부장관은 **의료인에게 1년 범위에서 면허자격을 정지시킬 수 있다.** 의료기술 관련 판단이 필요한 사항인 경우 관계 전문가 의견을 들어 결정할 수 있다. 9. **제23조5를 위반하여 경제이익 등을 제공받은 경우**,

의료법 제23조5는 **부당한 경제이익 취득금지**를 규정하고 있다. **제23조2에서 제23조3으로 이동하였고, 다시 제23조5로 이동하였다. 2019년 8월 27일 개정되었다.** [제23조의3에서 이동 〈2019.8.27.〉]

주요내용을 보면, ① 의료인·의료기관 개설자(법인대표자·이사·그 밖에 이에 종사하는 사람을 포함한다)·의료기관 종사자는 **의약품공급자에게 의약품 채택·처방유도·거래유지 등 판매촉진을 목적으로 제공되는 금전·물품·편익·노무·향응·그 밖에 경제이익을 받거나 또는 의료기관에게 받게 하여서는 안 된다.** 다만 견본품 제공·학술대회 지원·임상시험 지원·제품설명회·대금결제조건에 따른 비용할인·시판 후 조사 등의 행위로 보건복지부령으로 정하는 범위 안의 경제이익인 경우 받거나 또는 받게 할 수 있다(제1항). **여기서 판매촉진 목적이 있는지는** 단순히 경제이익을 제공하는 사람의 주관적인 의사 이외에도 [1]제공자와 수령자 관계, [2]주고 받은 경제적 가치 크기와 종류, [3]금품을 주고받은 경위와 시기 등 여러 사정을 종합하여 판단하여야 한다. [4]실제로 대상 의약품이 채택되거나 처방이 증가될 것을 요건으로 하는 것은 아니다. **여기에서 '영리목적'은** 널리 경제이익을 취득할 목적을 말하는 것이다. 영리목적으로 환자를 유인하는 사람이 반드시 경제이익 귀속자·경영주체와 일치하여야 할 필요는 없다. **'불특정'은** 행위 시에 상대방이 구체적으로 특정되어 있지 않다는 의미가 아니라, **상대방이 특수한 관계로 한정된 범위에 속하는 사람이 아니라는 것을 의미한다.** ② 의료인·의료기관 개설자·의료기관 종사자는 「의료기기법」제6조 제조업자·제15조 **의료기기 수입업자·제17조 의료기기 판매업자·임대업자에게 의료기기 채택·사용유도·거래유지 등 판매촉진을 목적으로 제공되는 경제이익을 받거나 또는 의료기관에게 받게 하여서는 안 된다.** 다만 견본품 제공행위로 보건복지부령으로 정하는 범위 안의 경제이익인 경우 받거나 또는 받게 할 수 있다(제2항).

정답 ①

(4) 관련 판례

> **쟁점판례 28** 부당한 경제이익 취득금지: 의약품 채택·처방유도·거래유지 등 판매촉진
>
> 대법원 2017. 9. 12. 선고 2017도10476 판결
> [의료법위반]
>
> Q. '의약품 채택·처방유도 등 판매촉진'을 목적으로 제공되는 경제적 이익의 수수를 금지하고 있는 구 의료법 제23조의2 제1항(제23조2에서 제23조3으로 이동하였고, 다시 제23조5로 이동하였다. 2019년 8월 27일 개정되었다. [제23조의3에서 이동 〈2019.8.27.〉])에서 판매촉진 목적이 있는지 판단하는 기준
> Q. 실제로 대상 의약품이 채택되거나 처방이 증가될 것을 요건으로 하는지 여부(소극)

가. 구 의료법(2015. 12. 29. 법률 제13658호로 개정되기 전의 것) 제23조2 제1항은 '의약품 채택·처방유도 판매촉진'을 목적으로 제공되는 경제적 이익의 수수

를 금지하고 있다.
나. 위 조항에서 판매촉진 목적이 있는지는 단순히 경제이익을 제공하는 사람의 주관적인 의사 이외에도 [1]제공자와 수령자 관계, [2]주고받은 경제적 가치 크기와 종류, [3]금품을 주고받은 경위와 시기 등 여러 사정을 종합하여 판단하여야 한다.
다. [4]실제로 대상 의약품이 채택되거나 처방이 증가될 것을 요건으로 하는 것은 아니다.
라. 【참조조문】 구 의료법(2015. 12. 29. 법률 제13658호로 개정되기 전의 것) 제23조의2 제1항(현행 제23조의3 제1항 참조), 제88조의2(현행 제88조 제2호 참조), 구 의료법(2016. 12. 20. 법률 제14438호로 개정되기 전의 것) 제23조의2 제1항(현행 제23조의3 제1항 참조), 제88조의2(현행 제88조 제2호 참조), 의료법 제23조의3 제1항, 제88조 제2호.

쟁점판례 29 부당한 경제이익 취득금지: 영리목적

대법원 2017. 8. 18. 선고 2017도7134 판결
[영리유인·감금·의료법위반·정신보건법위반·사기·국민건강보험법위반]

Q. 구 의료법 제27조 제3항 본문에서 정한 '영리의 목적'의 의미와 영리목적으로 환자를 유인하는 사람이 반드시 경제적인 이익의 귀속자나 경영의 주체와 일치하여야 하는지 여부(소극) 및 '불특정'의 의미
Q. 정신의료기관의 장이 자의(자의)로 입원 등을 한 환자로부터 퇴원 요구가 있는데도 구 정신보건법에 정해진 절차를 밟지 않은 채 방치한 경우, 위법한 감금행위에 해당하는지 여부(적극)

가. 구 의료법(2016. 12. 20. 법률 제14438호로 개정되기 전의 것) 제27조 제3항 본문은 '누구든지 국민건강보험법이나 의료급여법에 따른 본인부담금을 면제하거나 할인하는 행위, 금품 등을 제공하거나 불특정 다수인에게 교통편의를 제공하는 행위 등 영리를 목적으로 환자를 의료기관이나 의료인에게 소개·알선·유인하는 행위 및 이를 사주하는 행위를 하여서는 아니 된다'고 정하고 있다 (현행 의료법도 표현만 다를 뿐 동일한 내용으로 규정하고 있다).

여기에서 '영리목적'은 널리 경제이익을 취득할 목적을 말하는 것이다. 영리목적으로 환자를 유인하는 사람이 반드시 경제이익 귀속자·경영주체와 일

치하여야 할 필요는 없다.

'**불특정**'은 행위 시에 상대방이 구체적으로 특정되어 있지 않다는 의미가 아니라, **상대방이 특수한 관계로 한정된 범위에 속하는 사람이 아니라는 것을 의미한다.**

나. 구 정신보건법(2015. 1. 28. 법률 제13110호로 개정되기 전의 것, 이하 같다) 제23조 제2항은 '정신의료기관장은 자의(自意)로 입원한 환자로부터 퇴원 신청이 있는 경우 지체 없이 퇴원을 시켜야 한다'고 정하고 있다(2016. 5. 29. 법률 제14224호로 전부 개정된 정신건강증진 및 정신질환자 복지서비스 지원에 관한 법률 제41조 제2항은 '정신의료기관장은 자의입원 한 사람이 퇴원 등을 신청한 경우 지체 없이 퇴원 등을 시켜야 한다'고 정하고 있다). **환자로부터 퇴원 요구가 있는데도 구 정신보건법에 정해진 절차를 밟지 않은 채 방치한 경우 위법한 감금행위가 있다.**

다. 【참조조문】 [1] 구 의료법(2016. 12. 20. 법률 제14438호로 개정되기 전의 것) 제27조 제3항, 제88조(현행 제88조 제1호 참조) [2] 형법 제276조, 구 정신보건법(2015. 1. 28. 법률 제13110호로 개정되기 전의 것) 제23조 제2항(현행 정신건강증진 및 정신질환자 복지서비스 지원에 관한 법률 제41조 제2항 참조), 제55조 제2호(현행 정신건강증진 및 정신질환자 복지서비스 지원에 관한 법률 제84조 제2호 참조).

24. 제24조(요양방법 지도)

(1) 현 행

제24조(요양방법 지도)
의료인은 환자나 환자의 보호자에게 요양방법이나 그 밖에 건강관리에 필요한 사항을 지도하여야 한다.

(2) 개선방안

제24조(요양방법지도의무)
의료인은 환자·환자보호자에게 요양방법·그 밖에 건강관리에 필요한 사항을 지도하여야 한다.

【개정방향】
※ 제목변경: 요양방법지도의무

※ 명확성·간결성·가독성
※ 국어문법정비
※ 나열형은 온점(·)을 사용하여 법조문을 읽기 쉽게 줄임
※ 일본식 '의' 삭제

(3) 해 설
가. 의료법 제24조는 요양방법지도의무를 규정하고 있다. 요양방법지도의무는 훈시규정·윤리규정이다. 보호목적은 환자의 정상 회복과 질병 원인 제거와 예방이다.

나. 의사의 요양지도는 의료행위에 해당한다. 다만 요양지도 의료행위는 환자·보호자의 자기관리를 전제로 한다는 점에서 차이가 있다. 의사는 환자에게 투약상 지시·금주·운동·목욕지시·내진 그 밖에 반치료행위 금지에 관한 요양지도를 하여야 한다.

다. 만일 의사가 요양지도의무를 위반하여 환자에게 손해가 발생한 경우 의사에게 책임을 부담시킬 수 있는가가 쟁점이다. 요양지도에 필요한 의사의 주의의무 범위는 예견가능성으로 결정한다. 환자의 질병상태로 예상되는 사태를 상정하여 적절한 지도를 하면 충분하다. 병상 변화까지 지시하여야 할 지도의무는 부담하지 않는다.

라. 의사는 입원환자·수술환자에게 금연지시·금연지도의무가 있다. 그러나 금연에 관한 일반요양지도외에 환자의 기왕증과 관련된 흡연의 위험성을 경고하면 된다. 화장실 흡연까지 확인·감독할 주의의무는 없다.

마. 【의료과오와 의사주의의무】의사의 주의의무 관련 2016년 6월 23일 대법원 판례 입장이다(대법원 2016. 6. 23. 선고 2015다55397 판결). 판결요지를 읽기 쉽게 다듬어 보았다.

바. 【판례문장】『의사의 의료행위에 주의의무 위반이 있어~있다면. 불법행위로 인한 손해배상책임이 인정되더라도~인정된다. 그렇더라도 손해가 의료행위의 과오와 피해자 측의 요인이 경합하여 손해가 발생하거나 또는 확대된 경우에는 피해자 측의 요인이 체질적인 소인 또는 질병의 위험도와 같이 피해자 측의 귀책사유와 무관한 것이라고 할지라도, 질환의 태양·정도 등에 비추어 가해자에게 손해의 전부를 배상하게 하는 것이 공평의 이념에 반하는 경우에는, 반한다. 이 경우 법원은 손해배상액을 정하면서 과실상계의 법리를 유추적용하여 손해의 발생 또는 확대에 기여한 피해자 측의 요인을 참작할 수 있다. 다만 책임제한에 관한

사실인정이나 비율을 정하는 것이 형평의 원칙에 비추어 현저하게 불합리하여서는 아니 된다.^{안 된다.} 그러나 질병의 특성, 치료방법의 한계 등으로 의료행위에 수반되는 위험을 감내해야 한다고 볼 만한 사정도 없이, 의료행위와 관련하여 일반적으로 요구되는 판단능력이나 의료기술 수준 등에 비추어 의사나 간호사 등에게^{의사·간호사에게} 요구되는 통상적인 주의의무를 소홀히 하여 피해가 발생한 경우에는 단지 치료 과정에서 손해가 발생하였다는 등의 막연한 이유만으로 손해배상책임을 제한할 것은 아니다」.

쟁점판례 30 의료사고와 손해배상

대법원 2016. 6. 23. 선고 2015다55397 판결
[손해배상(의)] 〈의료사고로 인한 손해배상 사건〉

Q. 의사의 의료행위에 주의의무 위반이 있어 불법행위로 인한 손해배상액을 정할 때 체질적인 소인 또는 질병의 위험도 등 피해자 측의 귀책사유와 무관한 피해자 측의 요인을 참작할 수 있는지 여부(적극)
Q. 이때 책임제한에 관한 사실인정이나 비율을 정하는 것의 한계
Q. 의사나 간호사 등에게 요구되는 통상적인 주의의무를 소홀히 하여 피해가 발생한 경우, 단지 치료 과정에서 손해가 발생하였다는 등의 이유만으로 손해배상책임을 제한할 수 있는지 여부(소극)
Q. 채권자가 채권액이 외국통화로 지정된 금전채권인 외화채권을 우리나라 통화로 환산하여 청구하는 경우, 환산 기준 시기(=사실심 변론종결 시)

가. 의사의 의료행위에 주의의무 위반이 있어 불법행위로 인한 손해배상책임이 인정되더라도 손해가 의료행위의 과오와 피해자 측의 요인이 경합하여 손해가 발생하거나 확대된 경우에는 피해자 측의 요인이 체질적인 소인 또는 질병의 위험도와 같이 피해자 측의 귀책사유와 무관한 것이라고 할지라도, 질환의 태양·정도 등에 비추어 가해자에게 손해의 전부를 배상하게 하는 것이 공평의 이념에 반하는 경우에는, 법원은 손해배상액을 정하면서 과실상계의 법리를 유추적용하여 손해의 발생 또는 확대에 기여한 피해자 측의 요인을 참작할 수 있다. 다만 책임제한에 관한 사실인정이나 비율을 정하는 것이 형평의 원칙에 비추어 현저하게 불합리하여서는 아니 된다. 그러나 질병의 특성, 치료방법의 한계 등으로 의료행위에 수반되는 위험을 감내해야 한다고 볼 만한 사정도 없이, 의료행위와 관련하여 일반적으로 요구되는 판단능력이나 의료기술 수준

등에 비추어 의사나 간호사 등에게 요구되는 통상적인 주의의무를 소홀히 하여 피해가 발생한 경우에는 단지 치료 과정에서 손해가 발생하였다는 등의 막연한 이유만으로 손해배상책임을 제한할 것은 아니다.
나. 채권액이 외국통화로 지정된 금전채권인 외화채권을 채권자가 대용급부의 권리를 행사하여 우리나라 통화로 환산하여 청구하는 경우 법원이 채무자에게 이행을 명할 때에는 채무자가 현실로 이행할 때에 가장 가까운 사실심 변론종결 당시의 외국환시세를 우리나라 통화로 환산하는 기준시로 삼아야 한다
다. 【참조조문】 [1] 민법 제396조, 제750조, 제763조 [2] 민법 제378조.
라. 【참조판례】 [1] 대법원 2014. 7. 10. 선고 2014다16968 판결 [2] 대법원 1991. 3. 12. 선고 90다2147 전원합의체 판결.

24-2. 제24조의2(의료행위에 관한 설명) ★★★★★

(1) 현 행

제24조의2(의료행위에 관한 설명)
① 의사·치과의사 또는 한의사는 사람의 생명 또는 신체에 중대한 위해를 발생하게 할 우려가 있는 수술, 수혈, 전신마취(이하 이 조에서 "수술등"이라 한다)를 하는 경우 제2항에 따른 사항을 환자(환자가 의사결정능력이 없는 경우 환자의 법정대리인을 말한다. 이하 이 조에서 같다)에게 설명하고 서면(전자문서를 포함한다. 이하 이 조에서 같다)으로 그 동의를 받아야 한다. **다만, 설명 및 동의 절차로 인하여 수술등이 지체되면 환자의 생명이 위험하여지거나 심신상의 중대한 장애를 가져오는 경우에는 그러하지 아니하다.**
② 제1항에 따라 환자에게 설명하고 동의를 받아야 하는 사항은 다음 각 호와 같다.
  1. 환자에게 발생하거나 발생 가능한 증상의 진단명
  2. 수술등의 필요성, 방법 및 내용
  3. 환자에게 설명을 하는 의사, 치과의사 또는 한의사 및 수술등에 참여하는 주된 의사, 치과의사 또는 한의사의 성명
  4. 수술등에 따라 전형적으로 발생이 예상되는 후유증 또는 부작용
  5. 수술등 전후 환자가 준수하여야 할 사항
③ 환자는 의사, 치과의사 또는 한의사에게 제1항에 따른 동의서 사본의 발급을 요청할 수 있다. 이 경우 요청을 받은 의사, 치과의사 또는 한의사는 정당한 사유가 없으면 이를 거부하여서는 아니 된다.

④ 제1항에 따라 동의를 받은 사항 중 수술등의 방법 및 내용, 수술등에 참여한 주된 의사, 치과의사 또는 한의사가 변경된 경우에는 **변경 사유와 내용을 환자에게 서면으로 알려야 한다.**
⑤ 제1항 및 제4항에 따른 설명, 동의 및 고지의 방법·절차 등 필요한 사항은 대통령령으로 정한다.
[본조신설 2016.12.20.]

의료법 시행령 2021. 6. 15. [대통령령 제31774호, 시행 2021. 6. 30.] 보건복지부.
의료법 시행령 제10조의11(의료행위에 관한 설명)
① 법 제24조의2제1항 본문에 따라 의사·치과의사 또는 한의사가 환자(환자가 의사결정능력이 없는 경우 환자의 법정대리인을 말한다. 이하 이 조에서 같다)로부터 받는 동의서에는 해당 환자의 서명 또는 기명날인이 있어야 한다.
② 법 제24조의2제4항에 따라 의사·치과의사 또는 한의사가 수술·수혈 또는 전신마취의 방법·내용 등의 변경 사유 및 변경 내용을 환자에게 서면으로 알리는 경우 환자의 보호를 위하여 필요하다고 인정하는 때에는 보건복지부장관이 정하는 바에 따라 구두의 방식을 병행하여 설명할 수 있다.
③ 의사·치과의사 또는 한의사는 법 제24조의2제1항 본문에 따른 서면의 경우에는 환자의 동의를 받은 날, 같은 조 제4항에 따른 서면은 환자에게 알린 날을 기준으로 각각 2년간 보존·관리하여야 한다.
[본조신설 2017.6.20]
[제10조의8에서 이동 〈2020.2.25〉]

[개정 전]
의료법 시행령 2017. 6. 20. [대통령령 제28131호, 시행 2017. 6. 21] 보건복지부.
의료법 시행령 제10조의8(의료행위에 관한 설명)
① 법 제24조의2제1항 본문에 따라 의사·치과의사 또는 한의사가 환자(환자가 의사결정능력이 없는 경우 환자의 법정대리인을 말한다. 이하 이 조에서 같다)로부터 받는 동의서에는 해당 환자의 서명 또는 기명날인이 있어야 한다.
② 법 제24조의2제4항에 따라 의사·치과의사 또는 한의사가 수술·수혈 또는 전신마취의 방법·내용 등의 변경 사유 및 변경 내용을 환자에게 서면으로 알리는 경우 환자의 보호를 위하여 필요하다고 인정하는 때에는 보건복지부장관이 정하는 바에 따라 구두의 방식을 병행하여 설명할 수 있다.
③ 의사·치과의사 또는 한의사는 법 제24조의2제1항 본문에 따른 서면의 경우에는 환자의 동의를 받은 날, 같은 조 제4항에 따른 서면은 환자에게 알린 날을 기준으로 각각 2년간 보존·관리하여야 한다. [본조신설 2017.6.20]

(2) 개선방안

제24조2(의료인 의료행위·설명의무·환자서면동의)
① 의사·치과의사·한의사는 사람생명·사람신체에 중대한 위해를 발생하게 할 우려가 있는 수술·수혈·전신마취(이하 이 조에서 "수술 등"이라 한다)를 하는 경우, 환자(환자가 의사결정능력이 없는 경우 환자법정대리인을 말한다. 이하 이 조에서 같다)에게 제2항에 규정된 사항을 설명하고, 서면(전자문서를 포함한다. 이하 이 조에서 같다)동의를 받아야 한다. **다만 설명절차·서면동의절차로 수술이 지체되면 환자생명이 위험해 지는 경우 또는 설명절차·서면동의절차로 수술이 지체되면 환자에게 심신상 중대한 장애를 가져오는 경우, 수술을 먼저 하고 난 후에 그 의료행위를 설명하고, 서면동의를 받아야 한다.**
② 의사·치과의사·한의사는 제1항에 근거하여 환자에게 다음 각 호 모든 사항을 설명하고 동의를 받아야 한다.
  1. 환자에게 발생한 증상 진단명 또는 환자에게 발생 가능한 증상 진단명
  2. 수술필요성·수술방법·수술내용
  3. 환자에게 제1호·제2호를 설명을 하는 의사성명·치과의사성명·한의사성명과 환자수술에 참여하는 주된 의사성명·치과의사성명·한의사성명
  4. 수술로 발생이 예상되는 전형적 후유증·부작용
  5. 수술 전후 환자가 준수하여야 할 사항
③ 환자는 의사·치과의사·한의사에게 제1항 서면동의서 사본발급을 요청할 수 있다. 이 경우 요청을 받은 의사·치과의사·한의사는 정당한 사유가 없으면 거부하여서는 안 된다.
④ 제1항에 근거하여 서면동의를 받은 사항 중 수술방법·수술내용·수술에 참여한 주된 의사·치과의사·한의사가 변경된 경우, **환자에게 변경사유와 변경내용을 즉시 설명하고 서면동의를 받아야 한다.**
⑤ 제1항·제2항·제3항·제4항 설명·서면동의·고지방법·고지절차 등 필요한 사항은 대통령령으로 정한다.
[본조신설 2016.12.20.]

제92조(과태료)
① 다음 각 호 어느 하나에 해당하는 사람에게 **300만원 이하 과태료가 부과**된다.
[개정 2015.1.28, 2016.12.20] [[시행일 2017.6.21]]
  1의2. 제24조2 제1항을 위반하여 환자에게 설명을 하지 않은 사람·서면동의를 받지 않은 사람
  1의3. 제24조2 제4항을 위반하여 환자에게 변경사유·변경내용을 서면으로 알리지 않은 사람

【개정방향】
※ 제목변경: ① 의료인 의료행위·설명의무·환자서면동의, ② 의료인 의료행위와 설명의무 그리고 환자서면동의, ③ 의료인 의료행위와 설명의무·환자서면동의
※ 명확성·간결성·가독성
※ 국어문법정비: 주어+간접목적어+직접목적어(~에게 ~을 설명하고)
※ ② 제1항에 따라 환자에게 설명하고 동의를 받아야 하는 사항은 다음 각 호와 같다.⇒② 의사·치과의사·한의사는 제1항에 근거하여 환자에게 다음 각 호 모든 사항을 설명하고 동의를 받아야 한다.
※ 나열형은 온점(·)을 사용하여 법조문을 읽기 쉽게 줄임. 일본식 '의' 삭제
※ ① 다만, 설명 및 동의 절차로 인하여 수술등이 지체되면 환자의 생명이 위험하여 지거나 심신상의 중대한 장애를 가져오는 경우에는 그러하지 아니하다. ⇒ ① 다만 설명절차·서면동의절차로 수술이 지체되면 환자생명이 위험해 지는 경우 또는 설명절차·서면동의절차로 수술이 지체되면 환자에게 심신상 중대한 장애를 가져오는 경우, 수술을 먼저 하고 난 후에 그 의료행위를 설명하고, 서면동의를 받아야 한다.
※ ④ 제1항에 따라 동의를 받은 사항 중 수술등의 방법 및 내용, 수술등에 참여한 주된 의사, 치과의사 또는 한의사가 변경된 경우에는 **변경 사유와 내용을 환자에게 서면으로 알려야 한다.** ⇒ ④ 제1항에 근거하여 서면동의를 받은 사항 중 수술방법·수술내용·수술에 참여한 주된 의사·치과의사·한의사가 변경된 경우, **변경사유와 변경내용을 환자에게 즉시 설명하고 서면동의를 받아야 한다.**
※ 의료법 시행령도 문장이 개선되어야 한다: 제목변경과 문체개선

의료법 시행령 2021. 6. 15. [대통령령 제31774호, 시행 2021. 6. 30.] 보건복지부.
의료법 시행령 제10조8(의료행위 설명·설명내용·설명방법·설명기록보존)
① 의료법 제24조2 제1항 본문에 근거하여 의사·치과의사·한의사가 환자(환자가 의사결정능력이 없는 경우 환자법정대리인을 말한다. 이하 이 조에서 같다)에게 받는 동의서는 해당 환자 서명 또는 기명날인이 있어야 한다.
② 의료법 제24조2 제4항에 근거하여 환자에게 의사·치과의사·한의사가 수술·수혈·전신마취방법·전신마취내용 변경사유와 변경내용을 서면으로 알리는 경우, 환자보호를 위하여 필요하다고 인정하는 때 보건복지부장관이 정하는 바에 따라 구두방식을 병행하여 설명할 수 있다.
③ 의사·치과의사·한의사는 의료법 제24조2 제1항 본문에 근거하여 서면설명 경우 환자동의를 받은 날, 제24조2조 제4항에 근거하여 **서면설명은 환자에게 알린 날을 기준으로 각각 2년간 보존·관리하여야 한다.** [본조신설 2017.6.20]
[제10조의8에서 이동 〈2020.2.25.〉]

[개정 전]
의료법 시행령 일부개정 2017. 6. 20. [대통령령 제28131호, 시행 2017. 6. 21.] 보건복지부.
의료법 시행령 제10조8(의료행위 설명ㆍ설명내용ㆍ설명방법ㆍ설명기록보존)
① 의료법 제24조2 제1항 본문에 근거하여 의사ㆍ치과의사ㆍ한의사가 환자(환자가 의사결정능력이 없는 경우 환자법정대리인을 말한다. 이하 이 조에서 같다)에게 받는 동의서는 해당 환자 서명 또는 기명날인이 있어야 한다.
② 의료법 제24조2 제4항에 근거하여 의사ㆍ치과의사ㆍ한의사가 수술ㆍ수혈ㆍ전신마취방법ㆍ전신마취내용 변경사유와 변경내용을 환자에게 서면으로 알리는 경우, 환자보호를 위하여 필요하다고 인정하는 때 보건복지부장관이 정하는 바에 따라 구두방식을 병행하여 설명할 수 있다.
③ 의사ㆍ치과의사ㆍ한의사는 의료법 제24조2 제1항 본문에 근거하여 서면설명 경우 환자동의를 받은 날, 제24조2조 제4항에 근거하여 서면설명은 환자에게 알린 날을 기준으로 각각 2년간 보존ㆍ관리하여야 한다. [본조신설 2017.6.20]

(3) 해 설
가. **의료법 제24조2는 의료인 의료행위ㆍ설명의무ㆍ환자서면동의**를 규정하고 있다. 2016년 12월 26일 개정된 조문이다. 그동안 헌법ㆍ민법ㆍ형법에서 논의된 내용이 직접 의료법에 명문으로 규정되었다는 점에서 상당한 의미가 있다. 의료법 핵심 조문이라고 생각한다. 주요내용을 보면,
나. 【설명과 동의】① 의사ㆍ치과의사ㆍ한의사는 사람생명ㆍ사람신체에 중대한 위해를 발생하게 할 우려가 있는 수술ㆍ수혈ㆍ전신마취를 하는 경우, 환자(환자가 의사결정능력이 없는 경우 환자법정대리인을 말한다)에게 제2항에 규정된 사항을 설명하고 서면(전자문서를 포함한다.)동의를 받아야 한다. **다만 설명절차ㆍ서면동의절차로 수술이 지체되면 환자생명이 위험해 지는 경우 또는 설명절차ㆍ서면동의절차로 수술이 지체되면 환자에게 심신상 중대한 장애를 가져오는 경우, 수술을 먼저 하고 난 후에 그 의료행위를 설명하고, 서면동의를 받아야 한다**(제1항).
다. 【설명과 동의의 종류와 범위】② 의사ㆍ치과의사ㆍ한의사는 제1항에 근거하여 환자에게 다음 각 호 모든 사항을 설명하고 동의를 받아야 한다.
  1. 환자에게 발생한 증상 진단명 또는 환자에게 발생 가능한 증상 진단명
  2. 수술필요성ㆍ수술방법ㆍ수술내용
  3. 환자에게 제1호ㆍ제2호를 설명을 하는 의사성명ㆍ치과의사성명ㆍ한의사성

명과 환자수술에 참여하는 주된 의사성명·치과의사성명·한의사성명
　4. 수술로 발생이 예상되는 전형적 후유증·부작용
　5. 수술 전후 환자가 준수하여야 할 사항(제2항).
라.【설명과 서면동의서】③ 환자는 의사·치과의사·한의사에게 제1항 서면동의서 사본발급을 요청할 수 있다. 이 경우 요청을 받은 의사·치과의사·한의사는 정당한 사유가 없으면 거부하여서는 안 된다(제3항).
마.【변경사항에 대한 설명과 서면동의】④ 제1항에 근거하여 서면동의를 받은 사항 중 수술방법·수술내용·수술에 참여한 주된 의사·치과의사·한의사가 변경된 경우, **환자에게 변경사유와 변경내용을 즉시 설명하고 서면동의를 받아야 한다(제4항)**.
바.【설명절차와 서면동의절차】⑤ 제1항·제2항·제3항·제4항 설명·서면동의·고지방법·고지절차 등 필요한 사항은 대통령령으로 정한다(제5항).
사.【과태료】제1항과 제4항을 위반한 사람은 의료법 제92조 과태료 규정에 근거하여 300만원 이하 과태료가 부과된다.
아.【설명의무 발전사】의술(醫術)은 인술(仁術)이라는 관념이 무너지고, 의사와 환자는 계약당사자로 변화하였다. 의료장비맹신·5분 진료·대화단절이 오늘날 의료현장이다. 진료시간 부족과 환자이해 불충분이 낳은 '세속화' 결과다. 세계의사회가 채택한 헬싱키선언(1964)·시드니선언(1968)·오슬로선언(1970)·동경선언(1975)·리스본선언(1981)·베니스선언(1983) 등 **의사선언에서『설명과 동의』는 의료행위 일반원칙이 되었다. 이제 윤리적 근거에서 법적 근거를 가지게 되었다. 여기서 윤리적 근거란 진실의무와 자기결정을 말한다. 법적 근거란 헌법 제10조 인간으로서 존엄과 가치와 민법 의료계약 그리고 의료법 제24조2 의료인 의료행위·설명의무·환자서면동의를 말한다.**
자.【설명의무 개념】**의료행위는 환자동의로 적법한 행위가 된다. 의사는 환자동의를 얻기 위하여 의료행위를 설명해야 할 의무가 있다. 의사의 설명행위는 진료행위 중 하나다. 진료설명은 구두치료이다.** 주변에서 자주 일어나는 사례이다. 음독자살을 기도한 사람이 의식불명으로 응급실에 실려 왔고, 응급조치 후 의식이 회복되었으나, 더 이상 치료행위를 받기를 거절하고 있다. 이 경우 의사는 원칙적으로 환자자기결정권을 존중한다. 그러나 치료중단이 환자생명에 치명적 영향을 미칠 우려가 있다면, ① 의료조치 불가피성 설명·② 의료조치 받지 않고 방치할 경우 야기될 위험 설명·③ 환자치료거절의사 변경하도록 노력하는 것이 의사의 설명의무이다.

차. **【설명의무종류와 설명의무방법】 의사의 설명의무는 진단설명의무 · 경과설명의무 · 위험설명의무가 있다.** ① 진단설명은 환자가 자기결정을 위한 제1차 전제조건이다. 환자 질문에 의사는 완전한 설명을 하여야 한다. 계약상 의무다. ② 경과설명은 치료설명을 말한다. 예상되는 수술과 수술 후 효과설명도 결과설명에 해당한다. ③ 위험설명은 사망위험 · 불구 · 불임 · 시력상실 등이다. **환원할 수 없는 위험이 발생할 우려가 있는 경우 반드시 설명해야 한다.** 환자가 환자필요성과 위험성을 충분히 비교하여 의료행위를 선택할 수 있도록 할 의무가 의사에게 있다.

설명방법은 구두를 원칙으로 하고, 보충적으로 문서로 한다. 구두가 신뢰관계를 형성할 수 있고, 질문에 신속히 답변할 수 있기 때문이다. 환자에 맞추어 먼저 서면으로 하고, 이후 구두로 설명할 수 있다. 설명방법은 단계적으로 해도 된다. **문서설명은 설명대화를 위한 보충자료이며, 구두설명을 대체하는 것은 아니다.** 형식적 내용을 담은 문서설명은 아무런 법적 효력이 없다. 인체 그림이 담긴 표준양식을 놓고 의사가 그림을 그려가며 설명하는 것이 설명의무의 진정한 이행이다. 과도한 항목으로 공포목록이 되어서는 안 된다. 형식적인 수술서약서도 법적 효력을 인정하기 어렵다.

카. **【설명의무범위】 의사는 환자에게 질병상태 · 의료침습과 의료내용 · 의료행위 위험과 후유증과 부작용을 설명해야 한다.** 설명의무범위는 항상 구체적 상황에서 환자의 개별적인 인식수준을 고려하고, 객관적으로 의료행위 긴급성과 위험도에 따라 결정된다. 치료방법이 다양하므로 각각 상이한 경과 · 위험 · 성공가능성을 설명하고 환자가 어느 방법을 선택할 것인지 결정기회를 주어야 한다.

수술을 실시하는 도중에 진단을 잘못한 사실이 발견되어 수술을 확대하거나 다른 수술을 하여야 할 경우, **원칙상 수술을 중단한 후 수술에 대하여 다시 설명하고 환자동의를 받아야 한다. 다만 수술중단이 환자생명에 위험을 초래할 경우 수술의 전단적인 변경 · 확장이 허용된다.** 의사는 설명으로 환자에게 지나친 심리적 부담을 주거나, 위험을 가할 우려가 있는 경우, '치료상 고려'로 설명을 제한하거나 수정할 수 있다. **환자주권주의가 원칙이다. 설명을 통한 자기결정권행사다. 그러나 아주 예외적으로 의사설명의무제한을 인정한다.**

설명의무자는 원칙적으로 담당의사이다. 그러나 다른 의사가 설명하여도 유효하다. 간호사와 보조의료인에게 설명을 위임하는 것은 허용되지 않는다. 설명은 적기성이 보장되어야 한다. '미리' 알려 숙고기간을 가질 수 있도록 해야 한다. **설명과오(불충분한 설명·설명누락)는 의료행위상 주의의무위반행위이며, 위법성이 조각되지 않는다. 민사책임과 형사책임을 진다.**

말기암 환자에게도 자기결정의 여지가 있다. 진실을 알리는 것이 환자의 존엄성을 지켜주는 것이다. 가족·재산·사업에 중대한 차질이 야기될 가능성도 있기 때문이다. 설명으로 치료협력을 얻을 수 있다면, 암을 고지하는 것이 타당하다.

타. **[설명의무입증] 설명흠결과 설명의무위반을 이유로 의료소송이 진행된 경우 입증책임은 원칙적으로 의사가 부담한다.** 불법행위는 원고인 환자측에서 청구원인에 대해 입증을 해야 한다. 채무불이행은 피고인 의사측에서 과실부존재를 입증해야 한다.

의사의 중대한 실수인 경우, 입증책임은 환자에서 의사에게 전환된다. 의사가 고의 또는 과실로 환자측 입증노력을 방해한 경우, 입증책임은 환자에서 의사에게 전환된다.

의사의 진료기록부변조행위는 입증방해에 해당한다. 법원은 의사에게 진료기록부변조행위를 근거로 의사에게 불리한 평가를 할 수 있다. 의료소송에서 감정은 법관에게 자유로운 판단을 제공하는 자료이다. 감정결과 채용여부는 법관의 자유심증에 달려 있다. **진료기록부에 대한 증거보전신청이 인정된다.**

파. **[참고문헌]** 김민중, 의료의 법률학, 신론사, 2011, 459~561면(460면에 설명의무 관련 100편 이상 참고문헌이 소개되어 있다. 이러한 노력들이 의료법 제24조2 탄생을 이루었다고 생각한다. 학자들의 노력에 경의를 표한다. 설명의무 근본원칙에 관하여 김민중, 의료의 법률학, 신론사, 2011, 534~537면 참조).

(4) 관련 판례

> **쟁점판례 31 의사의 설명의무**
>
> 대법원 2020. 11. 26. 선고 2018다217974 판결
> [손해배상(의)]
>
> Q. A는 경추 추간판탈출증 등의 기왕증이 있었다. A는 B병원에서 불안정성 협심증 및 좌측 쇄골하정맥 완전 폐색을 진단받고 치료를 위하여 개흉 관상동맥우회로술 및 좌측쇄골하동맥우회로술(이하 '이 사건 수술'이라 한다)을 받기로 하였다.
> 이 사건 수술은 기관삽관을 이용한 전신마취하에 이루어졌다. 수술 중

> A는 흉부거상 및 두부하강의 자세가 취하여졌으며 수술시간은 10시간가량 소요되었다. 흉부거상 및 두부하강의 자세는 척수압박이 의심되는 경추 추간판탈출증이 확인된 환자에 대하여 장시간 지속되는 경우 기존의 추간판탈출증이 악화되어 추간판이 파열될 가능성이 있다. 파열된 추간판 등은 경부 척수를 압박하여 척수병증으로 인한 사지마비의 원인이 될 수 있다.
> B병원은 이 사건 수술의 마취 및 수술 과정에서 A의 경추부 질환이 악화되어 경추부 척수병증 또는 사지마비가 발생될 가능성이 있다는 점은 설명하지 않았다.
> 그런데 **A는 수술 후 양측 손의 섬세한 기능장애, 양측 하지 근력 저하 등의 사지마비 장해를 입게 되었다. B병원의 설명의무 위반을 이유로 손해배상을 구하는 소를 제기하였다.**
> Q. 의사의 설명의무의 구체적 내용 및 의료행위에 따르는 후유증이나 부작용 등의 위험 발생 가능성이 희소하다는 사정만으로 의사의 설명의무가 면제될 수 있는지 여부(소극)
> Q. 갑 병원 의료진이 경추 추간판탈출증 등의 기왕증이 있는 을의 심장질환 치료를 위한 수술을 하기 전에, 마취 및 수술 과정에서 을의 위와 같은 경추부 질환이 악화되어 경추부 척수병증 또는 사지마비가 발생될 가능성이 있다는 점을 설명하지 않고 을에게 기관삽관을 이용한 전신마취와 흉부거상 및 두부하강의 자세로 장시간 수술을 하였다. 그런데 수술 결과 을이 양측 손의 섬세한 기능장애 등의 후유장해를 입은 사안이다.
> 위와 같이 **경추부 척수병증에 따른 사지마비의 후유증이 발생할 위험은 환자인 을 본인에게 구체적으로 설명해 주었어야 할 사항인데도, 이와 달리 본 원심판단에 법리오해의 잘못이 있다고 한 사례.**

가. 의사는 환자에게 수술 등 침습을 가하는 과정 및 그 후에 나쁜 결과 발생의 개연성이 있는 의료행위를 하는 경우 또는 사망 등의 중대한 결과 발생이 예측되는 의료행위를 하는 경우, 응급환자라는 등의 특별한 사정이 없는 한 진료계약상의 의무 또는 침습 등에 대한 승낙을 얻기 위한 전제로서 설명을 해야 한다.

나. 환자나 그 법정대리인에게 질병의 증상, 치료방법의 내용 및 필요성, 발생이 예상되는 위험, 시술 전 환자의 상태 및 시술로 인한 합병증으로 중대한 결과

가 초래될 가능성의 정도와 예방가능성 등에 관하여 당시의 의료수준에 비추어 상당하다고 생각되는 사항을 구체적으로 설명하여 환자가 그 필요성이나 위험성을 충분히 비교해 보고 그 의료행위를 받을 것인가의 여부를 선택할 수 있도록 할 의무가 있다.
다. 의사의 설명의무는 의료행위에 따르는 후유증이나 부작용 등의 위험 발생 가능성이 희소하다는 사정만으로 면제될 수 없다. 후유증이나 부작용이 당해 치료행위에 전형적으로 발생하는 위험이거나 또는 회복할 수 없는 중대한 사안인 경우, 그 발생 가능성의 희소성에도 불구하고 설명의 대상이 된다.
라. 갑 병원 의료진이 경추 추간판탈출증 등의 기왕증이 있는 을의 심장질환 치료를 위한 수술을 하기 전에, 마취 및 수술 과정에서 을의 위와 같은 경추부 질환이 악화되어 경추부 척수병증 또는 사지마비가 발생될 가능성이 있다는 점을 설명하지 않고 을에게 기관삽관을 이용한 전신마취와 흉부거상 및 두부하강의 자세로 장시간 수술을 하였다. 그런데 수술 결과 을이 양측 손의 섬세한 기능장애 등의 후유장해를 입은 사안이다.
마. 위와 같이 경추부 척수병증에 따른 사지마비의 후유증이 발생할 위험은 위 수술 당시의 의료수준에 비추어 위 수술로 예상되는 것이고 발생빈도가 낮다고 하더라도 발생할 경우 환자에게 중대한 생명·신체·건강의 침해를 야기할 수 있는 것이다.
바. 그러므로 수술을 받지 않을 경우에 생길 것으로 예견되는 결과와 대체 가능한 차선의 치료방법 등과 함께 환자인 을 본인에게 구체적으로 설명해 주었어야 할 사항인데도, 이와 달리 본 원심판단에 법리오해의 잘못이 있다고 한 사례.
사. 【참조조문】 [1] 민법 제750조 [2] 민법 제750조.
아. 【참조판례】 [1] 대법원 1995. 1. 20. 선고 94다3421 판결; 대법원 2004. 10. 28. 선고 2002다45185 판결; 대법원 2007. 5. 31. 선고 2005다5867 판결; 대법원 2007. 9. 7. 선고 2005다69540 판결.
자. 대상판결은 대법원의 기존 입장을 재확인하였다. 의료행위로 생기는 후유증 발생 위험이 당시의 의료수준에 비추어 예상되는 것이거나 또는 발생빈도가 낮다고 하더라도, **환자에게 중대한 생명·신체·건강의 침해를 야기할 수 있는 것인 경우, 의사에게 설명의무가 면제되지 않는다.**

> **쟁점판례 32 주의의무위반 인과관계**
>
> 대법원 2020. 11. 26. 선고 2020다244511 판결
> [구상금]
>
> Q. A는 급성담낭염으로 B병원에 입원하여 수술을 받았다. 그후 혈압저하, 고열, 패혈증이 생기자 중환자실로 옮겨져 고유량 비강 캐뉼라 산소투여법 등 치료를 받았다. B병원은 낙상위험도 평가도구 매뉴얼에 따라 A를 낙상 고위험관리군 환자로 평가하여 낙상사고 위험요인 표식을 부착하였다. 침대높이를 최대한 낮추고 침대바퀴를 고정하였다. 사이드레일을 올리고 침상 난간에 안전벨트를 설치하는 등 낙상 방지를 위한 조치를 취하였다. A에게도 여러 차례에 걸쳐 낙상 방지 주의사항을 알리는 등의 교육을 실시하였다. **A는 오전 4시께 중환자실 침대에서 떨어져 뇌손상을 입는 낙상사고를 당하였다. B병원의 낙상사고 방지에 필요한 주의의무 해태를 이유로 손해배상을 구하는 소를 제기하였다.**
> Q. 의사가 진찰·치료 등의 의료행위를 할 때 요구되는 주의의무의 정도 및 주의의무의 판단 기준이 되는 '의료수준'의 의미와 평가 방법
> Q. 의사가 행한 의료행위가 당시의 의료수준에 비추어 최선을 다한 것으로 인정되는 경우, 의료상의 과실이 인정되는지 여부(소극)
> Q. 의사의 질병 진단 결과에 과실이 없다고 인정되는 경우, 그 요법으로서 어떠한 조치를 취하여야 할 것인지 및 합리적인 조치들 중 어떠한 것을 선택할 것인지가 의사의 재량 범위 내에 속하는지 여부(적극)
> Q. 환자에게 발생한 나쁜 결과에 관하여 의료상의 과실 이외의 다른 원인이 있다고 보기 어려운 간접사실들을 증명하는 방법으로 그와 같은 손해가 의료상의 과실에 기한 것이라고 추정할 수 있는지 여부(적극)
> Q. 위와 같은 경우에도 의사에게 무과실의 증명책임을 지울 수 있는지 여부(소극)

가. 의사가 진찰·치료 등의 의료행위를 할 때에는 사람의 생명·신체·건강을 관리하는 업무의 성질에 비추어 환자의 구체적인 증상이나 상황에 따라 위험을 방지하기 위하여 요구되는 최선의 조치를 다하여야 할 주의의무가 있다. 의사의 이와 같은 주의의무는 의료행위를 할 당시 의료기관 등 임상의학 분야에서 실천되고 있는 의료행위의 수준을 기준으로 판단하여야 한다. 이때 의료행위

의 수준은 통상의 의사에게 의료행위 당시 알려져 있고 또 시인되고 있는 이른바 의학상식을 뜻한다. 그러므로 진료환경과 조건, 의료행위의 특수성 등을 고려하여 규범적인 수준으로 파악하여야 한다.
나. 따라서 **의사가 행한 의료행위가 그 당시의 의료수준에 비추어 최선을 다한 것으로 인정되는 경우에는 환자를 진찰·치료하는 등의 의료행위에 있어서 요구되는 주의의무를 위반한 과실이 있다고 할 수 없다.** 특히 의사의 질병 진단 결과에 과실이 없다고 인정되는 이상 그 요법으로서 어떠한 조치를 취하여야 할 것인가는 의사 스스로 환자의 상황 기타 이에 터 잡은 자기의 전문적 지식·경험에 따라 결정하여야 할 것이다. **생각할 수 있는 몇 가지의 조치가 의사로서 취할 조치로서 합리적인 것인 한 그 어떠한 것을 선택할 것이냐는 해당 의사의 재량의 범위 내에 속하며 반드시 그중 어느 하나만이 정당하고 이와 다른 조치를 취한 것은 모두 과실이 있는 것이라고 할 수 없다.**
다. 의료행위는 고도의 전문적 지식을 필요로 하는 분야이다. 전문가가 아닌 일반인으로서는 의사의 의료행위 과정에 주의의무 위반이 있는지 여부나 그 **주의의무 위반과 손해발생 사이에 인과관계가 있는지 여부를 밝혀내기가 매우 어려운 특수성이 있다.** 그러므로 환자에게 발생한 나쁜 결과에 관하여 의료상의 과실 이외의 다른 원인이 있다고 보기 어려운 간접사실들을 증명함으로써 그와 같은 손해가 의료상의 과실에 기한 것이라고 추정하는 것도 가능하다.
라. 그러나 그 경우에도 **의사의 과실로 인한 결과 발생을 추정할 수 있을 정도의 개연성이 담보되지 않는 사정들을 가지고 막연하게 중한 결과에서 의사의 과실과 인과관계를 추정함으로써 결과적으로 의사에게 무과실의 증명책임을 지우는 것까지 허용되지는 아니한다.**
마. 【참조조문】 [1] 민법 제750조 [2] 민법 제750조, 민사소송법 제202조.
바. 【참조판례】 [1] 대법원 1999. 3. 26. 선고 98다45379, 45386 판결; 대법원 2004. 10. 28. 선고 2002다45185 판결; [2] 대법원 2004. 10. 28. 선고 2002다45185 판결; 대법원 2007. 5. 31. 선고 2005다5867 판결.
사. 대상판결은 대법원의 기존 입장을 재확인한 판결이다. 의료진이 오늘날의 임상의학 분야에서 실현가능하고 타당한 조치를 다 한 경우, 병원의 과실을 쉽게 인정하여서는 안 된다. 의료상의 과실 이외의 다른 원인이 있다고 보기 어려운 것인지, 의료행위의 재량 범위를 벗어난 것이었는지 등을 종합적으로 평가하여야 한다.

> **쟁점판례 33** 의료사고와 설명의무와 인과관계
>
> 대법원 2011. 4. 14. 선고 2010도10104 판결
> [업무상과실치상·의료법위반]
> ─────────────────────────────
> Q. 의료사고에서 의사의 과실을 인정하기 위한 요건과 판단 기준 및 '한의사의 경우'에도 동일한 법리가 적용되는지 여부(적극)
> Q. 한의사인 피고인이 피해자에게 문진하여 과거 봉침을 맞고도 별다른 이상반응이 없었다는 답변을 듣고 알레르기 반응검사를 생략한 채 환부에 봉침시술을 하였다. 그런데 피해자가 위 시술 직후 쇼크반응을 나타내는 등 상해를 입은 사안이다. 피고인이 알레르기 반응검사를 하지 않은 과실과 피해자의 상해 사이에 상당인과관계를 인정하기 어렵다는 이유로, 같은 취지의 원심판단을 수긍한 사례.
> Q. 의사가 설명의무를 위반한 채 의료행위를 하여 피해자에게 상해가 발생한 경우 업무상 과실로 인한 형사책임을 지기 위한 요건 및 '한의사의 경우'에도 동일한 법리가 적용되는지 여부(적극)

가. 의료사고에서 의사 과실 인정요건은 예견의무와 회피의무이다. 의사가 결과발생을 예견할 수 있었음에도 이를 예견하지 못하였고, 결과발생을 회피할 수 있었음에도 이를 회피하지 못한 과실이 검토되어야 한다. 과실 유무 판단은 같은 업무와 직무에 종사하는 보통인 주의정도를 표준으로 한다. 여기에는 사고 당시 일반적인 의학 수준·의료환경과 의료조건·의료행위 특수성이 고려된다. 이러한 법리는 한의사 경우에도 마찬가지이다.

나. 한의사인 피고인이 피해자에게 문진하여 과거 봉침을 맞고도 별다른 이상반응이 없었다는 답변을 듣고, 알레르기 반응검사(skin test)를 생략한 채 환부인 목 부위에 봉침시술을 하였다. 피해자가 위 시술 직후 아나필락시 쇼크반응을 나타내는 등 상해를 입은 사안이다. **피고인에게 과거 알레르기 반응검사 및 약 12일 전 봉침시술에서도 이상반응이 없었던 피해자를 상대로 다시 알레르기 반응검사를 실시할 의무가 있다고 보기는 어렵다. 설령 그러한 의무가 있다고 하더라도 제반 사정에 비추어 알레르기 반응검사를 하지 않은 과실행위와 피해자 상해 사이에 상당인과관계를 인정하기 어렵다.**

다. 의사가 설명의무를 위반한 채 의료행위를 하여 피해자에게 상해가 발생하였다고 하더라도, **업무상 과실로 형사책임을 지기 위해서는 피해자 상해와 의사**

설명의무 위반 내지 승낙취득 과정 잘못 사이에 상당인과관계가 존재하여야 하고, 이는 한의사 경우에도 마찬가지이다.

라. 대법원 판결문을 요약하면, 한의사인 피고인이 피해자에게 문진하여 과거 봉침을 맞고도 별다른 이상반응이 없었다는 답변을 듣고 부작용에 대한 충분한 사전 설명 없이 환부인 목 부위에 봉침시술을 하였다. 그런데 피해자가 위 시술 직후 쇼크반응을 나타내는 등 상해를 입은 사안이다. 제반 사정에 비추어 **피고인이 봉침시술에 앞서 설명의무를 다하였더라도 피해자가 반드시 봉침시술을 거부하였을 것이라고 볼 수 없다. 피고인의 설명의무 위반과 피해자의 상해 사이에 상당인과관계를 인정하기 어렵다.** 이러한 이유로 같은 취지 원심판단을 수긍한다.

마. 【참조조문】 [1] 형법 제268조 [2] 형법 제17조, 제268조 [3] 형법 제17조, 제268조 [4] 형법 제17조, 제268조.

바. 【참조판례】 [1] 대법원 1999. 12. 10. 선고 99도3711 판결; 대법원 2003. 1. 10. 선고 2001도3292 판결; 대법원 2008. 8. 11. 선고 2008도3090 판결.

25. 제25조(신고)

(1) 현 행

> 제25조(신고)
> ① 의료인은 대통령령으로 정하는 바에 따라 최초로 면허를 받은 후부터 3년마다 그 실태와 취업상황 등을 보건복지부장관에게 신고하여야 한다. 〈개정 2008.2.29., 2010.1.18., 2011.4.28.〉
> ② 보건복지부장관은 제30조제3항의 보수교육을 이수하지 아니한 의료인에 대하여 제1항에 따른 신고를 반려할 수 있다. 〈신설 2011.4.28.〉
> ③ 보건복지부장관은 제1항에 따른 신고 수리 업무를 대통령령으로 정하는 바에 따라 관련 단체 등에 위탁할 수 있다. 〈신설 2011.4.28.〉

(2) 개선방안

> 제25조(의료인 취업신고 의무)
> ① 의료인은 대통령령에 근거하여 **최초로 면허를 받은 후부터 3년마다** 그 실태와

취업상황을 보건복지부장관에게 신고하여야 한다.〈개정 2008.2.29., 2010.1.18., 2011.4.28.〉
② 보건복지부장관은 제30조 제3항 보수교육을 이수하지 않은 의료인에 대하여 제1항 신고를 반려할 수 있다.〈신설 2011.4.28.〉
③ 보건복지부장관은 대통령령에 근거하여 관련 단체에 위탁할 제1항 신고 수리 업무를 수 있다.〈신설 2011.4.28.〉

【개정방향】
※ 제목변경: 의료인 취업신고 의무
※ 명확성·간결성·가독성
※ 국어문법정비
※ 나열형은 온점(·)을 사용하여 법조문을 읽기 쉽게 줄임
※ 일본식 '의' 삭제
※ '등' 삭제

(3) 해 설
가. 의료법 제25조는 의료인 취업신고 의무를 규정하고 있다.
나. 주요내용을 보면, ① 의료인은 대통령령에 근거하여 최초로 면허를 받은 후부터 3년마다 그 실태와 취업상황을 보건복지부장관에게 신고하여야 한다.〈개정 2008.2.29., 2010.1.18., 2011.4.28.〉
다. ② 보건복지부장관은 제30조 제3항 보수교육을 이수하지 않은 의료인에 대하여 제1항 신고를 반려할 수 있다.〈신설 2011.4.28.〉
라. ③ 보건복지부장관은 대통령령에 근거하여 관련 단체에 제1항 신고 수리 업무를 위탁할 수 있다.〈신설 2011.4.28.〉

26. 제26조(변사체 신고)

(1) 현 행

제26조(변사체 신고)
의사·치과의사·한의사 및 조산사는 사체를 검안하여 변사(變死)한 것으로 의심되는 때에는 사체의 소재지를 관할하는 경찰서장에게 신고하여야 한다.

(2) 개선방안

> **제26조**(변사체 신고)
> 의사・치과의사・한의사・조산사는 사체를 검안하여 변사(變死)한 것으로 의심되는 경우 **사체 소재지를 관할하는 경찰서장에게 신고하여야 한다.**
>
> 【개정방향】
> ※ 제목변경: 변사체 신고
> ※ 명확성・간결성・가독성
> ※ 국어문법정비. 일본식 '의' 삭제. ~때⇒~경우
> ※ 나열형은 온점(・)을 사용하여 법조문을 읽기 쉽게 줄임
> ※ 의사・치과의사・한의사 및 조산사는 사체를 검안하여 변사(變死)한 것으로 의심되는 때에는 사체의 소재지를 관할하는 경찰서장에게 신고하여야 한다.⇒**의사・치과의사・한의사・조산사는** 사체를 검안하여 변사(變死)한 것으로 **의심되는 경우 사체 소재지를 관할하는 경찰서장에게 신고하여야 한다.**

(3) 해 설

가. 의료법 제26조는 변사체 신고를 규정하고 있다.
나. 주요내용을 보면, 의사・치과의사・한의사・조산사는 사체를 검안하여 변사(變死)한 것으로 의심되는 경우 사체 소재지를 관할하는 **경찰서장에게 신고하여야 한다.** 왜냐하면 범죄로 사망한 사람인지 확인할 필요가 있기 때문이다.
다. 타살의혹이 있는 변사자인 경우 형사소송법에 근거하여 검사가 부검(剖檢)을 실시한다. 형사소송법 제222조는 변사자 검시를 규정하고 있다. 현행 법률과 개선방안을 비교해 보시길 바란다. 국어문법에 근거하여 문체혁명이 일어나야 한다. 의료법도 마찬가지다.

> [현행]
> **형사소송법 제222조**(변사자의 검시)
> ① 변사자 또는 변사의 의심 있는 사체가 있는 때에는 그 소재지를 관할하는 지방검찰청검사가 검시하여야 한다.
> ② 전항의 검시로 범죄의 혐의를 인정하고 긴급을 요할 때에는 영장없이 검증할 수 있다. [신설 61・9・1]
> ③ 검사는 사법경찰관에게 전2항의 처분을 명할 수 있다.
> [신설 61・9・1]

【개선방안】
형사소송법 제222조(변사자 검시)
① 소재지 관할 지방검찰청검사는 변사자 또는 변사 의심 있는 사체를 검시한다.
② 소재지 관할 지방검찰청검사는 제1항 검시로 범죄 혐의가 인정되고, 긴급하게 수사를 할 필요가 있는 경우 영장 없이 검증을 할 수 있다. [신설 61·9·1]
③ 소재지 관할 지방검찰청검사는 사법경찰관에게 제1항·제2항 처분을 명할 수 있다. [신설 61·9·1]

【개정방향】
※ 제목변경: 변사자 검시
※ 명확성·간결성·가독성
※ 일본식 조사 '의(の)' 삭제
※ 국어문법정비: 주어+목적어+동사 순. [예] 검사는 사체를 검시한다.
※ 국어문법정비: 주어+간접목적어+직접목적어+동사 순.
[예] 검사는 사법경찰관에게 제1항·제2항 처분을 명할 수 있다.
※ 온점(·) 사용. 이미 형사소송법과 여러 법률에서 사용하고 있음

(3) 의사 국가시험 문제

1. 의사 '갑'은 사체를 검안하였다. 사망자가 변사한 것으로 의심될 때에 의사 '갑'이 취할 조치는? [2020년 제84회 의사 국가시험 문제 유사]

① 의사회 지부에 신고
② 읍·면·동 사무소에 신고
③ 지방검찰청 검사에게 신고
④ 사체의 소재지 관할 보건소장에게 신고
⑤ **사체의 소재지 관할 경찰서장에게 신고**

> **해설 및 정답** 의료법 제26조는 변사체 신고를 규정하고 있다. 의사·치과의사·한의사·조산사는 사체를 검안하여 변사(變死)한 것으로 의심되는 경우 사체 소재지를 관할하는 경찰서장에게 신고하여야 한다. 왜냐하면 범죄로 사망한 사람인지 확인할 필요가 있기 때문이다. 타살의혹이 있는 변사자인 경우 형사소송법에 근거하여 검사가 부검(剖檢)을 실시한다. 형사소송법 제222조는 변사자 검시를 규정하고 있다. 현행 법률과 개정방안을 비교해 보시길 바란다. 국어문법에 근거하여 문체 혁명이 일어나야 한다. 의료법도 마찬가지이다. **정답** ⑤

제3절 의료행위의 제한

27. 제27조(무면허 의료행위 등 금지) ★★★★★

(1) 현 행

제27조(무면허 의료행위 등 금지)
① 의료인이 아니면 누구든지 의료행위를 할 수 없으며 의료인도 면허된 것 이외의 의료행위를 할 수 없다. 다만, 다음 각 호의 어느 하나에 해당하는 자는 보건복지부령으로 정하는 범위에서 의료행위를 할 수 있다. 〈개정 2008.2.29, 2009.1.30, 2010.1.18〉
  1. 외국의 의료인 면허를 가진 자로서 일정 기간 국내에 체류하는 자
  2. 의과대학, 치과대학, 한의과대학, 의학전문대학원, 치의학전문대학원, 한의학전문대학원, 종합병원 또는 외국 의료원조기관의 의료봉사 또는 연구 및 시범사업을 위하여 의료행위를 하는 자
  3. 의학·치과의학·한방의학 또는 간호학을 전공하는 학교의 학생
② 의료인이 아니면 의사·치과의사·한의사·조산사 또는 간호사 명칭이나 이와 비슷한 명칭을 사용하지 못한다.
③ 누구든지 「국민건강보험법」이나 「의료급여법」에 따른 본인부담금을 면제하거나 할인하는 행위, 금품 등을 제공하거나 불특정 다수인에게 교통편의를 제공하는 행위 등 영리를 목적으로 환자를 의료기관이나 의료인에게 소개·알선·유인하는 행위 및 이를 사주하는 행위를 하여서는 아니 된다. 다만, 다음 각 호의 어느 하나에 해당하는 행위는 할 수 있다. 〈개정 2009.1.30, 2010.1.18, 2011.12.31〉
  1. 환자의 경제적 사정 등을 이유로 개별적으로 관할 시장·군수·구청장의 사전승인을 받아 환자를 유치하는 행위
  2. 「국민건강보험법」 제109조에 따른 가입자나 피부양자가 아닌 외국인(보건복지부령으로 정하는 바에 따라 국내에 거주하는 외국인은 제외한다)환자를 유치하기 위한 행위
④ 제3항제2호에도 불구하고 「보험업법」 제2조에 따른 보험회사, 상호회사, 보험설계사, 보험대리점 또는 보험중개사는 외국인환자를 유치하기 위한 행위를 하여서는 아니 된다. 〈신설 2009.1.30〉
⑤ **누구든지 의료인이 아닌 자에게 의료행위를 하게 하거나 의료인에게 면허 사항 외의 의료행위를 하게 하여서는 아니 된다.** 〈신설 2019.4.23, 2020.12.29〉

의료법 일부개정 2020. 12. 29. [법률 제17787호, 시행 2021. 6. 30.] 보건복지부.

제65조(면허 취소와 재교부)
① 보건복지부장관은 의료인이 다음 각 호의 어느 하나에 해당할 경우에는 그 면허를 취소할 수 있다. 다만, 제1호의 경우에는 면허를 취소하여야 한다. 〈개정 2008.2.29, 2009.1.30, 2009.12.31, 2010.1.18, 2015.12.29, 2016.5.29, 2020.3.4, 2020.12.29〉
　7. 제27조제5항을 위반하여 사람의 생명 또는 신체에 중대한 위해를 발생하게 할 우려가 있는 수술, 수혈, 전신마취를 의료인 아닌 자에게 하게 하거나 의료인에게 면허 사항 외로 하게 한 경우
② 보건복지부장관은 제1항에 따라 면허가 취소된 자라도 취소의 원인이 된 사유가 없어지거나 개전(改悛)의 정이 뚜렷하다고 인정되면 면허를 재교부할 수 있다. 다만, 제1항제3호에 따라 면허가 취소된 경우에는 취소된 날부터 1년 이내, 제1항제2호에 따라 면허가 취소된 경우에는 취소된 날부터 2년 이내, 제1항제4호·제6호·제7호 또는 제8조제4호에 따른 사유로 면허가 취소된 경우에는 취소된 날부터 3년 이내에는 재교부하지 못한다. 〈개정 2007.7.27, 2008.2.29, 2010.1.18, 2016.5.29, 2016.12.20, 2019.8.27, 2020.12.29〉

제87조의2(벌칙)
② 다음 각 호의 어느 하나에 해당하는 자는 5년 이하의 징역이나 5천만원 이하의 벌금에 처한다. 〈개정 2009.1.30, 2015.12.29, 2016.5.29, 2016.12.20, 2019.4.23, 2019.8.27, 2020.3.4., 2020.12.29〉
　2. 제27조제1항을 위반한 자
　3. 제27조제5항을 위반하여 의료인이 아닌 자에게 의료행위를 하게 하거나 의료인에게 면허 사항 외의 의료행위를 하게 한 자

제88조(벌칙)
다음 각 호의 어느 하나에 해당하는 자는 3년 이하의 징역이나 3천만원 이하의 벌금에 처한다. 〈개정 2019.8.27, 2020.3.4〉
1. 제19조, 제21조제2항(제40조의2제4항에서 준용하는 경우를 포함한다), 제22조제3항, **제27조 제3항·제4항**, 제33조제4항, 제35조제1항 단서, 제38조제3항, 제47조제11항, 제59조제3항, 제64조제2항(제82조제3항에서 준용하는 경우를 포함한다), 제69조제3항을 위반한 자. 다만, 제19조, 제21조제2항(제40조의2제4항에서 준용하는 경우를 포함한다) 또는 제69조제3항을 위반한 자에 대한 공소는 고소가 있어야 한다.

2. 제23조의5를 위반한 자. 이 경우 취득한 경제적 이익등은 몰수하고, 몰수할 수 없을 때에는 그 가액을 추징한다.
3. 제82조제1항에 따른 안마사의 자격인정을 받지 아니하고 영리를 목적으로 안마를 한 자
[전문개정 2016.12.20]

제90조(벌칙)
제16조제1항・제2항, 제17조제3항・제4항, 제17조의2제1항・제2항(처방전을 수령한 경우만을 말한다), 제18조제4항, 제21조제1항 후단(제40조의2제4항에서 준용하는 경우를 포함한다), 제21조의2제1항・제2항, 제22조제1항・제2항(제40조의2제4항에서 준용하는 경우를 포함한다), 제23조제4항, 제26조, **제27조제2항,** 제33조제1항・제3항(제82조제3항에서 준용하는 경우를 포함한다)・제5항(허가의 경우만을 말한다), 제35조제1항 본문, 제41조, 제42조제1항, 제48조제3항・제4항, 제77조제2항을 위반한 자나 제63조에 따른 시정명령을 위반한 자와 의료기관 개설자가 될 수 없는 자에게 고용되어 의료행위를 한 자는 500만원 이하의 벌금에 처한다. 〈개정 2007.7.27, 2009.1.30, 2011.4.7, 2016.12.20, 2018.3.27, 2019.8.27, 2020.3.4〉
의료법 일부개정 2020. 12. 29. [법률 제17787호, 시행 2021. 6. 30.] 보건복지부

[개정 전]
제27조(무면허 의료행위 등 금지)
① 의료인이 아니면 누구든지 의료행위를 할 수 없으며 의료인도 면허된 것 이외의 의료행위를 할 수 없다. 다만, 다음 각 호의 어느 하나에 해당하는 자는 보건복지부령으로 정하는 범위에서 의료행위를 할 수 있다. 〈개정 2008.2.29., 2009.1.30., 2010.1.18.〉
  1. 외국의 의료인 면허를 가진 자로서 일정 기간 국내에 체류하는 자
  2. 의과대학, 치과대학, 한의과대학, 의학전문대학원, 치의학전문대학원, 한의학전문대학원, 종합병원 또는 외국 의료원조기관의 의료봉사 또는 연구 및 시범사업을 위하여 의료행위를 하는 자
  3. 의학・치과의학・한방의학 또는 간호학을 전공하는 학교의 학생
② 의료인이 아니면 의사・치과의사・한의사・조산사 또는 간호사 명칭이나 이와 비슷한 명칭을 사용하지 못한다.
③ 누구든지 「국민건강보험법」이나 「의료급여법」에 따른 본인부담금을 면제하거나 할인하는 행위, 금품 등을 제공하거나 불특정 다수인에게 교통편의를 제공하는 행위 등 영리를 목적으로 환자를 의료기관이나 의료인에게 소개・알선・유인하는 행위 및 이를 사주하는 행위를 하여서는 아니 된다. 다만, 다음 각 호의 어

느 하나에 해당하는 행위는 할 수 있다. 〈개정 2009.1.30., 2010.1.18., 2011.12.31.〉
1. 환자의 경제적 사정 등을 이유로 개별적으로 관할 시장·군수·구청장의 사전승인을 받아 환자를 유치하는 행위
2. 「국민건강보험법」 제109조에 따른 가입자나 피부양자가 아닌 외국인(보건복지부령으로 정하는 바에 따라 국내에 거주하는 외국인은 제외한다)환자를 유치하기 위한 행위

④ 제3항제2호에도 불구하고 「보험업법」 제2조에 따른 보험회사, 상호회사, 보험설계사, 보험대리점 또는 보험중개사는 외국인환자를 유치하기 위한 행위를 하여서는 아니 된다. 〈신설 2009.1.30.〉

【문제점】
※ 범죄와 형벌은 법률로 명확하게 규정되어야 한다.
※ 규범과 벌칙 조항이 분리되어 규범력이 떨어진다. 법정형 정비가 필요하다.
※ 의료법 제27조·제66조·제87조·제88조·제90조가 분리되어 규정되어 있다. 합리적 이유가 있는지 의문이다. 행정법규위반에 처벌규정을 분류하여 묶어 놓은 형태이다. 일본 법전을 참고한 듯하다.

(2) 개선방안

제27조(무면허의료행위금지와 의료인·의료기관에게 환자소개행위금지·환자알선행위금지·환자유인행위금지·이를 사주하는 행위금지) ★★★★★

① **누구든지 의료인이 아니면, 의료행위를 하여서는 안 된다. 의료인도 면허된 것 이외의 의료행위를 하여서는 안 된다.** 다만 다음 각 호 어느 하나에 해당하는 사람은 보건복지부령에서 정한 범위에서 의료행위를 할 수 있다. 〈개정 2008.2.29., 2009.1.30., 2010.1.18.〉
  1. 외국에서 의료인 면허를 취득한 사람으로서 일정 기간 국내에 체류하는 사람
  2. 의과대학·치과대학·한의과대학·의학전문대학원·치의학전문대학원·한의학전문대학원·종합병원·외국 의료원조기관에서 의료봉사·연구·시범사업을 위하여 의료행위를 하는 사람
  3. 의학·치과의학·한방의학·간호학을 전공하는 학교 학생
② 누구든지 의료인이 아니면, 의사·치과의사·한의사·조산사·간호사 명칭·이와 비슷한 명칭을 사용하여서는 안 된다.
③ 누구든지 「국민건강보험법」·「의료급여법」에 근거하여 본인부담금 면제행위·본인부담금 할인행위·금품 제공행위·불특정 다수인에게 교통편의 제공행위

등 영리를 목적으로 환자를 의료인·의료기관에게 소개행위·알선행위·유인행위·이를 사주하는 행위를 하여서는 안 된다. 다만 다음 각 호 어느 하나에 해당하는 행위는 할 수 있다. 〈개정 2009.1.30., 2010.1.18., 2011.12.31.〉
1. 환자경제사정으로 개별적으로 관할 시장·군수·구청장 사전승인을 받아 환자를 유치하는 행위
2. 「국민건강보험법」 제109조 가입자·피부양자가 아닌 외국인(보건복지부령에 근거하여 국내에 거주하는 외국인은 제외한다)환자를 유치하기 위한 행위

④ 제3항 제2호 경우 「보험업법」 제2조에 규정된 보험회사·상호회사·보험설계사·보험대리점·보험중개사는 외국인환자를 유치행위를 하여서는 안 된다. 〈신설 2009.1.30.〉
⑤ 누구든지 의료인이 아닌 자에게 의료행위를 하게 하거나 또는 의료인에게 면허 사항 외의 의료행위를 하게 하여서는 아니 된다. 〈신설 2019.4.23, 2020.12.29〉
⑥ 제1항을 위반한 사람은 5년 이하 징역형·5천만원 이하 벌금형으로 처벌된다. 보건복지부장관은 제1항 위반 경우 1년 범위에서 해당 의료인에게 면허자격을 정지시킬 수 있다. 의료기술 관련 판단이 필요한 사항인 경우 관계 전문가 의견을 들어 결정할 수 있다.
⑦ 제2항을 위반한 사람은 500만원 이하 벌금형으로 처벌된다.
⑧ 제3항·제4항을 위반한 사람은 3년 이하 징역형·3천만원 이하 벌금형으로 처벌된다.
⑨ 제5항을 위반한 사람은 5년 이하 징역형·5천만원 이하 벌금형으로 처벌된다.
⑩ 보건복지부장관은 제5항을 위반하여 사람생명·사람신체에 중대한 위해를 발생하게 할 우려가 있는 수술·수혈·전신마취를 의료인 아닌 사람에게 하게 하거나 또는 의료인에게 면허 사항 외로 하게 한 의료인에게 제1호 위반 경우 면허를 반드시 취소하여야 한다. 〈개정 2008.2.29, 2009.1.30, 2009.12.31, 2010.1.18, 2015.12.29, 2016.5.29., 2020.3.4., 2020.12.29〉

의료법 일부개정 2020. 12. 29. [법률 제17787호, 시행 2021. 6. 30.] 보건복지부.

제65조(면허취소·면허재교부·면허재교부 금지기간)
① 의료인이 다음 각 호 어느 하나에 해당되면, 보건복지부장관은 의료인에게 면허를 취소할 수 있다. 다만 **보건복지부장관은 제1호 위반 경우 면허를 반드시 취소하여야 한다.** 〈개정 2008.2.29, 2009.1.30, 2009.12.31, 2010.1.18, 2015.12.29, 2016.5.29., 2020.3.4., 2020.12.29〉
7. 제27조 제5항을 위반하여 사람생명·사람신체에 중대한 위해를 발생하게 할 우려가 있는 수술·수혈·전신마취를 의료인 아닌 사람에게 하게 하거나 또는 의료인에게 면허 사항 외로 하게 한 경우 ★★★★★

② 제1항 사유로 면허가 취소된 사람이라도 취소원인이 된 사유가 없어지는 경우 또는 개전(改悛)의 정이 뚜렷하다고 인정되는 경우, 보건복지부장관은 이 사람에게 면허를 재교부할 수 있다. 다만 보건복지부장관은 다음 각 호에 근거하여 **이 사람에게 면허를 재교부를 하여서는 안 된다.** 〈개정 2007.7.27, 2008.2.29, 2010.1.18, 2016.5.29, 2016.12.20, 2019.8.27., 2020.12.29〉
   3. 제1항 제4호·제6호·제7호 사유로 면허취소가 된 경우 취소된 날부터 3년 이내에 ★★★★★

제87조2(벌칙)
② 다음 각 호 어느 하나에 해당하는 사람은 5년 이하 징역형·5천만원 이하 벌금형으로 처벌된다. 〈개정 2009.1.30, 2015.12.29, 2016.5.29, 2016.12.20, 2019.4.23, 2019.8.27, 2020.3.4., 2020.12.29〉
   6. 제27조 제1항을 위반한 사람
   7. 제27조 제5항을 위반하여 의료인이 아닌 사람에게 의료행위를 하게 하거나 또는 의료인에게 면허 사항 외의 의료행위를 하게 한 사람

제88조(벌칙) ★★★★★
다음 각 호 어느 하나에 해당하는 사람은 3년 이하 징역형·3천만원 이하 벌금형으로 처벌된다. 〈개정 2019.8.27, 2020.3.4〉
   5. 제27조 제3항·제4항을 위반한 사람

제90조(벌칙)
다음 각 호에 해당하는 사람은 500만원 이하 벌금형으로 처벌된다. 〈개정 2007.7.27, 2009.1.30, 2011.4.7, 2016.12.20, 2018.3.27, 2019.8.27., 2020.3.4〉
   10. 제27조 제2항을 위반한 사람

【개정방향】
※ 제목변경: 무면허의료행위금지와 의료인·의료기관에게 환자소개행위금지·환자알선행위금지·환자유인행위금지·이를 사주하는 행위금지
※ 명확성·간결성·가독성
※ 국어문법정비. 자 ⇒ 사람 통일함
※ 누구든지⇒주어를 명확하게 문장 앞에 둠(제1항·제2항·제3항·제5항)
※ 나열형은 온점(·)을 사용하여 법조문을 읽기 쉽게 줄임
※ 일본식 '의' 삭제
※ ① 의료인이 아니면 누구든지 의료행위를 할 수 없으며 의료인도 면허된 것 이외의 의료행위를 **할 수 없다.** ⇒ **① 누구든지 의료인이 아니면, 의료행위를 하여**

서는 안 된다. 의료인도 면허된 것 이외의 의료행위를 하여서는 안 된다.
※ 제5항·제6항·제7항 신설: ⑤ 제1항을 위반한 사람은 5년 이하 징역형·5천만원 이하 벌금형으로 처벌된다. 보건복지부장관은 1년 범위에서 해당 의료인에게 면허자격을 정지시킬 수 있다. 의료기술 관련 판단이 필요한 사항인 경우 관계 전문가 의견을 들어 결정할 수 있다. ⑥ 제2항을 위반한 사람은 500만원 이하 벌금형으로 처벌된다.⑦ 제3항·제4항을 위반한 사람은 3년 이하 징역형·3천만원 이하 벌금형으로 처벌된다.

[개정 전]
1안 현행 법률 수정안
제27조(무면허의료행위금지와 의료인·의료기관에게 환자소개행위금지·환자알선행위금지·환자유인행위금지·이를 사주하는 행위금지)
① 누구든지 의료인이 아니면, 의료행위를 하여서는 안 된다. 의료인도 면허된 것 이외의 의료행위를 하여서는 안 된다. 다만 다음 각 호 어느 하나에 해당하는 사람은 보건복지부령에서 정한 범위에서 의료행위를 할 수 있다. 〈개정 2008. 2.29., 2009.1.30., 2010.1.18.〉
  1. 외국에서 의료인 면허를 취득한 사람으로서 일정 기간 국내에 체류하는 사람
  2. 의과대학·치과대학·한의과대학·의학전문대학원·치의학전문대학원·한의학전문대학원·종합병원·외국 의료원조기관에서 의료봉사·연구·시범사업을 위하여 의료행위를 하는 사람
  3. 의학·치과의학·한방의학·간호학을 전공하는 학교 학생
② 누구든지 의료인이 아니면, 의사·치과의사·한의사·조산사·간호사 명칭·이와 비슷한 명칭을 사용하여서는 안 된다.
③ 누구든지 「국민건강보험법」·「의료급여법」에 근거하여 본인부담금 면제행위·본인부담금 할인행위·금품 제공행위·불특정 다수인에게 교통편의 제공행위 등 영리를 목적으로 환자를 의료인·의료기관에게 소개행위·알선행위·유인행위·이를 사주하는 행위를 하여서는 안 된다. 다만 다음 각 호 어느 하나에 해당하는 행위는 할 수 있다. 〈개정 2009.1.30., 2010.1.18., 2011.12.31.〉
  1. 환자경제사정으로 개별적으로 관할 시장·군수·구청장 사전승인을 받아 환자를 유치하는 행위
  2. 「국민건강보험법」 제109조 가입자·피부양자가 아닌 외국인(보건복지부령에 근거하여 국내에 거주하는 외국인은 제외한다)환자를 유치하기 위한 행위
④ 제3항 제2호 경우 「보험업법」 제2조에 규정된 보험회사·상호회사·보험설계사·보험대리점·보험중개사는 외국인환자를 유치행위를 하여서는 안 된다. 〈신설 2009.1.30.〉

제66조(자격정지)
① 의료인이 다음 각 호 어느 하나에 해당될 경우, 보건복지부장관은 1년 범위에서 면허자격을 정지시킬 수 있다. 의료기술 관련 판단이 필요한 사항인 경우 관계 전문가 의견을 들어 결정할 수 있다. 〈개정 2008.2.29., 2009.12.31., 2010.1. 18., 2010.5.27., 2011.4.7., 2011.8.4., 2016.5.29., 2016.12.20.〉
  5. 제27조 제1항을 위반하여 의료인이 아닌 사람에게 의료행위를 하게 한 경우

제87조(벌칙)
① 다음 각 호 어느 하나에 해당하는 사람은 5년 이하 징역형·5천만원 이하 벌금형으로 처벌된다. [개정 2009.1.30, 2015.12.29, 2016.5.29, 2016.12.20] [[시행일 2017.6.21.: 제2호(제21조2 제5항·제8항을 위반한 사람에 대한 벌칙에 한정한다)]]
  6. 제27조 제1항을 위반한 사람

제88조(벌칙)
다음 각 호 어느 하나에 해당하는 사람은 3년 이하 징역형·3천만원 이하 벌금형으로 처벌된다.
  5. 제27조 제3항·제4항을 위반한 사람

제90조(벌칙)
제27조 제2항을 위반한 사람은 500만원 이하 벌금형으로 처벌된다. [개정 2007.7. 27, 2009.1.30, 2011.4.7., 2016.12.20]

2안 규범과 벌칙 통합안 *****
제27조(무면허의료행위금지와 의료인·의료기관에게 환자소개행위금지·환자알선행위금지·환자유인행위금지·이를 사주하는 행위금지)
① **누구든지 의료인이 아니면, 의료행위를 하여서는 안 된다. 의료인도 면허된 것 이외의 의료행위를 하여서는 안 된다.** 다만 다음 각 호 어느 하나에 해당하는 사람은 보건복지부령에서 정한 범위에서 의료행위를 할 수 있다. 〈개정 2008.2.29., 2009.1.30., 2010.1.18.〉
  1. 외국에서 의료인 면허를 취득한 사람으로서 일정 기간 국내에 체류하는 사람
  2. 의과대학·치과대학·한의과대학·의학전문대학원·치의학전문대학원·한의학전문대학원·종합병원·외국 의료원조기관에서 의료봉사·연구·시범사업을 위하여 의료행위를 하는 사람
  3. 의학·치과의학·한방의학·간호학을 전공하는 학교 학생
② 누구든지 의료인이 아니면, 의사·치과의사·한의사·조산사·간호사 명칭·이와 비슷한 명칭을 사용하여서는 안 된다.

③ 누구든지 「국민건강보험법」・「의료급여법」에 근거하여 본인부담금 면제행위・본인부담금 할인행위・금품 제공행위・불특정 다수인에게 교통편의 제공행위 등 영리를 목적으로 환자를 의료인・의료기관에게 소개행위・알선행위・유인행위・이를 사주하는 행위를 하여서는 안 된다. 다만 다음 각 호 어느 하나에 해당하는 행위는 할 수 있다. 〈개정 2009.1.30., 2010.1.18., 2011.12.31.〉
  1. 환자경제사정으로 개별적으로 관할 시장・군수・구청장 사전승인을 받아 환자를 유치하는 행위
  2. 「국민건강보험법」 제109조 가입자・피부양자가 아닌 외국인(보건복지부령에 근거하여 국내에 거주하는 외국인은 제외한다)환자를 유치하기 위한 행위
④ 제3항 제2호 경우 「보험업법」 제2조에 규정된 보험회사・상호회사・보험설계사・보험대리점・보험중개사는 외국인환자를 유치행위를 하여서는 안 된다. 〈신설 2009.1.30.〉
⑤ **제1항을 위반한 사람은 5년 이하 징역형・5천만원 이하 벌금형으로 처벌된다. 제1항 위반 경우 보건복지부장관은 1년 범위에서 해당 의료인에게 면허자격을 정지시킬 수 있다. 의료기술 관련 판단이 필요한 사항인 경우 관계 전문가 의견을 들어 결정할 수 있다.**
⑥ 제2항을 위반한 사람은 500만원 이하 벌금형으로 처벌된다.
⑦ 제3항・제4항을 위반한 사람은 3년 이하 징역형・3천만원 이하 벌금형으로 처벌된다.

(3) 해 설
가. 의료법 제27조는 무면허의료행위금지와 의료인・의료기관에게 환자소개행위금지・환자알선행위금지・환자유인행위금지・이를 사주하는 행위금지를 규정하고 있다.
 • 보호법익은 개인법익과 국가법익이다. 이중적 성격이 있다. 사람의 생명과 사람의 신체를 보호하는 개인법익과 의료인 면허제도를 유지・보호・실효성을 관리・감독하는 국가법익이다(헌법재판소 2007. 3. 29. 결정 2003헌바15 전원재판부 [보건범죄단속에관한특별조치법 제5조 위헌소원])
  【결정요지】 보호법익이 사람의 '생명', '신체'로 개인적 법익을 침해하는 죄일 뿐만 아니라 '국가의 의료인면허제도의 유지・보호'라는 국가적 법익을 침해하는 죄로서 2중적 성격을 갖는다.
 • 보호정도는 추상적 위험범이다(대법원 1993. 8. 27. 선고 93도153 판결 [보건범죄단속에관한특별조치법위반,약사법위반]) 【판결요지】 무자격자가 행하는 의료행위의 위험은 추상적 위험으로도 충분하다. 그러므로 구체적으로 환자에게 위험이 발생하지

않았다 하여 사람의 생명, 신체 또는 공중보건상의 위해가 없다고 할 수 없다. 한약업사가 독자적인 진단과 판단에 의한 처방에 따라 한약을 조제한 행위는 한약업사에게 허용된 한약 혼합판매에 부수된 행위가 아니고 한방의료행위에 해당한다고 본 사례. **제27조는 구체적으로 환자에게 위험이 발생하지 않아도 기수에 해당한다.**

- **불법구조는 이원주의**(비의료인과 의료인 무면허의료행위) · **국가주의**(의료인 국가면허 관리체계) · **신분주의**(의료인 신분) **특징이 있다**(이상돈 · 김나경, 의료법강의, 제4판, 법문사, 2020, 50면).
- **무면허의료행위의 판단기준은** 행위주체 · 행위내용 위험성 · 사용 의료기자재 위험성이다. 여기에 관련 판례들이 많이 축적되어 있다(이상돈 · 김나경, 의료법강의, 제4판, 법문사, 2020, 53-55면). 면허 범위는 의료법 제2조에 규정되어 있다. 양방의료행위와 한방의료행위는 다르다. 진단과 진찰에서 차이가 있다. 의사와 한의사의 고유업무가 다르다. 조산사와 간호사의 업무범위도 다르다. 의사와 약사의 업무범위도 다르다(이상돈 · 김나경, 의료법강의, 제4판, 법문사, 2020, 55-63면). **실무에서 아주 중요한 조문이다. 매년 의사 국가시험에도 출제되고 있다.**
- **의료법 제27조 무면허의료행위에 대한 위법성조각사유가 있다. 형법 제20조 정당행위와 형법 제22조 긴급피난이다.** 특히 사회상규의 다섯 가지 요건이 쟁점이 된다. 목적의 정당성, 수단의 상당성, 법익의 균형성, 행위의 긴급성, 수단의 적합성이다. 모두 충족되어야 위법성이 조각된다. 이 책 부록에 여러 사례를 소개하였다.
- **의료법 제27조 무면허의료행위는 형법 제30조 공동정범 · 형법 제31조 교사범 · 형법 제32조 방조범이 문제가 된다.** 가담 정도에 따라 다르다. 기능적 행위지배와 공동의사가 있으면 공동정범이다(비의료인과 의료인 공동 무면허의료행위사건). 위법행위를 지시하였다면, 교사범이다(치과기공사사건). 불법행위를 알고 도왔다면, 방조범이다(간호보조원 무면허의료행위 진료기록부사건). 대법원 판례는 사안에 따라 구별하여 판단한다. 이 책 부록에 여러 사례를 소개하였다.
- **의료법 제27조 무면허의료행위를 반복하여 한 경우, 포괄하여 한 개의 무면허의료행위가 성립한다. 포괄일죄이다.** 1일 · 1주 · 1달 모두 포괄일죄이다.
- **의료법 제27조 무면허의료행위와 협업이 문제가 된다.** 시술 보조자는 공동 의료행위를 분업으로 도와주는 사람이다. 의료인의 의료처방과 위험관리가 있다면, 무면허의료행위에 해당하지 않는다. 의료인과 함께 하는 의료협업 또는 의료행위보조는 무면허의료행위가 아니다. 협업의 합법화 논의와 함께

의료법 법제 개선이 필요하다(같은 입장으로 이상돈·김나경, 의료법강의, 제4판, 법문사, 2020, 68-69면). **그 경계선이 현재 사회 문제가 되고 있다.**
- 의료법 제27조·제66조·제87조·제88조·제90조가 분리되어 규정되어 있다. 이러한 입법 방식에 합리적 이유가 있는지 의문이다. 행정법규위반에 처벌 규정을 분류하여 묶어 놓은 형태이다. 일본 법전을 참고한 듯하다. 그러나 범죄와 형벌은 법률로 명확하게 규정되어야 한다. 그래서 법정형 정비가 필요하다. 왜냐하면 규범과 벌칙 조항이 분리되어 규범력이 떨어지기 때문이다. ★★★★★

나. **주요내용을 보면,** ① **누구든지 의료인이 아니면, 의료행위를 하여서는 안 된다. 의료인도 면허된 것 이외의 의료행위를 하여서는 안 된다.** 다만 다음 각 호 어느 하나에 해당하는 사람은 보건복지부령에서 정한 범위에서 의료행위를 할 수 있다. 〈개정 2008.2.29., 2009.1.30., 2010.1.18.〉
  1. 외국에서 의료인 면허를 취득한 사람으로서 일정 기간 국내에 체류하는 사람
  2. 의과대학·치과대학·한의과대학·의학전문대학원·치의학전문대학원·한의학전문대학원·종합병원·외국 의료원조기관에서 의료봉사·연구·시범사업을 위하여 의료행위를 하는 사람
  3. 의학·치과의학·한방의학·간호학을 전공하는 학교 학생

다. ② 누구든지 의료인이 아니면, 의사·치과의사·한의사·조산사·간호사 명칭·이와 비슷한 명칭을 사용하여서는 안 된다.

라. ③ **누구든지 「국민건강보험법」·「의료급여법」에 근거하여 본인부담금 면제행위·본인부담금 할인행위·금품 제공행위·불특정 다수인에게 교통편의 제공행위 등 영리를 목적으로 환자를 의료인·의료기관에게 소개행위·알선행위·유인행위·이를 사주하는 행위를 하여서는 안 된다.** 다만 다음 각 호 어느 하나에 해당하는 행위는 할 수 있다. 〈개정 2009.1.30., 2010.1.18., 2011.12.31.〉
  1. 환자경제사정으로 개별적으로 관할 시장·군수·구청장 사전승인을 받아 환자를 유치하는 행위
  2. 「국민건강보험법」 제109조 가입자·피부양자가 아닌 외국인(보건복지부령에 근거하여 국내에 거주하는 외국인은 제외한다)환자를 유치하기 위한 행위

마. ④ 제3항 제2호 경우 「보험업법」 제2조에 규정된 보험회사·상호회사·보험설계사·보험대리점·보험중개사는 외국인환자를 유치행위를 하여서는 안 된다. 〈신설 2009.1.30.〉

바. ⑤ **누구든지 의료인이 아닌 자에게 의료행위를 하게 하거나 또는 의료인에게**

면허 사항 외의 의료행위를 하게 하여서는 아니 된다. 〈신설 2019.4.23., 2020.12.29.〉 ***** 무면허의료행위 공동정범과 교사범을 명문으로 규정하였다. 의료법 제66조 제1항 제5호가 삭제되었고, 유사내용이 의료법 제65조 제1항 제7호 이동하였다. 면허자격정지에서 면허자격취소로 바뀌었다. 임의적 면허취소사유이다.

사. ⑥ 제1항을 위반한 사람은 5년 이하 징역형 · 5천만원 이하 벌금형으로 처벌된다. 보건복지부장관은 제1항 위반 경우 1년 범위에서 해당 의료인에게 면허자격을 정지시킬 수 있다. 의료기술 관련 판단이 필요한 사항인 경우 관계 전문가 의견을 들어 결정할 수 있다.

아. ⑦ 제2항을 위반한 사람은 500만원 이하 벌금형으로 처벌된다.

자. ⑧ 제3항 · 제4항을 위반한 사람은 3년 이하 징역형 · 3천만원 이하 벌금형으로 처벌된다.

차. ⑨ 제5항을 위반한 사람은 5년 이하 징역형 · 5천만원 이하 벌금형으로 처벌된다.

카. ⑩ 보건복지부장관은 제5항을 위반하여 사람생명 · 사람신체에 중대한 위해를 발생하게 할 우려가 있는 수술 · 수혈 · 전신마취를 의료인 아닌 사람에게 하게 하거나 또는 의료인에게 면허 사항 외로 하게 한 의료인에게 제1호 위반 경우 면허를 반드시 취소하여야 한다. 〈개정 2008.2.29, 2009.1.30, 2009.12.31, 2010.1.18, 2015.12.29, 2016.5.29., 2020.3.4., 2020.12.29〉
의료법 일부개정 2020. 12. 29. [법률 제17787호, 시행 2021. 6. 30.] 보건복지부.

타. 의료법 제88조를 보면, 의료법 제27조 제1항을 위반한 사람은 3년 이하 징역형 · 3천만원 이하 벌금형으로 처벌된다. 의료법 제66조를 보면, 의료법 제27조 제1항 위반한 경우 보건복지부장관은 1년 범위에서 해당 의료인에게 면허자격을 정지시킬 수 있다. 의료기술 관련 판단이 필요한 사항인 경우 관계 전문가 의견을 들어 결정할 수 있다. 의료법 제90조를 보면, 의료법 제27조 제2항을 위반한 사람은 500만원 이하 벌금형으로 처벌된다. 의료법 제27조 제5항을 위반한 사람은 5년 이하 징역형 · 5천만원 이하 벌금형으로 처벌된다.

파. 의료법 제27조 · 제66조 · 제88조 · 제90조를 통합하여 제6항 · 제7항 · 제8항 · 제9항 · 제10항을 신설하는 것이 타당하다. 명확성 · 간결성 · 가독성 · 규범성이 있기 때문이다. 의료법 법제 정비가 필요하다. 나의 개선방안은 개정에 참고가 될 수 있을 것이다. 의료법이 누구를 위한 의료법인지를 깊이 생각해야 한다. 의료법은 처벌을 위한 법이 아니고, 규범준수를 위한 법이다.

(4) 의사 국가시험 문제 분석

1. 비만 치료를 위해 방문한 환자에게 의사 '갑'은 환자의 배에 지방분해주사를 시술하도록 임상병리사 '을'에게 지시하였고 '을'은 이를 시행함으로써 '갑'은 형사재판 결과 법원으로부터 벌금형을 선고받았으며 확정되었다. 보건복지부장관이 의사 '갑'에게 내릴 수 있는 행정처분은 다음 중 무엇인가? [2017년 제81회 의사 국가시험 문제 유사]

① 면허취소
② **면허정지**
③ 과태료 부과처분
④ 과징금 부과처분
⑤ 의료업 정지처분

해설 및 정답 의료법 제66조는 자격정지를 규정하고 있다. ① 의료인이 다음 각 호 어느 하나에 해당될 경우, **보건복지부장관은 1년 범위에서 면허자격을 정지시킬 수 있다**. 의료기술 관련 판단이 필요한 사항인 경우 관계 전문가 의견을 들어 결정할 수 있다. 5. **의료법 제27조 제1항을 위반하여 의료인이 아닌 사람에게 의료행위를 하게 한 경우**. 의료법 제27조는 무면허의료행위금지와 의료인·의료기관에게 환자소개행위금지·환자알선행위금지·환자유인행위금지·이를 사주하는 행위금지를 규정하고 있다. 추상적 위험범이다. **정답** ②

2. 간호사에게 환자의 복부초음파 검사를 하도록 지시한 의사 '갑'에 대해 보건복지부장관이 취할 수 있는 조치는 무엇인가? [2015년 제79회 의사 국가시험 문제 유사]

① 면허취소
② **1년의 범위에서 면허정지**
③ 300만 원 이하의 과태료 부과
④ 2,000만 원 이하의 과징금 부과
⑤ 1년 이하의 징역이나 500만 원 이하의 벌금

해설 및 정답 의료법 제66조는 자격정지를 규정하고 있다. ① 의료인이 다음 각 호 어느 하나에 해당될 경우, **보건복지부장관은 1년 범위에서 면허자격을 정지시킬 수 있다**. 의료기술 관련 판단이 필요한 사항인 경우 관계 전문가 의견을 들어 결정할 수 있다. 5. **의료법 제27조 제1항을 위반하여 의료인이 아닌 사람에게 의료행위를 하게 한 경우**. 의료법 제27조는 무면허의료행위금지와 의료인·의료기관에게 환자소개행위금지·환자알선행위금지·환자유인행위금지·이를 사주하는 행위금지를 규정하고 있다. 추상적 위험범이다. **정답** ②

(5) 관련 판례

> **쟁점판례 34** 내국인이 대한민국 영역 외에서 의료행위
>
> 대법원 2020. 4. 29. 선고 2019도19130 판결
> [보건범죄단속에관한특별조치법위반(부정의료업자)·의료법위반]
>
> Q. **A는 의료인이 아님에도** 베트남 하노이시에 있는 상호를 알 수 없는 병원 수술실에서 그곳을 찾은 성명을 알 수 없는 여성의 이마, 콧등, 입술 부위에 마취제를 주사한 후 실을 주사로 삽입하는 실리프팅 시술을 하였다. **하노이시에 있는 B병원 수술실에서도 그곳을 찾은 성명을 알 수 없는 여성의 복부에 리포석션기를 찔러 피하지방을 흡입하는 의료시술을 하였다.** 보건범죄단속에관한특별조치법위반(부정의료업자)·의료법위반혐의로 기소되었다.
> Q. 무면허 의료행위 등을 금지·처벌하는 구 의료법 제87조 제1항 제2호, 제27조 제1항이 대한민국 영역 외에서 의료행위를 하려는 사람에게까지 보건복지부장관의 면허를 받을 의무를 부과하고, 이를 위반한 자를 처벌하는 규정인지 여부(소극)
> Q. 내국인이 대한민국 영역 외에서 의료행위를 하는 경우, 구 의료법 제87조 제1항 제2호, 제27조 제1항의 구성요건에 해당하는지 여부(소극)

가. 구 의료법(2019. 4. 23. 법률 제16375호로 개정되기 전의 것, 이하 '구 의료법'이라 한다) 제2조 제1항은 의료인을 '보건복지부장관의 면허를 받은 의사·치과의사·한의사·조산사 및 간호사'로 규정하고, **제27조 제1항은 '의료인이 아니면 누구든지 의료행위를 할 수 없다'고 규정하며, 제87조 제1항 제2호는 제27조 제1항을 위반한 자를 처벌하도록 규정하고 있다.**

나. 그런데 의료법이 이와 같이 의료인이 되는 자격에 대한 엄격한 요건을 규정하면서 보건복지부장관의 면허를 받은 의료인에게만 의료행위 독점을 허용하는 것은 국민의 건강을 보호하고 증진하려는 목적(의료법 제1조)을 달성하기 위한 것이다.

다. 한편 구 의료법 제27조 제1항 단서 제1호는 '외국의 의료인 면허를 가진 자로서 국내에 체류하는 자'에 대하여 '보건복지부령으로 정하는 범위에서 의료행위를 할 수 있다'고 규정하고 있다. 그러나 구 의료법은 외국의 의료인 면허를 가진 자에 대하여 대한민국 영역 외에서의 의료행위를 허용하는 규정은 두고

있지 않다. 또한 구 의료법 제33조는 제1항에서 '의료인은 이 법에 따른 의료기관을 개설하지 아니하고는 의료업을 할 수 없다'고 규정하면서, 제2항 이하에서 의료기관을 개설하려는 자는 시장·군수·구청장에게 신고하거나(제3항), 시·도지사의 허가를 받아야 한다고(제4항) 규정하는 등 의료기관이 대한민국 영역 내에 소재하는 것을 전제로 개설의 절차 및 요건을 정하고 있다.

라. 이와 같은 의료법의 목적, 우리나라 보건복지부장관으로부터 면허를 받은 의료인에게만 의료행위 독점을 허용하는 입법 취지 및 관련 조항들의 내용 등을 종합하면, 의료법상 의료제도는 대한민국 영역 내에서 이루어지는 의료행위를 규율하기 위하여 체계화된 것으로 이해된다.

마. 그렇다면 **구 의료법 제87조 제1항 제2호, 제27조 제1항이 대한민국 영역 외에서 의료행위를 하려는 사람에게까지 보건복지부장관의 면허를 받을 의무를 부과하고 나아가 이를 위반한 자를 처벌하는 규정이라고 보기는 어렵다. 따라서 내국인이 대한민국 영역 외에서 의료행위를 하는 경우에는 구 의료법 제87조 제1항 제2호, 제27조 제1항의 구성요건 해당성이 없다.**

바. 【참조조문】 구 의료법(2019. 4. 23. 법률 제16375호로 개정되기 전의 것) 제2조, 제27조 제1항, 제33조 제1항, 제2항, 제3항, 제4항, 제87조 제1항 제2호(현행 제87조의2 제2항 제2호 참조), 의료법 제1조, 형법 제3조.

사. 【참조판례】 대법원 2018. 2. 8. 선고 2014도10051 판결.

아. 【판례평석】 대상판결은 합리적인 이유가 있다. 의료법 제27조 무면허의료행위 금지는 우리나라 국민의 건강을 보호하기 위한 것이다. 그러므로 외국에서 한 무면허의료행위는 의료법 제27조 처벌 대상이 아니다. 다만 해당 의료행위의 대상자가 우리나라 국민일 경우, 당해 외국법상 해당 의료행위가 허용되는 경우가 아니라면, 속인주의에 근거하여 무면허의료행위는 처벌이 가능하다(김재춘, 2020년 분야별 중요판례분석 ⑯ 의료법 - 의사의 설명의무, 부작용 발생 가능성 희박하다고 면제 안돼. 의사가 환자의 용태 듣고 조제·배송은 의료법 위반, 법률신문 제4890호, 법률신문사, 12-13면).

자. 【입법제안】 의료법 제27조 제1항은 ① **누구든지 의료인이 아니면, 의료행위를 하여서는 안 된다. 의료인도 면허된 것 이외의 의료행위를 하여서는 안 된다.** 의료법 제27조 제5항은 ⑤ **누구든지 의료인이 아닌 자에게 의료행위를 하게 하거나 또는 의료인에게 면허 사항 외의 의료행위를 하게 하여서는 아니 된다.** 〈신설 2019.4.23., 2020.12.29.〉 의료법 제27조 무면허의료행위금지는 우리나라 국민과 세계인의 건강을 보호하기 위한 것이다. 그러므로 외국에서 한 무면허의료행위도 의료법 제27조 처벌 대상이 되어야 한다. 의료법의 세계주의이다.

> **쟁점판례 35** 의사가 병원에 없는 상태에서 전화로 간호조무사에게 지시하고, 간호조무사가 환자에게 처방전을 작성·교부한 사건
>
> 대법원 2020. 1. 9. 선고 2019두50014 판결
> [의사면허자격정지처분취소]
>
> Q. 의사 등이 직접 진찰하여야 할 환자를 진찰하지 않은 채 그 환자를 대상자로 표시하여 진단서·검안서·증명서 또는 처방전을 작성·교부한 경우, 구 의료법 제17조 제1항 위반에 해당하는지 여부(적극)
> Q. 전화 진찰을 하였다는 사정만으로 '자신이 진찰'하거나 '직접 진찰'한 것이 아니라고 볼 수 있는지 여부(소극)
> Q. 구 의료법 제27조 제1항에서 정한 '의료행위'의 의미
> Q. 직접 진찰 등을 하지 않은 의사 등에 의한 처방전 등 작성·교부의 금지에 관한 구 의료법 제17조 제1항과 무면허의료행위의 금지에 관한 같은 법 제27조 제1항은 입법 목적, 요건과 효과를 달리하는 별개의 구성요건인지 여부(적극)
> Q. 의사 갑이 자신이 운영하는 병원에 없는 상태에서 전화로 간호조무사 을에게 지시하여 병 등 3명에게 처방전을 발행하도록 지시함에 따라 을이 처방전을 발행한 사실로 구 의료법(2013. 4. 5. 법률 제11748호로 개정되기 전의 것, 이하 같다) 제17조 제1항 위반죄가 인정되어 벌금 200만 원의 선고유예 판결을 받고 확정되었다. 그런데 보건복지부장관이 갑에게 '위 위반행위가 의료인이 아닌 간호조무사 을에게 의료행위를 하게 한 것이어서 구 의료법 제27조 제1항 위반에 해당한다'는 등의 사유를 들어 의사면허 자격정지 2개월 10일을 명하는 처분을 한 사안이다. 의사가 처방전의 내용을 결정하여 작성·교부를 지시한 이상, 그러한 의사의 지시에 따라 간호사나 간호조무사가 환자에게 처방전을 작성·교부하는 행위가 구 의료법 제27조 제1항이 금지하는 무면허의료행위에 해당한다고 볼 수는 없다고 한 사례.

가. 구 의료법(2013. 4. 5. 법률 제11748호로 개정되기 전의 것, 이하 같다) 제17조 제1항 본문은 의료업에 종사하고 직접 진찰하거나 검안한 의사, 치과의사, 한의사가 아니면 진단서·검안서·증명서 또는 처방전을 작성하여 환자에게 교부하거나 발송하지 못한다고 규정하고 있다. 이는 **진단서·검안서·증명서 또는 처방전이 의사 등이 환자를 직접 진찰하거나 검안한 결과를 바탕으로 의료인**

으로서의 판단을 표시하는 것으로서 사람의 건강상태 등을 증명하고 민형사책임을 판단하는 증거가 되는 등 중요한 사회적 기능을 담당하고 있어 정확성과 신뢰성을 담보하기 위하여 직접 진찰·검안한 의사 등만이 이를 작성·교부할 수 있도록 하는 데 취지가 있다. 따라서 의사 등이 직접 진찰하여야 할 환자를 진찰하지 않은 채 그 환자를 대상자로 표시하여 진단서·검안서·증명서 또는 처방전을 작성·교부하였다면, 구 의료법 제17조 제1항 위반에 해당한다. 다만 위 조항은 스스로 진찰을 하지 않고 처방전을 발급하는 행위를 금지하는 규정일 뿐 대면진찰을 하지 않았거나 충분한 진찰을 하지 않은 상태에서 처방전을 발급하는 행위 일반을 금지하는 조항은 아니다. 그러므로 **전화 진찰을 하였다는 사정만으로 '자신이 진찰'하거나 '직접 진찰'을 한 것이 아니라고 볼 수는 없다.**

다. 구 의료법(2013. 4. 5. 법률 제11748호로 개정되기 전의 것) **제27조 제1항은 의료인에게만 의료행위를 허용하고, 의료인이라고 하더라도 면허된 의료행위만 할 수 있도록 하여, 무면허 의료행위를 엄격히 금지하고 있다. 여기서 '의료행위'란 의학적 전문지식을 기초로 하는 경험과 기능으로 진찰, 검안, 처방, 투약 또는 외과적 시술을 시행하여서 하는 질병의 예방 또는 치료행위 및 그 밖에 의료인이 행하지 아니하면 보건위생상 위해가 생길 우려가 있는 행위를 의미한다.**

라. 구 의료법(2013. 4. 5. 법률 제11748호로 개정되기 전의 것, 이하 같다)은 제17조 제1항을 위반한 사람에 대해서는 1년 이하의 징역이나 500만 원 이하의 벌금에 처하는 반면(제89조), 제27조 제1항을 위반한 사람에 대해서는 5년 이하의 징역이나 2천만 원 이하의 벌금에 처하도록 규정하고 있다(제87조 제1항 제2호). 또한 구 의료법 제68조의 위임에 따른 구 의료관계 행정처분 규칙(2013. 3. 29. 보건복지부령 제190호로 개정되기 전의 것) 제4조 [별표] '행정처분기준'은 의료인이 구 의료법 제17조 제1항을 위반하여 처방전을 발급한 경우 자격정지 2개월 처분을 하는 반면[제2호 (가)목 5)], 의료인이 구 의료법 제27조 제1항을 위반하여 의료인이 아닌 자로 하여금 무면허의료행위를 하게 한 경우 자격정지 3개월 처분을 하도록 규정하고 있다[제2호 (가)목 19)]. 이처럼 구 의료법 제17조 제1항과 제27조 제1항은 입법 목적을 달리하며, 그 요건과 효과를 달리하는 전혀 별개의 구성요건이다.

마. 의사 갑이 자신이 운영하는 병원에 없는 상태에서 전화로 간호조무사 을에게 지시하여 병 등 3명에게 처방전을 발행하도록 지시함에 따라 을이 처방전을

발행한 사실로 구 의료법(2013. 4. 5. 법률 제11748호로 개정되기 전의 것, 이하 같다) 제17조 제1항 위반죄가 인정되어 벌금 200만 원의 선고유예 판결을 받고 확정되었다. 그런데 보건복지부장관이 갑에게 '위 위반행위가 의료인이 아닌 간호조무사 을에게 의료행위를 하게 한 것이어서 구 의료법 제27조 제1항 위반에 해당한다'는 등의 사유를 들어 의사면허 자격정지 2개월 10일을 명하는 처분을 한 사안이다.

바. 병 등 3명은 종전에 갑으로부터 진찰을 받고 처방전을 발급받았던 환자이다. 그러므로 **의사인 갑이 간호조무사 을에게 병 등 3명의 환자들에 대하여 '전에 처방받은 내용과 동일하게 처방하라'고 지시한 경우 특별한 사정이 없는 한 처방전 기재내용은 특정되었다. 처방전의 내용은 간호조무사 을이 아니라 의사인 갑이 결정한 것으로 보아야 한다. 의사가 처방전의 내용을 결정하여 작성·교부를 지시한 이상, 그러한 의사의 지시에 따라 간호사나 간호조무사가 환자에게 처방전을 작성·교부하는 행위가 구 의료법 제27조 제1항이 금지하는 무면허의료행위에 해당한다고 볼 수 없다.** 그럼에도 이와 달리 본 원심판단에 법리를 오해한 위법이 있다고 한 사례.

사. 【참조조문】 [1] 구 의료법(2013. 4. 5. 법률 제11748호로 개정되기 전의 것) 제17조 제1항 [2] 구 의료법(2013. 4. 5. 법률 제11748호로 개정되기 전의 것) 제27조 제1항 [3] 구 의료법(2013. 4. 5. 법률 제11748호로 개정되기 전의 것) 제17조 제1항, 제27조 제1항, 제68조, 제87조 제1항 제2호(현행 제87조 제2항 제2호 참조), 제89조, 구 의료관계 행정처분 규칙(2013. 3. 29. 보건복지부령 제190호로 개정되기 전의 것) 제4조 [별표] 제2호 (가)목 5), 19) [4] 구 의료법(2013. 4. 5. 법률 제11748호로 개정되기 전의 것) 제27조 제1항.

아. 【참조판례】 [1] 대법원 2013. 4. 11. 선고 2010도1388 판결; 대법원 2017. 12. 22. 선고 2014도12608 판결; [2] 대법원 2018. 6. 19. 선고 2017도19422 판결.

자. 대법원 2013. 4. 11. 선고 2010도1388 판결 [의료법위반]
【판결요지】 개정 전 제18조 제1항과 개정 후 제17조 제1항 조항은 어느 것이나 스스로 진찰을 하지 않고 처방전을 발급하는 행위를 금지하는 규정일 뿐 대면진찰을 하지 않았거나 충분한 진찰을 하지 않은 상태에서 처방전을 발급하는 행위 일반을 금지하는 조항이 아니다. 따라서 죄형법정주의 원칙, 특히 유추해석금지의 원칙상 **전화 진찰을 하였다는 사정만으로 '자신이 진찰'하거나 '직접 진찰'을 한 것이 아니라고 볼 수는 없다.**

> **쟁점판례 36 무면허의료행위**
>
> 대법원 2019. 12. 12. 선고 2019도12560 판결
> [의료법위반]
>
> Q. 형법 제37조 전단의 경합범관계에 있는 두 개의 공소사실을 병합심리하여 하나의 판결로 처단하는 경우, 형법 제38조 제1항에서 정한 예에 따라 경합 가중한 형기 범위 내에서 단일한 선고형으로 처단하여야 하는지 여부(적극)
> Q. 같은 피고인에 대한 별개의 사건이 각각 항소된 것을 형법 제37조 전단의 경합범관계에 있다고 보고 병합심리하여 두 사건의 각 항소를 기각하는 주문을 내어 판결한 경우, 두 개의 판결이 있는 결과가 되어 위법한지 여부(적극)

가. 두 개의 공소사실들이 형법 제37조 전단에서 정한 경합범관계에 있는 경우 그 사실들에 대하여 병합심리를 하고 하나의 판결로 처단하는 이상 형법 제38조 제1항에서 정한 예에 따라 경합 가중한 형기 범위 내에서 피고인을 단일한 선고형으로 처단하여야 한다(대법원 1972. 5. 9. 선고 72도597 판결 참조).
나. 그리고 같은 피고인에 대한 별개의 사건이 각각 항소된 것을 형법 제37조 전단의 경합범관계에 있다고 보고 병합심리하여 두 사건의 각 항소를 기각하는 주문을 내어 판결하였다면, 단일한 선고형으로 처단하여야 하는 형법 제37조 전단의 경합범관계에서 두 개의 판결이 있는 결과가 되어 위법하다(대법원 1976. 1. 27. 선고 74도3458 판결 참조).

【전 문】
【피 고 인】 피고인
【상 고 인】 피고인
【변 호 인】 법무법인 OO 담당변호사 OOO 외 3인
【원심판결】 서울중앙지법 2019. 8. 22. 선고 2019노1304, 1305 판결
【주 문】
원심판결을 파기하고, 사건을 서울중앙지방법원에 환송한다.
【이 유】
상고이유를 판단한다.

1. 무면허 의료행위에 관한 사실오인, 법리오해 주장에 대하여

원심은 판시와 같은 이유로 피고인에 대한 각 공소사실(이유 무죄 부분 제외)을 유죄로 판단하였다. 원심판결 이유를 관련 법리와 적법하게 채택된 증거에 비추어 살펴보면, 원심의 판단에 논리와 경험의 법칙을 위반하여 자유심증주의의 한계를 벗어나거나 의료법 제27조 제1항에서 금지하고 있는 무면허 의료행위에 관한 법리를 오해하고, 이유모순으로 판결에 영향을 미친 잘못이 없다.

2. 형법 제37조 전단 경합범 처벌례에 관한 법리오해 주장에 대하여

가. 두 개의 공소사실들이 형법 제37조 전단에서 정한 경합범관계에 있는 경우 그 사실들에 대하여 병합심리를 하고 하나의 판결로 처단하는 이상 형법 제38조 제1항에서 정한 예에 따라 경합 가중한 형기 범위 내에서 피고인을 단일한 선고형으로 처단하여야 한다(대법원 1972. 5. 9. 선고 72도597 판결 참조). 그리고 같은 피고인에 대한 별개의 사건이 각각 항소된 것을 형법 제37조 전단의 경합범관계에 있다고 보고 병합심리하여 두 사건의 각 항소를 기각하는 주문을 내어 판결하였다면, 단일한 선고형으로 처단하여야 하는 형법 제37조 전단의 경합범관계에서 두 개의 판결이 있는 결과가 되어 위법하다(대법원 1976. 1. 27. 선고 74도3458 판결 참조).

나. 기록에 의하면 다음과 같은 사실을 알 수 있다.

1) 피고인이 2013. 5.경부터 2014. 5.경까지 원심공동피고인 2와 공모하여 무면허 의료행위를 하였다는 의료법 위반 공소사실에 대하여, 피고인은 벌금 700만 원의, 원심공동피고인 2는 벌금 300만 원의 약식명령을 송달받았다(서울중앙지방법원 2018고약2727호). 이에 대하여 피고인과 원심공동피고인 2는 2018. 4. 4. 정식재판을 청구하였다(서울중앙지방법원 2018고정832호).

2) 위 제1심은 피고인에 대하여 벌금 500만 원을 선고하였고, 원심공동피고인 2에 대하여는 벌금 200만 원의 선고를 유예하였다. 이에 대하여 피고인, 원심공동피고인 2와 검사가 항소하였다(서울중앙지방법원 2018노1304호).

3) 또한 피고인이 2015. 2. 14.경 원심공동피고인 3과 공모하여 무면허 의료행위를 하였다는 의료법 위반 공소사실에 대하여, 피고인은 벌금 500만 원의, 원심공동피고인 3은 벌금 200만 원의 약식명령을 송달받았다(서울중앙지방법원 2018고약15352호). 이에 대해 피고인과 원심공동피고인 3은 2018. 10. 12. 정식재판을 청구하였다(서울중앙지방법원 2018고정2299호).

4) 위 제1심은 피고인에 대하여 벌금 500만 원을 선고하였고, 원심공동피고인 3에 대하여는 벌금 200만 원의 선고를 유예하였다. 이에 대하여 피고인, 원심공

동피고인 3이 항소하였고, 검사는 원심공동피고인 3에 대하여 항소하였다(서울중앙지방법원 2019노1305호).
5) 원심은 2019. 5. 15. 위 각 사건을 병합하여 심리한 뒤 위 두 사건에 대한 피고인과 원심 공동피고인들 및 검사의 항소를 모두 기각하는 판결을 선고하였다.
다. 위 사실관계를 앞서 본 법리에 비추어 살펴보면, 위 각 사건의 범죄사실은 형법 제37조 전단에서 정한 경합범관계에 있고, 원심이 이를 병합심리하여 하나의 판결로 처단하는 때에는 형법 제38조 제1항에서 정한 경합범 처벌례에 따라 경합범 가중한 처단형의 범위 내에서 피고인을 단일한 선고형으로 처단하여야 한다.
라. 그런데도 원심은 위 각 사건의 항소를 모두 기각함으로써 형법 제37조 전단의 경합범관계에 있는 범죄사실에 대하여 제1심법원이 피고인에 대하여 선고한 두 개의 판결을 그대로 유지하는 결과를 초래하였다. 이러한 원심판결에는 형법 제38조 제1항에서 정한 경합범 처벌례에 관한 법리를 오해하여 판결에 영향을 미친 잘못이 있고, 이 점을 지적하는 이 부분 상고이유 주장은 이유 있다.
3. 결론
그러므로 원심판결을 파기하고, 사건을 다시 심리·판단하게 하기 위하여 원심법원에 환송하기로 하여, 관여 대법관의 일치된 의견으로 주문과 같이 판결한다.
대법관   안철상(재판장) 박상옥 노정희 김상환(주심)

> **쟁점판례 37 소개·알선·유인의 의미**
>
> 대법원 2019. 4. 25. 선고 2018도20928 판결
> [의료법위반]
>
> Q. 인터넷 성형쇼핑몰 형태의 통신판매 사이트를 운영하는 피고인들이 '병원 시술상품을 판매하는 배너광고를 게시하면서 **배너의 구매 개수와 시술후기를 허위로 게시하였다.**'는 표시·광고의 공정화에 관한 법률 위반죄의 범죄사실로 각 벌금형의 약식명령을 받아 확정되었다. 그런데 '영리를 목적으로 병원 시술상품을 판매하는 **배너광고를 게시하는 방법으로 병원에 환자들을 소개·유인·알선하고, 그 대가로 환자들이 지급한 진료비 중 일정 비율을 수수료로 의사들로부터 지급받았다.**'는 의료법 위반 공소사실로 기소된 사안이다.
> Q. 공소사실이나 범죄사실의 동일성 여부를 판단하는 기준

> Q. 공소사실에 따른 의료법 위반죄는 유죄로 확정된 표시·광고의 공정화에 관한 법률 위반죄의 범죄사실과 동일성이 있다고 보기 어렵다. 1죄 내지 상상적 경합관계에 있다고 볼 수도 없다. 그러므로 표시·광고의 공정화에 관한 법률 위반죄의 약식명령이 확정되었다고 하여 그 기판력이 공소사실에까지 미치는 것은 아니라고 한 사례.
> Q. 영리를 목적으로 환자를 의료기관이나 의료인에게 소개·알선·유인하는 행위 등을 금지하는 **의료법 제27조 제3항 본문에서 정한 '소개·알선' 및 '유인'의 의미**
> Q. 인터넷 성형쇼핑몰 형태의 통신판매 사이트를 운영하는 피고인 갑 주식회사의 공동대표이사인 피고인 을, 병이 **의사인 피고인 정과 약정을 맺고**, 위 사이트를 통하여 환자들에게 피고인 정이 운영하는 무 의원 등에서 시행하는 시술상품 쿠폰을 구매하게 하는 방식으로 무 의원 등에 환자들을 소개·알선·유인하고 그에 대한 대가로 시술쿠폰을 이용하여 시술받은 환자가 지급한 진료비 중 일정 비율을 수수료로 무 의원 등으로부터 받아 영리를 목적으로 환자를 병원에 소개·알선·유인하는 행위를 하였고, 피고인 정은 피고인 을, 병이 위와 같이 영리를 목적으로 환자를 의원에 소개·알선·유인하는 행위를 사주하였다고 하여 의료법 위반으로 기소된 사안에서 **공소사실을 유죄로 인정한 원심판단이 정당하다고 한 사례.**

가. 공소사실이나 범죄사실의 동일성 여부는 사실의 동일성이 갖는 법률적 기능을 염두에 두고 **피고인의 행위와 그 사회적인 사실관계를 기본으로 하되 그 규범적 요소도 고려하여 판단하여야 한다.**
나. 인터넷 성형쇼핑몰 형태의 통신판매 사이트를 운영하는 피고인들이 '2013. 9.경부터 2016. 7. 21.까지 병원 시술상품을 판매하는 배너광고를 게시하면서 배너의 구매 개수와 시술후기를 허위로 게시하였다.'는 표시·광고의 공정화에 관한 법률(이하 '표시광고법'이라 한다) 위반죄의 범죄사실로 벌금 각 100만 원의 약식명령을 받아 확정되었다. 그런데 '영리를 목적으로 2013. 12.경부터 2016. 7.경까지 병원 시술상품을 판매하는 배너광고를 게시하는 방법으로 총 43개 병원에 환자 50,173명을 소개·유인·알선하고, 그 대가로 환자들이 지급한 진료비 중 15~20%를 수수료로 의사들로부터 지급받았다.'는 의료법 위반 공소사실로 기소된 사안이다.
다. 공소사실에 따른 의료법 위반죄는 병원 시술상품 광고를 이용하였다는 점에서 유죄로 확정된 표시광고법 위반죄의 범죄사실과 일부 중복될 뿐이다. 거짓·과장의 표시·광고, 기만적인 표시·광고를 행위태양으로 하고, 부당한 표시·광고를 방지하고 소비자에게 바르고 유용한 정보를 제공토록 함으로써 공정한 거래질서를 확립하고 소비자를 보호하려는 입법 목적을 갖고 있는 표시광고법 위반죄와 달리 영리를 목적으로 환자를 소개·알선·유인하는 것을 행위태양으로 한다. 영리 목적의 환자유인행위를 금지함으로써 의료기관 주위에서 환자유치를 둘러싸고 금품 수수 비리가 발생하는 것을 방지하고, 나아가 의료기관 사이의 불합리한 과당경쟁을 방지하려는 입법 목적을 갖고 있는 등 행위태양·피해법익 등에 있어 전혀 다르다. 죄질에도 현저한 차이가 있어 표시광고법 위반죄의 범죄사실과 동일성이 있다고 보기 어렵다. 1죄 내지 상상적 경합관계에 있다고 볼 수도 없다. 그러므로 표시광고법 위반죄의 약식명령이 확정되었다고 하여 그 기판력이 공소사실에까지 미치는 것은 아니라고 한 사례.

라. 누구든지 영리를 목적으로 환자를 의료기관이나 의료인에게 소개·알선·유인하는 행위 및 이를 사주하는 행위를 하여서는 아니 된다(의료법 제27조 제3항 본문). 여기서 **'소개·알선'은 환자와 특정 의료기관 또는 의료인 사이에서 치료위임계약의 성립을 중개하거나 편의를 도모하는 행위를 말하고, '유인'은 기망 또는 유혹을 수단으로 환자로 하여금 특정 의료기관 또는 의료인과 치료위임계약을 체결하도록 유도하는 행위를 말한다.**

마. 인터넷 성형쇼핑몰 형태의 통신판매 사이트를 운영하는 피고인 갑 주식회사의 공동대표이사인 피고인 을, 병이 의사인 피고인 정과 약정을 맺고, 위 사이트를 통하여 환자들에게 피고인 정이 운영하는 무 의원에서 시행하는 시술상품 쿠폰을 구매하게 하는 방식으로 무 의원에 환자들을 소개·알선·유인하고 그에 대한 대가로 시술쿠폰을 이용하여 시술받은 환자가 지급한 진료비 중 15~20%를 수수료로 무 의원으로부터 받아 영리를 목적으로 환자를 병원에 소개·알선·유인하는 행위를 하였다. 피고인 정은 피고인 을, 병이 위와 같이 영리를 목적으로 환자를 의원에 소개·알선·유인하는 행위를 사주하였다고 하여 의료법 위반으로 기소된 사안이다. **피고인 을, 병이 환자와 의료인 사이의 진료계약 체결의 중개행위를 하고 그 대가로 수수료를 지급받는 등 단순히 의료행위, 의료기관과 의료인에 대한 정보를 소비자에게 나타내거나 알리는 의료법 제56조에서 정한 의료광고의 범위를 넘어 의료법 제27조 제3항 본문의 영리를 목적으로 환자를 의료기관 또는 의료인에게 소개·알선하는 행위를 하였다고 보아 공소사실을 유죄로 인정한 원심판단이 정당하다고 한 사례.**

바. 【참조조문】 [1] 형사소송법 제298조 제1항 [2] 구 의료법(2016. 12. 20. 법률 제14438호로 개정되기 전의 것) 제27조 제3항, 제88조(현행 제88조 제1호 참조), 표시·광고의 공정화에 관한 법률 제3조 제1항, 제17조 제1호, 형사소송법 제298조 제1항 [3] 의료법 제27조 제3항 [4] 구 의료법(2016. 12. 20. 법률 제14438호로 개정되기 전의 것) 제27조 제3항, 제56조, 제88조(현행 제88조 제1호 참조), 제91조.

사. 【참조판례】 [1] 대법원 1998. 8. 21. 선고 97도2487 판결; 대법원 2011. 6. 30. 선고 2011도1651 판결 [3] 대법원 1998. 5. 29. 선고 97도1126 판결; 대법원 2004. 10. 27. 선고 2004도5724 판결.

쟁점판례 38 무면허의료행위의 의미와 범위

대법원 2018. 6. 19. 선고 2017도19422 판결
[의료법위반]

Q. 치과의사 피고인 갑과 치과위생사 피고인 을이 공모하여, 환자의 충치에 대한 복합레진 충전 치료 과정에서 의료인 아닌 피고인 을이 의료행위인 에칭과 본딩 시술을 함으로써 의료법을 위반하였다는 내용으로 기소된 사안이다.

Q. 무면허 의료행위를 엄격히 금지하는 **의료법 제27조 제1항에서 정한 '의료행위'의 의미와 범위**

Q. 의료기사 등에 관한 법률 제1조, 제2조, 제3조 및 같은 법 시행령 제2조가 의료기사의 면허를 가진 사람에게 의사 또는 치과의사의 지도에 따라 의료행위 중 위 시행령 제2조 제1항에서 정한 일정한 분야의 업무를 할 수 있도록 허용하는 취지

Q. 의료기사가 의료기사 등에 관한 법률 및 같은 법 시행령에서 정한 업무의 범위와 한계를 벗어나는 의료행위를 한 경우, 무면허 의료행위에 해당하는지 여부(적극) 및 의사나 치과의사의 지시나 지도에 따라 이루어졌더라도 마찬가지인지 여부(적극)

Q. **충치치료 과정에서 이루어지는 에칭과 본딩 시술은 의료기사 등에 관한 법률 및 같은 법 시행령이 허용하는 치과위생사의 업무 범위와 한계를 벗어나는 의료행위로서 의료인인 치과의사만 할 수 있다. 비록 피고인 을이 피고인 갑의 지도나 감독 아래 이러한 시술을 하였더라도 무면허 의료행위에 해당한다고 한 사례.**

가. 의료법 제27조 제1항은 의료인에게만 의료행위를 허용하고, 의료인이라고 하더라도 면허된 의료행위만 할 수 있도록 하여, 무면허 의료행위를 엄격히 금지하고 있다. 여기서 **'의료행위'란 의학적 전문지식을 기초로 하는 경험과 기능으로 진찰, 검안, 처방, 투약 또는 외과적 시술을 시행하여 하는 질병의 예방 또는 치료행위 및 그 밖에 의료인이 행하지 아니하면 보건위생상 위해가 생길 우려가 있는 행위를 의미한다.** '의료인이 행하지 아니하면 보건위생상 위해가 생길 우려'는 추상적 위험으로도 충분하다. 그러므로 구체적으로 환자에게 위험이 발생하지 아니하였다고 해서 보건위생상의 위해가 없다고 할 수는 없다.

나. 의료기사 등에 관한 법률(이하 '의료기사법'이라고 한다) 제1조, 제2조, 제3조 및 같은 법 시행령 제2조는 임상병리사, 방사선사, 물리치료사, 작업치료사, 치과기공사, 치과위생사를 의료기사로 분류하고, 의료기사의 면허를 가진 사람에게 의사 또는 치과의사의 지도에 따라 의료행위 중 위 시행령 제2조 제1항에서 정하는 일정한 분야의 업무를 할 수 있도록 허용하고 있다. 이는 의료인만이 의료행위를 할 수 있음을 원칙으로 하되, 의료행위 중에서 사람의 생명이나 신체 또는 공중위생에 위해를 발생시킬 우려가 적은 특정 분야에 관하여, 그 특정 분야의 의료행위가 인체에 가져올 수 있는 위험성 등에 대하여 지식과 경험을 획득하여, 그 의료행위로 인한 인체의 반응을 확인하고 이상 유무를 판단하며 상황에 대처할 수 있는 능력을 가졌다고 인정되는 사람에게 면허를 부여하고, 그들로 하여금 그 특정 분야의 의료행위를 의사의 지도에 따라서 제한적으로 행할 수 있도록 허용하는 취지라고 보아야 한다. 따라서 **의료기사라 할지라도 의료기사법 및 같은 법 시행령이 정하고 있는 업무의 범위와 한계를 벗어나는 의료행위를 하였다면 무면허 의료행위에 해당한다. 이는 비록 의사나 치과의사의 지시나 지도에 따라 이루어졌더라도 마찬가지이다.**

다. 치과의사 피고인 갑과 치과위생사 피고인 을이 공모하여, 환자의 충치에 대한 복합레진 충전 치료 과정에서 의료인 아닌 피고인 을이 의료행위인 에칭과 본딩 시술을 함으로써 의료법을 위반하였다는 내용으로 기소된 사안이다. 제반 사정을 종합하면, 충치예방을 위해 시술되는 치면열구전색술(이른바 '실런트') 과정에서 이루어지는 에칭과 본딩 시술과 달리, 충치치료 과정에서 이루어지는 에칭과 본딩 시술은 의료기사 등에 관한 법률 및 같은 법 시행령이 허용하고 있는 치과위생사의 업무 범위와 한계를 벗어나는 의료행위로서 의료인인 치과의사만이 할 수 있고, 비록 피고인 을이 피고인 갑의 지도나 감독 아래 이러한 시술을 하였더라도 무면허 의료행위에 해당한다고 한 사례.
라. 【참조조문】 [1] 의료법 제27조 제1항 [2] 의료기사 등에 관한 법률 제1조, 제2조, 제3조, 의료기사 등에 관한 법률 시행령 제2조 제1항 [3] 형법 제30조, 의료법 제27조 제1항, 구 의료법(2015. 12. 29. 법률 제13658호로 개정되기 전의 것) 제87조 제1항 제2호, 의료기사 등에 관한 법률 제1조, 제2조, 제3조, 의료기사 등에 관한 법률 시행령 제2조 제1항 제6호.
마. 【참조판례】 [1] 대법원 2012. 5. 10. 선고 2010도5964 판결 [2] 대법원 2002. 8. 23. 선고 2002도2014 판결; 대법원 2007. 8. 23. 선고 2007도4655 판결; 대법원 2009. 9. 24. 선고 2009도1337 판결.

> **쟁점판례 39 영리목적 환자 유인**
>
> 대법원 2017. 8. 18. 선고 2017도7134 판결
> [영리유인·감금·의료법위반·정신보건법위반·사기·국민건강보험법위반]
>
> Q. 구 의료법 제27조 제3항 본문에서 정한 '영리의 목적'의 의미와 영리목적으로 환자를 유인하는 사람이 반드시 경제적인 이익의 귀속자나 경영의 주체와 일치하여야 하는지 여부(소극) 및 '불특정'의 의미
> Q. 정신의료기관의 장이 자의(자의)로 입원 등을 한 환자로부터 퇴원 요구가 있는데도 구 정신보건법에 정해진 절차를 밟지 않은 채 방치한 경우, 위법한 감금행위에 해당하는지 여부(적극)

가. 구 의료법(2016. 12. 20. 법률 제14438호로 개정되기 전의 것) 제27조 제3항 본문은 '누구든지 국민건강보험법이나 의료급여법에 따른 본인부담금을 면제하거나 할인하는 행위, 금품 등을 제공하거나 불특정 다수인에게 교통편의를 제공하는 행위 등 영리를 목적으로 환자를 의료기관이나 의료인에게 소개·알선·유인하는 행위 및 이를 사주하는 행위를 하여서는 아니 된다'고 정하고 있다 (현행법도 표현만 다를 뿐 동일하게 정하고 있다). 여기에서 '영리의 목적'은 널리 경제이익을 취득할 목적을 말하는 것으로서 영리목적으로 환자를 유인하는 사람이 반드시 경제이익의 귀속자나 경영의 주체와 일치하여야 할 필요는 없다. '불특정'은 행위 시에 상대방이 구체적으로 특정되어 있지 않다는 의미가 아니다. 상대방이 특수 관계로 한정된 범위에 속하는 사람이 아니라는 의미다.
나. 구 정신보건법(2015. 1. 28. 법률 제13110호로 개정되기 전의 것, 이하 같다) 제23

조 제2항은 '정신의료기관의 장은 자의로 입원 등을 한 환자로부터 퇴원 신청이 있는 경우에는 지체 없이 퇴원을 시켜야 한다'고 정하고 있다(개정된 정신건강증진 및 정신질환자 복지서비스 지원에 관한 법률 제41조 제2항은 '정신의료기관 등의 장은 자의입원 등을 한 사람이 퇴원 등을 신청한 경우에는 지체 없이 퇴원 등을 시켜야 한다'고 정하고 있다). 환자로부터 퇴원 요구가 있는데도 구 정신보건법에 정해진 절차를 밟지 않은 채 방치한 경우에는 위법한 감금행위가 있다.

다. 【참조조문】 [1] 구 의료법(2016. 12. 20. 법률 제14438호로 개정되기 전의 것) 제27조 제3항, 제88조(현행 제88조 제1호 참조) [2] 형법 제276조, 구 정신보건법(2015. 1. 28. 법률 제13110호로 개정되기 전의 것) 제23조 제2항(현행 정신건강증진 및 정신질환자 복지서비스 지원에 관한 법률 제41조 제2항 참조), 제55조 제2호(현행 정신건강증진 및 정신질환자 복지서비스 지원에 관한 법률 제84조 제2호 참조).

쟁점판례 40 치과의사의 안면 보톡스 시술에 관한 사건

대법원 2016. 7. 21. 선고 2013도850 전원합의체 판결
[의료법위반]

Q. 의료법이 의사, 치과의사 및 한의사가 각자 면허를 받아 면허된 것 이외의 의료행위를 할 수 없도록 규정한 취지

Q. 의사나 치과의사의 의료행위가 '면허된 것 이외의 의료행위'에 해당하는지 판단하는 기준 및 치과의사의 의료행위의 경우 더 고려할 사항

Q. **치과의사인 피고인이 보톡스 시술법을 이용하여 환자의 눈가와 미간의 주름 치료를 함으로써 면허된 것 이외의 의료행위를 하였다고 하여 의료법 위반으로 기소된 사안이다. 환자의 안면부인 눈가와 미간에 보톡스를 시술한 피고인의 행위가 치과의사에게 면허된 것 이외의 의료행위라고 볼 수 없고, 시술이 미용 목적이라 하여 달리 볼 것은 아니라고 한 사례.**

가. [1] [다수의견] **의료법 제2조 제1항, 제2항 제1호, 제2호, 제3호, 제5조, 제27조 제1항 본문, 제87조 제1항이 의사, 치과의사 및 한의사가 각자 면허를 받아 면허된 것 이외의 의료행위를 할 수 없도록 규정한 취지는,** 각 의료인의 고유한 담당 영역을 정하여 전문화를 꾀하고 독자적인 발전을 촉진함으로써 국민이 보다 나은 의료 혜택을 누리게 하는 한편, 의사, 치과의사 및 한의사가

각자의 영역에서 체계적인 교육을 받고 국가로부터 관련 의료에 관한 전문지식과 기술을 검증받은 범위를 벗어난 의료행위를 할 경우 사람의 생명·신체나 일반 공중위생에 발생할 수 있는 위험을 방지함으로써 궁극적으로 국민의 건강을 보호하고 증진하기 위한 데 있다.

나. 이러한 취지에서 의료법은 의료기관의 개설(제33조), 진료과목의 설치·운영(제43조), 전문의 자격 인정 및 전문과목의 표시(제77조) 등에 관한 여러 규정에서 의사·치과의사·한의사의 세 가지 직역이 각각 구분되는 것을 전제로 규율하면서 각 직역의 의료인이 '면허된 것 이외의 의료행위'를 할 경우 형사처벌까지 받도록 규정하고 있으나, 막상 각 의료인에게 '면허된 의료행위'의 내용이 무엇인지, 어떠한 기준에 의하여 구분하는지 등에 관하여는 구체적인 규정을 두고 있지 아니하다. 즉 의료법은 의료인을 의사·치과의사·한의사 등 종별로 엄격히 구분하고 각각의 면허가 일정한 한계를 가짐을 전제로 면허된 것 이외의 의료행위를 금지·처벌하는 것을 기본적 체계로 하고 있으나, 각각의 업무 영역이 어떤 것이고 면허의 범위 안에 포섭되는 의료행위가 구체적으로 어디까지인지에 관하여는 아무런 규정을 두고 있지 아니하다. 이는 의료행위의 종류가 극히 다양하고 그 개념도 의학의 발달과 사회의 발전, 의료서비스 수요자의 인식과 요구에 수반하여 얼마든지 변화될 수 있는 것임을 감안하여, 법률로 일의적으로 규정하는 경직된 형태보다는 시대적 상황에 맞는 합리적인 법 해석에 맡기는 유연한 형태가 더 적절하다는 입법 의지에 기인한다.

다. 의사나 치과의사의 의료행위가 '면허된 것 이외의 의료행위'에 해당하는지는 구체적 사안에 따라 의사와 치과의사의 면허를 구분한 의료법의 입법 목적, 해당 의료행위에 관련된 법령의 규정 및 취지, 해당 의료행위의 기초가 되는 학문적 원리, 해당 의료행위의 경위·목적·태양, 의과대학 등의 교육과정이나 국가시험 등을 통하여 해당 의료행위의 전문성을 확보할 수 있는지 등을 종합적으로 고려하여 사회통념에 비추어 합리적으로 판단하여야 한다.

라. 전통적인 관념이나 문언적 의미에 따르면, '치과'는 '이(치아)와 그 지지 조직 및 입 안의 생리·병리·치료 기술 등을 연구하는 의학 분야', '치과의사'는 '입 안 및 치아의 질병이나 손상을 예방하고 치료하는 것을 직업으로 하는 사람'으로 정의함이 일반적이다. 그러나 치과의사의 의료행위와 의사의 의료행위가 이러한 전통적 관념이나 문언적 의미만으로 구분될 수 있는 것은 아닐뿐더러, 의료행위의 개념은 고정 불변인 것이 아니라 의료기술의 발전과 시대 상황의 변화, 의료서비스에 대한 수요자의 인식과 필요에 따라 달라질 수 있

는 가변적인 것이기도 하고, 의약품과 의료기술 등의 변화·발전 양상을 반영하여 전통적인 치과진료 영역을 넘어서 치과의사에게 허용되는 의료행위의 영역이 생겨날 수도 있다. 따라서 앞서 든 '면허된 것 이외의 의료행위' 해당 여부에 관한 판단기준에 이러한 관점을 더하여 치과의사의 면허된 것 이외의 의료행위에 해당하여 의료법 위반으로 처벌대상이 되는지 살펴볼 필요가 있다.

마. [대법관 김용덕, 대법관 김신의 반대의견] 의료법 제2조 제1항, 제2항 제1호, 제2호, 제3호, 제5호는 의사와 치과의사, 의학과 치의학, 보건과 구강보건을 서로 구별하여 의사와 치과의사의 면허를 명확하게 나누어 별도로 정하고 있고, 나아가 의사의 임무를 일반적으로 '의료와 보건지도'로 정한 것과 달리 치과의사의 임무를 '치과 의료'와 '구강 보건지도'라는 특수한 범위를 설정하여 제한하고 있다. 이는 의료법이 '한방(韓方)'인지 여부에 따라 의사와 한의사 임무에서 차이를 두어 특정한 의료행위의 기초가 되는 학문적 원리를 면허 범위의 주요한 구별기준으로 제시하면서, 의사·치과의사와 한의사 사이에 치료 부위나 대상에 대하여 아무런 구분이나 차이를 두고 있지 않은 것과는 대조된다.

바. 이처럼 의사와 치과의사의 면허 및 그 범위를 준별한 취지는, 의학적 기초 원리와 방법론에서 의학과 치의학이 질적으로 다르지 않음을 전제로 하는 한편, 치아 치료와 같이 치과의사의 고유한 담당 영역을 별개로 인정함으로써 이에 해당하는 의료행위는 치과의사만 전담하도록 하려는 데 있다. 또한 구강 보건지도에 관한 사항을 의사의 임무 영역에서 분리하여 치과의사에게 전담시켜 이를 활성화하는 한편 전문화가 이루어질 수 있도록 유도한 것 역시 같은 취지이다.

사. 위와 같은 의료법의 문언·체계·취지 등에 비추어 보면, 의사와 치과의사의 면허 및 그 대상인 의료 영역을 최소한의 문언적 표지를 두어 구분한 것은, 개념 정의의 포괄성과 불확정성을 고려하면서도 양자 사이의 한계는 명확하게 구별하기 위한 것으로서 의료법의 근본적인 결단에 해당한다. 따라서 이러한 면허 범위의 한계는 이러한 구분을 정한 의료법 문언에 기초한 기준에 따라 명확하게 구별될 수 있도록 규범적으로 해석되어야 한다. 그렇게 해석하지 아니하면 의사와 치과의사가 할 수 있는 각 의료행위의 구분이 불분명하게 되어 혼란을 초래하고 예측가능성을 해치게 되므로 죄형법정주의 정신에 반하게 되는 결과를 낳게 된다.

아. 치과의사 면허 범위를 확정하는 전제가 되는 의료행위는 치아와 구강, 위턱뼈, 아래턱뼈, 그리고 턱뼈를 덮고 있는 안면조직 등 씹는 기능을 담당하는 치아

및 그와 관련된 인접 조직기관 등에 대한 치과적 예방·진단·치료·재활과 구강보건(이하 이를 통칭하여 '치과적 치료'라 한다)을 목적으로 하는 의료행위를 뜻한다고 해석된다. 그리고 치과적 치료를 목적으로 하는 의료행위라면, 목적이 직접적인 경우뿐 아니라 간접적인 경우에도 이를 치과의사 면허 범위에 포함할 수 있다. 예컨대 치아와 구강에 대한 치과치료가 안면 부위의 조직에도 영향을 미친다면, 그 부분에 대하여 치과의사가 시술할 수 있는 경우도 있다. 그렇지만 그 경우에도 치과적 치료 목적이라는 범위 내에서 제한적으로 허용되는 것에 불과하고, 치과적 치료 목적을 벗어나 시술이 이루어진다면 이는 치과의사의 면허 범위를 벗어난 것으로 보아야 한다.

자. **[2] 치과의사인 피고인이 보톡스 시술법을 이용하여 환자의 눈가와 미간의 주름 치료를 함으로써 면허된 것 이외의 의료행위를 하였다고 하여 의료법 위반으로 기소된 사안이다. 의료법 등 관련 법령이 구강악안면외과를 치과 영역으로 인정하고 치과의사 국가시험과목으로 규정하고 있다. 구강악안면외과의 진료영역에 문언적 의미나 사회통념상 치과 의료행위로 여겨지는 '치아와 구강, 턱뼈 그리고 턱뼈를 둘러싼 안면부'에 대한 치료는 물론 정형외과나 성형외과의 영역과 중첩되는 안면부 골절상 치료나 악교정수술 등도 포함된다.** 여기에 관련 규정의 개정 연혁과 관련 학회의 설립 경위, 국민건강보험공단의 요양급여 지급 결과 등을 더하여 보면 치아, 구강 그리고 턱과 관련되지 아니한 안면부에 대한 의료행위라 하여 모두 치과 의료행위의 대상에서 배제된다고 보기 어려운 점, 의학과 치의학은 의료행위의 기초가 되는 학문적 원리가 다르지 아니하다. 각각의 대학 교육과정 및 수련과정도 공통되는 부분이 적지 않게 존재한다. 대부분의 치과대학이나 치의학전문대학원에서 보톡스 시술에 대하여 교육하고 있다. 치과 의료 현장에서 보톡스 시술이 활용되고 있으며, 시술부위가 안면부라도 치과대학이나 치의학전문대학원에서는 치아, 혀, 턱뼈, 침샘, 안면의 상당 부분을 형성하는 저작근육과 이에 관련된 주위 조직 등 악안면에 대한 진단 및 처치에 관하여 중점적으로 교육하고 있다. 그러므로 **보톡스 시술이 의사만의 업무영역에 전속하는 것이라고 단정할 수 없는 점 등을 종합하면, 환자의 안면부인 눈가와 미간에 보톡스를 시술한 피고인의 행위가 치과의사에게 면허된 것 이외의 의료행위라고 볼 수 없고, 시술이 미용 목적이라 하여 달리 볼 것은 아니라고 한 사례.**

차. **【참조조문】** [1] 헌법 제12조 제1항, 형법 제1조 제1항, 의료법 제1조, 제2조 제1항, 제2항 제1호, 제2호, 제3호, 제5호, 제27조 제1항, 제33조, 제43조,

제77조, 제87조 제1항, 의료법 시행규칙 제41조 제1항 제3호, 응급의료에 관한 법률 제2조 제1호, 제4호, 제5조의2, 응급의료에 관한 법률 시행규칙 제2조 제1호 [별표 1] [2] 의료법 제27조 제1항, 구 의료법(2015. 12. 29. 법률 제13658호로 개정되기 전의 것) 제87조 제1항 제2호, 형사소송법 제325조

타. 【참조판례】 [1] 대법원 1974. 11. 26. 선고 74도1114 전원합의체 판결; 대법원 2014. 1. 16. 선고 2011도16649 판결; 대법원 2014. 2. 13. 선고 2010도10352 판결.

> **쟁점판례 41 무면허의료행위 – 면허된 것 이외의 의료행위**
>
> 대법원 2014. 9. 4. 선고 2013도7572 판결
> [의료법위반]
>
> Q. 의사가 한방 의료행위에 속하는 침술행위를 하는 것이 '면허된 것 이외의 의료행위'를 한 경우에 해당하는지 여부(적극)
> Q. 의사인 피고인이 자신이 운영하는 정형외과의원에서 환자들에게 침을 놓아 치료를 함으로써 '면허된 것 이외의 의료행위'를 하였다고 하여 구 의료법 위반으로 기소된 사안에서, 피고인의 행위는 한방 의료행위인 침술행위에 해당할 여지가 많은데도, 이와 달리 보아 무죄를 인정한 원심판결에 법리오해 등의 위법이 있다고 한 사례.

가. 한방 의료행위란 '우리 선조들로부터 전통적으로 내려오는 한의학을 기초로 한 질병 예방이나 치료행위'이다. 앞서 본 의료법 관련 규정에 근거하여 한의사만이 할 수 있다. 이에 속하는 **침술행위는 '침을 이용하여 질병을 예방, 완화, 치료하는 한방 의료행위'이다. 의사가 위와 같은 침술행위를 하는 것은 면허된 것 이외의 의료행위를 한 경우에 해당한다.**

나. 의사인 피고인이 자신이 운영하는 정형외과의원에서 환자 갑, 을에게 침을 놓아 치료를 함으로써 '면허된 것 이외의 의료행위'를 하였다고 하여 구 의료법(2012. 2. 1. 법률 제11252호로 개정되기 전의 것) 위반으로 기소된 사안이다.

다. 피고인은 당시 갑의 이마에 20여 대 등의 침을, 을의 허리 중앙 부위를 중심으로 10여 대의 침을 놓는 등 한 부위에 여러 대의 침을 놓았다. 그 침도 침술행위에서 통상적으로 사용하는 침과 다를 바 없는 점, 침을 놓은 부위가 대체로 침술행위에서 통상적으로 시술하는 부위인 경혈, 경외기혈 등에 해당한다. 깊숙이 침을 삽입할 수 없는 이마 등도 그 부위에 포함된 점 등에 비추어

피고인의 행위는 한방 의료행위인 침술행위에 해당할 여지가 많은데도, 이와 달리 보아 무죄를 인정한 원심판결에 한방 의료행위인 침술행위에 관한 법리오해 및 심리미진의 위법이 있다고 한 사례.

라. 【참조조문】 [1] 구 의료법(2012. 2. 1. 법률 제11252호로 개정되기 전의 것) 제2조 제1항, 제2항 제1호, 제3호, 제5조, 제27조 제1항, 제87조 제1항 [2] 구 의료법(2012. 2. 1. 법률 제11252호로 개정 전의 것) 제27조 제1항, 제87조 제1항 제2호.

마. 【참조판례】 [1] 대법원 2011. 5. 13. 선고 2007두18710 판결.

쟁점판례 42 무면허의료행위 -면허된 것 이외의 의료행위

대법원 2011. 5. 26. 선고 2009도6980 판결
[의료법위반]

Q. 구체적인 행위가 구 의료법상 '의료인의 면허된 것 이외의 의료행위'에 해당하는지의 판단 기준
Q. 한의사인 피고인이 자신이 운영하는 한의원에서 진단용 방사선 발생장치인 X-선 골밀도측정기를 이용하여 환자들을 상대로 성장판검사를 하였다고 하여 구 의료법 위반으로 기소된 사안에서, 위 행위가 한의사의 면허된 것 이외의 의료행위에 해당한다는 이유로, 피고인에게 유죄를 인정한 원심판단을 수긍한 사례.

가. 구 의료법(2008. 2. 29. 법률 제8852호로 개정되기 전의 것, 이하 '구 의료법'이라 한다)은 **의사·한의사 면허 관련 의료행위 내용에 대해 정의를 내리고 있는 법조문이 없다. 그러므로 구체적인 행위가 '면허된 것 이외의 의료행위'에 해당하는지 여부는 구체적 사안에 따라 구 의료법 목적, 구체적인 의료행위에 관련된 규정 내용, 구체적인 의료행위 목적·태양을 감안하여 사회통념에 비추어 판단하여야** 한다.

나. 한의사인 피고인이 자신이 운영하는 한의원에서 진단용 방사선 발생장치인 X-선 골밀도측정기를 이용하여 환자들을 상대로 발뒷꿈치 등 성장판검사를 하였다고 하여 구 의료법(2008. 2. 29. 법률 제8852호로 개정되기 전의 것, 이하 '구 의료법'이라 한다) 위반으로 기소된 사안이다. 진단용 방사선 발생장치 설치·운영에 관한 구 의료법 제37조 제1항과 구 의료법 제37조 위임에 따라 제

정된 '진단용 방사선 발생장치의 안전관리에 관한 규칙' 제10조 제1항 [별표 6] 규정 내용과 취지에 비추어, **피고인이 측정기를 이용하여 환자들에게 성장판검사를 한 행위가 한의사의 면허된 것 이외의 의료행위에 해당한다.** 피고인에게 유죄를 인정한 원심판단을 수긍한 사례이다.

다. 【참조조문】 [1] 구 의료법(2008. 2. 29. 법률 제8852호로 개정되기 전의 것) 제2조 제1항, 제2항 제1호, 제3호, 제5조, 제27조, 제87조 제1항 [2] 구 의료법(2008. 2. 29. 법률 제8852호로 개정되기 전의 것) 제27조 제1항, 제37조 제1항, 제87조 제1항 제2호, 진단용 방사선 발생장치의 안전관리에 관한 규칙 제10조 제1항 [별표 6].

쟁점판례 43 기능적 행위지배와 의사의 무면허의료행위 공동정범

대법원 2014. 9. 4. 선고 2012도16119 판결
[의료법위반]

Q. 의사가 간호사에게 의료행위의 실시를 개별적으로 지시하거나 위임한 적이 없음에도 간호사가 주도하여 전반적인 의료행위의 실시 여부를 결정하고 간호사에 의한 의료행위의 실시과정에 의사가 지시·관여하지 아니한 경우, 의료법 제27조 제1항이 금지하는 무면허의료행위에 해당하는지 여부(적극)

가. 의사가 간호사에게 의료행위에 관여하게 하는 경우, 그 의료행위는 의사 책임 아래 이루어지는 것이다. **간호사는 그 보조자에 불과**하다. 간호사가 '**진료 보조**'를 하는 경우 행위, 하나하나마다 항상 의사가 현장에 참여하여 지도·감독하여야 하는 것은 아니다. 사안에 따라 의사가 진료 보조행위 현장에 참여할 필요 없이 일반적인 지도·감독을 하는 것으로 충분한 경우도 있다.

나. 그러나 이는 어디까지나 의사가 주도하여 의료행위를 실시하면서 그 의료행위 성질과 위험성을 고려하여 그 중 일부를 간호사에게 보조하도록 지시 또는 위임할 수 있다는 것을 의미하는 것이다.

다. 이와 달리 **의사가 간호사에게 의료행위 실시를 개별적으로 지시하거나 위임한 적이 없음에도, 간호사가 주도하여 전반적인 의료행위 실시 여부를 결정하고, 간호사 의료행위 실시과정에 의사가 지시·관여하지 아니한 경우라면, 이는**

의료법 제27조 제1항이 금지하는 무면허의료행위에 해당한다.
라. 그리고 **의사가 이러한 방식으로 의료행위가 실시되는 데 간호사와 함께 공모하여 그 공동의사로 기능적 행위지배가 있었다면, 의사도 무면허의료행위 공동정범으로 죄책을 진다**(대법원 2012. 5. 10. 선고 2010도5964 판결 등 참조).
마. 【참조조문】 형법 제30조, 의료법 제27조 제1항, 제87조 제1항 제2호.
바. 【참조판례】 대법원 2012. 5. 10. 선고 2010도5964 판결.

쟁점판례 44 무면허의료행위-의사만이 할 수 있는 의료행위

대법원 2010. 3. 25. 선고 2008도590 판결
[업무상과실치사·의료법위반]

Q. 의료사고에서 의료인의 과실을 인정하기 위한 요건 및 그 판단 기준
Q. 간호사가 의사의 지시나 위임을 받아 '의사만이 할 수 있는 의료행위'를 한 경우, 무면허 의료행위에 해당하는지 여부(적극)
Q. 마취전문 간호사가 의사의 구체적 지시 없이 독자적으로 마취약제와 사용량을 결정하여 피해자에게 척수마취시술을 한 경우, 구 의료법상의 무면허 의료행위에 해당한다고 한 사례.

가. 의료사고에서 의료인에게 과실을 인정하기 위해서는 **결과발생을 예견할 수 있고 또 회피할 수 있었음에도 불구하고**, 이를 하지 못하였음이 인정되어야 한다. 그러한 과실 유무 판단은 같은 업무와 직무에 종사하는 일반적 보통인 주의 정도를 표준으로 하면서, 사고당시 일반적인 의학 수준·의료환경과 의료조건·의료행위 특수성이 고려되어야 한다(대법원 1987. 1. 20. 선고 86다카1469 판결, 대법원 2008. 8. 11. 선고 2008도3090 판결 등 참조).
나. 구 의료법(2007. 4. 11. 법률 제8366호로 전부 개정되기 전의 것) 제2조 제2항 제1호는 '의사는 의료와 보건지도에 종사함을 임무로 한다'라고 하고, 제2조 제2항 제5호는 '간호사는 요양상 간호 또는 진료 보조 및 대통령령이 정하는 보건활동에 종사함을 임무로 한다'라고 규정하고 있다. 의사가 간호사에게 진료 보조행위를 하도록 지시·위임할 수는 있다. 그러나 **고도의 지식과 기술을 요하여 반드시 의사만이 할 수 있는 의료행위 자체를 하도록 지시·위임하는 것은 허용될 수 없다.** 그러므로 간호사가 의사 지시나 위임을 받고 그와 같은 행

위를 하였다고 하더라도, 이는 구 의료법 제25조 제1항에서 금지하는 무면허 의료행위에 해당한다(대법원 2007. 9. 6. 선고 2006도2306 판결 등 참조).
다. 그리고 구 의료법 제56조 제1항·제2항, 구 의료법 시행규칙(2006. 7. 7. 보건복지부령 제364호 '전문간호사의자격인정등에관한규칙' 부칙 제6조에 근거하여 개정되기 전의 것) 제54조 제1항·제2항을 종합하면, **전문간호사가 되기 위해 간호사로서 일정한 자격을 가지고 자격시험에 합격하여 보건복지부장관의 자격인정을 받아야 한다. 그러나 이러한 전문간호사도 마취분야에 전문성을 가지는 간호사인 자격을 인정받은 것뿐이다. 비록 의사 지시가 있었더라도, 의사만이 할 수 있는 의료행위를 직접 할 수 없는 것은 다른 간호사와 마찬가지**이다.
라. 원심은, 마취액을 직접 주사하여 척수마취를 시행하는 행위는 약제의 선택이나 용법, 투약 부위, 환자의 체질이나 투약 당시의 신체 상태, 응급상황이 발생할 경우 대처능력 등에 따라 환자의 생명이나 신체에 중대한 영향을 미칠 수 있는 행위로서 고도의 전문적인 지식과 경험을 요하므로 의사만이 할 수 있는 의료행위이고 마취전문 간호사가 할 수 있는 진료 보조행위의 범위를 넘어서는 것이므로, 피고인의 행위는 구 의료법 제25조 제1항에서 금지하는 무면허 의료행위에 해당한다고 판단하였는바, 이는 앞서 본 법리에 비추어 정당하고, 거기에 상고이유에서 주장하는 바와 같은 의료법에 관한 법리오해 등의 위법이 없다. 이 부분 상고이유는 이유 없다.
마. 【참조조문】 [1] 형법 제268조 [2] 구 의료법(2007. 4. 11. 법률 제8366호로 전부 개정되기 전의 것) 제2조 제2항, 제25조 제1항(현행 제27조 제1항 참조), 제66조 제3호(현행 제87조 제1항 제2호 참조) [3] 구 의료법(2007. 4. 11. 법률 제8366호로 전부 개정되기 전의 것) 제2조 제2항, 제25조 제1항(현행 제27조 제1항 참조), 제66조 제3호(현행 제87조 제1항 제2호 참조).
바. 【참조판례】 [1] 대법원 1987. 1. 20. 선고 86다카1469 판결; 대법원 2006. 10. 26. 선고 2004도486 판결; 대법원 2008. 8. 11. 선고 2008도3090 판결; 대법원 2009. 12. 24. 선고 2005도8980 판결 [2] 대법원 2007. 9. 6. 선고 2006도2306 판결.

> **쟁점판례 45** 유인·소개·알선' 또는 그 '사주'의 의미
>
> 대법원 2012. 10. 25. 선고 2010도6527 판결
> [의료법위반]
>
> Q. 의료광고행위가 구 의료법 제27조 제3항에서 금지하는 환자의 '유인'
> 에 해당하는지 여부(원칙적 소극) 및 의료광고행위가 의료인의 직원 또
> 는 의료인의 부탁을 받은 제3자를 통하여 행하여진 경우 환자의 '소개
> ·알선' 또는 그 '사주'에 해당하는지 여부(소극)
> Q. 안과의사인 피고인 갑이 피고인 을 주식회사의 대표이사 피고인 병과
> 공모하여, 특정 인터넷카페 회원들에게 안과수술비 지원 등의 이벤트
> 광고 내용을 이메일로 발송하였다고 하여 구 의료법 위반으로 기소된
> 사안에서, 피고인들의 의료광고행위가 환자의 '유인'에 해당하지 아니
> 하고, 위 광고행위가 피고인 을 회사 등을 통하여 이루어졌더라도 환
> 자의 '소개·알선' 또는 그 '사주'에 해당한다고 볼 수 없는데도, 이와
> 달리 보아 유죄를 인정한 원심판결에 법리오해 등 위법이 있다고 한
> 사례.

가. 구 의료법(2009. 1. 30. 법률 제9386호로 개정되기 전의 것. 이하 같다) 제27조 제3
항에 규정된 환자 유인행위 금지 조항의 입법 취지와 관련 법익, 구 의료법 제
56조 등에 규정된 의료광고 관련 조항의 내용 및 연혁·취지 등을 고려하면,
의료광고행위는 그것이 구 의료법 제27조 제3항 본문에서 명문으로 금지하는
개별적 행위유형에 준하는 것으로 평가될 수 있거나 또는 의료시장의 질서를
현저하게 해치는 것인 등의 특별한 사정이 없는 한 구 의료법 제27조 제3항
에서 정하는 환자의 '유인'에 해당하지 아니한다. 그러한 광고행위가 의료인의
직원 또는 의료인의 부탁을 받은 제3자를 통하여 행하여졌다고 하더라도 이를
환자의 '소개·알선' 또는 그 '사주'에 해당하지 아니한다고 봄이 상당하다(대
법원 2012. 9. 13. 선고 2010도1763 판결 참조).
나. 이 사건 공소사실의 요지는, ○○○○○안과의원 원장인 피고인 2와 피고인 3
주식회사의 대표이사인 피고인 1이 공모하여 2007. 12. 1.부터 2008. 2. 28.
까지 사이에 인터넷 포탈 사이트 다음(DAUM)의 미용·패션 관련 카페 3~4개
의 운영자를 통해 카페에 가입된 회원 약 30만 명에게 'MEDICAL SURVEY
VOL.1 라식수술 500명 선착순 지원'이라는 제목으로 "라식수술 서베이 참여

50만 원 지원! 서베이 기간 중 선착순 500명, 현금 50만 원 지원, 라식 사전 검사 무료지원"이라는 내용의 이벤트 광고를 이메일로 보내고, 아르바이트생을 고용하여 응모 신청자들의 연락처로 전화하여 공소외 1 등으로 하여금 위 안과에서 정상가보다 할인된 가격으로 라섹수술을 받도록 유인하고, 또한 2008. 3. 13.부터 2008. 3. 30. 사이에 위 카페 회원 약 30만 명에게 '라식(시력교정)수술에 대한 서베이(Survey)'라는 제목으로 "서베이 참여자 신청시 시력 무료검사 지원, 서베이 참여자에 한하여 선착순 50명, 70만 원 수술비 지원"이라는 내용의 이벤트 광고를 이메일로 보내고, 아르바이트생을 고용하여 응모 신청자들의 연락처로 전화하여 공소외 2 등으로 하여금 위 안과에서 정상가보다 할인된 가격으로 라섹수술을 받도록 유인하였다는 것이다.

다. 피고인 2가 피고인 3 주식회사를 통하여 이메일을 발송한 행위는 불특정 다수인을 상대로 한 의료광고에 해당한다고 볼 수 있다. 그런데 위 각 이메일 광고 중 '현금 50만 원 지원, 70만 원 수술비 지원'이라는 내용에 관하여는, 그 무렵 라식·라섹 수술비가 위 지원금액보다 높은 170~220만 원 정도라는 것은 일반적으로 알려져 있었다. 그러므로 위 내용은 수술비를 할인하여 준다는 의미로 일반적으로 해석되는 점, 실제 이 사건에서 위 광고를 보고 이벤트에 참여한 사람들도 위 내용을 수술비 할인의 개념으로 이해하였던 점을 고려하면, 위 광고내용을 금품을 제공하는 행위를 하겠다는 것으로 해석되지 아니한다.

다. 그리고 위 각 이메일 광고에는 '라식 사전 검사 무료지원, 시력 무료검사 지원'이라는 내용이 있다. 그러나 국민건강보험법 및 의료급여법의 위임에 따른 요양급여기준규칙 제9조 제1항 [별표 2] 제2호 바목이 비급여대상으로 규정한 "안경, 콘텍트렌즈 등을 대체하기 위한 시력교정술로서 신체의 필수기능 개선 목적이 아닌 경우에 실시 또는 사용되는 행위·약제 및 치료재료"에서 '시력교정술'이란 시력교정술 자체뿐만 아니라 이에 필요한 그 수술 전후의 진찰, 검사, 처치 등의 행위를 포함한다고 보는 것이 타당하다. 그러므로(대법원 2012. 10. 11. 선고 2008두19345 판결 참조), 위 광고내용을 국민건강보험법이나 의료급여법에 따른 본인부담금을 면제 또는 할인하는 행위를 하겠다는 것으로 볼 수 없다.

라. 결국 위 각 **이메일을 통한 의료광고행위는 구 의료법 제27조 제3항 본문에서 명문으로 금지하는 개별적 행위유형에 준하는 것으로 평가될 수 있거나 또는 의료시장의 질서를 현저하게 해치는 것으로 볼 수 없어 구 의료법 제27조 제3항의 환자의 '유인'에 해당하지 않는다고 보아야 할 것이다.** 이는 의료광고행

위가 피고인 2의 부탁을 받은 피고인 3 주식회사 등을 통하여 이루어졌더라도 다를 바 없다.

마. 그럼에도 판시와 같은 사정만으로 피고인들이 이메일을 발송하여 광고한 행위가 구 의료법 제27조 제3항이 정하는 유인행위에 해당한다고 판단한 원심판결에는 구 의료법상 금지되는 환자 유인행위 등에 관한 법리를 오해하여 형벌법규의 해석을 그르침으로써 판결에 영향을 미친 위법이 있다.

바. 그러므로 원심판결을 파기하고, 사건을 다시 심리·판단하기 위하여 원심법원에 환송하기로 하여, 관여 대법관의 일치된 의견으로 주문과 같이 판결한다.
대법관   고영한(재판장) 양창수(주심) 박병대 김창석

사. 【참조조문】 [1] 구 의료법(2009. 1. 30. 법률 제9386호로 개정되기 전의 것) 제27조 제3항, 제56조, 제88조 [2] 형법 제30조, 구 의료법(2009. 1. 30. 법률 제9386호로 개정되기 전의 것) 제27조 제3항, 제88조, 제91조 제1항(현행 제91조)

아. 【참조판례】 [1] 대법원 2012. 9. 13. 선고 2010도1763 판결.

자. 정리하면, 의료광고행위가 구 의료법 제27조 제3항에서 금지하는 환자 '유인'에 해당하는지 여부와 **의료광고행위가 의료인 직원 또는 의료인 부탁을 받은 제3자를 통하여 행하여진 경우 환자 '소개·알선' 또는 그 '사주'에 해당하는지 여부가 쟁점이다.** 안과의사인 피고인 갑이 피고인 을 주식회사 대표이사 피고인 병과 공모하여, 특정 인터넷카페 회원들에게 안과수술비 지원 등 이벤트 광고 내용을 이메일로 발송하였다고 하여 구 의료법 위반으로 기소된 사안이다. 피고인들 의료광고행위가 환자 '유인'에 해당하지 않는다. 위 광고행위가 피고인 을 회사 등을 통하여 이루어졌더라도 환자 '소개·알선' 또는 그 '사주'에 해당한다고 볼 수 없다. 이와 달리 보아 유죄를 인정한 원심판결에 법리오해 등 위법이 있다. 이메일을 통한 의료광고행위는 구 의료법 제27조 제3항 본문에서 명문으로 금지하는 개별적 행위유형에 준하는 것으로 평가될 수 있거나 또는 의료시장 질서를 현저하게 해치는 것으로 볼 수 없어 구 의료법 제27조 제3항의 환자 '유인'에 해당하지 않는다고 보아야 한다. 이는 의료광고행위가 피고인 2 부탁을 받은 피고인 3 주식회사를 통하여 이루어졌더라도 다를 바 없다.

27-2. 제27조의2 삭제

제4절 의료인 단체

28. 제28조(중앙회와 지부)

(1) 현 행

제28조(중앙회와 지부)
① 의사·치과의사·한의사·조산사 및 간호사는 대통령령으로 정하는 바에 따라 각각 전국적 조직을 두는 의사회·치과의사회·한의사회·조산사회 및 간호사회(이하 "중앙회"라 한다)를 각각 설립하여야 한다.
② 중앙회는 법인으로 한다.
③ 제1항에 따라 중앙회가 설립된 경우에는 의료인은 당연히 해당하는 중앙회의 회원이 되며, 중앙회의 정관을 지켜야 한다.
④ 중앙회에 관하여 이 법에 규정되지 아니한 사항에 대하여는 「민법」 중 사단법인에 관한 규정을 준용한다.
⑤ 중앙회는 대통령령으로 정하는 바에 따라 특별시·광역시·도와 특별자치도(이하 "시·도"라 한다)에 지부를 설치하여야 하며, 시·군·구(자치구만을 말한다. 이하 같다)에 분회를 설치할 수 있다. 다만, 그 외의 지부나 외국에 의사회 지부를 설치하려면 보건복지부장관의 승인을 받아야 한다. 〈개정 2008.2.29., 2010.1.18.〉
⑥ 중앙회가 지부나 분회를 설치한 때에는 그 지부나 분회의 책임자는 지체 없이 특별시장·광역시장·도지사·특별자치도지사(이하 "시·도지사"라 한다) 또는 시장·군수·구청장에게 신고하여야 한다.
⑦ 각 중앙회는 제66조의2에 따른 자격정지 처분 요구에 관한 사항 등을 심의·의결하기 위하여 윤리위원회를 둔다. 〈신설 2011.4.28.〉
⑧ 윤리위원회의 구성, 운영 등에 관한 사항은 대통령령으로 정한다. 〈신설 2011.4.28.〉

(2) 개선방안

제28조(중앙회와 조직지부)
① 의사·치과의사·한의사·조산사·간호사는 대통령령에 근거하여 각각 전국 조직을 두는 의사회·치과의사회·한의사회·조산사회·간호사회(이하 "중앙회"라 한다)를 설립하여야 한다.

② 중앙회는 법인으로 한다.
③ 제1항에 근거하여 중앙회가 설립된 경우 **의료인은 당연히 해당하는 중앙회 회원이 되며, 중앙회 정관을 지켜야 한다.**
④ 중앙회에 관하여 이 법에 규정되지 아니한 사항은 「민법」 중 사단법인에 관한 규정을 준용한다.
⑤ 중앙회는 대통령령에 근거하여 특별시·광역시·도와 특별자치도(이하 "시·도"라 한다)에 지부를 설치하여야 하며, 시·군·구(자치구만을 말한다. 이하 같다)에 분회를 설치할 수 있다. 다만 그 밖에 지부·외국에 의사회 지부를 설치하려면, 보건복지부장관 승인을 받아야 한다. 〈개정 2008.2.29., 2010.1.18.〉
⑥ 중앙회가 지부·분회를 설치한 경우 그 지부·분회 책임자는 지체 없이 특별시장·광역시장·도지사·특별자치도지사(이하 "시·도지사"라 한다) 또는 시장·군수·구청장에게 신고하여야 한다.
⑦ 각 중앙회는 제66조2에 근거하여 자격정지 처분 요구에 관한 사항을 심의·의결하기 위하여 윤리위원회를 둔다. 〈신설 2011.4.28.〉
⑧ 윤리위원회 구성과 운영에 관한 사항은 대통령령으로 정한다. 〈신설 2011.4.28.〉

【개정방향】
※ 제목변경: 중앙회와 조직지부
※ 명확성·간결성·가독성
※ 국어문법정비
※ 나열형은 온점(·)을 사용하여 법조문을 읽기 쉽게 줄임
※ 일본식 '의' 삭제

(3) 해 설

가. 의료법 제28조는 중앙회와 조직지부를 규정하고 있다.
나. 주요내용을 보면, ① 의사·치과의사·한의사·조산사·간호사는 대통령령에 근거하여 각각 전국 조직을 두는 의사회·치과의사회·한의사회·조산사회·간호사회(이하 "중앙회"라 한다)를 설립하여야 한다.
다. ② 중앙회는 법인으로 한다.
라. ③ 제1항에 근거하여 중앙회가 설립된 경우 **의료인은 당연히 해당하는 중앙회 회원이 되며, 중앙회 정관을 지켜야 한다.**
마. ④ 중앙회에 관하여 이 법에 규정되지 아니한 사항은 「민법」 중 사단법인에 관한 규정을 준용한다.

바. ⑤ 중앙회는 대통령령에 근거하여 특별시·광역시·도와 특별자치도(이하 "시·도"라 한다)에 지부를 설치하여야 하며, 시·군·구(자치구만을 말한다. 이하 같다)에 분회를 설치할 수 있다. 다만 그 밖에 지부·외국에 의사회 지부를 설치하려면, 보건복지부장관 승인을 받아야 한다. 〈개정 2008.2.29., 2010.1.18.〉
사. ⑥ 중앙회가 지부·분회를 설치한 경우 그 지부·분회 책임자는 지체 없이 특별시장·광역시장·도지사·특별자치도지사(이하 "시·도지사"라 한다) 또는 시장·군수·구청장에게 신고하여야 한다.
아. ⑦ 각 중앙회는 제66조2에 근거하여 자격정지 처분 요구에 관한 사항을 심의·의결하기 위하여 윤리위원회를 둔다. 〈신설 2011.4.28.〉
자. ⑧ 윤리위원회 구성과 운영에 관한 사항은 대통령령으로 정한다. 〈신설 2011.4.28.〉

29. 제29조(설립 허가 등)

(1) 현 행

제29조(설립 허가 등)
① 중앙회를 설립하려면 대표자는 대통령령으로 정하는 바에 따라 정관과 그 밖에 필요한 서류를 보건복지부장관에게 제출하여 설립 허가를 받아야 한다. 〈개정 2008.2.29., 2010.1.18.〉
② 중앙회의 정관에 적을 사항은 대통령령으로 정한다.
③ 중앙회가 정관을 변경하려면 보건복지부장관의 허가를 받아야 한다. 〈개정 2008.2.29., 2010.1.18.〉

(2) 개선방안

제29조(설립허가와 정관변경)
① 중앙회를 설립하려면 대표자는 대통령령에 근거하여 정관과 그 밖에 필요한 서류를 보건복지부장관에게 제출하여 설립 허가를 받아야 한다. 〈개정 2008.2.29., 2010.1.18.〉
② 중앙회 정관에 적을 사항은 대통령령으로 정한다.
③ 중앙회가 정관을 변경하려면 보건복지부장관에게 허가를 받아야 한다. 〈개정 2008.2.29., 2010.1.18.〉

> 【개정방향】
> ※ 제목변경: 설립허가와 정관변경
> ※ 명확성·간결성·가독성
> ※ 국어문법정비
> ※ 일본식 '의' 삭제
> ※ 대통령령으로 정하는 바에 따라 ⇒ 대통령령에 근거하여

(3) 해 설
가. 의료법 제29조는 중앙회 설립허가와 정관변경을 규정하고 있다.
나. 주요내용을 보면, ① 중앙회를 설립하려면 대표자는 대통령령에 근거하여 정관과 그 밖에 필요한 서류를 보건복지부장관에게 제출하여 설립 허가를 받아야 한다.〈개정 2008.2.29., 2010.1.18.〉
다. ② 중앙회 정관에 적을 사항은 대통령령으로 정한다.
라. ③ 중앙회가 정관을 변경하려면 보건복지부장관에게 허가를 받아야 한다.〈개정 2008.2.29., 2010.1.18.〉

30. 제30조(협조 의무) ★★★★★

(1) 현 행

> 제30조(협조의무)
> ① 중앙회는 보건복지부장관으로부터 의료와 국민보건 향상에 관한 협조 요청을 받으면 협조하여야 한다.〈개정 2008.2.29., 2010.1.18.〉
> ② 중앙회는 보건복지부령으로 정하는 바에 따라 회원의 자질 향상을 위하여 필요한 보수(補修)교육을 실시하여야 한다.〈개정 2008.2.29., 2010.1.18.〉
> ③ 의료인은 제2항에 따른 보수교육을 받아야 한다.
>
> **의료법 시행규칙 타법개정 2020. 9. 11. [보건복지부령 제749호, 시행 2020. 9. 12.] 보건복지부.**
> 의료법 시행규칙 제20조(보수교육)
> ① 중앙회는 법 제30조제2항에 따라 다음 각 호의 사항이 포함된 보수교육을 매년 실시하여야 한다.〈개정 2017.3.7〉

1. 직업윤리에 관한 사항
  2. 업무 전문성 향상 및 업무 개선에 관한 사항
  3. 의료 관계 법령의 준수에 관한 사항
  4. 선진 의료기술 등의 동향 및 추세 등에 관한 사항
  5. 그 밖에 보건복지부장관이 의료인의 자질 향상을 위하여 필요하다고 인정하는 사항
② 의료인은 제1항에 따른 보수교육을 연간 8시간 이상 이수하여야 한다.
③ 보건복지부장관은 제1항에 따른 보수교육의 내용을 평가할 수 있다.
④ 각 중앙회장은 제1항에 따른 보수교육을 다음 각 호의 기관으로 하여금 실시하게 할 수 있다.
  1. 법 제28조제5항에 따라 설치된 지부(이하 "지부"라 한다) 또는 중앙회의 정관에 따라 설치된 의학·치의학·한의학·간호학 분야별 전문학회 및 전문단체
  2. 의과대학·치과대학·한의과대학·의학전문대학원·치의학전문대학원·한의학전문대학원·간호대학 및 그 부속병원
  3. 수련병원
  4. 「한국보건복지인력개발원법」에 따른 한국보건복지인력개발원
  5. 다른 법률에 따른 보수교육 실시기관
⑤ 각 중앙회장은 의료인이 제4항제5호의 기관에서 보수교육을 받은 경우 그 교육 이수 시간의 전부 또는 일부를 보수교육 이수시간으로 인정할 수 있다.
⑥ 다음 각 호의 어느 하나에 해당하는 사람에 대하여는 해당 연도의 보수교육을 면제한다.
  1. 전공의
  2. 의과대학·치과대학·한의과대학·간호대학의 대학원 재학생
  3. 영 제8조에 따라 면허증을 발급받은 신규 면허취득자
  4. 보건복지부장관이 보수교육을 받을 필요가 없다고 인정하는 사람
⑦ 다음 각 호의 어느 하나에 해당하는 사람에 대하여는 해당 연도의 보수교육을 유예할 수 있다.
  1. 해당 연도에 6개월 이상 환자진료 업무에 종사하지 아니한 사람
  2. 보건복지부장관이 보수교육을 받기가 곤란하다고 인정하는 사람
⑧ 제6항 또는 제7항에 따라 보수교육이 면제 또는 유예되는 사람은 해당 연도의 보수교육 실시 전에 별지 제10호의2서식의 보수교육 면제·유예 신청서에 보수교육 면제 또는 유예 대상자임을 증명할 수 있는 서류를 첨부하여 각 중앙회장에게 제출하여야 한다.
⑨ 제8항에 따른 신청을 받은 각 중앙회장은 보수교육 면제 또는 유예 대상자 여부를 확인하고, 보수교육 면제 또는 유예 대상자에게 별지 제10호의3서식의 보

수교육 면제·유예 확인서를 교부하여야 한다.
[전문개정 2012.4.27]

(2) 개선방안

제30조(협조의무와 보수교육)
① 중앙회는 보건복지부장관에게 의료와 국민보건 향상에 관한 협조 요청을 받으면 협조하여야 한다. 〈개정 2008.2.29., 2010.1.18.〉
② 중앙회는 보건복지부령에 근거하여 회원 자질 향상을 위하여 필요한 보수(補修)교육을 실시하여야 한다. 〈개정 2008.2.29., 2010.1.18.〉
③ 의료인은 제2항에 근거하여 보수교육을 받아야 한다.

의료법 시행규칙
타법개정 2020. 9. 11. [보건복지부령 제749호, 시행 2020. 9. 12.] 보건복지부.
의료법 시행규칙 제20조(보수교육)
① 중앙회는 의료법 제30조 제2항에 근거하여 다음 각 호 사항이 포함된 보수교육을 매년 실시하여야 한다. 〈개정 2017.3.7〉
  1. 직업윤리에 관한 사항
  2. 업무 전문성 향상과 업무 개선에 관한 사항
  3. 의료 관계 법령 준수에 관한 사항
  4. 선진 의료기술 동향과 추세에 관한 사항
  5. 그 밖에 보건복지부장관이 의료인 자질 향상을 위하여 필요하다고 인정하는 사항
② **의료인은 제1항에 근거하여 보수교육을 연간 8시간 이상 이수하여야 한다.**
③ 보건복지부장관은 제1항 보수교육 내용을 평가할 수 있다.
④ 각 중앙회장은 다음 각 호 기관에게 제1항 보수교육을 실시하게 할 수 있다.
  1. 의료법 제28조 제5항에 근거하여 설치된 지부(이하 "지부"라 한다) 또는 중앙회의 정관에 근거하여 설치된 의학·치의학·한의학·간호학 분야별 전문학회·전문단체
  2. 의과대학·치과대학·한의과대학·의학전문대학원·치의학전문대학원·한의학전문대학원·간호대학·그 부속병원
  3. 수련병원
  4. 「한국보건복지인력개발원법」에 근거한 한국보건복지인력개발원
  5. 다른 법률에 근거한 보수교육 실시기관

⑤ 각 중앙회장은 의료인이 제4항 제5호 기관에서 보수교육을 받은 경우 그 교육이수 시간 전부 또는 일부를 보수교육 이수시간으로 인정할 수 있다.
⑥ 각 중앙회장은 다음 각 호 어느 하나에 해당하는 사람에게 해당 연도 보수교육을 면제한다. *****
  1. 전공의
  2. 의과대학·치과대학·한의과대학·간호대학 대학원 재학생
  3. 의료법 시행령 제8조에 근거하여 면허증을 발급받은 신규 면허취득자
  4. 보건복지부장관이 보수교육을 받을 필요가 없다고 인정하는 사람
⑦ 각 중앙회장은 다음 각 호 어느 하나에 해당하는 사람에게 해당 연도 보수교육을 유예할 수 있다. *****
  1. 해당 연도에 6개월 이상 환자진료 업무에 종사하지 아니한 사람
  2. 보건복지부장관이 보수교육을 받기가 곤란하다고 인정하는 사람
⑧ 제6항·제7항에 근거하여 보수교육이 면제·유예되는 사람은 해당 연도 보수교육 실시 전에 별지 제10호2 서식 보수교육 면제·유예 신청서에 보수교육 면제대상자·유예대상자임을 증명할 수 있는 서류를 첨부하여 각 중앙회장에게 제출하여야 한다.
⑨ 제8항에 근거하여 신청을 받은 각 중앙회장은 보수교육 면제대상자·유예대상자 여부를 확인하고, 보수교육 면제대상자·유예대상자에게 별지 제10호3 서식 보수교육 면제확인서·보수교육 유예확인서를 교부하여야 한다.
[전문개정 2012.4.27]

【개정방향】
※ 제목변경: 협조의무와 보수교육
※ 명확성·간결성·가독성
※ 국어문법정비
※ 나열형은 온점(·)을 사용하여 법조문을 읽기 쉽게 줄임
※ 일본식 '의' 삭제

(3) 해 설
가. 의료법 제30조는 중앙회 협조의무와 보수교육을 규정하고 있다. **의사 국가시험에 매년 출제되고 있다.**
나. 주요내용을 보면, ① 중앙회는 보건복지부장관에게 의료와 국민보건 향상에 관한 협조 요청을 받으면 협조하여야 한다. ② 중앙회는 보건복지부령에 근거하여 회원 자질 향상을 위하여 필요한 보수(補修)교육을 실시하여야 한다. ③ 의료인은 제2항에 근거하여 보수교육을 받아야 한다.

다. 의료법 시행규칙 타법개정 2020. 9. 11. [보건복지부령 제749호, 시행 2020. 9. 12.] 보건복지부.
라. 의료법 시행규칙 제20조(보수교육) ① 중앙회는 의료법 제30조 제2항에 근거하여 다음 각 호 사항이 포함된 보수교육을 매년 실시하여야 한다. 〈개정 2017.3.7.〉 1. 직업윤리에 관한 사항, 2. 업무 전문성 향상과 업무 개선에 관한 사항, 3. 의료 관계 법령 준수에 관한 사항, 4. 선진 의료기술 동향과 추세에 관한 사항, 5. 그 밖에 보건복지부장관이 의료인 자질 향상을 위하여 필요하다고 인정하는 사항.
마. **② 의료인은 제1항에 근거하여 보수교육을 연간 8시간 이상 이수하여야 한다.** ③ 보건복지부장관은 제1항 보수교육 내용을 평가할 수 있다. ④ 각 중앙회장은 다음 각 호 기관에게 제1항 보수교육을 실시하게 할 수 있다. 1. 의료법 제28조 제5항에 근거하여 설치된 지부(이하 "지부"라 한다) 또는 중앙회의 정관에 근거하여 설치된 의학·치의학·한의학·간호학 분야별 전문학회·전문단체, 2. 의과대학·치과대학·한의과대학·의학전문대학원·치의학전문대학원·한의학전문대학원·간호대학·그 부속병원, 3. 수련병원 4. 「한국보건복지인력개발원법」에 근거한 한국보건복지인력개발원, 5. 다른 법률에 근거한 보수교육 실시기관 ⑤ 각 중앙회장은 의료인이 제4항 제5호 기관에서 보수교육을 받은 경우 그 교육이수 시간 전부 또는 일부를 보수교육 이수시간으로 인정할 수 있다.
바. **⑥ 각 중앙회장은 다음 각 호 어느 하나에 해당하는 사람에게 해당 연도 보수교육을 면제한다.**
   1. 전공의
   2. 의과대학·치과대학·한의과대학·간호대학 대학원 재학생
   3. 의료법 시행령 제8조에 근거하여 면허증을 발급받은 신규 면허취득자
   4. 보건복지부장관이 보수교육을 받을 필요가 없다고 인정하는 사람
사. ⑦ 각 중앙회장은 다음 각 호 어느 하나에 해당하는 사람에게 해당 연도 보수교육을 유예할 수 있다.
   1. 해당 연도에 6개월 이상 환자진료 업무에 종사하지 아니한 사람
   2. 보건복지부장관이 보수교육을 받기가 곤란하다고 인정하는 사람
아. ⑧ 제6항·제7항에 근거하여 보수교육이 면제·유예되는 사람은 해당 연도 보수교육 실시 전에 별지 제10호2 서식 보수교육 면제·유예 신청서에 보수교육 면제대상자·유예대상자임을 증명할 수 있는 서류를 첨부하여 각 중앙회장에게 제출하여야 한다.

자. ⑨ 제8항에 근거하여 신청을 받은 각 중앙회장은 보수교육 면제대상자·유예대상자 여부를 확인하고, 보수교육 면제대상자·유예대상자에게 별지 제10호 3 서식 보수교육 면제확인서·보수교육 유예확인서를 교부하여야 한다.
[전문개정 2012.4.27]

(4) 의사 국가시험 문제 분석

1. 소아청소년과 개원의사 '갑'은 미국에서 2018년 11월부터 2019년 4월까지 6개월간 연수를 하였다. 그 기간동안 휴업을 한 후 2019년 5월부터 다시 환자를 진료하였다. 2019년도 '갑'의 보수교육은? [2020년 제84회 의사 국가시험 문제 유사]

① 보수교육 유예 대상
② 보수교육 면제 대상
③ **보수교육 이수 대상**
④ 4개월 연수 기간에 해당하는 보수교육 시간 유예 대상
⑤ 4개월 연수 기간에 해당하는 보수교육 시간 면제 대상

해설 및 정답 의료법 제30조는 협조의무와 보수교육을 규정하고 있다. 의사 국가시험에 매년 출제되고 있다. 주요내용을 보면, ① 중앙회는 보건복지부장관에게 의료와 국민보건 향상에 관한 협조 요청을 받으면 협조하여야 한다. 〈개정 2008.2.29., 2010.1.18.〉 ② 중앙회는 보건복지부령에 근거하여 회원 자질 향상을 위하여 필요한 보수(補修)교육을 실시하여야 한다. 〈개정 2008.2.29., 2010.1.18.〉 ③ 의료인은 제2항에 근거하여 보수교육을 받아야 한다.
☞ 보수교육이 면제되는 의사이다. 신규 면허취득 의사, 수련병원에 근무하는 인턴, 의과대학의 대학원에 재학 중인 개업 의사, 종합병원에 근무하는 재활의학과 4년차 레지던트, 응급의학과 4년차 전공의, 의과대학 대학원 박사과정에 재학하고 있는 개업한 전문의, 환자진료 업무에 종사하지 않는 질병관리본부 소속 예방 의학과 전문의.
☞ 보수교육이 면제되지 않는 의사이다. 2년 차 공중보건의사, 해당 연도에 3개월 동안 해외 연수를 다녀온 종합병원 근무 외과 전문의.
의료법 시행규칙 타법개정 2020. 9. 11. [보건복지부령 제749호, 시행 2020. 9. 12.] 보건복지부. ★★★★★
의료법 시행규칙 제20조는 보수교육을 규정하고 있다. 주요내용을 보면, ① 중앙회는 의료법 제30조 제2항에 근거하여 다음 각 호 사항이 포함된 보수교육을 매년 실시하여야 한다. 〈개정 2017.3.7.〉 1. 직업윤리에 관한 사항, 2. 업무 전문성 향상과 업무 개선에 관한 사항, 3. 의료 관계 법령 준수에 관한 사항, 4. 선진 의료기술 동향과 추세에 관한 사항, 5. 그 밖에 보건복지부장관이 의료인 자질 향상

을 위하여 필요하다고 인정하는 사항 ② 의료인은 제1항에 근거하여 보수교육을 연간 8시간 이상 이수하여야 한다. ③ 보건복지부장관은 제1항 보수교육 내용을 평가할 수 있다. ④ 각 중앙회장은 제1항 보수교육을 다음 각 호 기관에게 실시하게 할 수 있다. 1. 의료법 제28조 제5항에 근거하여 설치된 지부(이하 "지부"라 한다) 또는 중앙회의 정관에 근거하여 설치된 의학·치의학·한의학·간호학 분야별 전문학회·전문단체, 2. 의과대학·치과대학·한의과대학·의학전문대학원·치의학전문대학원·한의학전문대학원·간호대학·그 부속병원, 3. 수련병원 4. 「한국보건복지인력개발원법」에 근거한 한국보건복지인력개발원, 5. 다른 법률에 근거한 보수교육 실시기관 ⑤ 각 중앙회장은 의료인이 제4항 제5호 기관에서 보수교육을 받은 경우 그 교육이수 시간 전부 또는 일부를 보수교육 이수시간으로 인정할 수 있다.
⑥ 각 중앙회장은 다음 각 호 어느 하나에 해당하는 사람에게 해당 연도 보수교육을 면제한다.
   1. 전공의
   2. 의과대학·치과대학·한의과대학·간호대학 대학원 재학생
   3. 의료법 시행령 제8조에 근거하여 면허증을 발급받은 신규 면허취득자
   4. 보건복지부장관이 보수교육을 받을 필요가 없다고 인정하는 사람
⑦ 각 중앙회장은 다음 각 호 어느 하나에 해당하는 사람에게 해당 연도 보수교육을 유예할 수 있다.
   1. 해당 연도에 6개월 이상 환자진료 업무에 종사하지 아니한 사람
   2. 보건복지부장관이 보수교육을 받기가 곤란하다고 인정하는 사람
⑧ 제6항·제7항에 근거하여 보수교육이 면제·유예되는 사람은 해당 연도 보수교육 실시 전에 별지 제10호2 서식 보수교육 면제·유예 신청서에 보수교육 면제대상자·유예대상자임을 증명할 수 있는 서류를 첨부하여 각 중앙회장에게 제출하여야 한다. ⑨ 제8항에 근거하여 신청을 받은 각 중앙회장은 보수교육 면제대상자·유예 대상자 여부를 확인하고, 보수교육 면제대상자·유예대상자에게 별지 제10호3 서식 보수교육 면제확인서·보수교육 유예확인서를 교부하여야 한다.
[전문개정 2012.4.27]

정답 ③

2. 해당 연도에 보수교육이 면제되지 않는 의사는? [2017년 제81회 의사 국가시험 유사]

① 신규 면허취득 의사
② 응급의학과 4년차 전공의
③ 의과대학 대학원 박사과정에 재학하고 있는 개업한 전문의
④ 환자진료 업무에 종사하지 않는 질병관리본부 소속 예방 의학과 전문의
⑤ 해당 연도에 3개월 동안 해외연수를 다녀온 종합병원 근무 외과 전문의

해설 및 정답 의료법 시행규칙 제20조는 보수교육을 규정하고 있다. 주요내용을 보면, ② 의료인은 제1항에 근거하여 보수교육을 연간 8시간 이상 이수하여야 한다. ⑥ 각 중앙회장은 다음 각 호 어느 하나에 해당하는 사람에게 해당 연도 보수교육을 면제한다. 1. 전공의, 2. 의과대학·치과대학·한의과대학·간호대학 대학원 재학생, 3. 의료법 시행령 제8조에 근거하여 면허증을 발급받은 신규 면허취득자, 4. 보건복지부장관이 보수교육을 받을 필요가 없다고 인정하는 사람. ⑦ 각 중앙회장은 다음 각 호 어느 하나에 해당하는 사람에게 해당 연도 보수교육을 유예할 수 있다. 1. 해당 연도에 6개월 이상 환자진료 업무에 종사하지 아니한 사람, 2. 보건복지부장관이 보수교육을 받기가 곤란하다고 인정하는 사람. 정답 ⑤

3. 해당 연도에 보수교육이 면제되지 않는 의사는?

[2017년 제81회 의사 국가시험 문제 유사]

① 신규 면허취득 의사
② **2년차 공중보건의사**
③ 수련병원에 근무하는 인턴
④ 의과대학의 대학원에 재학 중인 개업 의사
⑤ 종합병원에 근무하는 재활의학과 4년차 레지던트

해설 및 정답 의료법 시행규칙 제20조는 보수교육을 규정하고 있다. 주요내용을 보면, ⑥ 각 중앙회장은 다음 각 호 어느 하나에 해당하는 사람에게 해당 연도 보수교육을 면제한다. 1. 전공의, 2. 의과대학·치과대학·한의과대학·간호대학 대학원 재학생, 3. 의료법 시행령 제8조에 근거하여 면허증을 발급받은 신규 면허취득자, 4. 보건복지부장관이 보수교육을 받을 필요가 없다고 인정하는 사람.

정답 ②

31. 제31조 삭제 〈2011.4.7.〉

32. 제32조(감독)

(1) 현 행

> 제32조(감독)
> 보건복지부장관은 중앙회나 그 지부가 정관으로 정한 사업 외의 사업을 하거나 국민보건 향상에 장애가 되는 행위를 한 때 또는 제30조제1항에 따른 요청을 받고 협조하지 아니한 경우에는 정관을 변경하거나 임원을 새로 뽑을 것을 명할 수 있다. 〈개정 2008.2.29., 2010.1.18.〉

(2) 개선방안

> 제32조(감독)
> 보건복지부장관은 다음 각 호 어느 하나에 해당하는 경우 정관 변경 또는 새로운 임원 선출을 명할 수 있다. 〈개정 2008.2.29., 2010.1.18.〉
>   1. 중앙회·지부가 정관으로 정한 사업 외의 사업을 한 경우
>   2. 국민보건 향상에 장애가 되는 행위를 한 경우
>   3. 제30조 제1항에 근거하여 요청을 받고 협조하지 아니한 경우
>
> 【개정방향】
> ※ 명확성·간결성·가독성
> ※ 개조식
> ※ 국어문법정비
> ※ 나열형은 온점(·)을 사용하여 법조문을 읽기 쉽게 줄임
> ※ 일본식 '의' 삭제.
> ※ 임원을 새로 뽑을 것을⇒새로운 임원 선출을(간결함. 선출은 일상 용어임)
> ※ 정관을 변경하거나 임원을 새로 뽑을 것을 ⇒ 정관 변경 또는 새로운 임원 선출을

(3) 해 설

가. 의료법 제32조는 중앙회와 지부 감독을 규정하고 있다.
나. 주요내용을 보면, 보건복지부장관은 다음 각 호 어느 하나에 해당하는 경우 정관 변경 또는 새로운 임원 선출을 명할 수 있다. 〈개정 2008.2.29., 2010.1.18.〉
  1. 중앙회·지부가 정관으로 정한 사업 외의 사업을 한 경우
  2. 국민보건 향상에 장애가 되는 행위를 한 경우
  3. 제30조 제1항에 근거하여 요청을 받고 협조하지 아니한 경우

제3장
의료기관

우 | 리 | 들 | 의 | 료 | 법

제3장
의기독박

제1절 의료기관의 개설

33. 제33조(개설 등) ★★★★★

(1) 현 행

제33조(개설 등)
① 의료인은 이 법에 따른 의료기관을 개설하지 아니하고는 의료업을 할 수 없으며, 다음 각 호의 어느 하나에 해당하는 경우 외에는 그 의료기관 내에서 의료업을 하여야 한다. 〈개정 2008.2.29, 2010.1.18〉
  1. 「응급의료에 관한 법률」 제2조제1호에 따른 응급환자를 진료하는 경우
  2. 환자나 환자 보호자의 요청에 따라 진료하는 경우
  3. 국가나 지방자치단체의 장이 공익상 필요하다고 인정하여 요청하는 경우
  4. 보건복지부령으로 정하는 바에 따라 가정간호를 하는 경우
  5. 그 밖에 이 법 또는 다른 법령으로 특별히 정한 경우나 환자가 있는 현장에서 진료를 하여야 하는 부득이한 사유가 있는 경우
② 다음 각 호의 어느 하나에 해당하는 자가 아니면 의료기관을 개설할 수 없다. 이 경우 의사는 종합병원·병원·요양병원·정신병원 또는 의원을, 치과의사는 치과병원 또는 치과의원을, 한의사는 한방병원·요양병원 또는 한의원을, 조산사는 조산원만을 개설할 수 있다. 〈개정 2009.1.30, 2020.3.4〉
  1. 의사, 치과의사, 한의사 또는 조산사
  2. 국가나 지방자치단체
  3. 의료업을 목적으로 설립된 법인(이하 "의료법인"이라 한다)
  4. 「민법」이나 특별법에 따라 설립된 비영리법인
  5. 「공공기관의 운영에 관한 법률」에 따른 준정부기관, 「지방의료원의 설립 및 운영에 관한 법률」에 따른 지방의료원, 「한국보훈복지의료공단법」에 따른 한국보훈복지의료공단
③ 제2항에 따라 의원·치과의원·한의원 또는 조산원을 개설하려는 자는 보건복지부령으로 정하는 바에 따라 시장·군수·구청장에게 신고하여야 한다. 〈개정 2008.2.29, 2010.1.18〉
④ 제2항에 따라 종합병원·병원·치과병원·한방병원·요양병원 또는 정신병원을 개설하려면 **제33조의2에 따른 시·도 의료기관개설위원회의 심의를 거쳐** 보건복지부령으로 정하는 바에 따라 시·도지사의 허가를 받아야 한다. **이 경우 시·도지사는 개설하려는 의료기관이 다음 각 호의 어느 하나에 해당하는 경우에는**

개설허가를 할 수 없다. 〈개정 2008.2.29, 2010.1.18, 2019.8.27, 2020.3.4〉
1. 제36조에 따른 시설기준에 맞지 아니하는 경우
2. 제60조제1항에 따른 기본시책과 같은 조 제2항에 따른 수급 및 관리계획에 적합하지 아니한 경우
⑤ 제3항과 제4항에 따라 개설된 의료기관이 개설 장소를 이전하거나 개설에 관한 신고 또는 허가사항 중 보건복지부령으로 정하는 중요사항을 변경하려는 때에도 제3항 또는 제4항과 같다. 〈개정 2008.2.29, 2010.1.18〉
⑥ 조산원을 개설하는 자는 반드시 지도의사(지도의사)를 정하여야 한다.
⑦ 다음 각 호의 어느 하나에 해당하는 경우에는 의료기관을 개설할 수 없다. 〈개정 2019.8.27〉
1. 약국 시설 안이나 구내인 경우
2. 약국의 시설이나 부지 일부를 분할·변경 또는 개수하여 의료기관을 개설하는 경우
3. 약국과 전용 복도·계단·승강기 또는 구름다리 등의 통로가 설치되어 있거나 이런 것들을 설치하여 의료기관을 개설하는 경우
4. **「건축법」 등 관계 법령에 따라 허가를 받지 아니하거나 신고를 하지 아니하고 건축 또는 증축·개축한 건축물에 의료기관을 개설하는 경우**
⑧ 제2항제1호의 의료인은 어떠한 명목으로도 둘 이상의 의료기관을 개설·운영할 수 없다. 다만, 2 이상의 의료인 면허를 소지한 자가 의원급 의료기관을 개설하려는 경우에는 하나의 장소에 한하여 면허 종별에 따른 의료기관을 함께 개설할 수 있다. 〈신설 2009.1.30, 2012.2.1〉
⑨ 의료법인 및 제2항제4호에 따른 비영리법인(이하 이 조에서 "의료법인등"이라 한다)이 의료기관을 개설하려면 그 법인의 정관에 개설하고자 하는 의료기관의 소재지를 기재하여 대통령령으로 정하는 바에 따라 정관의 변경허가를 얻어야 한다(의료법인등을 설립할 때에는 설립 허가를 말한다. 이하 이 항에서 같다). 이 경우 그 법인의 주무관청은 정관의 변경허가를 하기 전에 그 법인이 개설하고자 하는 의료기관이 소재하는 시·도지사 또는 시장·군수·구청장과 협의하여야 한다. 〈신설 2015.12.29〉
⑩ 의료기관을 개설·운영하는 의료법인등은 다른 자에게 그 법인의 명의를 빌려주어서는 아니 된다. 〈신설 2015.12.29〉
[제목개정 2012.2.1]
[2007. 12. 27. 법률 제9386호에 의하여 2007.12.27. 헌법재판소에서 헌법불합치된 이 조 제2항을 개정함]

제64조(개설 허가 취소 등)
① 보건복지부장관 또는 시장·군수·구청장은 의료기관이 다음 각 호의 어느 하나에 해당하면 **그 의료업을 1년의 범위에서 정지시키거나 개설 허가의 취소 또는 의료기관 폐쇄를 명할 수 있다.** 다만, 제8호에 해당하는 경우에는 의료기관 개설 허가의 취소 또는 의료기관 폐쇄를 명하여야 하며, 의료기관 폐쇄는 제33조제3항과 제35조제1항 본문에 따라 신고한 의료기관에만 명할 수 있다. 〈개정 2007.7.27, 2008.2.29, 2009.1.30, 2010.1.18, 2011.8.4, 2013.8.13, 2015.12.22, 2015.12.29, 2016.5.29, 2016.12.20, 2018.8.14, 2019.4.23, 2019.8.27, 2020.3.4〉
   4. **제33조제2항제3호부터 제5호까지의 규정**에 따른 의료법인·비영리법인, 준정부기관·지방의료원 또는 한국보훈복지의료공단의 설립허가가 취소되거나 해산된 때
   4의 2. **제33조제2항을 위반하여** 의료기관을 개설한 때
   5. **제33조제5항·제7항·제9항·제10항, 제40조,** 제40조의2 또는 제56조를 위반한 때. 다만, 의료기관 개설자 본인에게 책임이 없는 사유로 **제33조제7항제4호를 위반한 때**에는 그러하지 아니하다.
② 제1항에 따라 개설 허가를 취소당하거나 폐쇄 명령을 받은 자는 그 취소된 날이나 **폐쇄 명령을 받은 날부터 6개월 이내에, 의료업 정지처분을 받은 자는 그 업무 정지기간 중에 각각 의료기관을 개설·운영하지 못한다.** 다만, 제1항제8호에 따라 의료기관 개설 허가를 취소당하거나 폐쇄 명령을 받은 자는 취소당한 날이나 폐쇄 명령을 받은 날부터 3년 안에는 의료기관을 개설·운영하지 못한다.
③ 보건복지부장관 또는 시장·군수·구청장은 의료기관이 제1항에 따라 그 의료업이 정지되거나 개설 허가의 취소 또는 폐쇄 명령을 받은 경우 해당 의료기관에 입원 중인 환자를 다른 의료기관으로 옮기도록 하는 등 환자의 권익을 보호하기 위하여 필요한 조치를 하여야 한다. 〈신설 2016.12.20〉

제87조(벌칙)
제33조제2항을 위반하여 의료기관을 개설하거나 운영하는 자는 10년 이하의 징역이나 1억원 이하의 벌금에 처한다.
[본조신설 2019.8.27]
[종전 제87조는 제87조의2로 이동 〈2019.8.27.〉]

제87조의2(벌칙)
② 다음 각 호의 어느 하나에 해당하는 자는 5년 이하의 징역이나 5천만원 이하의

벌금에 처한다. 〈개정 2009.1.30, 2015.12.29, 2016.5.29, 2016.12.20, 2019. 4.23, 2019.8.27, 2020.3.4, 2020.12.29〉
  2. 제12조제2항 및 제3항, 제18조제3항, 제21조의2제5항·제8항, 제23조제3항, 제27조제1항, **제33조제2항(제82조제3항에서 준용하는 경우만을 말한다)·제8항(제82조제3항에서 준용하는 경우를 포함한다)·제10항을 위반한 자**. 다만, 제12조제3항의 죄는 피해자의 명시한 의사에 반하여 공소를 제기할 수 없다.
[제87조에서 이동 〈2019.8.27〉]

제88조(벌칙)
다음 각 호의 어느 하나에 해당하는 자는 3년 이하의 징역이나 3천만원 이하의 벌금에 처한다. 〈개정 2019.8.27, 2020.3.4〉
  1. 제19조, 제21조제2항(제40조의2제4항에서 준용하는 경우를 포함한다), 제22조제3항, 제27조제3항·제4항, **제33조제4항**, 제35조제1항 단서, 제38조제3항, 제47조제11항, 제59조제3항, 제64조제2항(제82조제3항에서 준용하는 경우를 포함한다), 제69조제3항을 위반한 자. 다만, 제19조, 제21조제2항(제40조의2제4항에서 준용하는 경우를 포함한다) 또는 제69조제3항을 위반한 자에 대한 공소는 고소가 있어야 한다.
[전문개정 2016.12.20]

제89조(벌칙)
다음 각 호의 어느 하나에 해당하는 자는 1년 이하의 징역이나 1천만원 이하의 벌금에 처한다. 〈개정 2018.3.27, 2019.8.27〉
  1. 제15조제1항, 제17조제1항·제2항(제1항 단서 후단과 제2항 단서는 제외한다), 제17조의2제1항·제2항(처방전을 교부하거나 발송한 경우만을 말한다), 제23조의2제3항 후단, 제33조제9항, 제56조제1항부터 제3항까지 또는 제58조의6제2항을 위반한 자
[전문개정 2016.12.20]

제90조(벌칙)
제16조제1항·제2항, 제17조제3항·제4항, 제17조의2제1항·제2항(처방전을 수령한 경우만을 말한다), 제18조제4항, 제21조제1항 후단(제40조의2제4항에서 준용하는 경우를 포함한다), 제21조의2제1항·제2항, 제22조제1항·제2항(제40조의2제4항에서 준용하는 경우를 포함한다), 제23조제4항, 제26조, 제27조제2항, **제33조제1항·제3항(제82조제3항에서 준용하는 경우를 포함한다)·제5항(허가의 경우만을 말한다)**, 제35조제1항 본문, 제41조, 제42조제1항, 제48조제3항·제4항, 제77조제2항을 위반한 자나 제63조에 따른 시정명령을 위반한 자와 의료기관 개설자가 될 수 없는 자에게 고

용되어 의료행위를 한 자는 500만원 이하의 벌금에 처한다. 〈개정 2007.7.27, 2009.1.30, 2011.4.7, 2016.12.20, 2018.3.27, 2019.8.27, 2020.3.4〉

제92조(과태료)
③ 다음 각 호의 어느 하나에 해당하는 자에게는 100만원 이하의 과태료를 부과한다. 〈개정 2009.1.30, 2012.2.1, 2015.1.28, 2015.12.29, 2016.5.29, 2020.3.4, 2020.12.29〉
  2. 제33조제5항(제82조제3항에서 준용하는 경우를 포함한다)에 따른 변경신고를 하지 아니한 자
④ 제1항부터 제3항까지의 과태료는 대통령령으로 정하는 바에 따라 보건복지부장관 또는 시장·군수·구청장이 부과·징수한다. 〈신설 2009.1.30, 2010.1.18〉
의료법 일부개정 2020. 12. 29. [법률 제17787호, 시행 2021. 6. 30.] 보건복지부.

[개정 전]
제33조(개설 등)
① 의료인은 이 법에 따른 의료기관을 개설하지 아니하고는 의료업을 할 수 없으며, 다음 각 호의 어느 하나에 해당하는 경우 외에는 그 의료기관 내에서 의료업을 하여야 한다. 〈개정 2008.2.29., 2010.1.18.〉
  1. 「응급의료에 관한 법률」 제2조제1호에 따른 응급환자를 진료하는 경우
  2. 환자나 환자 보호자의 요청에 따라 진료하는 경우
  3. 국가나 지방자치단체의 장이 공익상 필요하다고 인정하여 요청하는 경우
  4. 보건복지부령으로 정하는 바에 따라 가정간호를 하는 경우
  5. 그 밖에 이 법 또는 다른 법령으로 특별히 정한 경우나 환자가 있는 현장에서 진료를 하여야 하는 부득이한 사유가 있는 경우
② 다음 각 호의 어느 하나에 해당하는 자가 아니면 의료기관을 개설할 수 없다. 이 경우 의사는 종합병원·병원·요양병원 또는 의원을, 치과의사는 치과병원 또는 치과의원을, 한의사는 한방병원·요양병원 또는 한의원을, 조산사는 조산원만을 개설할 수 있다. 〈개정 2009.1.30.〉
  1. 의사, 치과의사, 한의사 또는 조산사
  2. 국가나 지방자치단체
  3. 의료업을 목적으로 설립된 법인(이하 "의료법인"이라 한다)
  4. 「민법」이나 특별법에 따라 설립된 비영리법인
  5. 「공공기관의 운영에 관한 법률」에 따른 준정부기관, 「지방의료원의 설립 및 운영에 관한 법률」에 따른 지방의료원, 「한국보훈복지의료공단법」에 따른 한국보훈복지의료공단

③ 제2항에 따라 의원·치과의원·한의원 또는 조산원을 개설하려는 자는 보건복지부령으로 정하는 바에 따라 시장·군수·구청장에게 신고하여야 한다. 〈개정 2008.2.29., 2010.1.18.〉
④ 제2항에 따라 종합병원·병원·치과병원·한방병원 또는 요양병원을 개설하려면 보건복지부령으로 정하는 바에 따라 시·도지사의 허가를 받아야 한다. 이 경우 시·도지사는 개설하려는 의료기관이 제36조에 따른 시설기준에 맞지 아니하는 경우에는 개설허가를 할 수 없다. 〈개정 2008.2.29., 2010.1.18.〉
⑤ 제3항과 제4항에 따라 개설된 의료기관이 개설 장소를 이전하거나 개설에 관한 신고 또는 허가사항 중 보건복지부령으로 정하는 중요사항을 변경하려는 때에도 제3항 또는 제4항과 같다. 〈개정 2008.2.29., 2010.1.18.〉
⑥ 조산원을 개설하는 자는 반드시 지도의사(指導醫師)를 정하여야 한다.
⑦ 다음 각 호의 어느 하나에 해당하는 경우에는 의료기관을 개설할 수 없다.
  1. 약국 시설 안이나 구내인 경우
  2. 약국의 시설이나 부지 일부를 분할·변경 또는 개수하여 의료기관을 개설하는 경우
  3. 약국과 전용 복도·계단·승강기 또는 구름다리 등의 통로가 설치되어 있거나 이런 것들을 설치하여 의료기관을 개설하는 경우
⑧ 제2항제1호의 의료인은 어떠한 명목으로도 둘 이상의 의료기관을 개설·운영할 수 없다. 다만, 2 이상의 의료인 면허를 소지한 자가 의원급 의료기관을 개설하려는 경우에는 하나의 장소에 한하여 면허 종별에 따른 의료기관을 함께 개설할 수 있다. 〈신설 2009.1.30., 2012.2.1.〉
⑨ 의료법인 및 제2항제4호에 따른 비영리법인(이하 이 조에서 "의료법인등"이라 한다)이 의료기관을 개설하려면 그 법인의 정관에 개설하고자 하는 의료기관의 소재지를 기재하여 대통령령으로 정하는 바에 따라 정관의 변경허가를 얻어야 한다(의료법인등을 설립할 때에는 설립 허가를 말한다. 이하 이 항에서 같다). 이 경우 그 법인의 주무관청은 정관의 변경허가를 하기 전에 그 법인이 개설하고자 하는 의료기관이 소재하는 시·도지사 또는 시장·군수·구청장과 협의하여야 한다. 〈신설 2015.12.29.〉
⑩ 의료기관을 개설·운영하는 의료법인등은 다른 자에게 그 법인의 명의를 빌려주어서는 아니 된다. 〈신설 2015.12.29.〉
[제목개정 2012.2.1.]
[2007. 12. 27. 법률 제9386호에 의하여 2007.12.27. 헌법재판소에서 헌법불합치된 이 조 제2항을 개정함]

(2) 개선방안

제33조(의료기관개설)

① 의료인은 이 법에 근거하여 의료기관을 개설하지 않고, 의료업을 하여서는 안 된다. 다음 각 호 어느 하나에 해당하는 경우 외에는 그 의료기관 내에서 의료업을 하여야 한다. 〈개정 2008.2.29., 2010.1.18.〉
  1. 「응급의료에 관한 법률」 제2조 제1호에 근거하여 응급환자를 진료하는 경우
  2. 환자·환자보호자 요청에 따라 진료하는 경우
  3. 국가·지방자치단체장이 공익상 필요하다고 인정하여 요청하는 경우
  4. 보건복지부령에 근거하여 가정간호를 하는 경우
  5. 그 밖에 이 법 또는 다른 법령으로 특별히 정한 경우·환자가 있는 현장에서 진료를 하여야 하는 부득이한 사유가 있는 경우
② 다음 각 호 어느 하나에 해당하는 사람 또는 의료법인이 아니면 의료기관을 개설하여서는 안 된다. 이 경우 의사는 종합병원·병원·요양병원·의원을, 치과의사는 치과병원·치과의원을, 한의사는 한방병원·요양병원·한의원을, 조산사는 조산원만을 개설할 수 있다. 〈개정 2009.1.30, 2020.3.4〉
  1. 의사·치과의사·한의사·조산사
  2. 국가·지방자치단체
  3. 의료업을 목적으로 설립된 법인(이하 "의료법인"이라 한다)
  4. 「민법」이나 특별법에 근거하여 설립된 비영리법인
  5. 「공공기관의 운영에 관한 법률」에 근거한 준정부기관·「지방의료원의 설립 및 운영에 관한 법률」에 근거한 지방의료원·「한국보훈복지의료공단법」에 근거한 한국보훈복지의료공단
③ 제2항에 근거하여 의원·치과의원·한의원·조산원을 개설하려는 사람은 보건복지부령에 근거하여 시장·군수·구청장에게 신고하여야 한다. 〈개정 2008.2.29., 2010.1.18.〉
④ 제2항에 근거하여 종합병원·병원·치과병원·한방병원·요양병원을 개설하려면, 제33조2에 규정된 시·도 의료기관개설위원회의 심의를 거쳐 보건복지부령에 근거하여 시장·도지사 허가를 받아야 한다. 이 경우 시장·도지사는 개설하려는 의료기관이 다음 각 호 어느 하나에 해당하는 경우 개설허가를 할 수 없다. 〈개정 2008.2.29, 2010.1.18, 2019.8.27, 2020.3.4〉
  1. 제36조에 규정된 시설기준에 맞지 아니하는 경우
  2. 제60조 제1항에 규정된 기본시책과 제60조 제2항에 규정된 수급·관리계획에 적합하지 아니한 경우
⑤ 제3항·제4항에 근거하여 개설된 의료기관이 개설 장소를 이전하는 경우 또는 개설에 관한 신고·허가사항 중 보건복지부령으로 정하는 중요사항을 변경하려

는 경우에도 제3항·제4항과 같다. 〈개정 2008.2.29., 2010.1.18.〉
⑥ 조산원을 개설하는 사람은 반드시 지도의사(指導醫師)를 정하여야 한다.
⑦ 다음 각 호 어느 하나에 해당하는 경우 의료기관을 개설할 수 없다. 〈개정 2019.8.27〉
   1. 약국 시설 안·약국 구내인 경우
   2. 약국 시설· 약국 부지 일부를 분할·변경·개수하여 의료기관을 개설하는 경우
   3. 약국과 전용 복도·계단·승강기·구름다리 등 통로가 설치되어 있는 경우와 이런 것들을 설치하여 의료기관을 개설하는 경우
   4. 「건축법」 등 관계 법령에 근거하여 허가를 받지 아니하거나 또는 신고를 하지 아니하고 건축·증축·개축한 건축물에 의료기관을 개설하는 경우
⑧ 제2항 제1호 의료인은 어떠한 명목으로도 둘 이상 의료기관을 개설·운영할 수 없다. 다만 2 이상 의료인 면허를 소지한 사람이 의원급 의료기관을 개설하려는 경우 하나의 장소에 한하여 면허 종별에 따른 의료기관을 함께 개설할 수 있다. 〈신설 2009.1.30., 2012.2.1.〉
⑨ 의료법인·제2항 제4호 비영리법인(이하 이 조에서 "의료법인등"이라 한다)이 의료기관을 개설하려면, 그 법인 정관에 개설하고자 하는 의료기관 소재지를 기재하여 대통령령에 근거하여 정관 변경허가를 얻어야 한다(의료법인을 설립할 경우 설립 허가를 말한다. 이하 이 항에서 같다). 이 경우 그 법인 주무관청은 정관 변경 허가를 하기 전에 그 법인이 개설하고자 하는 의료기관이 소재하는 시장·도지사 또는 시장·군수·구청장과 협의하여야 한다. 〈신설 2015.12.29.〉
⑩ 의료기관을 개설·운영하는 의료법인은 다른 사람에게 그 법인 명의를 빌려주어서는 안 된다. 〈신설 2015.12.29.〉
[제목개정 2012.2.1.]
[2007. 12. 27. 법률 제9386호에 의하여 2007.12.27. 헌법재판소에서 헌법불합치된 이 조 제2항을 개정함]
⑪ 보건복지부장관·시장·군수·구청장은 의료기관이 다음 각 호 어느 하나에 해당하는 경우, 그 의료업을 1년 범위에서 정지시키거나 또는 개설허가를 취소하거나 또는 의료기관 폐쇄를 명할 수 있다. 다만 **의료기관 폐쇄는 제3항에 근거하여 신고한 의료기관에만** 명할 수 있다.
   1. 제2항 제3호·제4호·제5호에 규정된 의료법인·비영리법인·준정부기관·지방의료원·한국보훈복지의료공단 설립 허가가 취소되거나 또는 해산된 경우
   2. 제2항을 위반하여 의료기관을 개설한 경우
   3. 제5항·제9항·제10항을 위반한 경우
⑫ 제11항에 근거하여 개설허가를 취소당한 사람·폐쇄명령을 받은 사람은 그 취

소된 날·폐쇄명령을 받은 날부터 6개월 이내에, 의료업 정지처분을 받은 사람은 그 업무 정지기간 중에 각각 의료기관을 개설·운영하여서는 안 된다. 다만 제11항에 규정된 의료기관 개설허가를 취소당한 사람·폐쇄명령을 받은 사람은 취소당한 날·폐쇄명령을 받은 날부터 3년 안에는 의료기관을 개설·운영하여서는 안 된다.
⑬ 보건복지부장관·시장·군수·구청장은 의료기관이 제11항에 근거하여 그 의료업이 정지된 경우·개설허가가 취소된 경우·폐쇄명령을 받은 경우, 해당 의료기관에 입원 중인 환자를 다른 의료기관으로 옮기도록 하는 등 환자권익 보호를 위해 필요한 조치를 하여야 한다. 〈신설 2016.12.20.〉
⑭ 제2항을 위반하여 의료기관을 개설한 사람 또는 운영하는 사람은 10년 이하 징역형·1억원 이하 벌금형으로 처벌된다.
⑮ 제2항·제8항(제82조 제3항에서 준용하는 경우를 포함한다)·제10항을 위반한 사람은 5년 이하 징역형·5천만원 이하 벌금형으로 처벌된다.
⑯ 제4항을 위반한 사람은 3년 이하 징역형·3천만원 이하 벌금형으로 처벌된다.
⑰ 제9항을 위반한 사람은 1년 이하 징역형·1천만원 이하 벌금형으로 처벌된다.
⑱ 제1항·제3항(제82조 제3항에서 준용하는 경우를 포함한다)·제5항(허가 경우만을 말한다)을 위반한 사람은 500만원 이하 벌금형으로 처벌된다.
⑲ 제5항(제82조 제3항에서 준용하는 경우를 포함한다)에 따른 변경신고를 하지 않은 사람에게 100만원 이하 과태료가 부과된다.
⑳ 과태료는 대통령령에 근거하여 보건복지부장관·시장·군수·구청장이 부과·징수한다.
의료법 일부개정 2020. 12. 29. [법률 제17787호, 시행 2021. 6. 30.] 보건복지부.

제64조(의업 정지·의업 개설허가취소·의료기관 폐쇄명령)
① 보건복지부장관·시장·군수·구청장은 의료기관이 다음 각 호 어느 하나에 해당하는 경우, 그 의료업을 1년 범위에서 정지시키거나 또는 개설허가를 취소하거나 또는 의료기관 폐쇄를 명할 수 있다. 다만 제8호에 해당하는 경우 의료기관 개설허가를 취소하거나 또는 의료기관 폐쇄를 명하여야 하며, 의료기관 폐쇄는 제33조 제3항과 제35조 제1항 본문에 근거하여 신고한 의료기관에만 명할 수 있다. 〈개정 2007.7.27, 2008.2.29, 2009.1.30, 2010.1.18, 2011.8.4, 2013.8.13, 2015.12.22, 2015.12.29, 2016.5.29, 2016.12.20, 2018.8.14, 2019.4.23, 2019.8.27, 2020.3.4〉
   4. 제33조 제2항 제3호·제4호·제5호에 규정된 의료법인·비영리법인·준정부기관·지방의료원·한국보훈복지의료공단 설립 허가가 취소되거나 또는 해산된 경우

4의2. 제33조 제2항을 위반하여 의료기관을 개설한 경우
5. 제33조 제5항·제9항·제10항·제40조·제56조를 위반한 경우
② 제1항에 근거하여 개설허가를 취소당한 사람·폐쇄명령을 받은 사람은 그 취소된 날·폐쇄명령을 받은 날부터 6개월 이내에, 의료업 정지처분을 받은 사람은 그 업무 정지기간 중에 각각 의료기관을 개설·운영하여서는 안 된다. 다만 제1항 제8호에 규정된 의료기관 개설허가를 취소당한 사람·폐쇄명령을 받은 사람은 취소당한 날·폐쇄명령을 받은 날부터 3년 안에는 의료기관을 개설·운영하여서는 안 된다.
③ 보건복지부장관·시장·군수·구청장은 의료기관이 제1항에 근거하여 그 의료업이 정지된 경우·개설허가가 취소된 경우·폐쇄명령을 받은 경우, 해당 의료기관에 입원 중인 환자를 다른 의료기관으로 옮기도록 하는 등 환자권익 보호를 위해 필요한 조치를 하여야 한다. 〈신설 2016.12.20.〉
의료법 일부개정 2020. 12. 29. [법률 제17787호, 시행 2021. 6. 30.] 보건복지부.

제87조(벌칙) *****
제33조 제2항을 위반하여 의료기관을 개설한 사람 또는 운영하는 사람은 10년 이하 징역형·1억원 이하 벌금형으로 처벌된다.
[본조신설 2019.8.27]
[종전 제87조는 제87조의2로 이동 〈2019.8.27〉]

제87조2(벌칙)
② 다음 각 호 어느 하나에 해당하는 사람은 5년 이하 징역형·5천만원 이하 벌금형으로 처벌된다. 〈개정 2009.1.30, 2015.12.29, 2016.5.29, 2016.12.20, 2019.4.23, 2019.8.27, 2020.3.4., 2020.12.29〉
   8. 제33조 제2항·제8항(제82조 제3항에서 준용하는 경우를 포함한다)·제10항을 위반한 사람

제88조(벌칙) 개조식 수정 *****
다음 각 호 어느 하나에 해당하는 사람은 3년 이하 징역형·3천만원 이하 벌금형으로 처벌된다. 〈개정 2019.8.27, 2020.3.4〉
   6. 제33조 제4항을 위반한 사람
   [전문개정 2016.12.20]

제89조(벌칙) 개조식 수정 *****
다음 각 호 어느 하나에 해당하는 사람은 1년 이하 징역형·1천만원 이하 벌금형

으로 처벌된다. 〈개정 2018.3.27, 2019.8.27〉
   5. 제33조 제9항을 위반한 사람

제90조(벌칙)
다음 각 호에 해당하는 사람은 500만원 이하 벌금형으로 처벌된다. 〈개정 2007.7. 27, 2009.1.30, 2011.4.7, 2016.12.20, 2018.3.27, 2019.8.27., 2020.3.4〉
   11. 제33조 제1항·제3항(제82조 제3항에서 준용하는 경우를 포함한다)·제5항(허가 경우만을 말한다)을 위반한 사람

제92조(과태료)
③ 다음 각 호 어느 하나에 해당하는 사람에게 100만원 이하 과태료가 부과된다. 〈개정 2009.1.30, 2012.2.1, 2015.1.28, 2015.12.29, 2016.5.29, 2020.3.4, 2020.12.29〉
   2. 제33조 제5항(제82조 제3항에서 준용하는 경우를 포함한다)에 따른 변경신고를 하지 않은 사람
④ 제1항·제2항·제3항 과태료는 대통령령에 근거하여 보건복지부장관·시장·군수·구청장이 부과·징수한다. 〈신설 2009.1.30, 2010.1.18〉
의료법 일부개정 2020. 12. 29. [법률 제17787호, 시행 2021. 6. 30.] 보건복지부.

【개정방향】
※ 제목변경: 의료기관개설
※ 명확성·간결성·가독성
※ 국어문법정비
※ 나열형은 온점(·)을 사용하여 법조문을 읽기 쉽게 줄임
※ 일본식 '의' 삭제
※ 중국식 '적' 삭제
※ ② 다음 각 호의 어느 하나에 해당하는 **자가 아니면⇒사람과 법인 포함**
※ ④ 보건복지부령으로 정하는 바에 따라 시·도지사의 허가를 받아야 한다 ⇒ 보건복지부령에 근거하여 시장·도지사의 허가를 받아야 한다.
※ 벌칙규정 통합
  의료법 제33조·제64조·제87조·제87조2·제88조·제89조·제90조·제92조를 통합하여 제11항을 신설하는 것이 타당하다. 명확성·간결성·가독성·규범성이 있기 때문이다. 의료법 법제 정비가 필요하다. 나의 개선방안은 개정에 참고가 될 수 있을 것이다. 의료법을 전체 하나씩 검색하여 뽑고 다듬었다. 의료법 제33조 벌칙규정 통합안 참조

[개정 전]
제33조(의료기관개설)
① 의료인은 이 법에 근거하여 의료기관을 개설하지 않고, 의료업을 하여서는 안 된다. 다음 각 호 어느 하나에 해당하는 경우 외에는 그 의료기관 내에서 의료업을 하여야 한다. 〈개정 2008.2.29., 2010.1.18.〉
    1. 「응급의료에 관한 법률」 제2조 제1호에 근거하여 응급환자를 진료하는 경우
    2. 환자·환자보호자 요청에 따라 진료하는 경우
    3. 국가·지방자치단체장이 공익상 필요하다고 인정하여 요청하는 경우
    4. 보건복지부령에 근거하여 가정간호를 하는 경우
    5. 그 밖에 이 법 또는 다른 법령으로 특별히 정한 경우·환자가 있는 현장에서 진료를 하여야 하는 부득이한 사유가 있는 경우
② 다음 각 호 어느 하나에 해당하는 사람 또는 의료법인이 아니면 의료기관을 개설하여서는 안 된다. 이 경우 의사는 종합병원·병원·요양병원·의원을, 치과의사는 치과병원·치과의원을, 한의사는 한방병원·요양병원·한의원을, 조산사는 조산원만을 개설할 수 있다. 〈개정 2009.1.30.〉
    1. 의사·치과의사·한의사·조산사
    2. 국가·지방자치단체
    3. 의료업을 목적으로 설립된 법인(이하 "의료법인"이라 한다)
    4. 「민법」이나 특별법에 근거하여 설립된 비영리법인
    5. 「공공기관의 운영에 관한 법률」에 근거한 준정부기관·「지방의료원의 설립 및 운영에 관한 법률」에 근거한 지방의료원·「한국보훈복지의료공단법」에 근거한 한국보훈복지의료공단
③ 제2항에 근거하여 의원·치과의원·한의원·조산원을 개설하려는 사람은 보건복지부령에 근거하여 시장·군수·구청장에게 신고하여야 한다. 〈개정 2008.2.29., 2010.1.18.〉
④ 제2항에 근거하여 종합병원·병원·치과병원·한방병원·요양병원을 개설하려면, 보건복지부령에 근거하여 시장·도지사 허가를 받아야 한다. 이 경우 시장·도지사는 개설하려는 의료기관이 제36조에 근거하여 시설기준에 맞지 않은 경우 개설허가를 할 수 없다. 〈개정 2008.2.29., 2010.1.18.〉
⑤ 제3항·제4항에 근거하여 개설된 의료기관이 개설 장소를 이전하는 경우 또는 개설에 관한 신고·허가사항 중 보건복지부령으로 정하는 중요사항을 변경하려는 경우에도 제3항·제4항과 같다. 〈개정 2008.2.29., 2010.1.18.〉
⑥ 조산원을 개설하는 사람은 반드시 지도의사(指導醫師)를 정하여야 한다.
⑦ 다음 각 호 어느 하나에 해당하는 경우 의료기관을 개설할 수 없다.
    1. 약국 시설 안·약국 구내인 경우

2. 약국 시설·약국 부지 일부를 분할·변경·개수하여 의료기관을 개설하는 경우
3. 약국과 전용 복도·계단·승강기·구름다리 등 통로가 설치되어 있는 경우와 이런 것들을 설치하여 의료기관을 개설하는 경우
⑧ 제2항 제1호 의료인은 어떠한 명목으로도 둘 이상 의료기관을 개설·운영할 수 없다. 다만 2 이상 의료인 면허를 소지한 사람이 의원급 의료기관을 개설하려는 경우 하나의 장소에 한하여 면허 종별에 따른 의료기관을 함께 개설할 수 있다. 〈신설 2009.1.30., 2012.2.1.〉
⑨ 의료법인·제2항 제4호 비영리법인(이하 이 조에서 "의료법인등"이라 한다)이 의료기관을 개설하려면, 그 법인 정관에 개설하고자 하는 의료기관 소재지를 기재하여 대통령령에 근거하여 정관 변경허가를 얻어야 한다(의료법인을 설립할 경우 설립 허가를 말한다. 이하 이 항에서 같다). 이 경우 그 법인 주무관청은 정관 변경허가를 하기 전에 그 법인이 개설하고자 하는 의료기관이 소재하는 시장·도지사 또는 시장·군수·구청장과 협의하여야 한다. 〈신설 2015.12.29.〉
⑩ 의료기관을 개설·운영하는 의료법인등은 다른 사람에게 그 법인 명의를 빌려주어서는 안 된다. 〈신설 2015.12.29.〉

[제목개정 2012.2.1.]
[2007. 12. 27. 법률 제9386호에 의하여 2007.12.27. 헌법재판소에서 헌법불합치된 이 조 제2항을 개정함]

⑪ **제2항·제8항(제82조 제3항에서 준용하는 경우를 포함한다)·제10항을 위반한 사람은 5년 이하 징역형·5천만원 이하 벌금형으로 처벌된다. 제4항을 위반한 사람은 3년 이하 징역형·3천만원 이하 벌금형으로 처벌된다. 제1항·제3항(제82조 제3항에서 준용하는 경우를 포함한다)·제5항(허가 경우만을 말한다)을 위반한 사람·의료기관 개설자가 될 수 없는 사람에게 고용되어 의료행위를 한 사람은 500만원 이하 벌금형으로 처벌된다. 제5항(제82조 제3항에서 준용하는 경우를 포함한다)에 따른 변경신고를 하지 않은 사람은 100만원 이하 과태료가 부과된다.**

제87조(벌칙)
① 다음 각 호 어느 하나에 해당하는 사람은 5년 이하 징역형·5천만원 이하 벌금형으로 처벌된다.
7. 제33조 제2항·제8항(제82조 제3항에서 준용하는 경우를 포함한다)·제10항을 위반한 사람.

제88조(벌칙)
다음 각 호 어느 하나에 해당하는 사람은 3년 이하 징역형·3천만원 이하 벌금형으로 처벌된다.

> 6. 제33조 제4항을 위반한 사람
>
> **제90조(벌칙)**
> 제33조 제1항·제3항(제82조 제3항에서 준용하는 경우를 포함한다)·제5항(허가 경우만을 말한다)을 위반한 사람·의료기관 개설자가 될 수 없는 사람에게 고용되어 의료행위를 한 사람은 500만원 이하 벌금형으로 처벌된다.
>
> **제92조(과태료)**
> ③ 다음 각 호 어느 하나에 해당하는 사람에게 100만원 이하 과태료가 부과된다.
>   2. 제33조 제5항(제82조 제3항에서 준용하는 경우를 포함한다)에 따른 변경신고를 하지 않은 사람

(3) 해 설

가. 의료법 제33조는 의료기관개설을 규정하고 있다. 제33조 제2항 위반 경우 법정형이 강화되었다. 의사 국가시험에 매년 출제되는 조문이다. *****

- 의료인들이 의료기관을 개설 할 때 직면하는 중요한 조문이다. 소위 '바지사장'과 '법인 형해화'라 문제가 사회 문제로 등장하고 있다. 불법 의료기관과 불법 요양급여 청구와 관련하여 대법원 판례가 계속 나오고 있다.
- 비의료인도 의료기관(재단법인)을 설립하고 운영할 수 있다. 다만 주무관청은 의료기관을 관리·감독해야 한다. 감독청의 행정처분도 없이 특별사법경찰이 의료법인을 수사하고, 의료법인을 공중분해시키는 일이 전국에서 자주 발생하고 있다. 이러한 수사방식들이 올바른지 심각하게 생각해야 한다. 주무관청에서 별다른 행정처분 없이 정상적으로 운영되고 있는 의료법인이 내부고발자의 고발로 심각한 경영 위기에 빠지는 경우가 많기 때문이다. 이 문제는 대법원 판결로 정비가 되어야 한다. 불법의료기관은 행정처분을 받은 의료기관이다.
- 주무관청이 의료기관 폐쇄명령 또는 의료기관 설립허가취소를 하지 않았다면, 이러한 의료기관은 정상적으로 운영되는 병원이다. 갑자기 압수·수색을 해서는 안 된다. 사법수사는 행정행위에 종속되어야 한다. 특히 의료법인은 더 신중해야 한다. 이렇게 의료기관을 초토화하고, 또 소급하여 요양급여부정수급자로 낙인을 찍는다. 그동안 수급한 수십억을 사기금액으로 본다. 그러나 이것은 대단히 잘못된 판단이다. 여기에 걸리면 살아남을 의료법인이 없을 것이다. 이런 '공포의료법'이 어디 있는가. 주무관청은 의료법 제6장

감독 규정을 왜 행사하지 않았는가. 법원은 제6장 감독 규정을 정확하게 판단해야 한다. 형사법정에서 '법인 형해화 이론'은 유죄·무죄 판단의 법리가 될 수 없다.
- 의료인이 의료인 또는 의료인 아닌 사람의 의료기관 개설행위에 공모하여 가담하면, 당해 범죄의 공동정범이 성립한다.
- 의료기관 개설 자격이 있는 의료인이 다른 의료인 또는 의료기관 개설 자격이 있는 사람의 명의를 빌려 의료기관을 개설하는 것은 의료법 위반이 아니다(이상돈·김나경, 의료법강의, 제4판, 법문사, 2020, 83-84면).

나. 주요내용을 보면, ① 의료인은 이 법에 근거하여 의료기관을 개설하지 않고, 의료업을 하여서는 안 된다. 다음 각 호 어느 하나에 해당하는 경우 외에는 그 의료기관 내에서 의료업을 하여야 한다. 〈개정 2008.2.29., 2010.1.18.〉
1. 「응급의료에 관한 법률」 제2조 제1호에 근거하여 응급환자를 진료하는 경우
2. 환자·환자보호자 요청에 따라 진료하는 경우
3. 국가·지방자치단체장이 공익상 필요하다고 인정하여 요청하는 경우
4. 보건복지부령에 근거하여 가정간호를 하는 경우
5. 그 밖에 이 법 또는 다른 법령으로 특별히 정한 경우·환자가 있는 현장에서 진료를 하여야 하는 부득이한 사유가 있는 경우

다. ② **다음 각 호 어느 하나에 해당하는 사람 또는 의료법인이 아니면 의료기관을 개설하여서는 안 된다. 이 경우 의사는 종합병원·병원·요양병원·의원**을, 치과의사는 치과병원·치과의원을, 한의사는 한방병원·요양병원·한의원을, 조산사는 조산원만을 개설할 수 있다. 〈개정 2009.1.30, 2020.3.4〉
1. **의사·치과의사·한의사·조산사**
2. 국가·지방자치단체
3. **의료업을 목적으로 설립된 법인**(이하 "의료법인"이라 한다)
4. 「민법」이나 특별법에 근거하여 설립된 비영리법인
5. 「공공기관의 운영에 관한 법률」에 근거한 준정부기관·「**지방의료원의 설립 및 운영에 관한 법률**」에 근거한 지방의료원·「한국보훈복지의료공단법」에 근거한 한국보훈복지의료공단

라. ③ 제2항에 근거하여 의원·치과의원·한의원·조산원을 개설하려는 사람은 보건복지부령에 근거하여 시장·군수·구청장에게 신고하여야 한다. 〈개정 2008.2.29., 2010.1.18.〉

마. ④ 제2항에 근거하여 종합병원·병원·치과병원·한방병원·요양병원을 개설

하려면, 제33조2에 규정된 시·도 의료기관개설위원회의 심의를 거쳐 **보건복지부령에 근거하여 시장·도지사 허가를 받아야 한다. 이 경우 시장·도지사는 개설하려는 의료기관이** 다음 각 호 어느 하나에 해당하는 경우 개설허가를 할 수 없다. 〈개정 2008.2.29, 2010.1.18, 2019.8.27, 2020.3.4〉
   1. 제36조에 규정된 시설기준에 맞지 아니하는 경우
   2. 제60조 제1항에 규정된 기본시책과 제60조 제2항에 규정된 수급·관리계획에 적합하지 아니한 경우
바. ⑤ 제3항·제4항에 근거하여 개설된 의료기관이 개설 장소를 이전하는 경우 또는 **개설에 관한 신고·허가사항 중 보건복지부령으로 정하는 중요사항을 변경하려는 경우에도 제3항·제4항과 같다.** 〈개정 2008.2.29., 2010.1.18.〉
사. ⑥ 조산원을 개설하는 사람은 반드시 지도의사(指導醫師)를 정하여야 한다.
아. ⑦ 다음 각 호 어느 하나에 해당하는 경우 의료기관을 개설할 수 없다. 〈개정 2019.8.27〉
   1. 약국 시설 안·약국 구내인 경우
   2. 약국 시설·약국 부지 일부를 분할·변경·개수하여 의료기관을 개설하는 경우
   3. 약국과 전용 복도·계단·승강기·구름다리 등 통로가 설치되어 있는 경우와 이런 것들을 설치하여 의료기관을 개설하는 경우
   4. 「건축법」 등 관계 법령에 근거하여 허가를 받지 아니하거나 또는 신고를 하지 아니하고 건축·증축·개축한 건축물에 의료기관을 개설하는 경우
자. ⑧ **제2항 제1호 의료인은 어떠한 명목으로도 둘 이상 의료기관을 개설·운영할 수 없다. 다만 2 이상 의료인 면허를 소지한 사람이 의원급 의료기관을 개설하려는 경우 하나의 장소에 한하여 면허 종별에 따른 의료기관을 함께 개설할 수 있다.** 〈신설 2009.1.30., 2012.2.1.〉
   • 복수 의료기관 개설 금지규정이다. 의사가 기존 의료기관을 인수하여 명의변경 신고를 하지 않거나 또는 허가를 받지 않은 경우, 다른 의사 면허증을 대여 받아 그 의사 명의로 의료기관을 실질적으로 운영하면, 중복개설에 해당한다. 다만 복수 면허 의료인은 예외이다. 하나의 장소에서 면허 종별에 따른 의료기관을 함께 개설할 수 있다.
차. ⑨ 의료법인·제2항 제4호 비영리법인(이하 이 조에서 "의료법인등"이라 한다)이 의료기관을 개설하려면, 그 법인 정관에 개설하고자 하는 의료기관 소재지를 기재하여 대통령령에 근거하여 정관 변경허가를 얻어야 한다(의료법인을 설립할 경

우 설립 허가를 말한다. 이하 이 항에서 같다). 이 경우 그 법인 주무관청은 정관 변경 허가를 하기 전에 그 법인이 개설하고자 하는 의료기관이 소재하는 시장·도지사 또는 시장·군수·구청장과 협의하여야 한다. 〈신설 2015.12.29.〉

카. ⑩ 의료기관을 개설·운영하는 의료법인은 다른 사람에게 그 법인 명의를 빌려주어서는 안 된다. 〈신설 2015.12.29.〉

[제목개정 2012.2.1.]

[2007. 12. 27. 법률 제9386호에 의하여 2007.12.27. 헌법재판소에서 헌법 불합치된 이 조 제2항을 개정함]

타. **의료법 제33조·제64조·제87조·제87조2·제88조·제89조·제90조·제92조를 통합하여 제11항을 신설하는 것이 타당하다. 명확성·간결성·가독성·규범성이 있기 때문이다. 의료법 법제 정비가 필요하다. 나의 개선방안은 개정에 참고가 될 수 있을 것이다. 의료법을 전체 하나씩 검색하여 뽑고 다듬었다.**

파. **의료법 제33조 제11항-제20항은 벌칙규정을 통합한 개선방안이다. ★★★★★**

⑪ 보건복지부장관·시장·군수·구청장은 의료기관이 다음 각 호 어느 하나에 해당하는 경우, 그 **의료업을 1년 범위에서 정지시키거나 또는 개설허가를 취소하거나 또는 의료기관 폐쇄를 명할 수 있다.** 다만 **의료기관 폐쇄는 제3항에 근거하여 신고한 의료기관에만 명할 수 있다.**

  1. 제2항 제3호·제4호·제5호에 규정된 의료법인·비영리법인·준정부기관·지방의료원·한국보훈복지의료공단 설립 허가가 취소되거나 또는 해산된 경우
  2. 제2항을 위반하여 의료기관을 개설한 경우
  3. 제5항·제9항·제10항을 위반한 경우

⑫ 제11항에 근거하여 개설허가를 취소당한 사람·폐쇄명령을 받은 사람은 그 취소된 날·폐쇄명령을 받은 날부터 6개월 이내에, 의료업 정지처분을 받은 사람은 그 업무 정지기간 중에 각각 의료기관을 개설·운영하여서는 안 된다. 다만 제11항에 규정된 의료기관 개설허가를 취소당한 사람·폐쇄명령을 받은 사람은 취소당한 날·폐쇄명령을 받은 날부터 3년 안에는 의료기관을 개설·운영하여서는 안 된다.

⑬ 보건복지부장관·시장·군수·구청장은 의료기관이 제11항에 근거하여 그 의료업이 정지된 경우·개설허가가 취소된 경우·폐쇄명령을 받은 경우, 해당 의료기관에 입원 중인 환자를 다른 의료기관으로 옮기도록 하는 등 환자권익 보호를 위해 필요한 조치를 하여야 한다. 〈신설 2016.12.20.〉

⑭ 제2항을 위반하여 의료기관을 개설한 사람 또는 운영하는 사람은 10년 이하 징역형·1억원 이하 벌금형으로 처벌된다.
⑮ 제2항·제8항(제82조 제3항에서 준용하는 경우를 포함한다)·제10항을 위반한 사람은 5년 이하 징역형·5천만원 이하 벌금형으로 처벌된다.
⑯ 제4항을 위반한 사람은 3년 이하 징역형·3천만원 이하 벌금형으로 처벌된다.
⑰ 제9항을 위반한 사람은 1년 이하 징역형·1천만원 이하 벌금형으로 처벌된다.
⑱ 제1항·제3항(제82조 제3항에서 준용하는 경우를 포함한다)·제5항(허가 경우만을 말한다)을 위반한 사람은 500만원 이하 벌금형으로 처벌된다.
⑲ 제5항(제82조 제3항에서 준용하는 경우를 포함한다)에 따른 변경신고를 하지 않은 사람에게 100만원 이하 과태료가 부과된다.
⑳ 과태료는 대통령령에 근거하여 보건복지부장관·시장·군수·구청장이 부과·징수한다.

의료법 일부개정 2020. 12. 29. [법률 제17787호, 시행 2021. 6. 30.] 보건복지부.

(4) 의사 국가시험 문제 분석

1. '시' 지역의 50병상 병원에서 비뇨의학과 의사가 6개월간의 해외여행으로 진료를 할 수 없게 되어 원장은 진료과목인 비뇨의학과를 없애고자 한다. 원장이 해야 할 조치는?

[2019년 제83회 의사 국가시험 문제 유사]

① 관할 보건소장에게 신고
② 관할 의사회 지부장에게 신고
③ 비뇨의학과 진료실 앞에 이 내용을 게시
④ **의료기관 개설신고사항 변경신고서를 시장에게 제출**
⑤ 의료기관 개설신고사항 변경시고서를 도지사에게 제출

해설 및 정답 의료법 제33조는 의료기관개설을 규정하고 있다. **의료인들이 의료기관을 개설 할 때 직면하는 중요한 조문이다.** 대법원 판례도 계속 쏟아지고 있다. **의사 국가시험에 매년 출제되는 조문이다.** 주요내용을 보면, ① **의료인은 이 법에 근거하여 의료기관을 개설하지 않고, 의료업을 하여서는 안 된다.** 다음 각 호 어느 하나에 해당하는 경우 외에는 그 의료기관 내에서 의료업을 하여야 한다. 〈개정 2008.2.29., 2010.1.18.〉 1. 「응급의료에 관한 법률」제2조 제1호에 근거하여 응급환자를 진료하는 경우 2. 환자·환자보호자 요청에 따라 진료하는 경우 3. 국가·지방자치단체장이 공익상 필요하다고 인정하여 요청하는 경우 4. 보건복지부령에 근거하여 가정간호를 하는 경우 5. 그 밖에 이 법 또는 다른 법령으로 특별히 정한 경우·환자가 있는 현장에서 진료를 하여야 하는 부득이한 사유가 있는 경우 ② **다음 각 호 어느 하나에 해당하는 사람이 아니면 의료기관을 개설하여서는 안 된다.** 이 경우 의사는 종합병원·병원·요양병원·의원을, 치과의사는 치과병원·치과의원을, 한의사는 한방병원·요양병원·한의원을, 조산사는 조산원만을 개설할 수 있다. 〈개정 2009.1.30., 2020.3.4〉 1. **의사·치과의사·한의사·조산사** 2. **국가·지방자치단체** 3. **의료업을 목적으로 설립된 법인**(이하 "의료법인"이라 한다) 4. 「**민법**」이나 특별법에 근거하여 설립된 비영리법인 5. 「**공공기관의 운영에 관한 법률**」에 근거한 준정부기관·「**지방의료원의 설립 및 운영에 관한 법률**」에 근거한 지방의료원·「**한국보훈복지의료공단법**」에 근거한 한국보훈복지의료공단 ③ 제2항에 근거하여 의원·치과의원·한의원·조산원을 개설하려는 사람은 보건복지부령에 근거하여 **시장·군수·구청장에게 신고하여야 한다.** 〈개정 2008.2.29., 2010.1.18.〉 ④ 제2항에 근거하여 종합병원·병원·치과병원·한방병원·요양병원을 개설하려면, 제33조2에 규정된 시·도 의료기관개설위원회의 심의를 거쳐 보건복지부령에 근거하여 **시장·도지사 허가를 받아야 한다.** 이 경우 시장·도지사는 개설하려는 의료기관이 다음 각 호 어느 하나에 해당하는 경우에는 개설허가를 할 수 없다. 〈개정 2008.2.29, 2010.1.18, 2019.8.27., 2020.3.4〉 1. 제36조에 규정된 시설기준에 맞지 아니하는 경우 2. 제60조 제1항에 규정된 기본시책과 제60조 제2항에 규정된 수급·관리계획에 적합하지 아니한 경우 ⑤ **제3항·제4항에 근거하여 개설된 의료기관이 개설 장소를 이전하는 경우 또는 개설에 관한 신고·허가사항 중 보건복지부령으로 정하는 중요사항을 변경하려는 경우에도 제3항·제4항과 같다.** 〈개정 2008.2.29., 2010.1.18.〉

정답 ④

2. 의사와 한의사 면허를 모두 소지한 '갑'은 의원급 의료기관을 개설하려고 한다. 다음 중 옳은 것은? [2016년 제80회 의사 국가시험 문제 유사]

① 먼저 취득한 면허로만 의원 또는 한의원을 개설할 수 있다.
② 나중에 취득한 면허로만 의원 또는 한의원을 개설할 수 있다.
③ **의원과 한의원을 하나의 장소에 한하여 함께 개설할 수 있다.**
④ 의원과 한의원을 다른 장소에 개설하되, 모두 본인이 진료한다.
⑤ 의원과 한의원을 다른 장소에 개설하되, 다른 의료인과 함께 진료한다.

해설 및 정답 의료법 제33조는 의료기관개설을 규정하고 있다. ⑧ **제2항 제1호 의료인은 어떠한 명목으로도 둘 이상 의료기관을 개설·운영할 수 없다. 다만 2 이상 의료인 면허를 소지한 사람이 의원급 의료기관을 개설하려는 경우 하나의 장소에 한하여 면허 종별에 따른 의료기관을 함께 개설할 수 있다.** 〈신설 2009.1.30., 2012.2.1.〉

정답 ③

3.
군 지역에 의원을 개설하려고 하는 의사 '갑'이 개설과 관련하여 각 지문에서 행한 행위 중 올바른 것은? [2015년 제79회 의사 국가시험 문제 유사]

① 개설신고서는 도지사에게 제출한다.
② '의원' 명칭 대신 '보건소'라는 명칭을 사용할 수 있다.
③ 약국의 시설 일부를 분할하여 그 장소에 개설할 수 있다.
④ 인접 '군' 지역에 다른 의료기관을 동시에 개설할 수 있다.
⑤ **진단용 엑스선 장치를 운영하고자 할 때는 군수에게 신고해야 한다.**

해설 및 정답 의료법 제33조는 의료기관개설을 규정하고 있다. ③ 제2항에 근거하여 의원·치과의원·한의원·조산원을 개설하려는 사람은 보건복지부령에 근거하여 시장·군수·구청장에게 신고하여야 한다. 〈개정 2008.2.29., 2010.1.18.〉 **정답** ⑤

4.
'군' 지역에서 의원을 개설·운영하고 있는 의사 '갑'이 20일 일정으로 외국에서 열리는 학회 연수교육에 참가하면서 그 기간 동안 다른 의사에게 진료를 하게 할 경우 해야 할 조치로 옳은 것은? [2015년 제79회 의사 국가시험 문제 유사]

① 군수에게 휴업 신고서를 제출한다.
② 별도의 조치 없이 다른 의사가 진료한다.
③ 의원 입구에 안내문을 걸고, 보건소에 통보한다.
④ 보건소에 통보하고 진료기록부 보관계획서를 제출한다.
⑤ **군수에게 의료기관 개설 신고사항 변경신청서를 제출한다.**

해설 및 정답 군수에게 의료기관 개설 신고사항 변경신청서를 제출한다. 의료법 제33조는 의료기관개설을 규정하고 있다. ⑤ 제3항·제4항에 근거하여 개설된 의료기관이 개설 장소를 이전하는 경우 또는 개설에 관한 신고·허가사항 중 보건복지부령으로 정하는 중요사항을 변경하려는 경우에도 제3항·제4항과 같다. 〈개정 2008.2.29., 2010.1.18.〉

☞ ③ 제2항에 근거하여 의원·치과의원·한의원·조산원을 개설하려는 사람은 보건복지부령에 근거하여 시장·군수·구청장에게 신고하여야 한다. 〈개정 2008.2.29., 2010.1.18.〉

☞ ④ 제2항에 근거하여 종합병원·병원·치과병원·한방병원·요양병원을 개설하려면, 제33조2에 규정된 시·도 의료기관개설위원회의 심의를 거쳐 **보건복지부령에 근거하여 시장·도지사 허가를 받아야 한다.** 이 경우 시장·도지사는 개설하려는 의료기관이 다음 각 호 어느 하나에 해당하는 경우에는 개설허가를 할 수 없다. 〈개정 2008.2.29, 2010.1.18, 2019.8.27., 2020.3.4〉 1. 제36조에 규정된

시설기준에 맞지 아니하는 경우 2. 제60조 제1항에 규정된 기본시책과 제60조 제2항에 규정된 수급·관리계획에 적합하지 아니한 경우 **정답** ⑤

(5) 관련 판례

> **쟁점판례 46** 국민건강보험법상 부당이득징수대상 사건
>
> 대법원 2020. 10. 15. 선고 2020두36052 판결
> [요양급여환수처분취소등]
>
> Q. A가 운영하는 종합병원은 2006년 3월 14일 '응급의료에 관한 법률'에 따라 지역응급의료기관으로 지정되었다. 이 병원은 2011년부터 응급의료에 관한 법률 시행규칙상 응급실 전담간호사 인원수가 5명 이상이어야 한다는 인력기준을 더 이상 충족하지 못하게 되었다. 그럼에도 계속하여 응급실에 내원한 환자 등을 상대로 응급처치 및 응급의료를 실시하고 국민건강보험공단으로부터 응급의료관리료를 지급받아 왔다. 국민건강보험공단은 A가 속임수나 그 밖의 부당한 방법으로 응급의료관리료를 지급받았다는 이유로 구 국민건강보험법에 근거하여 A에 대하여 응급의료관리료 각 6263만8980원, 1억770만7590원의 징수처분을 하였다. A는 이 사건 징수처분들의 각 취소를 구하는 소를 제기하였다.
>
> Q. 국민건강보험법에 따른 요양기관이 응급의료에 관한 법률 등 다른 개별 행정법률을 위반하여 요양급여를 제공하고 요양급여비용을 받은 것이 구 국민건강보험법 제57조 제1항에서 부당이득징수의 대상으로 정한 '속임수나 그 밖의 부당한 방법으로 보험급여비용을 받은 경우'에 해당하는지 판단하는 방법
>
> Q. 지역응급의료기관으로 지정된 갑 병원이 응급의료에 관한 법률 시행규칙 [별표 8] '지역응급의료기관 지정기준' 중 응급실 전담간호사 인원수가 5명 이상이어야 한다는 인력기준을 충족하지 못하게 되었음에도 계속하여 응급실에 내원한 환자 등을 상대로 응급처치 등을 실시하고 응급의료관리료를 지급받은 사실에 대하여, 갑 병원이 속임수나 그 밖의 부당한 방법으로 응급의료관리료를 지급받았다는 이유로 국민건강보험공단이 갑 병원에 응급의료관리료 징수처분을 한 사안에서, 갑 병원이 응급실에 내원한 환자에게 응급처치 등을 행한 이상 당시 '응급실 전담간호사 인력기준'을 충족하지 못하였다는 사정만으로

> 갑 병원이 위 응급처치 등과 관련하여 받은 응급의료관리료를 구 국민건강보험법 제57조 제1항에서 부당이득징수의 대상으로 정한 '속임수나 그 밖의 부당한 방법으로 받은 보험급여 비용'에 해당한다고 보기는 어렵다고 한 사례.

가. 구 국민건강보험법(2016. 2. 3. 법률 제13985호로 개정되기 전의 것, 이하 같다)은 국민의 질병·부상에 대한 예방·진단·치료·재활과 출산·사망 및 건강증진에 대하여 보험급여를 실시하여 국민보건 향상과 사회보장 증진에 이바지함을 목적으로 제정된 법률(제1조)로서 응급의료에 관한 법률 등 다른 개별 행정법률과는 입법 목적과 규율대상이 다르다. 따라서 국민건강보험법에 따른 요양기관이 응급의료에 관한 법률 등 다른 개별 행정법률을 위반하여 요양급여를 제공하고 요양급여비용을 받은 것이 구 국민건강보험법 제57조 제1항에서 부당이득징수의 대상으로 정한 '속임수나 그 밖의 부당한 방법으로 보험급여비용을 받은 경우'에 해당하는지는 국민건강보험법과 다른 개별 행정법률의 입법 목적 및 규율대상의 차이를 염두에 두고 국민건강보험법령상 보험급여기준의 내용과 취지 및 다른 개별 행정법률에 의한 제재수단 외에 국민건강보험법상 부당이득징수까지 하여야 할 필요성의 유무와 정도 등을 고려하여 판단하여야 한다.

나. 지역응급의료기관으로 지정된 갑 병원이 응급의료에 관한 법률 시행규칙 [별표 8] '지역응급의료기관 지정기준' 중 응급실 전담간호사 인원수가 5명 이상이어야 한다는 인력기준을 충족하지 못하게 되었음에도 계속하여 응급실에 내원한 환자 등을 상대로 응급처치 및 응급의료를 실시하고 응급의료관리료를 지급받은 사실에 대하여, 갑 병원이 속임수나 그 밖의 부당한 방법으로 응급의료관리료를 지급받았다는 이유로 국민건강보험공단이 구 국민건강보험법(2016. 2. 3. 법률 제13985호로 개정되기 전의 것, 이하 같다) 제57조 제1항에 근거하여 갑 병원에 응급의료관리료 징수처분을 한 사안이다. 관련 법령의 규정 내용과 취지를 관련 법리에 비추어 살펴보면, **갑 병원이 응급실에 내원한 응급환자와 비응급환자에게 응급처치 등을 행한 이상 비록 당시 '응급실 전담간호사 인력기준'을 충족하지 못하였더라도 그러한 사정만으로 갑 병원이 위 응급처치 등과 관련하여 받은 응급의료관리료를 구 국민건강보험법 제57조 제1항에서 부당이득징수의 대상으로 정한 '속임수나 그 밖의 부당한 방법으로 받은 보험급여 비용'에 해당한다고 보기는 어렵다고 한 사례.**

다. 【참조조문】 [1] 구 국민건강보험법(2016. 2. 3. 법률 제13985호로 개정되기 전의 것) 제57조 제1항 [2] 구 국민건강보험법(2016. 2. 3. 법률 제13985호로 개정되기 전의 것) 제41조 제2항, 제57조 제1항, 국민건강보험 요양급여의 기준에 관한 규칙 제5조 제1항 [별표 1] 제1호 (라)목, 구 응급의료에 관한 법률(2015. 7. 24. 법률 제13436호로 개정되기 전의 것) 제23조, 제31조, 제31조의2, 응급의료에 관한 법률 시행규칙 제18조 제1항 [별표 8].

라. 【참조판례】 [1] 대법원 2019. 11. 28. 선고 2017두59284 판결; 대법원 2020. 3. 12. 선고 2019두40079 판결.

마. 【판례평석】 대상판결은 타당하다. 요양급여의 과잉환수로 인하여 오히려 국민건강보험법상 목적이 훼손될 수 있기 때문이다. 대법원은 그동안 단순히 의료법 관련 법령 위반 시에도 속임수 또는 그 밖의 부당한 방법으로 요양급여비용을 받는 행위로 판단하였다. 그러나 최근에는 요양급여환수에 관하여 신중해야 한다는 판단을 내리고 있다. 국민건강보험법이 의료법 등 다른 개별 행정법률과 그 입법목적과 규율대상을 달리한다는 근거를 제시하고 있다. 대상판결은 역시 이러한 기조에서 인력기준·시설·장비 유지에 관한 개별 법령을 위반한 사실이 있다 하더라도, **국민건강보험법의 목적에 비추어 국민에 대한 진단과 치료가 적정하게 행하여진 경우라면, 속임수·그 밖의 부당한 방법에 의하여 요양급여비용을 받은 경우로 볼 수 없다고 판시하고 있다**(김재춘, 2020년 분야별 중요판례분석 ⑯ 의료법 - 의사의 설명의무, 부작용 발생 가능성 희박하다고 면제 안돼. 의사가 환자의 용태 듣고 조제·배송은 의료법 위반, 법률신문 제4890호, 법률신문사, 12-13면).

쟁점판례 47 국민건강보험법상 부당이득징수대상 사건

대법원 2020. 7. 9. 선고 2020두31668, 31675 판결
[요양급여비용환수처분취소·업무정지처분취소]

Q. 요양·의료기관을 운영하는 A는 영상의학과 전문의 B 등이 실제 요양기관에 출근하지 않는 등 전산화단층 촬영장치 등의 의료영상 품질관리 업무의 총괄 및 감독, 영상화질 평가 등의 업무를 수행하지 않고 원격으로 판독 업무만 하였음에도 비전속 인력으로 신고하고 전산화단층 영상진단료 등에 관하여 요양급여·의료급여비용을 청구하여 지급받았다. 국민건강보험공단은 A에 대하여 현지조사에 따라 국민건강

보험법에 근거하여 1억7060만5380원의 요양급여비용 환수처분을 하였다. A는 이 사건 환수처분의 취소를 구하는 소를 제기하였다.

Q. 다른 개별 행정법률을 위반하여 요양급여·의료급여를 제공하고 급여비용을 수령한 것이 구 국민건강보험법 제57조 제1항에서 부당이득징수의 대상으로, 같은 법 제98조 제1항 제1호, 의료급여법 제28조 제1항 제1호에서 업무정지처분의 대상으로 각 정한 '속임수나 그 밖의 부당한 방법으로 급여비용을 받은 경우'에 해당하는지 판단하는 방법

Q. 의료법의 위임에 따른 구 특수의료장비의 설치 및 운영에 관한 규칙에서 정한 특수의료장비 설치인정기준(등록 및 품질관리검사에 관한 부분 제외)을 위반한 경우, 구 국민건강보험법 제57조 제1항에서 정한 부당이득징수처분 또는 같은 법 제98조 제1항 제1호, 의료급여법 제28조 제1항 제1호에서 정한 업무정지처분의 사유가 되는지 여부(소극)

Q. 요양·의료기관을 운영하는 갑이 영상의학과 전문의 을 등이 실제 요양기관에 출근하지 않는 등 전산화단층 촬영장치 등의 의료영상 품질관리 업무의 총괄 및 감독, 영상화질 평가 등의 업무를 수행하지 않고 원격으로 판독 업무만 하였음에도 비전속 인력으로 신고하고 전산화단층 영상진단료 등에 관하여 요양급여·의료급여비용을 청구하여 지급받았다는 이유로 요양급여비용 환수처분 및 업무정지처분을 받은 사안에서, 갑의 요양급여·의료급여비용 청구가 구 국민건강보험법 제57조 제1항, 제98조 제1항 제1호, 의료급여법 제28조 제1항 제1호의 '속임수나 그 밖의 부당한 방법'으로 급여비용을 받은 경우에 해당한다고 볼 수 없는데도, 이와 달리 본 원심판단에 법리오해의 잘못이 있다고 한 사례.

가. 구 국민건강보험법(2016. 2. 3. 법률 제13985호로 개정되기 전의 것, 이하 같다)은 국민의 질병·부상에 대한 예방·진단·치료·재활과 출산·사망 및 건강증진에 대하여 보험급여를 실시함으로써 국민보건 향상과 사회보장 증진에 이바지함을 목적으로 제정된 법률이고, 의료급여법은 생활이 어려운 사람에게 의료급여를 함으로써 국민보건의 향상과 사회복지의 증진에 이바지함을 목적으로 제정된 법률로서 의료법 등 다른 개별 행정법률과는 입법 목적과 규율대상이 다르다. 따라서 다른 개별 행정법률을 위반하여 요양급여·의료급여를 제공하고 급여비용을 수령한 것이 구 국민건강보험법 제57조 제1항에서 부당이득징수의 대상으로, 구 국민건강보험법 제98조 제1항 제1호, 의료급여법 제28조

제1항 제1호에서 업무정지처분의 대상으로 각 정한 '속임수나 그 밖의 부당한 방법으로 급여비용을 받은 경우'에 해당하는지는 국민건강보험법·의료급여법과 다른 개별 행정법률의 입법 목적 및 규율대상의 차이를 염두에 두고 국민건강보험법령·의료급여법령상 급여기준의 내용과 취지 및 다른 개별 행정법률에 의한 제재수단 외에 국민건강보험법·의료급여법에 따른 부당이득징수 및 업무정지처분까지 하여야 할 필요성의 유무와 정도 등을 고려하여 판단하여야 한다.

나. 구 국민건강보험 요양급여의 기준에 관한 규칙(2016. 6. 3. 보건복지부령 제404호로 개정되기 전의 것, 이하 '건강보험 요양급여규칙'이라 한다)이 요양급여의 일반원칙으로 '요양기관은 가입자의 요양급여에 필요한 적정한 인력·시설 및 장비를 유지하여야 한다'고 규정한 취지는 요양기관으로 하여금 환자 치료에 적합한 요양급여를 제공하게 하려는 것이다. 특수의료장비와 관련하여 '일정한 인력·시설을 갖추어 등록하고 정기적인 품질관리검사를 받을 것'을 요양급여의 기준으로 정한 것은 이를 구체화한 것이다. 그러므로 의료법의 위임에 따른 구 특수의료장비의 설치 및 운영에 관한 규칙(2019. 1. 10. 보건복지부령 제613호로 개정되기 전의 것)에 정한 특수의료장비 설치인정기준 가운데 등록 및 품질관리검사에 관한 부분을 제외한 나머지 부분은 이를 위반한 경우 의료법에 따라 시정명령의 제재 사유가 됨은 별론으로 하더라도 구 국민건강보험법(2016. 2. 3. 법률 제13985호로 개정되기 전의 것, 이하 같다) 제57조 제1항에서 정한 부당이득징수처분 또는 구 국민건강보험법 제98조 제1항 제1호, 의료급여법 제28조 제1항 제1호에서 정한 업무정지처분의 사유가 된다고 볼 수 없다.

다. 요양·의료기관을 운영하는 갑이 영상의학과 전문의 을 등이 실제 요양기관에 출근하지 않는 등 전산화단층 촬영장치 등의 의료영상 품질관리 업무의 총괄 및 감독, 영상화질 평가 등의 업무를 수행하지 않고 원격으로 판독 업무만 하였음에도 비전속 인력으로 신고하고 전산화단층 영상진단료 등에 관하여 요양급여·의료급여비용을 청구하여 지급받았다는 이유로 요양급여비용 환수처분 및 업무정지처분을 받은 사안이다. 갑이 비전속 영상의학과 전문의의 영상판독을 거쳐 품질관리 적합판정을 받고 등록된 전산화단층 촬영장치 등을 활용한 전산화단층 영상진단료 등을 요양급여비용 또는 의료급여비용으로 청구하였다면 이를 구 국민건강보험법(2016. 2. 3. 법률 제13985호로 개정되기 전의 것) 제57조 제1항, 제98조 제1항 제1호, 의료급여법 제28조 제1항 제1호의 '속임수나 그 밖의 부당한 방법'으로 급여비용을 받은 경우에 해당한다고 볼 수 없는데도, 이와 달리 본 원심판단에 법리오해의 잘못이 있다고 한 사례.
라. 【참조조문】 [1] 구 국민건강보험법(2016. 2. 3. 법률 제13985호로 개정되기 전의 것) 제57조 제1항, 제98조 제1항 제1호, 의료급여법 제28조 제1항 제1호 [2] 구 국민건강보험법(2016. 2. 3. 법률 제13985호로 개정되기 전의 것) 제57조 제1항, 제98조 제1항 제1호, 의료급여법 제7조 제2항, 제28조 제1항 제1호, 구 의료급여법 시행규칙(2020. 6. 29. 보건복지부령 제737호로 개정되기 전의 것) 제6조 제1항, 구 국민건강보험 요양급여의 기준에 관한 규칙(2016. 6. 3. 보건복지부령 제404호로 개정되기 전의 것) 제5조 제1항 [별표 1] 제1호 (라)목, 제8호 (라)목, 의료법 제1조, 제34조 제1항, 제38조 제1항, 제2항, 제3항, 제63조 제1항, 제64조 제1항 제6호, 제67조 제1항, 제88조 제1호, 구 특수의료장비의 설치 및 운영에 관한 규칙(2019. 1. 10. 보건복지부령 제613호로 개정되기 전의 것) 제3조 제1항 [별표 1], 제2항 제1호 [3] 구 국민건강보험법(2016. 2. 3. 법률 제13985호로 개정되기 전의 것) 제57조 제1항, 제98조 제1항 제1호, 의료급여법 제28조 제1항 제1호.
마. 【참조판례】 [1] 대법원 2019. 5. 30. 선고 2015두36485 판결; 대법원 2019. 11. 28. 선고 2017두59284 판결.

쟁점판례 48 의료기관 개설명의자와 실질적 개설자·운영자 상대 요양급여비용 전액 징수 처분

대법원 2020. 7. 9. 선고 2018두44838 판결
[요양급여비용환수결정취소] 〈이른바 '사무장병원'의 실질개설자(사무장)에 대하여 요양급여비용 전액을 부당이득으로 징수하는 처분을 한 사건〉

Q. 의료기관을 개설할 수 없는 자가 개설한 의료기관이 국민건강보험법상 요양급여를 실시하고 급여비용을 청구하는 경우, 국민건강보험법 제57조에 의한 부당이득징수처분의 대상이 되는지 여부(적극)
Q. 이때 국민건강보험법 제57조 제1항 및 제2항에 따른 부당이득징수처분의 상대방(=해당 의료기관의 개설명의자 및 실질적으로 개설·운영한 자)
Q. 국민건강보험법 제57조 제1항, 제2항에서 정한 부당이득징수가 재량행위인지 여부(적극)
Q. 의료기관의 개설명의자나 비의료인 개설자를 상대로 요양급여비용을 징수할 때 고려할 사항

> Q. 이러한 사정을 고려하지 않고 의료기관의 개설명의자나 비의료인 개설자를 상대로 요양급여비용 전액을 징수하는 경우, 재량권을 일탈·남용한 것인지 여부(원칙적 적극)

가. 국민건강보험법에 따르면, 요양기관은 가입자 등에게 요양급여를 실시하고 국민건강보험공단(이하 '공단'이라 한다)에 요양급여비용의 지급을 청구하며, 공단은 요양급여비용을 요양기관에 지급한다(제42조, 제47조). 공단은 속임수나 그 밖의 부당한 방법으로 보험급여비용을 받은 요양기관에 대하여 그 급여비용에 상당하는 금액의 전부 또는 일부를 징수한다(제57조 제1항). **의료법 제33조 제2항을 위반하여 의료기관을 개설할 수 없는 자가 의료인의 면허나 의료법인 등의 명의를 대여받아 개설·운영하는 의료기관에 해당하는 경우에는 해당 의료기관을 개설한 자에게 요양기관과 연대하여 징수금을 납부하게 할 수 있다(제57조 제2항).** 이를 납부하지 아니하는 때에는 국세체납처분의 예에 의하여 징수할 수 있다(제81조 제1항, 제3항).

나. 그리고 국민건강보험법 제40조 제1항 제1호에 따르면, 요양급여는 '의료법에 따라 개설된 의료기관'에서 행하여야 한다. 의료법 제33조 제2항, 제66조 제1항 제2호, 제87조, 제90조에 따르면, **의료기관 개설자격은 의사 등으로 한정되고, 의료기관의 개설자격이 없는 자가 의료기관을 개설하는 것은 엄격히 금지된다.**

다. 각 규정의 내용과 체재 등에 비추어 보면, **의료기관을 개설할 수 없는 자가 개설한 의료기관은 국민건강보험법상 요양기관이 될 수 없다.** 그러므로 이러한 의료기관이 국민건강보험법상 요양급여를 실시하고 급여비용을 청구하는 것은 **'속임수나 그 밖의 부당한 방법'에 해당하여 국민건강보험법 제57조에 의한 부당이득징수처분의 대상이 된다. 이때 해당 의료기관의 개설명의자는 국민건강보험법 제57조 제1항에 따라 부당이득징수처분의 상대방이 된다. 명의를 대여받아 해당 의료기관을 실질적으로 개설·운영한 자는 국민건강보험법 제57조 제2항에 따라 부당이득징수처분의 상대방이 된다.**

라. 국민건강보험법 제57조 제1항은 "국민건강보험공단은 속임수나 그 밖의 부당한 방법으로 보험급여를 받은 사람이나 보험급여비용을 받은 요양기관에 대하여 그 보험급여나 보험급여비용에 상당하는 금액의 전부 또는 일부를 징수한다."라고 규정하여 문언상 일부 징수가 가능함을 명시하고 있다. 위 조항은 요양기관이 부당한 방법으로 급여비용을 지급청구하는 것을 방지함으로써 바람

직한 급여체계의 유지를 통한 건강보험 및 의료급여 재정의 건전성을 확보하려는 데 입법 취지가 있다. 그러나 요양기관으로서는 부당이득징수로 인하여 이미 실시한 요양급여에 대하여 그 비용을 상환받지 못하는 결과가 되므로 침익적 성격이 크다.

마. 한편 종전 국민건강보험법은 보험급여비용을 받은 요양기관에 대하여만 부당이득을 징수할 수 있는 것으로 규정하였으나, 2013. 5. 22. 신설된 국민건강보험법 제57조 제2항은 "국민건강보험공단은 제1항에 따라 속임수나 그 밖의 부당한 방법으로 보험급여비용을 받은 요양기관이 다음 각 호의 어느 하나에 해당하는 경우에는 해당 요양기관을 개설한 자에게 그 요양기관과 연대하여 같은 항에 따른 징수금을 납부하게 할 수 있다."라고 규정하면서 **제1호에서 "의료법 제33조 제2항을 위반하여 의료기관을 개설할 수 없는 자가 의료인의 면허나 의료법인 등의 명의를 대여받아 개설·운영하는 의료기관"을 규정하여 비의료인 개설자에 대한 부당이득징수의 근거를 마련하였다.**

바. **의료법 제33조 제2항이 금지하는 '비의료인의 의료기관 개설행위'는** 비의료인이 의료기관의 시설 및 인력의 충원·관리, 개설신고, 의료업의 시행, 필요한 자금의 조달, 운영성과의 귀속 등을 **주도적으로 처리하는 것을 의미한다.** 즉, 의료인인 개설명의자는 실질 개설·운영자에게 자신의 명의를 제공할 뿐 의료기관의 개설과 운영에 관여하지 않으며, 그에게 고용되어 근로 제공의 대가를 받을 뿐 의료기관 운영에 따른 손익이 그대로 귀속되지도 않는다. 이 점을 반영하여 의료법은 제33조 제2항 위반행위의 주체인 비의료인 개설자는 10년 이하의 징역이나 1억 원 이하의 벌금에 처하도록 규정한 반면, 의료인인 개설명의자는 제90조에서 '의료기관의 개설자가 될 수 없는 자에게 고용되어 의료행위를 한 자'로서 500만 원 이하의 벌금에 처하도록 규정하고 있다.

사. 이상에서 살펴본 위 각 법 규정의 내용, 체재와 입법 취지, 부당이득징수의 법적 성질 등을 고려할 때, 국민건강보험법 제57조 제1항, 제2항이 정한 부당이득징수는 재량행위라고 보는 것이 옳다. 그리고 의료기관이 실시한 요양급여 내용(자격을 갖춘 의료인이 요양급여를 시행하였는지, 요양급여대상에 해당하는지, 적절한 수준에서 이루어진 것인지 아니면 이를 초과하여 소위 과잉진료에 해당하는지 등)과 요양급여비용의 액수, **의료기관 개설·운영 과정에서의 비의료인 개설자와 개설명의자의 역할과 불법성의 정도, 의료기관 운영성과의 귀속 여부, 비의료인 개설자와 개설명의자가 얻은 이익의 정도, 그 밖에 조사에 대한 협조 여부 등의 사정을 고려하지 않고 의료기관의 개설명의자나 비의료인 개설자를 상대**

로 요양급여비용 전액을 징수하는 것은 다른 특별한 사정이 없는 한 비례의 원칙에 위배되어 재량권을 일탈·남용한 것으로 볼 수 있다.

> **쟁점판례 49** 비의료인의 의료기관 개설행위
>
> 대법원 2020. 6. 11. 선고 2018두37250 판결
> [요양급여비용환수결정취소청구의소]
>
> Q. 의료법 제33조 제2항을 위반하여 적법하게 개설되지 아니한 의료기관에서 요양급여가 행하여진 경우, 위 요양급여비용이 국민건강보험법에서 정한 요양급여대상에 포함되는지 여부(소극)
> Q. 국민건강보험법 제57조 제1항이 정한 부당이득징수가 재량행위인지 여부(적극)
> Q. 국민건강보험법 제57조 제2항이 정한 부당이득징수가 재량행위인지 여부(적극)
> Q. 의료법 제33조 제2항이 금지하는 '비의료인의 의료기관 개설행위'의 의미
> Q. 의료기관의 실질적 개설자인 비의료인에 대하여 요양급여비용 전액을 징수하는 것이 재량권의 범위 내에 있는지 여부를 판단할 때 고려할 사항

가. 의료법 제33조 제2항을 위반하여 적법하게 개설되지 아니한 의료기관에서 요양급여가 행하여졌다면 **해당 의료기관은 국민건강보험법상 요양급여비용을 청구할 수 있는 요양기관에 해당되지 않는다. 그러므로 위 요양급여비용은 국민건강보험법에 정한 요양급여대상에 포함될 수 없다**(대법원 2015. 5. 29. 선고 2014다229399 판결 참조).

나. 【참조조문】 [1] 의료법 제33조 제2항, 국민건강보험법 제41조, 제42조 제1항 제1호 [2] 국민건강보험법 제57조 제1항 [3] 국민건강보험법 제57조 제2항, 의료법 제33조 제2항

다. 【참조판례】 [1] 대법원 2015. 5. 14. 선고 2012다72384 판결; 대법원 2015. 5. 29. 선고 2014다229399 판결 [2] 대법원 2020. 6. 4. 선고 2015두39996 판결; 헌법재판소 2011. 6. 30. 선고 2010헌바375 전원재판부 결정 [3] 대법원 2018. 11. 29. 선고 2018도10779 판결.

【전 문】
【원고, 상고인】 원고 (소송대리인 법무법인 OO 담당변호사 OOO 외 1인)
【피고, 피상고인】 국민건강보험공단
【원심판결】 부산고법 2018. 1. 17. 선고 2017누23803 판결
【주 문】
상고를 기각한다. 상고비용은 원고가 부담한다.
【이 유】
상고이유를 판단한다.
1. 부당이득징수처분의 대상
가. 의료법 제33조 제2항을 위반하여 적법하게 개설되지 아니한 의료기관에서 요양급여가 행하여졌다면 해당 의료기관은 국민건강보험법상 요양급여비용을 청구할 수 있는 요양기관에 해당되지 아니하므로 위 요양급여비용은 국민건강보험법에 정한 요양급여대상에 포함될 수 없다(대법원 2015. 5. 29. 선고 2014다229399 판결 참조).
나. **원심은, 비의료인이 의료기관 개설 자격이 있는 자의 명의를 차용하여 개설한 요양기관에 지급된 요양급여비용은 부당이득징수처분의 대상이 된다고 판단하였다. 이러한 원심판단은 위 법리에 기초한 것으로서, 거기에 국민건강보험법상 부당이득징수에 관한 법리를 오해한 잘못이 없다.**
2. 의료기관의 개설자
원심은, 그 판시와 같은 이유로 이 사건 병원은 의료기관을 개설할 수 없는 원고가 2014. 3. 28. ○○○○○○○○○○협동조합(원심 공동원고, 이하 '소외 생협'이라 한다)의 명의를 빌려 개설·운영한 의료기관이라고 판단하였다. 원심판결 이유를 기록에 비추어 살펴보면, 이러한 원심판단에 상고이유 주장과 같이 논리와 경험의 법칙에 반하여 자유심증주의의 한계를 벗어난 잘못이 없다.
3. 재량권 일탈·남용
가. 국민건강보험법 제57조 제1항은 "공단은 속임수나 그 밖의 부당한 방법으로 보험급여를 받은 사람이나 보험급여 비용을 받은 요양기관에 대하여 그 보험급여나 보험급여 비용에 상당하는 금액의 전부 또는 일부를 징수한다."라고 규정하여 그 문언상 일부 징수가 가능함을 명시하고 있다. 위 조항은 요양기관이 부당한 방법으로 급여비용을 지급청구하는 것을 방지함으로써 바람직한 급여체계의 유지를 통한 건강보험 및 의료급여 재정의 건전성을 확보하려는 데 입법 취지가 있다(헌법재판소 2011. 6. 30. 선고 2010헌바375 전원재판부 결정

참조). 그러나 요양기관으로서는 부당이득징수로 인하여 이미 실시한 요양급여에 대하여 그 비용을 상환받지 못하는 결과가 되므로 그 침익적 성격이 크다. 이와 같은 위 법 규정의 내용, 체재와 입법 취지, 부당이득징수의 법적 성질 등을 고려할 때 국민건강보험법 제57조 제1항이 정한 부당이득징수는 재량행위라고 보는 것이 옳다(대법원 2020. 6. 4. 선고 2015두39996 판결 참조).

나. 한편 종전 국민건강보험법은 보험급여 비용을 받은 요양기관에 대하여만 부당이득을 징수할 수 있는 것으로 규정하고 있었으나, 2013. 5. 22. 신설된 국민건강보험법 제57조 제2항은 "공단은 제1항에 따라 속임수나 그 밖의 부당한 방법으로 보험급여 비용을 받은 요양기관이 다음 각호의 어느 하나에 해당하는 경우에는 해당 요양기관을 개설한 자에게 그 요양기관과 연대하여 같은 항에 따른 징수금을 납부하게 할 수 있다."라고 규정하면서 그 제1호에서 '「의료법」제33조 제2항을 위반하여 의료기관을 개설할 수 없는 자가 의료인의 면허나 의료법인 등의 명의를 대여받아 개설·운영하는 의료기관'을 규정하여 비의료인 개설자에 대한 부당이득징수의 근거를 마련하였다. 그리고 이 사건에서 피고는 위 신설된 국민건강보험법 제57조 제2항에 의거하여 비의료인 개설자인 원고에게 소외 생협에 지급된 요양급여비용 전액을 징수하는 처분을 하였다.

국민건강보험법 제57조 제2항이 정한 부당이득징수 역시 재량행위라 할 것이다. 그런데 의료법 제33조 제2항이 금지하는 '비의료인의 의료기관 개설행위'는 비의료인이 의료기관의 시설 및 인력의 충원·관리, 개설신고, 의료업의 시행, 필요한 자금의 조달, 운영성과의 귀속 등을 주도적으로 처리하는 것을 의미한다(대법원 2018. 11. 29. 선고 2018도10779 판결 참조). 따라서 실질적 개설자인 비의료인에 대하여 요양급여비용 전액을 징수하는 것이 재량권의 범위 내에 있는지 여부를 판단함에 있어서는 특히 이와 같이 의료기관 개설·운영 과정에서 비의료인 개설자가 주도적인 역할을 담당하는 점 및 그 불법성의 정도, 의료기관의 운영에 따른 이익과 손실이 비의료인 개설자에게 귀속된다는 점 등의 사정을 고려하여야 할 것이다.

다. 기록과 원심판결에 나타난 제반 사정을 살펴보면, **'실질적 개설자인 원고는 의료기관을 개설할 자격이 없음에도 불구하고 소외 생협 명의로 이 사건 병원을 개설하였고(의료법 위반), 소외 생협의 실질이 결여된 채 의료기관 개설자격이 없는 원고의 계산으로 이 사건 병원을 개설·운영하는 사실을 숨기고 피고로부터 요양급여비용을 지급받았다(사기)'는 범죄사실로 징역 1년 6월에 집행유**

예 3년을 선고받아 그 형이 확정되는 등 불법성이 큰 점, 원고가 의료인 등 자격이 있는 사람만이 요양기관을 개설할 수 있음을 잘 알고 있었을 것으로 보임에도 이 사건 병원을 개설한 점, 원고가 얻은 이익이 큰 점 등 제반 사정을 고려하여, 이 사건 처분이 재량권 일탈·남용에 해당하지 않는다고 한 원심판단을 수긍할 수 있다. 이러한 원심의 조치에 비례의 원칙, 재량권 일탈·남용 등에 관한 법리를 오해하여 판결에 영향을 미친 잘못이 없다.

4. 결론

그러므로 상고를 기각하고, 상고비용은 패소자가 부담하도록 하여, 관여 대법관의 일치된 의견으로 주문과 같이 판결한다.

대법관   노태악(재판장) 김재형 민유숙(주심) 이동원

쟁점판례 50 의료인과 비의료인이 건강검진센터를 동업하여 운영한 사건

대법원 2020. 6. 11. 선고 2016두52897 판결
[부당이득환수처분등취소]

Q. 의료법 제33조 제2항이 금지하는 '비의료인의 의료기관 개설행위'의 의미
Q. **병원 자체는 의사가 운영하면서 병원에 부설된 건강검진센터의 운영을 비의료인과 동업한 경우, 위 조항 위반에 해당하는지 여부**(적극)
Q. 국민건강보험법 제57조 제1항이 정한 부당이득징수가 재량행위인지 여부(적극)
Q. 의료기관의 개설명의인을 상대로 요양급여비용을 징수할 때 고려할 사항
Q. 이러한 사정을 고려하지 않고 의료기관의 개설명의인을 상대로 요양급여비용 전액을 징수한 경우, 재량권을 일탈·남용한 때에 해당하는지 여부(원칙적 적극)

가. 의료법 제33조 제2항이 금지하는 '비의료인의 의료기관 개설행위'는 비의료인이 의료기관의 시설 및 인력의 충원·관리, 개설신고, 의료업의 시행, 필요한 자금의 조달, 운영성과의 귀속 등을 주도적으로 처리하는 것을 의미한다. **병원 자체는 의사가 운영하면서, 병원에 부설된 건강검진센터의 운영을 비의료인과 동업한 경우에도 의료법 제33조 제2항 위반에 해당한다.**

나. 【참조조문】 [1] 의료법 제33조 제2항 [2] 국민건강보험법 제57조 제1항
다. 【참조판례】 [1] 대법원 2006. 9. 28. 선고 2006도3750 판결; 대법원 2018. 11. 29. 선고 2018도10779 판결; [2] 대법원 2020. 6. 4. 선고 2015두39996 판결; 헌법재판소 2011. 6. 30. 선고 2010헌바375 전원재판부 결정.

【전 문】
【원고, 상고인】 의료법인 은경 의료재단 (소송대리인 법무법인 00 외 3인)
【피고, 피상고인】 국민건강보험공단 (소송대리인 변호사 송영경 외 1인)
【원심판결】 서울고법 2016. 8. 16. 선고 2015누69258 판결
【주 문】
원심판결을 파기하고, 사건을 서울고등법원에 환송한다.
【이 유】
상고이유를 판단한다.

1. 부당이득징수처분의 대상

가. 의료법 제33조 제2항이 금지하는 '비의료인의 의료기관 개설행위'는 비의료인이 의료기관의 시설 및 인력의 충원·관리, 개설신고, 의료업의 시행, 필요한 자금의 조달, 운영성과의 귀속 등을 주도적으로 처리하는 것을 의미한다(대법원 2018. 11. 29. 선고 2018도10779 판결 참조). 병원 자체는 의사가 운영하면서, 병원에 부설된 건강검진센터의 운영을 비의료인과 동업한 경우에도 의료법 제33조 제2항 위반에 해당한다(대법원 2006. 9. 28. 선고 2006도3750 판결).

나. 원심은, 건강보험 요양기관으로서 의료법인인 원고가 비의료인인 소외인과 이 사건 건강검진실의 운영에 관한 동업약정을 체결하고, 이 사건 건강검진실의 운영 수익을 2(원고) : 8(소외인)의 비율로 나누어 가졌다고 봄이 상당하다고 판단하였다. 이어서 원심은 원고에게 지급된 건강검진비용은 비의료인이 의료인과 동업으로 개설한 요양기관에 지급된 요양급여비용으로서 부당이득징수처분의 대상이 된다고 판단하였다.

다. 원심판결 이유를 기록에 비추어 살펴보면, 이러한 원심판단에 상고이유 주장과 같이 논리와 경험의 법칙에 반하여 자유심증주의의 한계를 벗어난 잘못, 의료법 제33조 제2항 및 국민건강보험법상 부당이득징수에 관한 법리를 오해한 잘못이 없다.

2. 재량권 일탈·남용

가. 국민건강보험법 제57조 제1항은 "공단은 속임수나 그 밖의 부당한 방법으로

보험급여를 받은 사람이나 보험급여 비용을 받은 요양기관에 대하여 그 보험급여나 보험급여 비용에 상당하는 금액의 전부 또는 일부를 징수한다."라고 규정하여 그 문언상 일부 징수가 가능함을 명시하고 있다. 위 조항은 요양기관이 부당한 방법으로 급여비용을 지급청구하는 것을 방지함으로써 바람직한 급여체계의 유지를 통한 건강보험 및 의료급여 재정의 건전성을 확보하려는 데 입법 취지가 있다(헌법재판소 2011. 6. 30. 선고 2010헌바375 전원재판부 결정 참조). 그러나 요양기관으로서는 부당이득징수로 인하여 이미 실시한 요양급여에 대하여 그 비용을 상환받지 못하는 결과가 되므로 그 침익적 성격이 크다. 위와 같은 관련 규정의 내용, 체재와 입법 취지, 부당이득징수의 법적 성질 등을 고려할 때, 국민건강보험법 제57조 제1항이 정한 부당이득징수는 재량행위라고 보는 것이 옳다. 그리고 요양기관이 실시한 요양급여 내용과 요양급여 비용의 액수, 의료기관 개설·운영 과정에서의 개설명의인의 역할과 불법성의 정도, 의료기관 운영성과의 귀속 여부와 개설명의인이 얻은 이익의 정도, 그 밖에 조사에 대한 협조 여부 등의 사정을 고려하지 않고 의료기관의 개설명의인을 상대로 요양급여비용 전액을 징수하는 것은 다른 특별한 사정이 없는 한 비례의 원칙에 위배된 것으로 재량권을 일탈·남용한 때에 해당한다고 볼 여지가 있다(대법원 2020. 6. 4. 선고 2015두39996 판결 참조).

나. 기록에 의하면, 원고는 1심과 원심에서 재량권의 일탈·남용으로 볼 만한 주장을 하였고 상고이유 중 요양급여비용의 징수 범위를 다투는 주장도 같은 취지로 볼 수 있다. 그런데도, 위와 같은 사정들을 심리하지 않은 채 개설명의인에 대하여 요양급여비용 전액을 징수한 이 사건 처분이 적법하다고 본 원심의 판단에는 심리미진 및 비례의 원칙, 재량권 일탈·남용 등에 관한 법리를 오해하여 판결에 영향을 미친 잘못이 있다. 이 점을 지적하는 원고의 상고이유 주장은 이유 있다.

3. 국민건강보험법 제106조 등 위반

이 부분 상고이유 주장은 모두 상고심에 이르러 처음 제기하는 것으로서 적법한 상고이유가 될 수 없다.

4. 결론

그러므로 원심판결을 파기하고, 사건을 다시 심리·판단하도록 원심법원에 환송하기로 하여, 관여 대법관의 일치된 의견으로 주문과 같이 판결한다.

대법관   노태악(재판장) 김재형 민유숙(주심) 이동원

> **쟁점판례 51** 사무장 병원의 개설명의인에 대하여 요양급여비용 징수 처분을 한 사건 ★★★★★
>
> **대법원 2020. 6. 4. 선고 2015두39996 판결**
> [요양급여비용징수처분취소청구]
>
> Q. A는 이 사건 병원의 개설명의자이다. A는 이 병원에서 병원장으로 근무하였다. 국민건강보험공단은 A에게 의료법 제33조 제2항의 개설기준을 위반하여 의료기관을 개설한 B에게 고용되어 의료행위를 하였다는 이유로 국민건강보험법에 근거하여 병원에 지급된 요양급여비용 24억7867만2830원, 26억6345만670원을 각 징수하는 처분을 하였다. A는 병원에 지급된 요양급여비용 전액을 A로부터 징수하는 것은 비례의 원칙에 위배된다는 이유로 이 사건 각 처분의 취소를 구하는 소를 제기하였다.
>
> Q. 의료기관을 개설할 수 없는 자가 개설한 의료기관이 요양기관으로서 요양급여를 실시하고 그 급여비용을 청구한 경우, 구 국민건강보험법 제52조 제1항, 제70조 제1항, 제3항에서 정한 부당이득징수 처분의 상대방인 요양기관에 해당하는지 여부(적극)
>
> Q. 이러한 의료기관이 요양급여비용을 청구하는 것이 '사위 기타 부당한 방법'에 해당하는지 여부(적극)
>
> Q. 구 국민건강보험법 제52조 제1항이 정한 부당이득징수가 재량행위인지 여부(적극)
>
> Q. 의료기관의 개설명의인을 상대로 요양급여비용을 징수할 때 고려할 사항 및 이러한 사정을 고려하지 않고 의료기관의 개설명의인을 상대로 요양급여비용 전액을 징수하는 경우, 재량권을 일탈·남용한 때에 해당하는지 여부(원칙적 적극)

가. 구 국민건강보험법(2011. 12. 31. 법률 제11141호로 전부 개정되기 전의 것, 이하 같다) 제39조, 제43조, 제52조 제1항, 제70조 제1항, 제3항, 제40조 제1항 제1호, 구 의료법(2007. 4. 11. 법률 제8366호로 전부 개정되기 전의 것) 제30조 제2항, 제53조 제1항 제2호, 제66조 제3호, 제69조의 내용과 체재 등에 비추어 보면, 의료기관을 개설할 수 없는 자가 개설한 의료기관은 국민건강보험법상 요양기관이 될 수 없다.

나. 그러나 이러한 의료기관이라 하더라도 요양기관으로서 요양급여를 실시하고

그 급여비용을 청구한 이상 구 국민건강보험법 제52조 제1항에서 정한 부당이득징수 처분의 상대방인 요양기관에 해당한다. 이러한 의료기관이 요양급여비용을 청구하는 것은 '사위 기타 부당한 방법'에 해당한다.

다. 구 국민건강보험법(2011. 12. 31. 법률 제11141호로 전부 개정되기 전의 것, 이하 같다) 제52조 제1항은 "공단은 사위 기타 부당한 방법으로 보험급여를 받은 자 또는 보험급여비용을 받은 요양기관에 대하여 그 급여 또는 급여비용에 상당하는 금액의 전부 또는 일부를 징수한다."라고 규정하여 문언상 일부 징수가 가능함을 명시하고 있다. 위 조항은 요양기관이 부당한 방법으로 급여비용을 지급청구하는 것을 방지함으로써 바람직한 급여체계의 유지를 통한 건강보험 및 의료급여 재정의 건전성을 확보하려는 데 입법 취지가 있다. 그러나 요양기관으로서는 부당이득징수로 인하여 이미 실시한 요양급여에 대하여 그 비용을 상환받지 못하는 결과가 되므로 침익적 성격이 크다.

라. 한편 구 의료법(2007. 4. 11. 법률 제8366호로 전부 개정되기 전의 것, 이하 같다) 제30조 제2항이 금지하는 '비의료인의 의료기관 개설행위'는 비의료인이 의료기관의 시설 및 인력의 충원·관리, 개설신고, 의료업의 시행, 필요한 자금의 조달, 운영성과의 귀속 등을 주도적으로 처리하는 것을 의미한다. 즉, **의료인인 개설명의인은 개설자에게 자신의 명의를 제공할 뿐 의료기관의 개설과 운영에 관여하지 않는다. 그에게 고용되어 근로 제공의 대가를 받을 뿐 의료기관 운영에 따른 손익이 그대로 귀속되지도 않는다.** 이 점을 반영하여 구 의료법은 제30조 제2항 위반행위의 주체인 비의료인 개설자는 5년 이하의 징역 또는 2천만 원 이하의 벌금에 처하도록 규정한 반면, 의료인인 개설명의인은 제69조에서 '의료기관의 개설자가 될 수 없는 자에게 고용되어 의료행위를 한 자'로서 300만 원 이하의 벌금에 처하도록 규정하고 있다.

마. 이상에서 살펴본 위 각 법 규정의 내용, 체재와 입법 취지, 부당이득징수의 법적 성질 등을 고려할 때, 구 국민건강보험법 제52조 제1항이 정한 부당이득징수는 재량행위라고 보는 것이 옳다. 그리고 **요양기관이 실시한 요양급여 내용과 요양급여비용의 액수, 의료기관 개설·운영 과정에서의 개설명의인의 역할과 불법성의 정도, 의료기관 운영성과의 귀속 여부와 개설명의인이 얻은 이익의 정도, 그 밖에 조사에 대한 협조 여부 등의 사정을 고려하지 않고 의료기관의 개설명의인을 상대로 요양급여비용 전액을 징수하는 것은 다른 특별한 사정이 없는 한 비례의 원칙에 위배된 것으로 재량권을 일탈·남용한 때에 해당한다고 볼 수 있다.**

바. 【참조조문】 [1] 구 국민건강보험법(2011. 12. 31. 법률 제11141호로 전부 개정되기 전의 것) 제39조(현행 제41조 참조), 제40조 제1항 제1호(현행 제42조 제1항 제1호 참조), 제43조(현행 제47조 참조), 제52조 제1항(현행 제57조 제1항 참조), 제70조 제1항(현행 제81조 제1항 참조), 제3항(현행 제81조 제3항 참조), 구 의료법(2007. 4. 11. 법률 제8366호로 전부 개정되기 전의 것) 제30조 제2항(현행 제33조 제2항 참조), 제53조 제1항 제2호(현행 제66조 제1항 제2호 참조), 제66조 제3호(현행 제87조 참조), 제69조(현행 제90조 참조) [2] 구 국민건강보험법(2011. 12. 31. 법률 제11141호로 전부 개정되기 전의 것) 제52조 제1항(현행 제57조 제1항 참조), 구 의료법(2007. 4. 11. 법률 제8366호로 전부 개정되기 전의 것) 제30조 제2항(현행 제33조 제2항 참조), 제69조(현행 제90조 참조)

사. 【참조판례】 [2] 대법원 2018. 11. 29. 선고 2018도10779 판결; 헌법재판소 2011. 6. 30. 선고 2010헌바375 전원재판부 결정.

아. 【판례평석】 과거 대부분의 대법원 판결은 재량행위성을 부정하였다. **대법원은 대상판결에서 비로소 부당이득징수가 재량행위임을 명확히 하였다.** 대법원은 "부당이득징수가 재량행위임을 인정하고, 적절한 시설·의료급여 실시 여부·병원 개설 과정·투자와 수익 배분에 대한 관여 여부 등을 고려하여 부당이득징수액수를 판단하여야 한다. 그러하지 않고 개설명의인에게 요양급여 전액을 부당이득으로 징수한 것은 부당하다"고 보았다(김재춘, 2020년 분야별 중요판례 분석 ⑯ 의료법 - 의사의 설명의무, 부작용 발생 가능성 희박하다고 면제 안돼. 의사가 환자의 용태 듣고 조제·배송은 의료법 위반, 법률신문 제4890호, 법률신문사, 2021, 12-13면).

【전 문】
【원고, 상고인】 원고 (소송대리인 법무법인(유한) 000 담당변호사 000 외 1인)
【피고, 피상고인】 국민건강보험공단
【원심판결】 서울고법 2015. 2. 17. 선고 2014누60636 판결
【주 문】
원심판결을 파기하고, 사건을 서울고등법원에 환송한다.
【이 유】
상고이유를 판단한다.
1. 상고이유 제1점에 대하여
    원심은, 그 판시와 같은 이유로 이 사건 병원은 비의료인인 소외인이 의사인

원고 등의 명의를 순차로 차용하여 개설한 것이고, 원고는 소외인이 이 사건 병원의 개설자라는 사실을 알고 있었다고 판단하였다. 원심판결 이유를 기록에 비추어 살펴보면, 이러한 원심판단에 상고이유 주장과 같이 논리와 경험의 법칙에 반하여 자유심증주의의 한계를 벗어난 잘못이 없다.

2. 상고이유 제2, 3점에 대하여

가. 구 국민건강보험법(2011. 12. 31. 법률 제11141호로 전부 개정되기 전의 것, 이하 '구 국민건강보험법'이라고 한다)에 의하면, 요양기관은 가입자 등에게 요양급여를 실시하고 국민건강보험공단(이하 '공단'이라고 한다)에 요양급여비용의 지급을 청구하며, 공단은 요양급여비용을 요양기관에 지급한다(제39조, 제43조). 공단은 사위 기타 부당한 방법으로 보험급여비용을 받은 요양기관에 대하여 그 급여비용에 상당하는 금액의 전부 또는 일부를 징수하고(제52조 제1항), 이를 납부하지 아니하는 때에는 국세체납처분의 예에 의하여 징수할 수 있다(제70조 제1항, 제3항).

그리고 구 국민건강보험법 제40조 제1항 제1호에 의하면, 요양급여는 '의료법에 의하여 개설된 의료기관'에서 행하여야 하는데, 구 의료법(2007. 4. 11. 법률 제8366호로 전부 개정되기 전의 것, 이하 '구 의료법'이라고 한다) 제30조 제2항, 제53조 제1항 제2호, 제66조 제3호, 제69조에 의하면, 의료기관 개설자격은 의사 등으로 한정되고, 의료기관의 개설자격이 없는 자가 의료기관을 개설하는 것은 엄격히 금지된다.

위 각 규정의 내용과 체재 등에 비추어 보면, 의료기관을 개설할 수 없는 자가 개설한 의료기관은 국민건강보험법상 요양기관이 될 수 없지만, 이러한 의료기관이라 하더라도 요양기관으로서 요양급여를 실시하고 그 급여비용을 청구한 이상 구 국민건강보험법 제52조 제1항에서 정한 부당이득징수 처분의 상대방인 요양기관에 해당한다고 보아야 하고, 이러한 의료기관이 요양급여비용을 청구하는 것은 '사위 기타 부당한 방법'에 해당한다.

나. 원심은, 비의료인 소외인이 개설한 이 사건 병원에 지급된 요양급여비용은 부당이득징수처분의 대상이 된다고 판단하였다. 이러한 원심판단에 구 국민건강보험법상 부당이득징수에 관한 법리를 오해한 잘못이 없다.

3. 상고이유 제4, 5점에 대하여

가. 어느 행정행위가 기속행위인지 재량행위인지는 당해 처분의 근거가 되는 규정의 체재·형식과 그 문언, 당해 행위가 속하는 행정 분야의 주된 목적과 특성, 당해 행위 자체의 개별적 성질과 유형 등을 모두 고려하여 개별적으로 판단하

여야 한다. 재량행위에 대한 사법심사는 행정청의 재량에 기초한 공익 판단의 여지를 감안하여 법원이 독자적인 결론을 내리지 않고 해당 행위에 재량권 일탈·남용이 있는지 여부만을 심사하게 되고, 사실오인과 비례·평등의 원칙 위반 여부 등이 그 판단 기준이 된다(대법원 2018. 10. 4. 선고 2014두37702 판결 등 참조).

처분의 근거 법령이 행정청에 처분의 요건과 효과 판단에 일정한 재량을 부여하였는데도, 행정청이 자신에게 재량권이 없다고 오인한 나머지 처분으로 달성하려는 공익과 그로써 처분상대방이 입게 되는 불이익의 내용과 정도를 전혀 비교형량하지 않은 채 처분을 하였다면, 이는 재량권 불행사로서 그 자체로 재량권 일탈·남용으로 해당 처분을 취소하여야 할 위법사유가 된다(대법원 2016. 8. 29. 선고 2014두45956 판결, 대법원 2019. 7. 11. 선고 2017두38874 판결 등 참조).

비례의 원칙은 법치국가 원리에서 당연히 파생되는 헌법상의 기본원리로서, 모든 국가작용에 적용된다(헌법재판소 1992. 12. 24. 선고 92헌가8 전원재판부 결정 참조). 행정목적을 달성하기 위한 수단은 그 목적달성에 유효·적절하고, 또한 가능한 한 최소침해를 가져오는 것이어야 하며, 아울러 그 수단의 도입으로 인한 침해가 의도하는 공익을 능가하여서는 안 된다(대법원 1997. 9. 26. 선고 96누10096 판결 참조). 특히 처분상대방의 의무위반을 이유로 한 제재처분의 경우 의무위반의 내용과 제재처분의 양정(量定) 사이에 엄밀하게는 아니더라도 전체적으로 보아 비례 관계가 인정되어야 하며, 의무위반의 내용에 비하여 제재처분이 과중하여 사회통념상 현저하게 타당성을 잃은 경우에는 재량권 일탈·남용에 해당하여 위법하다고 보아야 한다(대법원 2019. 9. 9. 선고 2018두48298 판결 등 참조).

나. 구 국민건강보험법 제52조 제1항은 "공단은 사위 기타 부당한 방법으로 보험급여를 받은 자 또는 보험급여비용을 받은 요양기관에 대하여 그 급여 또는 급여비용에 상당하는 금액의 전부 또는 일부를 징수한다."라고 규정하여 그 문언상 일부 징수가 가능함을 명시하고 있다. 위 조항은 요양기관이 부당한 방법으로 급여비용을 지급청구하는 것을 방지함으로써 바람직한 급여체계의 유지를 통한 건강보험 및 의료급여 재정의 건전성을 확보하려는 데 입법 취지가 있다(헌법재판소 2011. 6. 30. 선고 2010헌바375 전원재판부 결정 참조). 그러나 요양기관으로서는 부당이득징수로 인하여 이미 실시한 요양급여에 대하여 그 비용을 상환받지 못하는 결과가 되므로 그 침익적 성격이 크다.

한편 구 의료법 제30조 제2항이 금지하는 '비의료인의 의료기관 개설행위'는 비의료인이 의료기관의 시설 및 인력의 충원·관리, 개설신고, 의료업의 시행, 필요한 자금의 조달, 운영성과의 귀속 등을 주도적으로 처리하는 것을 의미한다(대법원 2018. 11. 29. 선고 2018도10779 판결 참조). 즉, 의료인인 개설명의인은 개설자에게 자신의 명의를 제공할 뿐 의료기관의 개설과 운영에 관여하지 않으며, 그에게 고용되어 근로 제공의 대가를 받을 뿐 의료기관 운영에 따른 손익이 그대로 귀속되지도 않는다. 이 점을 반영하여 구 의료법은 제30조 제2항 위반행위의 주체인 비의료인 개설자는 5년 이하의 징역 또는 2천만 원 이하의 벌금에 처하도록 규정한 반면, 의료인인 개설명의인은 제69조에서 '의료기관의 개설자가 될 수 없는 자에게 고용되어 의료행위를 한 자'로서 300만 원 이하의 벌금에 처하도록 규정하고 있다.

이상에서 살펴본 위 각 법 규정의 내용, 체재와 입법 취지, 부당이득징수의 법적 성질 등을 고려할 때, 구 국민건강보험법 제52조 제1항이 정한 부당이득징수는 재량행위라고 보는 것이 옳다. 그리고 **요양기관이 실시한 요양급여 내용과 요양급여비용의 액수, 의료기관 개설·운영 과정에서의 개설명의인의 역할과 불법성의 정도, 의료기관 운영성과의 귀속 여부와 개설명의인이 얻은 이익의 정도, 그 밖에 조사에 대한 협조 여부 등의 사정을 고려하지 않고 의료기관의 개설명의인을 상대로 요양급여비용 전액을 징수하는 것은 다른 특별한 사정이 없는 한 비례의 원칙에 위배된 것으로 재량권을 일탈·남용한 때에 해당한다고 볼 수 있다.**

다. 그런데도 원심은, 위와 같은 사정들을 심리하지 않은 채, 개설명의인에 대하여 요양급여비용 전액을 징수한 이 사건 각 처분이 비례의 원칙이나 과잉금지의 원칙에 위배되지 않는다고 판단하였다. 이러한 원심판단에는 비례의 원칙, 재량권 일탈·남용 등에 관한 법리를 오해하여 판결에 영향을 미친 잘못이 있다. 이 점을 지적하는 원고의 상고이유 주장은 이유 있다.

4. 결론

그러므로 원심판결을 파기하고, 사건을 다시 심리·판단하도록 원심법원에 환송하기로 하여, 관여 대법관의 일치된 의견으로 주문과 같이 판결한다.

대법관   박정화(재판장) 권순일(주심) 이기택 김선수

> **쟁점판례 52** 사무장 병원의 운영과 관련하여 근로기준법상 임금 및 퇴직금 지급의 주체가 문제된 사건
>
> **대법원 2020. 4. 29. 선고 2018다263519 판결**
> [임금등]
>
> Q. 의료인이 아닌 사람이 의료인을 고용하여 그 명의를 이용하여 의료기관을 개설한 경우, 의료인 명의로 근로자와 근로계약이 체결되었더라도 의료인 아닌 사람과 근로자 사이에 실질적인 근로관계가 성립하면 의료인 아닌 사람이 근로자에 대하여 임금 및 퇴직금의 지급의무를 부담하는지 여부(적극)
> Q. 이는 위와 같은 의료기관의 운영 및 손익 등이 의료인 아닌 사람에게 귀속되도록 하는 내용의 약정이 의료법 제33조 제2항 위반으로 무효인 경우에도 마찬가지인지 여부(적극)

가. 근로기준법상 근로자에 해당하는지는 계약의 형식과는 관계없이 실질에 있어서 임금을 목적으로 종속적인 관계에서 사용자에게 근로를 제공하였는지에 따라 판단하여야 한다. 반대로 어떤 근로자에 대하여 누가 임금 및 퇴직금의 지급의무를 부담하는 사용자인가를 판단함에 있어서도 계약의 형식이나 관련 법규의 내용에 관계없이 실질적인 근로관계를 기준으로 하여야 한다.

나. **의료인이 아닌 사람이 월급을 지급하기로 하고 의료인을 고용해 그 명의를 이용하여 개설한 의료기관인 이른바 '사무장 병원'에 있어서 비록 의료인 명의로 근로자와 근로계약이 체결되었더라도 의료인 아닌 사람과 근로자 사이에 실질적인 근로관계가 성립할 경우에는 의료인 아닌 사람이 근로자에 대하여 임금 및 퇴직금의 지급의무를 부담한다고 보아야 한다. 이는 이른바 사무장 병원의 운영 및 손익 등이 의료인 아닌 사람에게 귀속되도록 하는 내용의 의료인과 의료인 아닌 사람 사이의 약정이 강행법규인 의료법 제33조 제2항 위반으로 무효가 된다고 하여 달리 볼 것은 아니다.**

다. 【참조조문】 근로기준법 제2조 제1항 제1호, 제2호, 의료법 제33조 제2항

라. 【참조판례】 대법원 1999. 2. 9. 선고 97다56235 판결; 대법원 2012. 5. 24. 선고 2010다107071, 107088 판결.

【전 문】
【원고(선정당사자), 상고인】 원고(선정당사자) (소송대리인 변호사 ○○○)
【피고, 피상고인】 피고
【원심판결】 전주지법 2018. 8. 16. 선고 2017나13482 판결
【주 문】
원심판결을 파기하고, 사건을 전주지방법원 합의부에 환송한다.
【이 유】
상고이유를 판단한다.
1. 근로기준법상 근로자에 해당하는지 여부는 계약의 형식과는 관계없이 실질에 있어서 임금을 목적으로 종속적인 관계에서 사용자에게 근로를 제공하였는지 여부에 따라 판단하여야 한다. 반대로 어떤 근로자에 대하여 누가 임금 및 퇴직금의 지급의무를 부담하는 사용자인가를 판단함에 있어서도 계약의 형식이나 관련 법규의 내용에 관계없이 실질적인 근로관계를 기준으로 하여야 한다(대법원 1999. 2. 9. 선고 97다56235 판결, 대법원 2012. 5. 24. 선고 2010다107071, 107088 판결 등 참조).
의료인이 아닌 사람이 월급을 지급하기로 하고 의료인을 고용해 그 명의를 이용하여 개설한 의료기관인 이른바 '사무장 병원'에 있어서 비록 의료인 명의로 근로자와 근로계약이 체결되었더라도 의료인 아닌 사람과 근로자 사이에 실질적인 근로관계가 성립할 경우에는 의료인 아닌 사람이 근로자에 대하여 임금 및 퇴직금의 지급의무를 부담한다고 보아야 한다. 이는 이른바 사무장 병원의 운영 및 손익 등이 의료인 아닌 사람에게 귀속되도록 하는 내용의 의료인과 의료인 아닌 사람 사이의 약정이 강행법규인 의료법 제33조 제2항 위반으로 무효가 된다고 하여 달리 볼 것은 아니다.
2. 가. 원심은 의료인 아닌 사람이 의료인을 고용하여 그 명의로 의료기관 개설신고를 하고, 의료기관의 운영 및 손익 등이 의료인 아닌 사람에게 귀속되도록 하는 내용의 약정은 강행법규인 의료법 제33조 제2항에 위반되어 무효이다. 그러므로 의료기관의 운영과 관련하여 얻은 이익이나 부담하게 된 채무 등은 모두 의사 개인에게 귀속된다는 이유로 이른바 사무장 병원인 ○○병원의 개설 및 운영을 위하여 의사인 소외 1이 원고(선정당사자) 및 선정자들(이하 '원고 등'이라고 한다)과 체결한 근로계약에 따라 원고 등에 대하여 임금 및 퇴직금 지급의무를 부담하는 사람은 소외 1이지 피고는 아니라고 보아 원고 등의 피고에 대한 임금 등 지급청구를 배척하였다.

나. 그러나 원심의 위와 같은 판단은 다음과 같은 이유에서 그대로 수긍하기 어렵다.
1) 원심판결 이유 및 기록에 의하면 다음과 같은 사실을 알 수 있다.
가) 피고는 제약회사를 퇴사한 후 경매를 통해 충남 서천군 (주소 생략) 소재 건물을 그 처인 소외 2 명의로 매수하였다.
나) 피고는 위 건물에 의료장비 등 의료시설을 갖추고, 평소 알고 지내던 의사 소외 3과 소외 1(이하 '소외 1 등'이라고 한다)을 월급을 지급하기로 하고 고용한 다음 2014. 9. 27. 소외 1 명의로 '○○병원'이라는 상호로 의료기관 개설허가를 받아 그때부터 2015. 8. 28.까지 ○○병원을 운영하였다.
다) 피고는 ○○병원의 총괄이사라는 직함으로 활동하였고, 소외 1 명의로 개설된 ○○병원 수입·지출 계좌의 통장과 소외 1의 인장을 소지하면서 위 계좌로 입금된 보험급여 등 병원 수익금을 사용하여 병원의 물적 설비를 구입하고, 인력관리를 위해 노무법인과 고문계약을 체결하는 등 병원을 실질적으로 경영하였다.
라) 원고 등은 소외 1을 사용자로 하여 근로계약서를 작성하였다. 그러나 실제 피고가 원고 등을 비롯한 ○○병원의 직원들을 채용하였고, 업무수행 과정에서 직원들을 구체적이고 직접적으로 지휘·감독하였으며, 직원들에게 급여를 지급하였고, 소외 1 등에게도 매월 약정된 급여를 지급하였다.
마) 피고는 ○○병원의 실경영자로서 원고 등에 대한 임금을 체불하였다는 근로기준법 위반의 범죄사실로 기소되어 2017. 7. 19. 징역 6월, 집행유예 2년을 선고받았고(대전지방법원 홍성지원 2017고단31 판결), 위 판결은 2017. 7. 27. 그대로 확정되었다.
바) 한편 소외 1도 피고와 동일한 근로기준법 위반의 범죄사실로 기소되었지만, 누가 임금지급의무를 부담하는지는 실질적인 근로관계를 기준으로 판단하는데, 피고가 실질 사용자이고, 소외 1은 피고용자에 불과하다는 이유로 2016. 9. 12. 무죄가 선고되었고(대전지방법원 홍성지원 2015고단1251 판결), 검사가 항소하였지만 항소기각 판결이 선고되어 제1심판결이 그대로 확정되었다(대전지방법원 2016노2567 판결).
 2) 위와 같은 사실관계를 앞서 본 법리에 비추어 살펴보면, ○○병원은 의료인이 아닌 피고가 의사인 소외 1의 명의를 빌려 개설한 이른바 사무장 병원에 해당하고, 원고 등은 형식적으로는 소외 1과 근로계약을 체결하였지만, 피고가 ○○병원을 실질적으로 운영하면서 원고 등을 직접 채용하고, 업무와 관련

하여 원고 등을 구체적이고 직접적으로 지휘·감독하면서 직접 급여를 지급한 사정을 감안하면, 원고 등과 피고 사이에 실질적인 근로관계가 성립되었다고 봄이 타당하다. 따라서 피고가 원고 등에 대하여 임금 및 퇴직금 지급의무를 부담한다. 이와 같이 원고 등과의 근로계약에 따른 임금 및 퇴직금 지급의무는 처음부터 피고에게 귀속되는 것이지 ○○병원의 운영과 손익을 피고에게 귀속시키기로 하는 소외 1과 피고 사이의 약정에 따른 것은 아니므로, 위 약정이 강행법규인 의료법 제33조 제2항에 위반되어 무효가 된다고 하더라도 피고가 원고 등에 대하여 임금 및 퇴직금 지급의무를 부담하는 데는 아무런 영향이 없다.

다. 그럼에도 원심은 판시와 같은 이유로 피고는 원고 등에 대하여 근로계약에 따른 임금 및 퇴직금 지급의무를 부담하지 않는다고 보아 원고 등의 피고에 대한 임금 등 지급청구를 배척하였다. 이러한 원심판단에는 실질적인 근로관계의 성립 및 이른바 사무장 병원에서의 임금지급의무의 귀속 주체에 대한 법리를 오해하여 판결에 영향을 미친 잘못이 있다. 이를 지적하는 상고이유 주장은 이유 있다.

3. 그러므로 원심판결을 파기하고, 사건을 다시 심리·판단하게 하기 위하여 원심법원에 환송하기로 하여, 관여 대법관의 일치된 의견으로 주문과 같이 판결한다.

[[별 지] 선정자 명단: 생략]

대법관   김선수(재판장) 권순일 이기택(주심) 박정화

쟁점판례 53 의료법상 중복개설금지 조항(의료법 제33조 제8항 본문)·명의차용개설금지 조항(의료법 제4조 제2항)을 위반과 의료급여비용 지급 거부 또는 의료급여비용 상당액 환수

대법원 2020. 4. 9. 선고 2018두34008 판결
[의료급여부당이득금납입고지처분취소청구의소]

Q. 의료급여법에 따라 의료급여기관으로 인정되는 '의료법에 따라 개설된 의료기관'의 범위를 판단하는 방법

Q. 의료인으로서 자격과 면허를 보유한 사람이 의료법에 따라 의료기관을 개설하여 의료급여 수급권자에게 의료급여법에서 정한 의료급여를 실시한 경우, 의료법상 중복개설금지 조항(제33조 제8항 본문)이나 명의차용개설금지 조항(제4조 제2항)을 위반하였다는 사정을 이유로

> 의료급여법에 따른 의료급여비용의 지급을 거부하거나 의료급여비용 상당액을 환수할 수 있는지 여부(소극)

가. 의료급여법과 의료법은 국민보건이나 국민 건강 보호·증진을 위한 법률이라는 점에서는 그 목적이 같다. 그러나 의료급여법은 질병의 치료 등에 적합한 의료급여 실시에 관하여 규정하는 법률인 반면, 의료법은 모든 국민이 수준 높은 의료 혜택을 받을 수 있도록 의료인, 의료기관과 의료행위 등에 관하여 규정하는 법률로서, 그 입법 목적과 규율대상이 다르다. 따라서 의료급여법에 따라 **의료급여기관으로 인정되는 '의료법에 따라 개설된 의료기관'의 범위는 의료급여법과 의료법의 이러한 차이를 염두에 두고 의료급여법에서 정한 의료급여를 실시하는 기관으로서 적합한지 여부를 고려하여 판단하여야 한다.**

나. 위와 같은 의료급여법과 의료법의 입법 취지, 규정 내용과 체계 등을 종합하면, **의료인으로서 자격과 면허를 보유한 사람이 의료법에 따라 의료기관을 개설하여 의료급여 수급권자에게 의료급여법에서 정한 의료급여를 실시하였다면, 의료법상 중복개설금지 조항이나 명의차용개설금지 조항을 위반하였다는 사정만으로 의료기관이 의료급여비용을 수령하는 행위가 '속임수나 그 밖의 부당한 방법으로 의료급여비용을 받는 행위'에 해당한다고 보아서는 안 된다.** 따라서 위와 같은 사정을 이유로 의료급여법에 따른 의료급여비용의 지급을 거부하거나 의료급여비용 상당액을 환수할 수는 없다(대법원 2019. 5. 30. 선고 2015두36485 판결 등 참조).

쟁점판례 54 요양급여비용 수령 사건

대법원 2020. 3. 12. 선고 2019두40079 판결
[요양급여비용환수처분취소] 〈구 정신보건법령상 시설기준 위반을 이유로 한 부당이득징수처분 사건〉

Q. A는 신경정신과의원을 개설·운영하는 의사이다. 국민건강보험공단은 A에게 의원을 운영하면서 구 정신보건법 등에 따른 정신의료기관의 시설·장비기준을 위반하여 정신과의원에 허용되는 최대 병상 수(49병상)를 초과하여 정신질환자를 입원시키고 그들에게 요양급여를 제공

> 한 다음 공단으로부터 그 병상 수를 초과하여 입원한 정신질환자들에 관한 요양급여비용을 지급받음으로써 속임수나 그 밖의 부당한 방법으로 30억9195만3020원의 요양급여비용을 받았다는 이유로 30억9195만3020원의 요양급여비용 환수 처분을 하였다. A는 이 사건 처분의 취소를 구하는 소를 제기하였다.
> Q. 의료법 등 다른 개별 행정 법률을 위반하여 요양급여를 제공하고 요양급여비용을 수령한 것이 구 국민건강보험법 제57조 제1항에서 부당이득징수의 대상으로 정한 '속임수나 그 밖의 부당한 방법으로 보험급여비용을 받은' 경우에 해당하는지 판단하는 방법
> Q. 구 정신보건법령상 정신과의원의 입원실 수를 초과한 상태에서 요양급여가 제공되었다는 사정만으로 해당 요양급여비용을 수령하는 행위가 '속임수나 그 밖의 부당한 방법에 의하여 요양급여비용을 받는 행위'에 해당하는지 여부(소극)

가. 구 국민건강보험법(2016. 2. 3. 법률 제13985호로 개정되기 전의 것, 이하 같다)은 국민의 질병·부상에 대한 예방·진단·치료·재활과 출산·사망 및 건강증진에 대하여 보험급여를 실시함으로써 국민보건 향상과 사회보장 증진에 이바지함을 목적으로 제정된 법률로서 의료법 등 다른 개별 행정 법률과는 입법 목적과 규율대상이 다르다. 따라서 의료법 등 다른 개별 행정 법률을 위반하여 요양급여를 제공하고 요양급여비용을 수령한 것이 구 국민건강보험법 제57조 제1항에서 부당이득징수의 대상으로 정한 '속임수나 그 밖의 부당한 방법으로 보험급여비용을 받은' 경우에 해당하는지는 구 국민건강보험법과 다른 개별 행정 법률의 입법 목적 및 규율대상의 차이를 염두에 두고 구 국민건강보험법령상 보험급여기준의 내용과 취지 및 다른 개별 행정 법률에 의한 제재수단 외에 구 국민건강보험법상 부당이득징수까지 하여야 할 필요성의 유무와 정도 등을 고려하여 판단하여야 한다.

나. 국민건강보험 요양급여의 기준에 관한 규칙이 요양급여의 일반원칙으로 '요양기관은 가입자 등의 요양급여에 필요한 적정한 인력·시설 및 장비를 유지하여야 한다'고 규정한 취지는 요양기관으로 하여금 가입자 또는 피부양자에게 적정한 요양급여를 제공하게 하려는 것이다. 구 정신보건법(2016. 5. 29. 법률 제14224호 정신건강증진 및 정신질환자 복지서비스 지원에 관한 법률로 전부 개정되기 전의 것) 및 구 정신보건법 시행규칙(2017. 5. 30. 보건복지부령 제497호 정신건강

증진 및 정신질환자 복지서비스 지원에 관한 법률 시행규칙으로 전부 개정되기 전의 것) 상 정신과의원의 입원실 수를 제한·유지하기 위한 것이라고 볼 수는 없다. 또한 정신의료기관이 구 정신보건법령상 시설기준을 위반하였더라도, 구 국민건강보험법(2016. 2. 3. 법률 제13985호로 개정되기 전의 것, 이하 같다)에서 정한 요양급여의 기준에 미달하거나 그 기준을 초과하는 등의 다른 사정이 없는 한 구 정신보건법 규정에 따라 시정명령 등을 하는 외에 곧바로 해당 정신의료기관에 지급된 요양급여비용을 구 국민건강보험법상 부당이득징수의 대상으로 보아 제재하여야 할 정도의 공익상 필요성이 있다고 인정하기도 어렵다.

다. 따라서 구 정신보건법령상 정신과의원의 입원실 수를 초과한 상태에서 요양급여가 제공되었다는 사정만으로는 해당 요양급여비용을 수령하는 행위가 '속임수나 그 밖의 부당한 방법에 의하여 요양급여비용을 받는 행위'에 해당된다고 볼 수 없다.

라. 【참조조문】 [1] 구 국민건강보험법(2016. 2. 3. 법률 제13985호로 개정되기 전의 것) 제57조 제1항 [2] 구 국민건강보험법(2016. 2. 3. 법률 제13985호로 개정되기 전의 것) 제41조 제2항(현행 제41조 제3항 참조), 국민건강보험 요양급여의 기준에 관한 규칙 제5조 제1항 [별표 1] 제1호 (라)목, 구 정신보건법(2016. 5. 29. 법률 제14224호 정신건강증진 및 정신질환자 복지서비스 지원에 관한 법률로 전부 개정되기 전의 것) 제1조(현행 정신건강증진 및 정신질환자 복지서비스 지원에 관한 법률 제1조 참조), 제12조 제1항(현행 정신건강증진 및 정신질환자 복지서비스 지원에 관한 법률 제19조 제1항 참조), 제3항(현행 정신건강증진 및 정신질환자 복지서비스 지원에 관한 법률 제19조 제4항 참조), 구 정신보건법 시행규칙(2017. 5. 30. 보건복지부령 제497호 정신건강증진 및 정신질환자 복지서비스 지원에 관한 법률 시행규칙으로 전부 개정되기 전의 것) 제7조 제1항 [별표 2](현행 정신건강증진 및 정신질환자 복지서비스 지원에 관한 법률 시행규칙 제11조 제1항 [별표 3] 참조)

마. 【참조판례】 [1] 대법원 2019. 5. 30. 선고 2015두36485 판결; 대법원 2019. 11. 28. 선고 2017두59284 판결.

【전 문】
【원고, 상고인】 원고 (소송대리인 법무법인 OO 담당변호사 OOO 외 3인)
【피고, 피상고인】 국민건강보험공단
【원심판결】 서울고법 2019. 3. 28. 선고 2018누63404 판결
【주 문】
원심판결을 파기하고, 사건을 서울고등법원에 환송한다.

【이 유】
상고이유를 판단한다.
1. 부당이득징수 처분사유가 존재하지 않는다는 주장에 관하여
가. 구 국민건강보험법(2016. 2. 3. 법률 제13985호로 개정되기 전의 것, 이하 '국민건강보험법'이라 한다)은 국민의 질병·부상에 대한 예방·진단·치료·재활과 출산·사망 및 건강증진에 대하여 보험급여를 실시함으로써 국민보건 향상과 사회보장 증진에 이바지함을 목적으로 제정된 법률로서 의료법 등 다른 개별 행정 법률과는 그 입법 목적과 규율대상이 다르다(대법원 2019. 5. 30. 선고 2015두36485 판결 참조). 따라서 의료법 등 다른 개별 행정 법률을 위반하여 요양급여를 제공하고 요양급여비용을 수령한 것이 국민건강보험법 제57조 제1항에서 부당이득징수의 대상으로 정한 '속임수나 그 밖의 부당한 방법으로 보험급여비용을 받은' 경우에 해당하는지는 국민건강보험법과 다른 개별 행정 법률의 입법 목적 및 규율대상의 차이를 염두에 두고 국민건강보험법령상 보험급여기준의 내용과 취지 및 다른 개별 행정 법률에 의한 제재수단 외에 국민건강보험법상 부당이득징수까지 하여야 할 필요성의 유무와 정도 등을 고려하여 판단하여야 한다(대법원 2019. 11. 28. 선고 2017두59284 판결 참조).
나. 국민건강보험법 제41조 제2항은 요양급여의 방법·절차·범위·상한 등의 기준은 보건복지부령으로 정한다고 규정하고, 이에 따른 「국민건강보험 요양급여의 기준에 관한 규칙」 제5조 제1항은 요양기관은 가입자 등에 대한 요양급여를 [별표 1]의 요양급여의 적용기준 및 방법에 의하여 실시하여야 한다고 규정하고 있으며, 위 규칙 [별표 1] 제1호 (라)목은 요양급여의 일반원칙으로 "요양기관은 가입자 등의 요양급여에 필요한 적정한 인력·시설 및 장비를 유지하여야 한다."라고 규정하고 있다.
한편 구 정신보건법(2016. 5. 29. 법률 제14224호 정신건강증진 및 정신질환자 복지서비스 지원에 관한 법률로 전부 개정되기 전의 것, 이하 같다)은 정신질환의 예방과 정신질환자의 의료 및 사회복귀에 관하여 필요한 사항을 규정함으로써 국민의 정신건강증진에 이바지함을 목적으로 제정된 법률로서(제1조), 정신의료기관의 시설, 장비의 기준, 의료인 등 종사자의 수 및 자격 등에 관하여 필요한 사항은 정신의료기관의 규모 등을 고려하여 보건복지부령으로 정하도록 규정하고 있다(제12조 제1항). 그 위임에 따른 구 정신보건법 시행규칙(2017. 5. 30. 보건복지부령 제497호 정신건강증진 및 정신질환자 복지서비스 지원에 관한 법률 시행규칙으로 전부 개정되기 전의 것) 제7조 제1항 [별표 2]는 시설기준 중 입원실 항목

부분에서 정신병원은 '환자 50인 이상이 입원할 수 있는 병실', 정신과의원은 '입원실을 두는 경우 환자 49인 이하가 입원할 수 있는 병실'을 갖추어야 한다고 규정하고 있다. 구 정신보건법 제12조 제3항은 정신의료기관이 위와 같은 시설·장비의 기준, 의료인 등 종사자의 수 및 자격 등에 미달하게 된 때에는 해당 정신의료기관에 대하여 개설허가의 취소 또는 폐쇄를 명하거나 보건복지부령이 정하는 바에 의하여 1년의 범위 내에서 기간을 정하여 해당 사업의 정지를 명할 수 있다고 규정하고 있다.

다. 위와 같은 법리를 기초로 관계 법령의 내용과 취지를 살펴보면, 「국민건강보험 요양급여의 기준에 관한 규칙」이 요양급여의 일반원칙으로 '요양기관은 가입자 등의 요양급여에 필요한 적정한 인력·시설 및 장비를 유지하여야 한다'고 규정한 취지는 요양기관으로 하여금 가입자 또는 피부양자에게 적정한 요양급여를 제공하게 하려는 것이지, 구 정신보건법령상 정신과의원의 입원실 수를 제한·유지하기 위한 것이라고 볼 수는 없다. 또한 정신의료기관이 구 정신보건법령상 시설기준을 위반하였더라도, 국민건강보험법에서 정한 요양급여의 기준에 미달하거나 그 기준을 초과하는 등의 다른 사정이 없는 한 구 정신보건법 규정에 따라 시정명령 등을 하는 외에 곧바로 해당 정신의료기관에 지급된 요양급여비용을 국민건강보험법상 부당이득징수의 대상으로 보아 제재하여야 할 정도의 공익상 필요성을 인정하기도 어렵다. 따라서 구 정신보건법령상 정신과의원의 입원실 수를 초과한 상태에서 요양급여가 제공되었다는 사정만으로 해당 요양급여비용을 수령하는 행위가 '속임수나 그 밖의 부당한 방법에 의하여 요양급여비용을 받는 행위'에 해당된다고 볼 수 없다.

라. 그런데도 원심은, 이 사건 의원의 입원환자 중 49인을 초과한 환자들에게 제공한 요양급여가 국민건강보험법 제57조 제1항에서 부당이득징수의 대상으로 정한 '속임수나 그 밖의 부당한 방법으로 보험급여비용을 받은 경우'에 해당한다고 판단하였다. 이러한 원심의 판단에는 국민건강보험법상 요양급여의 기준 및 부당이득징수의 대상에 관한 법리를 오해하여 판결에 영향을 미친 잘못이 있다.

2. 결론

그러므로 나머지 상고이유에 관한 판단을 생략한 채 원심판결을 파기하고, 사건을 다시 심리·판단하도록 원심법원에 환송하기로 하여, 관여 대법관의 일치된 의견으로 주문과 같이 판결한다.

대법관　　박상옥(재판장) 안철상 노정희(주심) 김상환

> **쟁점판례 55** 요양급여비용 채권
>
> 대법원 2019. 6. 27. 선고 2017다222962 판결
> [양수금]
>
> Q. 채무자가 채권양도 통지를 받을 당시 이미 상계를 할 수 있는 원인이 있었던 경우, 그 후 상계적상에 이르면 양수인에 대하여 상계로 대항할 수 있는지 여부(적극)
> Q. 채무자가 채권양도에 대하여 이의를 보류하지 않은 승낙을 한 경우, 양수인에게 대항하지 못하는 사유에 채권의 성립·존속·행사를 저지하거나 배척하는 사유가 포함되는지 여부(적극)
> Q. 채무자가 이의를 보류하지 않은 승낙을 했는지 판단하는 기준
> Q. 의사인 갑이 을 은행에 대한 대출금채무를 담보하기 위하여 '국민건강보험공단에 대하여 가지는 채권으로서 이미 발생하거나 장래 발생할 요양급여비용 채권 등'을 을 은행에 양도한 후 국민건강보험공단에 채권양도사실을 통지하였다. 국민건강보험공단은 갑에게 '압류진료비 채권압류 확인서'를 발급하여 을 은행에 팩스로 송부하였다. 그런데 **을 은행이 국민건강보험공단을 상대로 양수금의 지급을 구하자 국민건강보험공단이 갑에 대한 의료법 위반에 따른 손해배상채권으로 상계를 주장한 사안이다.** 확인서의 발급 경위 및 내용 등을 종합하면 국민건강보험공단이 채권양도에 대하여 이의를 보류하지 않은 승낙을 한 것으로 보기는 어려운데도, 이와 달리 본 원심판단에 법리오해의 잘못이 있다고 한 사례.

가. 지명채권의 양도는 양도인이 채무자에게 통지하거나 채무자가 승낙하지 않으면 채무자에게 대항하지 못한다(민법 제450조 제1항). 채무자가 채권양도 통지를 받은 경우 채무자는 그때까지 양도인에 대하여 생긴 사유로써 양수인에게 대항할 수 있다(제451조 제2항). 당시 이미 상계할 수 있는 원인이 있었던 경우에는 아직 상계적상에 있지 않더라도 그 후에 상계적상에 이르면 채무자는 양수인에 대하여 상계로 대항할 수 있다.

나. 민법 제451조 제1항 본문은 "채무자가 이의를 보류하지 아니하고 전조의 승낙을 한 때에는 양도인에게 대항할 수 있는 사유로써 양수인에게 대항하지 못한다."라고 정하고 있다. 이 조항은 채무자의 이의를 보류하지 않은 승낙이라

는 사실에 공신력을 주어 양수인을 보호하고 거래의 안전을 꾀하기 위한 것이다. 여기에서 양도인에게 대항할 수 있지만 양수인에게는 대항하지 못하는 사유는 협의의 항변권에 한정되지 않고 넓게 채권의 성립·존속·행사를 저지하거나 배척하는 사유를 포함한다.
다. 채무자가 이 조항에 따른 이의를 보류하지 않은 승낙을 할 때에 명시적으로 항변사유를 포기한다거나 양도되는 채권에 대하여 이의가 없다는 뜻을 표시할 것까지 요구하지는 않는다. 그러나 이의를 보류하지 않은 승낙으로 말미암아 채무자가 양도인에 대하여 갖는 대항사유가 단절되는 점을 감안하면, 채무자가 이 조항에 따라 이의를 보류하지 않은 승낙을 했는지는 문제 되는 행위의 내용, 채무자가 행위에 이른 동기와 경위, 채무자가 행위로 달성하려고 하는 목적과 진정한 의도, 행위를 전후로 채무자가 보인 태도 등을 종합적으로 고려하여 양수인으로 하여금 양도된 채권에 대하여 대항사유가 없을 것을 신뢰하게 할 정도에 이르렀는지를 감안하여 판단해야 한다.
라. 의사인 갑이 을 은행에 대한 대출금채무를 담보하기 위하여 '국민건강보험공단에 대하여 가지는 채권으로서 이미 발생하거나 장래 발생할 요양급여비용채권 등'을 을 은행에 양도한 후 국민건강보험공단에 채권양도사실을 통지하였다. 국민건강보험공단은 갑에게 '압류진료비 채권압류 확인서'를 발급하여 을 은행에 팩스로 송부하였다. 그런데 을 은행이 국민건강보험공단을 상대로 양수금의 지급을 구하자 국민건강보험공단이 갑에 대한 의료법 위반에 따른 손해배상채권으로 상계를 주장한 사안이다.
마. 위 확인서는 발급목적과 용도가 채권압류 확인으로 제한되어 있고 발급목적 외 다른 용도로 사용하는 것이 엄격히 금지되어 있는 점, 확인서 발급 당시 채권양도의 대상이 된 채권의 한도만 정해져 있었을 뿐 발생 시기나 금액이 불확실한 상황에서 국민건강보험공단이 양도인에 대한 모든 대항사유를 포기한 채 채권양도를 승낙하였으리라고는 통상적으로 기대하기 어려운 점, 국민건강보험공단이 채권양도 통지를 받은 다음 갑의 의료법 위반 사실을 알기 전에 을 은행에 양수채권에 대한 변제를 하였다는 이유로 채권양도에 대하여 이의를 보류하지 않은 승낙을 한 것으로 보기는 어려운 점, 확인서에 진료비채권에 대한 압류확인 외의 목적으로 확인서를 사용하는 것을 금지하고 확인서의 발급으로 인해서 어떠한 책임도 국민건강보험공단에 물을 수 없다는 내용이 기재되어 있는데, **국민건강보험공단은 위와 같은 기재내용을 통하여 대항사유의 단절이라는 법적 책임이나 불이익을 지지 않음을 포괄적으로 표시하였다고**

볼 수도 있는 점을 종합하면, 국민건강보험공단이 채권양도에 대하여 이의를 보류하지 않은 승낙을 한 것으로 보기는 어려운데도, 이와 달리 본 원심판단에 법리오해의 잘못이 있다고 한 사례.

바. 【참조조문】 [1] 민법 제450조 제1항, 제451조 제2항, 제492조 [2] 민법 제451조 제1항 [3] 민법 제450조 제1항, 제451조, 제492조

사. 【참조판례】 [1] 대법원 1999. 8. 20. 선고 99다18039 판결 [2] 대법원 1997. 5. 30. 선고 96다22648 판결.

쟁점판례 56 의료기관 개설·운영 관련 의료법 위반과 요양급여비용 환수

대법원 2019. 6. 13. 선고 2015두38986 판결
[진료비지급보류·정지처분취소청구]

Q. 의료인으로서 자격과 면허를 보유한 사람이 의료법에 따라 의료기관을 개설하여 건강보험 가입자 또는 피부양자에게 요양급여를 실시하였으나, 이미 다른 의료기관을 개설·운영하는 의료인이 위 의료기관을 실질적으로 개설·운영하였거나 의료인이 다른 의료인 명의로 위 의료기관을 개설·운영함으로써 의료법을 위반한 경우, 그 사정만으로 요양급여에 대한 비용 지급을 거부하거나 수령한 요양급여비용 상당액을 환수할 수 있는지 여부(소극)

가. 국민건강보험법은 국민의 질병·부상에 대한 예방·진단·치료·재활과 출산·사망 및 건강증진에 대하여 보험급여를 실시함으로써 국민보건 향상과 사회보장 증진에 이바지함을 목적으로 제정된 법률로서(제1조), 가입자와 피부양자의 질병 등에 대하여 '진찰·검사, 약제(약제)·치료재료의 지급, 처치·수술 및 그 밖의 치료 등'의 요양급여를 실시하며(제41조 제1항), '의료법에 따라 개설된 의료기관'을 비롯한 요양기관에서 실시한 요양급여에 대한 비용을 국민건강보험공단이 지급하도록 정하고 있다(제42조 제1항, 제47조 제1항).

나. 그리고 의료법은 모든 국민이 수준 높은 의료 혜택을 받을 수 있도록 국민의료에 필요한 사항을 규정함으로써 국민의 건강을 보호하고 증진함을 목적으로 제정된 법률로서(제1조), '의사, 치과의사, 한의사 또는 조산사'(이하 '의료인'이라 한다) 등에 한정하여 의료기관을 개설할 수 있도록 정하는 한편(제33조 제2

항 제1호), 의료인은 둘 이상의 의료기관을 개설·운영할 수 없도록 제한하고 (제33조 제8항 본문, 이하 '중복개설금지 조항'이라 한다), 의료인은 다른 의료인의 명의로 의료기관을 개설하거나 운영할 수 없도록 제한하고 있다(제4조 제2항, 이하 '명의차용개설금지 조항'이라 하고, 제33조 제8항 본문과 합하여 '이 사건 각 의료법 조항'이라 한다).

다. 한편 의료법은 제33조 제2항 위반의 경우, 의료기관 개설자격이 없음에도 의료기관을 개설한 자뿐만 아니라 '의료기관 개설자가 될 수 없는 자'에게 고용되어 의료행위를 한 자에 대한 처벌규정(제90조)도 두고 있다. 이와 달리 제33조 제8항 위반의 경우, 둘 이상의 의료기관을 개설·운영한 의료인에 대한 처벌규정은 있지만 그 의료인에게 고용되어 의료행위를 한 자에 대한 처벌규정을 두고 있지는 않고, 제4조 제2항 위반의 경우, 다른 의료인의 명의로 의료기관을 개설·운영한 의료인 및 그 의료인에게 고용되어 의료행위를 한 자에 대한 처벌규정을 두고 있지 않다.

라. 이처럼 국민건강보험법과 의료법은 국민보건이나 국민 건강 보호·증진을 위한 법률이라는 점에서는 그 목적이 같다고 할 수 있지만, 국민건강보험법은 질병의 치료 등에 적합한 요양급여 실시에 관하여 규정하는 법률임에 비하여, 의료법은 모든 국민이 수준 높은 의료 혜택을 받을 수 있도록 하기 위해 의료인, 의료기관 및 의료행위 등에 관하여 규정하는 법률로서, 그 입법 목적과 규율대상이 같다고 보기 어렵다. 따라서 국민건강보험법에 의하여 요양기관으로 인정되는 '의료법에 따라 개설된 의료기관'의 범위는 이러한 국민건강보험법과 의료법의 차이를 염두에 두고 국민건강보험법에서 정한 요양급여를 실시하는 기관으로서 적합한지 여부를 고려하여 판단하여야 한다.

마. 그리고 비록 이 사건 각 의료법 조항은 의료인이 둘 이상의 의료기관을 개설·운영하는 것과 다른 의료인의 명의로 의료기관을 개설하거나 운영하는 행위를 제한하고 있으나, 그 의료기관도 의료기관 개설이 허용되는 의료인에 의하여 개설되었다는 점에서 본질적 차이가 있다고 할 수 없다. 또한 그 의료기관의 개설 명의자인 의료인이 한 진료행위도 국민건강보험법에서 정한 요양급여 기준에 미달하거나 그 기준을 초과하는 다른 사정이 없는 한 정상적인 의료기관의 개설자로서 하는 진료행위와 비교하여 질병 치료 등을 위한 요양급여로서 질적인 차이가 있다고 단정하기 어렵다. 의료법이 이 사건 각 의료법 조항을 위반하여 의료기관을 개설·운영하는 의료인에게 고용되어 의료행위를 한 자에 대하여 처벌규정을 두지 아니한 것도 이를 고려한 것으로 보인다.

바. 이러한 사정들을 종합하면 보면, 의료인으로서 자격과 면허를 보유한 사람이 의료법에 따라 의료기관을 개설하여 건강보험의 가입자 또는 피부양자에게 국민건강보험법에서 정한 요양급여를 실시하였다면, **설령 이미 다른 의료기관을 개설·운영하고 있는 의료인이 위 의료기관을 실질적으로 개설·운영하였거나, 의료인이 다른 의료인의 명의로 위 의료기관을 개설·운영한 것이어서 의료법을 위반한 경우라 할지라도**, 그 사정만을 가지고 위 의료기관이 국민건강보험법에 의한 요양급여를 실시할 수 있는 요양기관인 '의료법에 따라 개설된 의료기관'에 해당하지 아니한다는 이유로 그 요양급여에 대한 비용 지급을 거부하거나, 위 의료기관이 요양급여비용을 수령하는 행위가 '속임수나 그 밖의 부당한 방법에 의하여 요양급여비용을 받는 행위'에 해당된다는 이유로 **요양급여비용 상당액을 환수할 수는 없다**고 보아야 한다.

사. 【참조조문】 국민건강보험법 제1조, 제41조 제1항, 제42조 제1항, 제47조 제1항, 의료법 제1조, 제4조 제2항, 제33조 제2항 제1호, 제8항, 제90조.

아. 【참조판례】 대법원 2019. 5. 30. 선고 2015두36485 판결.

자. 【판례문장】 **대법원 판결문장은 정말 개선되어야 한다.** 이 중요한 판결문을 한 문장으로 묶어서 국민에게 공개할 이유가 없다. **재판은 국민의 이름으로 하는 것이다.** 독일 법원 판결문을 보면, 맨 위 첫문장이 '국민의 이름으로'이다.

【전 문】
【원고, 상고인】 원고 (소송대리인 법무법인 00 담당변호사 000 외 1인)
【원고보조참가인】 원고보조참가인 1 외 1인 (소송대리인 법무법인 00 담당변호사 000 외 1인)
【피고, 피상고인】 국민건강보험공단 (소송대리인 변호사 000)
【원심판결】 서울고법 2015. 2. 10. 선고 2014누63017 판결
【주 문】
원심판결을 파기하고, 사건을 서울고등법원에 환송한다. 원고 보조참가인들의 보조참가신청을 각하한다. 보조참가신청으로 인한 소송비용은 원고 보조참가인들이 부담한다.
【이 유】
상고이유를 판단한다.
1. 상고이유 제2점에 관하여
가. 1) 국민건강보험법은 국민의 질병·부상에 대한 예방·진단·치료·재활과 출

산·사망 및 건강증진에 대하여 보험급여를 실시함으로써 국민보건 향상과 사회보장 증진에 이바지함을 목적으로 제정된 법률로서(제1조), 가입자와 피부양자의 질병 등에 대하여 '진찰·검사, 약제(약제)·치료재료의 지급, 처치·수술 및 그 밖의 치료 등'의 요양급여를 실시하며(제41조 제1항), '의료법에 따라 개설된 의료기관'을 비롯한 요양기관에서 실시한 요양급여에 대한 비용을 국민건강보험공단이 지급하도록 정하고 있다(제42조 제1항, 제47조 제1항).

그리고 의료법은 모든 국민이 수준 높은 의료 혜택을 받을 수 있도록 국민의료에 필요한 사항을 규정함으로써 국민의 건강을 보호하고 증진함을 목적으로 제정된 법률로서(제1조), '의사, 치과의사, 한의사 또는 조산사'(이하 '의료인'이라 한다) 등에 한정하여 의료기관을 개설할 수 있도록 정하는 한편(제33조 제2항 제1호), 의료인은 둘 이상의 의료기관을 개설·운영할 수 없도록 제한하고(제33조 제8항 본문, 이하 '중복개설금지 조항'이라 한다), 의료인은 다른 의료인의 명의로 의료기관을 개설하거나 운영할 수 없도록 제한하고 있다(제4조 제2항, 이하 '명의차용개설금지 조항'이라 하고, 제33조 제8항 본문과 합하여 '이 사건 각 의료법 조항'이라 한다).

한편 의료법은 제33조 제2항 위반의 경우, 의료기관 개설자격이 없음에도 의료기관을 개설한 자뿐만 아니라 '의료기관 개설자가 될 수 없는 자'에게 고용되어 의료행위를 한 자에 대한 처벌규정(제90조)도 두고 있다. 이와 달리 제33조 제8항 위반의 경우, 둘 이상의 의료기관을 개설·운영한 의료인에 대한 처벌규정은 있지만 그 의료인에게 고용되어 의료행위를 한 자에 대한 처벌규정을 두고 있지는 않고, 제4조 제2항 위반의 경우, 다른 의료인의 명의로 의료기관을 개설·운영한 의료인 및 그 의료인에게 고용되어 의료행위를 한 자에 대한 처벌규정을 두고 있지 않다.

2) 이처럼 국민건강보험법과 의료법은 국민보건이나 국민 건강 보호·증진을 위한 법률이라는 점에서는 그 목적이 같다고 할 수 있지만, 국민건강보험법은 질병의 치료 등에 적합한 요양급여 실시에 관하여 규정하는 법률임에 비하여, 의료법은 모든 국민이 수준 높은 의료 혜택을 받을 수 있도록 하기 위해 의료인, 의료기관 및 의료행위 등에 관하여 규정하는 법률로서, 그 입법 목적과 규율 대상이 같다고 보기 어렵다. 따라서 국민건강보험법에 의하여 요양기관으로 인정되는 '의료법에 따라 개설된 의료기관'의 범위는 이러한 국민건강보험법과 의료법의 차이를 염두에 두고 국민건강보험법에서 정한 요양급여를 실시하는 기관으로서 적합한지 여부를 고려하여 판단하여야 한다.

그리고 비록 이 사건 각 의료법 조항은 의료인이 둘 이상의 의료기관을 개설·운영하는 것 및 다른 의료인의 명의로 의료기관을 개설하거나 운영하는 행위를 제한하고 있으나, 그 의료기관도 의료기관 개설이 허용되는 의료인에 의하여 개설되었다는 점에서는 본질적인 차이가 있다고 할 수 없고, 또한 그 의료기관의 개설 명의자인 의료인이 한 진료행위도 국민건강보험법에서 정한 요양급여의 기준에 미달하거나 그 기준을 초과하는 등의 다른 사정이 없는 한 정상적인 의료기관의 개설자로서 하는 진료행위와 비교하여 질병의 치료 등을 위한 요양급여로서 질적인 차이가 있다고 단정하기 어렵다. 의료법이 이 사건 각 의료법 조항을 위반하여 의료기관을 개설·운영하는 의료인에게 고용되어 의료행위를 한 자에 대하여 처벌규정을 두지 아니한 것도 이를 고려한 것으로 보인다.

이러한 사정들을 종합하면 보면, 의료인으로서 자격과 면허를 보유한 사람이 의료법에 따라 의료기관을 개설하여 건강보험의 가입자 또는 피부양자에게 국민건강보험법에서 정한 요양급여를 실시하였다면, 설령 이미 다른 의료기관을 개설·운영하고 있는 의료인이 위 의료기관을 실질적으로 개설·운영하였거나, 의료인이 다른 의료인의 명의로 위 의료기관을 개설·운영한 것이어서 의료법을 위반한 경우라 할지라도, 그 사정만을 가지고 위 의료기관이 국민건강보험법에 의한 요양급여를 실시할 수 있는 요양기관인 '의료법에 따라 개설된 의료기관'에 해당하지 아니한다는 이유로 그 요양급여에 대한 비용 지급을 거부하거나, 위 의료기관이 요양급여비용을 수령하는 행위가 '속임수나 그 밖의 부당한 방법에 의하여 요양급여비용을 받는 행위'에 해당된다는 이유로 요양급여비용 상당액을 환수할 수는 없다고 보아야 한다.

나. 원심판결 이유와 원심이 인용한 제1심판결 이유에 의하면 다음과 같은 사실들을 알 수 있다.
1) 원고는 2013. 6. 14. 그 명의로 '○○△△병원'(이하 '이 사건 병원'이라 한다)의 개설허가를 받았다.
2) 피고는 수사기관으로부터 '이 사건 병원은 중복 개설·운영 금지를 규정한 의료법 제33조 제8항을 위반하였다'는 통보를 받았다. 이에 피고는 2014. 1. 29. 원고에게 '이 사건 병원은 의료법 제33조 제8항에 위반되어, 의료법에 따라 개설된 의료기관에 해당하지 아니하므로, 요양급여비용을 청구할 자격이 없다'는 이유로, 2013. 12. 27.부터의 요양급여비용에 대한 지급을 거부하였다(이하 '이 사건 처분'이라 한다).

3) 한편 의사 소외 1은 '2012. 8. 24.부터 2013. 11. 20.까지 소외 2를 고용하여 △△병원(□□)을 소외 2 명의로 개설하고, 2013. 6. 14.부터 2013. 11. 20. 까지 원고를 고용하여 이 사건 병원을 원고 명의로 개설하고, 실제로는 소외 1이 직접 각 병원에 투자한 후 각 병원 인력, 자금, 시설, 행정 관련 업무 전반을 관리, 결정하며 의료기기, 의료장비 등 구매 권한을 행사하고, 각 병원 수익을 소외 1이 취득하는 등의 방법으로 위 2개 병원을 복수로 운영하였다.' 는 등의 범죄사실로 유죄 판결을 받았고(대구지방법원 서부지원 2014. 4. 15. 선고 2013고단1402, 1435 판결), 그 후 위 판결은 그대로 확정되었다.

다. 이러한 사실관계를 앞에서 본 법리에 비추어 살펴보면, 의료인으로서 자격과 면허를 갖춘 원고가 자신의 명의로 의료법에 따라 이 사건 병원에 관한 개설허가를 받았고, 이 사건 병원에서 건강보험의 가입자 또는 피부양자인 환자에 대하여 질병의 치료 등을 위한 요양급여를 실시한 후 피고에 대하여 요양급여비용을 청구하였다면, 이 사건 병원이 소외 1이 중복 운영하는 의료기관이라는 사유를 들어 위 요양급여비용의 지급을 거부할 수는 없다.

라. 그런데도 원심은, 이 사건 병원이 의료법에 따라 적법하게 개설·운영된 의료기관이 아니어서 요양급여를 실시할 수 없다는 등의 이유를 들어, 원고가 청구한 요양급여비용의 지급을 거부한 이 사건 처분이 적법하다고 판단하였다. 이러한 원심판단에는 국민건강보험법에서 정한 요양급여를 실시할 수 있는 의료기관에 관한 법리를 오해하여 판결에 영향을 미친 잘못이 있다.

2. 원고 보조참가인들의 보조참가신청의 적법 여부에 관한 판단

특정 소송사건에서 당사자 일방을 보조하기 위하여 보조참가를 하려면 당해 소송의 결과에 대하여 이해관계가 있어야 하고, 여기서 말하는 이해관계라 함은 사실상·경제상 또는 감정상의 이해관계가 아니라 법률상의 이해관계를 가리킨다(대법원 2007. 6. 28. 선고 2007다16885 판결 등 참조). 원고 보조참가인들이 주장하는 이해관계는 이 사건 소송결과에 대한 법률상 이해관계라고 할 수 없으므로 위 보조참가신청은 참가의 요건을 갖추지 못하여 부적법하다.

3. 결론

그러므로 나머지 상고이유에 관한 판단을 생략한 채 원심판결을 파기하고, 사건을 다시 심리·판단하도록 원심법원에 환송하며, 원고 보조참가인들의 보조참가신청을 각하하고, 보조참가신청으로 인한 소송비용은 원고 보조참가인이 부담하도록 하여, 관여 대법관의 일치된 의견으로 주문과 같이 판결한다.

대법관   안철상(재판장) 박상옥 노정희 김상환(주심)

> **쟁점판례 57 네트워크 의료기관의 요양급여비용 청구 사건**
>
> 대법원 2019. 5. 30. 선고 2015두36485 판결
> [진료비지급보류정지처분취소청구]
>
> Q. 의료인으로서 자격과 면허를 보유한 사람이 의료법에 따라 의료기관을 개설하여 건강보험 가입자 또는 피부양자에게 요양급여를 실시하였으나, 이미 다른 의료기관을 개설·운영하는 의료인이 위 의료기관을 실질적으로 개설·운영하였거나 의료인이 다른 의료인 명의로 위 의료기관을 개설·운영함으로써 의료법을 위반한 경우, 그 사정만으로 요양급여에 대한 비용 지급을 거부하거나 수령한 요양급여비용 상당액을 환수할 수 있는지 여부(소극)

가. 의료법은 제33조 제2항 위반의 경우, 의료기관 개설자격이 없음에도 의료기관을 개설한 자뿐만 아니라 '의료기관 개설자가 될 수 없는 자'에게 고용되어 의료행위를 한 자에 대한 처벌규정(제90조)도 두고 있다. 이와 달리 제33조 제8항 위반의 경우, 둘 이상의 의료기관을 개설·운영한 의료인에 대한 처벌규정은 있지만, 그 의료인에게 고용되어 의료행위를 한 자에 대한 처벌규정을 두고 있지는 않다. 제4조 제2항 위반의 경우, 다른 의료인의 명의로 의료기관을 개설·운영한 의료인 및 그 의료인에게 고용되어 의료행위를 한 자에 대한 처벌규정을 두고 있지 않다.

나. 의료인으로서 자격과 면허를 보유한 사람이 의료법에 따라 의료기관을 개설하여 건강보험의 가입자 또는 피부양자에게 국민건강보험법에서 정한 요양급여를 실시하였다면, 설령 이미 다른 의료기관을 개설·운영하고 있는 의료인이 위 의료기관을 실질적으로 개설·운영하였거나, **의료인이 다른 의료인의 명의로 위 의료기관을 개설·운영한 것이어서 의료법을 위반한 경우라 할지라도, 그 사정만을 가지고 위 의료기관이 국민건강보험법에 의한 요양급여를 실시할 수 있는 요양기관인 '의료법에 따라 개설된 의료기관'에 해당하지 아니한다.**

다. 이러한 이유로 요양급여에 대한 비용 지급을 거부하거나, 위 의료기관이 요양급여비용을 수령하는 행위가 '속임수나 그 밖의 부당한 방법에 의하여 요양급여비용을 받는 행위'에 해당된다는 이유로 요양급여비용 상당액을 환수할 수는 없다.

> **쟁점판례 58** 비의료인이 의료기관을 개설하여 운영하는 도중 개설자 명의를 다른 의료인 등으로 변경한 경우, 그 죄수 관계
>
> 대법원 2018. 11. 29. 선고 2018도10779 판결
> [보건범죄단속에관한특별조치법위반(부정의료업자)·사기·의료법위반·의료법위반방조]
>
> Q. 의료법이 제33조 제2항에서 비의료인의 의료기관 개설을 원칙적으로 금지하고, 제87조 제1항 제2호에서 이를 위반하는 경우 처벌하는 취지
> Q. 위 조항에서 금지하는 '의료기관 개설행위'의 의미(=비의료인이 의료기관의 시설 및 인력의 충원·관리, 개설신고, 의료업의 시행, 필요한 자금의 조달, 운영성과의 귀속 등을 주도적인 입장에서 처리하는 것)
> Q. 비의료인이 주도적인 입장에서 한 일련의 의료기관 개설행위가 포괄일죄에 해당하는지 여부(원칙적 적극)
> Q. 여기서의 개설행위가 종료되는 시기(=비의료인이 주도적인 처리 관계에서 이탈하였을 때)
> Q. 포괄일죄와 실체적 경합범의 구별 기준
> Q. 비의료인이 의료기관을 개설하여 운영하는 도중 개설자 명의를 다른 의료인 등으로 변경한 경우, 그 죄수관계(=개설자 명의별로 별개의 범죄가 성립하고 각 죄는 실체적 경합범)

가. 의료법이 제33조 제2항에서 의료인이나 의료법인 기타 비영리법인 등이 아닌 자의 의료기관 개설을 원칙적으로 금지한다. 제87조 제1항 제2호에서 이를 위반하는 경우 처벌하는 규정을 둔 취지는 의료기관 개설자격을 의료전문성을 가진 의료인이나 공적인 성격을 가진 자로 엄격히 제한함으로써 건전한 의료질서를 확립하고, 영리 목적으로 의료기관을 개설하는 경우에 발생할지도 모르는 국민 건강상의 위험을 미리 방지하고자 하는 데에 있다. 위 **의료법 조항이 금지하는 의료기관 개설행위는, 비의료인이 의료기관의 시설 및 인력의 충원·관리, 개설신고, 의료업의 시행, 필요한 자금의 조달, 운영성과의 귀속 등을 주도적인 입장에서 처리하는 것을 의미한다. 따라서 비의료인이 주도적인 입장에서 한 위와 같은 일련의 행위는 특별한 사정이 없는 한 포괄하여 일죄에 해당한다. 여기서의 개설행위가 개설신고를 마친 때에 종료된다고 볼 수는**

없으며 비의료인이 위와 같은 주도적인 처리 관계에서 이탈하였을 때 비로소 종료된다고 보아야 한다.
나. 동일 죄명에 해당하는 수 개의 행위를 단일하고 계속된 범의 아래 일정 기간 계속하여 행하고 그 피해법익도 동일한 경우 이들 각 행위를 통틀어 포괄일죄로 처단하여야 할 것이다. 그러나 범의의 단일성과 계속성이 인정되지 아니하거나 범행방법이 동일하지 않은 경우 각 범행은 실체적 경합범에 해당한다.
다. 의료법은 의료기관을 개설할 수 있는 자격을 엄격하게 제한하고 있다(제33조 제2항). 의료기관의 개설신고·개설허가에서부터 운영은 물론 폐업할 때까지 의료기관에 관한 각종 의무를 개설자에게 부과하고 있다(제33조 제3항 이하, 제36조 내지 제38조, 제40조, 제45조, 제48조, 제49조 등). 개설자가 변경되면 시장·군수 등에게 개설신고사항의 변경신고를 하거나 변경허가를 받아야 하고, 그때부터는 변경된 개설자가 앞에서 본 의무를 부담하게 된다.
라. 그리고 의료기관이 국민건강보험법상 요양급여를 실시하려면 의료기관 개설신고증 등을 첨부하여 건강보험심사평가원에 요양기관 현황신고를 하여야 한다. 요양급여비용 수령계좌를 변경하려는 경우에는 개설자나 대표자의 인감증명서 등을 첨부하여 요양기관 현황 변경신고서를 제출하여야 한다(국민건강보험법 제42조, 제43조, 국민건강보험법 시행규칙 제12조 제2항). 요양기관이 보건복지부장관으로부터 업무정지처분을 받고 그 업무정지기간 중에 요양급여를 한 경우 개설자를 처벌한다(국민건강보험법 제115조 제3항 제4호).
마. 이렇듯 의료기관의 개설자는 공법상 법률관계에서 중요한 의미를 지닌다. 또한 의료서비스를 제공받는 일반인도 대체로 의료기관을 선택할 때 의료기관의 개설자가 누구인지를 중요한 판단 기준으로 삼는다. 이러한 사정들을 고려하면, 의료기관의 개설자 명의는 의료기관을 특정하고 동일성을 식별하는 데에 중요한 표지가 되는 것이다.
바. 그러므로 **비의료인이 의료기관을 개설하여 운영하는 도중 개설자 명의를 다른 의료인 등으로 변경한 경우에는 그 범의가 단일하다거나 범행방법이 종전과 동일하다고 보기 어렵다. 따라서 개설자 명의별로 별개의 범죄가 성립하고 각 죄는 실체적 경합범의 관계에 있다고 보아야 한다.**
사. 【참조조문】 [1] 의료법 제33조 제2항, 제87조 제1항 제2호, 형법 제37조 [2] 형법 제37조, 의료법 제33조, 제36조, 제37조, 제38조, 제40조, 제45조, 제48조, 제49조, 제87조 제1항 제2호, 국민건강보험법 제42조, 제43조, 제115조 제3항 제4호, 국민건강보험법 시행규칙 제12조 제1항, 제2항.

아. **【참조판례】** [1] 대법원 2011. 10. 27. 선고 2009도2629 판결; 대법원 2014. 9. 25. 선고 2014도7217 판결 [2] 대법원 2010. 11. 11. 선고 2007도8645 판결.

> **쟁점판례 59** 원고가 정신과의원 개설신고를 하였는데 행정청이 법령에서 정하지 않은 공공복리 등 사유를 들어 반려처분을 하자 원고가 그 취소를 구한 사건
>
> 대법원 2018. 10. 25. 선고 2018두44302 판결
> [의료기관개설신고불수리처분취소]
>
> Q. 의료법이 의료기관의 종류에 따라 허가제와 신고제를 구분하여 규정하고 있는 취지 및 정신과의원을 개설하려는 자가 법령에 규정되어 있는 요건을 갖추어 개설신고를 한 경우, **행정청이 법령에서 정한 요건 이외의 사유를 들어 의원급 의료기관 개설신고의 수리를 거부할 수 있는지 여부**(소극)
> Q. 정신건강증진 및 정신질환자 복지서비스 지원에 관한 법률 제19조 제1항 및 의료법이 정신병원 등의 개설에 관하여는 허가제로 규정한 것과 달리 정신과의원 개설에 관하여는 신고제로 규정하고 있는 것이 헌법상 평등원칙 및 국가의 기본권 보호의무를 위반하는 것인지 여부(소극)

가. 정신건강증진 및 정신질환자 복지서비스 지원에 관한 법률 제19조 제1항은 "정신의료기관의 개설은 의료법에 따른다. 이 경우 의료법 제36조에도 불구하고 정신의료기관의 시설·장비의 기준과 의료인 등 종사자의 수·자격에 관하여 필요한 사항은 정신의료기관의 규모 등을 고려하여 보건복지부령으로 따로 정한다."라고 규정하고 있다. 위 후단 규정의 위임에 따라, 같은 법 시행규칙 [별표 3], [별표 4]는 정신의료기관에 관하여 시설·장비의 기준과 의료인 등 종사자의 수·자격 기준을 구체적으로 규정하고 있다.

나. 한편 의료법은 의료기관의 개설 주체가 의원·치과의원·한의원 또는 조산원을 개설하려고 하는 경우에는 시장·군수·구청장에게 신고하도록 규정하고 있다(제33조 제3항). 그러나 종합병원·병원·치과병원·한방병원 또는 요양병원을 개설하려고 하는 경우에는 시·도지사의 허가를 받도록 규정하고 있다(제33조 제4항).

다. 이와 같이 의료법이 의료기관의 종류에 따라 허가제와 신고제를 구분하여 규

정하고 있는 취지는, 신고 대상인 의원급 의료기관 개설의 경우 행정청이 법령에서 정하고 있는 요건 이외의 사유를 들어 신고 수리를 반려하는 것을 원칙적으로 배제함으로써 개설 주체가 신속하게 해당 의료기관을 개설할 수 있도록 하기 위함이다.

라. 앞서 본 관련 법령의 내용과 이러한 신고제의 취지를 종합하면, **정신과의원을 개설하려는 자가 법령에 규정되어 있는 요건을 갖추어 개설신고를 한 때에, 행정청은 원칙적으로 이를 수리하여 신고필증을 교부하여야 한다. 법령에서 정한 요건 이외의 사유를 들어 의원급 의료기관 개설신고의 수리를 거부할 수는 없다.**

마. 헌법상 평등원칙은 본질적으로 같은 것을 자의적으로 다르게 취급함을 금지하는 것으로서, 일체의 차별적 대우를 부정하는 절대적 평등을 뜻하는 것이 아니라 **입법을 하고 법을 적용할 때에 합리적인 근거가 없는 차별을 하여서는 아니 된다는 상대적 평등을 뜻한다. 그러므로 합리적 근거가 있는 차별 또는 불평등은 평등의 원칙에 반하지 아니한다.**

바. 또한 헌법상 기본권 보호의무란 기본권적 법익을 기본권 주체인 사인에 의한 위법한 침해 또는 침해의 위험으로부터 보호하여야 하는 국가의 의무를 말하며, 주로 사인인 제3자에 의한 개인의 생명이나 신체의 훼손에서 문제 되는 것이다.

사. 이러한 법리에 비추어 살펴보면, 관련 법령이 정신병원 등의 개설에 관하여는 허가제로, 정신과의원 개설에 관하여는 신고제로 각 규정하고 있는 것은 각 의료기관의 개설 목적 및 규모 등 차이를 반영한 합리적 차별로서 평등의 원칙에 반한다고 볼 수 없다. 또한 **신고제 규정으로 사인인 제3자에 의한 개인의 생명이나 신체 훼손의 위험성이 증가한다고 할 수 없어 기본권 보호의무에 위반된다고 볼 수도 없다.**

아. 【참조조문】 [1] 정신건강증진 및 정신질환자 복지서비스 지원에 관한 법률 제19조 제1항, 정신건강증진 및 정신질환자 복지서비스 지원에 관한 법률 시행규칙 제11조 제1항 [별표 3], 제2항 [별표 4], 의료법 제33조 제3항, 제4항 [2] 헌법 제10조, 제11조 제1항, 정신건강증진 및 정신질환자 복지서비스 지원에 관한 법률 제19조 제1항, 의료법 제33조 제3항, 제4항.

자. 【참조판례】 [2] 대법원 2007. 10. 29. 선고 2005두14417 전원합의체 판결; 헌법재판소 2011. 2. 24. 선고 2008헌바40 전원재판부 결정.

> **쟁점판례 60** 의료기관이 의료법에 위반되어 개설된 사정을 고지하지 아니한 채 자동차손해배상 보장법에 따라 자동차보험진료수가의 지급을 청구한 사건
>
> 대법원 2018. 9. 13. 선고 2018도10183 판결
> [특정경제범죄가중처벌등에관한법률위반(사기) · 사기 · 사기방조 · 의료법위반]
>
> Q. 비의료인이 의료법 제33조 제2항을 위반하여 개설한 의료기관이 마치 의료법에 의하여 적법하게 개설된 요양기관인 것처럼 국민건강보험공단에 요양급여비용의 지급을 청구하여 국민건강보험공단으로부터 요양급여비용을 지급받을 경우, 사기죄가 성립하는지 여부(적극)
> Q. 비의료인이 의료법 제33조 제2항을 위반하여 개설한 의료기관에서 면허를 갖춘 의료인을 통해 교통사고 피해자에 대한 진료가 이루어진 경우, 해당 의료기관이 보험회사 등에 교통사고 피해자를 진료한 의료기관이 위 의료법 규정에 위반되어 개설된 사정을 고지하지 아니한 채 자동차손해배상 보장법에 따라 자동차보험진료수가의 지급을 청구한 행위가 사기죄에서 말하는 기망에 해당하는지 여부(원칙적 소극)

가. △△△의원이 개설자격이 없는 비의료인에 의하여 의료법 제33조 제2항을 위반하여 개설된 의료기관이라고 하더라도, 공소사실 기재와 같이 **의사를 고용하여 환자를 진료하게 한 후 그에 따라 보험회사에 자동차보험진료수가의 지급을 청구하였다면, 보험회사 등으로서는 특별한 사정이 없는 한 그 지급을 거부할 수 없다.** △△△의원이 의료법을 위반하여 개설된 의료기관이라는 사정은 교통사고 피해자나 △△△의원에 대한 보험회사의 자동차보험진료수가 지급의무에 영향을 미칠 수 있는 사유가 아니다. 그러므로 사기죄에서 말하는 기망이 있다고 볼 수는 없다. 그럼에도 이 부분 공소사실을 유죄로 인정한 제1심 판결을 그대로 유지한 원심 판결에는 사기죄의 기망에 관한 법리를 오해하여 판결에 영향을 미친 잘못이 있다. 이를 지적하는 취지의 상고이유 주장은 이유 있다.

나. 【참조조문】[1] 헌법 제36조 제3항, 형법 제347조, 의료법 제33조 제2항, 국민건강보험법 제13조, 제42조, 제44조 제1항, 제47조 제1항 [2] 형법 제347조, 의료법 제33조 제2항, 상법 제724조 제2항, 제726조의2, 자동차손해배상 보장법 제10조 제1항.

다. 【참조판례】 [1] [2] 대법원 2018. 4. 10. 선고 2017도17699 판결 [1] 대법원 2016. 3. 24. 선고 2014도13649 판결 [2] 대법원 2018. 5. 15. 선고 2018도1299 판결.

> **쟁점판례 61** 1인 1개설·운영 원칙
>
> 대법원 2018. 7. 12. 선고 2018도3672 판결
> [사기·공무상표시무효·의료법위반]
>
> Q. 의료법 제33조 제8항 본문에서 규정한 '1인 1개설·운영 원칙'에 반하는 행위 중 의료기관의 '중복 개설'과 '중복 운영'의 의미
> Q. 의료기관의 중복 운영에 해당하면 중복 개설에 해당하지 않더라도 1인 1개설·운영 원칙을 위반한 것인지 여부(적극)
> Q. 구체적인 사안에서 1인 1개설·운영 원칙에 어긋나는 의료기관의 중복 운영에 해당하는지 판단하는 기준

가. 의료법 제4조 제2항은 "의료인은 다른 의료인의 명의로 의료기관을 개설하거나 운영할 수 없다."라고 규정하고, 의료법 제33조 제8항 본문은 "의료인은 어떠한 명목으로도 둘 이상의 의료기관을 개설·운영할 수 없다."라고 규정하고 있다(이하 의료법 제33조 제8항 본문의 금지규정을 '1인 1개설·운영 원칙'이라고 한다). 이러한 의료법의 규정 내용 등에 비추어 보면, 1인 1개설·운영 원칙에 반하는 행위 중, **의료기관의 중복 개설**이란 '이미 자신의 명의로 의료기관을 개설한 의료인이 다른 의료인 등의 명의로 개설한 의료기관에서 직접 의료행위를 하거나 자신의 주관 아래 무자격자로 하여금 의료행위를 하게 하는 경우'를, 그와 구분되는 **의료기관의 중복 운영**이란 '의료인이 둘 이상의 의료기관에 대하여 그 존폐·이전, 의료행위 시행 여부, 자금 조달, 인력·시설·장비의 충원과 관리, 운영성과의 귀속·배분 등의 경영사항에 관하여 의사 결정 권한을 보유하면서 관련 업무를 처리하거나 처리하도록 하는 경우'를 뜻한다. **의료기관의 중복 운영에 해당하면 중복 개설에 해당하지 않더라도 1인 1개설·운영 원칙을 위반한 것이 된다.**

나. 나아가 구체적인 사안에서 1인 1개설·운영 원칙에 어긋나는 의료기관의 중복 운영에 해당하는지를 판단할 때에는 위와 같은 운영자로서의 지위 유무, 즉 둘 이상의 의료기관 개설 과정, 개설명의자의 역할과 경영에 관여하고 있

다고 지목된 다른 의료인과의 관계, 자금 조달 방식, 경영에 관한 의사 결정 구조, 실무자에 대한 지휘·감독권 행사 주체, 운영성과의 분배 형태, 다른 의료인이 운영하는 경영지원 업체가 있을 경우 그 경영지원 업체에 지출되는 비용 규모 및 거래 내용 등의 제반 사정을 고려하여야 한다. 이를 바탕으로, **둘 이상의 의료기관이 의사 결정과 운영성과 귀속 등의 측면에서 특정 의료인에게 좌우되지 않고 각자 독자성을 유지하고 있는지, 아니면 특정 의료인이 단순히 협력관계를 맺거나 경영지원 혹은 투자를 하는 정도를 넘어 둘 이상의 의료기관의 운영을 실질적으로 지배·관리하고 있는지를 살펴보아야 한다.**

다. [참조조문] 구 의료법(2012. 2. 1. 법률 제11252호로 개정되기 전의 것) 제33조 제8항, 구 의료법(2015. 12. 29. 법률 제13658호로 개정되기 전의 것) 제87조 제1항 제2호, 의료법 제4조 제2항, 제33조 제2항 제1호, 제8항, 제87조 제1항 제2호.

라. [참조판례] 대법원 2003. 10. 23. 선고 2003도256 판결; 대법원 2008. 9. 25. 선고 2006도4652 판결; 대법원 2014. 1. 23. 선고 2011도636 판결.

쟁점판례 62 '보험급여'를 의료기관 등이 보험급여를 실시한 대가에 대하여 국민건강보험공단이 지급하는 비용

대법원 2018. 6. 15. 선고 2018도2615 판결
[의료법위반(피고인2에 대하여 인정된 죄명: 의료법위반방조)·국민건강보험법위반(피고인2에 대하여 인정된 죄명: 국민건강보험법위반방조)·특정경제범죄가중처벌등에관한법률위반(사기)[피고인2에 대하여 인정된 죄명: 특정경제범죄가중처벌등에관한법률위반(사기)방조]]

Q. 법률에 사용된 문언의 의미를 해석하는 방법
Q. 구 국민건강보험법 제115조 제2항 제5호에서 정한 '보험급여'를 의료기관 등이 보험급여를 실시한 대가에 대하여 국민건강보험공단이 지급하는 비용, 즉 '보험급여비용'까지 포괄하는 의미로 해석할 수 있는지 여부(소극)

가. 법률에 사용된 문언의 의미는 해당 법률에 정의규정이 있다면 그에 따를 것이나, 그렇지 않은 경우라도 문언의 통상적인 의미를 살피는 외에 그것이 해당 법률에서 어떠한 의미로 어떻게 사용되고 있는지 체계적, 논리적으로 파악하여야 한다.

나. 구 국민건강보험법(2016. 3. 22. 법률 제14084호로 개정되기 전의 것, 이하 같다) 제1조, 제41조 제1항, 제47조 제1항, 제3항, 제57조 제1항, 제87조 제1항에 의하면, 국민건강보험법은 '건강보험 가입자 등 환자의 질병과 부상, 출산 등에 대하여 예방, 진단, 치료, 재활 등 각종 형태로 제공되는 의료서비스'에 관하여는 '보험급여'(이 중 요양기관이 제공하는 것을 '요양급여'라고 한다)라는 용어를 사용하고, '국민건강보험공단이 의료기관 등이 제공한 보험급여의 대가로 지급하는 비용'에 관하여는 '보험급여비용'(이 중 요양기관이 제공한 요양급여의 대가로 지급되는 비용을 '요양급여비용'이라고 한다)이라는 용어를 사용하여 양자를 명확히 구별하고 있다.

다. 한편 구 국민건강보험법(2013. 5. 22. 법률 제11787호로 개정되기 전의 것)은 제119조 제1항에서 "가입자·피부양자 또는 가입자·피부양자이었던 사람이 자격을 잃은 후 자격을 증명하던 서류를 사용하여 보험급여를 받은 경우에는 그가 받은 보험급여에 상당하는 금액 이하의 과태료를 부과한다."라고 규정하고, 같은 조 제2항에서 '건강보험증 또는 신분증명서의 양도·대여나 그 밖의 부정한 사용을 통하여 보험급여를 받은 자에게는 그 보험급여에 상당하는 금액 이하의 과태료를 부과한다'라고 규정하였다. 그런데 2013. 5. 22. 법률 제11787호로 개정된 국민건강보험법은 건강보험증 부정사용 등을 통한 부정수급 행위에 대한 처벌을 강화하기 위하여 과태료 처벌규정인 위 제119조 제1항, 제2항을 삭제하는 대신 구 국민건강보험법 제115조 제2항 제5호(이하 '처벌규정'이라고 한다)를 신설하여 "거짓이나 그 밖의 부정한 방법으로 보험급여를 받거나 타인으로 하여금 보험급여를 받게 한 자"에 대하여 1년 이하의 징역 또는 1천만 원 이하의 벌금에 처할 수 있도록 하였다.

라. 위와 같이 구 국민건강보험법은 '보험급여'와 '보험급여비용'을 명확히 구분하여 사용하고 있고, 처벌규정이 건강보험증 등을 부정 사용하여 보험급여를 수급하는 행위에 대한 처벌을 강화하기 위해 신설된 규정인 점 등을 종합하여 보면, 처벌규정에서 정한 '보험급여'는 건강보험 가입자 등 환자의 질병, 부상, 출산 등에 대하여 제공되는 치료행위 등 각종 의료서비스를 의미하는 것일 뿐, 의료기관 등이 보험급여를 실시한 대가에 대하여 국민건강보험공단이 지급하는 비용, 즉 '보험급여비용'까지 포괄하는 의미로 해석할 수는 없다.

마. 【참조조문】 [1] 헌법 제12조 제1항, 형법 제1조 제1항 [2] 구 국민건강보험법(2013. 5. 22. 법률 제11787호로 개정되기 전의 것) 제119조 제1항(현행 삭제), 제2항(현행 삭제), 구 국민건강보험법(2016. 3. 22. 법률 제14084호로 개정되기 전의

것) 제1조, 제41조 제1항, 제47조 제1항, 제3항, 제57조 제1항, 제87조 제1항, 제115조 제2항 제5호(현행 제115조 제3항 제5호 참조)
바. 【참조판례】 [1] 대법원 2016. 8. 24. 선고 2013도841 판결.

【전 문】
【피 고 인】 피고인 1 외 1인
【상 고 인】 피고인들
【변 호 인】 변호사 ○○○ 외 2인
【원심판결】 서울고법 2018. 1. 30. 선고 2017노2786 판결
【주 문】
원심판결 중 피고인들에 대한 부분을 파기하고, 이 부분 사건을 서울고등법원에 환송한다.
【이 유】
상고이유를 판단하기에 앞서 직권으로 본다.
1. 피고인 1에 대한 이 사건 공소사실 중 국민건강보험법위반의 점의 요지는, 피고인 1은 의사가 아니면서 제1심 공동피고인들과 공모하여 속칭 '사무장 병원'인 ○○○ 병원(이하 '이 사건 병원'이라고 한다)을 개설·운영하면서 마치 이 사건 병원이 의료법에 따라 적법하게 개설된 것처럼 국민건강보험공단에 요양급여를 청구하여 부정한 방법으로 보험급여를 받았다는 것이고, 피고인 2에 대한 예비적 공소사실 중 국민건강보험법위반방조의 점의 요지는, 피고인 2는 이 사건 병원이 비의료인이 개설·운영하는 병원이라는 것을 알면서도 피고인 1 등의 국민건강보험법위반 범행을 용이하게 하여 이를 방조하였다는 것이다. 원심은 위 각 공소사실에 대하여 구 국민건강보험법(2016. 3. 22. 법률 제14084호로 개정되기 전의 것, 이하 같다) 제115조 제2항 제5호(거짓이나 그 밖의 부정한 방법으로 보험급여를 받거나 타인으로 하여금 보험급여를 받게 한 자, 이하 '이 사건 처벌규정'이라고 한다)를 적용하여 유죄를 인정하였다.
2. 그러나 원심이 위 각 공소사실에 대하여 이 사건 처벌규정을 적용하여 처벌한 것은 다음과 같은 이유로 받아들이기 어렵다.
가. 법률에 사용된 문언의 의미는 해당 법률에 정의규정이 있다면 그에 따를 것이나, 그렇지 않은 경우라도 문언의 통상적인 의미를 살피는 외에 그것이 해당 법률에서 어떠한 의미로 어떻게 사용되고 있는지 체계적, 논리적으로 파악하여야 한다(대법원 2016. 8. 24. 선고 2013도841 판결 참조).

나. 구 국민건강보험법은 제1조에서 "이 법은 국민의 질병·부상에 대한 예방·진단·치료·재활과 출산·사망 및 건강증진에 대하여 보험급여를 실시함으로써 국민보건 향상과 사회보장 증진에 이바지함을 목적으로 한다."라고 규정하고, 제41조 제1항에서 "가입자와 피부양자의 질병, 부상, 출산 등에 대하여 다음 각호의 요양급여를 실시한다."라고 규정하면서 그 각호에서 요양급여의 내용으로 "1. 진찰·검사, 2. 약제·치료재료의 지급, 3. 처치·수술 및 그 밖의 치료, 4. 예방·재활, 5. 입원, 6. 간호, 7. 이송"을 열거하고 있다. 그리고 구 국민건강보험법 제47조 제1항은 "요양기관은 공단에 요양급여비용의 지급을 청구할 수 있다."라고 규정하고, 같은 조 제3항에서 "제2항에 따라 심사 내용을 통보받은 공단은 지체 없이 그 내용에 따라 요양급여비용을 요양기관에 지급한다."라고 규정하고 있다. 또한 구 국민건강보험법은 제57조 제1항에서 "공단은 속임수나 그 밖의 부당한 방법으로 보험급여를 받은 사람이나 보험급여 비용을 받은 요양기관에 대하여 그 보험급여나 보험급여 비용에 상당하는 금액의 전부 또는 일부를 징수한다."라고 규정하고, 제87조 제1항에서 "가입자 및 피부양자의 자격, 보험료 등, 보험급여, 보험급여 비용에 관한 공단의 처분에 이의가 있는 자는 공단에 이의신청을 할 수 있다."라고 규정하고 있다. 위와 같은 구 국민건강보험법 관련 규정들에 의하면, 국민건강보험법은 '건강보험 가입자 등 환자의 질병과 부상, 출산 등에 대하여 예방, 진단, 치료, 재활 등 각종 형태로 제공되는 의료서비스'에 관하여는 '보험급여'(이 중 요양기관이 제공하는 것을 '요양급여'라고 한다)라는 용어를 사용하고, '국민건강보험공단이 의료기관 등이 제공한 보험급여의 대가로 지급하는 비용'에 관하여는 '보험급여비용'(이 중 요양기관이 제공한 요양급여의 대가로 지급되는 비용을 '요양급여비용'이라고 한다)이라는 용어를 사용하여 양자를 명확히 구별하고 있다.

한편 구 국민건강보험법(2013. 5. 22. 법률 제11787호로 개정되기 전의 것)은 제119조 제1항에서 "가입자·피부양자 또는 가입자·피부양자이었던 사람이 자격을 잃은 후 자격을 증명하던 서류를 사용하여 보험급여를 받은 경우에는 그가 받은 보험급여에 상당하는 금액 이하의 과태료를 부과한다."라고 규정하고, 같은 조 제2항에서 '건강보험증 또는 신분증명서의 양도·대여나 그 밖의 부정한 사용을 통하여 보험급여를 받은 자에게는 그 보험급여에 상당하는 금액 이하의 과태료를 부과한다.'라고 규정하였다. 그런데 2013. 5. 22. 법률 제11787호로 개정된 국민건강보험법은 건강보험증 부정사용 등을 통한 부정수급 행위에 대한 처벌을 강화하기 위하여 과태료 처벌규정인 위 제119조 제

1항, 제2항을 삭제하는 대신 이 사건 처벌규정을 신설하여 "거짓이나 그 밖의 부정한 방법으로 보험급여를 받거나 타인으로 하여금 보험급여를 받게 한 자"에 대하여 1년 이하의 징역 또는 1천만 원 이하의 벌금에 처할 수 있도록 하였다.

다. 위와 같이 구 국민건강보험법은 '보험급여'와 '보험급여비용'을 명확히 구분하여 사용하고 있고, 이 사건 처벌규정이 건강보험증 등을 부정 사용하여 보험급여를 수급하는 행위에 대한 처벌을 강화하기 위해 신설된 규정인 점 등을 종합하여 보면, 이 사건 처벌규정에서 정한 '보험급여'는 건강보험 가입자 등 환자의 질병, 부상, 출산 등에 대하여 제공되는 치료행위 등 각종 의료서비스를 의미하는 것일 뿐, 의료기관 등이 보험급여를 실시한 대가에 대하여 국민건강보험공단이 지급하는 비용 즉 '보험급여비용'까지 포괄하는 의미로 해석할 수는 없다.

따라서 이 부분 각 공소사실과 같이 의료법을 위반하여 **이 사건 병원을 개설·운영하면서 마치 이 사건 병원이 적법하게 개설된 병원인 것처럼 국민건강보험공단으로부터 보험급여비용을 받은 행위는 이 사건 처벌규정에서 처벌대상으로 삼고 있는 '보험급여'를 받은 행위에 해당하지 않으므로 이 부분 각 공소사실에 이 사건 처벌규정을 적용할 수 없다.**

그럼에도 원심은 이 사건 처벌규정에서 정한 '보험급여'에 보험급여비용이 포함됨을 전제로 이 부분 각 공소사실을 유죄로 판단하였으니, 이러한 원심판단에는 구 국민건강보험법 제115조 제2항 제5호에서 정한 '보험급여'의 해석에 관한 법리를 오해하여 판결에 영향을 미친 잘못이 있다.

3. 원심판결 중 피고인 1에 대한 국민건강보험법위반 부분과 피고인 2에 대한 국민건강보험법위반방조 부분에는 위와 같은 파기사유가 있다. 원심은 피고인 1에 대한 위 부분과 나머지 공소사실 부분이 형법 제40조의 상상적 경합 및 형법 제37조 전단의 경합범 관계에 있다는 이유로 피고인 1에 대하여 하나의 형을 선고하였으므로 원심판결 중 피고인 1 부분은 전부 파기되어야 한다. 또한 원심은 피고인 2에 대한 위 부분과 나머지 예비적 공소사실 부분이 형법 제40조의 상상적 경합 및 형법 제37조 전단의 경합범 관계에 있다는 이유로 예비적 공소사실에 대하여 하나의 형을 선고하였으므로 예비적 공소사실 부분은 파기되어야 하고, 그에 따라 이와 동일체 관계에 있는 주위적 공소사실에 관한 부분 역시 파기될 수밖에 없으므로, 원심판결 중 피고인 2 부분 역시 전부 파기되어야 한다.

4. 그러므로 상고이유에 대한 판단을 생략한 채 원심판결 중 피고인들에 대한 부분을 파기하고 사건을 다시 심리·판단하도록 원심법원에 환송하기로 하여, 관여 대법관의 일치된 의견으로 주문과 같이 판결한다.

대법관   조재연(재판장) 김소영 권순일(주심)

쟁점판례 63 의료법에 위반되어 개설되었다는 사정을 고지하지 아니한 채 자동차손해배상 보장법에 따라 자동차보험진료수가의 지급을 청구한 사건

대법원 2018. 5. 15. 선고 2018도1299 판결
[의료법위반·특정경제범죄가중처벌등에관한법률위반(사기)·사기]

Q. 비의료인이 의료법 제33조 제2항을 위반하여 개설한 의료기관에서 면허를 갖춘 의료인을 통해 교통사고 환자 등에 대한 진료가 이루어진 경우, 해당 의료기관이 보험회사 등에 교통사고 환자 등을 진료한 의료기관이 위 의료법 규정에 위반되어 개설되었다는 사정을 고지하지 아니한 채 자동차손해배상 보장법에 따라 자동차보험진료수가의 지급을 청구한 행위가 사기죄에서 말하는 기망에 해당하는지 여부(원칙적 소극)

Q. 비의료인이 의료법 제33조 제2항을 위반하여 개설한 의료기관에서 면허를 갖춘 의료인을 통해 환자 등에 대한 진료가 이루어진 경우, 해당 의료기관이 보험회사 등에 실손의료보험의 피보험자를 진료한 의료기관이 위 의료법 규정에 위반되어 개설되었다는 사정을 고지하지 아니한 채 실손의료보험계약에 따라 실손의료비를 청구하는 보험수익자에게 진료사실증명 등을 발급해 준 행위가 사기죄에서 말하는 기망에 해당하는지 여부(원칙적 소극)

가. 자동차보험계약의 보험자는 피보험자가 자동차를 소유, 사용 또는 관리하는 동안에 발생한 사고(이하 '교통사고'라 한다)로 인하여 생긴 손해를 보상할 책임이 있다(상법 제726조의2). 한편 자동차손해배상 보장법은 교통사고 환자 등 피해자(이하 '피해자'라고만 한다)를 보호하는 것을 주된 목적으로 하면서(제1조), 이를 위해 자동차보험의 피보험자 등에게 교통사고에 따른 손해배상책임이 발생하였을 때 피해자로 하여금 보험회사 등에 대해 상법 제724조 제2항에 따라 보험금 등을 자기에게 직접 지급해 줄 것을 청구할 수 있도록 하고(제10조 제1항 전단), 그중 자동차보험진료수가에 해당하는 금액은 피해자의 선택에 따

라 진료한 의료기관에 직접 지급하여 줄 것을 청구할 수 있도록 규정하고 있다(같은 항 후단).
나. 한편 의료기관의 보험회사 등에 대한 자동차보험진료수가의 청구는 피해자를 보호할 목적으로 피해자가 보험회사 등에 대해 갖는 직접청구권에 근거하여 그 인정 범위 내에서 법률상 특별히 인정되는 것이고(대법원 2013. 4. 26. 선고 2012다107167 판결 등 참조), 의료기관에 대해 그 청구액 상당이 지급되지 않더라도 실제 교통사고로 인한 손해가 발생하여 그에 따른 진료가 이루어진 이상 피해자에게라도 반드시 지급되어야 할 성질의 것이다.
다. 위와 같은 피해자가 보험회사 등에게 갖는 직접청구권과 의료기관의 자동차보험진료수가 청구의 인정 근거, 범위 및 성격에다가 자동차손해배상 보장법의 입법 목적 등을 종합적으로 고려하면, 설령 개설자격이 없는 비의료인이 의료법 제33조 제2항을 위반하여 개설한 의료기관이라고 하더라도, 면허를 갖춘 의료인을 통해 피해자에 대한 진료가 이루어지고 보험회사 등에 자동차손해배상 보장법에 따라 자동차보험진료수가를 청구한 것이라면, 보험회사 등으로서는 특별한 사정이 없는 한 그 지급을 거부할 수 없다고 보아야 한다. 따라서 피해자를 진료한 의료기관이 위 의료법 규정에 위반되어 개설되었다는 사정은 피해자나 해당 의료기관에 대한 보험회사 등의 자동차보험진료수가 지급의무에 영향을 미칠 수 있는 사유가 아니어서, 해당 의료기관이 보험회사 등에 이를 고지하지 아니한 채 그 지급을 청구하였다고 하여 사기죄에서 말하는 기망이 있다고 볼 수는 없다.
라. 따라서 원심에 앞서 본 바와 같은 판단누락의 잘못이 있더라도, 이 사건 공소사실 중 자동차보험진료수가 청구와 관련된 사기죄를 무죄로 판단한 원심의 결론은 정당하므로, 원심의 위와 같은 잘못은 판결에 영향을 미쳤다고 할 수 없다.
마. 실손의료비 청구와 관련된 사기죄 부분에 관하여
상법은 상해보험계약의 보험자는 신체의 상해에 관한 보험사고가 생길 경우에 보험금액 기타의 급여를 할 책임이 있고(제737조), 질병보험계약의 보험자는 피보험자의 질병에 관한 보험사고가 발생할 경우 보험금이나 그 밖의 급여를 지급할 책임이 있으며(제739조의2), 질병보험에 관하여는 그 성질에 반하지 아니하는 범위에서 생명보험 및 상해보험에 관한 규정을 준용하도록 규정하고 있다(제739조의3).
위와 같은 상법의 관련 규정과 실손의료보험이 보험회사가 피보험자의 질병 또는 상해로 인한 의료비 상당의 손해를 보상하는 것을 내용으로 한다는 점을 종합해 보면, 실손의료보험에는 상법상 상해보험에 관한 규정이 준용되고, 그 경우 인보험인 상해보험에서와 마찬가지로 실손의료보험에서도 보험사고가 발생하면 보험수익자만이 보험회사에 대해 실손의료비 청구권을 행사할 수 있다고 보아야 한다. 반면 피보험자를 진료한 의료기관으로서는 피보험자나 보험수익자로부터 그에 따른 진료비를 지급받을 수 있고, 경우에 따라 보험수익자의 청구에 응하여 진료사실증명 등을 발급해 줌으로써 단순히 그 보험금 청구 절차를 도울 수 있을 뿐이다.

바. 따라서 **특별한 사정이 없는 한 피보험자를 진료한 의료기관이 위 의료법 규정에 위반되어 개설되었다는 사정은 해당 피보험자에 대한 보험회사의 실손의료비 지급의무에 영향을 미칠 수 있는 사유가 아니라고 보아야 한다. 설령 해당 의료기관이 보험회사 등에 이를 고지하지 아니한 채 보험수익자에게 진료사실증명 등을 발급해 주었다 하더라도, 그러한 사실만으로는 사기죄에서 말하는 기망이 있다고 볼 수는 없다.**

사. 【참조조문】 [1] 형법 제347조, 의료법 제33조 제2항, 상법 제724조 제2항, 제726조의2, 자동차손해배상 보장법 제1조, 제10조 제1항 [2] 형법 제347조, 의료법 제33조 제2항, 상법 제737조, 제739조의2, 제739조의3.

아. 【참조판례】 [1][2] 대법원 2018. 4. 10. 선고 2017도17699 판결 [1] 대법원 2013. 4. 26. 선고 2012다107167 판결.

쟁점판례 64 의료기관 개설 자격의 존부와 사기죄 성립 범위에 관한 사건

대법원 2018. 4. 10. 선고 2017도17699 판결
[소비자생활협동조합법위반 · 의료법위반 · 사기]

Q. 비의료인이 의료법 제33조 제2항을 위반하여 개설한 의료기관이 마치 의료법에 의하여 적법하게 개설된 요양기관인 것처럼 국민건강보험공단에 요양급여비용의 지급을 청구하여 국민건강보험공단으로부터 요양급여비용을 지급받을 경우, 사기죄가 성립하는지 여부(적극)

Q. 비의료인이 의료법 제33조 제2항을 위반하여 개설한 의료기관에서 면허를 갖춘 의료인을 통해 교통사고 환자 등에 대한 진료가 이루어진 경우, 해당 의료기관이 보험회사 등에 교통사고 환자 등을 진료한 의료기관이 위 의료법 규정에 위반되어 개설된 것이라는 사정을 고지하지

아니한 채 자동차손해배상 보장법에 따라 자동차보험진료수가의 지급을 청구한 행위가 사기죄에서 말하는 기망에 해당하는지 여부(소극)

Q. 비의료인이 의료법 제33조 제2항을 위반하여 개설한 의료기관에서 면허를 갖춘 의료인을 통해 환자 등에 대한 진료가 이루어진 경우, 해당 의료기관이 보험회사 등에 실손의료보험의 피보험자를 진료한 의료기관이 위 의료법 규정에 위반되어 개설된 것이라는 사정을 고지하지 아니한 채 실손의료보험계약에 따라 실손의료비를 청구하는 보험수익자에게 진료사실증명 등을 발급해 준 사실만으로 사기죄에서 말하는 기망에 해당하는지 여부(원칙적 소극)

가. 헌법은 국민의 보건에 관한 국가적 보호의무를 선언하고 있다(제36조 제3항). 국민건강보험은 이를 실현하기 위해 피보험자인 국민이 납부하는 기여금 형태의 보험료와 국고부담을 재원으로 하여 국민 보건에 관하여 발생하는 사회적 위험을 보험의 방식으로 대처하는 일종의 사회보험이다. 이를 위해 국민건강보험법은, 공법인인 국민건강보험공단을 단일의 보험자로 설립하고(제13조), 의료법에 따라 개설된 의료기관만을 요양기관으로 건강보험제도 내에 편입시킨 다음 이들로 하여금 국민건강보험공단을 대신하여 요양급여를 실시하게 하고(제42조), 요양급여 실시에 따른 비용 중 공단부담금에 해당하는 부분에 대해서는 요양기관이 직접 국민건강보험공단을 상대로 '요양급여비용'을 청구하도록 규정하고 있다(제44조 제1항, 제47조 제1항).

나. 따라서 의료법 제33조 제2항을 위반하여 적법하게 개설되지 아니한 의료기관에서 환자를 진료하는 등의 요양급여를 실시하였다면 해당 의료기관은 국민건강보험법상 요양급여비용을 청구할 수 있는 요양기관에 해당되지 아니하므로 요양급여비용을 적법하게 지급받을 자격이 없다고 보아야 한다.

다. **결국 의료인의 자격이 없는 일반인(비의료인)이 개설한 의료기관이 마치 의료법에 의하여 적법하게 개설된 요양기관인 것처럼 국민건강보험공단에 요양급여비용의 지급을 청구하는 것은 국민건강보험공단으로 하여금 요양급여비용 지급에 관한 의사결정에 착오를 일으키게 하는 것이 되어 사기죄의 기망행위에 해당하고, 이러한 기망행위에 의하여 국민건강보험공단으로부터 요양급여비용을 지급받을 경우에는 사기죄가 성립한다.**

라. 자동차보험계약의 보험자는 피보험자가 자동차를 소유, 사용 또는 관리하는 동안에 발생한 사고(이하 '교통사고'라 한다)로 인하여 생긴 손해를 보상할 책임

이 있다(상법 제726조의2). 한편 자동차손해배상 보장법은 교통사고 환자 등 피해자(이하 '피해자'라고만 한다)를 보호하는 것을 주된 목적으로 하면서(제1조), 이를 위해 자동차보험의 피보험자 등에게 교통사고에 따른 손해배상책임이 발생하였을 때 피해자로 하여금 보험회사 등에 대해 상법 제724조 제2항에 따라 보험금 등을 자기에게 직접 지급해 줄 것을 청구할 수 있도록 하고(제10조 제1항 전단), 그중 자동차보험진료수가에 해당하는 금액은 피해자의 선택에 따라 진료한 의료기관에 직접 지급하여 줄 것을 청구할 수 있도록 규정하고 있다(같은 항 후단).

마. 한편 의료기관의 보험회사 등에 대한 자동차보험진료수가의 청구는 피해자를 보호할 목적으로 피해자가 보험회사 등에 대해 갖는 직접청구권에 근거하여 그 인정 범위 내에서 법률상 특별히 인정되는 것이다. 의료기관에 대해 그 청구액 상당이 지급되지 않더라도 실제 교통사고로 인한 손해가 발생하여 그에 따른 진료가 이루어진 이상 피해자에게라도 반드시 지급되어야 할 성질의 것이다.

바. 위와 같은 피해자가 보험회사 등에게 갖는 직접청구권과 의료기관의 자동차보험진료수가 청구의 인정 근거, 범위 및 성격에다가 자동차손해배상 보장법의 입법 목적 등을 종합적으로 고려하면, 설령 개설자격이 없는 비의료인이 의료법 제33조 제2항을 위반하여 개설한 의료기관이라고 하더라도, 면허를 갖춘 의료인을 통해 피해자에 대한 진료가 이루어지고 보험회사 등에 자동차손해배상 보장법에 따라 자동차보험진료수가를 청구한 것이라면 보험회사 등으로서는 특별한 사정이 없는 한 그 지급을 거부할 수 없다고 보아야 한다. 따라서 **피해자를 진료한 의료기관이 위 의료법 규정에 위반되어 개설된 것이라는 사정은 피해자나 해당 의료기관에 대한 보험회사 등의 자동차보험진료수가 지급 의무에 영향을 미칠 수 있는 사유가 아니어서, 해당 의료기관이 보험회사 등에 이를 고지하지 아니한 채 그 지급을 청구하였다고 하여 사기죄에서 말하는 기망이 있다고 볼 수는 없다.**

사. 상법 제737조, 제739조의2, 제739조의3의 규정과 실손의료보험이 보험회사가 피보험자의 질병 또는 상해로 인한 의료비 상당의 손해를 보상하는 것을 내용으로 한다는 점을 종합해 보면, 실손의료보험에는 상법상 상해보험에 관한 규정이 준용되고, 그 경우 인보험인 상해보험에서와 마찬가지로 실손의료보험에서도 보험사고가 발생하면 보험수익자만이 보험회사에 대해 실손의료비 청구권을 행사할 수 있다고 보아야 한다. 반면 피보험자를 진료한 의료기관으로서는 피보험자나 보험수익자로부터 그에 따른 진료비를 지급받을 수 있

고, 경우에 따라 보험수익자의 청구에 응하여 진료사실증명 등을 발급해 줌으로써 단순히 그 보험금 청구 절차를 도울 수 있을 뿐이다.

아. 따라서 **특별한 사정이 없는 한 피보험자를 진료한 의료기관이** 의료법 제33조 제2항에 위반되어 개설된 것이라는 사정은 해당 피보험자에 대한 보험회사의 실손의료비 지급의무에 영향을 미칠 수 있는 사유가 아니라고 보아야 한다. 설령 **해당 의료기관이 보험회사 등에 이를 고지하지 아니한 채 보험수익자에게 진료사실증명 등을 발급해 주었다 하더라도, 그러한 사실만으로는 사기죄에서 말하는 기망이 있다고 볼 수는 없다.**

자. 【참조조문】 [1] 헌법 제36조 제3항, 형법 제347조, 의료법 제33조 제2항, 국민건강보험법 제13조, 제42조, 제44조 제1항, 제47조 제1항 [2] 형법 제347조, 의료법 제33조 제2항, 상법 제724조 제2항, 제726조의2, 자동차손해배상보장법 제1조, 제10조 제1항 [3] 형법 제347조, 의료법 제33조 제2항, 상법 제737조, 제739조의2, 제739조의3.

차. 【참조판례】 [1] 대법원 2013. 3. 28. 선고 2009다78214 판결; 대법원 2015. 5. 14. 선고 2012다72384 판결; 대법원 2016. 3. 24. 선고 2014도13649 판결 [2] 대법원 2013. 4. 26. 선고 2012다107167 판결.

쟁점판례 65 소비자생활협동조합 명의로 의료기관 개설신고가 된 사건

대법원 2017. 5. 17. 선고 2017도2244 판결
[특정경제범죄가중처벌등에관한법률위반(사기) · 특정경제범죄가중처벌등에관한법률위반(횡령) · 의료법위반]

Q. 의료인의 자격이 없는 일반인이 필요한 자금을 투자하여 시설을 갖추고 의료인의 자격이 있는 사람을 고용하여 그 명의로 의료기관 개설신고를 한 행위가 의료법 제33조 제2항 본문에 위배되는지 여부(적극)
Q. 개설신고가 의료인 명의로 되었다거나 개설신고명의인인 의료인이 직접 의료행위를 하였더라도 마찬가지인지 여부(적극)
Q. 이러한 법리는 소비자생활협동조합 명의로 의료기관 개설신고가 된 경우에도 적용되는지 여부(적극)
Q. 피고인이 범죄구성요건의 주관적 요소인 고의를 부인하는 경우, 이를 증명하는 방법

가. 의료법 제33조 제2항, 제87조 제1항 제2호는 의료기관 개설자의 자격을 의사, 한의사 등으로 한정함으로써 의료기관 개설자격이 없는 자가 의료기관을 개설하는 것을 금지하면서 이를 위반한 경우 형사처벌하도록 정하고 있다. 이는 의료기관 개설자격을 전문성을 가진 의료인이나 공적인 성격을 가진 자로 엄격히 제한함으로써 건전한 의료질서를 확립하고 영리 목적으로 의료기관을 개설하는 경우에 발생할지도 모르는 국민 건강상의 위험을 미리 방지하기 위한 것이다.

나. **의료인의 자격이 없는 일반인**(이하 '비의료인'이라고 한다)**이 필요한 자금을 투자하여 시설을 갖추고 의료인의 자격이 있는 사람을 고용하여 그 명의로 의료기관 개설신고를 한 행위는 형식적으로만 적법한 의료기관의 개설로 가장한 것일 뿐 실질적으로는 비의료인이 의료기관을 개설한 것으로서 의료법 제33조 제2항 본문에 위배된다고 봄이 타당하다. 개설신고가 의료인 명의로 되었다거나 개설신고명의인인 의료인이 직접 의료행위를 하였다고 해도 마찬가지이다** (대법원 1982. 12. 14. 선고 81도3227 판결 참조).

다. 이러한 법리는 **의료사업을 명시적으로 허용하고 있는 소비자생활협동조합법**(이하 '생협법'이라고 한다)**에 따라 설립된 소비자생활협동조합**(이하 '생협조합'이라고 한다) **명의로 의료기관 개설신고가 된 경우에도 적용된다**(대법원 2014. 8. 20. 선고 2012도14360 판결 등 참조).

라. **피고인이 범죄구성요건의 주관적 요소인 고의를 부인하는 경우, 범의 자체를 객관적으로 증명할 수는 없다. 그러므로 사물의 성질상 범의와 관련성이 있는 간접사실 또는 정황사실을 증명하는 방법으로 이를 증명할 수밖에 없다.** 이때 무엇이 관련성이 있는 간접사실 또는 정황사실에 해당하는지는 정상적인 경험칙에 바탕을 두고 치밀한 관찰력이나 분석력으로 사실의 연결상태를 합리적으로 판단하는 방법에 의하여 판단하여야 한다(대법원 2017. 1. 12. 선고 2016도15470 판결 등 참조).

마. 【참조조문】 [1] 의료법 제33조 제2항, 제87조 제1항 제2호, 소비자생활협동조합법 제45조 제1항 제4호, 제46조의2 [2] 형법 제13조, 제347조, 형사소송법 제308조

바. 【참조판례】 [1] 대법원 1982. 12. 14. 선고 81도3227 판결; 대법원 2014. 8. 20. 선고 2012도14360 판결 [2] 대법원 2017. 1. 12. 선고 2016도15470 판결.

【전 문】
【피 고 인】피고인 1 외 7인
【상 고 인】피고인들
【변 호 인】법무법인 OO 담당변호사 OOO 외 2인
【원심판결】광주고법 2017. 1. 19. 선고 2016노342 판결
【주 문】
상고를 모두 기각한다.
【이 유】
상고이유를 판단한다.
1. 피고인들의 의료법 위반 부분
가. 의료법 제33조 제2항, 제87조 제1항 제2호는 의료기관 개설자의 자격을 의사, 한의사 등으로 한정함으로써 의료기관 개설자격이 없는 자가 의료기관을 개설하는 것을 금지하면서 이를 위반한 경우 형사처벌하도록 정하고 있다. 이는 의료기관 개설자격을 전문성을 가진 의료인이나 공적인 성격을 가진 자로 엄격히 제한함으로써 건전한 의료질서를 확립하고 영리 목적으로 의료기관을 개설하는 경우에 발생할지도 모르는 국민 건강상의 위험을 미리 방지하기 위한 것이다. **의료인의 자격이 없는 일반인(이하 '비의료인'이라고 한다)이 필요한 자금을 투자하여 시설을 갖추고 의료인의 자격이 있는 사람을 고용하여 그 명의로 의료기관 개설신고를 한 행위는 형식적으로만 적법한 의료기관의 개설로 가장한 것일 뿐 실질적으로는 비의료인이 의료기관을 개설한 것으로서 의료법 제33조 제2항 본문에 위배된다고 봄이 타당하다. 개설신고가 의료인 명의로 되었다거나 개설신고명의인인 의료인이 직접 의료행위를 하였다고 해도 마찬가지이다**(대법원 1982. 12. 14. 선고 81도3227 판결 참조).

이러한 법리는 의료사업을 명시적으로 허용하고 있는 소비자생활협동조합법(이하 '생협법'이라고 한다)에 따라 설립된 소비자생활협동조합(이하 '생협조합'이라고 한다) 명의로 의료기관 개설신고가 된 경우에도 적용된다(대법원 2014. 8. 20. 선고 2012도14360 판결 등 참조).

나. 원심은 다음과 같은 이유로 피고인들의 이 부분 공소사실을 유죄로 인정하였다. (1) 이 사건 각 의료생협조합의 설립과정, 이 사건 각 요양병원의 운영과정 등을 종합하면, 형식적으로는 각 의료생협조합이 생협법에 따라 적법하게 의료기관을 개설하는 것처럼 가장하였으나 실질적으로는 비의료인인 피고인 1이 각 의료생협조합의 명의를 이용하여 이 사건 각 요양병원을 개설하였다.

(2) 이러한 행위는 의료법 제33조 제2항에서 금지하고 있는 비의료인의 의료기관 개설행위에 해당한다. (3) 피고인 2 등 나머지 피고인들은 피고인 1과 공모하여 위와 같은 의료기관 개설행위에 가담하였고, 피고인들의 고의도 모두 인정된다.

다. 이 사건 각 의료생협조합의 설립과정이나 이 사건 각 요양병원의 운영과정 등을 다투는 상고이유 주장은 사실심법원의 자유판단에 속하는 원심의 증거 선택과 증명력에 관한 판단을 탓하는 것에 지나지 않는다. 그리고 원심판결 이유를 위 법리와 적법하게 채택된 증거들에 비추어 살펴보면, 원심이 위와 같은 이유로 피고인들의 행위가 비의료인의 의료기관 개설로 인한 의료법위반죄의 공동정범에 해당한다고 판단한 것은 정당하다. 원심의 판단에 상고이유 주장과 같이 필요한 심리를 다하지 않은 채 논리와 경험의 법칙에 반하여 자유심증주의의 한계를 벗어나거나 의료법에서 정한 의료기관 개설이나 공동정범에 관한 법리오해, 죄형법정주의 위반 등의 잘못이 없다.

2. 피고인들의 특정경제범죄 가중처벌 등에 관한 법률 위반(사기) 부분

가. 피고인이 범죄구성요건의 주관적 요소인 고의를 부인하는 경우, 범의 자체를 객관적으로 증명할 수는 없으므로 사물의 성질상 범의와 관련성이 있는 간접사실 또는 정황사실을 증명하는 방법으로 이를 증명할 수밖에 없다. 이때 무엇이 관련성이 있는 간접사실 또는 정황사실에 해당하는지는 정상적인 경험칙에 바탕을 두고 치밀한 관찰력이나 분석력으로 사실의 연결상태를 합리적으로 판단하는 방법에 의하여 판단하여야 한다(대법원 2017. 1. 12. 선고 2016도15470 판결 등 참조).

나. 원심판결 이유를 위 법리와 적법하게 채택된 증거들에 비추어 살펴보면, 원심이 피고인들이 이 사건 각 요양병원이 마치 의료법에 의하여 적법하게 개설된 요양기관인 것처럼 피해자 국민건강보험공단으로부터 요양급여비용을 지급받아 고의로 기망행위를 하였다고 보아 피고인들의 이 부분 공소사실을 유죄로 판단한 것은 정당하다. 원심의 판단에 사기의 고의에 관한 법리를 오해한 잘못이 없다.

3. 피고인 1의 특정경제범죄 가중처벌 등에 관한 법률 위반(횡령) 부분

가. 원심은 피고인 1이 ○○○의료생협조합의 이사로서 ○○○요양병원 명의의 계좌로 입금된 피해자 ○○○의료생협의 공금 3,000,000,000원을 업무상 보관하던 중 위 피고인의 개인 대출금 채무 2,308,953,149원을 변제하는 등 합계 2,898,953,149원을 임의로 사용하여 횡령하였다고 인정하여 위 피고인에 대

한 이 부분 공소사실을 유죄로 판단하였다. 원심은 '○○○의료생협의 임대차 보증금 채무를 변제하거나 위 생협이 실질적으로 부담해야 할 리모델링 공사 비용 등으로 지급하였다'는 피고인 1의 주장을 배척하였다.

나. 원심판결 이유를 적법하게 채택된 증거에 비추어 보면, 위와 같은 원심의 판단은 정당하다. 원심의 판단에 필요한 심리를 다하지 않은 채 논리와 경험의 법칙에 반하여 자유심증주의의 한계를 벗어나거나 횡령, 임대차계약, 상가건물 임대차보호법에 관한 법리를 오해하는 등의 잘못이 없다.

4. 결론

피고인들의 상고는 이유 없으므로 상고를 모두 기각하기로 하여, 관여 대법관들의 일치된 의견으로 주문과 같이 판결한다.

대법관   박보영(재판장) 박병대 권순일 김재형(주심)

쟁점판례 66 요양급여비용 채권이 강제집행면탈죄의 객체가 되는지 여부

대법원 2017. 4. 26. 선고 2016도19982 판결
[특정경제범죄가중처벌등에관한법률위반(사기)·사기·강제집행면탈·의료법위반·소비자생활협동조합법위반]

Q. 형법상 강제집행면탈죄의 객체
Q. 의료법에 의하여 적법하게 개설되지 아니한 의료기관에서 요양급여가 행하여진 경우, 국민건강보험법상 요양급여비용을 청구할 수 있는지 여부(소극)
Q. 위 요양급여비용 채권이 강제집행면탈죄의 객체가 되는지 여부(소극)

가. 형법 제327조는 "강제집행을 면할 목적으로 재산을 은닉, 손괴, 허위양도 또는 허위의 채무를 부담하여 채권자를 해한 자"를 처벌한다고 규정하고 있다. 강제집행면탈죄는 강제집행이 임박한 채권자의 권리를 보호하기 위한 것이다. 그러므로 강제집행면탈죄의 객체는 채무자의 재산 중에서 채권자가 민사집행법상 강제집행 또는 보전처분의 대상으로 삼을 수 있는 것이어야 한다.

나. 한편 의료법 제33조 제2항, 제87조 제1항 제2호는 의료기관 개설자의 자격을 의사로 한정한 다음 의료기관의 개설자격이 없는 자가 의료기관을 개설하는 것을 엄격히 금지하고 있다. 이를 위반한 경우 형사처벌하도록 정함으로써 의료의 적정을 기하여 국민의 건강을 보호·증진하는 데 기여하도록 하고 있다.

다. 또한 국민건강보험법 제42조 제1항은 요양급여는 '의료법에 따라 개설된 의료기관'에서 행하도록 정하고 있다. 따라서 **의료법에 의하여 적법하게 개설되지 아니한 의료기관에서 요양급여가 행하여졌다면 해당 의료기관은 국민건강보험법상 요양급여비용을 청구할 수 있는 요양기관에 해당되지 아니하여 해당 요양급여비용 전부를 청구할 수 없다. 해당 의료기관의 채권자로서도 위 요양급여비용 채권을 대상으로 하여 강제집행 또는 보전처분의 방법으로 채권의 만족을 얻을 수 없는 것이다. 그러므로 결국 위와 같은 채권은 강제집행면탈죄의 객체가 되지 아니한다.**

> **쟁점판례 67** '거짓 또는 부정한 방법으로 등기를 한 때'의 의미
>
> 대법원 2017. 4. 7. 선고 2016도19980 판결
> [특정경제범죄가중처벌등에관한법률위반(사기)·사기·의료법위반·소비자생활협동조합법위반·근로기준법위반·근로자퇴직급여보장법위반]
>
> Q. 구 소비자생활협동조합법 제85조 제2항 제3호에서 정한 '거짓 또는 부정한 방법으로 등기를 한 때'의 의미
> Q. 설립인가를 거짓 기타 부정한 방법으로 받은 다음 정당하게 설립인가를 받은 것처럼 가장하여 설립등기를 신청하여 설립등기를 한 경우가 이에 포함되는지 여부(적극)

가. 구 소비자생활협동조합법(2014. 10. 15. 법률 제12833호로 개정되기 전의 것) 제85조 제2항 제3호는 소비자생활협동조합(이하 '조합'이라고 한다) 등의 임직원 또는 청산인이 '거짓 또는 부정한 방법으로 등기를 한 때' 처벌하도록 규정하고 있다.

나. 여기서 **'거짓 또는 부정한 방법으로 등기를 한 때'란 정상적인 절차에 의해서는 조합의 등기를 마칠 수 없는 경우임에도 불구하고 위계 기타 사회통념상 부정이라고 인정되는 행위로 등기를 마친 경우를 말한다.**

다. **설립인가를 거짓 기타 부정한 방법으로 받은 다음 정당하게 설립인가를 받은 것처럼 가장하여 설립등기를 신청하여 설립등기를 한 경우도 이에 포함된다.**

라. **【참조조문】** 구 소비자생활협동조합법(2014. 10. 15. 법률 제12833호로 개정되기 전의 것) 제85조 제2항 제3호.

【전 문】
【피 고 인】피고인
【상 고 인】피고인
【변 호 인】법무법인 태담 담당변호사 OOO 외 2인
【원심판결】서울고법 2016. 11. 17. 선고 2016노1691, 3125 판결
【주 문】
상고를 기각한다.
【이 유】
상고이유를 판단한다.
1. 상고이유 제1점에 관하여
가. 구 소비자생활협동조합법(2014. 10. 15. 법률 제12833호로 개정되기 전의 것, 이하 '법'이라고 한다) 제85조 제2항 제3호(이하 '이 사건 처벌조항'이라고 한다)는 소비자생활협동조합(이하 '조합'이라고 한다) 등의 임직원 또는 청산인이 '거짓 또는 부정한 방법으로 등기를 한 때' 처벌하도록 규정하고 있다. 여기서 '거짓 또는 부정한 방법으로 등기를 한 때'라 함은 정상적인 절차에 의해서는 조합의 등기를 마칠 수 없는 경우임에도 불구하고 위계 기타 사회통념상 부정이라고 인정되는 행위로 그 등기를 마친 경우를 말하고, 설립인가를 거짓 기타 부정한 방법으로 받은 다음 정당하게 설립인가를 받은 것처럼 가장하여 설립등기를 신청하여 설립등기를 한 경우도 이에 포함된다.
나. 원심은 같은 취지에서 그 판시와 같은 사정들을 인정한 다음, 이 사건 조합의 설립인가 당시 실제로는 공소외인 등으로부터 합계 900만 원의 출자금을 납입받은 것이 아니라 피고인이 900만 원을 출자하였음에도, 피고인은 공소외인 등이 출자한 것처럼 허위로 출자금 납입증명서를 작성하고 이를 첨부하여 이 사건 조합의 설립인가 신청서를 제출하여 조합설립인가를 받고 이와 같이 거짓으로 발부받은 설립인가에 따라 이 사건 조합의 설립등기 신청을 하여 설립등기가 경료되게 함으로써 거짓 또는 부정한 방법으로 이 사건 조합의 설립등기를 한 것이라고 보아 이 사건 공소사실 중 소비자생활협동조합법 위반의 점을 유죄로 인정하였다.
원심판결 이유를 앞에서 본 법리와 원심이 적법하게 채택한 증거들에 비추어 살펴보면, 원심의 위와 같은 판단은 정당하다. 거기에 상고이유 주장과 같이 논리와 경험의 법칙을 위반하여 자유심증주의의 한계를 벗어나 사실을 잘못 인정하거나 소비자생활협동조합법 위반에 의하여 처벌되는 '거짓 또는 부정한

방법으로 등기한 때'에 관한 법리를 오해하는 등의 잘못이 없다.
2. 상고이유 제2, 3점에 관하여
원심판결 이유를 원심이 적법하게 채택한 증거들에 비추어 살펴보면, 원심이 그 판시와 같은 이유를 들어 피고인에 대한 이 사건 공소사실 중 의료법 위반, 사기, 특정경제범죄 가중처벌 등에 관한 법률 위반(사기)의 각 점이 모두 유죄로 인정된다고 판단한 것은 정당하다. 거기에 상고이유 주장과 같이 필요한 심리를 다하지 아니한 채 논리와 경험의 법칙을 위반하여 자유심증주의의 한계를 벗어나 사실을 잘못 인정하거나 의료법 위반죄, 사기죄 및 특정경제범죄 가중처벌 등에 관한 법률 위반(사기)죄 등에 관한 법리를 오해한 잘못이 없다.
3. 결론
그러므로 상고를 기각하기로 하여, 관여 대법관의 일치된 의견으로 주문과 같이 판결한다.
대법관 권순일(재판장) 박병대(주심) 박보영 김재형

쟁점판례 68 비의료인의 의료기관 개설행위'에 해당하는지 판단하는 기준

대법원 2017. 4. 7. 선고 2017도378 판결
[보건범죄단속에관한특별조치법위반(부정의료업자)·특정경제범죄가중처벌등에관한법률위반(사기)(일부 인정된 죄명: 사기)·의료법위반]

Q. 비의료인과 의료인이 동업 등의 약정을 하여 의료기관을 개설한 행위가 구 의료법에 의하여 금지되는 '비의료인의 의료기관 개설행위'에 해당하는지 판단하는 기준

Q. **의료인이 비의료인의 의료기관 개설행위에 공모하여 가공한 경우, 구 의료법 제87조 제1항 제2호, 제33조 제2항 위반죄의 공동정범에 해당하는지 여부(적극)**

가. 의료인의 자격이 없는 일반인(이하 '비의료인'이라 한다)과 의료인이 동업 등의 약정을 하여 의료기관을 개설한 행위가 구 의료법(2011. 4. 7. 법률 제10565호로 개정되기 전의 것, 이하 '의료법'이라 한다)에 의하여 금지되는 비의료인의 의료기관 개설행위에 해당하는지는 동업관계의 내용과 태양, 실제 의료기관의 개설에 관여한 정도, 의료기관의 운영 형태 등을 종합적으로 고려하여 누가 주도적인 입장에서 의료기관의 개설·운영 업무를 처리해 왔는지를 판단하여야

한다. 이에 따라 형식적으로만 적법한 의료기관의 개설로 가장한 것일 뿐 실질적으로는 비의료인이 주도적으로 의료기관을 개설·운영한 것으로 평가될 수 있는 경우에는 의료법에 위반된다.

나. **의료인이 의료인의 자격이 없는 일반인의 의료기관 개설행위에 공모하여 가공하면 구 의료법(2011. 4. 7. 법률 제10565호로 개정되기 전의 것) 제87조 제1항 제2호, 제33조 제2항 위반죄의 공동정범에 해당한다.**

다. 【참조조문】 [1] 구 의료법(2011. 4. 7. 법률 제10565호로 개정되기 전의 것) 제33조 제2항, 제87조 제1항 제2호 [2] 형법 제30조, 구 의료법(2011. 4. 7. 법률 제10565호로 개정되기 전의 것) 제33조 제2항, 제87조 제1항 제2호

라. 【참조판례】 [2] 대법원 2001. 11. 30. 선고 2001도2015 판결(공2002상, 238)

【전 문】
【피 고 인】 피고인 1 외 1인
【상 고 인】 피고인들
【변 호 인】 법무법인 OO 외 1인
【원심판결】 서울고법 2016. 12. 15. 선고 2016노781 판결
【주 문】
상고를 모두 기각한다.
【이 유】
상고이유를 판단한다.
1. 피고인들의 의료법 위반 여부
가. 구 의료법(2011. 4. 7. 법률 제10565호로 개정되기 전의 것, 이하 '의료법'이라 한다) 제33조 제2항, 제87조 제1항 제2호에 의하여 금지되는 의료기관 개설행위는, 의료인의 자격이 없는 일반인(이하 '비의료인'이라 한다)이 그 의료기관의 시설과 인력의 충원·관리, 개설신고, 의료업의 시행, 필요한 자금의 조달, 그 운영성과의 귀속 등을 주도적인 입장에서 처리하는 것을 의미한다. 비의료인이 이미 개설된 의료기관의 의료시설과 의료진을 인수하고 개설자의 명의변경절차 등을 거쳐 그 운영을 지배·관리하는 등 종전 개설자의 의료기관 개설·운영행위와 단절되는 새로운 개설·운영행위를 한 것으로 볼 수 있는 경우에도 의료법에서 금지하는 비의료인의 의료기관 개설행위에 해당한다(대법원 2011. 10. 27. 선고 2009도2629 판결 등 참조).

한편 비의료인과 의료인이 동업 등의 약정을 하여 의료기관을 개설한 행위가

의료법에 의하여 금지되는 비의료인의 의료기관 개설행위에 해당하는지 여부는 동업관계의 내용과 태양, 실제 의료기관의 개설에 관여한 정도, 의료기관의 운영 형태 등을 종합적으로 고려하여 누가 주도적인 입장에서 의료기관의 개설·운영 업무를 처리해 왔는지 여부를 판단하여야 한다. 이에 따라 형식적으로만 적법한 의료기관의 개설로 가장한 것일 뿐 실질적으로는 비의료인이 주도적으로 의료기관을 개설·운영한 것으로 평가될 수 있는 경우에는 의료법에 위반된다고 봄이 타당하다.

또한 의료인이 비의료인의 의료기관 개설행위에 공모하여 가공하면 의료법 제87조 제1항 제2호, 제33조 제2항 위반죄의 공동정범에 해당한다(대법원 2001. 11. 30. 선고 2001도2015 판결 등 참조).

나. 원심은 다음과 같은 이유로 피고인들에 대한 이 사건 공소사실 중 의료법 위반을 인정하였다. (1) 비의료인인 피고인 1이 단순히 의료인인 피고인 2에게 고용되어 이 사건 ○○병원의 직원으로 근무한 것이 아니라, 적어도 피고인 2와 동업자의 지위에서 ○○병원의 인수와 개설·운영을 주도하였다. (2) 피고인 2는 비의료인인 피고인 1의 의료기관 개설행위에 공모하여 가공하였다.

원심판결 이유를 앞에서 본 법리와 원심과 제1심이 적법하게 채택한 증거들에 비추어 살펴보면, 원심의 판단에 논리와 경험의 법칙에 반하여 자유심증주의의 한계를 벗어나거나 비의료인의 의료기관 개설행위로 인한 의료법위반죄의 성립에 관한 법리를 오해한 잘못이 없다.

2. 피고인 2의 특정경제범죄 가중처벌 등에 관한 법률 위반(사기) 여부

원심은 피고인 2에 대한 이 사건 공소사실 중 특정경제범죄 가중처벌 등에 관한 법률 위반(사기)을 인정하였다. 즉, 피고인 2가 피고인 1과 공모하여 의료법 제33조 제2항을 위반하여 설립한 ○○병원이 마치 의료법에 따라 적법하게 개설된 요양기관인 것처럼 기망하고 급여비용을 청구하여 국민건강보험공단으로부터 1,630,560,050원을 편취하고 지방자치단체들로부터 합계 206,302,320원을 편취하였다는 것이다.

원심판결 이유를 원심과 제1심이 적법하게 채택한 증거들에 비추어 살펴보면, 원심의 판단에 논리와 경험의 법칙에 반하여 자유심증주의의 한계를 벗어나거나 관련 법리를 오해한 잘못이 없다.

3. 피고인들의 보건범죄 단속에 관한 특별조치법 위반(부정의료업자) 여부

원심은 피고인들에 대한 이 사건 공소사실 중 공소외 1과 관련한 보건범죄 단속에 관한 특별조치법(이하 '보건범죄단속법'이라 한다) 위반(부정의료업자)을 인정

하였다. 즉, 피고인들이 공소외 1과 공모하여 의사가 아닌 공소외 1이 ○○병원 안에서 피부비만센터를 운영하게 함으로써 영리의 목적을 가지고 무면허 의료행위를 업으로 하였다는 것이다.

원심판결 이유를 원심과 제1심이 적법하게 채택한 증거들에 비추어 살펴보면, 원심의 판단에 논리와 경험의 법칙에 반하여 자유심증주의의 한계를 벗어나거나 공동정범의 성립에 관한 법리를 오해한 잘못이 없다.

4. 피고인 2의 보건범죄단속법 위반(부정의료업자) 여부

원심은 피고인 2에 대한 이 사건 변경된 공소사실 중 공소외 2와 관련한 보건범죄단속법 위반(부정의료업자)을 인정하였다. 즉, 피고인 2가 피고인 1과 공모하여 의사가 아닌 공소외 2를 직원으로 고용하여 내원한 환자들을 대상으로 피부와 비만 관련 시술을 하도록 함으로써 영리를 목적으로 무면허 의료행위를 업으로 하였다는 것이다.

원심판결 이유를 원심과 제1심이 적법하게 채택한 증거들에 비추어 살펴보면, 원심의 판단에 논리와 경험의 법칙에 반하여 자유심증주의의 한계를 벗어나거나 공동정범의 성립에 관한 법리를 오해한 잘못이 없다.

5. 결론

피고인들의 상고는 이유 없어 상고를 모두 기각하기로 하여, 관여 대법관의 일치된 의견으로 주문과 같이 판결한다.

대법관   박보영(재판장) 박병대 권순일 김재형(주심)

쟁점판례 69 의사가 개설·운영할 수 있는 의료기관의 수를 1개소로 제한하고 있는 취지

대법원 2016. 10. 13. 선고 2016도11407 판결
[사기·의료법위반]

Q. 의료법 제33조 제8항에서 의사가 개설·운영할 수 있는 의료기관의 수를 1개소로 제한하고 있는 취지
Q. 이미 자신의 명의로 의료기관을 개설·운영하면서 의료행위를 하고 있는 의사가 중복하여 의료기관을 개설하거나 운영한 것으로 볼 수 있는 경우

가. 의료법 제33조 제8항에서 의사가 개설·운영할 수 있는 의료기관의 수를 1개

소로 제한하고 있는 취지는 의료기관을 개설하는 **의사가 자신의 면허를 바탕으로 개설된 의료기관에서 이루어지는 의료행위에 전념하도록 하기 위하여 장소적 한계를 설정함**으로써 의료의 적정을 기하여 국민의 건강을 보호·증진하고자 하는 데 있다.

나. 따라서 이미 **자신 명의로 의료기관을 개설·운영하면서 의료행위를 하고 있는 의사가** 다른 의사를 고용하여 그 의사 명의로 새로운 의료기관을 개설하고 그 운영에 직접 관여하는 데서 **더 나아가 그 의료기관에서 자신이 직접 의료행위를 하거나 비의료인을 고용하여 자신의 주관하에 의료행위를 하게 한 경우에는 이미 자신의 명의로 의료기관을 개설·운영하고 있는 위 의사로서는 중복하여 의료기관을 개설한 경우에 해당한다.**

다. 또한 이미 자신의 명의로 의료기관을 개설·운영하면서 의료행위를 하고 있는 **의사가** 다른 의사가 개설·운영하고 있는 기존 의료기관을 인수하여 의료법 제33조 제5항 등에 따른 개설자 명의변경 신고 또는 허가를 받지 아니한 채 또는 **다른 의사의 면허증을 대여받아 그 의사 명의로 개설자 명의변경 신고 또는 허가를 받아 종전 개설자를 배제하고** 그 의료기관의 시설과 인력의 관리, 의료업의 시행, 필요한 자금의 조달, 운영성과의 귀속 등 의료기관의 운영을 실질적으로 지배·관리하는 등 종전 개설자의 의료기관 운영행위와 단절되는 새로운 운영행위를 한 것으로 볼 수 있는 경우에는 이미 자신의 명의로 의료기관을 개설·운영하고 있는 의사로서는 중복하여 의료기관을 운영한 경우에 해당한다.

라. 【참조조문】 의료법 제33조 제2항, 제5항, 제8항, 제87조 제1항 제2호.

마. 【참조판례】 대법원 2003. 10. 23. 선고 2003도256 판결; 대법원 2008. 9. 25. 선고 2006도4652 판결.

【전 문】
【피 고 인】 피고인 1 외 1인
【상 고 인】 피고인들
【변 호 인】 변호사 000 외 1인
【원심판결】 수원지법 2016. 7. 1. 선고 2016노2573 판결
【주 문】
상고를 모두 기각한다.
【이 유】

상고이유를 판단한다.
1. 피고인 1의 상고이유에 관하여
 원심판결에 양형사유에 관한 심리미진의 위법이 있다는 취지의 주장은 결국 양형부당 주장에 해당한다. 그런데 형사소송법 제383조 제4호에 의하면 사형, 무기 또는 10년 이상의 징역이나 금고가 선고된 사건에서만 양형부당을 사유로 한 상고가 허용되므로, 피고인에 대하여 그보다 가벼운 형이 선고된 이 사건에서 형의 양정이 부당하다는 취지의 주장은 적법한 상고이유가 되지 못한다.
2. 피고인 2의 상고이유에 관하여
가. 의료법 제33조 제8항에서 의사가 개설·운영할 수 있는 의료기관의 수를 1개소로 제한하고 있는 취지는 의료기관을 개설하는 의사가 자신의 면허를 바탕으로 개설된 의료기관에서 이루어지는 의료행위에 전념하도록 하기 위하여 장소적 한계를 설정함으로써 의료의 적정을 기하여 국민의 건강을 보호·증진하고자 하는 데 있다.
 따라서 이미 자신 명의로 의료기관을 개설·운영하면서 의료행위를 하고 있는 의사가 다른 의사를 고용하여 그 의사 명의로 새로운 의료기관을 개설하고 그 운영에 직접 관여하는 데서 더 나아가 그 의료기관에서 자신이 직접 의료행위를 하거나 비의료인을 고용하여 자신의 주관하에 의료행위를 하게 한 경우에는 이미 자신의 명의로 의료기관을 개설·운영하고 있는 위 의사로서는 중복하여 의료기관을 개설한 경우에 해당한다(대법원 2003. 10. 23. 선고 2003도256 판결, 대법원 2008. 9. 25. 선고 2006도4652 판결 등 참조). 또한 이미 자신의 명의로 의료기관을 개설·운영하면서 의료행위를 하고 있는 의사가 다른 의사가 개설·운영하고 있는 기존 의료기관을 인수하여 의료법 제33조 제5항 등에 따른 개설자 명의변경 신고 또는 허가를 받지 아니한 채 또는 다른 의사의 면허증을 대여받아 그 의사 명의로 개설자 명의변경 신고 또는 허가를 받아 종전 개설자를 배제하고 그 의료기관의 시설과 인력의 관리, 의료업의 시행, 필요한 자금의 조달, 그 운영성과의 귀속 등 의료기관의 운영을 실질적으로 지배·관리하는 등 종전 개설자의 의료기관 운영행위와 단절되는 새로운 운영행위를 한 것으로 볼 수 있는 경우에는 이미 자신의 명의로 의료기관을 개설·운영하고 있는 위 의사로서는 중복하여 의료기관을 운영한 경우에 해당한다.
나. 원심판결 이유와 원심이 인용한 제1심이 적법하게 채택하여 조사한 증거들에 의하면, 다음과 같은 사실을 알 수 있다.

(1) 화성시 (주소 1 생략)에서 '○○병원'을 운영하던 피고인 2는 2013. 7.경 공소외 1의 소개로 안산시 (주소 2 생략)에서 '△△△△병원'을 운영하던 공소외 2와 사이에 각자 운영하던 ○○병원과 △△△△병원을 교환하여 운영하기로 하는 내용의 교환계약(이하 '이 사건 교환계약'이라고 한다)을 체결하였다. 당시 공소외 2는 다액의 채무를 부담하고 있어 정상적으로 △△△△병원을 운영하기 어려운 상황이었고, △△△△병원 건물에 관하여는 수원지방법원 안산지원 2011타경15721 등으로 부동산임의경매절차가 진행 중이었다.
(2) 이 사건 교환계약에 따라서 피고인 2는 2013. 8. 5. 의료법 제33조 제5항 등에 따라 △△△△병원의 개설자 명의를 공소외 2에서 피고인 2로 변경허가를 받아 운영하였고(이후 병원의 상호를 '□□병원'으로 변경하였다. 이하 '△△△△병원'이라고 한다), 공소외 2는 2013. 8. 6. ○○병원의 개설자 명의를 피고인 2에서 공소외 2로 변경허가를 받아 운영하였다(이후 병원의 상호를 '◇◇◇병원'으로 변경하였다. 이하 '○○병원'이라고 한다).
(3) 공소외 2가 위와 같이 ○○병원을 운영하기 시작한 지 채 한 달도 되지 않아 공소외 2에 대한 기존 채권자들이 공소외 2가 운영하는 ○○병원의 재산에 대하여 가압류 등을 실시하여 더 이상 병원 운영이 어렵게 되었다. 이에 공소외 2는 2013. 9. 3. 미국시민권자로서 미국에 대부분 거주하고, 고령으로 진료가 불가능한 의사 공소외 4의 명의를 빌려 ○○병원에 관한 양도양수계약서를 작성한 후 2013. 9. 4. ○○병원의 개설자를 공소외 2에서 공소외 4로 변경허가를 받았는데, 공소외 4는 위와 같은 명의대여의 대가로 매월 500만 원을 지급받기로 하였을 뿐 실제로 ○○병원에 출근하여 진료업무를 전혀 수행한 바 없었다.
(4) ○○병원의 개설자가 위와 같이 피고인 2에서 공소외 2로, 공소외 2에서 공소외 4로 각 변경될 당시 피고인 2가 종전에 운영하던 ○○병원의 직원들에 대한 고용이 대부분 그대로 승계되었고, 시설도 그대로 사용하였으며, 거래처도 그대로 유지되고 있었다.
다. 원심판결 이유에 의하면, 원심은 ① 피고인 2가 2013. 9. 5.경 △△△△병원의 직원인 공소외 5를 ○○병원으로 출근하도록 지시하여 공소외 5로 하여금 그 무렵부터 △△△△병원으로 복귀한 2013. 12. 5.경까지 ○○병원의 자금관리 업무를 담당하도록 하였고, 그 과정에서 공소외 5를 통하여 ○○병원의 수입을 관리하고, 임금 지급, 물품 구매 등 지출에 관한 의사결정 권한을 행사한 점, ② 공소외 2가 2013. 9. 5.경 피고인 2와 고용계약을 체결하고 일정한 급여를 지급받으면서 ○○병원에서 의료행위를 한 점, ③ 피고인 2가 공소외 5를 통하여 ○○병원을 운영하여 거둔 수익을 취득한 점, ④ 피고인 2, 공소외 2, 피고인 1 사이에서 2013. 12.경 ○○병원의 운영권을 공소외 2를 거쳐서 피고인 1에게 양도하기로 약정한 후 위 약정에 따라 공소외 2는 2013. 12. 4.경 피고인 2로부터, 피고인 1은 2013. 12. 16.경 공소외 2로부터 ○○병원의 운영권을 순차로 양도받은 점 등을 들어 피고인 2가 △△△△병원을 운영하면서 ○○병원의 운영에도 직접 관여하였다고 보아 피고인 2에 대하여 이 사건 공소사실을 유죄로 인정한 제1심판결을 그대로 유지하였다. 나아가 원심은 공소외 2와 사이에 체결한 이 사건 교환계약의 이행 후에 △△△△병원의 재정이 악화되어 있음을 뒤늦게 깨닫고 이해관계를 재조정하는 과정에서 일시적으로 ○○병원의 자금을 관리한 것에 불과할 뿐 ○○병원을 운영한 것이 아니라는 피고인 2의 주장을 그 판시와 같은 사정을 들어 배척하였다.

위와 같은 사실관계와 사정들을 앞서 본 법리에 비추어 살펴보면, 원심의 위와 같은 조치는 정당하고, 거기에 상고이유 주장과 같이 논리와 경험의 법칙을 위반하여 자유심증주의의 한계를 벗어나거나 의료기관의 중복운영에 관한 법리를 오해하는 등의 잘못이 없다.

3. 그러므로 상고를 모두 기각하기로 하여, 관여 대법관의 일치된 의견으로 주문과 같이 판결한다.

대법관   김재형(재판장) 박병대 박보영(주심) 권순일

쟁점판례 70 비의료인이 개설한 의료기관이 국민건강보험공단에 요양급여비용의 지급을 청구하여 지급받은 사건

대법원 2015. 7. 9. 선고 2014도11843 판결
[사기 · 의료법위반]

Q. 비의료인이 개설한 의료기관이 의료법에 의하여 적법하게 개설된 요양기관인 것처럼 국민건강보험공단에 요양급여비용의 지급을 청구하여 지급받은 경우, 사기죄가 성립하는지 여부(적극)

Q. 이 경우 의료기관 개설인인 비의료인이 개설 명의를 빌려준 의료인으로 하여금 환자들에게 요양급여를 제공하게 하였더라도 마찬가지인지 여부(적극)

가. 국민건강보험법 제42조 제1항 제1호는 요양급여를 실시할 수 있는 요양기관 중 하나인 의료기관을 '의료법에 따라 개설된 의료기관'으로 한정하고 있다. 따라서 의료법 제33조 제2항을 위반하여 적법하게 개설되지 아니한 의료기관에서 환자를 진료하는 등의 요양급여를 실시하였다면 해당 의료기관은 국민건강보험법상 요양급여비용을 청구할 수 있는 요양기관에 해당되지 않는다. 그러므로 요양급여비용을 적법하게 지급받을 자격이 없다.
나. 따라서 비의료인이 개설한 의료기관이 마치 의료법에 의하여 적법하게 개설된 요양기관인 것처럼 **국민건강보험공단에 요양급여비용의 지급을 청구하는 것은 국민건강보험공단으로 하여금 요양급여비용 지급에 관한 의사결정에 착오를 일으키게 하는 것으로서 사기죄의 기망행위에 해당한다.** 이러한 기망행위에 의하여 국민건강보험공단에서 요양급여비용을 지급받을 경우에는 **사기죄가 성립한다.**
다. 이 경우 의료기관의 개설인인 비의료인이 개설 명의를 빌려준 의료인으로 하여금 환자들에게 요양급여를 제공하게 하였다 하여도 마찬가지이다.

> **쟁점판례 71** 의료법 제33조 제2항 비의료인 의료기관 개설행위
>
> 대법원 2013. 11. 28. 선고 2012다67368 판결
> [손해배상(기)]
>
> Q. 비의료인이 이미 개설된 의료기관의 의료시설과 의료진을 인수하여 종전 개설자 명의를 계속 이용하여 의료기관의 운영을 지배·관리함으로써 종전 개설자의 의료기관 개설·운영행위와 단절되는 새로운 개설·운영행위를 한 것으로 볼 수 있는 경우, 의료법 제33조 제2항에서 금지하는 비의료인의 의료기관 개설행위에 해당하는지 여부(적극)

가. **비의료인이** 이미 개설된 의료기관의 의료시설과 의료진을 인수하여 **종전 개설 명의자를 변경하지 아니한 채** 그 명의를 계속 이용하여 의료기관의 운영을 지배·관리하고 있다면, **종전 개설자의 의료기관 개설·운영행위와 단절되는 새로운 개설·운영행위를 한 것으로 볼 수 있다.**
나. 그렇다면 **의료법 제33조 제2항에서 금지하는 비의료인의 의료기관 개설행위에 해당한다고 보아야 한다.**

33-2. 제33조의2(의료기관개설위원회 설치 등) ★★★★★

(1) 현 행

제33조의2(의료기관개설위원회 설치 등)
① 제33조제4항에 따른 의료기관 개설 허가에 관한 사항을 심의하기 위하여 시·도지사 소속으로 의료기관개설위원회를 둔다.
② 제1항의 의료기관개설위원회의 위원은 제28조에 따른 의사회·치과의사회·한의사회·조산사회 및 간호사회의 의료인으로서 경험이 풍부한 사람과 제52조에 따른 의료기관단체의 회원으로서 해당 지역 내 의료기관의 개설·운영 등에 관한 경험이 풍부한 사람으로 한다.
③ 의료기관개설위원회의 구성과 운영에 필요한 사항과 그 밖에 필요한 사항은 보건복지부령으로 정한다.
[본조신설 2020.3.4.]
의료법 일부개정 2020. 12. 29. [법률 제17787호, 시행 2021. 6. 30.] 보건복지부.

(2) 개선방안

제33조2(의료기관개설위원회 설치·구성·운영)
① 제33조 제4항에 규정된 의료기관 개설 허가에 관한 사항을 심의하기 위하여 시장·도지사 소속으로 의료기관개설위원회를 둔다.
② 제1항 의료기관개설위원회의 위원은 제28조에 규정된 의사회·치과의사회·한의사회·조산사회·간호사회의 의료인으로서 경험이 풍부한 사람과 제52조에 규정된 의료기관단체의 회원으로서 해당 지역 내 의료기관 개설·운영에 관한 경험이 풍부한 사람으로 한다.
③ 의료기관개설위원회 구성과 운영에 필요한 사항과 그 밖에 필요한 사항은 보건복지부령으로 정한다.
[본조신설 2020.3.4]
의료법 일부개정 2020. 12. 29. [법률 제17787호, 시행 2021. 6. 30.] 보건복지부.
【개정방향】
※ 제목변경: 의료기관개설위원회 설치·구성·운영
※ 명확성·간결성·가독성
※ 국어문법정비
※ 나열형은 온점(·)을 사용하여 법조문을 읽기 쉽게 줄임
※ 일본식 '의' 삭제. 제33조2는 모두 '사람'으로 표현하고 있다. ~자⇒사람

(3) 해 설

가. 의료법 제33조2는 의료기관개설위원회 설치·구성·운영을 규정하고 있다. 2020년 3월 4일 신설되었다. 2020년 9월 5일부터 시행되고 있다.

나. 주요내용을 보면, ① 제33조 제4항에 규정된 의료기관 개설 허가에 관한 사항을 심의하기 위하여 시장·도지사 소속으로 의료기관개설위원회를 둔다.

다. ② 제1항 의료기관개설위원회의 위원은 제28조에 규정된 의사회·치과의사회·한의사회·조산사회·간호사회의 의료인으로서 경험이 풍부한 사람과 제52조에 규정된 의료기관단체의 회원으로서 해당 지역 내 의료기관 개설·운영에 관한 경험이 풍부한 사람으로 한다.

라. ③ 의료기관개설위원회 구성과 운영에 필요한 사항과 그 밖에 필요한 사항은 보건복지부령으로 정한다. [본조신설 2020.3.4.] (의료법 타법개정 2020. 4. 7. [법률 제17203호, 시행 2021. 4. 8.])

33-3. 제33조의3(실태조사)

(1) 현 행

제33조의3(실태조사)
① 보건복지부장관은 제33조제2항을 위반하여 의료기관을 개설할 수 없는 자가 개설·운영하는 의료기관의 실태를 파악하기 위하여 보건복지부령으로 정하는 바에 따라 조사(이하 이 조에서 "실태조사"라 한다)를 실시하고, 위법이 확정된 경우 그 결과를 공표하여야 한다. 이 경우 수사기관의 수사로 제33조제2항을 위반한 의료기관의 위법이 확정된 경우도 공표 대상에 포함한다.
② 보건복지부장관은 실태조사를 위하여 관계 중앙행정기관의 장, 지방자치단체의 장, 관련 기관·법인 또는 단체 등에 협조를 요청할 수 있다. 이 경우 요청을 받은 자는 특별한 사정이 없으면 이에 협조하여야 한다.
③ 실태조사의 시기·방법 및 결과 공표의 방법 등에 관하여 필요한 사항은 보건복지부령으로 정한다.
[본조신설 2020.12.29]
의료법 일부개정 2020. 12. 29. [법률 제17787호, 시행 2021. 6. 30.] 보건복지부.

【문제점】
※ 제33조2는 '사람'으로, 제33조3은 '자'로 표현하고 있다. 통일이 필요함

(2) 개선방안

제33조3(실태조사)

① 보건복지부장관은 제33조 제2항을 위반하여 의료기관을 개설할 수 없는 사람이 개설·운영하는 의료기관의 실태를 파악하기 위하여 보건복지부령에 근거하여 조사(이하 이 조에서 "실태조사"라 한다)를 실시하고, 위법이 확정된 경우 그 결과를 공표하여야 한다. 이 경우 수사기관의 수사로 제33조 제2항을 위반한 의료기관의 위법이 확정된 경우도 공표 대상에 포함한다.
② 보건복지부장관은 실태조사를 위하여 관계 중앙행정기관장·지방자치단체장·관련 기관·법인 또는 단체에 협조를 요청할 수 있다. 이 경우 요청을 받은 사람은 특별한 사정이 없으면 이에 협조하여야 한다.
③ 실태조사의 시기·방법·결과 공표 방법에 관하여 필요한 사항은 보건복지부령으로 정한다.
[본조신설 2020.12.29]
의료법 일부개정 2020. 12. 29. [법률 제17787호, 시행 2021. 6. 30.] 보건복지부.

【개정방향】
※ 명확성·간결성·가독성
※ 국어문법정비
※ 나열형은 온점(·)을 사용하여 법조문을 읽기 쉽게 줄임
※ 일본식 '의' 삭제
※ ~자⇒사람
※ ① 보건복지부장관은 제33조제2항을 위반하여 의료기관을 개설할 수 없는 자가 개설·운영하는 의료기관의 실태를 파악하기 위하여 보건복지부령으로 정하는 바에 따라 조사(이하 이 조에서 "실태조사"라 한다)를 실시하고, 위법이 확정된 경우 그 결과를 공표하여야 한다. 이 경우 수사기관의 수사로 제33조제2항을 위반한 의료기관의 위법이 확정된 경우도 공표 대상에 포함한다.⇒① 보건복지부장관은 제33조 제2항을 위반하여 의료기관을 개설할 수 없는 사람이 개설·운영하는 의료기관의 실태를 파악하기 위하여 보건복지부령에 근거하여 조사(이하 이 조에서 "실태조사"라 한다)를 실시하고, 위법이 확정된 경우 그 결과를 공표하여야 한다. 이 경우 수사기관의 수사로 제33조 제2항을 위반한 의료기관의 위법이 확정된 경우도 공표 대상에 포함한다.
※ ② 보건복지부장관은 실태조사를 위하여 관계 중앙행정기관의 장, 지방자치단체의 장, 관련 기관·법인 또는 단체 등에 협조를 요청할 수 있다. 이 경우 요청을 받은 자는 특별한 사정이 없으면 이에 협조하여야 한다.⇒② 보건복지부장관은 실태조사를 위하여 관계 중앙행정기관장·지방자치단체장·관련 기관·법인

> 또는 단체에 협조를 요청할 수 있다. 이 경우 요청을 받은 사람은 특별한 사정이 없으면 이에 협조하여야 한다.
> ※ ③ 실태조사의 시기·방법 및 결과 공표의 방법 등에 관하여 필요한 사항은 보건복지부령으로 정한다.⇒③ 실태조사의 시기·방법·결과 공표 방법에 관하여 필요한 사항은 보건복지부령으로 정한다.

(3) 해 설

가. 의료법 제33조3은 실태조사를 규정하고 있다. 2020년 12월 29일 신설되었다. 2021년 6월 30일부터 시행된다.

나. 주요내용을 보면, ① 보건복지부장관은 제33조 제2항을 위반하여 의료기관을 개설할 수 없는 사람이 개설·운영하는 의료기관의 실태를 파악하기 위하여 보건복지부령에 근거하여 조사(이하 이 조에서 "실태조사"라 한다)를 실시하고, 위법이 확정된 경우 그 결과를 공표하여야 한다. 이 경우 수사기관의 수사로 제33조 제2항을 위반한 의료기관의 위법이 확정된 경우도 공표 대상에 포함한다.

다. ② 보건복지부장관은 실태조사를 위하여 관계 중앙행정기관장·지방자치단체장·관련 기관·법인 또는 단체에 협조를 요청할 수 있다. 이 경우 요청을 받은 사람은 특별한 사정이 없으면 이에 협조하여야 한다.

라. ③ 실태조사의 시기·방법·결과 공표 방법에 관하여 필요한 사항은 보건복지부령으로 정한다.

[본조신설 2020.12.29]

의료법 일부개정 2020. 12. 29. [법률 제17787호, 시행 2021. 6. 30.] 보건복지부.

34. 제34조(원격의료)

(1) 현 행

> 제34조(원격의료)
> ① 의료인(의료업에 종사하는 의사·치과의사·한의사만 해당한다)은 제33조제1항에도 불구하고 컴퓨터·화상통신 등 정보통신기술을 활용하여 먼 곳에 있는 **의료인에게 의료지식이나 기술을 지원하는** 원격의료(이하 "원격의료"라 한다)를 할 수 있다.

② **원격의료를 행하거나 받으려는 자는** 보건복지부령으로 정하는 시설과 장비를 갖추어야 한다. 〈개정 2008.2.29., 2010.1.18.〉
③ 원격의료를 하는 자(이하 "원격지의사"라 한다)는 환자를 직접 대면하여 진료하는 경우와 같은 책임을 진다.
④ 원격지의사의 원격의료에 따라 의료행위를 한 의료인이 의사·치과의사 또는 한의사(이하 "현지의사"라 한다)인 경우에는 그 의료행위에 대하여 원격지의사의 과실을 인정할 만한 명백한 근거가 없으면 환자에 대한 책임은 제3항에도 불구하고 현지의사에게 있는 것으로 본다.

(2) 개선방안

제34조(원격의료)
① 의료인(의료업에 종사하는 의사·치과의사·한의사만 해당한다)은 **제33조 제1항 경우** 컴퓨터·화상통신 등 정보통신기술을 활용하여 먼 곳에 있는 의료인에게 의료지식·기술을 지원하는 원격의료(이하 "원격의료"라 한다)를 할 수 있다.
② **원격의료를 하는 의료인**(이하 **"원격지의사"라 한다**)**과 원격의료를 받으려는 의료인은** 보건복지부령에 근거하여 시설과 장비를 갖추어야 한다. 〈개정 2008.2.29., 2010.1.18.〉
③ 원격지의료인은 환자를 직접 대면하여 진료행위를 하는 의료인과 같은 법적 책임을 진다.
④ 제3항 경우 원격지의사에게 의료과실을 인정할 명백한 근거가 없으면, **현지의사가 환자에 대한 법적 책임을 진다.**

【개정방향】
※ 명확성·간결성·가독성
※ 국어문법정비. 일본식 '의' 삭제. ~자⇒사람⇒의료인(문맥에 맞게 수정함)
※ 나열형은 온점(·)을 사용하여 법조문을 읽기 쉽게 줄임
※ ② 원격의료를 행하거나 받으려는 자는 ⇒ ② 원격의료를 하는 의료인(이하 "원격지의사"라 한다)과 원격의료를 받으려는 의료인은
※ ③ 환자를 직접 대면하여 진료하는 경우와 같은 ⇒ ③ 환자를 직접 대면하여 진료행위를 하는 의료인과 같은
※ ④ 원격지의사의 원격의료에 따라 의료행위를 한 의료인이 의사·치과의사 또는 한의사(이하 "현지의사"라 한다)인 경우에는 그 의료행위에 대하여 ⇒ 제3항 경우 원격지의사에게
※ 원격지의사의 과실을 인정할 만한 명백한 근거가 없으면 ⇒ 원격지의사에게 의료과실을 인정할 명백한 근거가 없으면

> ※ 환자에 대한 책임은 제3항에도 불구하고 현지의사에게 있는 것으로 본다. ⇒ 제3항 경우 현지의사가 환자에 대한 법적 책임을 진다.

(3) 해 설

가. 의료법 제34조는 원격의료를 규정하고 있다. 원격의료는 정보화 시대에 정보통신기술(IT) 기술을 활용한 새로운 형태의 의료행위이다. IT를 활용하여 먼 곳에 있는 현지 의료인에게 양질의 의료지식과 의료기술을 지원하는 의료를 말한다. **원격의료는 A의료기관과 B의료기관이 협력하여 A의료기관 내에서 의료업을 수행한다.**

- 원격의료는 의료사각지대에 의료서비스를 제공하는 장점이 있다. 반면 원격의료 활성화는 대면 진료의 결여로 부실의료의 위험을 발생시킬 수 있다는 단점이 있다.
- 생각건대 원격의료는 원격지에서 근무하는 의료인이 원격진료실을 갖추고, 방문 환자에 대한 원격진단을 다른 의료기관에 허용하는 것이다, 여건만 되면 이것은 권장할 필요가 있다. 병원과 환자에게 도움이 되기 때문이다.
- 또 하나의 쟁점은 방문 진료를 통해 초진을 받은 환자에게 향후 비대면 원격진료가 가능한지 여부이다. 재진 또는 만성질환자 등 원격의료로 인한 위험이 적은 경우, 허용하는 방안이다. 물론 일정한 범위에서 허용하는 방안이다 (이상돈·김나경, 의료법강의, 제4판, 법문사, 2020, 74-79면). 이것은 입법론의 문제이다. 환자의 나이·병명·신체활동·주거지역·왕진가능성·진료기간을 고려하여 합법화 논의를 체계적으로 검토할 필요가 있다.

나. 주요내용을 보면, ① 의료인(의료업에 종사하는 의사·치과의사·한의사만 해당한다)은 **제33조 제1항 경우** 컴퓨터·화상통신 등 정보통신기술을 활용하여 먼 곳에 있는 의료인에게 의료지식·기술을 지원하는 원격의료(이하 "원격의료"라 한다)를 할 수 있다.

다. ② **원격의료를 하는 의료인(이하 "원격지의사"라 한다)과 원격의료를 받으려는 의료인은** 보건복지부령에 근거하여 시설과 장비를 갖추어야 한다. 〈개정 2008.2.29., 2010.1.18.〉

라. ③ 원격지의료인은 환자를 직접 대면하여 진료행위를 하는 의료인과 같은 법적 책임을 진다.

마. ④ 제3항 경우 원격지의사에게 의료과실을 인정할 명백한 근거가 없으면, **현지의사가 환자에 대한 법적 책임을 진다.**

바. 지역 의료현실을 무시한 규정이라는 비판이 있었다. 그러나 제4차 산업혁명시대에 불가피한 정책이라고 생각한다. 환자 입장에서 보면, 양질의 의료서비스를 받을 기회를 얻을 수 있기 때문이다. **의료인은 왕진의료를 통해 의료생태계 변화를 추진할 필요가 있다. 원격의료와 대칭되는 방문의료**(신청병원, 신청요일 특정)**를 입법으로 추진할 필요가 있다. 제4차 산업혁명의 핵심은 기술혁신과 삶의 질의 개선이기 때문이다.** 노인시대를 대비하여 지방자치단체도 의료환경개선에 관심을 가질 필요가 있다. 이 경우 의료수가 조정도 함께 논의되어야 할 것이다.

(4) 관련 판례

> **쟁점판례 72 원격의료**
>
> 대법원 2020. 11. 12. 선고 2016도309 판결
> [의료법위반]
>
> Q. **의료인이 의료인 대 의료인의 행위를 벗어나** 정보통신기술을 활용하여 원격지에 있는 환자에게 행하는 의료행위가 의료법 제33조 제1항에 위반되는지 여부(원칙적 적극)

가. 의료법 제33조 제1항은 "의료인은 이 법에 따른 의료기관을 개설하지 아니하고는 의료업을 할 수 없으며, 다음 각호의 어느 하나에 해당하는 경우 외에는 그 의료기관 내에서 의료업을 하여야 한다."라고 규정하고 있다. 의료법이 위와 같이 의료인에 대하여 의료기관 내에서 의료업을 영위하도록 정한 것은, 그렇지 아니할 경우 의료의 질 저하와 적정 진료를 받을 환자의 권리 침해 등으로 인하여 의료질서가 문란하게 되고 국민의 보건위생에 심각한 위험이 초래되므로 이를 사전에 방지하고자 하는 보건의료정책상의 필요에 따른 것이다 (대법원 2011. 4. 14. 선고 2010두26315 판결 참조).
나. 아울러 **의료법 제34조 제1항은 "의료인은 제33조 제1항에도 불구하고 컴퓨터·화상통신 등 정보통신기술을 활용하여 먼 곳에 있는 의료인에게 의료지식이나 기술을 지원하는 원격의료를 할 수 있다."라고 규정함으로써 의료법 제33조 제1항의 예외를 인정하면서도 이때 허용되는 의료인의 원격의료행위를 의료인 대 의료인의 행위로 한정하고 있다.**
다. 또한 현재의 의료기술 수준 등을 고려할 때 의료인이 전화 등을 통해 원격지에 있는 환자에게 의료행위를 행할 경우, 환자에 근접하여 환자의 상태를 관

찰해 가며 행하는 일반적인 의료행위와 반드시 동일한 수준의 의료서비스를 기대하기 어려울 뿐 아니라 환자에 대한 정보 부족 및 의료기관에 설치된 시설 내지 장비의 활용 제약 등으로 말미암아 적정하지 아니한 의료행위가 이루어질 수 있다. 그 결과 국민의 보건위생에 심각한 위험을 초래할 가능성을 배제할 수 없다. 이는 앞서 본 의료법 제33조 제1항의 목적에 반하는 결과로서 원격진료의 전면적인 허용을 뒷받침할 정도로 제반 사회경제적 여건 및 제도가 완비되지 않은 상태라는 점과 더불어 현행 의료법이 원격의료를 제한적으로만 허용하고 있는 주요한 이유이기도 하다.

라. 이와 같은 사정 등을 종합하면, **의료인이 의료인 대 의료인의 행위를 벗어나 정보통신기술을 활용하여 원격지에 있는 환자에게 행하는 의료행위는 특별한 사정이 없는 한 의료법 제33조 제1항에 위반된다**고 봄이 타당하다.

마. 【참조조문】 의료법 제33조 제1항, 제34조 제1항, 제90조.

바. 【참조판례】 대법원 2011. 4. 14. 선고 2010두26315 판결; 대법원 2020. 11. 5. 선고 2015도13830 판결.

쟁점판례 73 의료인이 전화를 통해 원격지에 있는 환자를 상대로 의료행위를 한 사건

대법원 2020. 11. 5. 선고 2015도13830 판결
[의료법위반]

Q. A는 한의원을 운영하는 한의사이다. 의료인은 의료기관 내에서 의료업을 하여야 하는데, A는 위 한의원에서 환자 B를 직접 진료하지 않고 전화로 상담한 후 한약을 제조하여 택배로 배송하였다 하여 의료법위반으로 기소되었다.

Q. 의료인이 전화 등을 통해 원격지에 있는 환자에게 행하는 의료행위가 의료법 제33조 제1항에 위반되는 행위인지 여부(원칙적 적극)

Q. 이는 **의료법 제33조 제1항 제2호에서 정한 '환자나 환자 보호자의 요청에 따라 진료하는 경우'에도 동일하게 적용되는지 여부**(적극)

가. 의료법 제33조 제1항은 "의료인은 이 법에 따른 의료기관을 개설하지 아니하고는 의료업을 할 수 없으며, 다음 각호의 어느 하나에 해당하는 경우 외에는 그 의료기관 내에서 의료업을 하여야 한다."라고 규정하고 있다. 의료법이 의

료인에 대하여 의료기관 내에서 의료업을 영위하도록 한 것은 그렇지 않을 경우 의료의 질 저하와 적정 진료를 받을 환자의 권리 침해 등으로 인해 의료질서가 문란하게 되고 국민의 보건위생에 심각한 위험을 초래하게 되는 것을 사전에 방지하고자 하는 보건의료정책상의 필요성에 의한 것이다.

나. 아울러 의료법 제34조 제1항은 "의료인은 제33조 제1항에도 불구하고 컴퓨터·화상통신 등 정보통신기술을 활용하여 먼 곳에 있는 의료인에게 의료지식이나 기술을 지원하는 원격의료를 할 수 있다."라고 규정하여 의료인이 원격지에서 행하는 의료행위를 의료법 제33조 제1항의 예외로 보는 한편, 이를 의료인 대 의료인의 행위로 제한적으로만 허용하고 있다.

다. 또한 현재의 의료기술 수준 등을 고려할 때 의료인이 전화 등을 통해 원격지에 있는 환자에게 의료행위를 행할 경우, 환자에 근접하여 환자의 상태를 관찰해가며 행하는 일반적인 의료행위와 동일한 수준의 의료서비스를 기대하기 어려울 뿐만 아니라 환자에 대한 정보 부족 및 의료기관에 설치된 시설 내지 장비의 활용 제약 등으로 말미암아 부적정한 의료행위가 이루어질 가능성이 높고, 그 결과 국민의 보건위생에 심각한 위험을 초래할 수 있다. 이러한 의료행위는 의료법 제33조 제1항의 목적에 반하고 이는 의료법이 원격의료를 제한적으로만 허용하는 까닭이기도 하다.

라. 이와 같은 사정 등을 종합하면, 의료인이 전화 등을 통해 원격지에 있는 환자에게 행하는 의료행위는 특별한 사정이 없는 한 의료법 제33조 제1항에 위반되는 행위로 봄이 타당하다. 이는 의료법 제33조 제1항 제2호에서 정한 '환자나 환자 보호자의 요청에 따라 진료하는 경우'에도 동일하게 적용된다.

마. 【참조조문】 의료법 제33조 제1항, 제34조 제1항, 제90조.

바. 【참조판례】 대법원 2011. 4. 14. 선고 2010두26315 판결.

사. 【판례평석】 대법원 2013. 4. 11. 선고 2010도1388 판결은 전화로 환자 상태를 듣고 처방전을 발행한 사건에서 의료법 위반으로 판단하지 않았다. 그럼에도 대법원은 대상판결과 같은 원격의료행위를 위법으로 판단하고 있다. 코로나19 상황에서 한시적으로 전화처방이 허용되고 있다. 이를 분석하여 향후 재진 또는 만성질환자에게 원격의료로 인한 위험이 적은 경우, 일부 허용하는 것도 고려해 볼 만하다(김재춘, 2020년 분야별 중요판례분석 ⑯ 의료법 - 의사의 설명의무, 부작용 발생 가능성 희박하다고 면제 안돼. 의사가 환자의 용태 듣고 조제·배송은 의료법 위반, 법률신문 제4890호, 법률신문사, 2021. 12-13면). 규제가 많다.

35. 제35조(의료기관 개설 특례)

(1) 현 행

제35조(의료기관 개설 특례)
① 제33조제1항·제2항 및 제8항에 따른 자 외의 자가 그 소속 직원, 종업원, 그 밖의 구성원(수용자를 포함한다)이나 그 가족의 건강관리를 위하여 부속 의료기관을 개설하려면 그 개설 장소를 관할하는 시장·군수·구청장에게 신고하여야 한다. 다만, 부속 의료기관으로 병원급 의료기관을 개설하려면 그 개설 장소를 관할하는 시·도지사의 허가를 받아야 한다. 〈개정 2009.1.30.〉
② 제1항에 따른 개설 신고 및 허가에 관한 절차·조건, 그 밖에 필요한 사항과 그 의료기관의 운영에 필요한 사항은 보건복지부령으로 정한다. 〈개정 2008.2.29., 2010.1.18.〉

(2) 개선방안

제35조(의료기관개설특례)
① 제33조 제1항·제2항·제8항에 규정된 이외의 사람이 **그 소속직원·종업원·그 밖에 구성원(수용자를 포함한다)·그 가족건강관리를 위하여 부속의료기관을 개설하려면, 개설장소를 관할하는 시장·군수·구청장에게 신고하여야 한다. 다만 부속의료기관으로 병원급 의료기관을 개설하려면, 개설장소를 관할하는 시장·도지사 허가를 받아야 한다.** 〈개정 2009.1.30.〉
② 제1항에 근거하여 개설신고·허가절차·허가조건·그 밖에 필요한 사항·의료기관 운영에 필요한 사항은 보건복지부령으로 정한다. 〈개정 2008.2.29., 2010.1.18.〉

【개정방향】
※ 제목변경: 의료기관개설특례
※ 명확성·간결성·가독성
※ 국어문법정비
※ 나열형은 온점(·)을 사용하여 법조문을 읽기 쉽게 줄임
※ 일본식 '의' 삭제
※ ① 제33조제1항·제2항 및 제8항에 따른 자 외의 자가 ⇒ ① 제33조 제1항·제2항·제8항에 규정된 이외의 사람이
※ 그 소속 직원, 종업원, 그 밖의 구성원(수용자를 포함한다)이나 그 가족의 건강관리를 위하여 부속 의료기관을 개설하려면 ⇒ 그 소속직원·종업원·그 밖에 구성원(수용자를 포함한다)·그 가족건강관리를 위하여 부속의료기관을 개설하려면,

※ 그 개설 장소를 관할하는 시장·군수·구청장에게 신고하여야 한다 ⇒ 개설장소를 관할하는 시장·군수·구청장에게 신고하여야 한다.
※ 다만, 부속 의료기관으로 병원급 의료기관을 개설하려면 ⇒ 다만 부속의료기관으로 병원급 의료기관을 개설하려면,
※ 그 개설 장소를 관할하는 시·도지사의 허가를 받아야 한다 ⇒ 개설장소를 관할하는 시장·도지사 허가를 받아야 한다.

(3) 해 설
가. 의료법 제35조는 의료기관개설특례를 규정하고 있다.
나. 주요내용을 보면, ① 제33조 제1항·제2항·제8항에 규정된 이외의 사람이 그 소속직원·종업원·그 밖에 구성원(수용자를 포함한다)·그 가족건강관리를 위하여 부속의료기관을 개설하려면, 개설장소를 관할하는 시장·군수·구청장에게 신고하여야 한다. 다만 부속의료기관으로 병원급 의료기관을 개설하려면, 개설장소를 관할하는 시장·도지사 허가를 받아야 한다. 〈개정 2009.1.30.〉
다. ② 제1항에 근거하여 개설신고·허가절차·허가조건·그 밖에 필요한 사항·의료기관 운영에 필요한 사항은 보건복지부령으로 정한다. 〈개정 2008.2.29., 2010.1.18.〉

36. 제36조(준수사항)

(1) 현 행

제36조(준수사항)
제33조제2항 및 제8항에 따라 의료기관을 개설하는 자는 보건복지부령으로 정하는 바에 따라 다음 각 호의 사항을 지켜야 한다. 〈개정 2008.2.29, 2009.1.30, 2010.1.18, 2016.5.29, 2019.4.23, 2019.8.27, 2020.3.4〉
  1. 의료기관의 종류에 따른 시설기준 및 규격에 관한 사항
  2. 의료기관의 안전관리시설 기준에 관한 사항
  3. 의료기관 및 요양병원의 운영 기준에 관한 사항
  4. 고가의료장비의 설치·운영 기준에 관한 사항
  5. 의료기관의 종류에 따른 의료인 등의 정원 기준에 관한 사항

6. 급식관리 기준에 관한 사항
7. 의료기관의 위생 관리에 관한 사항
8. 의료기관의 의약품 및 일회용 의료기기의 사용에 관한 사항
9. 의료기관의 「감염병의 예방 및 관리에 관한 법률」 제41조제4항에 따른 감염병환자등의 진료 기준에 관한 사항
10. 의료기관 내 수술실, 분만실, 중환자실 등 감염관리가 필요한 시설의 출입 기준에 관한 사항
11. 의료인 및 환자 안전을 위한 보안장비 설치 및 보안인력 배치 등에 관한 사항
12. 의료기관의 신체보호대 사용에 관한 사항
13. 의료기관의 의료관련감염 예방에 관한 사항

[개정 전]
제36조(준수사항)
제33조제2항 및 제8항에 따라 의료기관을 개설하는 자는 보건복지부령으로 정하는 바에 따라 다음 각 호의 사항을 지켜야 한다. 〈개정 2008.2.29., 2009.1.30., 2010.1.18., 2016.5.29.〉
1. 의료기관의 종류에 따른 시설기준 및 규격에 관한 사항
2. 의료기관의 안전관리시설 기준에 관한 사항
3. 의료기관 및 요양병원의 운영 기준에 관한 사항
4. 고가의료장비의 설치·운영 기준에 관한 사항
5. 의료기관의 종류에 따른 의료인 등의 정원 기준에 관한 사항
6. 급식관리 기준에 관한 사항
7. 의료기관의 위생 관리에 관한 사항
8. 의료기관의 의약품 및 일회용 주사 의료용품의 사용에 관한 사항
9. 의료기관의 「감염병의 예방 및 관리에 관한 법률」 제41조제4항에 따른 감염병환자등의 진료 기준에 관한 사항

(2) 개선방안

제36조(준수사항)
제33조 제2항·제8항에 근거하여 의료기관을 개설하는 사람은 보건복지부령에 근거하여 다음 각 호 사항을 지켜야 한다. 〈개정 2008.2.29, 2009.1.30, 2010.1.18, 2016.5.29, 2019.4.23, 2019.8.27., 2020.3.4〉
 1. 의료기관 종류에 따른 시설기준과 시설규격에 관한 사항

2. 의료기관 안전관리시설 기준에 관한 사항
   3. 의료기관과 요양병원 운영 기준에 관한 사항
   4. 고가의료장비 설치·운영 기준에 관한 사항
   5. 의료기관 종류에 따른 의료인 등의 정원 기준에 관한 사항
   6. 급식관리 기준에 관한 사항
   7. 의료기관 위생관리에 관한 사항
   8. 의료기관 의약품과 일회용 주사 의료용품 사용에 관한 사항
   9. 의료기관 「감염병의 예방 및 관리에 관한 법률」 제41조 제4항에 근거하여 감염병환자 진료기준에 관한 사항
   10. 의료기관 내 수술실·분만실·중환자실 감염관리가 필요한 시설의 출입 기준에 관한 사항
   11. 의료인과 환자 안전을 위한 보안장비 설치와 보안인력 배치에 관한 사항
   12. 의료기관의 신체보호대 사용에 관한 사항
   13. 의료기관의 의료관련감염 예방에 관한 사항

[개정 전]
제36조(준수사항)
제33조 제2항·제8항에 근거하여 의료기관을 개설하는 사람은 보건복지부령에 근거하여 다음 각 호 사항을 지켜야 한다. 〈개정 2008.2.29., 2009.1.30., 2010.1.18., 2016.5.29.〉
   1. 의료기관 종류에 따른 시설기준과 시설규격에 관한 사항
   2. 의료기관 안전관리시설 기준에 관한 사항
   3. 의료기관과 요양병원 운영 기준에 관한 사항
   4. 고가의료장비 설치·운영 기준에 관한 사항
   5. 의료기관 종류에 따른 의료인 등의 정원 기준에 관한 사항
   6. 급식관리 기준에 관한 사항
   7. 의료기관 위생관리에 관한 사항
   8. 의료기관 의약품과 일회용 주사 의료용품 사용에 관한 사항
   9. 의료기관 「감염병의 예방 및 관리에 관한 법률」 제41조 제4항에 근거하여 감염병환자 진료기준에 관한 사항

【개정방향】
※ 명확성·간결성·가독성
※ 국어문법정비. 일본식 '의' 삭제
※ 나열형은 온점(·)을 사용하여 법조문을 읽기 쉽게 줄임
※ 제33조제2항 및 제8항에 따라 의료기관을 개설하는 자는 보건복지부령으로 정

하는 바에 따라 다음 각 호의 사항을 지켜야 한다.⇒제33조 제2항·제8항에 근거하여 의료기관을 개설하는 사람은 보건복지부령에 근거하여 다음 각 호 사항을 지켜야 한다. 〈개정 2020.3.4.〉
※ 3. 의료기관 및 요양병원의 운영 기준에 관한 사항⇒ 3. **의료기관과 요양병원 운영 기준에 관한 사항**
※ 10. 의료기관 내 수술실, 분만실, 중환자실 등 감염관리가 필요한 시설의 출입 기준에 관한 사항⇒10. **의료기관 내 수술실·분만실·중환자실 감염관리가 필요한 시설의 출입 기준에 관한 사항**

(3) 해 설

가. 의료법 제36조는 준수사항을 규정하고 있다.
나. 주요내용을 보면, 의료법 제33조 제2항·제8항에 근거하여 의료기관을 개설하는 사람은 보건복지부령에 근거하여 다음 각 호 사항을 지켜야 한다. **〈개정 2008.2.29, 2009.1.30, 2010.1.18, 2016.5.29, 2019.4.23, 2019.8.27., 2020.3.4.〉**

1. 의료기관 종류에 따른 시설기준과 시설규격에 관한 사항
2. 의료기관 안전관리시설 기준에 관한 사항
3. 의료기관과 요양병원 운영 기준에 관한 사항
4. 고가의료장비 설치·운영 기준에 관한 사항
5. 의료기관 종류에 따른 의료인 등의 정원 기준에 관한 사항
6. 급식관리 기준에 관한 사항
7. 의료기관 위생관리에 관한 사항
8. 의료기관 의약품과 일회용 주사 의료용품 사용에 관한 사항
9. 의료기관 「감염병의 예방 및 관리에 관한 법률」 제41조 제4항에 근거하여 감염병환자 진료기준에 관한 사항
10. 의료기관 내 수술실·분만실·중환자실 감염관리가 필요한 시설의 출입 기준에 관한 사항
11. 의료인과 환자 안전을 위한 보안장비 설치와 보안인력 배치에 관한 사항
12. 의료기관의 신체보호대 사용에 관한 사항
13. 의료기관의 의료관련감염 예방에 관한 사항

36-2. 제36조의2(공중보건의사 등의 고용금지)

(1) 현 행

제36조의2(공중보건의사 등의 고용금지)
① 의료기관 개설자는 「농어촌 등 보건의료를 위한 특별조치법」 제5조의2에 따른 배치기관 및 배치시설이나 같은 법 제6조의2에 따른 파견근무기관 및 시설이 아니면 같은 법 제2조제1호의 공중보건의사에게 의료행위를 하게 하거나, 제41조제1항에 따른 당직의료인으로 두어서는 아니 된다. 〈개정 2016.12.20, 2018. 3.27〉
② 의료기관 개설자는 「병역법」 제34조의2제2항에 따라 군병원 또는 병무청장이 지정하는 병원에서 직무와 관련된 수련을 실시하는 경우가 아니면 같은 법 제2조제14호의 병역판정검사전담의사에게 의료행위를 하게 하거나 제41조제1항에 따른 당직의료인으로 두어서는 아니 된다. 〈신설 2018.3.27〉
[본조신설 2015.12.29]
[제목개정 2018.3.27]
의료법 일부개정 2020. 12. 29. [법률 제17787호, 시행 2021. 6. 30.] 보건복지부.

[개정 전]
제36조의2(공중보건의사 고용금지)
의료기관 개설자는 「농어촌 등 보건의료를 위한 특별조치법」 제5조의2에 따른 배치기관 및 배치시설이나 같은 법 제6조의2에 따른 파견근무기관 및 시설이 아니면 같은 법 제2조제1호의 공중보건의사에게 의료행위를 하게 하거나, 제41조제1항에 따른 당직의료인으로 두어서는 아니 된다. 〈개정 2016.12.20.〉
[본조신설 2015.12.29.]

(2) 개선방안

제36조2(공중보건의사 · 당직의료인 · 병역판정검사전담의사 고용금지)
① 의료기관 개설자는 「농어촌 등 보건의료를 위한 특별조치법」 제5조2에 근거하여 배치기관 · 배치시설 · 같은 법 제6조2에 근거한 파견근무기관 · 파견근무시설이 아니면, 같은 법 제2조 제1호 공중보건의사에게 의료행위를 하게 해서는 안 되며, 제41조 제1항에 근거하여 당직의료인으로 두어서도 안 된다. 〈개정 2016.12.20, 2018.3.27〉
② 의료기관 개설자는 「병역법」 제34조2 제2항에 근거하여 군병원 · 병무청장이 지정하는 병원에서 직무와 관련된 수련을 실시하는 경우가 아니면, 같은 법 제2

조 제14호에 규정된 병역판정검사전담의사에게 의료행위를 하게 해서는 안 되며, 제41조 제1항에 근거하여 당직의료인으로 두어서도 안 된다. 〈신설 2018. 3.27〉
[본조신설 2015.12.29]
[제목개정 2018.3.27]
의료법 일부개정 2020. 12. 29. [법률 제17787호, 시행 2021. 6. 30.] 보건복지부.

【개정방향】
※ 제목변경: 공중보건의사 · 당직의료인 · 병역판정검사전담의사 고용금지
※ 명확성
※ 간결성
※ 가독성
※ 국어문법정비
※ 나열형은 온점(·)을 사용하여 법조문을 읽기 쉽게 줄임
※ 일본식 '의' 삭제
※ 제1안과 제2안 중 어느 안이 명확성 · 간결성 · 가독성 · 규범성이 있겠는가? 나는 제2안이라고 생각한다. 의료법 전면 개정이 필요한 이유이다.

[개정 전]
1안 현행 법률 수정
제36조2(공중보건의사 고용금지)
의료기관 개설자는 「농어촌 등 보건의료를 위한 특별조치법」 제5조2에 근거하여 배치기관 · 배치시설 · 같은 법 제6조2에 근거한 파견근무기관 · 파견근무시설이 아니면, 같은 법 제2조 제1호 공중보건의사에게 의료행위를 하게 해서는 안 되며, 제41조 제1항에 근거하여 당직의료인으로 두어서도 안 된다. 〈개정 2016.12.20.〉
　　[본조신설 2015.12.29.]

제63조(시설 · 장비 사용 제한 · 금지명령과 시정명령)
보건복지부장관 · 시장 · 군수 · 구청장은 ¹의료기관이 다음 각 호 어느 하나를 위반한 때,
　　8. 제36조2
위반한 사항을 시정하도록 명할 수 있다.

2안 벌칙조항 통합 ★★★★★
제36조2(공중보건의사 고용금지)
① 의료기관 개설자는 「농어촌 등 보건의료를 위한 특별조치법」 제5조2에 근거하

여 배치기관·배치시설·같은 법 제6조2에 근거한 파견근무기관·파견근무시설이 아니면, 같은 법 제2조 제1호 공중보건의사에게 의료행위를 하게 해서는 안 되며, 제41조 제1항에 근거하여 당직의료인으로 두어서도 안 된다. 〈개정 2016.12.20.〉
[본조신설 2015.12.29.]
② 제1항을 위반한 경우 보건복지부장관·시장·군수·구청장은 의료기관이 위반한 사항을 시정하도록 명할 수 있다.

【개정방향】
※ 제1안과 제2안 중 어느 안이 명확성·간결성·가독성·규범성이 있겠는가? 나는 제2안이라고 생각한다. 의료법 전면 개정이 필요한 이유이다.

(3) 해 설

가. 의료법 제36조2는 공중보건의사·당직의료인·병역판정검사전담의사 고용금지를 규정하고 있다.
나. 주요내용을 보면, ① 의료기관 개설자는 「농어촌 등 보건의료를 위한 특별조치법」제5조2에 근거하여 배치기관·배치시설·같은 법 제6조2에 근거한 파견근무기관·파견근무시설이 아니면, 같은 법 제2조 제1호 공중보건의사에게 의료행위를 하게 해서는 안 되며, 제41조 제1항에 근거하여 당직의료인으로 두어서도 안 된다. 〈개정 2016.12.20., 2018.3.27〉
다. ② 의료기관 개설자는 「병역법」제34조2 제2항에 근거하여 군병원·병무청장이 지정하는 병원에서 직무와 관련된 수련을 실시하는 경우가 아니면, 같은 법 제2조 제14호에 규정된 병역판정검사전담의사에게 의료행위를 하게 해서는 안 되며, 제41조 제1항에 근거하여 당직의료인으로 두어서도 안 된다. 〈신설 2018.3.27.〉 [본조신설 2015.12.29.] [제목개정 2018.3.27.] 의료법 일부개정 2020. 12. 29. [법률 제17787호, 시행 2021. 6. 30.] 보건복지부.
라. 의료법 제36조2를 위반한 경우, 보건복지부장관·시장·군수·구청장은 의료기관이 위반한 사항을 시정하도록 명할 수 있다(의료법 제63조).
마. 그러나 **제3항을 신설하여 의료법 제36조2와 제63조를 통합할 필요가 있다. 이것이 명확성·간결성·가독성·규범성을 높이는 길이다. 나의 개선방안은 개정에 참고가 될 수 있을 것이다. ③ 제1항을 위반한 경우 보건복지부장관·시장·군수·구청장은 의료기관이 위반한 사항을 시정하도록 명할 수 있다.**

37. 제37조(진단용 방사선 발생장치)

(1) 현 행

제37조(진단용 방사선 발생장치)
① 진단용 방사선 발생장치를 설치·운영하려는 의료기관은 보건복지부령으로 정하는 바에 따라 시장·군수·구청장에게 신고하여야 하며, 보건복지부령으로 정하는 안전관리기준에 맞도록 설치·운영하여야 한다. 〈개정 2008.2.29, 2010.1.18〉
② 의료기관 개설자나 관리자는 진단용 방사선 발생장치를 설치한 경우에는 보건복지부령으로 정하는 바에 따라 안전관리책임자를 선임하고, 정기적으로 검사와 측정을 받아야 하며, 방사선 관계 종사자에 대한 피폭관리(被曝管理)를 하여야 한다. 〈개정 2008.2.29, 2010.1.18〉
③ 제2항에 따라 안전관리책임자로 선임된 사람은 선임된 날부터 1년 이내에 질병관리청장이 지정하는 방사선 분야 관련 단체(이하 이 조에서 "안전관리책임자 교육기관"이라 한다)가 실시하는 안전관리책임자 교육을 받아야 하며, 주기적으로 보수교육을 받아야 한다. 〈신설 2020.12.29〉
④ 제1항과 제2항에 따른 진단용 방사선 발생장치의 범위·신고·검사·설치 및 측정기준 등에 필요한 사항은 보건복지부령으로 정하고, 제3항에 따른 안전관리책임자 교육 및 안전관리책임자 교육기관의 지정에 필요한 사항은 질병관리청장이 정하여 고시한다. 〈개정 2008.2.29, 2010.1.18, 2020.12.29〉
의료법 일부개정 2020. 12. 29. [법률 제17787호, 시행 2021. 6. 30.] 보건복지부.

[개정 전]
제37조(진단용 방사선 발생장치)
① 진단용 방사선 발생장치를 설치·운영하려는 의료기관은 보건복지부령으로 정하는 바에 따라 시장·군수·구청장에게 신고하여야 하며, 보건복지부령으로 정하는 안전관리기준에 맞도록 설치·운영하여야 한다. 〈개정 2008.2.29., 2010.1.18.〉
② 의료기관 개설자나 관리자는 진단용 방사선 발생장치를 설치한 경우에는 보건복지부령으로 정하는 바에 따라 안전관리책임자를 선임하고, 정기적으로 검사와 측정을 받아야 하며, 방사선 관계 종사자에 대한 피폭관리(被曝管理)를 하여야 한다. 〈개정 2008.2.29., 2010.1.18.〉
③ 제1항과 제2항에 따른 진단용 방사선 발생장치의 범위·신고·검사·설치 및 측정기준 등에 필요한 사항은 보건복지부령으로 정한다. 〈개정 2008.2.29., 2010.1.18.〉

(2) 개선방안

제37조(진단용 방사선 발생장치 설치·운영과 안전관리책임자 안전교육·보수교육)
① 진단용 방사선 발생장치를 설치·운영하려는 의료기관은 보건복지부령에 근거하여 시장·군수·구청장에게 신고하여야 하며, 보건복지부령에 규정된 안전관리기준에 맞도록 설치·운영하여야 한다. 〈개정 2008.2.29., 2010.1.18.〉
② 의료기관 개설자·의료기관 관리자는 진단용 방사선 발생장치를 설치한 경우 보건복지부령에 근거하여 안전관리책임자를 선임하고, 정기적으로 검사와 측정을 받아야 하며, 방사선 관계 종사자에 대한 피폭관리(被曝管理)를 하여야 한다. 〈개정 2008.2.29., 2010.1.18.〉
③ **제2항에 근거하여 안전관리책임자로 선임된 사람은 선임된 날부터 1년 이내에 질병관리청장이 지정하는 방사선 분야 관련 단체**(이하 이 조에서 "안전관리책임자 교육기관"이라 한다)**가 실시하는 안전관리책임자 교육을 받아야 하며, 주기적으로 보수교육을 받아야 한다.** 〈신설 2020.12.29〉
④ 제1항과 제2항에 규정한 진단용 방사선 발생장치의 범위·신고·검사·설치와 측정기준에 필요한 사항은 보건복지부령으로 정한다. 제3항에 규정한 안전관리책임자 교육과 안전관리책임자 교육기관의 지정에 필요한 사항은 질병관리청장이 정하여 고시한다. 〈개정 2008.2.29, 2010.1.18, 2020.12.29〉

의료법 일부개정 2020. 12. 29. [법률 제17787호, 시행 2021. 6. 30.] 보건복지부.

【개정방향】
※ 제목변경: 진단용 방사선 발생장치 설치·운영과 안전관리책임자 안전교육·보수교육
※ 명확성·간결성·가독성
※ 국어문법정비
※ 나열형은 온점(·)을 사용하여 법조문을 읽기 쉽게 줄임
※ 일본식 '의' 삭제
※ ④ 제1항과 제2항에 따른 진단용 방사선 발생장치의 범위·신고·검사·설치 및 측정기준 등에 필요한 사항은 보건복지부령으로 정하고, 제3항에 따른 안전관리책임자 교육 및 안전관리책임자 교육기관의 지정에 필요한 사항은 질병관리청장이 정하여 고시한다.⇒④ 제1항과 제2항에 규정한 진단용 방사선 발생장치의 범위·신고·검사·설치와 측정기준에 필요한 사항은 보건복지부령으로 정한다. 제3항에 규정한 안전관리책임자 교육과 안전관리책임자 교육기관의 지정에 필요한 사항은 질병관리청장이 정하여 고시한다.
※ ② 의료기관 개설자나 관리자는 진단용 방사선 발생장치를 설치한 경우에는 보건복지부령으로 정하는 바에 따라⇒② 의료기관 개설자·의료기관 관리자는 진단용 방사선 발생장치를 설치한 경우 보건복지부령에 근거하여

[개정 전]
제37조(진단용 방사선 발생장치 설치·운영)
① 진단용 방사선 발생장치를 설치·운영하려는 의료기관은 보건복지부령에 근거하여 시장·군수·구청장에게 신고하여야 하며, 보건복지부령에 규정된 안전관리기준에 맞도록 설치·운영하여야 한다. 〈개정 2008.2.29., 2010.1.18.〉
② 의료기관 개설자·의료기관 관리자는 진단용 방사선 발생장치를 설치한 경우 보건복지부령에 근거하여 안전관리책임자를 선임하고, 정기적으로 검사와 측정을 받아야 하며, 방사선 관계 종사자에 대한 피폭관리(被曝管理)를 하여야 한다. 〈개정 2008.2.29., 2010.1.18.〉
③ 제1항·제2항에 근거하여 진단용 방사선 발생장치 범위·신고·검사·설치와 측정기준에 필요한 사항은 보건복지부령으로 정한다. 〈개정 2008.2.29., 2010.1.18.〉

(3) 해 설

가. 의료법 제37조는 진단용 방사선 발생장치 설치·운영과 안전관리책임자 안전교육·보수교육을 규정하고 있다. 2020년 12월 29일 제3항이 신설되었다. 안전교육이 강화되었다.

나. 주요내용을 보면, ① 진단용 방사선 발생장치를 설치·운영하려는 의료기관은 보건복지부령에 근거하여 시장·군수·구청장에게 신고하여야 하며, 보건복지부령에 규정된 안전관리기준에 맞도록 설치·운영하여야 한다. 〈개정 2008.2.29., 2010.1.18.〉

다. ② 의료기관 개설자·의료기관 관리자는 진단용 방사선 발생장치를 설치한 경우 보건복지부령에 근거하여 안전관리책임자를 선임하고, 정기적으로 검사와 측정을 받아야 하며, 방사선 관계 종사자에 대한 피폭관리(被曝管理)를 하여야 한다. 〈개정 2008.2.29., 2010.1.18.〉

라. ③ **제2항에 근거하여 안전관리책임자로 선임된 사람은 선임된 날부터 1년 이내에 질병관리청장이 지정하는 방사선 분야 관련 단체(이하 이 조에서 "안전관리책임자 교육기관"이라 한다)가 실시하는 안전관리책임자 교육을 받아야 하며, 주기적으로 보수교육을 받아야 한다. 〈신설 2020.12.29〉**

마. ④ 제1항과 제2항에 규정한 진단용 방사선 발생장치의 범위·신고·검사·설치와 측정기준에 필요한 사항은 보건복지부령으로 정한다. 제3항에 규정한 안전관리책임자 교육과 안전관리책임자 교육기관의 지정에 필요한 사항은 질병관리청장이 정하여 고시한다. 〈개정 2008.2.29, 2010.1.18., 2020.12.29〉

38. 제38조(특수의료장비의 설치·운영)

(1) 현 행

제38조(특수의료장비의 설치·운영)
① 의료기관은 보건의료 시책상 적정한 설치와 활용이 필요하여 보건복지부장관이 정하여 고시하는 의료장비(이하 "특수의료장비"라 한다)를 설치·운영하려면 보건복지부령으로 정하는 바에 따라 시장·군수·구청장에게 등록하여야 하며, 보건복지부령으로 정하는 설치인정기준에 맞게 설치·운영하여야 한다. 〈개정 2008.2.29., 2010.1.18., 2012.2.1.〉
② 의료기관의 개설자나 관리자는 제1항에 따라 특수의료장비를 설치하면 보건복지부령으로 정하는 바에 따라 보건복지부장관에게 정기적인 품질관리검사를 받아야 한다. 〈개정 2008.2.29., 2010.1.18.〉
③ 의료기관의 개설자나 관리자는 제2항에 따른 품질관리검사에서 부적합하다고 판정받은 특수의료장비를 사용하여서는 아니 된다.
④ 보건복지부장관은 제2항에 따른 품질관리검사업무의 전부 또는 일부를 보건복지부령으로 정하는 바에 따라 관계 전문기관에 위탁할 수 있다. 〈개정 2008.2.29., 2010.1.18.〉

(2) 개선방안

제38조(특수의료장비 설치·운영)
① 의료기관은 보건의료 시책상 적정한 설치와 활용이 필요하여 보건복지부장관이 정하여 고시하는 의료장비(이하 "특수의료장비"라 한다)를 설치·운영하려면, 보건복지부령에 근거하여 시장·군수·구청장에게 등록하여야 하며, 보건복지부령으로 정하는 설치인정기준에 맞게 설치·운영하여야 한다. 〈개정 2008.2.29., 2010.1.18., 2012.2.1.〉
② 의료기관 개설자·관리자는 제1항에 근거하여 특수의료장비를 설치하면, 보건복지부령에 근거하여 보건복지부장관에게 정기적인 품질관리검사를 받아야 한다. 〈개정 2008.2.29., 2010.1.18.〉
③ 의료기관 개설자·관리자는 제2항에 근거하여 품질관리검사에서 부적합하다고 판정받은 특수의료장비를 사용하여서는 안 된다.
④ 보건복지부장관은 제2항에 근거하여 품질관리검사업무 전부·일부를 보건복지부령에 근거하여 관계 전문기관에 위탁할 수 있다. 〈개정 2008.2.29., 2010.1.18.〉

> 【개정방향】
> ※ 제목변경: 특수의료장비 설치·운영
> ※ 명확성·간결성·가독성
> ※ 국어문법정비. 일본식 '의' 삭제
> ※ 나열형은 온점(·)을 사용하여 법조문을 읽기 쉽게 줄임
> ※ 보건복지부령으로 정하는 바에 따라 ⇒ 보건복지부령에 근거하여

(3) 해 설

가. 의료법 제38조는 특수의료장비 설치·운영을 규정하고 있다.
나. 주요내용을 보면, ① 의료기관은 보건의료 시책상 적정한 설치와 활용이 필요하여 보건복지부장관이 정하여 고시하는 의료장비(이하 "특수의료장비"라 한다)를 설치·운영하려면, 보건복지부령에 근거하여 시장·군수·구청장에게 등록하여야 하며, 보건복지부령으로 정하는 설치인정기준에 맞게 설치·운영하여야 한다. 〈개정 2008.2.29., 2010.1.18., 2012.2.1.〉
다. ② 의료기관 개설자·관리자는 제1항에 근거하여 특수의료장비를 설치하면, 보건복지부령에 근거하여 보건복지부장관에게 정기적인 품질관리검사를 받아야 한다. 〈개정 2008.2.29., 2010.1.18.〉
라. ③ 의료기관 개설자·관리자는 제2항에 근거하여 품질관리검사에서 부적합하다고 판정받은 특수의료장비를 사용하여서는 안 된다.
마. ④ 보건복지부장관은 제2항에 근거하여 품질관리검사업무 전부·일부를 보건복지부령에 근거하여 관계 전문기관에 위탁할 수 있다. 〈개정 2008.2.29., 2010.1.18.〉

39. 제39조(시설 등의 공동이용)

(1) 현 행

> 제39조(시설 등의 공동이용)
> ① 의료인은 다른 의료기관의 장의 동의를 받아 그 의료기관의 시설·장비 및 인력 등을 이용하여 진료할 수 있다.

② 의료기관의 장은 그 의료기관의 환자를 진료하는 데에 필요하면 해당 의료기관에 소속되지 아니한 의료인에게 진료하도록 할 수 있다.
③ 의료인이 다른 의료기관의 시설·장비 및 인력 등을 이용하여 진료하는 과정에서 발생한 의료사고에 대하여는 진료를 한 의료인의 과실 때문이면 그 의료인에게, 의료기관의 시설·장비 및 인력 등의 결함 때문이면 그것을 제공한 의료기관 개설자에게 각각 책임이 있는 것으로 본다.

(2) 개선방안

제39조(의료기관 시설·장비·인력의 공동이용과 의료사고 인과관계)
① 의료인은 다른 의료기관장의 동의를 받아 그 의료기관 시설·장비·인력을 이용하여 진료할 수 있다.
② 의료기관장은 그 의료기관의 환자를 진료하는 데에 필요한 경우, 해당 의료기관에 소속되지 아니한 의료인에게 진료하도록 할 수 있다.
③ **의료인이 다른 의료기관 시설·장비·인력을 이용하여 진료하는 과정에서 발생한 의료사고인 경우, 진료를 한 의료인에게 과실이 있으면, 그 의료인에게 법적 책임이 있다. 그러나 의료기관 시설·장비·인력 결함으로 발생한 것이면, 그것을 제공한 의료기관 개설자에게 법적 책임이 있다.**

【개정방향】
※ 제목변경: 의료기관 시설·장비·인력의 공동이용과 의료사고 인과관계
※ 명확성·간결성·가독성
※ 국어문법정비·일본식 '의' 삭제. 온점(·)을 사용하여 법조문을 읽기 쉽게 줄임
※ ③ 의료인이 다른 의료기관의 시설·장비 및 인력 등을 이용하여 진료하는 과정에서 발생한 의료사고에 대하여는 진료를 한 의료인의 과실 때문이면 그 의료인에게, 의료기관의 시설·장비 및 인력 등의 결함 때문이면 그것을 제공한 의료기관 개설자에게 각각 책임이 있는 것으로 본다.⇒③ 의료인이 다른 의료기관 시설·장비·인력을 이용하여 진료하는 과정에서 발생한 의료사고인 경우, 진료를 한 의료인에게 과실이 있으면, 그 의료인에게 법적 책임이 있다. 그러나 의료기관 시설·장비·인력 결함으로 발생한 것이면, 그것을 제공한 의료기관 개설자에게 법적 책임이 있다.

(3) 해 설

가. 의료법 제39조는 의료기관 시설·장비·인력의 공동이용과 의료사고 인과관계를 규정하고 있다.

나. 주요내용을 보면, ① 의료인은 다른 의료기관장의 동의를 받아 그 의료기관 시설·장비·인력을 이용하여 진료할 수 있다.
다. ② 의료기관장은 그 의료기관의 환자를 진료하는 데에 필요한 경우, 해당 의료기관에 소속되지 아니한 의료인에게 진료하도록 할 수 있다.
라. ③ **의료인이 다른 의료기관 시설·장비·인력을 이용하여 진료하는 과정에서 발생한 의료사고인 경우, 진료를 한 의료인에게 과실이 있으면, 그 의료인에게 법적 책임이 있다. 그러나 의료기관 시설·장비·인력 결함으로 발생한 것이면, 그것을 제공한 의료기관 개설자에게 법적 책임이 있다.** *****

40. 제40조(폐업·휴업의 신고) *****

(1) 현 행

제40조(폐업·휴업의 신고)
① 의료기관 개설자는 의료업을 폐업하거나 1개월 이상 휴업(입원환자가 있는 경우에는 1개월 미만의 휴업도 포함한다. 이하 이 조에서 이와 같다)하려면 보건복지부령으로 정하는 바에 따라 관할 시장·군수·구청장에게 신고하여야 한다. 〈개정 2008.2.29, 2010.1.18, 2016.12.20〉
② 삭제 〈2020.3.4〉
③ 시장·군수·구청장은 제1항에 따른 신고에도 불구하고 「감염병의 예방 및 관리에 관한 법률」 제18조 및 제29조에 따라 질병관리본부장, 시·도지사 또는 시장·군수·구청장이 감염병의 역학조사 및 예방접종에 관한 역학조사를 실시하거나 같은 법 제18조의2에 따라 의료인 또는 의료기관의 장이 보건복지부장관 또는 시·도지사에게 역학조사 실시를 요청한 경우로서 그 역학조사를 위하여 필요하다고 판단하는 때에는 의료기관 폐업 신고를 수리하지 아니할 수 있다. 〈신설 2016.5.29〉
④ 의료기관 개설자는 의료업을 폐업 또는 휴업하는 경우 보건복지부령으로 정하는 바에 따라 해당 의료기관에 입원 중인 환자를 다른 의료기관으로 옮길 수 있도록 하는 등 환자의 권익을 보호하기 위한 조치를 하여야 한다. 〈신설 2016.12.20〉
⑤ 시장·군수·구청장은 제1항에 따른 폐업 또는 휴업 신고를 받은 경우 의료기관 개설자가 제4항에 따른 환자의 권익을 보호하기 위한 조치를 취하였는지 여부를 확인하는 등 대통령령으로 정하는 조치를 하여야 한다. 신설 2016.12.20.

[제목개정 2020.3.4]
의료법 일부개정 2020. 12. 29. [법률 제17787호, 시행 2021. 6. 30.] 보건복지부.
【문제점】
※ 가독성에 문제가 많다. 「감염병의 예방 및 관리에 관한 법률」 제18조 및 제29조에 따라 질병관리본부장, 시·도지사 또는 시장·군수·구청장이 감염병의 역학조사 및 예방접종에 관한 역학조사를 실시하거나 같은 법 제18조의2에 따라 의료인 또는 의료기관의 장이 보건복지부장관 또는 시·도지사에게 역학조사 실시를 요청한 경우로서 그 역학조사를 위하여 필요하다고 판단하는 때에는

[개정 전]
제40조(폐업·휴업 신고와 진료기록부등의 이관)
① 의료기관 개설자는 의료업을 폐업하거나 1개월 이상 휴업(입원환자가 있는 경우에는 1개월 미만의 휴업도 포함한다. 이하 이 조에서 이와 같다)하려면 보건복지부령으로 정하는 바에 따라 관할 시장·군수·구청장에게 신고하여야 한다. 〈개정 2008.2.29., 2010.1.18., 2016.12.20.〉
② 의료기관 개설자는 제1항에 따라 폐업 또는 휴업 신고를 할 때 제22조나 제23조에 따라 기록·보존하고 있는 진료기록부등을 관할 보건소장에게 넘겨야 한다. 다만, 의료기관 개설자가 보건복지부령으로 정하는 바에 따라 진료기록부등의 보관계획서를 제출하여 관할 보건소장의 허가를 받은 경우에는 직접 보관할 수 있다. 〈개정 2008.2.29., 2010.1.18.〉
③ 시장·군수·구청장은 제1항에 따른 신고에도 불구하고 「감염병의 예방 및 관리에 관한 법률」 제18조 및 제29조에 따라 질병관리본부장, 시·도지사 또는 시장·군수·구청장이 감염병의 역학조사 및 예방접종에 관한 역학조사를 실시하거나 같은 법 제18조의2에 따라 의료인 또는 의료기관의 장이 보건복지부장관 또는 시·도지사에게 역학조사 실시를 요청한 경우로서 그 역학조사를 위하여 필요하다고 판단하는 때에는 의료기관 폐업 신고를 수리하지 아니할 수 있다. 〈신설 2016.5.29.〉
④ 의료기관 개설자는 의료업을 폐업 또는 휴업하는 경우 보건복지부령으로 정하는 바에 따라 해당 의료기관에 입원 중인 환자를 다른 의료기관으로 옮길 수 있도록 하는 등 환자의 권익을 보호하기 위한 조치를 하여야 한다. 〈신설 2016.12.20.〉
⑤ 시장·군수·구청장은 제1항에 따른 폐업 또는 휴업 신고를 받은 경우 의료기관 개설자가 제4항에 따른 환자의 권익을 보호하기 위한 조치를 취하였는지 여부를 확인하는 등 대통령령으로 정하는 조치를 하여야 한다. 〈신설 2016.12.20.〉

(2) 개선방안

제40조(폐업·휴업 신고)
① **의료기관 개설자는 의료업을 폐업하거나 또는 1개월 이상 휴업**(입원환자가 있는 경우 1개월 미만 휴업도 포함한다. 이하 이 조에서 이와 같다)하려면, **보건복지부령에 근거하여 관할 시장·군수·구청장에게 신고하여야 한다.** 〈개정 2008.2.29., 2010.1.18., 2016.12.20.〉
② 삭제 〈2020.3.4〉
③ 시장·군수·구청장은 제1항 폐업·휴업 신고 경우, 「감염병 예방·관리에 관한 법률」제18조·제29조에 근거하여 질병관리본부장·시장·도지사·군수·구청장이 감염병 역학조사·예방접종에 관한 역학조사를 실시한 때, 또는 같은 법 제18조2에 근거하여 의료인·의료기관장이 보건복지부장관·시장·도지사에게 역학조사 실시를 요청한 경우로서 그 역학조사를 위하여 필요하다고 판단되는 때, 의료기관 폐업 신고를 수리하지 아니할 수 있다. 〈신설 2016.5.29.〉
④ 의료기관 개설자는 의료업을 폐업·휴업하는 경우, 보건복지부령에 근거하여 해당 의료기관에 입원 중인 환자를 다른 의료기관으로 옮겨 환자권익 보호조치를 하여야 한다. 〈신설 2016.12.20.〉
⑤ 시장·군수·구청장은 제1항에 근거하여 폐업·휴업 신고를 받은 경우, 의료기관 개설자가 제4항에 근거하여 환자권익 보호조치를 하였는지 여부를 확인하는 등 대통령령으로 정하는 조치를 하여야 한다. 〈신설 2016.12.20.〉

[제목개정 2020.3.4]
의료법 일부개정 2020. 12. 29. [법률 제17787호, 시행 2021. 6. 30.] 보건복지부.

【개정방향】
※ 제목변경: 폐업·휴업 신고
※ 명확성·간결성·가독성
※ 국어문법정비
※ 나열형은 온점(·)을 사용하여 법조문을 읽기 쉽게 줄임
※ 일본식 '의' 삭제
※ ④ 의료기관 개설자는 의료업을 폐업 또는 휴업하는 경우 ⇒ ④ 의료기관 개설자는 의료업을 폐업·휴업하는 경우
※ 보건복지부령으로 정하는 바에 따라 ⇒ 보건복지부령에 근거하여
※ 해당 의료기관에 입원 중인 환자를 다른 의료기관으로 옮길 수 있도록 하는 등 환자의 권익을 보호하기 위한 조치를 하여야 한다 ⇒ 해당 의료기관에 입원 중인 환자를 다른 의료기관으로 옮겨 환자권익을 보호하기 위한 조치를 하여야 한다.

[개정 전]
제40조(폐업·휴업 신고와 진료기록부이관)
① 의료기관 개설자는 의료업을 폐업하거나 또는 1개월 이상 휴업(입원환자가 있는 경우 1개월 미만 휴업도 포함한다. 이하 이 조에서 이와 같다)하려면, **보건복지부령에 근거하여 관할 시장·군수·구청장에게 신고하여야 한다.** 〈개정 2008.2.29., 2010.1.18., 2016.12.20.〉
② 의료기관 개설자는 제1항에 근거하여 폐업·휴업 신고를 할 때, 제22조·제23조에 근거하여 기록·보존하고 있는 **진료기록부를 관할 보건소장에게 넘겨야 한다. 다만 의료기관 개설자가 보건복지부령에 근거하여 진료기록부의 보관계획서를 제출하여 관할 보건소장 허가를 받은 경우 직접 보관할 수 있다.** 〈개정 2008.2.29., 2010.1.18.〉
③ 시장·군수·구청장은 제1항 폐업·휴업 신고 경우,「감염병 예방·관리에 관한 법률」제18조·제29조에 근거하여 질병관리본부장·시장·도지사·군수·구청장이 감염병 역학조사·예방접종에 관한 역학조사를 실시한 때, 또는 같은 법 제18조2에 근거하여 의료인·의료기관장이 보건복지부장관·시장·도지사에게 역학조사 실시를 요청한 경우로서 그 역학조사를 위하여 필요하다고 판단되는 때, 의료기관 폐업 신고를 수리하지 아니할 수 있다. 〈신설 2016.5.29.〉
④ 의료기관 개설자는 의료업을 폐업·휴업하는 경우, 보건복지부령에 근거하여 해당 의료기관에 입원 중인 환자를 다른 의료기관으로 옮겨 환자권익을 보호하기 위한 조치를 하여야 한다. 〈신설 2016.12.20.〉
⑤ 시장·군수·구청장은 제1항에 근거하여 폐업·휴업 신고를 받은 경우, 의료기관 개설자가 제4항에 근거하여 환자권익을 보호하기 위한 조치를 하였는지 여부를 확인하는 등 대통령령으로 정하는 조치를 하여야 한다. 〈신설 2016.12.20.〉

【개정방향】
※ 제목변경: 폐업·휴업 신고와 진료기록부이관

(3) 해 설
가. 의료법 제40조는 폐업·휴업 신고를 규정하고 있다. 2020년 3월 4일 개정되었다. **제40조를 제40조(폐업·휴업 신고)와 제40조2(진료기록부 이관 방법과 절차)로 분리하였다. 제40조(폐업·휴업 신고)는 매년 의사 국가시험에 출제되고 있다. 의료기관이 소재하는 지역에 따라 신고기관이 다르다. 시(市)는 시장·군(郡)은 군수·구(區)는 구청장에게 신고하여야 한다.**
나. 주요내용을 보면, ① **의료기관 개설자는 의료업을 폐업하거나 또는 1개월 이**

상 휴업(입원환자가 있는 경우 1개월 미만 휴업도 포함한다)하려면, 보건복지부령에 근거하여 관할 시장·군수·구청장에게 신고하여야 한다.

다. ② 삭제 〈2020.3.4〉

라. ③ 역학조사를 위하여 필요하다고 판단되는 때, 의료기관 폐업 신고를 수리하지 아니할 수 있다.

마. ④ 의료기관 개설자는 의료업을 폐업·휴업하는 경우, 해당 의료기관에 입원 중인 환자를 다른 의료기관으로 옮겨 환자권익 보호조치를 하여야 한다.

바. ⑤ 시장·군수·구청장은 폐업·휴업 신고를 받은 경우, 의료기관 개설자가 환자권익 보호조치를 하였는지 여부를 확인하는 등 대통령령으로 정하는 조치를 하여야 한다.

[제목개정 2020.3.4.]

의료법 개정 2020. 12. 29. [법률 제17787호, 시행 2021. 6. 30.] 보건복지부.

(4) 의사 국가시험 문제 분석

1. 의원을 개설한 의사 '갑'은 열흘 동안의 연수로 자신이 진료를 할 수 없어 안내문을 게시하고 휴업하였다. 진료 재개 후 학업 목적으로 다시 1개월 이상 휴업하려면 '갑'이 취해야 할 조치는?   [2020년 제84회 의사 국가시험 문제 유사]

① 의료기관 휴업 신고를 함
② 간호사가 재진환자에게만 동일 처방전을 발행함
③ 별도의 신고 없이 그 기간 동안 의료업무를 하지 않음
④ 간호사로 하여금 협력병원과 원격의료를 하도록 조치함
⑤ 안내문을 게시하고 환자를 협의된 다른 의료기관으로 알선함

해설 및 정답 의료법 제40조는 폐업·휴업 신고를 규정하고 있다. 2020년 3월 4일 개정되었다. 제40조를 제40조(폐업·휴업 신고)와 제40조2(진료기록부 이관 방법과 절차)로 분리하였다. **제40조(폐업·휴업 신고)는 매년 의사 국가시험에 출제되고 있다.** 주요내용을 보면, ① 의료기관 개설자는 의료업을 폐업하거나 또는 1개월 이상 휴업(입원환자가 있는 경우 1개월 미만 휴업도 포함한다)하려면, 보건복지부령에 근거하여 관할 시장·군수·구청장에게 신고하여야 한다(제1항). 의료기관이 소재하는 지역에 따라 신고기관이 다르다. 시(市)는 시장·군(郡)은 군수·구(區)는 구청장에게 신고하여야 한다. [제목개정 2020.3.4.] 의료법 일부개정 2020. 12. 29. [법률 제17787호, 시행 2021. 6. 30.] 보건복지부.   **정답** ①

2. '시' 지역에서 피부과의원을 개설하고 있는 의사 '갑'은 6개월을 초과하는 기간동안 국외 의학연수를 가고자 한다. '갑'이 취해야 할 조치는?

[2019년 제83회 의사 국가시험 문제 유사]

① 원격의료장비를 갖추고 본인이 계속 진료
② 다른 조치 없이 의원 입구에 이 사실을 게시하고 휴업
③ **관할 시장에게 의료기관 휴업 또는 폐업 신고서 제출**
④ 간호사에게 재진환자에게만 동일한 처방전을 작성하여 내주도록 맡김
⑤ 보건의료자원 통합신고포털에 대진의를 신고한 후 대진의에게 진료를 맡김

해설 및 정답 의료법 제40조는 폐업·휴업 신고를 규정하고 있다. 2020년 3월 4일 개정되었다. 제40조를 제40조(폐업·휴업 신고)와 제40조2(진료기록부 이관 방법과 절차)로 분리하였다. **제40조(폐업·휴업 신고)는 매년 의사 국가시험에 출제되고 있다.** 주요내용을 보면, ① 의료기관 개설자는 의료업을 폐업하거나 또는 1개월 이상 휴업(입원환자가 있는 경우 1개월 미만 휴업도 포함한다)하려면, 보건복지부령에 근거하여 관할 시장·군수·구청장에게 신고하여야 한다(제1항). 의료기관이 소재하는 지역에 따라 신고기관이 다르다. 시(市)는 시장·군(郡)은 군수·구(區)는 구청장에게 신고하여야 한다.

정답 ③

3. '군' 지역에서 의원을 개설한 의사 '갑'은 1년 동안의 해외 연수를 준비하고 있다. 이 경우 의료법에 따라 취해야할 조치는? [2017년 제81회 의사 국가시험 문제 유사]

① 소속 의사협회 지부에 통보하고 휴업
② **의료기관 휴업 신고서를 군수에게 제출**
③ 의원 입구에 안내문을 게시하고 대진 의사에게 진료를 맡김
④ 대진의 신고를 위한 의료기관 개설 신고사항 변경신고서를 군수에게 제출
⑤ 대진의 신고를 위한 의료기관 개설 허가사항 변경신고서를 도지사에게 제출

해설 및 정답 의료법 제40조는 폐업·휴업 신고를 규정하고 있다. 2020년 3월 4일 개정되었다. 제40조를 제40조(폐업·휴업 신고)와 제40조2(진료기록부 이관 방법과 절차)로 분리하였다. **제40조(폐업·휴업 신고)는 매년 의사 국가시험에 출제되고 있다.** 주요내용을 보면, ① 의료기관 개설자는 의료업을 폐업하거나 또는 1개월 이상 휴업(입원환자가 있는 경우 1개월 미만 휴업도 포함한다)하려면, 보건복지부령에 근거하여 관할 시장·군수·구청장에게 신고하여야 한다(제1항). 의료기관이 소재하는 지역에 따라 신고기관이 다르다. 시(市)는 시장·군(郡)은 군수·구(區)는 구청장에게 신고하여야 한다.

정답 ②

4. 경기도 수원시에서 ○○종합병원을 운영하는 원장 '갑'이 시설의 수리를 위하여 2개월 동안 의료기관을 휴업하고자 하는 경우 신고를 누구에게 하여야 하는가?

[2016년 제80회 의사 국가시험 문제 유사]

① 수원시장
② 경기도지사
③ 관할보건소장
④ 건강보험심사평가원장
⑤ 국민건강보험공단 이사장

해설 및 정답 의료법 제40조는 폐업·휴업 신고를 규정하고 있다. ① **의료기관 개설자는 의료업을 폐업하거나 또는 1개월 이상 휴업(입원환자가 있는 경우 1개월 미만 휴업도 포함한다)하려면, 보건복지부령에 근거하여 관할 시장·군수·구청장에게 신고하여야 한다**(제1항). 의료기관이 소재하는 지역에 따라 신고기관이 다르다. 시(市)는 시장·군(郡)은 군수·구(區)는 구청장에게 신고하여야 한다.   **정답** ①

40-2. 제40조의2(진료기록부등의 이관) ★★★★★

(1) 현 행

> 제40조의2(진료기록부등의 이관)
> ① 의료기관 개설자는 제40조제1항에 따라 폐업 또는 휴업 신고를 할 때 제22조나 제23조에 따라 기록·보존하고 있는 진료기록부등의 수량 및 목록을 확인하고 진료기록부등을 관할 보건소장에게 넘겨야 한다. 다만, 의료기관 개설자가 보건복지부령으로 정하는 바에 따라 진료기록부등의 보관계획서를 제출하여 관할 보건소장의 허가를 받은 경우에는 직접 보관할 수 있다.
> ② 제1항에 따라 관할 보건소장의 허가를 받아 진료기록부등을 직접 보관하는 의료기관 개설자는 보관계획서에 기재된 사항 중 보건복지부령으로 정하는 사항이 변경된 경우 관할 보건소장에게 이를 신고하여야 하며, 직접 보관 중 질병, 국외이주 등 보건복지부령으로 정하는 사유로 보존 및 관리가 어려운 경우 이를 대행할 책임자를 지정하여 보관하게 하거나 진료기록부등을 관할 보건소장에게 넘겨야 한다.
> ③ 제1항에 따라 관할 보건소장의 허가를 받아 진료기록부등을 직접 보관하는 의료기관 개설자는 보관 기간, 방법 등 보건복지부령으로 정하는 사항을 준수하여야 한다.
> ④ 제1항에 따라 관할 보건소장의 허가를 받아 진료기록부등을 직접 보관하는 의료

기관 개설자(제2항에 따라 지정된 책임자를 포함한다)의 기록 열람 및 보존에 관하여는 제21조 및 제22조제2항을 준용한다.
⑤ 그 밖에 진료기록부등의 이관 방법, 절차 등에 필요한 사항은 보건복지부령으로 정한다.
[본조신설 2020.3.4.]
의료법 일부개정 2020. 12. 29. [법률 제17787호, 시행 2021. 6. 30.] 보건복지부.

(2) 개선방안

제40조2(진료기록부 이관 방법과 절차)
① 의료기관 개설자는 제40조 제1항에 근거하여 폐업·휴업 신고를 할 때 제22조·제23조에 근거하여 기록·보존하고 있는 진료기록부의 수량과 목록을 확인하고 진료기록부를 관할 보건소장에게 넘겨야 한다. 다만 의료기관 개설자가 보건복지부령에 근거하여 진료기록부 보관계획서를 제출하여 관할 보건소장 허가를 받은 경우 직접 보관할 수 있다.
② 제1항에 근거하여 관할 보건소장 허가를 받아 진료기록부를 직접 보관하는 의료기관 개설자는 보관계획서에 기재된 사항 중 보건복지부령으로 정하는 사항이 변경된 경우, 관할 보건소장에게 이를 신고하여야 한다. 직접 보관 중 질병·국외 이주 등 보건복지부령으로 정하는 사유로 보존과 관리가 어려운 경우, 이를 대행할 책임자를 지정하여 보관하게 하거나 또는 진료기록부를 관할 보건소장에게 넘겨야 한다.
③ 제1항에 근거하여 관할 보건소장 허가를 받아 진료기록부를 직접 보관하는 의료기관 개설자는 보관기간·보관방법 등 보건복지부령으로 정하는 사항을 준수하여야 한다.
④ 제1항에 근거하여 관할 보건소장 허가를 받아 진료기록부를 직접 보관하는 의료기관 개설자(제2항에 근거하여 지정된 책임자를 포함한다)의 기록열람과 기록 보존은 제21조와 제22조 제2항을 준용한다.
⑤ 그 밖에 진료기록부 이관 방법·이관 절차에 필요한 사항은 보건복지부령으로 정한다.
[본조신설 2020.3.4.]
의료법 일부개정 2020. 12. 29. [법률 제17787호, 시행 2021. 6. 30.] 보건복지부.

【개정방향】
※ 제목변경: 진료기록부 이관 방법과 이관 절차
※ 명확성·간결성·가독성

※ 국어문법정비
※ 나열형은 온점(·)을 사용하여 법조문을 읽기 쉽게 줄임
※ 일본식 '의' 삭제
※ ② 제1항에 따라 관할 보건소장의 허가를 받아 진료기록부등을 직접 보관하는 의료기관 개설자는 보관계획서에 기재된 사항 중 보건복지부령으로 정하는 사항이 변경된 경우 관할 보건소장에게 이를 신고하여야 하며, 직접 보관 중 질병, 국외 이주 등 보건복지부령으로 정하는 사유로 보존 및 관리가 어려운 경우 이를 대행할 책임자를 지정하여 보관하게 하거나 진료기록부등을 관할 보건소장에게 넘겨야 한다.⇒② 제1항에 근거하여 관할 보건소장 허가를 받아 진료기록부를 직접 보관하는 의료기관 개설자는 보관계획서에 기재된 사항 중 보건복지부령으로 정하는 사항이 변경된 경우, 관할 보건소장에게 이를 신고하여야 한다. 직접 보관 중 질병·국외 이주 등 보건복지부령으로 정하는 사유로 보존과 관리가 어려운 경우, 이를 대행할 책임자를 지정하여 보관하게 하거나 또는 진료기록부를 관할 보건소장에게 넘겨야 한다.

(3) 해 설

가. 의료법 제40조2는 진료기록부 이관 방법과 이관 절차를 규정하고 있다. 개정 전 제40조(폐업·휴업 신고와 진료기록부이관)에서 분리된 것이다. 제40조2는 의료 실무에서 아주 중요하다. 왜냐하면 진료기록부를 직접 보관하는 의료기관 개설자에게 법적 의무를 상세하게 규정하고 있기 때문이다. 2020년 9월 5일부터 시행되고 있다. 제40조2(진료기록부 이관 방법과 이관 절차)는 매년 의사 국가시험에 출제되고 있다.

나. 주요내용을 보면, ① **의료기관 개설자는 제40조 제1항에 근거하여 폐업·휴업 신고를 할 때 제22조·제23조에 근거하여 기록·보존하고 있는 진료기록부의 수량과 목록을 확인하고 진료기록부를 관할 보건소장에게 넘겨야 한다. 다만 의료기관 개설자가 보건복지부령에 근거하여 진료기록부 보관계획서를 제출하여 관할 보건소장 허가를 받은 경우 직접 보관할 수 있다.**

다. ② 제1항에 근거하여 관할 보건소장 허가를 받아 진료기록부를 직접 보관하는 의료기관 개설자는 보관계획서에 기재된 사항 중 보건복지부령으로 정하는 사항이 변경된 경우, 관할 보건소장에게 이를 신고하여야 한다. 직접 보관 중 질병·국외 이주 등 보건복지부령으로 정하는 사유로 보존과 관리가 어려운 경우, 이를 대행할 책임자를 지정하여 보관하게 하거나 또는 진료기록부를 관할 보건소장에게 넘겨야 한다.

라. ③ 제1항에 근거하여 관할 보건소장 허가를 받아 진료기록부를 직접 보관하는 의료기관 개설자는 보관기간·보관방법 등 보건복지부령으로 정하는 사항을 준수하여야 한다.
마. ④ 제1항에 근거하여 관할 보건소장 허가를 받아 진료기록부를 직접 보관하는 의료기관 개설자(제2항에 근거하여 지정된 책임자를 포함한다)의 기록열람과 기록 보존은 제21조와 제22조 제2항을 준용한다.
바. ⑤ 그 밖에 진료기록부 이관 방법·이관 절차에 필요한 사항은 보건복지부령으로 정한다.
[본조신설 2020.3.4.]
의료법 일부개정 2020. 12. 29. [법률 제17787호, 시행 2021. 6. 30.] 보건복지부.

(4) 의사 국가시험 문제 분석

1. 광역시에 A 의원을 개설한 B 원장은 해외연수를 이유로 3개월의 휴업신고를 했다. 휴업기간 동안 진료기록부를 직접 보관하기 위한 조치는?

[2021년 제85회 의사 국가시험 문제 유사]

① 추가적인 조치 없이 직접 보관
② 보관계획서를 제출하여 질병관리청장의 허가를 받음
③ **보관계획서를 제출하여 관할 보건소장의 허가를 받음**
④ 보관계획서를 제출하여 관할 광역시장의 허가를 받음
⑤ 보관계획서를 제출하여 관할 국민건강보험공단 지사장의 허가를 받음

해설 및 정답 의료법 제40조2는 진료기록부 이관 방법과 이관 절차를 규정하고 있다. 개정 전 제40조(폐업·휴업 신고와 진료기록부이관)에서 분리된 것이다. 제40조2는 의료 실무에서 아주 중요하다. 왜냐하면 진료기록부를 직접 보관하는 의료기관 개설자에게 법적 의무를 상세하게 규정하고 있기 때문이다. 2020년 9월 5일부터 시행되고 있다. 제40조2(진료기록부 이관 방법과 이관 절차)는 매년 의사 국가시험에 출제되고 있다. 주요내용을 보면, ① 의료기관 개설자는 제40조 제1항에 근거하여 폐업·휴업 신고를 할 때 제22조·제23조에 근거하여 기록·보존하고 있는 진료기록부의 수량과 목록을 확인하고 진료기록부를 관할 보건소장에게 넘겨야 한다. 다만 **의료기관 개설자가 보건복지부령에 근거하여 진료기록부 보관계획서를 제출하여 관할 보건소장 허가를 받은 경우 직접 보관할 수 있다.** ② 제1항에 근거하여 관할 보건소장 허가를 받아 진료기록부를 직접 보관하는 의료기관 개설자는 보관계획서에 기재된 사항 중 보건복지부령으로 정하는 사항이 변경된 경우, 관할 보

건소장에게 이를 신고하여야 한다. 직접 보관 중 질병·국외 이주 등 보건복지부령으로 정하는 사유로 보존과 관리가 어려운 경우, 이를 대행할 책임자를 지정하여 보관하게 하거나 또는 진료기록부를 관할 보건소장에게 넘겨야 한다. ③ 제1항에 근거하여 관할 보건소장 허가를 받아 진료기록부를 직접 보관하는 의료기관 개설자는 보관기간·보관방법 등 보건복지부령으로 정하는 사항을 준수하여야 한다. ④ 제1항에 근거하여 관할 보건소장 허가를 받아 진료기록부를 직접 보관하는 의료기관 개설자(제2항에 근거하여 지정된 책임자를 포함한다)의 기록열람과 기록 보존은 제21조와 제22조 제2항을 준용한다. ⑤ 그 밖에 진료기록부 이관 방법·이관 절차에 필요한 사항은 보건복지부령으로 정한다. [본조신설 2020.3.4.] 의료법 일부개정 2020. 12. 29. [법률 제17787호, 시행 2021. 6. 30.] 보건복지부.

정답 ③

2. 소아청소년과의원을 개설하고 있는 의사 '갑'이 자신의 의원을 폐업하고 의사 '을'에게 양도하고자 한다. '갑'이 보존하고 있는 진료기록부의 처리방법으로 옳은 것은?

[2019년 제83회 의사 국가시험 문제 유사]

① 관할 의사회 지부에 이관
② 관할 국민건강보험공단 지사에 이관
③ 폐업신고와 함께 폐기처분하거나 직접 보관
④ 시설, 장비와 함께 진료기록부를 '을'에게 이관
⑤ **관할 보건소장에게 보관계획서를 제출하여 허가를 받고 직접 보관**

해설 및 정답 의료법 제40조2는 진료기록부 이관 방법과 이관 절차를 규정하고 있다. 개정 전 제40조(폐업·휴업 신고와 진료기록부이관)에서 분리된 것이다. 제40조2는 의료실무에서 아주 중요하다. 왜냐하면 진료기록부를 직접 보관하는 의료기관 개설자에게 법적 의무를 상세하게 규정하고 있기 때문이다. 2020년 9월 5일부터 시행되고 있다. 제40조2(진료기록부 이관 방법과 이관 절차)는 매년 의사 국가시험에 출제되고 있다. 주요내용을 보면, ① 의료기관 개설자는 제40조 제1항에 근거하여 폐업·휴업 신고를 할 때 제22조·제23조에 근거하여 기록·보존하고 있는 진료기록부의 수량과 목록을 확인하고 진료기록부를 관할 보건소장에게 넘겨야 한다. 다만 의료기관 개설자가 보건복지부령에 근거하여 진료기록부 보관계획서를 제출하여 관할 보건소장 허가를 받은 경우 직접 보관할 수 있다. ② 제1항에 근거하여 관할 보건소장 허가를 받아 진료기록부를 직접 보관하는 의료기관 개설자는 보관계획서에 기재된 사항 중 보건복지부령으로 정하는 사항이 변경된 경우, 관할 보건소장에게 이를 신고하여야 한다. 직접 보관 중 질병·국외 이주 등 보건복지부령으로 정하는 사유로 보존과 관리가 어려운 경우, 이를 대행할 책임자를 지정하여 보관하게 하거나 또는 진료기록부를 관할 보건소장에게 넘겨야 한다. ③ 제1항에 근거하여 관할 보건소장 허가를 받아 진료기록부를 직접 보관하는 의료기관 개설자는 보관기간·보관방법 등 보건복지부령으로 정하는 사항을 준수하여야 한다. ④ **제1항에 근거하여 관할 보건소장 허가를 받아 진료기록부를 직접 보관하는 의료기관 개설자**(제2항에 근거하여 지정된 책임자를 포함한다)**의 기록열람과 기록 보존은 제21조와 제22조 제2항을 준용한다.** ⑤ 그 밖에 진료기록부 이관 방법·이관 절차에 필요한 사항은 보건복지부령으로 정한다. [본조신설 2020.3.4.] 의료법 일부개정 2020. 12. 29. [법률 제17787호, 시행 2021. 6. 30.] 보건복지부. **정답 ⑤**

3. '군' 지역에서 의원을 운영하다 폐업한 의사 '갑'은 누구에게 보존하고 있는 진료기록부 등을 이관하여야 하는가? [2018년 제82회 의사 국가시험 문제 유사]

① **관할 보건소장**
② 의사회 '군' 지부장
③ 인근 의료기관의 장
④ 국민건강보험공단 관할 지사장
⑤ 건강보험심사평가원 관할 분원장

해설 및 정답 의료법 제40조2는 진료기록부 이관 방법과 이관 절차를 규정하고 있다. ① 의료기관 개설자는 제40조 제1항에 근거하여 폐업·휴업 신고를 할 때 제22조·제23조에 근거하여 기록·보존하고 있는 진료기록부의 수량과 목록을 확인하고 진료기록부를 관할 보건소장에게 넘겨야 한다. 다만 의료기관 개설자가 보건복지부령에 근거하여 진료기록부 보관계획서를 제출하여 관할 보건소장 허가를 받은 경우 직접 보관할 수 있다. **정답 ①**

4. '군' 지역에서 의원을 개설한 의사 '갑'은 1년 동안의 해외 연수를 준비하고 있다. 이 경우 의료법에 따라 취해야할 조치는? [2017년 제81회 의사 국가시험 문제 유사]

① 소속 의사협회 지부에 통보하고 휴업
② **의료기관 휴업 신고서를 군수에게 제출**
③ 의원 입구에 안내문을 게시하고 대진 의사에게 진료를 맡김
④ 대진의 신고를 위한 의료기관 개설 신고사항 변경신고서를 군수에게 제출
⑤ 대진의 신고를 위한 의료기관 개설 허가사항 변경신고서를 도지사에게 제출

해설 및 정답 의료법 제40조는 폐업·휴업 신고를 규정하고 있다. 2020년 3월 4일 개정되었다. 제40조를 제40조(폐업·휴업 신고)와 제40조2(진료기록부 이관 방법과 절차)로 분리하였다. **제40조**(폐업·휴업 신고)**는 의사 국가시험에 매년 출제되고 있다. 주요내용을 보면,** ① **의료기관 개설자는 의료업을 폐업하거나 또는 1개월 이상 휴업**(입원환자가 있는 경우 1개월 미만 휴업도 포함한다)**하려면, 보건복지부령에 근거하여 관할 시장·군수·구청장에게 신고하여야 한다**(제1항). **정답 ②**

40-3. 제40조의3(진료기록보관시스템의 구축·운영) ★★★★★

(1) 현 행

제40조의3(진료기록보관시스템의 구축·운영)
① 보건복지부장관은 제40조의2에 따라 폐업 또는 휴업한 의료기관의 진료기록부등을 보관하는 관할 보건소장 및 의료기관 개설자가 안전하고 효과적으로 진료기록부등을 보존·관리할 수 있도록 지원하기 위한 시스템(이하 "진료기록보관시스템"이라 한다)을 구축·운영할 수 있다.
② 제40조의2에 따라 폐업 또는 휴업한 의료기관의 진료기록부등을 보관하는 관할 보건소장 및 의료기관 개설자는 진료기록보관시스템에 진료기록부등을 보관할 수 있다.
③ 제2항에 따라 진료기록부등을 진료기록보관시스템에 보관한 관할 보건소장 및 의료기관 개설자(해당 보건소 및 의료기관 소속 의료인 및 그 종사자를 포함한다)는 직접 보관한 진료기록부등 외에는 진료기록보관시스템에 보관된 정보를 열람하는 등 그 내용을 확인하여서는 아니 된다.
④ 보건복지부장관은 제1항에 따른 진료기록보관시스템의 구축·운영 업무를 관계 전문기관 또는 단체에 위탁할 수 있다. 이 경우 보건복지부장관은 진료기록보관시스템의 구축·운영 업무에 소요되는 비용의 전부 또는 일부를 지원할 수 있다.
⑤ 제4항 전단에 따라 진료기록보관시스템의 구축·운영 업무를 위탁받은 전문기관 또는 단체는 보건복지부령으로 정하는 바에 따라 진료기록부등을 안전하게 관리·보존하는 데에 필요한 시설과 장비를 갖추어야 한다.
⑥ 보건복지부장관은 진료기록보관시스템의 효율적 운영을 위하여 원본에 기재된 정보가 변경되지 않는 범위에서 진료기록부등의 형태를 변경하여 보존·관리할 수 있으며, 변경된 형태로 진료기록부등의 사본을 발급할 수 있다.
⑦ **누구든지 정당한 접근 권한 없이 또는 허용된 접근 권한을 넘어 진료기록보관시스템에 보관된 정보를 훼손·멸실·변경·위조·유출하거나 검색·복제하여서는 아니 된다.**
⑧ 진료기록보관시스템의 구축 범위 및 운영 절차 등에 필요한 사항은 보건복지부령으로 정한다.
[본조신설 2020.3.4]
의료법 일부개정 2020. 12. 29. [법률 제17787호, 시행 2021. 6. 30.] 보건복지부.

【문제점】
※ '등'(等): 제1항·제2항·제3항·제5항·제6항 '진료기록부등을' 남용하고 있다.
※ 가독성 문제가 심각함: 주어+동사가 명확하고, 목적어와 부가어가 간결해야 함

(2) 개선방안

제40조3(진료기록보관시스템 구축·운영)
① 보건복지부장관은 제40조2에 근거하여 폐업·휴업한 의료기관 진료기록부를 보관하는 관할 보건소장과 의료기관 개설자가 안전하고 효과적으로 진료기록부를 보존·관리할 수 있도록 지원하기 위한 시스템(이하 "진료기록보관시스템"이라 한다)을 구축·운영할 수 있다.
② 제40조2에 근거하여 폐업·휴업한 의료기관 진료기록부를 보관하는 관할 보건소장과 의료기관 개설자는 진료기록보관시스템에 진료기록부를 보관할 수 있다.
③ 제2항에 근거하여 진료기록부를 진료기록보관시스템에 보관한 관할 보건소장과 의료기관 개설자(해당 보건소와 의료기관 소속 의료인과 그 종사자를 포함한다)는 직접 보관한 진료기록부 외에는 진료기록보관시스템에 보관된 정보를 열람하고, 그 내용을 확인하여서는 안 된다.
④ 보건복지부장관은 제1항에 근거하여 진료기록보관시스템 구축·운영 업무를 관계 전문기관·단체에 위탁할 수 있다. 이 경우 보건복지부장관은 진료기록보관시스템 구축·운영 업무에 소요되는 비용 전부·비용 일부를 지원할 수 있다.
⑤ 제4항 전단에 근거하여 진료기록보관시스템 구축·운영 업무를 위탁받은 전문기관·단체는 보건복지부령에 근거하여 진료기록부를 안전하게 관리·보존하기 위하여 필요한 시설과 장비를 갖추어야 한다.
⑥ 보건복지부장관은 진료기록보관시스템 효율적 운영을 위하여 원본에 기재된 정보가 변경되지 않는 범위에서 진료기록부 형태를 변경하여 보존·관리할 수 있으며, 변경된 형태로 진료기록부의 사본을 발급할 수 있다.
⑦ **누구든지 정당한 접근 권한 없이 또는 허용된 접근 권한을 넘어 진료기록보관시스템에 보관된 정보를 훼손·멸실·변경·위조·유출·검색·복제하여서는 안 된다.**
⑧ 진료기록보관시스템 구축 범위와 운영 절차에 필요한 사항은 보건복지부령으로 정한다.
[본조신설 2020.3.4]
의료법 일부개정 2020. 12. 29. [법률 제17787호, 시행 2021. 6. 30.] 보건복지부.

【개정방향】
※ 제목변경: **진료기록보관시스템 구축·운영**
※ 명확성·간결성·가독성
※ 국어문법정비
※ 나열형은 온점(·)을 사용하여 법조문을 읽기 쉽게 줄임
※ 일본식 '의' 삭제

※ ⑦ 누구든지 정당한 접근 권한 없이 또는 허용된 접근 권한을 넘어 진료기록보관시스템에 보관된 정보를 훼손·멸실·변경·위조·유출하거나 검색·복제하여서는 아니 된다.⇒⑦ 누구든지 정당한 접근 권한 없이 또는 허용된 접근 권한을 넘어 진료기록보관시스템에 보관된 정보를 훼손·멸실·변경·위조·유출·검색·복제하여서는 안 된다.

(3) 해 설
가. 의료법 제40조3는 진료기록보관시스템 구축·운영을 규정하고 있다. 2020년 3월 4일 신설되었다. 개인정보보호가 반영된 조문이다.
나. 주요내용을 보면, ① 보건복지부장관은 제40조2에 근거하여 폐업·휴업한 의료기관 진료기록부를 보관하는 관할 보건소장과 의료기관 개설자가 안전하고 효과적으로 진료기록부를 보존·관리할 수 있도록 지원하기 위한 시스템(이하 "진료기록보관시스템"이라 한다)을 구축·운영할 수 있다.
다. ② 제40조2에 근거하여 폐업·휴업한 의료기관 진료기록부를 보관하는 관할 보건소장과 의료기관 개설자는 진료기록보관시스템에 진료기록부를 보관할 수 있다.
라. ③ 제2항에 근거하여 진료기록부를 진료기록보관시스템에 보관한 관할 보건소장과 의료기관 개설자(해당 보건소와 의료기관 소속 의료인과 그 종사자를 포함한다)는 직접 보관한 진료기록부 외에는 진료기록보관시스템에 보관된 정보를 열람하고, 그 내용을 확인하여서는 안 된다.
마. ④ 보건복지부장관은 제1항에 근거하여 진료기록보관시스템 구축·운영 업무를 관계 전문기관·단체에 위탁할 수 있다. 이 경우 보건복지부장관은 진료기록보관시스템 구축·운영 업무에 소요되는 비용 전부·비용 일부를 지원할 수 있다.
바. ⑤ 제4항 전단에 근거하여 진료기록보관시스템 구축·운영 업무를 위탁받은 전문기관·단체는 보건복지부령에 근거하여 진료기록부를 안전하게 관리·보존하기 위하여 필요한 시설과 장비를 갖추어야 한다.
사. ⑥ 보건복지부장관은 진료기록보관시스템 효율적 운영을 위하여 원본에 기재된 정보가 변경되지 않는 범위에서 진료기록부 형태를 변경하여 보존·관리할 수 있으며, 변경된 형태로 진료기록부의 사본을 발급할 수 있다.
아. **⑦ 누구든지 정당한 접근 권한 없이 또는 허용된 접근 권한을 넘어 진료기록**

보관시스템에 보관된 정보를 훼손·멸실·변경·위조·유출·검색·복제하여서는 안 된다. *****
자. ⑧ 진료기록보관시스템 구축 범위와 운영 절차에 필요한 사항은 보건복지부령으로 정한다.
[본조신설 2020.3.4]
의료법 일부개정 2020. 12. 29. [법률 제17787호, 시행 2021. 6. 30.] 보건복지부.

41. 제41조(당직의료인)

(1) 현 행

제41조(당직의료인)
① 각종 병원에는 응급환자와 입원환자의 진료 등에 필요한 당직의료인을 두어야 한다. 〈개정 2016.12.20.〉
② 제1항에 따른 당직의료인의 수와 배치 기준은 병원의 종류, 입원환자의 수 등을 고려하여 보건복지부령으로 정한다. 〈신설 2016.12.20.〉

(2) 개선방안

1안 현행 법률 수정안
제41조(당직의료인)
① 각종 병원은 응급환자·입원환자 진료에 필요한 당직의료인을 두어야 한다. 〈개정 2016.12.20.〉
② 제1항 당직의료인 수와 당직의료인 배치기준은 병원 종류와 입원환자 수를 고려하여 보건복지부령으로 정한다. 〈신설 2016.12.20.〉

제90조(벌칙)
제41조를 위반한 사람은 500만원 이하 벌금형으로 처벌된다. [개정 2007.7.27, 2009.1.30, 2011.4.7., 2016.12.20]

2안 벌칙 규정 통합 ***
제41조(당직의료인)
① 각종 병원은 응급환자·입원환자 진료에 필요한 당직의료인을 두어야 한다. 〈개

정 2016.12.20.〉
② 제1항 당직의료인 수와 당직의료인 배치기준은 병원 종류와 입원환자 수를 고려하여 보건복지부령으로 정한다. 〈신설 2016.12.20.〉
③ 제1항·제2항을 위반한 사람은 500만원 이하 벌금형으로 처벌된다.

【개정방향】
※ 명확성·간결성·가독성
※ 국어문법정비
※ 나열형은 온점(·)을 사용하여 법조문을 읽기 쉽게 줄임
※ 일본식 '의' 삭제
※ ③ 제1항·제2항을 위반한 사람은 500만원 이하 벌금형으로 처벌된다. 신설

(3) 해 설

가. 의료법 제41조는 당직의료인을 규정하고 있다.
나. 주요내용을 보면, ① 각종 병원은 응급환자·입원환자 진료에 필요한 당직의료인을 두어야 한다(제1항). ② 당직의료인 수와 당직의료인 배치기준은 병원 종류와 입원환자 수를 고려하여 보건복지부령으로 정한다(제2항).
다. 의료법 제90조 벌칙 규정을 의료법 제41조와 통합할 필요가 있다. ③ 제1항·제2항을 위반한 사람은 500만원 이하 벌금형으로 처벌된다(제3항 신설).
라. 문제는 시행령에 가벌성 기준을 둘 수 있는가 여부이다. 2017년 대법원 전원합의체 판결은 의료법 시행령 제18조 제1항이 위임입법 한계를 벗어나 무효라고 판시하였다. 생각건대 법률의 명시적인 위임 범위를 벗어나 처벌대상을 확장하는 것은 죄형법정주의원칙에 반한다.

(4) 관련 판례

쟁점판례 74 위임입법 한계

대법원 2017. 2. 21. 선고 2015도14966 판결
[의료법위반]

Q. 법률의 시행령이 형사처벌에 관한 사항을 규정하면서 법률의 명시적인 위임 범위를 벗어나 처벌의 대상을 확장하는 경우, 위임입법의 한계를 벗어나 무효인지 여부(적극)

> Q. 의료법 시행령 제18조 제1항이 위임입법의 한계를 벗어나 무효인지
> 여부(적극)

가. 법률의 시행령은 모법인 법률의 위임 없이 법률이 규정한 개인의 권리·의무에 관한 내용을 변경·보충하거나 법률에서 규정하지 아니한 새로운 내용을 규정할 수 없다. 특히 법률의 시행령이 형사처벌에 관한 사항을 규정하면서 법률의 명시적인 위임 범위를 벗어나 그 처벌의 대상을 확장하는 것은 죄형법정주의의 원칙에도 어긋난다. 그러므로 그러한 시행령은 위임입법의 한계를 벗어난 것으로서 무효이다.

나. 의료법의 위임 없이 이 사건 시행령 조항에 규정된 당직의료인의 수를 준수하지 아니한 행위를 의료법 제90조에 따라 처벌하는 것은 죄형법정주의 원칙에 위반된다.

다. 【참조조문】[1] 헌법 제12조 제1항, 제75조, 형법 제1조 제1항 [2] 헌법 제12조 제1항, 제75조, 형법 제1조 제1항, 구 의료법(2016. 12. 20. 법률 제14438호로 개정되기 전의 것) 제41조(현행 제41조 제1항 참조), 제90조, 의료법 시행령 제18조.

라. 【참조판례】[1] 대법원 1998. 10. 15. 선고 98도1759 전원합의체 판결; 대법원 1999. 2. 11. 선고 98도2816 전원합의체 판결 [2] 대법원 2017. 2. 16. 선고 2015도16014 전원합의체 판결.

【전 문】
【피 고 인】피고인
【상 고 인】검사
【변 호 인】법무법인 OO 담당변호사 OOO 외 8인
【원심판결】부산지법 2015. 9. 11. 선고 2015노805 판결
【주 문】
상고를 기각한다.
【이 유】
상고이유를 판단한다.
1. 법률의 시행령은 모법인 법률의 위임 없이 법률이 규정한 개인의 권리·의무에 관한 내용을 변경·보충하거나 법률에서 규정하지 아니한 새로운 내용을 규정

할 수 없다. 특히 법률의 시행령이 형사처벌에 관한 사항을 규정하면서 법률의 명시적인 위임 범위를 벗어나 그 처벌의 대상을 확장하는 것은 죄형법정주의의 원칙에도 어긋난다. 그러므로 그러한 시행령은 위임입법의 한계를 벗어난 것으로서 무효이다(대법원 1998. 10. 15. 선고 98도1759 전원합의체 판결, 대법원 1999. 2. 11. 선고 98도2816 전원합의체 판결 참조).

의료법(2016. 12. 20. 법률 제14438호로 개정되기 전의 것, 이하 같다) 제41조는 "각종 병원에는 응급환자와 입원환자의 진료 등에 필요한 당직의료인을 두어야 한다."라고 규정하는 한편, 제90조에서 제41조를 위반한 사람에 대한 처벌 규정을 두었다. 이와 같이 의료법 제41조는 각종 병원에 응급환자와 입원환자의 진료 등에 필요한 당직의료인을 두어야 한다고만 규정하고 있을 뿐, 각종 병원에 두어야 하는 당직의료인의 수와 자격에 아무런 제한을 두고 있지 않고 이를 하위 법령에 위임하고 있지도 않다.

그런데도 의료법 시행령 제18조 제1항(이하 '이 사건 시행령 조항'이라 한다)은 "법 제41조에 따라 각종 병원에 두어야 하는 당직의료인의 수는 입원환자 200명까지는 의사·치과의사 또는 한의사의 경우에는 1명, 간호사의 경우에는 2명을 두되, 입원환자 200명을 초과하는 200명마다 의사·치과의사 또는 한의사의 경우에는 1명, 간호사의 경우에는 2명을 추가한 인원 수로 한다."라고 규정하고 있다. 의료법 제41조가 "환자의 진료 등에 필요한 당직의료인을 두어야 한다"고 규정하고 있을 뿐인데도 이 사건 시행령 조항은 그 당직의료인의 수와 자격 등 배치기준을 규정하고 이를 위반하면 의료법 제90조에 의한 처벌의 대상이 되도록 함으로써 형사처벌의 대상을 신설 또는 확장하였다. 그러므로 이 사건 시행령 조항은 위임입법의 한계를 벗어난 것으로서 무효라고 할 것이다(대법원 2017. 2. 16. 선고 2015도16014 전원합의체 판결 참조).

2. 원심은 그 판시와 같은 이유로, 의료법의 위임 없이 이 사건 시행령 조항에 규정된 당직의료인의 수를 준수하지 아니한 행위를 의료법 제90조에 따라 처벌하는 것은 죄형법정주의 원칙에 위반된다고 판단하여, 이 사건 공소사실을 유죄로 인정한 제1심 판결을 파기하고 무죄를 선고하였다.

원심의 위와 같은 판단은 앞서 본 법리에 기초한 것으로서 정당하다. 거기에 죄형법정주의에 관한 법리를 오해한 잘못이 없다.

3. 그러므로 상고를 기각하기로 하여, 관여 대법관의 일치된 의견으로 주문과 같이 판결한다.

대법관   이상훈(재판장) 김창석 조희대(주심) 박상옥

> **쟁점판례 75 위임입법 한계**
>
> 대법원 2017. 2. 16. 선고 2015도16014 전원합의체 판결
> [의료법위반]
>
> ---
>
> Q. 법률의 시행령이 형사처벌에 관한 사항을 규정하면서 법률의 명시적인 위임 범위를 벗어나 처벌 대상을 확장하는 경우, 위임입법의 한계를 벗어나 무효인지 여부(적극)
> Q. 의료법 시행령 제18조 제1항이 위임입법의 한계를 벗어나 무효인지 여부(적극)

가. **[1] [다수의견] 법률의 시행령은 모법인 법률의 위임 없이 법률이 규정한 개인의 권리·의무에 관한 내용을 변경·보충하거나 법률에서 규정하지 아니한 새로운 내용을 규정할 수 없고, 특히 법률의 시행령이 형사처벌에 관한 사항을 규정하면서 법률의 명시적인 위임 범위를 벗어나 처벌의 대상을 확장하는 것은 죄형법정주의의 원칙에도 어긋나는 것이므로, 그러한 시행령은 위임입법의 한계를 벗어난 것으로서 무효이다.**

나. [대법관 이상훈, 대법관 김용덕의 별개의견] 법률의 시행령은 모법에 의한 위임이 없으면 개인의 권리·의무에 관한 내용을 변경·보충하거나 모법이 규정하지 아니한 새로운 내용을 정할 수 없음이 원칙이다. 특히 해당 규정이 형사처벌에 관한 법률의 내용을 보충하는 것으로서 법률과 결합하여 형사처벌의 근거가 되기 위해서는 죄형법정주의의 원칙상 법률로부터 구체적으로 범위를 정하여 위임받을 것이 요구된다.

다. 그렇지만 법률의 시행령이 모법으로부터 직접 위임을 받지 아니한 규정을 두었다 하더라도 그 규정을 둔 취지와 구체적인 기능을 살펴 그 내용을 해석하고 그에 따라 그 규정의 모법 위배 내지 적용 가능성을 가려야 한다. 예를 들어 모법에서 어떠한 행위를 하도록 포괄적으로 규정하는 한편 그 법률 규정 위반에 대하여 처벌하도록 정하였는데 시행령에서 모법의 위임 없이 그 행위와 관련된 내용을 규정한 경우에, 모법의 처벌규정을 해석·적용할 때에는 해당 시행령 규정이 모법으로부터 직접 위임을 받지 아니한 것이어서 모법에 의한 처벌은 그 법률 규정 자체의 위반에 그치고 해당 시행령 규정을 모법의 행위규범과 결합한 처벌 근거로 삼아 이를 적용할 수 없다고 하더라도, 모법의 행위규범과 관련하여서는 그 해석 가능한 범위 내에서 그 내용을 보완하는 규

정이 될 수 있고 또한 적어도 그 시행 또는 집행을 위하여 필요한 지침이나 준칙으로서 기능할 수도 있으므로 그 범위 내에서는 유효하여 이를 적용할 수 있다고 보아야 하며, 무조건적으로 법에 위배된다거나 무효라고 단정하여서는 아니 된다.

라. [2] **[다수의견]** 의료법(2016. 12. 20. 법률 제14438호로 개정되기 전의 것, 이하 같다) 제41조는 "각종 병원에는 응급환자와 입원환자의 진료 등에 필요한 당직의료인을 두어야 한다."라고 규정하는 한편, 제90조에서 제41조를 위반한 사람에 대한 처벌규정을 두었다. 이와 같이 의료법 제41조는 각종 병원에 응급환자와 입원환자의 진료 등에 필요한 당직의료인을 두어야 한다고만 규정하고 있을 뿐, 각종 병원에 두어야 하는 당직의료인의 수와 자격에 아무런 제한을 두고 있지 않고 이를 하위 법령에 위임하고 있지도 않다.

마. 그런데도 의료법 시행령 제18조 제1항(이하 '시행령 조항'이라 한다)은 "법 제41조에 따라 각종 병원에 두어야 하는 당직의료인의 수는 입원환자 200명까지는 의사·치과의사 또는 한의사의 경우에는 1명, 간호사의 경우에는 2명을 두되, 입원환자 200명을 초과하는 200명마다 의사·치과의사 또는 한의사의 경우에는 1명, 간호사의 경우에는 2명을 추가한 인원 수로 한다."라고 규정하고 있다. **의료법 제41조가 "환자의 진료 등에 필요한 당직의료인을 두어야 한다."라고 규정하고 있을 뿐인데도 시행령 조항은 당직의료인의 수와 자격 등 배치기준을 규정하고 이를 위반하면 의료법 제90조에 의한 처벌의 대상이 되도록 함으로써 형사처벌의 대상을 신설 또는 확장하였다. 그러므로 시행령 조항은 위임입법의 한계를 벗어난 것으로서 무효이다.**

바. [대법관 이상훈, 대법관 김용덕의 별개의견] 의료법 제41조에서 "입원환자와 응급환자의 진료 등에 필요한 당직의료인"의 내용에 관하여 시행령에서 정하도록 직접 위임하는 규정을 두지 아니하였더라도, 그 제도의 시행을 위하여 각종 병원에 적합한 당직의료인의 자격과 수나 근무형태에 대하여 기준을 정하는 것은 허용되며, 시행령 조항이나 의료법 시행령 제18조 제2항에서 각종 병원별로 당직의료인의 자격과 수에 관하여 정하고 특히 정신병원, 재활병원, 결핵병원 등에 대하여는 해당 병원의 자체 기준에 따라 배치할 수 있도록 한 것은 이러한 취지에서 규정되었다 할 수 있다. 비록 시행령 조항에 대하여 구체적인 위임이 없음에 비추어 시행령 조항에서 정한 각종 병원별 "당직의료인의 자격과 수"가 의료기관 내지 병원의 당직의료인 배치 의무에 관한 내용을 직접 변경·보충하는 것으로 보아 직접적으로 의료기관에 의무를 지우거나 그

위반을 제재하는 근거 규정으로 삼기는 어렵더라도, 적어도 당직의료인 제도를 시행하거나 집행하기 위하여 필요한 지침이나 준칙으로서의 의미를 가진다.

사. 한편 의료법 제90조는 제41조를 위반한 사람에 대하여 300만 원 이하의 벌금에 처하도록 규정하고 있다. 의료법 제90조에 의한 처벌 대상은 제41조를 위반한 행위이므로, 각종 병원에서 응급환자와 입원환자의 진료 등에 필요한 당직의료인을 두지 아니한 경우에 처벌 대상이 된다. 그런데 시행령 조항이 의료법 제41조의 시행을 위하여 둔 규정이라 하더라도 의료법으로부터 구체적인 위임을 받지 아니하고 규정된 이상, 제90조의 적용과 관련하여서는 처벌 대상인 "진료 등에 필요한 당직의료인"을 두지 아니한 경우에 해당하는지를 가리는 직접적인 근거 규정이 될 수 없으므로 시행령 조항이 제41조와 결합하여 처벌의 근거 규정이 된다고도 볼 수 없고, 결국 제41조의 규정 자체의 해석에 의하여 "진료 등에 필요한 당직의료인"이라고 인정되는 범위 내에서 위반 여부가 판단되어야 하며, 그에 따라 위반으로 판단되는 행위에 대하여 제90조를 적용하여 처벌할 수 있다.

아. 【참조조문】 [1] 헌법 제12조 제1항, 제75조, 형법 제1조 제1항 [2] 헌법 제12조 제1항, 제75조, 형법 제1조 제1항, 구 의료법(2016. 12. 20. 법률 제14438호로 개정되기 전의 것) 제1조, 제2조, 제3조 제2항 제3호, 제3조의2, 제3조의4, 제3조의5, 제4조 제1항, 제41조(현행 제41조 제1항 참조), 제90조, 의료법 시행령 제18조, 응급의료에 관한 법률 제3조, 제6조 제1항, 제11조.

자. 【참조판례】 [1] 대법원 1998. 10. 15. 선고 98도1759 전원합의체 판결; 대법원 1999. 2. 11. 선고 98도2816 전원합의체 판결; 대법원 2014. 8. 20. 선고 2012두19526 판결.

42. 제42조(의료기관의 명칭) ★★★★★

(1) 현 행

제42조(의료기관의 명칭)
① 의료기관은 제3조제2항에 따른 의료기관의 종류에 따르는 명칭 외의 명칭을 사용하지 못한다. 다만, 다음 각 호의 어느 하나에 해당하는 경우에는 그러하지 아니하다. 〈개정 2008.2.29, 2009.1.30, 2010.1.18, 2020.3.4〉
  1. 종합병원 또는 정신병원이 그 명칭을 병원으로 표시하는 경우

2. 제3조의4제1항에 따라 상급종합병원으로 지정받거나 제3조의5제1항에 따라 전문병원으로 지정받은 의료기관이 지정받은 기간 동안 그 명칭을 사용하는 경우
   3. 제33조제8항 단서에 따라 개설한 의원급 의료기관이 면허 종별에 따른 종별 명칭을 함께 사용하는 경우
   4. 국가나 지방자치단체에서 개설하는 의료기관이 보건복지부장관이나 시·도지사와 협의하여 정한 명칭을 사용하는 경우
   5. 다른 법령으로 따로 정한 명칭을 사용하는 경우
② 의료기관의 명칭 표시에 관한 사항은 보건복지부령으로 정한다. 〈개정 2008.2.29, 2010.1.18〉
③ 의료기관이 아니면 의료기관의 명칭이나 이와 비슷한 명칭을 사용하지 못한다.
의료법 일부개정 2020. 12. 29. [법률 제17787호, 시행 2021. 6. 30.] 보건복지부.

제63조(시정 명령 등)
① 보건복지부장관 또는 시장·군수·구청장은 의료기관이 제41조부터 제43조까지를 위반한 때, 위반한 사항을 시정하도록 명할 수 있다. 〈개정 2008.2.29, 2009.1.30, 2010.1.18, 2010.7.23, 2011.4.28, 2015.12.22, 2015.12.29, 2016.5.29, 2016.12.20, 2018.3.27, 2020.3.4〉

의료법 시행규칙 타법개정 2020. 9. 11. [보건복지부령 제749호, 시행 2020. 9. 12.] 보건복지부.
의료법 시행규칙 제40조(의료기관의 명칭 표시)
법 제42조제2항에 따라 의료기관의 명칭 표시는 다음 각 호에 정하는 바에 따른다. 〈개정 2010.1.29, 2011.2.10, 2012.4.27, 2017.3.7, 2017.6.21, 2019.10.24〉
  1. 의료기관이 명칭을 표시하는 경우에는 법 제3조제2항에 따른 의료기관의 종류에 따르는 명칭(종합병원의 경우에는 종합병원 또는 병원) 앞에 고유명칭을 붙인다. 이 경우 그 고유명칭은 의료기관의 종류 명칭과 동일한 크기로 하되, 의료기관의 종류 명칭과 혼동할 우려가 있거나 특정 진료과목 또는 질환명과 비슷한 명칭을 사용하지 못한다.
  2. 제1호에도 불구하고 법 제3조의4제1항에 따라 상급종합병원으로 지정받은 종합병원은 의료기관의 종류에 따른 명칭 대신 상급종합병원의 명칭을 표시할 수 있다.
  3. 제1호에도 불구하고 법 제3조의5제1항에 따라 전문병원으로 지정받은 병원은 지정받은 특정 진료과목 또는 질환명을 표시할 수 있으며, 의료기관의 종류에 따른 명칭 대신 전문병원의 명칭을 표시할 수 있다.

4. 병원·한방병원·치과병원·의원·한의원 또는 치과의원의 개설자가 전문의인 경우에는 그 의료기관의 고유명칭과 의료기관의 종류 명칭 사이에 인정받은 전문과목을 삽입하여 표시할 수 있다. 이 경우 의료기관의 고유명칭 앞에 전문과목 및 전문의를 함께 표시할 수 있다.
5. 제32조에 따른 부속 의료기관이 명칭을 표시하는 경우에는 의료기관의 종류에 따르는 명칭 앞에 그 개설기관의 명칭과 "부속"이라는 문자를 붙여야 한다.
6. 의료기관의 명칭표시판에는 다음 각 목의 사항만을 표시할 수 있다. 다만, 장소가 좁거나 그 밖에 부득이한 사유가 있는 경우에는 제41조제4항에도 불구하고 같은 조 제1항에 따른 진료과목을 명칭표시판에 함께 표시할 수 있다.
   가. 의료기관의 명칭
   나. 전화번호
   다. 진료에 종사하는 의료인의 면허 종류 및 성명
   라. 상급종합병원으로 지정받은 사실(법 제3조의4제1항에 따라 상급종합병원으로 지정받은 종합병원만 해당한다)
   마. 전문병원으로 지정받은 사실(법 제3조의5제1항에 따라 전문병원으로 지정받은 병원만 해당한다)
   바. 병원·한방병원·치과병원·의원·한의원 또는 치과의원의 개설자가 전문의인 경우에는 해당 개설자의 전문의 자격 및 전문과목
   사. 법 제58조제1항에 따라 의료기관 인증을 받은 사실
7. 제6호가목에 따른 의료기관의 명칭은 한글로 표시하되, 외국어를 함께 표시할 수 있다.

[개정 전]
제42조(의료기관의 명칭)
① 의료기관은 제3조제2항에 따른 의료기관의 종류에 따르는 명칭 외의 명칭을 사용하지 못한다. 다만, 다음 각 호의 어느 하나에 해당하는 경우에는 그러하지 아니하다. 〈개정 2008.2.29., 2009.1.30., 2010.1.18.〉
   1. 종합병원이 그 명칭을 병원으로 표시하는 경우
   2. 제3조의4제1항에 따라 상급종합병원으로 지정받거나 제3조의5제1항에 따라 전문병원으로 지정받은 의료기관이 지정받은 기간 동안 그 명칭을 사용하는 경우
   3. 제33조제8항 단서에 따라 개설한 의원급 의료기관이 면허 종별에 따른 종별 명칭을 함께 사용하는 경우
   4. 국가나 지방자치단체에서 개설하는 의료기관이 보건복지부장관이나 시·도지사와 협의하여 정한 명칭을 사용하는 경우

5. 다른 법령으로 따로 정한 명칭을 사용하는 경우
② 의료기관의 명칭 표시에 관한 사항은 보건복지부령으로 정한다. 〈개정 2008.2. 29., 2010.1.18.〉
③ 의료기관이 아니면 의료기관의 명칭이나 이와 비슷한 명칭을 사용하지 못한다.

의료법 시행규칙 타법개정 2017. 11. 28. [보건복지부령 제536호, 시행 2017. 11. 28.] 보건복지부.

의료법 시행규칙 제40조(의료기관의 명칭 표시)
법 제42조제2항에 따라 의료기관의 명칭 표시는 다음 각 호에 정하는 바에 따른다. 〈개정 2010.1.29, 2011.2.10, 2012.4.27, 2017.3.7, 2017.6.21〉
  1. 의료기관이 명칭을 표시하는 경우에는 법 제3조제2항에 따른 의료기관의 종류에 따르는 명칭(종합병원의 경우에는 종합병원 또는 병원) 앞에 고유명칭을 붙인다. 이 경우 그 고유명칭은 의료기관의 종류 명칭과 동일한 크기로 하되, 의료기관의 종류 명칭과 혼동할 우려가 있거나 특정 진료과목 또는 질환명과 비슷한 명칭을 사용하지 못한다.
  2. 제1호에도 불구하고 법 제3조의4제1항에 따라 상급종합병원으로 지정받은 종합병원은 의료기관의 종류에 따른 명칭 대신 상급종합병원의 명칭을 표시할 수 있다.
  3. 제1호에도 불구하고 법 제3조의5제1항에 따라 전문병원으로 지정받은 병원은 지정받은 특정 진료과목 또는 질환명을 표시할 수 있으며, 의료기관의 종류에 따른 명칭 대신 전문병원의 명칭을 표시할 수 있다.
  4. 병원·한방병원·치과병원·의원·한의원 또는 치과의원의 개설자가 전문의인 경우에는 그 의료기관의 고유명칭과 의료기관의 종류 명칭 사이에 인정받은 전문과목을 삽입하여 표시할 수 있다. 이 경우 의료기관의 고유명칭 앞에 전문과목 및 전문의를 함께 표시할 수 있다.
  5. 제32조에 따른 부속 의료기관이 명칭을 표시하는 경우에는 의료기관의 종류에 따르는 명칭 앞에 그 개설기관의 명칭과 "부속"이라는 문자를 붙여야 한다.
  6. 의료기관의 명칭표시판에는 다음 각 목의 사항만을 표시할 수 있다. 다만, 장소가 좁거나 그 밖에 부득이한 사유가 있는 경우에는 제41조제4항에도 불구하고 같은 조 제1항에 따른 진료과목을 명칭표시판에 함께 표시할 수 있다.
     가. 의료기관의 명칭
     나. 전화번호
     다. 진료에 종사하는 의료인의 면허 종류 및 성명
     라. 상급종합병원으로 지정받은 사실(법 제3조의4제1항에 따라 상급종합병원으

로 지정받은 종합병원만 해당한다)
　마. 전문병원으로 지정받은 사실(법 제3조의5제1항에 따라 전문병원으로 지정받은 병원만 해당한다)
　바. 병원·한방병원·치과병원·의원·한의원 또는 치과의원의 개설자가 전문의인 경우에는 해당 개설자의 전문의 자격 및 전문과목
 7. 제6호가목에 따른 의료기관의 명칭은 한글로 표시하되, 보건복지부장관이 정하는 바에 따라 외국어를 함께 표시할 수 있다.

(2) 개선방안

제42조(의료기관 종류에 따른 명칭사용)
① 의료기관은 제3조 제2항에 근거하여 의료기관 종류에 따른 명칭 외의 명칭을 사용하여서는 안 된다. 다만 다음 각 호 어느 하나에 해당하는 경우 해당 명칭을 사용할 수 있다. 〈개정 2008.2.29, 2009.1.30, 2010.1.18., 2020.3.4〉
 1. **종합병원·정신병원이** 그 명칭을 병원으로 표시하는 경우
 2. 제3조4 제1항에 근거하여 상급종합병원으로 지정받거나 또는 제3조5 제1항에 근거하여 전문병원으로 지정받은 의료기관이 지정받은 기간 동안 그 명칭을 사용하는 경우
 3. 제33조 제8항 단서에 근거하여 개설한 의원급 의료기관이 면허 종별에 따른 종별명칭을 함께 사용하는 경우
 4. 국가·지방자치단체에서 개설하는 의료기관이 보건복지부장관·시장·도지사와 협의하여 정한 명칭을 사용하는 경우
 5. 다른 법령으로 특별히 정한 명칭을 사용하는 경우
② 의료기관 명칭 표시에 관한 사항은 보건복지부령으로 정한다. 〈개정 2008.2.29., 2010.1.18.〉
③ 의료기관이 아니면 의료기관 명칭·이와 비슷한 명칭을 사용하여서는 안 된다.
의료법 일부개정 2020. 12. 29. [법률 제17787호, 시행 2021. 6. 30.] 보건복지부.

제63조(시설·장비 사용 제한·금지명령과 시정명령)
① 보건복지부장관·시장·군수·구청장은 [1]의료기관이 다음 각 호 어느 하나를 위반한 때, 11. 제41조·제42조·제43조, 위반한 사항을 시정하도록 명할 수 있다. 〈개정 2008.2.29, 2009.1.30, 2010.1.18, 2010.7.23, 2011.4.28, 2015.12.22, 2015.12.29, 2016.5.29, 2016.12.20, 2018.3.27, 2020.3.4〉

의료법 시행규칙 타법개정 2020. 9. 11. [보건복지부령 제749호, 시행 2020. 9. 12.] 보건복지부.
의료법 시행규칙 제40조(의료기관 명칭표시)
의료법 제42조 제2항에 근거하여 의료기관 명칭표시는 다음 각 호에 정하는 바에 따른다.〈개정 2010.1.29, 2011.2.10, 2012.4.27, 2017.3.7, 2017.6.21, 2019.10.24〉

1. 의료기관이 명칭을 표시하는 경우 의료법 제3조 제2항에 근거하여 의료기관 종류에 따르는 명칭(종합병원 경우 종합병원 또는 병원) 앞에 고유명칭을 붙인다. 이 경우 그 고유명칭은 의료기관 종류 명칭과 동일한 크기로 하되, 의료기관의 종류 명칭과 혼동할 우려가 있거나 특정 진료과목 또는 질환명과 비슷한 명칭을 사용하지 못한다.
2. 제1호 경우 의료법 제3조4 제1항에 근거하여 상급종합병원으로 지정받은 종합병원은 의료기관 종류에 따른 명칭 대신 상급종합병원 명칭을 표시할 수 있다.
3. 제1호 경우 의료법 제3조5 제1항에 근거하여 전문병원으로 지정받은 병원은 지정받은 특정 진료과목 또는 질환명을 표시할 수 있으며, 의료기관 종류에 따른 명칭 대신 전문병원 명칭을 표시할 수 있다.
4. 병원·한방병원·치과병원·의원·한의원·치과의원 개설자가 전문의인 경우 그 의료기관 고유명칭과 의료기관 종류 명칭 사이에 인정받은 전문과목을 삽입하여 표시할 수 있다. 이 경우 의료기관 고유명칭 앞에 전문과목 및 전문의를 함께 표시할 수 있다.
5. **제32조에 근거하여 부속 의료기관이 명칭을 표시하는 경우 의료기관 종류에 따르는 명칭 앞에 그 개설기관 명칭과 "부속"이라는 문자를 붙여야 한다.**
6. **의료기관 명칭표시판은 다음 각 항목의 사항만을 표시할 수 있다.** 다만 장소가 좁거나 그 밖에 부득이한 사유가 있는 경우 제41조 제4항에도 불구하고 제41조 제1항에 따른 진료과목을 명칭표시판에 함께 표시할 수 있다.
    가. 의료기관 명칭
    나. 전화번호
    다. 진료에 종사하는 의료인 면허종류와 의료인성명
    라. 상급종합병원으로 지정받은 사실(의료법 제3조4 제1항에 근거하여 상급종합병원으로 지정받은 종합병원만 해당한다)
    마. 전문병원으로 지정받은 사실(의료법 제3조5 제1항에 근거하여 전문병원으로 지정받은 병원만 해당한다)
    바. 병원·한방병원·치과병원·의원·한의원·치과의원 개설자가 전문의인 경우 해당 개설자 전문의 자격과 전문과목

사. 법 제58조 제1항에 따라 의료기관 인증을 받은 사실
7. 제6호 가항목에 근거한 의료기관 명칭은 한글로 표시하되, 보건복지부장관이 정하는 바에 따라 외국어를 함께 표시할 수 있다.

【개정방향】
※ 제목변경: 의료기관 종류에 따른 명칭사용
※ 명확성·간결성·가독성
※ 국어문법정비
※ 나열형은 온점(·)을 사용하여 법조문을 읽기 쉽게 줄임
※ 일본식 '의' 삭제
※ ① 의료기관은 제3조제2항에 따른 의료기관의 종류에 따르는 명칭 외의 명칭을 사용하지 못한다.⇒① 의료기관은 제3조 제2항에 근거하여 의료기관 종류에 따른 명칭 외의 명칭을 사용하여서는 안 된다.
※ 3. 제33조제8항 단서에 따라 개설한 의원급 의료기관이 면허 종별에 따른⇒ 3. 제33조 제8항 단서에 근거하여 개설한 의원급 의료기관이 면허 종별에 따른
※ ③ 의료기관이 아니면 의료기관의 명칭이나 이와 비슷한 명칭을 사용하지 못한다.⇒③ 의료기관이 아니면 의료기관 명칭·이와 비슷한 명칭을 사용하여서는 안 된다.

[개정 전]
제42조(의료기관 종류에 따른 명칭사용)
① 의료기관은 제3조 제2항에 근거하여 의료기관 종류에 따른 명칭 외의 명칭을 사용하여서는 안 된다. 다만 다음 각 호 어느 하나에 해당하는 경우 해당 명칭을 사용할 수 있다. 〈개정 2008.2.29., 2009.1.30., 2010.1.18.〉
 1. 종합병원이 그 명칭을 병원으로 표시하는 경우
 2. 제3조4 제1항에 근거하여 상급종합병원으로 지정받거나 또는 제3조5 제1항에 근거하여 전문병원으로 지정받은 의료기관이 지정받은 기간 동안 그 명칭을 사용하는 경우
 3. 제33조 제8항 단서에 근거하여 개설한 의원급 의료기관이 면허 종별에 따른 종별명칭을 함께 사용하는 경우
 4. 국가·지방자치단체에서 개설하는 의료기관이 보건복지부장관·시장·도지사와 협의하여 정한 명칭을 사용하는 경우
 5. 다른 법령으로 특별히 정한 명칭을 사용하는 경우
② 의료기관 명칭 표시에 관한 사항은 보건복지부령으로 정한다. 〈개정 2008.2.29., 2010.1.18.〉
③ 의료기관이 아니면 의료기관 명칭·이와 비슷한 명칭을 사용하여서는 안 된다.

의료법 시행규칙 [보건복지부령 제536호, 시행 2017. 11. 28.] 보건복지부.
의료법 시행규칙 제40조(의료기관 명칭표시)
의료법 제42조 제2항에 근거하여 의료기관 명칭표시는 다음 각 호에 정하는 바에 따른다. 〈개정 2010.1.29, 2011.2.10, 2012.4.27, 2017.3.7, 2017.6.21〉

1. 의료기관이 명칭을 표시하는 경우 의료법 제3조 제2항에 근거하여 의료기관 종류에 따르는 명칭(종합병원 경우 종합병원 또는 병원) 앞에 고유명칭을 붙인다. 이 경우 그 고유명칭은 의료기관 종류 명칭과 동일한 크기로 하되, 의료기관의 종류 명칭과 혼동할 우려가 있거나 특정 진료과목 또는 질환명과 비슷한 명칭을 사용하지 못한다.
2. 제1호 경우 의료법 제3조4 제1항에 근거하여 상급종합병원으로 지정받은 종합병원은 의료기관 종류에 따른 명칭 대신 상급종합병원 명칭을 표시할 수 있다.
3. 제1호 경우 의료법 제3조5 제1항에 근거하여 전문병원으로 지정받은 병원은 지정받은 특정 진료과목 또는 질환명을 표시할 수 있으며, 의료기관 종류에 따른 명칭 대신 전문병원 명칭을 표시할 수 있다.
4. 병원·한방병원·치과병원·의원·한의원·치과의원 개설자가 전문의인 경우 그 의료기관 고유명칭과 의료기관 종류 명칭 사이에 인정받은 전문과목을 삽입하여 표시할 수 있다. 이 경우 의료기관 고유명칭 앞에 전문과목 및 전문의를 함께 표시할 수 있다.
5. **제32조에 근거하여 부속 의료기관이 명칭을 표시하는 경우 의료기관 종류에 따르는 명칭 앞에 그 개설기관 명칭과 "부속"이라는 문자를 붙여야 한다.**
6. 의료기관 명칭표시판은 다음 각 항목의 사항만을 표시할 수 있다. 다만 장소가 좁거나 그 밖에 부득이한 사유가 있는 경우 제41조 제4항에도 불구하고 제41조 제1항에 따른 진료과목을 명칭표시판에 함께 표시할 수 있다.
   가. 의료기관 명칭
   나. 전화번호
   다. 진료에 종사하는 의료인 면허종류와 의료인성명
   라. 상급종합병원으로 지정받은 사실(의료법 제3조4 제1항에 근거하여 상급종합병원으로 지정받은 종합병원만 해당한다)
   마. 전문병원으로 지정받은 사실(의료법 제3조5 제1항에 근거하여 전문병원으로 지정받은 병원만 해당한다)
   바. 병원·한방병원·치과병원·의원·한의원·치과의원 개설자가 전문의인 경우 해당 개설자 전문의 자격과 전문과목
7. 제6호 가항목에 근거한 의료기관 명칭은 한글로 표시하되, 보건복지부장관이 정하는 바에 따라 외국어를 함께 표시할 수 있다.

(3) 해 설

가. 의료법 제42조는 의료기관 종류에 따른 명칭사용을 규정하고 있다. 의사 국가시험에 매년 출제되는 조문이다. 2020년 3월 4일 제42조 제1항 제1호가 개정되었다.

나. 주요내용을 보면, ① 의료기관은 제3조 제2항에 근거하여 의료기관 종류에 따른 명칭 외의 명칭을 사용하여서는 안 된다. 다만 다음 각 호 어느 하나에 해당하는 경우 해당 명칭을 사용할 수 있다. 〈개정 2008.2.29, 2009.1.30, 2010.1.18., 2020.3.4〉

  1. 종합병원·정신병원이 그 명칭을 병원으로 표시하는 경우
  2. 제3조4 제1항에 근거하여 상급종합병원으로 지정받거나 또는 제3조5 제1항에 근거하여 전문병원으로 지정받은 의료기관이 지정받은 기간 동안 그 명칭을 사용하는 경우
  3. 제33조 제8항 단서에 근거하여 개설한 의원급 의료기관이 면허 종별에 따른 종별명칭을 함께 사용하는 경우
  4. 국가·지방자치단체에서 개설하는 의료기관이 보건복지부장관·시장·도지사와 협의하여 정한 명칭을 사용하는 경우
  5. 다른 법령으로 특별히 정한 명칭을 사용하는 경우

다. ② 의료기관 명칭 표시에 관한 사항은 보건복지부령으로 정한다. 〈개정 2008.2.29., 2010.1.18.〉

라. ③ 의료기관이 아니면 의료기관 명칭·이와 비슷한 명칭을 사용하여서는 안 된다.
  의료법 일부개정 2020. 12. 29. [법률 제17787호, 시행 2021. 6. 30.] 보건복지부.

마. 의료법 시행규칙 제40조는 의료기관 명칭표시를 규정하고 있다.
  주요내용을 보면, 의료법 제42조 제2항에 근거하여 의료기관 명칭표시는 다음 각 호에 정하는 바에 따른다.〈개정 2010.1.29, 2011.2.10, 2012.4.27, 2017.3.7, 2017.6.21, 2019.10.24〉

  1. **의료기관이 명칭을 표시하는 경우** 의료법 제3조 제2항에 근거하여 의료기관 종류에 따르는 명칭(종합병원 경우 종합병원 또는 병원) 앞에 고유명칭을 붙인다. 이 경우 그 고유명칭은 의료기관 종류 명칭과 동일한 크기로 하되, **의료기관의 종류 명칭과 혼동할 우려가 있거나 특정 진료과목 또는 질환명과 비슷한 명칭을 사용하지 못한다.**

2. 제1호 경우 의료법 제3조4 제1항에 근거하여 상급종합병원으로 지정받은 종합병원은 의료기관 종류에 따른 명칭 대신 상급종합병원 명칭을 표시할 수 있다.
3. 제1호 경우 의료법 제3조5 제1항에 근거하여 전문병원으로 지정받은 병원은 지정받은 특정 진료과목 또는 질환명을 표시할 수 있으며, 의료기관 종류에 따른 명칭 대신 전문병원 명칭을 표시할 수 있다.
4. 병원・한방병원・치과병원・의원・한의원・치과의원 개설자가 전문의인 경우 그 의료기관 고유명칭과 의료기관 종류 명칭 사이에 인정받은 전문과목을 삽입하여 표시할 수 있다. 이 경우 의료기관 고유명칭 앞에 전문과목 및 전문의를 함께 표시할 수 있다.
5. **제32조에 근거하여 부속 의료기관이 명칭을 표시하는 경우 의료기관 종류에 따르는 명칭 앞에 그 개설기관 명칭과 "부속"이라는 문자를 붙여야 한다.**
6. **의료기관 명칭표시판은 다음 각 항목의 사항만을 표시할 수 있다.** 다만 장소가 좁거나 그 밖에 부득이한 사유가 있는 경우 제41조 제4항에도 불구하고 제41조 제1항에 따른 진료과목을 명칭표시판에 함께 표시할 수 있다.
    가. 의료기관 명칭
    나. 전화번호
    다. 진료에 종사하는 의료인 면허종류와 의료인성명
    라. 상급종합병원으로 지정받은 사실(의료법 제3조4 제1항에 근거하여 상급종합병원으로 지정받은 종합병원만 해당한다)
    마. 전문병원으로 지정받은 사실(의료법 제3조5 제1항에 근거하여 전문병원으로 지정받은 병원만 해당한다)
    바. 병원・한방병원・치과병원・의원・한의원・치과의원 개설자가 전문의인 경우 해당 개설자 전문의 자격과 전문과목
    사. **법 제58조 제1항에 따라 의료기관 인증을 받은 사실**
7. 제6호 가항목에 근거한 의료기관 명칭은 한글로 표시하되, 보건복지부장관이 정하는 바에 따라 외국어를 함께 표시할 수 있다.

바. 의료법 제63조는 시설・장비 사용 제한・금지명령과 시정명령을 규정하고 있다.
① 보건복지부장관・시장・군수・구청장은 [1]의료기관이 다음 각 호 어느 하나를 위반한 때, 11. 제41조・제42조・제43조, 위반한 사항을 시정하도록 명할 수 있다. 〈개정 2008.2.29, 2009.1.30, 2010.1.18, 2010.7.23, 2011.4.28, 2015.12.22, 2015.12.29, 2016.5.29, 2016.12.20, 2018.3.27., 2020.3.4〉

(4) 의사 국가시험 문제 분석

1. 의사 '갑'은 의원을 개설하면서 진료과목 표시판에 성형외과, 피부과, 비만클리닉, 피부미용을 표시하였다. 이 의료기관이 받을 수 있는 행정처분은?

[2020년 제84회 의사 국가시험 문제 유사]

① 경고
② 벌금
③ 과징금
④ **시정명령**
⑤ 개설 허가 취소

해설 및 정답 의료법 제42조는 의료기관 종류에 따른 명칭사용을 규정하고 있다. 매년 의사 국가시험에 출제되는 조문이다. 2020년 3월 4일 제42조 제1항 제1호가 개정되었다. 주요내용을 보면, 의료기관은 제3조 제2항에 근거하여 의료기관 종류에 따른 명칭 외의 명칭을 사용하여서는 안 된다. 다만 다음 각 호 어느 하나에 해당하는 경우 해당 명칭을 사용할 수 있다. 〈개정 2008.2.29, 2009.1.30, 2010.1.18., 2020.3.4.〉 1. **종합병원·정신병원이** 그 명칭을 병원으로 표시하는 경우, 2. 제3조4 제1항에 근거하여 상급종합병원으로 지정받거나 또는 제3조5 제1항에 근거하여 전문병원으로 지정받은 의료기관이 지정받은 기간 동안 그 명칭을 사용하는 경우, 3. 제33조 제8항 단서에 근거하여 개설한 의원급 의료기관이 면허 종별에 따른 종별명칭을 함께 사용하는 경우, 4. 국가·지방자치단체에서 개설하는 의료기관이 보건복지부장관·시장·도지사와 협의하여 정한 명칭을 사용하는 경우, 5. 다른 법령으로 특별히 정한 명칭을 사용하는 경우(제1항). ② 의료기관 명칭 표시에 관한 사항은 보건복지부령으로 정한다(제2항). ③ 의료기관이 아니면 의료기관 명칭·이와 비슷한 명칭을 사용하여서는 안 된다(제3항).

의료법 시행규칙 제40조는 의료기관 명칭표시를 규정하고 있다. 주요내용을 보면, 의료법 제42조 제2항에 근거하여 의료기관 명칭표시는 다음 각 호에 정하는 바에 따른다.〈개정 2010.1.29, 2011.2.10, 2012.4.27, 2017.3.7, 2017.6.21, 2019.10.24〉 1. **의료기관이 명칭을 표시하는 경우** 의료법 제3조 제2항에 근거하여 의료기관 종류에 따르는 명칭(종합병원 경우 종합병원 또는 병원) 앞에 고유명칭을 붙인다. 이 경우 그 고유명칭은 의료기관 종류 명칭과 동일한 크기로 하되, **의료기관의 종류 명칭과 혼동할 우려가 있거나 특정 진료과목 또는 질환명과 비슷한 명칭을 사용하지 못한다.** 2. 제1호 경우 의료법 제3조4 제1항에 근거하여 상급종합병원으로 지정받은 종합병원은 의료기관 종류에 따른 명칭 대신 상급종합병원 명칭을 표시할 수 있다. 3. 제1호 경우 의료법 제3조5 제1항에 근거하여 전문병원으로 지정받은 병원은 지정받은 특정 진료과목 또는 질환명을 표시할 수 있으며, 의료기관 종류에 따른 명칭 대신 전문병원 명칭을 표시할 수 있다. 4. 병원·한방병원·치과병원·의원·한의원·치과의원 개설자가 전문의인 경우 그 의료기관 고유명칭과 의료기관 종류 명칭 사이에 인정받은 전문과목을 삽입하여 표시할 수 있다. 이 경우 의료기관 고유명칭 앞에 전문과목 및 전문의를 함께 표시할 수 있다. **5. 제32조에 근거하여 부속 의료기관이 명칭을 표시하는 경우 의료기관 종류에 따르는 명칭 앞에 그 개설기관 명칭과 "부속"이라는 문자를 붙여야 한다.**
6. **의료기관 명칭표시판은 다음 각 항목의 사항만을 표시할 수 있다.** 다만 장소가 좁거나 그 밖에 부득이한 사유가 있는 경우 제41조 제4항에도 불구하고 제41조 제1항에 따른 진료과목을 명칭표시판에 함께 표시할 수 있다. 가. 의료기관 명칭, 나. 전화번호, 다. 진료에 종사하는 의료인 면허종류와 의료인성명, 라. 상급종합병원으로 지정받은 사실(의료법 제3조4 제1항에 근거하여 상급종합병원으로 지정받은 종합병원만 해당한다), 마. 전문병원으로 지정받은 사실(의료법 제3조5 제1항에 근거하여 전문병원으로 지정받은 병원만 해당한다), 바. 병원·한방병원·치과병원·의원·한의원·치과의원 개설자가 전문의인 경우 해당 개설자 전문의 자격과 전문과목, **사. 법 제58조 제1항에 따라 의료기관 인증을 받은 사실.** 7. 제6호 가항목에 근거한 의료기관 명칭은 한글로 표시하되, 보건복지부장관이 정하는 바에 따라 외국어를 함께 표시할 수 있다.
의료법 제63조는 시설·장비 사용 제한·금지명령과 시정명령을 규정하고 있다. ① 보건복지부장관·시장·군수·구청장은 ¹의료기관이 다음 각 호 어느 하나를 위반한 때, 11. **제41조·제42조·제43조, 위반한 사항을 시정하도록 명할 수 있다.** 〈개정 2008.2.29, 2009.1.30, 2010.1.18, 2010.7.23, 2011.4.28, 2015.12.22, 2015.12.29, 2016.5.29, 2016.12.20, 2018.3.27., 2020.3.4.〉
의료법 제63조는 시설·장비 사용 제한·금지명령과 시정명령을 규정하고 있다. ① 보건복지부장관·시장·군수·구청장은 ¹의료기관이 다음 각 호 어느 하나를 위반한 때, 11. 제41조·제42조·제43조, 위반한 사항을 시정하도록 명할 수 있다. 〈개정 2008.2.29, 2009.1.30, 2010.1.18, 2010.7.23, 2011.4.28, 2015.12.22, 2015.12.29, 2016.5.29, 2016.12.20, 2018.3.27, 2020.3.4〉 정답 ④

2. 전자제품을 생산하는 사업장인 '○○전자'의 사업주가 소속 근로자의 근골격계질환의 예방과 건강관리를 위하여 가정의학과 전문의를 채용하고 10병상 규모의 의료기관을 개설하려고 하는 경우, 이 의료기관의 명칭으로 적법한 것은?

[2018년 제82회 의사 국가시험 문제 유사]

① ○○전자부속의원
② ○○전자건강의원
③ ○○전자사랑병원
④ **○○전자부속보건의료원**
⑤ ○○전자가정의학과의원

해설 및 정답 의료법 시행규칙 제40조는 의료기관 명칭표시를 자세히 규정하고 있다. 의료법 시행규칙 **제32조에 근거하여 부속 의료기관이 명칭을 표시하는 경우 의료기관 종류에 따르는 명칭 앞에 그 개설기관 명칭과 "부속"이라는 문자를 붙여야 한다.** 의료법 시행규칙 제32조는 부속 의료기관 개설특례를 규정하고 있다. ① 의료법 제35조제1항에 근거하여 의료인·의료법인·국가·지방자치단체·비영리법인·「공공기관의 운영에 관한 법률」에 따른 준정부기관 외의 사람이 **그 종업원과 가족 건강관리를 위하여 부속 의료기관을 개설하려면 별지 제20호서식의 부속 의료기관 개설신고서 또는 개설허가신청서에 다음 각 호 서류를 첨부하여 시·도지사나 시장·군수·구청장에게 제출하여야 한다.** 〈개정 2015.7.24., 2017.6.21〉 1. 건물평면도 사본 및 그 구조설명서 사본, 2. 의료인 등 근무인원에 대한 확인이 필요한 경우: 면허(자격)증 사본 1부, 3. 법 제36조제1호·제2호·제4호 및 제5호의 준수사항에 적합함을 증명하는 서류. ② 부속 의료기관 개설신고와 개설허가에 따른 신고 수리에 관하여 제25조 제2항·제3항·제4항·제5항·제26조·제27조 제2항·제3항·제5항·제28조 규정을 각각 준용한다. 이 경우 "별지 제15호 서식"은 "별지 제15호2서식"으로, "별지 제17호 서식"은 "별지 제17호2서식"으로 본다. 〈개정 2015.5.29.〉 (의료법 시행규칙 타법개정 2017. 11. 28. [보건복지부령 제536호, 시행 2017. 11. 28.] 보건복지부). 의료법 제35조(의료기관개설특례) 참조.

정답 ④

43. 제43조(진료과목 등) ★★★★★

(1) 현 행

제43조(진료과목 등)
① 병원·치과병원 또는 종합병원은 한의사를 두어 한의과 진료과목을 추가로 설치·운영할 수 있다.
② 한방병원 또는 치과병원은 의사를 두어 의과 진료과목을 추가로 설치·운영할 수 있다.
③ **병원·한방병원·요양병원 또는 정신병원은 치과의사를 두어 치과 진료과목을 추가로 설치·운영할 수 있다.** 〈개정 2020.3.4〉
④ 제1항부터 제3항까지의 규정에 따라 추가로 진료과목을 설치·운영하는 경우에는 보건복지부령으로 정하는 바에 따라 진료에 필요한 시설·장비를 갖추어야 한다. 〈개정 2010.1.18〉
⑤ 제1항부터 제3항까지의 규정에 따라 추가로 설치한 진료과목을 포함한 의료기

관의 진료과목은 보건복지부령으로 정하는 바에 따라 표시하여야 한다. 다만, 치과의 진료과목은 종합병원과 제77조제2항에 따라 보건복지부령으로 정하는 치과병원에 한하여 표시할 수 있다. 〈개정 2010.1.18〉
[전문개정 2009.1.30]
[법률 제9386호(2009.1.30) 부칙 제2조의 규정에 의하여 이 조 제5항 단서의 개정규정 중 치과의사에 대한 부분은 2013년 12월 31일까지 유효함]
의료법 일부개정 2020. 12. 29. [법률 제17787호, 시행 2021. 6. 30.] 보건복지부.

의료법 시행규칙 타법개정 2020. 9. 11. [보건복지부령 제749호, 시행 2020. 9. 12.] 보건복지부.
의료법 시행규칙 제42조(의료기관의 명칭과 진료과목의 병행 표시 방법)
제40조제6호 각 목 외의 부분 단서에 따라 의료기관의 명칭 표시판에 진료과목을 함께 표시하는 경우에는 진료과목을 표시하는 글자의 크기를 의료기관의 명칭을 표시하는 글자 크기의 2분의 1 이내로 하여야 한다. 〈개정 2011.2.10〉

[개정 전]
제43조(진료과목 등)
① 병원·치과병원 또는 종합병원은 한의사를 두어 한의과 진료과목을 추가로 설치·운영할 수 있다.
② 한방병원 또는 치과병원은 의사를 두어 의과 진료과목을 추가로 설치·운영할 수 있다.
③ 병원·한방병원 또는 요양병원은 치과의사를 두어 치과 진료과목을 추가로 설치·운영할 수 있다.
④ 제1항부터 제3항까지의 규정에 따라 추가로 진료과목을 설치·운영하는 경우에는 보건복지부령으로 정하는 바에 따라 진료에 필요한 시설·장비를 갖추어야 한다. 〈개정 2010.1.18.〉
⑤ 제1항부터 제3항까지의 규정에 따라 추가로 설치한 진료과목을 포함한 의료기관의 진료과목은 보건복지부령으로 정하는 바에 따라 표시하여야 한다. 다만, 치과의 진료과목은 종합병원과 제77조제2항에 따라 보건복지부령으로 정하는 치과병원에 한하여 표시할 수 있다. 〈개정 2010.1.18.〉
[전문개정 2009.1.30.]
[법률 제9386호(2009.1.30.) 부칙 제2조의 규정에 의하여 이 조 제5항 단서의 개정규정 중 치과의사에 대한 부분은 2013년 12월 31일까지 유효함]

의료법 시행규칙 일부개정 2021. 6. 30. [보건복지부령 제809호, 시행 2021. 6. 30.]
보건복지부.

의료법 시행규칙 제41조(진료과목의 표시)
① 법 제43조에 따라 의료기관이 표시할 수 있는 진료과목은 다음 각 호와 같다. 〈개정 2011.12.7, 2015.5.29, 2017.6.21, 2017.11.28, 2019.10.24, 2021.6.30〉
  1. 종합병원 : 제2호 및 제3호의 진료과목
  2. 병원·정신병원이나 의원 : 내과, 신경과, 정신건강의학과, 외과, 정형외과, 신경외과, 흉부외과, 성형외과, 마취통증의학과, 산부인과, 소아청소년과, 안과, 이비인후과, 피부과, 비뇨의학과, 영상의학과, 방사선종양학과, 병리과, 진단검사의학과, 재활의학과, 결핵과, 예방의학과, 가정의학과, 핵의학과, 직업환경의학과 및 응급의학과
  3. 치과병원이나 치과의원 : 구강악안면외과, 치과보철과, 치과교정과, 소아치과, 치주과, 치과보존과, 구강내과, 영상치의학과, 구강병리과, 예방치과 및 통합치의학과
  4. 한방병원이나 한의원 : 한방내과, 한방부인과, 한방소아과, 한방안·이비인후·피부과, 한방신경정신과, 한방재활의학과, 사상체질과 및 침구과
  5. 요양병원 : 제2호 및 제4호의 진료과목
② 법 제43조제1항부터 제3항까지의 규정에 따라 추가로 진료과목을 설치한 의료기관이 표시할 수 있는 진료과목과 법 제43조제4항에 따라 추가로 설치한 진료과목의 진료에 필요한 시설·장비는 별표 8과 같다. 〈신설 2010.1.29〉
③ 의료기관이 진료과목을 표시하는 경우에는 제1항 및 제2항의 진료과목 중 그 의료기관이 확보하고 있는 시설·장비 및 의료관계인에 해당하는 과목만을 표시할 수 있다. 〈개정 2010.1.29〉
④ 의료기관의 진료과목 표시판에는 "진료과목"이라는 글자와 진료과목의 명칭을 표시하여야 한다. 〈개정 2010.1.29〉

의료법 시행규칙 제42조(의료기관의 명칭과 진료과목의 병행 표시 방법)
제40조제6호 각 목 외의 부분 단서에 따라 의료기관의 명칭 표시판에 진료과목을 함께 표시하는 경우에는 진료과목을 표시하는 글자의 크기를 의료기관의 명칭을 표시하는 글자 크기의 2분의 1 이내로 하여야 한다. 〈개정 2011.2.10〉

(2) 개선방안

제43조(진료과목 설치·운영)
① 병원·치과병원·종합병원은 한의사를 두어 한의과 진료과목을 추가로 설치·운영할 수 있다.
② 한방병원·치과병원은 의사를 두어 의과 진료과목을 추가로 설치·운영할 수 있다.
③ **병원·한방병원·요양병원·정신병원은 치과의사를 두어 치과 진료과목을 추가로 설치·운영할 수 있다.** 〈개정 2020.3.4〉
④ 제1항·제2항·제3항에 근거하여 추가로 진료과목을 설치·운영하는 경우 보건복지부령에 근거하여 진료에 필요한 시설·장비를 갖추어야 한다. 〈개정 2010.1.18.〉
⑤ 제1항·제2항·제3항에 근거하여 추가로 설치한 진료과목을 포함한 의료기관 진료과목은 보건복지부령에 근거하여 표시하여야 한다. 다만 치과 진료과목은 종합병원과 제77조 제2항에 근거하여 보건복지부령에 규정된 치과병원에 한하여 표시할 수 있다. 〈개정 2010.1.18.〉
[전문개정 2009.1.30.]
[법률 제9386호(2009.1.30.) 부칙 제2조 규정으로 이 조 제5항 단서 개정규정 중 치과의사에 대한 부분은 2013년 12월 31일까지 유효함]
의료법 일부개정 2020. 12. 29. [법률 제17787호, 시행 2021. 6. 30.] 보건복지부.

의료법 시행규칙 일부개정 2021. 6. 30. [보건복지부령 제809호, 시행 2021. 6. 30.] 보건복지부.
의료법 시행규칙 제41조(진료과목 표시)
① 법 제43조에 근거하여 의료기관이 표시할 수 있는 진료과목은 다음 각 호와 같다. 〈개정 2011.12.7, 2015.5.29, 2017.6.21, 2017.11.28, 2019.10.24, 2021.6.30〉
  1. 종합병원 : 제2호·제3호 진료과목
  2. 병원·정신병원·의원 : 내과·신경과·정신건강의학과·외과·정형외과·신경외과·흉부외과·성형외과·마취통증의학과·산부인과·소아청소년과·안과·이비인후과·피부과·비뇨의학과·영상의학과·방사선종양학과·병리과·진단검사의학과·재활의학과·결핵과·예방의학과·가정의학과·핵의학과·직업환경의학과·응급의학과
  3. 치과병원·치과의원 : 구강악안면외과·치과보철과·치과교정과·소아치과·치주과·치과보존과·구강내과·영상치의학과·구강병리과·예방치과·

통합치의학과
4. 한방병원·한의원 : 한방내과·한방부인과·한방소아과·한방안·이비인후·피부과·한방신경정신과·한방재활의학과·사상체질과·침구과
5. 요양병원 : 제2호 및 제4호의 진료과목
② 법 제43조 제1항·제2항·제3항 규정에 근거하여 추가로 진료과목을 설치한 의료기관이 표시할 수 있는 진료과목과 법 제43조 제4항에 근거하여 추가로 설치한 진료과목의 진료에 필요한 시설·장비는 별표 8과 같다. 〈신설 2010.1.29〉
③ 의료기관이 진료과목을 표시하는 경우 제1항·제2항 진료과목 중 그 의료기관이 확보하고 있는 시설·장비와 의료관계인에 해당하는 과목만을 표시할 수 있다. 〈개정 2010.1.29〉
④ **의료기관의 진료과목 표시판은 "진료과목"이라는 글자와 진료과목의 명칭을 표시하여야 한다.** 〈개정 2010.1.29.〉

의료법 시행규칙 제42조(의료기관 명칭과 진료과목 병행 표시 방법)
제40조 제6호 각 항목 외의 부분 단서에 근거하여 **의료기관 명칭 표시판에 진료과목을 함께 표시하는 경우, 진료과목을 표시하는 글자 크기를 의료기관 명칭을 표시하는 글자 크기의 2분1 이내로 하여야 한다.** 〈개정 2011.2.10.〉

【개정방향】
※ 제목변경: 진료과목 설치·운영
※ 명확성·간결성·가독성
※ 국어문법정비
※ 나열형은 온점(·)을 사용하여 법조문을 읽기 쉽게 줄임
※ 일본식 '의' 삭제
※ ③ 병원·한방병원·요양병원 또는 정신병원은 치과의사를 두어 치과 진료과목을 추가로 설치·운영할 수 있다. 〈개정 2020.3.4〉⇒③ 병원·한방병원·요양병원·정신병원은 치과의사를 두어 치과 진료과목을 추가로 설치·운영할 수 있다. 〈개정 2020.3.4.〉
※ 제40조제6호 각 목 외의 부분 단서에 따라 의료기관의 명칭 표시판에 진료과목을 함께 표시하는 경우에는 진료과목을 표시하는 글자의 크기를 의료기관의 명칭을 표시하는 글자 크기의 2분의 1 이내로 하여야 한다.⇒제40조 제6호 각 항목 외의 부분 단서에 근거하여 **의료기관 명칭 표시판에 진료과목을 함께 표시하는 경우, 진료과목을 표시하는 글자 크기를 의료기관 명칭을 표시하는 글자 크기의 2분1 이내로 하여야 한다.**

[개정 전]
제43조(진료과목 설치·운영)
① 병원·치과병원·종합병원은 한의사를 두어 한의과 진료과목을 추가로 설치·운영할 수 있다.
② 한방병원·치과병원은 의사를 두어 의과 진료과목을 추가로 설치·운영할 수 있다.
③ 병원·한방병원·요양병원은 치과의사를 두어 치과진료과목을 추가로 설치·운영할 수 있다.
④ 제1항·제2항·제3항에 근거하여 추가로 진료과목을 설치·운영하는 경우 보건복지부령에 근거하여 진료에 필요한 시설·장비를 갖추어야 한다. 〈개정 2010.1.18.〉
⑤ 제1항·제2항·제3항에 근거하여 추가로 설치한 진료과목을 포함한 의료기관 진료과목은 보건복지부령에 근거하여 표시하여야 한다. 다만 치과 진료과목은 종합병원과 제77조 제2항에 근거하여 보건복지부령에 규정된 치과병원에 한하여 표시할 수 있다. 〈개정 2010.1.18.〉
[전문개정 2009.1.30.]
[법률 제9386호(2009.1.30.) 부칙 제2조 규정으로 이 조 제5항 단서 개정규정 중 치과의사에 대한 부분은 2013년 12월 31일까지 유효함]

의료법 시행규칙 타법개정 2017. 11. 28. [보건복지부령 제536호, 시행 2017. 11. 28.] 보건복지부.
의료법 시행규칙 제42조(의료기관 명칭과 진료과목 병행 표시방법)
제40조 제6호 각 항목 외의 부분 단서에 근거하여 **의료기관 명칭 표시판에 진료과목을 함께 표시하는 경우, 진료과목을 표시하는 글자 크기를 의료기관 명칭을 표시하는 글자 크기의 2분1 이내로** 하여야 한다. 〈개정 2011.2.10〉

(3) 해 설
가. 의료법 제43조는 진료과목 설치·운영을 규정하고 있다.
나. 주요내용을 보면, ① 병원·치과병원·종합병원은 한의사를 두어 한의과 진료과목을 추가로 설치·운영할 수 있다.
다. ② 한방병원·치과병원은 의사를 두어 의과 진료과목을 추가로 설치·운영할 수 있다.
라. ③ 병원·한방병원·요양병원·정신병원은 치과의사를 두어 치과 진료과목을 추가로 설치·운영할 수 있다. 〈개정 2020.3.4〉

마. ④ 제1항·제2항·제3항에 근거하여 추가로 진료과목을 설치·운영하는 경우 보건복지부령에 근거하여 진료에 필요한 시설·장비를 갖추어야 한다. 〈개정 2010.1.18.〉

바. ⑤ 제1항·제2항·제3항에 근거하여 추가로 설치한 진료과목을 포함한 의료기관 진료과목은 보건복지부령에 근거하여 표시하여야 한다. 다만 치과 진료과목은 종합병원과 제77조 제2항에 근거하여 보건복지부령에 규정된 치과병원에 한하여 표시할 수 있다. 〈개정 2010.1.18.〉

[전문개정 2009.1.30.]

[법률 제9386호(2009.1.30.) 부칙 제2조 규정으로 이 조 제5항 단서 개정규정 중 치과의사에 대한 부분은 2013년 12월 31일까지 유효함]

의료법 일부개정 2020. 12. 29. [법률 제17787호, 시행 2021. 6. 30.] 보건복지부.

사. 의료법 시행규칙 일부개정 2021. 6. 30. [보건복지부령 제809호, 시행 2021. 6. 30.] 보건복지부.

의료법 시행규칙 제41조는 진료과목 표시를 규정하고 있다.

주요내용을 보면, ① 법 제43조에 근거하여 의료기관이 표시할 수 있는 진료과목은 다음 각 호와 같다. 〈개정 2011.12.7, 2015.5.29, 2017.6.21, 2017.11.28, 2019.10.24, 2021.6.30〉

1. 종합병원 : 제2호·제3호 진료과목
2. 병원·정신병원·의원 : 내과·신경과·정신건강의학과·외과·정형외과·신경외과·흉부외과·성형외과·마취통증의학과·산부인과·소아청소년과·안과·이비인후과·피부과·비뇨의학과·영상의학과·방사선종양학과·병리과·진단검사의학과·재활의학과·결핵과·예방의학과·가정의학과·핵의학과·직업환경의학과·응급의학과
3. 치과병원·치과의원 : 구강악안면외과·치과보철과·치과교정과·소아치과·치주과·치과보존과·구강내과·영상치의학과·구강병리과·예방치과·통합치의학과
4. 한방병원·한의원 : 한방내과·한방부인과·한방소아과·한방안·이비인후·피부과·한방신경정신과·한방재활의학과·사상체질과·침구과
5. 요양병원 : 제2호 및 제4호의 진료과목

② 법 제43조 제1항·제2항·제3항 규정에 근거하여 추가로 진료과목을 설치한 의료기관이 표시할 수 있는 진료과목과 법 제43조 제4항에 근거하여 추

가로 설치한 진료과목의 진료에 필요한 시설·장비는 별표 8과 같다. 〈신설 2010.1.29〉
③ 의료기관이 진료과목을 표시하는 경우 제1항·제2항 진료과목 중 그 의료기관이 확보하고 있는 시설·장비와 의료관계인에 해당하는 과목만을 표시할 수 있다. 〈개정 2010.1.29〉
④ **의료기관의 진료과목 표시판은 "진료과목"이라는 글자와 진료과목의 명칭을 표시하여야 한다.** 〈개정 2010.1.29.〉

아. **의료법 시행규칙 제42조는 의료기관 명칭과 진료과목 병행 표시방법**을 규정하고 있다. 주요내용을 보면, 의료법 시행규칙 제40조 제6호 각 항목 외의 부분 단서에 근거하여 **의료기관 명칭 표시판에 진료과목을 함께 표시하는 경우, 진료과목을 표시하는 글자 크기를 의료기관 명칭을 표시하는 글자 크기의 2분1 이내로 하여야 한다.** 의료법 시행규칙 타법개정 2020. 9. 11. [보건복지부령 제749호, 시행 2020. 9. 12.] 보건복지부.

(4) 의사 국가시험 문제 분석

1. 의료기관 명칭 표시판에 진료과목을 함께 표시하는 경우 진료과목을 표시하는 글자의 크기는 의료기관의 명칭을 표시하는 글자 크기의 어느 정도여야 하는가?

[2018년 제82회 의사 국가시험 문제 유사]

① 동일한 크기   ② 4분의 3 이내
③ 3분의 2 이내   ④ 5분의 3 이내
⑤ 2분의 1 이내

해설 및 정답 | 의료법 시행규칙 제42조는 의료기관 명칭과 진료과목 병행 표시방법을 규정하고 있다. 의료법 시행규칙 제40조 제6호 각 항목 외의 부분 단서에 근거하여 의료기관 명칭 표시판에 진료과목을 함께 표시하는 경우 진료과목을 표시하는 **글자 크기를 의료기관 명칭을 표시하는 글자 크기의 2분1 이내로 하여야 한다.**

정답 ⑤

44. 제44조 삭제 〈2009.1.30.〉

45. 제45조(비급여 진료비용 등의 고지) ★★★★★

(1) 현 행

제45조(비급여 진료비용 등의 고지)
① 의료기관 개설자는 「국민건강보험법」 제41조제4항에 따라 요양급여의 대상에서 제외되는 사항 또는 「의료급여법」 제7조제3항에 따라 의료급여의 대상에서 제외되는 사항의 비용(이하 "비급여 진료비용"이라 한다)을 **환자 또는 환자의 보호자가 쉽게 알 수 있도록** 보건복지부령으로 정하는 바에 따라 고지하여야 한다. 〈개정 2010.1.18., 2011.12.31., 2016.3.22.〉
② 의료기관 개설자는 보건복지부령으로 정하는 바에 따라 의료기관이 환자로부터 징수하는 제증명수수료의 비용을 게시하여야 한다. 〈개정 2010.1.18.〉
③ 의료기관 개설자는 제1항 및 제2항에서 고지·게시한 금액을 초과하여 징수할 수 없다.
[전문개정 2009.1.30.]

(2) 개선방안

제45조(비급여 진료비용 고지)
① 의료기관 개설자는 「국민건강보험법」 제41조 제4항에 근거하여 요양급여 대상에서 제외되는 사항·「의료급여법」 제7조 제3항에 근거하여 의료급여 대상에서 제외되는 사항 비용(이하 "비급여 진료비용"이라 한다)을 **환자·환자보호자가 쉽게 알 수 있도록** 보건복지부령에 근거하여 고지하여야 한다. 〈개정 2010.1.18., 2011.12.31., 2016.3.22.〉
② 의료기관 개설자는 보건복지부령에 근거하여 의료기관이 환자에게 징수하는 제증명수수료비용을 게시하여야 한다. 〈개정 2010.1.18.〉
③ 의료기관 개설자는 제1항과 제2항에서 고지·게시한 금액을 초과하여 징수할 수 없다.
[전문개정 2009.1.30.]

【개정방향】
※ 제목변경: 비급여 진료비용 고지
※ 명확성·간결성·가독성
※ 국어문법정비. 일본식 '의' 삭제
※ 나열형은 온점(·)을 사용하여 법조문을 읽기 쉽게 줄임
※ 환자 또는 환자의 보호자가 쉽게 알 수 있도록⇒환자·환자보호자가 쉽게 알 수

> ※ ③ 의료기관 개설자는 제1항 및 제2항에서 고지·게시한 금액을 초과하여 징수할 수 없다. ⇒③ 의료기관 개설자는 제1항과 제2항에서 고지·게시한 금액을 초과하여 징수할 수 없다.

(3) 해 설

가. 의료법 제45조는 비급여 진료비용 고지를 규정하고 있다.

나. 주요내용을 보면, ① 의료기관 개설자는 「국민건강보험법」 제41조 제4항에 근거하여 요양급여 대상에서 제외되는 사항·「의료급여법」 제7조 제3항에 근거하여 의료급여 대상에서 제외되는 사항 비용(이하 "비급여 진료비용"이라 한다)을 환자·환자보호자가 쉽게 알 수 있도록 보건복지부령에 근거하여 고지하여야 한다. 〈개정 2010.1.18., 2011.12.31., 2016.3.22.〉

다. ② **의료기관 개설자는 보건복지부령에 근거하여 의료기관이 환자에게 징수하는 제증명수수료비용을 게시하여야 한다.** 〈개정 2010.1.18.〉

라. ③ 의료기관 개설자는 제1항과 제2항에서 고지·게시한 금액을 초과하여 징수할 수 없다. [전문개정 2009.1.30.]

마. **병원을 개설하여 운영하는 의사 '갑'은 진료기록부 사본, 진단서 등 환자로부터 징수하는 제증명수수료의 비용을 환자나 환자의 보호자가 볼 수 있게 게시하지 않았다. 이때 '갑'이 받게 되는 행정처분은 시정명령이다.** ★★★★★

바. **의료법 제63조는 시설·장비 사용 제한·금지명령과 시정명령을 규정하고 있다.** 제63조는 제2항과 제3항이 신설되었다.

사. **의료법 전체를 종합하여 시설·장비 사용 제한·금지명령과 시정명령을 이렇게 제63조에 묶어서 규정할 필요가 있는지 의문이다. 해당 조문에 별도로 항을 하나 신설하면, 될 일이다. 그러면 법조문에 생명력이 살아날 것이다. 명확성·가독성·규범성도 있다.**

주요내용을 보면, ① 보건복지부장관·시장·군수·구청장은 [1]의료기관이 다음 각 호 어느 하나를 위반한 때, 1. 제15조 제1항, 2. 제16조 제2항, 3. 제21조 제1항 후단·제2항·제3항, 4. 제23조 제2항, 5. 제34조 제2항, 6. 제35조 제2항, 7. 제36조, 8. 제36조2, 9. 제37조 제1항·제2항, 10. 제38조 제1항·제2항, 11. 제41조·제42조·제43조, **12. 제45조,** 13. 제46조, 14. 제47조 제1항, 15. 제56조 제2항·제3항·제4항, 16. 제57조 제1항, 17. 제58조4 제2항·제3항, 18. 제62조 제2항. [2]종합병원·상급종합병원·전문병원이 각각 제3조3 제1항·제3조4 제1항·제3조5 제2항 요건에 해당하지 아니하게 된 때, ³의료기관장이 제4조 제5항을 위반한 때 또는 4자율심의기구가 제57조 제11항을 위반한 때, 일정한 기간을 정하여 그 시설·장비 전부·일부 사용을 제한·금지하거나 또는 위반한 사항을 시정하도록 명할 수 있다. 〈개정 2008.2.29, 2009.1.30, 2010.1.18, 2010.7.23, 2011.4.28, 2015.12.22, 2015.12.29, 2016.5.29, 2016.12.20, 2018.3.27., 2020.3.4.〉

아. ② 보건복지부장관·시장·군수·구청장은 의료인이 제56조 제2항·제3항을 위반한 때 다음 각 호 조치를 명할 수 있다. 〈신설 2018.3.27.〉 1. 위반행위 중지, 2. 위반사실 공표, 3. 정정광고 *****

자. ③ 제2항 제2호·제3호에 규정된 조치에 필요한 사항은 대통령령으로 정한다. 〈신설 2018.3.27.〉

의료법 일부개정 2020. 12. 29. [법률 제17787호, 시행 2021. 6. 30.] 보건복지부.

(3) 의사 국가시험 문제

1. 병원을 개설하여 운영하는 의사 '갑'은 진료기록부 사본, 진단서 등 환자로부터 징수하는 제증명수수료의 비용을 환자나 환자의 보호자가 볼 수 있게 게시하지 않았다. 이때 '갑'이 받게 되는 행정처분은? [2019년 제83회 의사 국가시험 문제 유사]

① 시정명령　　　　　　② 영업정지
③ 면허정지　　　　　　④ 면허취소
⑤ 과태료 부과

해설 및 정답 의료법 제45조 비급여 진료비용 고지와 의료법 제63조는 시설·장비 사용 제한·금지명령과 시정명령 참조.

의료법 제45조는 비급여 진료비용 고지를 규정하고 있다. 주요내용을 보면, ① 의료기관 개설자는 「국민건강보험법」 제41조 제4항에 근거하여 요양급여 대상에서 제외되는 사항·「의료급여법」 제7조 제3항에 근거하여 **의료급여 대상에서 제외되는 사항 비용**(이하 "비급여 진료비용"이라 한다)**을 환자·환자보호자가 쉽게 알 수 있도록 보건복지부령에 근거하여 고지하여야 한다.** 〈개정 2010.1.18., 2011.12.31., 2016.3.22.〉 ② 의료기관 개설자는 보건복지부령에 근거하여 의료기관이 환자에게 징수하는 제증명수수료비용을 게시하여야 한다. 〈개정 2010.1.18.〉 ③ 의료기관 개설자는 제1항과 제2항에서 고지·게시한 금액을 초과하여 징수할 수 없다. [전문개정 2009.1.30.] **병원을 개설하여 운영하는 의사 '갑'은 진료기록부 사본, 진단서 등 환자로부터 징수하는 제증명수수료의 비용을 환자나 환자의 보호자가 볼 수 있게 게시하지 않았다. 이때 '갑'이 받게 되는 행정처분은 시정명령이다.**

의료법 제63조는 시설·장비 사용 제한·금지명령과 시정명령을 규정하고 있다. 제63조는 제2항과 제3항이 신설되었다. 의료법 전체를 종합하여 시설·장비 사용 제한·금지명령과 시정명령을 이렇게 제63조에 묶어서 규정할 필요가 있는지 의문이다. 해당 조문에 별도로 항을 하나 신설하면, 될 일이다. 그러면 법조문에 생명력이 살아날 것이다. 명확성·가독성·규범성도 있다. **주요내용을 보면,** ① 보건복지부장관·시장·군수·구청장은 [1]의료기관이 다음 각 호 어느 하나를 위반한 때, 1. 제15조 제1항, 2. 제16조 제2항, 3. 제21조 제1항 후단·제2항·제3항, 4. 제23조 제2항, 5. 제34조 제2항, 6. 제35조 제2항, 7. 제36조, 8. 제36조2, 9. 제37조 제1항·제2항, 10. 제38조 제1항·제2항, 11. 제41조·제42조·제43조, **12. 제45조,** 13. 제46조, 14. 제47조 제1항, 15. 제56조 제2항·제3항·제4항, 16. 제57조 제1항, 17. 제58조4 제2항·제3항, 18. 제62조 제2항. [2]종합병원·상급종합병원·전문병원이 각각 제3조3 제1항·제3조4 제1항·제3조5 제2항 요건에 해당하지 아니하게 된 때, [3]의료기관장이 제4조 제5항을 위반한 때 또는 4자율심의기구가 제57조 제11항을 위반한 때, 일정한 기간을 정하여 그 시설·장비 전부·일부 사용을 제한·금지하거나 또는 위반한 사항을 시정하도록 명할 수 있다. 〈개정 2008.2.29, 2009.1.30, 2010.1.18, 2010.7.23, 2011.4.28, 2015.12.22, 2015.12.29, 2016.5.29, 2016.12.20, 2018.3.27., 2020.3.4.〉 ② 보건복지부장관·시장·군수·구청장은 의료인이 제56조 제2항·제3항을 위반한 때 다음 각 호 조치를 명할 수 있다. 〈신설 2018.3.27.〉 1. 위반행위 중지, 2. 위반사실 공표, 3. 정정광고 ③ 제2항 제2호·제3호에 규정된 조치에 필요한 사항은 대통령령으로 정한다. 〈신설 2018.3.27.〉 의료법 일부개정 2020. 12. 29. [법률 제17787호, 시행 2021. 6. 30.] 보건복지부.　　　　　정답 ①

45-2. 제45조의2(비급여 진료비용 등의 현황조사 등)

(1) 현 행

> 제45조2(비급여 진료비용 등의 보고 및 현황조사 등)
> ① 의료기관의 장은 보건복지부령으로 정하는 바에 따라 비급여 진료비용 및 제45조제2항에 따른 제증명수수료(이하 이 조에서 "비급여진료비용등"이라 한다)의 항목, 기준, 금액 및 진료내역 등에 관한 사항을 보건복지부장관에게 보고하여야 한다. 〈신설 2020.12.29〉
> ② 보건복지부장관은 제1항에 따라 보고받은 내용을 바탕으로 모든 의료기관에 대한 비급여진료비용등의 항목, 기준, 금액 및 진료내역 등에 관한 현황을 조사·

분석하여 그 결과를 공개할 수 있다. 다만, 병원급 의료기관에 대하여는 그 결과를 공개하여야 한다. 〈개정 2016.12.20, 2020.12.29〉
③ 보건복지부장관은 제2항에 따른 비급여진료비용등의 현황에 대한 조사·분석을 위하여 필요하다고 인정하는 경우에는 의료기관의 장에게 관련 자료의 제출을 명할 수 있다. 이 경우 해당 의료기관의 장은 특별한 사유가 없으면 그 명령에 따라야 한다. 〈신설 2016.12.20, 2020.12.29〉
④ 제2항에 따른 현황조사·분석 및 결과 공개의 범위·방법·절차 등에 필요한 사항은 보건복지부령으로 정한다. 〈개정 2016.12.20, 2020.12.29〉
[본조신설 2015.12.29]
[제목개정 2020.12.29]
의료법 일부개정 2020. 12. 29. [법률 제17787호, 시행 2021. 6. 30.] 보건복지부.

【문제점】
※ 제목에 왜 '등'(等)을 쓰는지 이해할 수 없다. 신문 제목은 '등'을 쓰지 않는다.

[개정 전]
제45조의2(비급여 진료비용 등의 현황조사 등)
① 보건복지부장관은 모든 의료기관에 대하여 비급여 진료비용 및 제45조제2항에 따른 제증명수수료(이하 이 조에서 "비급여진료비용등"이라 한다)의 항목, 기준 및 금액 등에 관한 현황을 조사·분석하여 그 결과를 공개할 수 있다. 다만, 병원급 의료기관에 대하여는 그 결과를 공개하여야 한다. 〈개정 2016.12.20.〉
② 보건복지부장관은 제1항에 따른 비급여진료비용등의 현황에 대한 조사·분석을 위하여 의료기관의 장에게 관련 자료의 제출을 명할 수 있다. 이 경우 해당 의료기관의 장은 특별한 사유가 없으면 그 명령에 따라야 한다. 〈2016.12.20.〉
③ 제1항에 따른 현황조사·분석 및 결과 공개의 범위·방법·절차 등에 필요한 사항은 보건복지부령으로 정한다. 〈개정 2016.12.20.〉
[본조신설 2015.12.29.]

(2) 개선방안

제45조2(비급여 진료비용 보고·현황조사·분석·결과 공개)
① 의료기관장은 보건복지부령에 근거하여 비급여 진료비용과 제45조 제2항에 규정한 제증명수수료(이하 이 조에서 "비급여진료비용등"이라 한다) 항목·기준·금액과 진료내역에 관한 사항을 보건복지부장관에게 보고하여야 한다. 〈신설 2020. 12.29〉

② 보건복지부장관은 제1항에 근거하여 보고받은 내용을 바탕으로 모든 의료기관에 대한 비급여진료비용 항목·기준·금액과 진료내역에 관한 현황을 조사·분석하여 그 결과를 공개할 수 있다. 다만 병원급 의료기관은 그 결과를 공개하여야 한다. 〈개정 2016.12.20., 2020.12.29〉
③ 보건복지부장관은 제2항 비급여진료비용 현황에 대한 조사·분석을 위하여 필요하다고 인정하는 경우, 의료기관장에게 관련 자료 제출을 명할 수 있다. 이 경우 해당 의료기관장은 특별한 사유가 없으면, 그 명령에 따라야 한다. 〈신설 2016.12.20, 2020.12.29〉
④ 제2항 현황조사·분석과 결과 공개의 범위·방법·절차에 필요한 사항은 보건복지부령으로 정한다. 〈개정 2016.12.20, 2020.12.29〉
[본조신설 2015.12.29]
[제목개정 2020.12.29]
의료법 일부개정 2020. 12. 29. [법률 제17787호, 시행 2021. 6. 30.] 보건복지부.
【개정방향】
※ 제목변경: 비급여 진료비용 보고·현황조사·분석·결과 공개
※ 명확성·간결성·가독성
※ 국어문법정비
※ 나열형은 온점(·)을 사용하여 법조문을 읽기 쉽게 줄임
※ 일본식 '의' 삭제
※ ① 의료기관의 장은 보건복지부령으로 정하는 바에 따라 비급여 진료비용 및 제45조제2항에 따른 제증명수수료(이하 이 조에서 "비급여진료비용등"이라 한다)의 항목, 기준, 금액 및 진료내역 등에 관한 사항을 보건복지부장관에게 보고하여야 한다. 〈신설 2020.12.29〉⇒① 의료기관장은 보건복지부령에 근거하여 비급여진료비용과 제45조 제2항에 규정한 제증명수수료(이하 이 조에서 "비급여진료비용등"이라 한다) 항목·기준·금액과 진료내역에 관한 사항을 보건복지부장관에게 보고하여야 한다. 〈신설 2020.12.29〉
※ 병원급 의료기관에 대하여는 그 결과를 공개하여야 한다 ⇒ 병원급 의료기관은 그 결과를 공개하여야 한다.

[개정 전]
제45조2(비급여 진료비용 현황조사·분석·결과 공개)
① 보건복지부장관은 모든 의료기관에 대하여 비급여 진료비용과 제45조 제2항 제증명수수료(이하 이 조에서 "비급여진료비용등"이라 한다) 항목·기준·금액에 관한 현황을 조사·분석하여 그 결과를 공개할 수 있다. 다만 병원급 의료기관은 그 결과를 공개하여야 한다. 〈개정 2016.12.20.〉

② 보건복지부장관은 제1항 비급여 진료비용 현황에 대한 조사·분석을 위하여 의료기관장에게 관련 자료제출을 명할 수 있다. 이 경우 해당 의료기관장은 특별한 사유가 없으면, 그 명령에 따라야 한다. 〈신설 2016.12.20.〉
③ 제1항 현황조사·분석과 결과 공개 범위·방법·절차에 필요한 사항은 보건복지부령으로 정한다. 〈개정 2016.12.20.〉
[본조신설 2015.12.29.]

(3) 해 설

가. 의료법 제45조2는 비급여 진료비용 보고·현황조사·분석·결과 공개를 규정하고 있다. 2020년 12월 29일 제1항과 제3항이 신설되었다. 그리고 제2항·제4항은 개정되었다. 2021년 6월 30일부터 시행되고 있다.

나. 주요내용을 보면, ① 의료기관장은 보건복지부령에 근거하여 비급여 진료비용과 제45조 제2항에 규정한 제증명수수료(이하 이 조에서 "비급여진료비용등"이라 한다) 항목·기준·금액과 진료내역에 관한 사항을 보건복지부장관에게 보고하여야 한다. 〈신설 2020.12.29〉

다. ② **보건복지부장관은** 제1항에 근거하여 보고받은 내용을 바탕으로 모든 의료기관에 대한 비급여진료비용 항목·기준·금액과 진료내역에 관한 현황을 조사·분석하여 그 결과를 공개할 수 있다. **다만 병원급 의료기관은 그 결과를 공개하여야 한다.** 〈개정 2016.12.20., 2020.12.29〉

라. ③ 보건복지부장관은 제2항 비급여진료비용 현황에 대한 조사·분석을 위하여 필요하다고 인정하는 경우, 의료기관장에게 관련 자료 제출을 명할 수 있다. 이 경우 해당 의료기관장은 특별한 사유가 없으면, 그 명령에 따라야 한다. 〈신설 2016.12.20, 2020.12.29〉

마. ④ 제2항 현황조사·분석과 결과 공개의 범위·방법·절차에 필요한 사항은 보건복지부령으로 정한다. 〈개정 2016.12.20, 2020.12.29〉

[본조신설 2015.12.29]
[제목개정 2020.12.29]

의료법 일부개정 2020. 12. 29. [법률 제17787호, 시행 2021. 6. 30.] 보건복지부.

45-3. 제45조의3(제증명수수료의 기준 고시)

(1) 현 행

제45조의3(제증명수수료의 기준 고시)
보건복지부장관은 제45조의2제2항에 따른 현황조사·분석의 결과를 고려하여 제증명수수료의 항목 및 금액에 관한 기준을 정하여 고시하여야 한다. 〈개정 2020.12.29〉
[본조신설 2016.12.20]
의료법 일부개정 2020. 12. 29. [법률 제17787호, 시행 2021. 6. 30.] 보건복지부.

[개정 전]
제45조의3(제증명수수료의 기준 고시)
보건복지부장관은 제45조의2제1항에 따른 현황조사·분석의 결과를 고려하여 제증명수수료의 항목 및 금액에 관한 기준을 정하여 고시하여야 한다.
[본조신설 2016.12.20.]

(2) 개선방안

제45조3(제증명수수료의 기준 고시)
보건복지부장관은 제45조2 제2항에 근거한 현황조사·분석 결과를 고려하여 제증명수수료 항목과 금액에 관한 기준을 정하여 고시하여야 한다. 〈개정 2020.12.29.〉
[본조신설 2016.12.20]
의료법 일부개정 2020. 12. 29. [법률 제17787호, 시행 2021. 6. 30.] 보건복지부.

[개정 전]
제45조3(제증명수수료 항목·금액 기준고시)
보건복지부장관은 제45조2 제1항 현황조사·분석 결과를 고려하여 제증명수수료 항목과 금액에 관한 기준을 정하여 고시하여야 한다.
[본조신설 2016.12.20.]

【개정방향】
※ 제목변경: 제증명수수료 항목·금액 기준고시
※ 명확성·간결성·가독성
※ 국어문법정비

> ※ 나열형은 온점(·)을 사용하여 법조문을 읽기 쉽게 줄임
> ※ 일본식 '의' 삭제
> ※ 보건복지부장관은 제45조의2제2항에 따른 현황조사·분석의 결과를 고려하여 제증명수수료의 항목 및 금액에 관한 기준을 정하여 고시하여야 한다.⇒보건복지부장관은 제45조2 제2항에 근거한 현황조사·분석 결과를 고려하여 제증명수수료 항목과 금액에 관한 기준을 정하여 고시하여야 한다.

(3) 해 설

가. 의료법 제45조3은 제증명수수료 항목·금액 기준고시를 규정하고 있다. 2020년 12월 29일 개정되었다.
나. 주요내용을 보면, 보건복지부장관은 제45조2 제2항에 근거한 현황조사·분석 결과를 고려하여 제증명수수료 항목과 금액에 관한 기준을 정하여 고시하여야 한다. 〈개정 2020.12.29.〉
 [본조신설 2016.12.20]
 의료법 일부개정 2020. 12. 29. [법률 제17787호, 시행 2021. 6. 30.] 보건복지부.

46. 제46조(환자의 진료의사 선택 등) ★★★★★

(1) 현 행

> 제46조(환자의 진료의사 선택 등)
> ① 환자나 환자의 보호자는 종합병원·병원·치과병원·한방병원·요양병원 또는 정신병원의 특정한 의사·치과의사 또는 한의사를 선택하여 진료를 요청할 수 있다. 이 경우 의료기관의 장은 특별한 사유가 없으면 환자나 환자의 보호자가 요청한 의사·치과의사 또는 한의사가 진료하도록 하여야 한다. 〈개정 2008.2.29, 2010.1.18, 2018.3.27, 2020.3.4〉
> ② 제1항에 따라 진료의사를 선택하여 진료를 받는 환자나 환자의 보호자는 진료의사의 변경을 요청할 수 있다. 이 경우 의료기관의 장은 정당한 사유가 없으면 이에 응하여야 한다. 〈개정 2018.3.27〉
> ③ 의료기관의 장은 환자 또는 환자의 보호자에게 진료의사 선택을 위한 정보를 제공하여야 한다. 〈개정 2008.2.29, 2010.1.18, 2018.3.27〉

④ 의료기관의 장은 제1항에 따라 진료하게 한 경우에도 환자나 환자의 보호자로부터 추가비용을 받을 수 없다. 〈개정 2018.3.27〉
⑤ 삭제 〈2018.3.27〉
⑥ 삭제 〈2018.3.27〉
의료법 일부개정 2020. 12. 29. [법률 제17787호, 시행 2021. 6. 30.] 보건복지부.

[개정 전]
제46조(환자의 진료의사 선택 등)
① 환자나 환자의 보호자는 보건복지부령으로 정하는 바에 따라 종합병원·병원·치과병원·한방병원 또는 요양병원의 특정한 의사·치과의사 또는 한의사를 선택하여 진료(이하 "선택진료"라 한다)를 요청할 수 있다. 이 경우 의료기관의 장은 특별한 사유가 없으면 환자나 환자의 보호자가 요청한 의사·치과의사 또는 한의사가 진료하도록 하여야 한다. 〈개정 2008.2.29., 2010.1.18.〉
② 제1항에 따라 선택진료를 받는 환자나 환자의 보호자는 선택진료의 변경 또는 해지를 요청할 수 있다. 이 경우 의료기관의 장은 지체 없이 이에 응하여야 한다.
③ 의료기관의 장은 보건복지부령으로 정하는 바에 따라 환자 또는 환자의 보호자에게 선택진료의 내용·절차 및 방법 등에 관한 정보를 제공하여야 한다. 〈개정 2008.2.29., 2010.1.18.〉
④ 의료기관의 장은 제1항에 따라 선택진료를 하게 한 경우에도 환자나 환자의 보호자로부터 추가비용을 받을 수 없다.
⑤ 의료기관의 장은 제4항에도 불구하고 일정한 요건을 갖추고 선택진료를 하게 하는 경우에는 추가비용을 받을 수 있다.
⑥ 제5항에 따른 추가비용을 받을 수 있는 의료기관의 의사·치과의사 또는 한의사의 자격 요건과 범위, 진료 항목과 추가 비용의 산정 기준, 그 밖에 필요한 사항은 보건복지부령으로 정한다. 〈개정 2008.2.29., 2010.1.18.〉

(2) 개선방안

제46조(환자·환자보호자의 진료의사 선택·정보제공·추가비용 금지)
① 환자·환자보호자는 종합병원·병원·치과병원·한방병원·요양병원·정신병원에서 특정한 의사·치과의사·한의사를 선택하여 진료를 요청할 수 있다. 이 경우 의료기관장은 특별한 사유가 없으면, 환자·환자보호자가 요청한 의사·치과의사·한의사가 진료하도록 하여야 한다. 〈개정 2008.2.29, 2010.1.18, 2018.3.27, 2020.3.4〉

② 제1항에 근거하여 진료의사를 선택하여 진료를 받는 환자·환자보호자는 진료 의사 변경을 요청할 수 있다. 이 경우 의료기관장은 정당한 사유가 없으면 이에 응하여야 한다. 〈개정 2018.3.27.〉
③ 의료기관장은 환자·환자보호자에게 진료의사 선택을 위한 정보를 제공하여야 한다. 〈개정 2008.2.29, 2010.1.18, 2018.3.27〉
④ 의료기관장은 제1항에 근거하여 진료하게 한 경우, 환자·환자보호자에게 추가 비용을 받을 수 없다. 〈개정 2018.3.27〉
⑤ 삭제 〈2018.3.27〉
⑥ 삭제 〈2018.3.27〉

의료법 일부개정 2020. 12. 29. [법률 제17787호, 시행 2021. 6. 30.] 보건복지부.

【개정방향】
※ 제목변경: 환자·환자보호자의 진료의사 선택·정보제공·추가비용 금지
※ 명확성·간결성·가독성
※ 국어문법정비
※ 나열형은 온점(·)을 사용하여 법조문을 읽기 쉽게 줄임
※ 일본식 '의' 삭제: 환자의 보호자⇒환자보호자. 의료기관의 장은⇒의료기관장

[개정 전]
제46조(환자·환자보호자의 진료의사 선택과 추가비용)
① 환자·환자보호자는 보건복지부령에 근거하여 종합병원·병원·치과병원·한방병원·요양병원에서 특정한 의사·치과의사·한의사를 선택하여 진료(이하 "선택진료"라 한다)를 요청할 수 있다. 이 경우 의료기관장은 특별한 사유가 없으면, 환자·환자보호자가 요청한 의사·치과의사·한의사가 진료하도록 하여야 한다. 〈개정 2008.2.29., 2010.1.18.〉
② 제1항에 근거하여 선택진료를 받는 환자·환자보호자는 선택진료 변경·해지를 요청할 수 있다. 이 경우 의료기관장은 지체 없이 이에 응하여야 한다.
③ 의료기관장은 보건복지부령에 근거하여 환자·환자보호자에게 선택진료 내용·절차·방법에 관한 정보를 제공하여야 한다. 〈개정 2008.2.29., 2010.1.18.〉
④ 의료기관장은 제1항에 근거하여 선택진료를 하게 한 경우, 환자·환자보호자에게 추가비용을 받을 수 없다.
⑤ 의료기관장은 제4항 경우 일정한 요건을 갖추고 선택진료를 하게 하는 때, 추가 비용을 받을 수 있다.
⑥ 제5항에 근거하여 추가비용을 받을 수 있는 의료기관 의사·치과의사·한의사 자격 요건·범위, 진료항목·추가비용 산정기준·그 밖에 필요한 사항은 보건복지부령으로 정한다. 〈개정 2008.2.29., 2010.1.18.〉

(3) 해 설

가. 의료법 제46조는 환자·환자보호자의 진료의사 선택·정보제공·추가비용 금지를 규정하고 있다. **2018년 3월 27일 대폭 개정되었다.** 선택진료와 추가비용 부분이 규정된 제5항과 제6항이 삭제되었다.
의료법 제15540호, 2018. 3. 27. 일부개정(제63차 개정)
▶ 개정이유와 주요내용
선택진료 자격을 갖춘 의사에 대해 추가비용을 받을 수 있도록 하는 선택진료제를 2018년부터는 완전 폐지하기로 함에 따라 선택진료 비용을 징수할 수 있는 근거를 삭제하는 등 법률을 정비하고자 함.

나. 주요내용을 보면, ① 환자·환자보호자는 종합병원·병원·치과병원·한방병원·요양병원·정신병원에서 특정한 의사·치과의사·한의사를 선택하여 진료를 요청할 수 있다. 이 경우 의료기관장은 특별한 사유가 없으면, 환자·환자보호자가 요청한 의사·치과의사·한의사가 진료하도록 하여야 한다. 〈개정 2008.2.29, 2010.1.18, 2018.3.27., 2020.3.4〉

다. ② 제1항에 근거하여 진료의사를 선택하여 진료를 받는 환자·환자보호자는 진료의사 변경을 요청할 수 있다. 이 경우 의료기관장은 정당한 사유가 없으면 이에 응하여야 한다. 〈개정 2018.3.27.〉

라. ③ 의료기관장은 환자·환자보호자에게 진료의사 선택을 위한 정보를 제공하여야 한다. 〈개정 2008.2.29, 2010.1.18, 2018.3.27〉

마. ④ 의료기관장은 제1항에 근거하여 진료하게 한 경우, 환자·환자보호자에게 추가비용을 받을 수 없다. 〈개정 2018.3.27.〉

바. ⑤ 삭제 〈2018.3.27.〉 ⑥ 삭제 〈2018.3.27.〉

사. 선택진료와 추가비용이 2018년 3월 27일 전면 삭제되었다.
개정 전 조항을 보면, ⑤ 의료기관장은 제4항 경우 일정한 요건을 갖추고 선택진료를 하게 하는 때, 추가비용을 받을 수 있다. 여기서 '일정한 요건'이란 고정된 의료설비와 전문의료진을 갖춘 경우를 말한다. ⑥ 제5항에 근거하여 추가비용을 받을 수 있는 의료기관 의사·치과의사·한의사 자격 요건·범위, 진료항목·추가비용 산정기준·그 밖에 필요한 사항은 보건복지부령으로 정한다. 〈개정 2008.2.29., 2010.1.18.〉

47. 제47조(병원감염 예방) ★★★★★

(1) 현 행

제47조(의료관련감염 예방)
① 보건복지부령으로 정하는 일정 규모 이상의 병원급 의료기관의 장은 의료관련감염 예방을 위하여 감염관리위원회와 감염관리실을 설치·운영하고 보건복지부령으로 정하는 바에 따라 감염관리 업무를 수행하는 전담 인력을 두는 등 필요한 조치를 하여야 한다. 〈개정 2008.2.29, 2010.1.18, 2011.8.4, 2020.3.4〉
② 의료기관의 장은「감염병의 예방 및 관리에 관한 법률」제2조제1호에 따른 감염병의 예방을 위하여 해당 의료기관에 소속된 의료인, 의료기관 종사자 및「보건의료인력지원법」제2조제3호의 보건의료인력을 양성하는 학교 및 기관의 학생으로서 해당 의료기관에서 실습하는 자에게 보건복지부령으로 정하는 바에 따라 정기적으로 교육을 실시하여야 한다. 〈신설 2019.4.23, 2020.12.29〉
③ 의료기관의 장은「감염병의 예방 및 관리에 관한 법률」제2조제1호에 따른 감염병이 유행하는 경우 환자, 환자의 보호자, 의료인, 의료기관 종사자 및「경비업법」제2조제3호에 따른 경비원 등 해당 의료기관 내에서 업무를 수행하는 사람에게 감염병의 확산 방지를 위하여 필요한 정보를 제공하여야 한다. 〈신설 2015.12.29, 2019.4.23〉
④ 질병관리청장은 의료관련감염의 발생·원인 등에 대한 의과학적인 감시를 위하여 의료관련감염 감시 시스템을 구축·운영할 수 있다. 〈신설 2020.3.4, 2020.8.11〉
⑤ 의료기관은 제4항에 따른 시스템을 통하여 매월 의료관련감염 발생 사실을 등록할 수 있다. 〈신설 2020.3.4〉
⑥ 질병관리청장은 제4항에 따른 시스템의 구축·운영 업무를 대통령령으로 정하는 바에 따라 관계 전문기관에 위탁할 수 있다. 〈신설 2020.3.4, 2020.8.11〉
⑦ 질병관리청장은 제6항에 따라 업무를 위탁한 전문기관에 대하여 그 업무에 관한 보고 또는 자료의 제출을 명할 수 있다. 〈신설 2020.3.4, 2020.8.11〉
⑧ 의료관련감염이 발생한 사실을 알게 된 의료기관의 장, 의료인, 의료기관 종사자 또는 환자 등은 보건복지부령으로 정하는 바에 따라 질병관리청장에게 그 사실을 보고(이하 이 조에서 "자율보고"라 한다)할 수 있다. 이 경우 질병관리청장은 자율보고한 사람의 의사에 반하여 그 신분을 공개하여서는 아니 된다. 〈신설 2020.3.4, 2020.8.11〉
⑨ 자율보고한 사람이 해당 의료관련감염과 관련하여 관계 법령을 위반한 사실이 있는 경우에는 그에 따른 행정처분을 감경하거나 면제할 수 있다. 〈신설 2020.3.4〉

⑩ 자율보고가 된 의료관련감염에 관한 정보는 보건복지부령으로 정하는 검증을 한 후에는 개인식별이 가능한 부분을 삭제하여야 한다. 〈신설 2020.3.4〉
⑪ 자율보고의 접수 및 분석 등의 업무에 종사하거나 종사하였던 사람은 직무상 알게 된 비밀을 다른 사람에게 누설하거나 직무 외의 목적으로 사용하여서는 아니 된다. 〈신설 2020.3.4〉
⑫ 의료기관의 장은 해당 의료기관에 속한 자율보고를 한 보고자에게 그 보고를 이유로 해고 또는 전보나 그 밖에 신분 또는 처우와 관련하여 불리한 조치를 할 수 없다. 〈신설 2020.3.4〉
⑬ 질병관리청장은 제4항 또는 제8항에 따라 수집한 의료관련감염 관련 정보를 감염 예방·관리에 필요한 조치, 계획 수립, 조사·연구, 교육 등에 활용할 수 있다. 〈신설 2020.3.4, 2020.8.11〉
⑭ 제1항에 따른 감염관리위원회의 구성과 운영, 감염관리실 운영, 제2항에 따른 교육, 제3항에 따른 정보 제공, 제5항에 따라 등록하는 의료관련감염의 종류와 그 등록의 절차·방법 등에 필요한 사항은 보건복지부령으로 정한다. 〈개정 2020.3.4〉

[제목개정 2020.3.4]
의료법 일부개정 2020. 12. 29. [법률 제17787호, 시행 2021. 6. 30.] 보건복지부.

[개정 전]
제47조(병원감염 예방)
① 보건복지부령으로 정하는 일정 규모 이상의 병원급 의료기관의 장은 병원감염 예방을 위하여 감염관리위원회와 감염관리실을 설치·운영하고 보건복지부령으로 정하는 바에 따라 감염관리 업무를 수행하는 전담 인력을 두는 등 필요한 조치를 하여야 한다. 〈개정 2008.2.29., 2010.1.18., 2011.8.4.〉
② 의료기관의 장은 「감염병의 예방 및 관리에 관한 법률」 제2조제1호에 따른 감염병이 유행하는 경우 환자, 환자의 보호자, 의료인, 의료기관 종사자 및 「경비업법」 제2조제3호에 따른 경비원 등 해당 의료기관 내에서 업무를 수행하는 사람에게 감염병의 예방을 위하여 보건복지부령으로 정하는 바에 따라 필요한 정보를 제공하거나 관련 교육을 실시하여야 한다. 〈신설 2015.12.29.〉
③ 제1항에 따른 감염관리위원회의 구성과 운영, 감염관리실 운영 등에 필요한 사항은 보건복지부령으로 정한다. 〈개정 2008.2.29., 2010.1.18., 2011.8.4., 2015.12.29.〉

(2) 개선방안

제47조(의료감염 예방조치 · 정보제공 · 비밀누설금지 · 조사 · 연구 · 교육)

① 보건복지부령으로 정하는 일정 규모 이상의 병원급 의료기관장은 의료 관련 감염 예방을 위하여 감염관리위원회와 감염관리실을 설치·운영하고, 보건복지부령에 근거하여 감염관리 업무를 수행하는 전담 인력을 두는 등 필요한 조치를 하여야 한다. 〈개정 2008.2.29, 2010.1.18, 2011.8.4, 2020.3.4〉
② 의료기관장은「감염병의 예방 및 관리에 관한 법률」제2조 제1호에 규정된 감염병 예방을 위하여 해당 의료기관에 소속된 의료인·의료기관 종사자와「보건의료인력지원법」제2조 제3호 보건의료인력을 양성하는 학교와 기관의 학생으로서 해당 의료기관에서 실습하는 사람에게 보건복지부령에 근거하여 정기적으로 교육을 실시하여야 한다. 〈신설 2019.4.23, 2020.12.29〉
③ 의료기관장은「감염병의 예방 및 관리에 관한 법률」제2조 제1호에 규정된 감염병이 유행하는 경우, 환자·환자보호자·의료인·의료기관 종사자와「경비업법」제2조 제3호에 규정된 경비원 등 해당 의료기관 내에서 업무를 수행하는 사람에게 감염병 확산 방지를 위하여 필요한 정보를 제공하여야 한다. 〈신설 2015.12.29, 2019.4.23〉
④ 질병관리청장은 의료 관련 감염의 발생·원인에 대한 의과학적인 감시를 위하여 의료 관련 감염 감시 시스템을 구축·운영할 수 있다. 〈신설 2020.3.4, 2020.8.11〉
⑤ 의료기관은 제4항에 규정된 시스템을 통하여 매월 의료 관련 감염 발생 사실을 등록할 수 있다. 〈신설 2020.3.4〉
⑥ 질병관리청장은 제4항에 규정된 시스템의 구축·운영 업무를 대통령령에 근거하여 관계 전문기관에 위탁할 수 있다. 〈신설 2020.3.4, 2020.8.11〉
⑦ 질병관리청장은 제6항에 규정된 업무를 위탁한 전문기관에게 그 업무에 관한 보고 또는 자료 제출을 명할 수 있다. 〈신설 2020.3.4, 2020.8.11〉
⑧ 의료 관련 감염이 발생한 사실을 알게 된 의료기관장·의료인·의료기관 종사자·환자는 보건복지부령에 근거하여 질병관리청장에게 그 사실을 보고(이하 이 조에서 "자율보고"라 한다)할 수 있다. 이 경우 질병관리청장은 자율보고한 사람의 의사에 반하여 그 신분을 공개하여서는 안 된다. 〈신설 2020.3.4, 2020.8.11〉
⑨ 자율보고한 사람이 해당 의료 관련 감염과 관련하여 관계 법령을 위반한 사실이 있는 경우, 그에 따른 행정처분을 감경 또는 면제할 수 있다. 〈신설 2020.3.4〉
⑩ 자율보고가 된 의료 관련 감염에 관한 정보는 보건복지부령에 근거하여 검증한 후, 개인식별이 가능한 부분을 삭제하여야 한다. 〈신설 2020.3.4〉

⑪ 자율보고 접수와 분석 업무에 종사하는 사람 또는 종사하였던 사람은 직무에서 알게 된 비밀을 다른 사람에게 누설하거나 또는 직무 외 다른 목적으로 사용하여서는 안 된다. 〈신설 2020.3.4〉
⑫ 의료기관장은 해당 의료기관에 속한 자율보고를 한 보고자에게 그 보고를 이유로 해고·전보·그 밖에 신분 또는 처우와 관련하여 불리한 조치를 하여서는 안 된다. 〈신설 2020.3.4〉
⑬ 질병관리청장은 제4항 또는 제8항에 근거하여 수집한 의료 관련 감염 관련 정보를 감염 예방·관리에 필요한 조치, 계획 수립, 조사·연구, 교육에 활용할 수 있다. 〈신설 2020.3.4, 2020.8.11〉
⑭ 제1항에 규정된 감염관리위원회의 구성과 운영, 감염관리실 운영, 제2항에 규정된 교육, 제3항에 규정된 정보 제공, 제5항에 근거하여 등록하는 의료 관련 감염 종류와 그 등록 절차·등록 방법에 필요한 사항은 보건복지부령으로 정한다. 〈개정 2020.3.4〉
[제목개정 2020.3.4]
의료법 일부개정 2020. 12. 29. [법률 제17787호, 시행 2021. 6. 30.] 보건복지부.

【개정방향】
※ 제목변경: 의료감염 예방조치·정보제공·비밀누설금지·조사·연구·교육
※ 명확성·간결성·가독성
※ 국어문법정비: ~로부터, ~에 대한, '등' 남발 정리, ~등에 필요한 사항은
※ '의료관련감염'이 올바른 표현인지 의문이다. 의료관련감염⇒**의료와 관련된 감염**(이하 "**의료관련감염**"이라고 한다)
※ 나열형은 온점(·)을 사용하여 법조문을 읽기 쉽게 줄임
※ 일본식 '의' 삭제
※ ~자⇒사람. 전체 통일함
※ ⑨ 자율보고한 사람이 해당 의료관련감염과 관련하여 관계 법령을 위반한 사실이 있는 경우에는 그에 따른 행정처분을 감경하거나 면제할 수 있다. 〈신설 2020.3.4〉⇒⑨ 자율보고한 사람이 해당 의료 관련 감염과 관련하여 관계 법령을 위반한 사실이 있는 경우, 그에 따른 행정처분을 감경 또는 면제할 수 있다. 〈신설 2020.3.4.〉
※ ⑪ 자율보고의 접수 및 분석 등의 업무에 종사하거나 종사하였던 사람은 직무상 알게 된 비밀을 다른 사람에게 누설하거나 직무 외의 목적으로 사용하여서는 아니 된다. 〈신설 2020.3.4.〉⇒⑪ 자율보고 접수와 분석 업무에 종사하는 사람 또는 종사하였던 사람은 직무에서 알게 된 비밀을 다른 사람에게 누설하거나 또는 직무 외 다른 목적으로 사용하여서는 안 된다. 〈신설 2020.3.4〉

> [개정 전]
> 제47조(병원감염 예방조치·정보제공·교육실시)
> ① 보건복지부령에 규정된 일정 규모 이상 병원급 의료기관장은 병원감염을 예방하기 위하여 감염관리위원회·감염관리실을 설치·운영하고, 보건복지부령에 근거하여 감염관리 업무를 수행하는 전담 인력을 두는 등 필요한 조치를 하여야 한다. 〈개정 2008.2.29., 2010.1.18., 2011.8.4.〉
> ② 의료기관장은 「감염병 예방·관리에 관한 법률」 제2조 제1호 감염병이 유행하는 경우 환자·환자보호자·의료인·의료기관 종사자·「경비업법」 제2조 제3호 경비원 등 해당 의료기관 내에서 업무를 수행하는 사람에게 감염병을 예방하기 위하여 보건복지부령에 근거하여 필요한 정보를 제공하거나 또는 관련 교육을 실시하여야 한다. 〈신설 2015.12.29.〉
> ③ 제1항 감염관리위원회 구성·운영과 감염관리실 운영에 필요한 사항은 보건복지부령으로 정한다. 〈개정 2008.2.29., 2010.1.18., 2011.8.4., 2015.12.29.〉

(3) 해 설

가. 의료법 제47조는 의료감염 예방조치·정보제공·비밀누설금지·연구·교육을 규정하고 있다. 2019년 4월 19일과 2020년 3월 4일에 대폭 개정되었다. **의료법 개정을 보면서 항상 느끼는 것이지만, 의료법의 문제점은 벌칙 규정이 같은 조문에 있지 않고, 여러 형태로 분리되어 흩어져 있다는 점이다. 처벌 규정이 다르기 때문에 찾기도 힘들다. 규범력이 있는지 의문이다. 이러한 입법방식은 반드시 정비되어야 한다. 의료인들이 함께 나서주시길 바란다.**

나. 주요내용을 보면, ① 보건복지부령으로 정하는 일정 규모 이상의 병원급 의료기관장은 의료 관련 감염 예방을 위하여 감염관리위원회와 감염관리실을 설치·운영하고, 보건복지부령에 근거하여 감염관리 업무를 수행하는 전담 인력을 두는 등 필요한 조치를 하여야 한다. 〈개정 2008.2.29, 2010.1.18, 2011.8.4, 2020.3.4〉

다. ② 의료기관장은 「감염병의 예방 및 관리에 관한 법률」 제2조 제1호에 규정된 감염병 예방을 위하여 해당 의료기관에 소속된 의료인·의료기관 종사자와 「보건의료인력지원법」 제2조 제3호 보건의료인력을 양성하는 학교와 기관의 학생으로서 해당 의료기관에서 실습하는 사람에게 보건복지부령에 근거하여 정기적으로 교육을 실시하여야 한다. 〈신설 2019.4.23, 2020.12.29〉

라. ③ 의료기관장은 「감염병의 예방 및 관리에 관한 법률」 제2조 제1호에 규정된

감염병이 유행하는 경우, 환자·환자보호자·의료인·의료기관 종사자와 「경비업법」 제2조 제3호에 규정된 경비원 등 해당 의료기관 내에서 업무를 수행하는 사람에게 감염병 확산 방지를 위하여 필요한 정보를 제공하여야 한다. 〈신설 2015.12.29, 2019.4.23〉

마. ④ 질병관리청장은 의료 관련 감염의 발생·원인에 대한 의과학적인 감시를 위하여 의료 관련 감염 감시 시스템을 구축·운영할 수 있다. 〈신설 2020.3.4, 2020.8.11〉

바. ⑤ 의료기관은 제4항에 규정된 시스템을 통하여 매월 의료 관련 감염 발생 사실을 등록할 수 있다. 〈신설 2020.3.4〉

사. ⑥ 질병관리청장은 제4항에 규정된 시스템의 구축·운영 업무를 대통령령에 근거하여 관계 전문기관에 위탁할 수 있다. 〈신설 2020.3.4, 2020.8.11〉

아. ⑦ 질병관리청장은 제6항에 규정된 업무를 위탁한 전문기관에게 그 업무에 관한 보고 또는 자료 제출을 명할 수 있다. 〈신설 2020.3.4, 2020.8.11〉

자. ⑧ 의료 관련 감염이 발생한 사실을 알게 된 의료기관장·의료인·의료기관 종사자·환자는 보건복지부령에 근거하여 질병관리청장에게 그 사실을 보고(이하 이 조에서 "자율보고"라 한다)할 수 있다. 이 경우 질병관리청장은 자율보고한 사람의 의사에 반하여 그 신분을 공개하여서는 안 된다. 〈신설 2020.3.4, 2020.8.11〉

차. ⑨ 자율보고한 사람이 해당 의료 관련 감염과 관련하여 관계 법령을 위반한 사실이 있는 경우, 그에 따른 행정처분을 감경 또는 면제할 수 있다. 〈신설 2020.3.4〉

카. ⑩ 자율보고가 된 의료 관련 감염에 관한 정보는 보건복지부령에 근거하여 검증한 후, 개인식별이 가능한 부분을 삭제하여야 한다. 〈신설 2020.3.4〉

타. ⑪ 자율보고 접수와 분석 업무에 종사하는 사람 또는 종사하였던 사람은 직무에서 알게 된 비밀을 다른 사람에게 누설하거나 또는 직무 외 다른 목적으로 사용하여서는 안 된다. 〈신설 2020.3.4〉

파. ⑫ 의료기관장은 해당 의료기관에 속한 자율보고를 한 보고자에게 그 보고를 이유로 해고·전보·그 밖에 신분 또는 처우와 관련하여 불리한 조치를 하여서는 안 된다. 〈신설 2020.3.4〉

하. ⑬ 질병관리청장은 제4항 또는 제8항에 근거하여 수집한 의료 관련 감염 관련 정보를 감염 예방·관리에 필요한 조치, 계획 수립, 조사·연구, 교육에 활용할 수 있다. 〈신설 2020.3.4, 2020.8.11〉

⑭ 제1항에 규정된 감염관리위원회의 구성과 운영, 감염관리실 운영, 제2항에

규정된 교육, 제3항에 규정된 정보 제공, 제5항에 근거하여 등록하는 의료 관련 감염 종류와 그 등록 절차·등록 방법에 필요한 사항은 보건복지부령으로 정한다. 〈개정 2020.3.4〉
[제목개정 2020.3.4]
의료법 일부개정 2020. 12. 29. [법률 제17787호, 시행 2021. 6. 30.] 보건복지부.

47-2. 제47조의2(입원환자의 전원) ★★★★★

(1) 현 행

제47조의2(입원환자의 전원)
의료기관의 장은 천재지변, 감염병 의심 상황, 집단 사망사고의 발생 등 입원환자를 긴급히 전원(轉院)시키지 않으면 입원환자의 생명·건강에 중대한 위험이 발생할 수 있음에도 환자나 보호자의 동의를 받을 수 없는 등 보건복지부령으로 정하는 불가피한 사유가 있는 경우에는 보건복지부령으로 정하는 바에 따라 시장·군수·구청장의 승인을 받아 입원환자를 다른 의료기관으로 전원시킬 수 있다.
[본조신설 2019.1.15]
의료법 일부개정 2020. 12. 29. [법률 제17787호, 시행 2021. 6. 30.] 보건복지부.

(2) 개선방안

제47조2(입원환자 전원)
의료기관장은 다음 각 호를 모두 충족한 경우, 보건복지부령에 근거하여 시장·군수·구청장 승인을 받아, 입원환자를 다른 의료기관으로 전원할 수 있다.
  1. 천재지변·감염병 의심 상황·집단 사망사고 발생으로 입원환자를 긴급히 전원(轉院)하지 않으면, 입원환자의 생명·건강에 중대한 위험이 발생할 수 있는 상황
  2. 환자·환자보호자 동의를 받을 수 없는 경우
  3. 그 밖에 보건복지부령에 규정한 불가피한 사유가 있는 경우
[본조신설 2019.1.15]
의료법 일부개정 2020. 12. 29. [법률 제17787호, 시행 2021. 6. 30.] 보건복지부.

【개정방향】
※ 제목변경: 입원환자 전원
※ 명확성·간결성·가독성
※ 개조식⇒ 문장이 한 문장으로 되어 있다. 그러나 정보는 여러 개가 담겨 있다. 이런 법조문은 가독성이 현저히 떨어진다.
※ 국어문법정비. 일본식 '의' 삭제
※ 나열형은 온점(·)을 사용하여 법조문을 읽기 쉽게 줄임
※ 다른 의료기관으로 전원시킬 수 있다⇒다른 의료기관으로 전원할 수 있다. 수동태가 너무 많다. 전원시키지 않으면⇒전원하지 않으면
※ 의료기관의 장은 천재지변, 감염병 의심 상황, 집단 사망사고의 발생 등 입원환자를 긴급히 전원((轉院)시키지 않으면 입원환자의 생명·건강에 중대한 위험이 발생할 수 있음에도 환자나 보호자의 동의를 받을 수 없는 등 보건복지부령으로 정하는 불가피한 사유가 있는 경우에는 보건복지부령으로 정하는 바에 따라 시장·군수·구청장의 승인을 받아 입원환자를 다른 의료기관으로 전원시킬 수 있다.⇒의료기관장은 다음 각 호를 모두 충족한 경우, 보건복지부령에 근거하여 시장·군수·구청장 승인을 받아, 입원환자를 다른 의료기관으로 전원할 수 있다.
  1. 천재지변·감염병 의심 상황·집단 사망사고 발생으로 입원환자를 긴급히 전원(轉院)하지 않으면, 입원환자의 생명·건강에 중대한 위험이 발생할 수 있는 상황
  2. 환자·환자보호자 동의를 받을 수 없는 경우
  3. 그 밖에 보건복지부령에 규정한 불가피한 사유가 있는 경우

(3) 해 설
가. 의료법 제47조는 입원환자 전원을 규정하고 있다. 2019년 4월 19일 신설되었다. 제47조는 개조식으로 개정되어야 한다. 가독성이 없다. 복잡한 한 문장이다.
나. 주요내용을 보면, 의료기관장은 다음 각 호를 모두 충족한 경우, 보건복지부령에 근거하여 시장·군수·구청장 승인을 받아, 입원환자를 다른 의료기관으로 전원할 수 있다. 1. 천재지변·감염병 의심 상황·집단 사망사고 발생으로 입원환자를 긴급히 전원(轉院)하지 않으면, 입원환자의 생명·건강에 중대한 위험이 발생할 수 있는 상황 2. 환자·환자보호자 동의를 받을 수 없는 경우 3. 그 밖에 보건복지부령에 규정한 불가피한 사유가 있는 경우 [본조신설 2019.1.15.] 의료법 일부개정 2020. 12. 29. [법률 제17787호, 시행 2021. 6. 30.] 보건복지부.

제2절 의료법인

48. 제48조(설립 허가 등) *****

(1) 현 행

제48조(설립 허가 등)
① 제33조제2항에 따른 의료법인을 설립하려는 자는 대통령령으로 정하는 바에 따라 정관과 그 밖의 서류를 갖추어 그 법인의 주된 사무소의 소재지를 관할하는 시·도지사의 허가를 받아야 한다.
② 의료법인은 그 법인이 개설하는 의료기관에 필요한 시설이나 시설을 갖추는 데에 필요한 자금을 보유하여야 한다.
③ 의료법인이 재산을 처분하거나 정관을 변경하려면 시·도지사의 허가를 받아야 한다.
④ 이 법에 따른 의료법인이 아니면 의료법인이나 이와 비슷한 명칭을 사용할 수 없다.

의료법 시행령 일부개정 2021. 6. 15. [대통령령 제31774호, 시행 2021. 6. 30.] 보건복지부.
의료법 시행령 제19조(의료법인의 설립허가신청)
법 제48조제1항에 따라 의료법인을 설립하려는 자는 보건복지부령으로 정하는 의료법인설립허가신청서 및 관계 서류를 그 법인의 주된 사무소의 소재지를 관할하는 특별시장·광역시장·특별자치시장·도지사 또는 특별자치도지사(이하 "시·도지사"라 한다)에게 제출해야 한다. 〈개정 2008.2.29, 2010.3.15, 2018.9.28, 2020.9.4〉

의료법 시행규칙 일부개정 2021. 6. 30. [보건복지부령 제809호, 시행 2021. 6. 30.] 보건복지부.
의료법 시행규칙 제26조(의료기관 개설신고사항 변경신고)
① 법 제33조제5항에 따라 의원·치과의원·한의원 또는 조산원 개설자가 그 개설 장소를 이전하거나 다음 각 호의 어느 하나에 해당하는 개설신고사항의 변경신고를 하려면 의료기관 개설신고증명서와 변경 사항을 확인할 수 있는 서류의 사본을 첨부하여 별지 제14호서식의 신고사항 변경신고서(전자문서로 된 신고서를 포함한다)를 시장·군수·구청장에게 제출하여야 한다. 〈개정 2008.9.5, 201

0.1.29, 2015.7.24〉
1. 의료기관 개설자의 변경 사항
2. 의료기관 개설자가 입원, 해외 출장 등으로 다른 의사·치과의사·한의사 또는 조산사에게 진료하게 할 경우 그 기간 및 해당 의사 등의 인적 사항
3. 의료기관의 진료과목의 변동 사항
4. 진료과목 증감이나 입원실 등 주요 시설의 변경에 따른 시설 변동 내용
5. 의료기관의 명칭 변경 사항
6. 의료기관의 의료인 수

② 제1항에 따른 변경신고와 관련하여 그 변경사항에 대한 확인 방법 및 기준에 관하여는 제25조제2항을 준용한다. 다만, 같은 항 제3호의 경우에는 의료기관 개설장소의 이전이나 제1항제4호에 따른 시설 변동만 해당한다. 〈개정 2017.6.21〉

③ 시장·군수·구청장은 제1항에 따른 변경신고를 수리한 경우에 의료기관개설신고증명서의 기재사항을 고쳐쓸 필요가 있으면 이를 개서(개서)하여 주거나 재발급하여야 한다. 〈개정 2008.9.5, 2015.5.29〉

(2) 개선방안

제48조(의료기관 설립허가·시설보유)
① 제33조 제2항에 근거하여 의료법인을 설립하려는 사람은 대통령령에 근거하여 정관과 그 밖에 서류를 갖추어 **그 법인 주된 사무소 소재지를 관할하는 시장·도지사 허가를 받아야 한다.**
② 의료법인은 그 법인이 개설하는 의료기관에 필요한 시설 보유하거나 또는 시설을 갖추는 데에 필요한 자금을 보유하여야 한다.
③ **의료법인이 재산을 처분하거나 또는 정관을 변경하려면, 시장·도지사 허가를 받아야 한다.**
④ 이 법에 근거한 의료법인이 아니면 의료법인·이와 비슷한 명칭을 사용할 수 없다.

의료법 시행령 일부개정 2021. 6. 15. [대통령령 제31774호, 시행 2021. 6. 30.] 보건복지부.

의료법 시행령 제19조(의료법인 설립허가신청)
의료법 제48조 제1항에 근거하여 의료법인을 설립하려는 사람은 보건복지부령으로 정하는 의료법인설립허가신청서와 관계 서류를 그 법인의 주된 사무소 소재지를 관할하는 특별시장·광역시장·특별자치시장·도지사·특별자치도지사(이하 "시·도지사"라 한다)에게 제출하여야 한다. 〈개정 2008.2.29, 2010.3.15, 2018.9.28.,

2020.9.4〉

의료법 시행규칙 일부개정 2021. 6. 30. [보건복지부령 제809호, 시행 2021. 6. 30.] 보건복지부.
의료법 시행규칙 제26조(의료기관 개설신고사항 변경신고)
① 의료법 제33조 제5항에 근거하여 의원·치과의원·한의원·조산원 개설자가 그 개설 장소를 이전하거나 또는 다음 각 호 어느 하나에 해당하는 개설신고사항 변경신고를 하려면, 의료기관 개설신고증명서와 변경사항을 확인할 수 있는 서류사본을 첨부하여 별지 제14호서식 신고사항 변경신고서(전자문서로 된 신고서를 포함한다)를 **시장·군수·구청장에게 제출하여야 한다.** 〈개정 2008.9.5, 2010.1.29, 2015.7.24〉
  1. 의료기관 개설자 변경 사항
  2. 의료기관 개설자가 입원·해외 출장으로 다른 의사·치과의사·한의사·조산사에게 진료하게 할 경우 그 기간과 해당 의사 인적사항
  3. 의료기관 진료과목 변동사항
  4. 진료과목 증감·입원실 등 주요시설 변경에 따른 시설 변동 내용
  5. **의료기관 명칭변경 사항**
  6. 의료기관 의료인 수
② 제1항에 근거한 변경신고와 관련하여 그 변경사항에 대한 확인방법과 확인기준은 제25조 제2항을 준용한다. 다만 제1항 제3호 경우 의료기관 개설장소 이전과 제1항 제4호에 근거한 시설변동만 해당한다. 〈개정 2017.6.21〉
③ 시장·군수·구청장은 제1항에 근거하여 변경신고를 수리한 경우 의료기관개설신고증명서 기재사항을 고쳐 쓸 필요가 있으면, 이를 개서(改書)하여 주거나 또는 재발급하여야 한다. 〈개정 2008.9.5, 2015.5.29〉

【개정방향】
※ 제목변경: 의료기관 설립허가·시설보유
※ 명확성·간결성·가독성
※ 국어문법정비
※ 나열형은 온점(·)을 사용하여 법조문을 읽기 쉽게 줄임
※ 일본식 '의' 삭제
※ ① 제33조제2항에 따른 의료법인을 설립하려는 자는 대통령령으로 정하는 바에 따라 정관과 그 밖의 서류를 갖추어 그 법인의 주된 사무소의 소재지를 관할하는 시·도지사의 허가를 받아야 한다.⇒① 제33조 제2항에 근거하여 의료법인을 설립하려는 사람은 대통령령에 근거하여 정관과 그 밖에 서류를 갖추어 **그 법인 주된 사무소 소재지를 관할하는 시장·도지사 허가를 받아야 한다.**

(3) 해 설

가. 의료법 제48조는 의료기관 설립허가·시설보유를 규정하고 있다. 의료 실무에서 아주 중요한 조문이다. 의료법 제48조(의료기관 설립허가·시설보유)·의료법 시행령 제19조(의료법인 설립허가신청)·의료법 시행규칙 제26조(의료기관 개설신고사항 변경신고)는 의사 국가시험에 매년 출제되는 조문이다.

나. 주요내용을 보면, ① 제33조 제2항에 근거하여 의료법인을 설립하려는 사람은 대통령령에 근거하여 정관과 그 밖에 서류를 갖추어 **그 법인 주된 사무소 소재지를 관할하는 시장·도지사 허가를 받아야 한다.**

다. ② 의료법인은 그 법인이 개설하는 의료기관에 필요한 시설 보유하거나 또는 시설을 갖추는 데에 필요한 자금을 보유하여야 한다.

라. ③ **의료법인이 재산을 처분하거나 또는 정관을 변경하려면, 시장·도지사 허가를 받아야 한다.**

마. ④ 이 법에 근거한 의료법인이 아니면 의료법인·이와 비슷한 명칭을 사용할 수 없다.

바. 의료법 시행령 일부개정 2021. 6. 15. [대통령령 제31774호, 시행 2021. 6. 30.] 보건복지부.

의료법 시행령 제19조는 의료법인 설립허가신청을 규정하고 있다. 주요내용을 보면, 의료법 제48조 제1항에 근거하여 의료법인을 설립하려는 사람은 보건복지부령으로 정하는 의료법인설립허가신청서와 관계 서류를 그 법인의 주된 사무소 소재지를 관할하는 특별시장·광역시장·특별자치시장·도지사·특별자치도지사(이하 "시·도지사"라 한다)에게 제출하여야 한다. 〈개정 2008.2.29, 2010.3.15, 2018.9.28., 2020.9.4.〉

사. **의료법 시행규칙 일부개정 2021. 6. 30. [보건복지부령 제809호, 시행 2021. 6. 30.] 보건복지부.**

의료법 시행규칙 제26조는 의료기관 개설신고사항 변경신고를 규정하고 있다. 주요내용을 보면, ① 의료법 제33조 제5항에 근거하여 의원·치과의원·한의원·조산원 개설자가 그 개설 장소를 이전하거나 또는 다음 각 호 어느 하나에 해당하는 개설신고사항 변경신고를 하려면, 의료기관 개설신고증명서와 변경사항을 확인할 수 있는 서류사본을 첨부하여 별지 제14호서식 신고사항 변경신고서(전자문서로 된 신고서를 포함한다)를 **시장·군수·구청장에게 제출하여야 한다.** 〈개정 2008.9.5, 2010.1.29, 2015.7.24〉

1. 의료기관 개설자 변경 사항

2. 의료기관 개설자가 입원·해외 출장으로 다른 의사·치과의사·한의사·조산사에게 진료하게 할 경우 그 기간과 해당 의사 인적사항
3. 의료기관 진료과목 변동사항
4. 진료과목 증감·입원실 등 주요시설 변경에 따른 시설 변동 내용
5. **의료기관 명칭변경 사항**
6. 의료기관 의료인 수

아. ② 제1항에 근거한 변경신고와 관련하여 그 변경사항에 대한 확인방법과 확인기준은 제25조 제2항을 준용한다. 다만 제1항 제3호 경우 의료기관 개설장소 이전과 제1항 제4호에 근거한 시설변동만 해당한다. 〈개정 2017.6.21〉

자. ③ 시장·군수·구청장은 제1항에 근거하여 변경신고를 수리한 경우 의료기관 개설신고증명서 기재사항을 고쳐 쓸 필요가 있으면, 이를 개서(改書)하여 주거나 또는 재발급하여야 한다. 〈개정 2008.9.5., 2015.5.29.〉

(4) 의사 국가시험 문제 분석

1. '군' 지역에 소재한 '○○병원'이 증축하여 기존 80병상을 120병상으로 추가하고, 안과 전문의를 영입하여 안과를 진료과목으로 추가하면서 '○○종합병원'으로 명칭을 변경하려고 한다면 개설자가 취하여야 할 조치는 무엇인가?

[2018년 제82회 의사 국가시험 문제 유사]

① 보건의료자원 변경신고서를 대한병원협회에 제출
② 의료기관 개설 신고사항 변경신고서를 군수에게 제출
③ **의료기관 개설 허가사항 변경신청서를 도지사에게 제출**
④ 보건의료자원 변경신고서를 대한의사협회 군지부에 제출
⑤ 허가사항 변경신청서를 군 지역보건의료심의위원회에 제출

해설 및 정답 의료법 제48조는 의료기관 설립허가·시설보유를 규정하고 있다. 주요내용을 보면, ① **의료법인을 설립하려는 사람은 정관과 그 밖에 서류를 갖추어 그 법인 주된 사무소 소재지를 관할하는 시장·도지사 허가를 받아야 한다**(제1항). ② 의료법인은 그 법인이 개설하는 의료기관에 필요한 시설 보유하거나 또는 시설을 갖추는 데에 필요한 자금을 보유하여야 한다.(제2항). ③ **의료법인이 재산을 처분하거나 또는 정관을 변경하려면 시장·도지사 허가를 받아야 한다**(제3항).

정답 ③

2. '군' 지역에 소재한 병원의 명칭(이름)을 변경하려고 할 때 개설자가 취하여야 할 필요한 조치는? [2017년 제81회 의사 국가시험 문제 유사]

① 다른 조치 없이 명칭 변경
② 군수에게 신고사항 변경신고서 제출
③ **도지사에게 허가사항 변경신청서 제출**
④ 보건소에 의료기관 명칭 변경신고서 제출
⑤ 대한의사협회에 요양기관 현황 변경신고서 제출

해설 및 정답 의료법 제48조는 의료기관 설립허가·시설보유를 규정하고 있다. 주요내용을 보면, ① **의료법인을 설립하려는 사람은 정관과 그 밖에 서류를 갖추어 그 법인 주된 사무소 소재지를 관할하는 시장·도지사 허가를 받아야 한다**(제1항). ② 의료법인은 그 법인이 개설하는 의료기관에 필요한 시설 보유하거나 또는 시설을 갖추는 데에 필요한 자금을 보유하여야 한다.(제2항). ③ **의료법인이 재산을 처분하거나 또는 정관을 변경하려면 시장·도지사 허가를 받아야 한다**(제3항).

정답 ③

48-2. 제48조의2(임원) ★★★★★

(1) 현 행

제48조의2(임원)
① 의료법인에는 5명 이상 15명 이하의 이사와 2명의 감사를 두되, 보건복지부장관의 승인을 받아 그 수를 증감할 수 있다.
② 이사와 감사의 임기는 정관으로 정하되, 이사는 4년, 감사는 2년을 초과할 수 없다. 다만, 이사와 감사는 각각 연임할 수 있다.
③ 이사회의 구성에 있어서 각 이사 상호 간에 「민법」 제777조에 규정된 친족관계에 있는 사람이 그 정수의 4분의 1을 초과해서는 아니 된다.
④ 다음 각 호의 어느 하나에 해당하는 사람은 의료법인의 임원이 될 수 없다.
  1. 미성년자
  2. 피성년후견인 또는 피한정후견인
  3. 파산선고를 받은 사람으로서 복권되지 아니한 사람
  4. 금고 이상의 형을 받고 집행이 종료되거나 집행을 받지 아니하기로 확정된 후 3년이 지나지 아니한 사람

⑤ 감사는 이사와 제3항에 따른 특별한 관계에 있는 사람이 아니어야 한다.
[본조신설 2019.8.27]
의료법 일부개정 2020. 12. 29. [법률 제17787호, 시행 2021. 6. 30.] 보건복지부.

(2) 개선방안

제48조2(의료법인 이사와 의료법인 감사)
① 의료법인은 5명 이상 15명 이하의 이사와 2명의 감사를 둔다. 의료법인은 보건복지부장관에게 승인을 받아 그 수를 증감할 수 있다.
② 이사 임기와 감사 임기는 정관으로 정한다. 이사는 4년, 감사는 2년을 초과할 수 없다. 다만 이사와 감사는 각각 연임할 수 있다.
③ 이사회 구성에서 각 이사 상호 간에「민법」제777조에 규정된 친족관계에 있는 사람이 그 정수의 4분의 1을 초과해서는 안 된다.
④ 다음 각 호 어느 하나에 해당하는 사람은 의료법인 임원이 될 수 없다.
  1. 미성년자
  2. 피성년후견인·피한정후견인
  3. 파산선고를 받은 사람으로서 복권되지 않은 사람
  4. 금고 이상 형을 선고받고 집행이 종료되지 않은 사람 또는 금고 이상 형을 선고받고 집행을 받지 않기로 확정된 후 3년이 지나지 않은 사람
  ⑤ 감사는 이사와 제3항에 근거하여 특별한 관계에 있는 사람이 아니어야 한다.
[본조신설 2019.8.27]
의료법 일부개정 2020. 12. 29. [법률 제17787호, 시행 2021. 6. 30.] 보건복지부.

【개정방향】

※ 제목변경: 의료법인 이사와 의료법인 감사
※ 명확성·간결성·가독성
※ 국어문법정비
※ 나열형은 온점(·)을 사용하여 법조문을 읽기 쉽게 줄임
※ 일본식 '의' 삭제
※ ① 의료법인에는 5명 이상 15명 이하의 이사와 2명의 감사를 두되, 보건복지부장관의 승인을 받아 그 수를 증감할 수 있다.⇒① 의료법인은 5명 이상 15명 이하의 이사와 2명의 감사를 둔다. 의료법인은 보건복지부장관에게 승인을 받아 그 수를 증감할 수 있다.
※ ② 이사와 감사의 임기는 정관으로 정하되, 이사는 4년, 감사는 2년을 초과할 수 없다. 다만, 이사와 감사는 각각 연임할 수 있다.⇒② 이사 임기와 감사 임기

> 는 정관으로 정한다. 이사는 4년, 감사는 2년을 초과할 수 없다. 다만 이사와 감사는 각각 연임할 수 있다.
> ※ ④ 4. 금고 이상의 형을 받고 집행이 종료되거나 집행을 받지 아니하기로 확정된 후 3년이 지나지 아니한 사람➡④ 4. 금고 이상 형을 선고받고 집행이 종료되지 않은 사람 또는 금고 이상 형을 선고받고 집행을 받지 않기로 확정된 후 3년이 지나지 않은 사람
> ※ ⑤ 감사는 이사와 제3항에 따른 특별한 관계에 있는 사람이 아니어야 한다.➡⑤ 감사는 이사와 제3항에 근거하여 특별한 관계에 있는 사람이 아니어야 한다.

(3) 해 설

가. 의료법 제48조2는 의료법인 이사와 의료법인 감사를 규정하고 있다. 2019년 8월 27일 신설되었다. 의료법인 형해화(形骸化)를 방지하기 위한 조문이다. 형해화란 골격만 의료법인이지 그 내부는 엉망진창인 경우를 말한다. 임원 구성이 의료법인으로 볼 수 없을 정도로 '가족과 지인'들로 가득 채워진 경우이다. 공익재단 성격이 전혀 없고, 사익기업으로 운영되는 것을 차단하기 위한 것이다. 그래서 이사와 감사의 수와 임기 그리고 결격사유를 명확히 규정하였다. 의료법 제16555호, 2019. 8. 27. 일부개정(제67차 개정)

▶ 개정이유와 주요내용

의료법인에 두는 임원의 수, 임기, 결격사유, 임원 선임 관련 금품 수수 금지 등에 관한 사항을 규정함(제48조의2 및 제51조의2 신설).

나. 주요내용을 보면, ① 의료법인은 5명 이상 15명 이하의 이사와 2명의 감사를 둔다. 의료법인은 보건복지부장관에게 승인을 받아 그 수를 증감할 수 있다.

다. ② 이사 임기와 감사 임기는 정관으로 정한다. 이사는 4년, 감사는 2년을 초과할 수 없다. 다만 이사와 감사는 각각 연임할 수 있다.

라. ③ 이사회 구성에서 각 이사 상호 간에 「민법」 제777조에 규정된 친족관계에 있는 사람이 그 정수의 4분의 1을 초과해서는 안 된다.

마. ④ 다음 각 호 어느 하나에 해당하는 사람은 의료법인 임원이 될 수 없다.
  1. 미성년자
  2. 피성년후견인·피한정후견인
  3. 파산선고를 받은 사람으로서 복권되지 않은 사람
  4. 금고 이상 형을 선고받고 집행이 종료되지 않은 사람 또는 금고 이상 형을 선고받고 집행을 받지 않기로 확정된 후 3년이 지나지 않은 사람

바. ⑤ 감사는 이사와 제3항에 근거하여 특별한 관계에 있는 사람이 아니어야 한다.
[본조신설 2019.8.27]
의료법 일부개정 2020. 12. 29. [법률 제17787호, 시행 2021. 6. 30.] 보건복지부.

바. 금고 이상 형을 선고받고 집행이 종료되지 않은 사람이란 형집행이 종료되지 않은 사람을 말한다. 금고 이상 형을 선고받고 집행을 받지 않기로 확정된 후 3년이 지나지 않은 사람이란 집행유예를 선고받고 3년이 경과하지 않은 사람을 말한다. 이런 사람은 임원 즉 의료법인 이상와 의료법인 감사가 될 수 없다.

49. 제49조(부대사업)

(1) 현 행

제49조(부대사업)

① 의료법인은 그 법인이 개설하는 의료기관에서 의료업무 외에 다음의 부대사업을 할 수 있다. 이 경우 부대사업으로 얻은 수익에 관한 회계는 의료법인의 다른 회계와 구분하여 계산하여야 한다. 〈개정 2008.2.29., 2010.1.18., 2015.1.28.〉
  1. 의료인과 의료관계자 양성이나 보수교육
  2. 의료나 의학에 관한 조사 연구
  3. 「노인복지법」 제31조제2호에 따른 노인의료복지시설의 설치·운영
  4. 「장사 등에 관한 법률」 제29조제1항에 따른 장례식장의 설치·운영
  5. 「주차장법」 제19조제1항에 따른 부설주차장의 설치·운영
  6. 의료업 수행에 수반되는 의료정보시스템 개발·운영사업 중 대통령령으로 정하는 사업
  7. 그 밖에 휴게음식점영업, 일반음식점영업, 이용업, 미용업 등 환자 또는 의료법인이 개설한 의료기관 종사자 등의 편의를 위하여 보건복지부령으로 정하는 사업

② 제1항제4호·제5호 및 제7호의 부대사업을 하려는 의료법인은 타인에게 임대 또는 위탁하여 운영할 수 있다.

③ 제1항 및 제2항에 따라 부대사업을 하려는 의료법인은 보건복지부령으로 정하는 바에 따라 미리 의료기관의 소재지를 관할하는 시·도지사에게 신고하여야 한다. 신고사항을 변경하려는 경우에도 또한 같다. 〈개정 2008.2.29., 2010.1.18.〉

(2) 개선방안

제49조(의료법인 부대사업)
① 의료법인은 그 법인이 개설하는 의료기관에서 의료업무 외에 다음 각 호 부대사업을 할 수 있다. 이 경우 부대사업으로 얻은 수익에 관한 회계는 의료법인의 다른 회계와 구분하여 계산하여야 한다. 〈개정 2008.2.29., 2010.1.18., 2015.1.28.〉
  1. 의료인과 의료관계자 양성·보수교육
  2. 의료·의학에 관한 조사연구
  3. 「노인복지법」 제31조 제2호에 근거하여 노인의료복지시설 설치·운영
  4. 「장사 등에 관한 법률」 제29조 제1항에 근거하여 장례식장 설치·운영
  5. 「주차장법」 제19조 제1항에 근거하여 부설주차장 설치·운영
  6. 의료업 수행에 수반되는 의료정보시스템 개발·운영사업 중 대통령령으로 정하는 사업
  7. 그 밖에 휴게음식점영업·일반음식점영업·이용업·미용업 등 환자·의료법인이 개설한 의료기관 종사자 편의를 위하여 보건복지부령으로 정하는 사업
② 제1항 제4호·제5호·제7호 부대사업을 하려는 의료법인은 타인에게 임대하거나 또는 위탁하여 운영할 수 있다.
③ 제1항과 제2항에 근거하여 부대사업을 하려는 의료법인은 보건복지부령에 근거하여 미리 의료기관 소재지를 관할하는 시장·도지사에게 신고하여야 한다. 신고사항을 변경하려는 경우에도 시장·도지사에게 신고하여야 한다. 〈개정 2008.2.29., 2010.1.18.〉

【개정방향】
※ 제목변경: 의료법인 부대사업
※ 명확성·간결성·가독성
※ 국어문법정비
※ 나열형은 온점(·)을 사용하여 법조문을 읽기 쉽게 줄임
※ 일본식 '의' 삭제
※ ③ 제1항 및 제2항에 따라 부대사업을 하려는 의료법인은 보건복지부령으로 정하는 바에 따라 미리 의료기관의 소재지를 관할하는 시·도지사에게 신고하여야 한다. 신고사항을 변경하려는 경우에도 또한 같다. 〈개정 2008.2.29., 2010.1.18.〉⇒③ 제1항과 제2항에 근거하여 부대사업을 하려는 의료법인은 보건복지부령에 근거하여 미리 의료기관 소재지를 관할하는 시장·도지사에게 신고하여야 한다. 신고사항을 변경하려는 경우에도 시장·도지사에게 신고하여야 한다. 〈개정 2008.2.29., 2010.1.18.〉

(3) 해 설

가. 의료법 제49조는 의료법인 부대사업을 규정하고 있다.
나. 주요내용을 보면, ① 의료법인은 그 법인이 개설하는 의료기관에서 의료업무 외에 다음 각 호 부대사업을 할 수 있다. 이 경우 부대사업으로 얻은 수익에 관한 회계는 의료법인의 다른 회계와 구분하여 계산하여야 한다. 〈개정 2008.2.29., 2010.1.18., 2015.1.28.〉
  1. 의료인과 의료관계자 양성·보수교육
  2. 의료·의학에 관한 조사연구
  3. 「노인복지법」 제31조 제2호에 근거하여 노인의료복지시설 설치·운영
  4. 「장사 등에 관한 법률」 제29조 제1항에 근거하여 장례식장 설치·운영
  5. 「주차장법」 제19조 제1항에 근거하여 부설주차장 설치·운영
  6. 의료업 수행에 수반되는 의료정보시스템 개발·운영사업 중 대통령령으로 정하는 사업
  7. 그 밖에 휴게음식점영업·일반음식점영업·이용업·미용업 등 환자·의료법인이 개설한 의료기관 종사자 편의를 위하여 보건복지부령으로 정하는 사업
다. ② 제1항 제4호·제5호·제7호 부대사업을 하려는 의료법인은 타인에게 임대하거나 또는 위탁하여 운영할 수 있다.
라. ③ 제1항과 제2항에 근거하여 부대사업을 하려는 의료법인은 보건복지부령에 근거하여 미리 의료기관 소재지를 관할하는 시장·도지사에게 신고하여야 한다. 신고사항을 변경하려는 경우에도 시장·도지사에게 신고하여야 한다. 〈개정 2008.2.29., 2010.1.18.〉

50. 제50조(「민법」의 준용)

(1) 현 행

> 제50조(「민법」의 준용)
> 의료법인에 대하여 이 법에 규정된 것 외에는 「민법」 중 재단법인에 관한 규정을 준용한다.

(2) 개선방안

> 제50조(「민법」준용)
> 의료법인에 대하여 이 법에 규정된 것 외에는 「민법」 중 재단법인 규정을 준용한다.
>
> 【개정방향】
> ※ 제목변경: 「민법」준용
> ※ 명확성·간결성·가독성
> ※ 국어문법정비
> ※ 나열형은 온점(·)을 사용하여 법조문을 읽기 쉽게 줄임
> ※ 일본식 '의' 삭제

(3) 해 설

가. 의료법 제50조는 의료법인 「민법」 준용을 규정하고 있다.
나. 주요내용을 보면, 의료법인에 대하여 이 법에 규정된 것 외에는 「민법」 중 재단법인 규정을 준용한다.
다. 현재 의료계약을 민법상 전형계약의 하나로 규정하려는 움직임이 활발하다. 민법전에 의료계약을 명문화하는 작업이다. 민법전에 의료법에 규정된 다수 내용을 담으려는 시도는 바람직하다.

51. 제51조(설립 허가 취소) ★★★★★

(1) 현 행

> 제51조(설립 허가 취소)
> 보건복지부장관 또는 시·도지사는 의료법인이 다음 각 호의 어느 하나에 해당하면 그 설립 허가를 취소할 수 있다. 〈개정 2008.2.29., 2010.1.18.〉
> 1. 정관으로 정하지 아니한 사업을 한 때
> 2. 설립된 날부터 2년 안에 의료기관을 개설하지 아니한 때
> 3. 의료법인이 개설한 의료기관이 제64조에 따라 개설허가를 취소당한 때
> 4. 보건복지부장관 또는 시·도지사가 감독을 위하여 내린 명령을 위반한 때
> 5. 제49조제1항에 따른 부대사업 외의 사업을 한 때

(2) 개선방안

제51조(의료법인 설립허가취소)
보건복지부장관·시장·도지사는 의료법인이 다음 각 호 어느 하나에 해당하는 경우 그 설립 허가를 취소할 수 있다. 〈개정 2008.2.29., 2010.1.18.〉
1. 정관으로 규정하지 않은 사업을 한 경우
2. 설립된 날부터 2년 안에 의료기관을 개설하지 않은 경우
3. 의료법인이 개설한 의료기관이 제64조에 근거하여 개설 허가를 취소당한 경우
4. 보건복지부장관·시장·도지사가 감독을 위하여 내린 명령을 위반한 경우
5. 제49조 제1항에 규정된 부대사업 외의 사업을 한 경우

【개정방향】
※ 제목변경: 의료법인 설립허가취소
※ 명확성·간결성·가독성
※ 국어문법정비
※ 나열형은 온점(·)을 사용하여 법조문을 읽기 쉽게 줄임
※ 일본식 '의' 삭제
※ ~때⇒경우. 시점이 아니고 사안인 경우이다.
※ 시·도지사가⇒시장·도지사
※ 보건복지부장관 또는 시·도지사는⇒보건복지부장관·시장·도지사는
※ 보건복지부장관 또는 시·도지사는 의료법인이 다음 각 호의 어느 하나에 해당하면 그 설립 허가를 취소할 수 있다.⇒보건복지부장관·시장·도지사는 의료법인이 다음 각 호 어느 하나에 해당하는 경우 그 설립 허가를 취소할 수 있다.
※ 1. 정관으로 정하지 아니한 사업을 한 때⇒1. 정관으로 규정하지 않은 사업을 한 경우
※ 3. 의료법인이 개설한 의료기관이 제64조에 따라 개설허가를 취소당한 때⇒3. 의료법인이 개설한 의료기관이 제64조에 근거하여 개설 허가를 취소당한 경우

(3) 해 설

가. 의료법 제51조는 의료법인 설립허가취소를 규정하고 있다.
나. 주요내용을 보면, 보건복지부장관·시장·도지사는 의료법인이 다음 각 호 어느 하나에 해당하는 경우 그 설립 허가를 취소할 수 있다. 〈개정 2008.2.29., 2010.1.18.〉
  1. 정관으로 규정하지 않은 사업을 한 경우 *****

2. 설립된 날부터 2년 안에 의료기관을 개설하지 않은 경우
3. **의료법인이 개설한 의료기관이 제64조에 근거하여 개설 허가를 취소당한 경우** ★★★★★
4. 보건복지부장관·시장·도지사가 감독을 위하여 내린 명령을 위반한 경우
5. 제49조 제1항에 규정된 부대사업 외의 사업을 한 경우

51-2. 제51조의2(임원 선임 관련 금품 등 수수의 금지)

(1) 현 행

제51조의2(임원 선임 관련 금품 등 수수의 금지)
누구든지 의료법인의 임원 선임과 관련하여 금품, 향응 또는 그 밖의 재산상 이익을 주고받거나 주고받을 것을 약속해서는 아니 된다.
[본조신설 2019.8.27]

(2) 개선방안

제51조2(의료법인 임원 선임 관련 금품 수수·약속 금지)
누구든지 의료법인 임원 선임과 관련하여 금품·향응·그 밖의 재산이익을 주고받거나 또는 주고받을 것을 약속해서는 안 된다.
[본조신설 2019.8.27]

【개정방향】
※ 제목변경: 의료법인 임원 선임 관련 금품 수수·약속 금지
※ 명확성·간결성·가독성
※ 누구든지 의료법인의 임원 선임과 관련하여 금품, 향응 또는 그 밖의 재산상 이익을 주고받거나 주고받을 것을 약속해서는 아니 된다.⇒누구든지 의료법인 임원 선임과 관련하여 금품·향응·그 밖의 재산이익을 주고받거나 또는 주고받을 것을 약속해서는 안 된다.

(3) 해 설

가. 의료법 제51조2는 의료법인 임원 선임 관련 금품 수수·약속 금지를 규정하고 있다.
나. 주요내용을 보면, 누구든지 의료법인 임원 선임과 관련하여 금품·향응·그 밖의 재산이익을 주고받거나 또는 주고받을 것을 약속해서는 안 된다.

제3절 의료기관 단체

52. 제52조(의료기관단체 설립)

(1) 현 행

> 제52조(의료기관단체 설립)
> ① 병원급 의료기관의 장은 의료기관의 건전한 발전과 국민보건 향상에 기여하기 위하여 전국 조직을 두는 단체를 설립할 수 있다. 〈개정 2009.1.30.〉
> ② 제1항에 따른 단체는 법인으로 한다.

(2) 개선방안

> 제52조(의료기관단체설립)
> ① 병원급 의료기관장은 의료기관 건전한 발전과 국민보건 향상을 위하여 전국 조직을 두는 단체를 설립할 수 있다. 〈개정 2009.1.30.〉
> ② 제1항 단체는 법인으로 한다.
>
> 【개정방향】
> ※ 제목변경: 의료기관단체설립
> ※ 명확성·간결성·가독성
> ※ 국어문법정비
> ※ 일본식 '의' 삭제
> ※ ① 병원급 의료기관의 장은 의료기관의 건전한 발전과 국민보건 향상에 기여하기 위하여 전국 조직을 두는 단체를 설립할 수 있다.⇒① 병원급 의료기관장은 의료기관 건전한 발전과 국민보건 **향상을 위하여** 전국 조직을 두는 단체를 설립할 수 있다.
> ※ ② 제1항에 따른 단체는 법인으로 한다 ⇒ ② 제1항 단체는 법인으로 한다.

(3) 해 설

가. 의료법 제52조는 의료기관단체설립을 규정하고 있다.

나. 주요내용을 보면, ① 병원급 의료기관장은 의료기관 건전한 발전과 국민보건 향상을 위하여 전국 조직을 두는 단체를 설립할 수 있다. 〈개정 2009.1.30.〉 ② 제1항 단체는 법인으로 한다.

52-2. 제52조의2(대한민국의학한림원)

(1) 현 행

제52조의2(대한민국의학한림원)
① 의료인에 관련되는 의학 및 관계 전문분야(이하 이 조에서 "의학등"이라 한다)의 연구·진흥기반을 조성하고 우수한 보건의료인을 발굴·활용하기 위하여 대한민국의학한림원(이하 이 조에서 "한림원"이라 한다)을 둔다.
② 한림원은 법인으로 한다.
③ 한림원은 다음 각 호의 사업을 한다.
  1. 의학등의 연구진흥에 필요한 조사·연구 및 정책자문
  2. 의학등의 분야별 중장기 연구 기획 및 건의
  3. 의학등의 국내외 교류협력사업
  4. 의학등 및 국민건강과 관련된 사회문제에 관한 정책자문 및 홍보
  5. 보건의료인의 명예를 기리고 보전(保全)하는 사업
  6. 보건복지부장관이 의학등의 발전을 위하여 지정 또는 위탁하는 사업
④ 보건복지부장관은 한림원의 사업수행에 필요한 경비의 전부 또는 일부를 예산의 범위에서 지원할 수 있다.
⑤ 한림원에 대하여 이 법에서 정하지 아니한 사항에 관하여는 「민법」 중 사단법인에 관한 규정을 준용한다.
⑥ 한림원이 아닌 자는 대한민국의학한림원 또는 이와 유사한 명칭을 사용하지 못한다.
⑦ 한림원의 운영 및 업무수행에 필요한 사항은 대통령령으로 정한다.
[본조신설 2015.12.29.]

(2) 개선방안

제52조2(대한민국의학한림원)
① 의료인에 관련되는 의학·관계 전문분야(이하 이 조에서 "의학등"이라 한다) 연구·진흥기반을 조성하고, 우수한 보건의료인을 발굴·활용하기 위하여 대한민국의학한림원(이하 이 조에서 "한림원"이라 한다)을 둔다.
② 한림원은 법인으로 한다.
③ 한림원은 다음 각 호 사업을 한다.
  1. 의학연구진흥에 필요한 조사·연구·정책자문
  2. 의학분야별 중장기 연구기획·연구건의
  3. 의학국내외 교류협력사업
  4. 의학·국민건강과 관련된 사회문제에 관한 정책자문·홍보

> 5. 보건의료인 명예를 기리고 보전(保全)하는 사업
> 6. 보건복지부장관이 의학발전을 위하여 지정·위탁하는 사업
> ④ 보건복지부장관은 한림원 사업수행에 필요한 경비 전부·일부를 예산범위에서 지원할 수 있다.
> ⑤ 한림원에 대하여 이 법에서 정하지 아니한 사항은 「민법」 중 사단법인에 관한 규정을 준용한다.
> ⑥ 한림원이 아닌 사람은 대한민국의학한림원·이와 유사한 명칭을 사용하여서는 안 된다.
> ⑦ 한림원 운영·업무수행에 필요한 사항은 대통령령으로 정한다.
> [본조신설 2015.12.29.]
>
> 【개정방향】
> ※ 명확성·간결성·가독성. 의학등의⇒의학. 불필요한 '등'(等) 삭제

(3) 해 설

가. 의료법 제52조2는 대한민국의학한림원을 규정하고 있다.

나. 주요내용을 보면, ① 의료인에 관련되는 의학·관계 전문분야(이하 이 조에서 "의학등"이라 한다) 연구·진흥기반을 조성하고, 우수한 보건의료인을 발굴·활용하기 위하여 대한민국의학한림원(이하 이 조에서 "한림원"이라 한다)을 둔다.

다. ② 한림원은 법인으로 한다.

라. ③ 한림원은 다음 각 호 사업을 한다.
  1. 의학연구진흥에 필요한 조사·연구·정책자문
  2. 의학분야별 중장기 연구기획·연구건의
  3. 의학국내외 교류협력사업
  4. 의학·국민건강과 관련된 사회문제에 관한 정책자문·홍보
  5. 보건의료인 명예를 기리고 보전(保全)하는 사업
  6. 보건복지부장관이 의학발전을 위하여 지정·위탁하는 사업

마. ④ 보건복지부장관은 한림원 사업수행에 필요한 경비 전부·일부를 예산범위에서 지원할 수 있다. ⑤ 한림원에 대하여 이 법에서 정하지 아니한 사항은 「민법」 중 사단법인에 관한 규정을 준용한다.

사. ⑥ 한림원이 아닌 사람은 대한민국의학한림원·이와 유사한 명칭을 사용하여서는 안 된다. ⑦ 한림원 운영·업무수행에 필요한 사항은 대통령령으로 정한다. [본조신설 2015.12.29.]

제4장
신의료 기술평가

우 | 리 | 들 | 의 | 료 | 법

53. 제53조(신의료기술의 평가)

(1) 현 행

제53조(신의료기술의 평가)
① 보건복지부장관은 국민건강을 보호하고 의료기술의 발전을 촉진하기 위하여 대통령령으로 정하는 바에 따라 제54조에 따른 신의료기술평가위원회의 심의를 거쳐 신의료기술의 안전성·유효성 등에 관한 평가(이하 "신의료기술평가"라 한다)를 하여야 한다. 〈개정 2008.2.29., 2010.1.18.〉
② 제1항에 따른 신의료기술은 새로 개발된 의료기술로서 보건복지부장관이 안전성·유효성을 평가할 필요성이 있다고 인정하는 것을 말한다. 〈개정 2008.2.29., 2010.1.18.〉
③ 보건복지부장관은 신의료기술평가의 결과를 「국민건강보험법」 제64조에 따른 건강보험심사평가원의 장에게 알려야 한다. 이 경우 신의료기술평가의 결과를 보건복지부령으로 정하는 바에 따라 공표할 수 있다. 〈개정 2008.2.29., 2010.1.18., 2011.12.31.〉
④ 그 밖에 신의료기술평가의 대상 및 절차 등에 필요한 사항은 보건복지부령으로 정한다. 〈개정 2008.2.29., 2010.1.18.〉

(2) 개선방안

제53조(신의료기술평가)
① 보건복지부장관은 국민건강을 보호하고 의료기술발전을 촉진하기 위하여 대통령령에 근거하여 제54조에 규정된 신의료기술평가위원회 심의를 거쳐 신의료기술 안전성·유효성에 관한 평가(이하 "신의료기술평가"라 한다)를 하여야 한다. 〈개정 2008.2.29., 2010.1.18.〉
② 제1항 신의료기술은 새로 개발된 의료기술로서 보건복지부장관이 안전성·유효성을 평가할 필요성이 있다고 인정하는 것을 말한다. 〈개정 2008.2.29., 2010.1.18.〉
③ 보건복지부장관은 신의료기술평가 결과를 「국민건강보험법」 제64조에 근거하여 건강보험심사평가원장에게 알려야 한다. 이 경우 신의료기술평가 결과를 보건복지부령에 근거하여 공표할 수 있다. 〈개정 2008.2.29., 2010.1.18., 2011.12.31.〉
④ 그 밖에 신의료기술평가 대상·절차에 필요한 사항은 보건복지부령으로 정한다. 〈개정 2008.2.29., 2010.1.18.〉

【개정방향】
※ 제목변경: 신의료기술평가
※ 명확성·간결성·가독성
※ 국어문법정비
※ 나열형은 온점(·)을 사용하여 법조문을 읽기 쉽게 줄임
※ 일본식 '의' 삭제

(3) 해 설
가. 의료법 제53조는 신의료기술평가를 규정하고 있다.
나. 주요내용을 보면, ① 보건복지부장관은 국민건강을 보호하고 의료기술발전을 촉진하기 위하여 대통령령에 근거하여 제54조에 규정된 신의료기술평가위원회 심의를 거쳐 신의료기술 안전성·유효성에 관한 평가(이하 "신의료기술평가"라 한다)를 하여야 한다.〈개정 2008.2.29., 2010.1.18.〉
다. ② 제1항 신의료기술은 새로 개발된 의료기술로서 보건복지부장관이 안전성·유효성을 평가할 필요성이 있다고 인정하는 것을 말한다.〈개정 2008.2.29., 2010.1.18.〉
라. ③ 보건복지부장관은 신의료기술평가 결과를「국민건강보험법」제64조에 근거하여 건강보험심사평가원장에게 알려야 한다. 이 경우 신의료기술평가 결과를 보건복지부령에 근거하여 공표할 수 있다.〈개정 2008.2.29., 2010.1.18., 2011.12.31.〉
마. ④ 그 밖에 신의료기술평가 대상·절차에 필요한 사항은 보건복지부령으로 정한다.〈개정 2008.2.29., 2010.1.18.〉

(4) 관련 판례

> 쟁점판례 76 혈맥약침술이 비급여 의료행위인 약침술에 포함되는지 여부가 문제된 사건
>
> 대법원 2019. 6. 27. 선고 2016두34585 판결
> [과다본인부담금확인처분취소]
>
> Q. 갑이 자신이 운영하는 요양병원에서 항암혈맥약침 등의 치료를 받은 환자로부터 본인부담금을 수령하였다. 그러나 **건강보험심사평가원이**

> '혈맥약침술이 기존의 약침술의 범주에 해당하지 않아 신의료기술 신청이 선행되어야 한다'는 이유로 항암혈맥약침술 비용을 '과다본인부담금'으로 확인하고 환급을 명하는 처분을 한 사안이다.
> Q. 신의료기술평가 제도의 시행일(2007. 4. 28.) 이후 새롭게 시도되는 의료기술이 기존 의료기술을 변경하였다. 그 **변경의 정도가 경미하지 않아 서로 동일하거나 유사하다고 인정되지 않는 경우, 비급여 의료행위에 해당하기 위해서는 신의료기술평가가 선행되어야 하는지 여부**(적극)
> Q. 변경의 정도가 경미한지 판단할 때 고려할 사항
> Q. 혈맥약침술은 기존 의료기술인 약침술과 비교할 때 시술의 목적, 부위, 방법 등에서 상당한 차이가 있다. 변경의 정도가 경미하지 않아 서로 동일하거나 유사하다고 볼 수 없다. 그러므로 **갑이 수진자들로부터 비급여 항목으로 혈맥약침술 비용을 지급받으려면 신의료기술평가 절차를 통해 안전성 · 유효성을 인정받아야 한다. 그럼에도 혈맥약침술이 약침술과 본질적인 차이가 없다는 전제에서 위 처분이 위법하다고 본 원심판단에 법리를 오해한 잘못이 있다**고 한 사례.

가. 의료법 제53조 제1항, 제2항, 부칙(2007. 4. 11.) 제14조, 구 신의료기술평가에 관한 규칙(2015. 9. 21. 보건복지부령 제353호로 개정되기 전의 것) 제2조 제2호의 규정 등을 종합하면, **신의료기술평가 제도의 시행일인 2007. 4. 28. 이후에 새롭게 시도되는 의료기술이 시술의 목적, 대상, 방법 등에서 기존 의료기술을 변경하였다. 그 변경의 정도가 경미하지 않기 때문에 서로 동일하거나 유사하다고 인정되지 아니한 경우에는 신의료기술평가의 대상이 되어, 법령의 절차에 따른 평가를 받지 않는 이상 더 이상 비급여 의료행위에 해당하지 않게 된다.** 변경의 정도가 경미한지를 판단할 때에는 모든 국민이 수준 높은 의료 혜택을 받을 수 있도록 국민의료에 필요한 사항을 규정함으로써 국민의 건강을 보호하고 증진하려는 의료법의 목적, 의료기술평가에 관한 법적 근거를 마련하여 의료기술의 안전성 · 유효성을 확보함으로써 국민의 생명과 신체를 보호하려는 신의료기술평가 제도의 입법 취지가 고려되어야 한다.

나. 갑이 자신이 운영하는 요양병원에서 항암혈맥약침 등의 치료를 받은 환자로부터 본인부담금 9,200,000원을 수령하였다. 그러나 건강보험심사평가원이 '혈맥약침술이 국민건강보험법상 비급여 의료행위인 기존의 약침술의 범주에 해당하지 않아 신의료기술 신청이 선행되어야 한다'는 이유로 항암혈맥약침술

비용 9,200,000원을 '과다본인부담금'으로 확인하고 환급을 명하는 처분을 한 사안이다. 약침술은 한의학의 핵심 치료기술인 침구요법과 약물요법을 접목하여 적은 양의 약물을 경혈 등에 주입하여 치료효과를 극대화시키는 의료기술이므로 침구요법을 전제로 약물요법을 가미한 것이다. 하지만 혈맥약침술은 침술에 의한 효과가 없거나 매우 미미하고 오로지 약물에 의한 효과가 극대화된 시술이다. 이 점 등에 비추어, 혈맥약침술은 기존에 허용된 의료기술인 약침술과 비교할 때 시술의 목적, 부위, 방법 등에서 상당한 차이가 있고, 변경의 정도가 경미하지 않아 서로 동일하거나 유사하다고 볼 수 없다. 그러므로 **갑이 수진자들로부터 비급여 항목으로 혈맥약침술 비용을 지급받으려면 신의료기술평가 절차를 통해 안전성·유효성을 인정받아야 한다. 그럼에도 혈맥약침술이 약침술과 본질적인 차이가 없다는 전제에서 위 처분이 위법하다고 본 원심판단에 법리를 오해한 잘못이 있다**고 한 사례.

다. 【참조조문】 의료법 제53조 제1항, 제2항, 구 신의료기술평가에 관한 규칙(2015. 9. 21. 보건복지부령 제353호로 개정되기 전의 것) 제2조 제2호(현행 제2조 제1항 제3호 참조) [2] 국민건강보험법 제47조, 제48조, **의료법 제53조 제1항, 제2항**, 구 신의료기술평가에 관한 규칙(2015. 9. 21. 보건복지부령 제353호로 개정되기 전의 것) 제2조 제2호(현행 제2조 제1항 제3호 참조).

54. 제54조(신의료기술평가위원회의 설치 등)

(1) 현 행

제54조(신의료기술평가위원회의 설치 등)
① 보건복지부장관은 신의료기술평가에 관한 사항을 심의하기 위하여 보건복지부에 신의료기술평가위원회(이하 "위원회"라 한다)를 둔다. 〈개정 2008.2.29., 2010.1.18.〉
② 위원회는 위원장 1명을 포함하여 20명 이내의 위원으로 구성한다.
③ 위원은 다음 각 호의 자 중에서 보건복지부장관이 위촉하거나 임명한다. 다만, 위원장은 제1호 또는 제2호의 자 중에서 임명한다. 〈개정 2008.2.29., 2010.1.18.〉
  1. 제28조제1항에 따른 의사회·치과의사회·한의사회에서 각각 추천하는 자
  2. 보건의료에 관한 학식이 풍부한 자

3. 소비자단체에서 추천하는 자
4. 변호사의 자격을 가진 자로서 보건의료와 관련된 업무에 5년 이상 종사한 경력이 있는 자
5. 보건의료정책 관련 업무를 담당하고 있는 보건복지부 소속 5급 이상의 공무원
④ 위원장과 위원의 임기는 3년으로 하되, 연임할 수 있다. 다만, 제3항제5호에 따른 공무원의 경우에는 재임기간으로 한다.
⑤ 위원의 자리가 빈 때에는 새로 위원을 임명하고, 새로 임명된 위원의 임기는 임명된 날부터 기산한다.
⑥ 위원회의 심의사항을 전문적으로 검토하기 위하여 위원회에 분야별 전문평가위원회를 둔다.
⑦ 그 밖에 위원회·전문평가위원회의 구성 및 운영 등에 필요한 사항은 보건복지부령으로 정한다. 〈개정 2008.2.29., 2010.1.18.〉

(2) 개선방안

제54조(신의료기술평가위원회 설치와 분야별 전문평가위원회)
① 보건복지부장관은 신의료기술평가 사항을 심의하기 위하여 보건복지부에 신의료기술평가위원회(이하 "위원회"라 한다)를 둔다. 〈개정 2008.2.29., 2010.1.18.〉
② 위원회는 위원장 1명을 포함하여 20명 이내 위원으로 구성한다.
③ 위원은 다음 각 호 사람 중에서 보건복지부장관이 위촉하거나 또는 임명한다. 다만 위원장은 제1호·제2호 사람 중에서 임명한다. 〈개정 2008.2.29., 2010.1.18.〉
  1. 제28조 제1항에 근거하여 의사회·치과의사회·한의사회에서 각각 추천하는 사람
  2. 보건의료에 관한 학식이 풍부한 사람
  3. 소비자단체에서 추천하는 사람
  4. 변호사 자격을 가진 사람으로 보건의료와 관련된 업무에 5년 이상 종사한 경력이 있는 사람
  5. 보건의료정책 관련 업무를 담당하고 있는 보건복지부 소속 5급 이상 공무원
④ 위원장과 위원 임기는 3년으로 한다. 연임할 수 있다. 다만 제3항 제5호 공무원은 임기를 재임 기간으로 한다.
⑤ 위원 자리가 빈 경우 새로운 위원을 임명한다. 새로 임명된 위원 임기는 임명된 날부터 계산한다.
⑥ 위원회 심의사항을 전문적으로 검토하기 위하여 위원회에 분야별 전문평가위원회를 둔다.

⑦ 그 밖에 위원회·전문평가위원회 구성·운영에 필요한 사항은 보건복지부령으로 정한다. 〈개정 2008.2.29., 2010.1.18.〉

【개정방향】
※ 제목변경: 신의료기술평가위원회 설치와 분야별 전문평가위원회
※ 명확성·간결성·가독성
※ 국어문법정비
※ 나열형은 온점(·)을 사용하여 법조문을 읽기 쉽게 줄임
※ 일본식 '의' 삭제
※ ~자⇒~사람
※ ④ 위원장과 위원의 임기는 3년으로 하되, 연임할 수 있다. 다만, 제3항제5호에 따른 공무원의 경우에는 재임기간으로 한다.⇒④ 위원장과 위원 임기는 3년으로 한다. 연임할 수 있다. 다만 제3항 제5호 공무원은 임기를 재임 기간으로 한다.
※ ⑤ 위원의 자리가 빈 때에는 새로 위원을 임명하고, 새로 임명된 위원의 임기는 임명된 날부터 기산한다.⇒⑤ 위원 자리가 빈 경우 새로운 위원을 임명한다. 새로 임명된 위원 임기는 임명된 날부터 계산한다.

(3) 해 설
가. 의료법 제54조는 신의료기술평가위원회 설치와 분야별 전문평가위원회를 규정하고 있다.
나. 주요내용을 보면, ① 보건복지부장관은 신의료기술평가 사항을 심의하기 위하여 보건복지부에 신의료기술평가위원회(이하 "위원회"라 한다)를 둔다. 〈개정 2008.2.29., 2010.1.18.〉
다. ② 위원회는 위원장 1명을 포함하여 20명 이내 위원으로 구성한다.
라. ③ 위원은 다음 각 호 사람 중에서 보건복지부장관이 위촉하거나 또는 임명한다. 다만 위원장은 제1호·제2호 사람 중에서 임명한다. 〈개정 2008.2.29., 2010.1.18.〉
  1. 제28조 제1항에 근거하여 의사회·치과의사회·한의사회에서 각각 추천하는 사람
  2. 보건의료에 관한 학식이 풍부한 사람
  3. 소비자단체에서 추천하는 사람
  4. 변호사 자격을 가진 사람으로 보건의료와 관련된 업무에 5년 이상 종사한 경력이 있는 사람
  5. 보건의료정책 관련 업무를 담당하는 보건복지부 소속 5급 이상 공무원

마. ④ 위원장과 위원 임기는 3년으로 한다. 연임할 수 있다. 다만 제3항 제5호 공무원은 임기를 재임 기간으로 한다. ⑤ 위원 자리가 빈 경우 새로운 위원을 임명한다. 새로 임명된 위원 임기는 임명된 날부터 계산한다. ⑥ 위원회 심의사항을 전문적으로 검토하기 위하여 위원회에 분야별 전문평가위원회를 둔다.
바. ⑦ 그 밖에 위원회·전문평가위원회 구성·운영에 필요한 사항은 보건복지부령으로 정한다. 〈개정 2008.2.29., 2010.1.18.〉

55. 제55조(자료의 수집 업무 등의 위탁)

(1) 현 행

> 제55조(자료의 수집 업무 등의 위탁)
> 보건복지부장관은 신의료기술평가에 관한 업무를 수행하기 위하여 필요한 경우 보건복지부령으로 정하는 바에 따라 자료 수집·조사 등 평가에 수반되는 업무를 관계 전문기관 또는 단체에 위탁할 수 있다. 〈개정 2008.2.29., 2010.1.18.〉

(2) 개선방안

> 제55조(자료수집업무위탁)
> 보건복지부장관은 신의료기술평가 업무를 수행하기 위하여 필요한 경우, 보건복지부령에 근거하여 자료수집·자료조사 등 평가에 수반되는 업무를 관계 전문기관·단체에 위탁할 수 있다. 〈개정 2008.2.29., 2010.1.18.〉
>
> 【개정방향】
> ※ 제목변경: 자료수집업무위탁
> ※ 명확성·간결성·가독성
> ※ 보건복지부령으로 정하는 바에 따라⇒보건복지부령에 근거하여

(3) 해 설

가. 의료법 제55조는 자료수집업무위탁을 규정하고 있다.
나. 주요내용을 보면, 보건복지부장관은 신의료기술평가 업무를 수행하기 위하여 필요한 경우, 보건복지부령에 근거하여 자료수집·자료조사 등 평가에 수반되는 업무를 관계 전문기관·단체에 위탁할 수 있다. 〈개정 2008.2.29., 2010.1.18.〉

제5장
의료광고

56. 제56조(의료광고의 금지 등) ★★★★★

(1) 현 행

제56조(의료광고의 금지 등)
① 의료기관 개설자, 의료기관의 장 또는 의료인(이하 "의료인등"이라 한다)이 아닌 자는 의료에 관한 광고(의료인등이 신문·잡지·음성·음향·영상·인터넷·인쇄물·간판, 그 밖의 방법에 의하여 의료행위, 의료기관 및 의료인등에 대한 정보를 소비자에게 나타내거나 알리는 행위를 말한다. 이하 "의료광고"라 한다)를 하지 못한다. 〈개정 2018.3.27〉
② 의료인등은 다음 각 호의 어느 하나에 해당하는 의료광고를 하지 못한다. 〈개정 2009.1.30, 2016.5.29, 2018.3.27〉
 1. 제53조에 따른 평가를 받지 아니한 신의료기술에 관한 광고
 2. 환자에 관한 치료경험담 등 소비자로 하여금 치료 효과를 오인하게 할 우려가 있는 내용의 광고
 3. 거짓된 내용을 표시하는 광고
 4. 다른 의료인등의 기능 또는 진료 방법과 비교하는 내용의 광고
 5. 다른 의료인등을 비방하는 내용의 광고
 6. 수술 장면 등 직접적인 시술행위를 노출하는 내용의 광고
 7. 의료인등의 기능, 진료 방법과 관련하여 심각한 부작용 등 중요한 정보를 누락하는 광고
 8. 객관적인 사실을 과장하는 내용의 광고
 9. 법적 근거가 없는 자격이나 명칭을 표방하는 내용의 광고
 10. 신문, 방송, 잡지 등을 이용하여 기사(기사) 또는 전문가의 의견 형태로 표현되는 광고
 11. 제57조에 따른 심의를 받지 아니하거나 심의받은 내용과 다른 내용의 광고
 12. 제27조제3항에 따라 외국인환자를 유치하기 위한 국내광고
 13. 소비자를 속이거나 소비자로 하여금 잘못 알게 할 우려가 있는 방법으로 제45조에 따른 비급여 진료비용을 할인하거나 면제하는 내용의 광고
 14. 각종 상장·감사장 등을 이용하는 광고 또는 인증·보증·추천을 받았다는 내용을 사용하거나 이와 유사한 내용을 표현하는 광고. 다만, 다음 각 목의 어느 하나에 해당하는 경우는 제외한다.
  가. 제58조에 따른 의료기관 인증을 표시한 광고
  나. 「정부조직법」 제2조부터 제4조까지의 규정에 따른 중앙행정기관·특별지방행정기관 및 그 부속기관, 「지방자치법」 제2조에 따른 지방자치단체 또는 「공공기관의 운영에 관한 법률」 제4조에 따른 공공기관으로부터 받

은 인증·보증을 표시한 광고
다. 다른 법령에 따라 받은 인증·보증을 표시한 광고
라. 세계보건기구와 협력을 맺은 국제평가기구로부터 받은 인증을 표시한 광고 등 대통령령으로 정하는 광고
15. 그 밖에 의료광고의 방법 또는 내용이 국민의 보건과 건전한 의료경쟁의 질서를 **해치거나** 소비자에게 피해를 줄 우려가 있는 것으로서 대통령령으로 정하는 내용의 광고

③ 의료광고는 다음 각 호의 방법으로는 하지 못한다. 〈개정 2018.3.27〉
1. 「방송법」 제2조제1호의 방송
2. 그 밖에 국민의 보건과 건전한 의료경쟁의 질서를 유지하기 위하여 제한할 필요가 있는 경우로서 대통령령으로 정하는 방법

④ 제2항에 따라 금지되는 의료광고의 구체적인 내용 등 의료광고에 관하여 필요한 사항은 대통령령으로 정한다. 〈개정 2018.3.27〉

⑤ 보건복지부장관, 시장·군수·구청장은 제2항제2호부터 제5호까지 및 제7호부터 제9호까지를 위반한 의료인등에 대하여 제63조, 제64조 및 제67조에 따른 처분을 하려는 경우에는 지체 없이 그 내용을 공정거래위원회에 통보하여야 한다. 〈신설 2016.5.29, 2018.3.27〉

[2018. 3. 27. 법률 제15540호에 의하여 2015. 12. 23. 헌법재판소에서 위헌 결정된 이 조를 개정함.]

의료법 일부개정 2020. 12. 29. [법률 제17787호, 시행 2021. 6. 30.] 보건복지부.

【문제점】
※ 제56조 위반에 대한 제재조항들이 제63조·제64조·제89조에 분리되어 규범력이 떨어진다.

의료법 시행령
일부개정 2021. 6. 15. [대통령령 제31774호, 시행 2021. 6. 30.] 보건복지부.
의료법 시행령 제23조(의료광고의 금지 기준)

① 법 제56조제2항에 따라 금지되는 의료광고의 구체적인 기준은 다음 각 호와 같다. 〈개정 2008.12.3, 2010.1.27, 2012.4.27, 2017.2.28., 2018.9.28〉
1. 법 제53조에 따른 신의료기술평가를 받지 아니한 신의료기술에 관하여 광고하는 것
2. 특정 의료기관·의료인의 기능 또는 진료 방법이 질병 치료에 반드시 효과가 있다고 표현하거나 환자의 치료경험담이나 6개월 이하의 임상경력을 광고하는 것

3. 의료인, 의료기관, 의료서비스 및 의료 관련 각종 사항에 대하여 객관적인 사실과 다른 내용 등 거짓된 내용을 광고하는 것
4. 특정 의료기관 개설자, 의료기관의 장 또는 의료인(이하 "의료인등"이라 한다)이 수행하거나 광고하는 기능 또는 진료 방법이 다른 의료인등의 것과 비교하여 우수하거나 효과가 있다는 내용으로 광고하는 것
5. 다른 의료인등을 비방할 목적으로 해당 의료인등이 수행하거나 광고하는 기능 또는 진료 방법에 관하여 불리한 사실을 광고하는 것
6. 의료인이 환자를 수술하는 장면이나 환자의 환부(환부) 등을 촬영한 동영상·사진으로서 일반인에게 혐오감을 일으키는 것을 게재하여 광고하는 것
7. 의료인등의 의료행위나 진료 방법 등을 광고하면서 예견할 수 있는 환자의 안전에 심각한 위해(위해)를 끼칠 우려가 있는 부작용 등 중요 정보를 빠뜨리거나 글씨 크기를 작게 하는 등의 방법으로 눈에 잘 띄지 않게 광고하는 것
8. 의료인, 의료기관, 의료서비스 및 의료 관련 각종 사항에 대하여 객관적인 사실을 과장하는 내용으로 광고하는 것
9. 법적 근거가 없는 자격이나 명칭을 표방하는 내용을 광고하는 것
10. 특정 의료기관·의료인의 기능 또는 진료 방법에 관한 기사나 전문가의 의견을 「신문 등의 진흥에 관한 법률」 제2조에 따른 신문·인터넷신문 또는 「잡지 등 정기간행물의 진흥에 관한 법률」에 따른 정기간행물이나 「방송법」 제2조제1호에 따른 방송에 싣거나 방송하면서 특정 의료기관·의료인의 연락처나 약도 등의 정보도 함께 싣거나 방송하여 광고하는 것
11. 법 제57조제1항에 따라 심의 대상이 되는 의료광고를 심의를 받지 아니하고 광고하거나 심의 받은 내용과 다르게 광고하는 것
12. 외국인환자를 유치할 목적으로 법 제27조제3항에 따른 행위를 하기 위하여 국내광고 하는 것
13. 법 제45조에 따른 비급여 진료비용의 할인·면제 금액, 대상, 기간이나 범위 또는 할인·면제 이전의 비급여 진료비용에 대하여 허위 또는 불명확한 내용이나 정보 등을 게재하여 광고하는 것
14. 각종 상장·감사장 등을 이용하여 광고하는 것 또는 인증·보증·추천을 받았다는 내용을 사용하거나 이와 유사한 내용을 표현하여 광고하는 것. 다만, 법 제56조제2항제14호 각 목의 어느 하나에 해당하는 경우는 제외한다.

② 법 제56조제2항제14호라목에서 "세계보건기구와 협력을 맺은 국제평가기구로부터 받은 인증을 표시한 광고 등 대통령령으로 정하는 광고"란 다음 각 호의 어느 하나에 해당하는 광고를 말한다. 〈신설 2018.9.28〉
   1. 세계보건기구와 협력을 맺은 국제평가기구로부터 받은 인증을 표시한 광고
   2. 국제의료질관리학회(The International Society for Quality in Health Care)로부

터 인증을 받은 각국의 인증기구의 인증을 표시한 광고
③ 보건복지부장관은 의료인등 자신이 운영하는 인터넷 홈페이지에 의료광고를 하는 경우에 제1항에 따라 금지되는 의료광고의 세부적인 기준을 정하여 고시할 수 있다. 〈개정 2008.2.29., 2010.3.15., 2018.9.28〉

[개정 전]
제56조(의료광고의 금지 등)
① 의료법인·의료기관 또는 의료인이 아닌 자는 의료에 관한 광고를 하지 못한다.
② 의료법인·의료기관 또는 의료인은 다음 각 호의 어느 하나에 해당하는 의료광고를 하지 못한다. 〈개정 2009.1.30., 2016.5.29.〉
  1. 제53조에 따른 평가를 받지 아니한 신의료기술에 관한 광고
  2. 치료효과를 보장하는 등 소비자를 현혹할 우려가 있는 내용의 광고
  3. 다른 의료기관·의료인의 기능 또는 진료 방법과 비교하는 내용의 광고
  4. 다른 의료법인·의료기관 또는 의료인을 비방하는 내용의 광고
  5. 수술 장면 등 직접적인 시술행위를 노출하는 내용의 광고
  6. 의료인의 기능, 진료 방법과 관련하여 심각한 부작용 등 중요한 정보를 누락하는 광고
  7. 객관적으로 인정되지 아니하거나 근거가 없는 내용을 포함하는 광고
  8. 신문, 방송, 잡지 등을 이용하여 기사(記事) 또는 전문가의 의견 형태로 표현되는 광고
  9. 제57조에 따른 심의를 받지 아니하거나 심의받은 내용과 다른 내용의 광고
  10. 제27조제3항에 따라 외국인환자를 유치하기 위한 국내광고
  11. 소비자를 속이거나 소비자로 하여금 잘못 알게 할 우려가 있는 방법으로 제45조에 따른 비급여 진료비용을 할인하거나 면제하는 내용의 광고
  12. 그 밖에 의료광고의 내용이 국민건강에 중대한 위해를 발생하게 하거나 발생하게 할 우려가 있는 것으로서 대통령령으로 정하는 내용의 광고
③ 의료법인·의료기관 또는 의료인은 거짓이나 과장된 내용의 의료광고를 하지 못한다.
④ 의료광고는 다음 각 호의 방법으로는 하지 못한다.
  1. 「방송법」 제2조제1호의 방송
  2. 그 밖에 국민의 보건과 건전한 의료경쟁의 질서를 유지하기 위하여 제한할 필요가 있는 경우로서 대통령령으로 정하는 방법
⑤ 제1항이나 제2항에 따라 금지되는 의료광고의 구체적인 기준 등 의료광고에 관하여 필요한 사항은 대통령령으로 정한다.
⑥ 보건복지부장관, 시장·군수·구청장은 제2항제2호부터 제4호까지 및 제6호·

제7호와 제3항을 위반한 의료법인·의료기관 또는 의료인에 대하여 제63조, 제64조 및 제67조에 따른 처분을 하려는 경우에는 지체 없이 그 내용을 공정거래위원회에 통보하여야 한다. 〈신설 2016.5.29.〉
[단순위헌, 2015헌바75, 2015.12.23. 의료법(2009. 1. 30. 법률 제9386호로 개정된 것) 제56조 제2항 제9호 중 '제57조에 따른 심의를 받지 아니한 광고' 부분은 헌법에 위반된다.]

(2) 개선방안

제56조(의료광고금지와 의료광고방법금지)
① 의료기관 개설자·의료기관장·의료인(이하 "의료인등"이라 한다)이 아닌 사람은 의료광고(의료인등이 신문·잡지·음성·음향·영상·인터넷·인쇄물·간판·그 밖의 방법으로 의료행위·의료기관·의료인등에 대한 정보를 소비자에게 나타내거나 또는 알리는 행위를 말한다. 이하 "의료광고"라 한다)를 하여서는 안 된다. 〈개정 2018.3.27〉
② 의료인등은 다음 각 호 어느 하나에 해당하는 의료광고를 하여서는 안 된다. 〈개정 2009.1.30, 2016.5.29, 2018.3.27〉
 1. 제53조에 근거하여 평가를 받지 않은 신의료기술광고
 2. 환자치료경험담 등 소비자에게 치료 효과를 오인하게 할 우려가 있는 내용 광고
 3. 거짓된 내용을 표시하는 광고
 4. 다른 의료인등의 기능 또는 진료 방법과 비교하는 내용 광고
 5. 다른 의료인등을 비방하는 내용 광고
 6. 수술 장면 등 직접적인 시술행위를 노출하는 내용 광고
 7. 의료인등의 기능·진료 방법과 관련하여 심각한 부작용 등 중요한 정보를 누락하는 광고
 8. 객관적인 사실을 과장하는 내용 광고
 9. 법적 근거가 없는 자격·명칭을 표방하는 내용 광고
 10. **신문·방송·잡지**를 이용하여 기사(記事) 형태로 표현되는 광고 또는 전문가의 의견 형태로 표현되는 광고
 11. 제57조에 근거하여 심의를 받지 않은 광고 또는 심의받은 내용과 다른 내용 광고
 12. 제27조 제3항에 근거하여 외국인환자를 유치하기 위한 국내 광고
 13. 소비자를 속이거나 또는 소비자에게 잘못 알게 할 우려가 있는 방법으로 제45조에 근거하여 비급여 진료비용을 할인·면제하는 내용 광고
 14. 각종 상장·감사장을 이용하는 광고 또는 인증·보증·추천을 받았다는 내

용을 사용하거나 또는 이와 유사한 내용을 표현하는 광고. 다만 다음 각 항목 어느 하나에 해당하는 경우는 제외한다.
　가. 제58조에 근거하여 의료기관 인증을 표시한 광고
　나. 「정부조직법」 제2조·제3조·제4조에 근거하여 중앙행정기관·특별지방행정기관과 그 부속기관·「지방자치법」 제2조에 규정된 지방자치단체 또는 「공공기관의 운영에 관한 법률」 제4조에 규정된 공공기관에서 받은 인증·보증을 표시한 광고
　다. 다른 법령에 근거하여 받은 인증·보증을 표시한 광고
　라. 세계보건기구와 협력을 맺은 국제평가기구에서 받은 인증을 표시한 광고 등 대통령령으로 정하는 광고
15. 그 밖에 의료광고 방법·내용이 국민 보건과 건전한 의료경쟁 질서를 침해하거나 또는 소비자에게 피해를 줄 가능성이 있는 경우로서 대통령령으로 정하는 내용 광고
③ 의료광고는 다음 각 호 방법으로 하여서는 안 된다. 〈개정 2018.3.27〉
　1. 「방송법」 제2조 제1호 방송
　2. 그 밖에 국민 보건과 건전한 의료경쟁 질서를 유지하기 위하여 제한할 필요가 있는 경우로서 대통령령으로 정하는 방법
④ 제2항에 근거하여 금지되는 의료광고의 구체적인 내용 등 의료광고에 관하여 필요한 사항은 대통령령으로 정한다. 〈개정 2018.3.27〉
⑤ 보건복지부장관·시장·군수·구청장은 제2항 제2호·제3호·제4호·제5호와 제7호·제8호·제9호를 위반한 의료인등에 대하여 제63조·제64조·제67조에 근거하여 처분을 할 경우, 지체 없이 그 내용을 공정거래위원회에 통보하여야 한다. 〈신설 2016.5.29, 2018.3.27〉
[2018. 3. 27. 법률 제15540호에 의하여 2015. 12. 23. 헌법재판소에서 위헌 결정된 이 조를 개정함.]
의료법 일부개정 2020. 12. 29. [법률 제17787호, 시행 2021. 6. 30.] 보건복지부.

【개정방향】
※ 제목변경: 의료광고금지와 의료광고방법금지
※ 명확성·간결성·가독성
※ 국어문법정비
※ 나열형은 온점(·)을 사용하여 법조문을 읽기 쉽게 줄임
※ 일본식 '의' 삭제
※ 의료광고를 하지 못한다. ⇒ 의료광고를 **하여서는 안 된다.**
※ ⑤ 보건복지부장관, 시장·군수·구청장은 제2항제2호부터 제5호까지 및 제7호부터 제9호까지를 위반한 의료인등에 대하여 제63조, 제64조 및 제67조에 따른

처분을 하려는 경우에는 지체 없이 그 내용을 공정거래위원회에 통보하여야 한다. 〈신설 2016.5.29, 2018.3.27〉⇒⑤ 보건복지부장관·시장·군수·구청장은 제2항 제2호·제3호·제4호·제5호와 제7호·제8호·제9호를 위반한 의료인등에 대하여 제63조·제64조·제67조에 근거하여 처분을 할 경우, 지체 없이 그 내용을 공정거래위원회에 통보하여야 한다. 〈신설 2016.5.29., 2018.3.27〉

의료법 시행령
일부개정 2021. 6. 15. [대통령령 제31774호, 시행 2021. 6. 30.] 보건복지부.
의료법 시행령 제23조(의료광고 금지기준)
① 법 제56조 제2항에 근거하여 금지되는 의료광고의 구체적인 기준은 다음 각 호와 같다. 〈개정 2008.12.3, 2010.1.27, 2012.4.27, 2017.2.28., 2018.9.28〉
1. 법 제53조에 규정한 신의료기술평가를 받지 않은 신의료기술에 관한 광고
2. 특정 의료기관·의료인의 기능 또는 진료 방법이 질병 치료에 반드시 효과가 있다고 표현하는 광고 또는 환자의 치료경험담이나 6개월 이하의 임상경력을 광고
3. 의료인·의료기관·의료서비스·의료 관련 각종 사항에 대하여 객관적인 사실과 다른 내용 등 거짓된 내용을 광고
4. 특정 의료기관 개설자·의료기관장·의료인(이하 "의료인등"이라 한다)이 수행하거나 광고하는 기능 또는 진료 방법이 다른 의료인등의 것과 비교하여 우수하거나 효과가 있다는 내용으로 광고
5. 다른 의료인을 비방할 목적으로 해당 의료인이 수행하거나 광고하는 기능 또는 진료 방법에 관하여 불리한 사실을 광고
6. 의료인이 환자를 수술하는 장면이나 환자의 환부(患部) 등을 촬영한 동영상·사진으로서 일반인에게 혐오감을 일으키는 것을 게재하여 광고
7. 의료인의 의료행위·진료 방법 등을 광고하면서 예견할 수 있는 환자의 안전에 심각한 위해(危害)를 끼칠 우려가 있는 부작용 등 중요 정보를 빠뜨리거나 또는 글씨 크기를 작게 하는 등의 방법으로 눈에 잘 띄지 않게 광고
8. 의료인·의료기관·의료서비스·의료 관련 각종 사항에 대하여 객관적인 사실을 과장하는 내용으로 광고
9. 법적 근거가 없는 자격이나 명칭을 표방하는 내용을 광고
10. 특정 의료기관·의료인의 기능 또는 진료 방법에 관한 기사나 전문가의 의견을 「신문 등의 진흥에 관한 법률」 제2조에 따른 신문·인터넷신문 또는 「잡지 등 정기간행물의 진흥에 관한 법률」에 따른 정기간행물이나 「방송법」 제2조 제1호에 따른 방송에 싣거나 방송하면서 특정 의료기관·의료인의 연락처나 약도 등의 정보도 함께 싣거나 방송하여 광고

11. 법 제57조 제1항에 규정한 심의 대상이 되는 의료광고를 심의를 받지 아니하고 광고하거나 또는 심의 받은 내용과 다르게 광고
12. 외국인환자를 유치할 목적으로 법 제27조 제3항에 규정한 행위를 하기 위한 국내광고
13. 법 제45조에 규정한 비급여 진료비용의 할인·면제 금액·대상·기간·범위 또는 할인·면제 이전의 비급여 진료비용에 대하여 허위 또는 불명확한 내용이나 정보 등을 게재하여 광고
14. 각종 상장·감사장 등을 이용하여 광고하는 것 또는 인증·보증·추천을 받았다는 내용을 사용하거나 또는 이와 유사한 내용을 표현하여 광고. 다만 법 제56조 제2항 제14호 각 목의 어느 하나에 해당하는 경우는 제외한다.

② 법 제56조 제2항 제14호 라목에서 "세계보건기구와 협력을 맺은 국제평가기구로부터 받은 인증을 표시한 광고 등 대통령령으로 정하는 광고"란 다음 각 호의 어느 하나에 해당하는 광고를 말한다. 〈신설 2018.9.28〉
  1. 세계보건기구와 협력을 맺은 국제평가기구로부터 받은 인증을 표시한 광고
  2. 국제의료질관리학회(The International Society for Quality in Health Care)로부터 인증을 받은 각국의 인증기구의 인증을 표시한 광고
③ 보건복지부장관은 의료인 자신이 운영하는 인터넷 홈페이지에 의료광고를 하는 경우, 제1항에 근거하여 금지되는 의료광고의 세부적인 기준을 정하여 고시할 수 있다. 〈개정 2008.2.29, 2010.3.15, 2018.9.28〉

[개정 전]
제56조(의료광고금지와 의료광고방법금지)
① 의료법인·의료기관·의료인이 아닌 **사람은 의료광고를 하여서는 안 된다.**
② 의료법인·의료기관·의료인은 다음 각 호 어느 하나에 해당하는 의료광고를 **하여서는 안 된다.** 〈개정 2009.1.30., 2016.5.29.〉
  1. 제53조에 근거하여 평가를 받지 않은 신의료기술광고
  2. 치료효과를 보장하는 등 소비자를 현혹할 가능성이 있는 내용 광고
  3. 다른 의료기관·의료인 기능·진료 방법과 비교하는 내용 광고
  4. 다른 의료법인·의료기관·의료인을 비방하는 내용 광고
  5. 수술 장면 등 직접적인 시술행위를 노출하는 내용 광고
  6. 의료인 기능·진료방법 관련 심각한 부작용 등 중요정보를 누락하는 광고
  7. 객관적으로 인정되지 않거나 근거 없는 내용을 포함하는 광고
  8. 신문·방송·잡지를 이용하여 기사(記事)·전문가 의견 형태로 표현되는 광고
  9. 제57조에 근거하여 심의를 받지 않은 광고 또는 심의 받은 내용과 다른 내용 광고

10. 제27조 제3항에 근거하여 외국인환자를 유치하기 위한 국내 광고
   11. 소비자를 속이거나 또는 소비자에게 잘못 알게 할 가능성이 있는 방법으로 제45조에 근거하여 비급여 진료비용을 할인·면제하는 내용 광고
   12. 그 밖에 의료광고 내용이 국민건강에 중대한 위해를 발생하게 하거나 또는 발생하게 할 가능성이 있는 경우로서 대통령령으로 정하는 내용 광고
③ 의료법인·의료기관·의료인은 거짓·과장된 내용으로 의료광고를 **하여서는 안 된다.**
④ 의료광고는 다음 각 호 방법으로 **하여서는 안 된다.**
   1. 「방송법」 제2조 제1호 방송
   2. 그 밖에 국민보건과 건전한 의료경쟁 질서를 유지하기 위하여 제한할 필요가 있는 경우로서 대통령령으로 정하는 방법
⑤ 제1항·제2항에 근거하여 금지되는 의료광고 구체적인 기준 등 의료광고에 관하여 필요한 사항은 대통령령으로 정한다.
⑥ 보건복지부장관·시장·군수·구청장은 제2항 제2호·제3호·제4호·제6호·제7호과 제3항을 위반한 의료법인·의료기관·의료인에 대하여 제63조·제64조·제67조에 근거하여 처분을 하려는 경우 **지체 없이** 그 내용을 공정거래위원회에 통보하여야 한다. 〈신설 2016.5.29.〉
[단순위헌, 2015헌바75, 2015.12.23. 의료법(2009. 1. 30. 법률 제9386호로 개정된 것) 제56조 제2항 제9호 중 '제57조에 근거하여 심의를 받지 않은 광고' 부분은 헌법에 위반된다.]

제63조(시설·장비 사용 제한·금지명령과 시정명령)
보건복지부장관·시장·군수·구청장은 의료기관이 다음 각 호 어느 하나를 위반한 때,
   15. 제56조 제2항·제3항·제4항
위반한 사항을 시정하도록 명할 수 있다.

제64조(개설허가취소)
① 보건복지부장관·시장·군수·구청장은 의료기관이 다음 각 호 어느 하나에 해당하는 경우, 그 의료업을 1년 범위에서 정지시키거나 또는 개설 허가를 취소하거나 또는 의료기관 폐쇄를 명할 수 있다. 다만 제8호에 해당하는 경우 의료기관 개설 허가를 취소하거나 또는 의료기관 폐쇄를 명하여야 하며, 의료기관 폐쇄는 제33조 제3항과 제35조제1항 본문에 근거하여 신고한 의료기관에만 명할 수 있다. 〈개정 2007.7.27., 2008.2.29., 2009.1.30., 2010.1.18., 2011.8.4., 2013.8.13., 2015.12.22., 2015.12.29., 2016.5.29., 2016.12.20.〉
   5. 제33조 제5항·제9항·제10항·제40조·제56조를 위반한 경우

> **제89조(벌칙)**
> 다음 각 호 어느 하나에 해당하는 사람은 1년 이하 징역형·1천만원 이하 벌금형으로 처벌된다.
>   1. 제15조 제1항·제17조 제1항·제2항(제1항 단서 후단과 제2항 단서는 제외한다)·제23조2 제3항 후단·제33조 제9항·**제56조 제1항·제2항·제3항·제4항**·제57조 제1항·제58조6 제2항을 위반한 사람
>
> 【개정방향】
> ※ 제목변경: 의료광고금지와 의료광고방법금지
> ※ 벌칙조항 신설 통합: ⑦ 보건복지부장관·시장·군수·구청장은 의료기관이 제2항·제4항·제4항을 위반한 경우 위반사항을 시정하도록 명할 수 있다. ⑧ 보건복지부장관·시장·군수·구청장은 의료기관이 **제1항·제2항·제3항·제4항·제5항·제6항을** 위반한 경우, 그 의료업을 1년 범위에서 정지시키거나 또는 개설 허가를 취소하거나 또는 의료기관 폐쇄를 명할 수 있다. ⑨ **제1항·제2항·제3항·제4항을 위반한** 사람은 1년 이하 징역형·1천만원 이하 벌금형으로 처벌된다.

(3) 해 설

가. 의료법 제56조는 의료광고금지와 의료광고방법금지를 규정하고 있다. 의료광고란 의료인·의료기술에 관한 정보를 불특정 다수인에게 전파하는 것을 말한다. 광고는 표현 자유에 해당한다. 상업광고는 영업 자유에 해당한다. 광고는 환자 유인 효과가 있다. 단순한 공익 광고는 의료광고가 아니다. 환자 유인 효과 성격이 강할수록 법적 규제가 따른다. 그러므로 **의료광고는 의료심의를 받는다.** 의료광고 규제 법리는 허위·과장 의료광고를 금지한다. 소비자의 합리적 선택을 방해한다. 소비자에게 오인과 혼동을 불러일으키기 때문이다. 허위는 진실에 반하는 것이고, 과장은 표현이 사실보다 큰 경우이다. 의료의 공공성 때문에 환자 유치 광고와 영리 광고는 제한되고 있다. 의료법 제56조는 의료광고 주체(제1항)·의료광고 내용(제2항)·광고매체에 대한 일반기준(제3항)을 제시하고 있다(이상돈·김나경, 의료법강의, 제4판, 법문사, 2020, 102-118면). 의료법 제56조는 2018년 3월 27일 대폭 개정되었다. 의료법 제15540호, 2018. 3. 27. 일부개정(제63차 개정).
   ▶ 개정이유와 주요내용
행정기관이 아닌 독립된 자율심의기구에서 의료광고에 대한 사전심의가 이루

어질 수 있도록 제도를 개선하고, 지속적인 모니터링을 통해 불법 의료광고가 난립하는 것을 방지하며, 불법 의료광고에 대해서는 보건복지부장관 등이 위반행위의 중지, 정정광고 명령 등 필요한 조치를 취할 수 있도록 함으로써 불법 의료광고로 인한 국민의 피해를 최소화함. 의사 국가시험 문제에 매년 출제되는 조문이다. 대법원 판례도 상당히 많이 축적되어 있다.

나. '의료광고'란 의료법인·의료기관·의료인이 업무·기능·경력·시설·진료방법 등 의료기술과 의료행위 등에 관한 정보를 신문·인터넷신문·정기간행물·방송·전기통신 등의 매체·수단을 이용하여 널리 알리는 행위를 의미한다.

다. 여기서 '허위광고 또는 과대광고'란 진실이 아니거나 실제보다 지나치게 부풀려진 내용을 담고 있어 의료지식이 부족한 일반인에게 오인·혼동하게 할 염려가 있는 광고를 의미한다. 객관적 사실이 아니거나 근거가 없는, 또는 현대 의학상 안전성·유효성이 과학적으로 검증되지 않은 내용을 기재하여 의료서비스 소비자에게 막연하거나 헛된 의학적 기대를 갖게 하는 광고는 허위광고 또는 과대광고로서 금지된다. **의료기관이 인터넷 홈페이지에 '국내 최초', '국내 최상품', '대표적' 문구를 사용한 광고를 게재한 행위는 의료법 제56조 제3항에서 금지하는 과대광고에 해당한다.**

라. 의료법 제56조 의료광고금지와 의료광고방법금지를 위반한 경우, 시정명령·개설허가취소·벌칙 등 다양한 제재가 규정되어 있다.

마. 주요내용을 보면, ① 의료기관 개설자·의료기관장·의료인(이하 "의료인등"이라 한다)이 아닌 사람은 의료광고(의료인등이 신문·잡지·음성·음향·영상·인터넷·인쇄물·간판·그 밖의 방법으로 의료행위·의료기관·의료인등에 대한 정보를 소비자에게 나타내거나 또는 알리는 행위를 말한다. 이하 "의료광고"라 한다)를 하여서는 안 된다.〈개정 2018.3.27〉

바. ② 의료인등은 다음 각 호 어느 하나에 해당하는 의료광고를 하여서는 안 된다.〈개정 2009.1.30, 2016.5.29, 2018.3.27〉
  1. 제53조에 근거하여 평가를 받지 않은 신의료기술광고
  2. 환자치료경험담 등 소비자에게 치료 효과를 오인하게 할 우려가 있는 내용 광고
  3. 거짓된 내용을 표시하는 광고
  4. 다른 의료인등의 기능 또는 진료 방법과 비교하는 내용 광고
  5. 다른 의료인등을 비방하는 내용 광고
  6. 수술 장면 등 직접적인 시술행위를 노출하는 내용 광고

7. 의료인등의 기능·진료 방법과 관련하여 심각한 부작용 등 중요한 정보를 누락하는 광고
8. 객관적인 사실을 과장하는 내용 광고
9. 법적 근거가 없는 자격·명칭을 표방하는 내용 광고
10. 신문·방송·잡지를 이용하여 기사(記事) 형태로 표현되는 광고 또는 전문가의 의견 형태로 표현되는 광고
11. 제57조에 근거하여 심의를 받지 않은 광고 또는 심의받은 내용과 다른 내용 광고
12. 제27조 제3항에 근거하여 외국인환자를 유치하기 위한 국내 광고
13. 소비자를 속이거나 또는 소비자에게 잘못 알게 할 우려가 있는 방법으로 제45조에 근거하여 비급여 진료비용을 할인·면제하는 내용 광고
14. 각종 상장·감사장을 이용하는 광고 또는 인증·보증·추천을 받았다는 내용을 사용하거나 또는 이와 유사한 내용을 표현하는 광고. 다만 다음 각 항목 어느 하나에 해당하는 경우는 제외한다.
    가. 제58조에 근거하여 의료기관 인증을 표시한 광고
    나. 「정부조직법」 제2조·제3조·제4조에 근거하여 중앙행정기관·특별지방행정기관과 그 부속기관·「지방자치법」 제2조에 규정된 지방자치단체 또는 「공공기관의 운영에 관한 법률」 제4조에 규정된 공공기관에서 받은 인증·보증을 표시한 광고
    다. 다른 법령에 근거하여 받은 인증·보증을 표시한 광고
    라. 세계보건기구와 협력을 맺은 국제평가기구에서 받은 인증을 표시한 광고 등 대통령령으로 정하는 광고
15. 그 밖에 의료광고 방법·내용이 국민 보건과 건전한 의료경쟁 질서를 침해하거나 또는 소비자에게 피해를 줄 가능성이 있는 경우로서 대통령령으로 정하는 내용 광고

사. ③ 의료광고는 다음 각 호 방법으로 하여서는 안 된다. 〈개정 2018.3.27〉
  1. 「방송법」 제2조 제1호 방송
  2. 그 밖에 국민 보건과 건전한 의료경쟁 질서를 유지하기 위하여 제한할 필요가 있는 경우로서 대통령령으로 정하는 방법

아. ④ 제2항에 근거하여 금지되는 의료광고의 구체적인 내용 등 의료광고에 관하여 필요한 사항은 대통령령으로 정한다. 〈개정 2018.3.27〉

자. ⑤ 보건복지부장관·시장·군수·구청장은 제2항 제2호·제3호·제4호·제5

호와 제7호·제8호·제9호를 위반한 의료인등에 대하여 제63조·제64조·제67조에 근거하여 처분을 할 경우, 지체 없이 그 내용을 공정거래위원회에 통보하여야 한다. 〈신설 2016.5.29, 2018.3.27〉

[2018. 3. 27. 법률 제15540호에 의하여 2015. 12. 23. 헌법재판소에서 위헌 결정된 이 조를 개정함.]

의료법 일부개정 2020. 12. 29. [법률 제17787호, 시행 2021. 6. 30.] 보건복지부.

차. 의료법 제56조·제63조·제64조·제89조를 통합하여 제6항·제7항·제8항을 신설하는 것이 타당하다. 명확성·간결성·가독성·규범성이 있기 때문이다. 의료법 정비가 필요하다. 나의 개선방안은 개정작업에 참고가 될 수 있을 것이다.

카. 벌칙조항 신설 통합안이다. ⑥ 보건복지부장관·시장·군수·구청장은 의료기관이 제2항·제4항·제4항을 위반한 경우 위반사항을 시정하도록 명할 수 있다. ⑦ 보건복지부장관·시장·군수·구청장은 의료기관이 제1항·제2항·제3항·제4항·제5항·제6항을 위반한 경우, 그 의료업을 1년 범위에서 정지시키거나 또는 개설 허가를 취소하거나 또는 의료기관 폐쇄를 명할 수 있다. ⑧ 제1항·제2항·제3항·제4항을 위반한 사람은 1년 이하 징역형·1천만원 이하 벌금형으로 처벌된다.

타. 의료법 시행령 일부개정 2021. 6. 15. [대통령령 제31774호, 시행 2021. 6. 30.] 보건복지부.

의료법 시행령 제23조는 의료광고 금지기준을 규정하고 있다.

주요내용을 보면, ① 법 제56조 제2항에 근거하여 금지되는 의료광고의 구체적인 기준은 다음 각 호와 같다. 〈개정 2008.12.3, 2010.1.27, 2012.4.27, 2017.2.28., 2018.9.28〉

  1. 법 제53조에 규정한 신의료기술평가를 받지 않은 신의료기술에 관한 광고
  2. 특정 의료기관·의료인의 기능 또는 진료 방법이 질병 치료에 반드시 효과가 있다고 표현하는 광고 또는 환자의 치료경험담이나 6개월 이하의 임상경력을 광고
  3. 의료인·의료기관·의료서비스·의료 관련 각종 사항에 대하여 객관적인 사실과 다른 내용 등 거짓된 내용을 광고
  4. 특정 의료기관 개설자·의료기관장·의료인(이하 "의료인등"이라 한다)이 수행하거나 광고하는 기능 또는 진료 방법이 다른 의료인등의 것과 비교

하여 우수하거나 효과가 있다는 내용으로 광고
5. 다른 의료인을 비방할 목적으로 해당 의료인이 수행하거나 광고하는 기능 또는 진료 방법에 관하여 불리한 사실을 광고
6. 의료인이 환자를 수술하는 장면이나 환자의 환부(患部) 등을 촬영한 동영상·사진으로서 일반인에게 혐오감을 일으키는 것을 게재하여 광고
7. 의료인의 의료행위·진료 방법 등을 광고하면서 예견할 수 있는 환자의 안전에 심각한 위해(危害)를 끼칠 우려가 있는 부작용 등 중요 정보를 빠뜨리거나 또는 글씨 크기를 작게 하는 등의 방법으로 눈에 잘 띄지 않게 광고
8. 의료인·의료기관·의료서비스·의료 관련 각종 사항에 대하여 객관적인 사실을 과장하는 내용으로 광고
9. 법적 근거가 없는 자격이나 명칭을 표방하는 내용을 광고
10. **특정 의료기관·의료인의 기능 또는 진료 방법에 관한 기사나 전문가의 의견을 「신문 등의 진흥에 관한 법률」 제2조에 따른 신문·인터넷신문 또는 「잡지 등 정기간행물의 진흥에 관한 법률」에 따른 정기간행물이나 「방송법」 제2조 제1호에 따른 방송에 싣거나 방송하면서 특정 의료기관·의료인의 연락처나 약도 등의 정보도 함께 싣거나 방송하여 광고**
11. 법 제57조 제1항에 규정한 심의 대상이 되는 의료광고를 심의를 받지 아니하고 광고하거나 또는 심의 받은 내용과 다르게 광고
12. 외국인환자를 유치할 목적으로 법 제27조 제3항에 규정한 행위를 하기 위한 국내광고
13. 법 제45조에 규정한 비급여 진료비용의 할인·면제 금액·대상·기간·범위 또는 할인·면제 이전의 비급여 진료비용에 대하여 허위 또는 불명확한 내용이나 정보 등을 게재하여 광고
14. 각종 상장·감사장 등을 이용하여 광고하는 것 또는 인증·보증·추천을 받았다는 내용을 사용하거나 또는 이와 유사한 내용을 표현하여 광고. 다만 법 제56조 제2항 제14호 각 목의 어느 하나에 해당하는 경우는 제외한다.

② 법 제56조 제2항 제14호 라목에서 "세계보건기구와 협력을 맺은 국제평가기구로부터 받은 인증을 표시한 광고 등 대통령령으로 정하는 광고"란 다음 각 호의 어느 하나에 해당하는 광고를 말한다. 〈신설 2018.9.28〉

1. 세계보건기구와 협력을 맺은 국제평가기구로부터 받은 인증을 표시한 광고
2. 국제의료질관리학회(The International Society for Quality in Health Care)로부터 인증을 받은 각국의 인증기구의 인증을 표시한 광고

③ 보건복지부장관은 의료인 자신이 운영하는 인터넷 홈페이지에 의료광고를 하는 경우, 제1항에 근거하여 금지되는 의료광고의 세부적인 기준을 정하여 고시할 수 있다. 〈개정 2008.2.29, 2010.3.15, 2018.9.28〉

(4) 의사 국가시험 문제 분석

1. 내과 전문의 홍길동은 신도시에 '홍길동 내과의원'을 개원 하면서 주변 아파트에 전단지 광고를 준비 중이다. 광고에 포함된 다음 내용 중 의료광고 심의에 문제가 없는 것은? [2016년 제80회 의사 국가시험 문제 유사]

① "홍길동 내과의원은 아토피를 완치시켜 드립니다."
② "홍길동 내과의원은 다른 내과의원보다 치료기간이 짧습니다."
③ **"홍길동 원장은 ○○대학병원에서 내과를 전공하였습니다."**
④ "홍길동 원장은 유명 연예인 김**, 이○○ 등을 치료하였습니다."
⑤ "홍길동 원장은 3개월간 미국의 유명 △△병원에서 연수하였습니다."

해설 및 정답 의료법 제56조는 의료광고금지와 의료광고방법금지를 규정하고 있다. 제2항을 보면, ② 의료법인·의료기관·의료인은 다음 각 호 어느 하나에 해당하는 의료광고를 하여서는 안 된다. 1. 제53조에 근거하여 평가를 받지 않은 신의료기술광고, 2. 치료효과를 보장하는 등 **소비자를 현혹할 가능성이 있는 내용광고**, **3. 다른 의료기관·의료인 기능·진료 방법과 비교하는 내용 광고**.

① "홍길동 내과의원은 아토피를 완치시켜 드립니다." (현혹광고)
② "홍길동 내과의원은 다른 내과의원보다 치료기간이 짧습니다." (비교광고)
③ **"홍길동 원장은 ○○대학병원에서 내과를 전공하였습니다."** (정상광고)
④ "홍길동 원장은 유명 연예인 김**, 이○○ 등을 치료하였습니다." (현혹광고)
⑤ "홍길동 원장은 3개월간 미국의 유명 △△병원에서 연수하였습니다." (현혹광고)

정답 ③

(5) 관련 판례

> **쟁점판례 77** 의료광고금지와 의료광고방법금지: 허위광고 · 과대광고 금지
>
> 대법원 2016. 6. 23. 선고 2014도16577 판결
> [의료법위반]
>
> Q. 의료법 제56조 제3항에서 정한 '의료광고'의 의미

가. 의료법 제56조 제3항은 "의료법인 · 의료기관 또는 의료인은 거짓이나 과장된 내용의 의료광고를 하지 못한다."라고 규정하고 있다. 여기에서 '의료광고'란 의료법인 · 의료기관 또는 의료인이 업무 및 기능, 경력, 시설, 진료방법 등 의료기술과 의료행위 등에 관한 정보를 신문 · 인터넷신문, 정기간행물, 방송, 전기통신 등의 매체나 수단을 이용하여 널리 알리는 행위를 의미한다.

나. 피고인은 유리액자 형태의 약력서를 위 의원 내에만 게시하였을 뿐 이를 신문, 잡지, 방송이나 그에 준하는 매체 등을 이용하여 일반인에게 알린 것은 아닌 점, **위 약력서는 의원을 방문한 사람만 볼 수 있어 그 전파가능성이 상대적으로 낮아 피고인의 경력을 널리 알리는 행위라고 평가하기는 어려운 점 등을 위 법리에 비추어 살펴보면, 피고인의 위와 같은 행위를 의료광고에 해당한다고 보기는 어렵다.**

다. 결국 **피고인이 거짓 경력이 포함된 약력서를 의원 내에 게시한 행위가 표시 · 광고의 공정화에 관한 법률 제3조 제1항의 거짓 표시행위에 해당함은 별론으로 하고, 의료법 제56조 제3항의 거짓 의료광고에 해당한다고는 볼 수 없다.**

다. 【참조조문】 의료법 제56조 제3항, 제89조.

【전 문】
【피 고 인】 피고인
【상 고 인】 피고인
【변 호 인】 법무법인 OO 외 1인
【원심판결】 광주지법 2014. 11. 13. 선고 2014노650 판결
【주 문】
원심판결을 파기하고, 사건을 광주지방법원에 환송한다.

【이 유】

상고이유를 판단한다.

1. 거짓 의료광고로 인한 의료법 위반의 점에 대하여

　　의료법 제56조 제3항은 "의료법인·의료기관 또는 의료인은 거짓이나 과장된 내용의 의료광고를 하지 못한다."라고 규정하고 있는데, 여기에서 '의료광고'라 함은 의료법인·의료기관 또는 의료인이 그 업무 및 기능, 경력, 시설, 진료방법 등 의료기술과 의료행위 등에 관한 정보를 신문·인터넷신문, 정기간행물, 방송, 전기통신 등의 매체나 수단을 이용하여 널리 알리는 행위를 의미한다.

　　원심은 이 사건 공소사실 중 피고인이 '미국 치주과학회 정회원'이 아님에도 위 경력이 포함된 유리액자 형태의 약력서를 자신이 운영하던 치과의원 내에 게시하여 허위 광고를 하였다는 점에 관하여 그 판시와 같은 사정을 들어 위 공소사실을 유죄로 인정한 제1심 판결을 그대로 유지하였다.

　　그러나 위 공소사실에 의하더라도 피고인은 유리액자 형태의 약력서를 위 의원 내에만 게시하였을 뿐 이를 신문, 잡지, 방송이나 그에 준하는 매체 등을 이용하여 일반인에게 알린 것은 아닌 점, 위 약력서는 의원을 방문한 사람만 볼 수 있어 그 전파가능성이 상대적으로 낮아 피고인의 경력을 널리 알리는 행위라고 평가하기는 어려운 점 등을 위 법리에 비추어 살펴보면, 피고인의 위와 같은 행위를 의료광고에 해당한다고 보기는 어렵다.

　　결국 피고인이 거짓 경력이 포함된 약력서를 의원 내에 게시한 행위가 표시·광고의 공정화에 관한 법률 제3조 제1항의 거짓 표시행위에 해당함은 별론으로 하고, 의료법 제56조 제3항의 거짓 의료광고에 해당한다고는 볼 수 없다. 그럼에도 원심은 피고인의 행위가 의료광고에 해당함을 전제로 위 공소사실을 유죄로 인정하였으니, 거기에는 의료광고에 관한 법리를 오해하여 판결에 영향을 미친 위법이 있다. 이를 지적하는 취지의 상고이유 주장은 이유 있다.

2. 진료기록부 미기재로 인한 의료법 위반의 점에 대하여

　　의사가 환자를 진료하는 경우에는 구 의료법(2013. 4. 5. 법률 제11748호로 개정되기 전의 것) 제22조 제1항에 의하여 그 의료행위에 관한 사항과 의견을 상세히 기록하고 서명한 진료기록부를 작성하여야 한다. 이와 같이 의사에게 진료기록부를 작성하도록 한 취지는 진료를 담당하는 의사로 하여금 환자의 상태와 치료의 경과에 관한 정보를 빠뜨리지 않고 정확하게 기록하여 이를 이후 계속되는 환자치료에 이용하도록 함과 아울러 다른 의료 관련 종사자들에게도

정보를 제공하여 환자로 하여금 적정한 의료를 제공받을 수 있도록 하고, 의료행위가 종료된 이후에는 그 의료행위의 적정성을 판단하는 자료로 사용할 수 있도록 하려는 데 있다.

한편 의료법은 진료기록부의 작성방법에 관하여 구체적인 규정을 두고 있지 않다. 그러므로 의사는 스스로 효과적이라고 판단하는 방법에 의하여 진료기록부를 작성할 수 있는 재량이 있다고 할 것이다. 그러나 어떠한 방법을 선택하든지 환자의 계속적 치료에 이용하고, 다른 의료인들에게 정보를 제공하며, 의료행위의 적정성 여부를 판단하기에 충분할 정도로 상세하게 기재하여야 하고(대법원 1998. 1. 23. 선고 97도2124 판결 등 참조), **진료기록부의 정확성과 적정성을 담보하기 위하여 그 서명을 누락하여서는 안 된다.**

원심은 이 사건 공소사실 중 피고인의 진료기록부 미기재로 인한 의료법 위반의 점에 관하여 그 판시와 같은 서명 누락 등의 이유로 이를 유죄로 인정한 제1심 판결을 그대로 유지하였다.

원심판결 이유를 위 법리에 비추어 살펴보면, 원심의 위와 같은 판단은 정당하고, 거기에 상고이유로 주장하는 바와 같이 진료기록부 미기재에 관한 법리를 오해하여 심리를 다하지 아니한 위법이 없다.

3. 의료광고 미심의로 인한 의료법 위반의 점에 대하여

원심은 이 사건 공소사실 중 피고인이 의료광고 심의를 받지 아니하고 신문에 기사 형태로 광고를 하였다는 점에 관하여, 구 의료법(2011. 8. 4. 법률 제11005호로 개정되기 전의 것, 이하 '의료법'이라 한다) 제89조, 제57조 제1항을 적용하여 위 공소사실을 유죄로 인정한 제1심 판결을 그대로 유지하였다.

그런데 의료법 제57조 제1항은 의료광고의 사전심의 의무를 규정하고 있고, 이는 헌법상 사전검열금지원칙에 어긋날 여지가 있다. 특히 헌법재판소는 원심판결 선고 후 2015헌바75 사건에서 의료법(2009. 1. 30. 법률 제9386호로 개정된 것) 제56조 제2항 제9호 중 '제57조에 따른 심의를 받지 아니한 광고' 부분과 의료법(2010. 7. 23. 법률 제10387호로 개정된 것) 제89조 가운데 제56조 제2항 제9호 중 '제57조에 따른 심의를 받지 아니한 광고'에 관한 부분이 모두 사전검열금지원칙에 위배된다는 이유로 위헌결정을 선고하였다.

이에 비추어 원심으로서는 의료법 제89조, 제57조 제1항을 적용하여 기소된 이 부분 공소사실에 대하여 위헌 여부 또는 그 적용에 따른 위헌적 결과를 피하기 위한 공소장변경절차의 필요 유무, 예비적 공소사실의 성립 여부 등에 관하여 심리·판단하였어야 함에도 이를 살펴보지 아니한 채 이 부분 공소사

실을 유죄로 인정함으로써 판결에 영향을 미친 위법이 있다.
4. 한편 위와 같은 이유로 원심판결 중 거짓 의료광고로 인한 의료법 위반의 점과 의료광고 미심의로 인한 의료법 위반의 점은 모두 파기되어야 한다. 그런데 원심이 유지한 제1심 판결은 이 부분 각 공소사실과 나머지 공소사실이 형법 제37조 전단의 경합범 관계에 있다는 이유로 하나의 형을 선고하였으므로, 원심판결은 전부 파기되어야 한다.
5. 이에 관여 대법관의 일치된 의견으로 원심판결을 파기하고, 사건을 다시 심리·판단하도록 원심법원에 환송하기로 하여 주문과 같이 판결한다.
대법관   김신(재판장) 박병대(주심) 박보영 권순일

> **쟁점판례 78** 의료광고금지와 의료광고방법금지: 허위광고 · 과대광고
>
> 대법원 2016. 6. 23. 선고 2016도556 판결
> [의료법위반]
>
> Q. 의료법 제56조 제3항에서 정한 '의료광고'의 의미
> Q. 위 규정에 의하여 금지되는 의료광고에 의료인의 경력 등 의료와 관련된 모든 내용의 광고가 포함되는지 여부(적극)

가. 의료법 제56조 제3항은 '의료법인·의료기관 또는 의료인은 거짓이나 과장된 내용의 의료광고를 하지 못한다'고 규정하고 있다.
나. 여기에서 '의료광고'라 함은 의료법인·의료기관 또는 의료인이 그 업무 및 기능, 경력, 시설, 진료방법 등 의료기술과 의료행위 등에 관한 정보를 신문·인터넷신문, 정기간행물, 방송, 전기통신 등의 매체나 수단을 이용하여 널리 알리는 행위를 의미한다.
다. 위 규정에 의하여 금지되는 의료광고에는 의료행위는 물론 의료인의 경력 등 의료와 관련된 모든 내용의 광고가 포함된다.
라. 【참조조문】 의료법 제56조 제3항, 제89조.

> **쟁점판례 79** 의료광고금지와 의료광고방법금지: 허위광고·과대광고 금지
>
> 대법원 2010. 5. 27. 선고 2006도9083 판결
> [보건범죄단속에관한특별조치법위반(부정의료업자)·약사법위반·의료법위반]
>
> Q. 암환자 등을 상대로 통증부위 등에 홍화기름을 바른 후 물소뿔 등으로 피부를 문지르는 괄사요법 유사의 시술행위가 구 의료법 제25조의 '의료행위'에 해당한다고 한 사례.
> Q. 의료광고가 의료법상의 '허위 또는 과대광고'로서 금지되는 경우
> Q. 약침의 효력으로 암의 독이 고름으로 빠져 나온다는 소위 '고름광고'를 한의원의 인터넷 홈페이지에 게재한 행위가, 구 의료법 제46조 제1항의 '과대광고'에 해당하지 않는다고 한 원심판단에 법리오해의 위법이 있다고 한 사례.

가. 암환자를 상대로 통증부위와 경락부위에 홍화기름을 바른 후 물소뿔·옥돌 기구로 피부를 문지르는 **괄사요법 유사시술행위는**, 인체경혈·인체경락·인체경피·인체경근에 관한 전문적인 지식 없이 부적절하게 실시할 경우, 환자에게 통증과 상처를 남기는 등 위해가 야기될 수 있다. 또한 특정한 기구를 사용하여 환자 통증부위·경락부위를 집중적으로 긁으면 그 부위 피부가 약간 붉게 변색되는 경우도 있다. 이를 부적절하게 지속적으로 시행할 경우 위해 발생이 충분히 예견된다. 이 점 등을 종합하면, 구 의료법(2007. 1. 3. 법률 제8203호로 개정되기 전의 것) 제25조 **'의료행위'에 해당한다.**

나. 의료광고가 객관적인 사실에 기인하고 의료소비자에게 해당 의료인 의료기술·진료방법을 과장 없이 알려주는 것이라면, 이는 소비자 합리적 선택에 도움을 주고, 의료인들 사이에 공정한 경쟁을 촉진시켜 공익을 증진시킬 수 있으므로 허용되어야 할 것이다. 그러나 의료행위가 사람생명·사람신체에 직접적이고 중대한 영향을 미치는 것임에 비추어 **객관적 사실이 아니거나 근거가 없는, 또는 현대의학상 안전성·유효성이 과학적으로 검증되지 않은 내용을 기재하여 의료서비스 소비자에게 막연하거나 헛된 의학적 기대를 갖게 하는 광고는 허위 또는 과대광고로서 금지되어야** 한다.

다. **약침 효력으로 암의 독이 고름으로 빠져 나온다는 소위 '고름광고'를 한의원 인터넷 홈페이지에 게재한 행위는**, 일정 신체 부위에 집중적으로 주사와 쑥뜸

을 반복함으로써 당해 부위에 화상을 입혀 상처를 나게 하고 그곳에 고약을 바르면 고름이 나오는 것은 당연한 현상이다. 그러므로 **실제와 달리 과장하여 표현한 '과대광고'에 해당한다.** 그럼에도 이를 무죄로 인정한 원심판단에 구 의료법(2007. 1. 3. 법률 제8203호로 개정되기 전의 것) 제46조 제1항 '과대광고'에 관한 법리오해의 위법이 있다.

라. 【참조조문】 [1] 구 의료법(2007. 1. 3. 법률 제8203호로 개정되기 전의 것) 제25조 제1항(현행 제27조 제1항 참조), 제66조 제3호(현행 제87조 제1항 제2호 참조), 구 보건범죄단속에 관한 특별조치법(2007. 4. 11. 법률 제8366호로 개정되기 전의 것) 제5조 [2] 구 의료법(2007. 1. 3. 법률 제8203호로 개정되기 전의 것) 제46조 제1항(현행 제56조 제3항 참조), 제67조(현행 제89조 참조) [3] 구 의료법(2007. 1. 3. 법률 제8203호로 개정되기 전의 것) 제46조 제1항(현행 제56조 제3항 참조), 제67조(현행 제89조 참조)

마. 【참조판례】 [1] 대법원 1999. 3. 26. 선고 98도2481 판결; 대법원 2004. 10. 28. 선고 2004도3405 판결; 대법원 2009. 5. 14. 선고 2007도5531 판결; [2] 대법원 2009. 2. 26. 선고 2006도9311 판결.

쟁점판례 80 의료광고금지와 의료광고방법금지: 허위광고 · 과대광고 금지

대법원 2009. 2. 26. 선고 2006도9311 판결
[의료법위반]

Q. 구 의료법 제46조 제1항에 정한 '허위 · 과대 광고'의 의미
Q. 한의원의 인터넷 홈페이지에 '국내 최초', '국내 최상품', '대표적' 등의 문구를 사용한 광고를 게재한 사안에서, 구 의료법 제46조 제1항에서 금지하는 과대광고에 해당한다고 한 사례.
Q. 구 의료법이 약효에 관한 광고를 허용하고 그에 대한 벌칙조항을 삭제하면서 부칙에 그 시행 전의 약효에 관한 광고행위에 대한 벌칙의 적용에 관하여 아무런 경과규정을 두지 않은 것은 약효에 대한 광고행위까지 처벌대상으로 삼은 종전의 조치가 부당하다는 반성적 고려에 의한 것이어서, 범죄 후 법률의 변경에 의하여 그 행위가 범죄를 구성하지 아니하는 경우에 해당하여 형법 제1조 제2항에 따라 신법을 적용하여야 함에도 구법을 적용한 조치가 위법하다고 한 사례.
Q. 의료기관이 명칭을 사용할 때 그 고유명칭에 종별 명칭과 혼동할 우려가 있는 명칭을 사용함으로써 구 의료법 제35조 제2항을 위반한 행위를 처벌할 수 있는지 여부(소극)

가. 구 의료법(2007. 1. 3. 법률 제8203호로 개정되기 전의 것) 제46조 제1항(현행 제56조 제3항)은 "의료법인·의료기관 또는 의료인은 의료업무 또는 의료인의 경력에 관하여 허위 또는 과대한 광고를 하지 못한다"고 규정하고 있다. 여기서 **'허위광고 또는 과대한 광고'라 함은 진실이 아니거나 실제보다 지나치게 부풀려진 내용을 담고 있어 의료지식이 부족한 일반인으로 하여금 오인·혼동하게 할 염려가 있는 광고**를 의미한다.

나. 한의원 인터넷 홈페이지에 '국내 최초', '국내 최상품', '대표적' 문구를 사용한 광고를 게재한 행위는 구 의료법(2007. 1. 3. 법률 제8203호로 개정되기 전의 것) 제46조 제1항(현행 제56조 제3항)에서 금지하는 과대광고에 해당한다.

다. 구 의료법(2007. 1. 3. 법률 제8203호로 개정되기 전의 것)이 약효에 관한 광고를 허용하고 그에 대한 벌칙조항을 삭제하면서 부칙에 그 시행 전의 약효에 관한 광고행위에 대한 벌칙의 적용에 관하여 아무런 경과규정을 두지 않은 것은 약효에 대한 광고행위까지 처벌대상으로 삼은 종전의 조치가 부당하다는 반성적 고려에 의한 것이어서, 범죄 후 법률의 변경에 의하여 그 행위가 범죄를 구성하지 아니하는 경우에 해당하여 형법 제1조 제2항에 따라 신법을 적용하여야 함에도 구법을 적용한 조치가 위법하다.

라. 구 의료법(2007. 1. 3. 법률 제8203호로 개정되기 전의 것)은 제35조 제1항(현행 제42조 제1항)에서 "의료기관은 의료기관의 종별에 따르는 명칭 외의 명칭을 사용하지 못한다."고 한 다음, 제69조(현행 제90조)에서 이를 위반한 행위를 처벌하도록 규정하고 있다.

그런데 제35조 제2항(현행 제42조 제2항)에서는 "의료기관의 명칭표시에 관하여 필요한 사항은 보건복지부령으로 정한다."고 하고, 구 의료법 시행규칙(2007. 1. 26. 보건복지부령 제382호로 개정되기 전의 것) 제29조 제1항(현행 제40조 제1호)에서 "의료기관의 명칭표시에 있어서는 의료기관의 종별에 따르는 명칭 위에 고유명칭을 붙인다. 이 경우 그 고유명칭은 의료기관의 종별 명칭과 혼동할 우려가 있거나 특정 진료과목 또는 질병명과 유사한 명칭을 사용하지 못한다."고 규정하면서, 이를 위반한 행위에 대하여는 구 의료법 제50조(현행 제63조 참조), 제51조 제1항 제6호(현행 제64조 제6호)에서 그에 대한 시정명령 및 불응시의 행정처분에 대하여만 규정하고 있을 뿐, 별도의 처벌규정을 두고 있지 않다.

이와 같은 규정 내용과 조문체계를 종합하면, **의료기관 명칭은 종별 명칭 이외 명칭을 사용함으로써 구 의료법 제35조 제1항(현행 제42조 제1항)을 위반**

한 행위만이 처벌 가능하고, 그 고유명칭에 종별 명칭과 혼동할 우려가 있는 명칭을 사용함으로써 제35조 제2항을 위반한 행위는 처벌할 수 없다.

마. **【참조조문】** [1] 구 의료법(2007. 1. 3. 법률 제8203호로 개정되기 전의 것) 제46조 제1항(현행 제56조 제3항 참조) [2] 구 의료법(2007. 1. 3. 법률 제8203호로 개정되기 전의 것) 제46조 제1항(현행 제56조 제3항 참조), 제67조(현행 제89조 참조) [3] 구 의료법(2002. 3. 30. 법률 제6686호로 개정되기 전의 것) 제46조 제3항, 제69조, 구 의료법(2007. 4. 11. 법률 제8366호로 전문 개정되기 전의 것) 제46조(현행 제56조 참조), 제68조(현행 제89조 참조), 형법 제1조 제2항 [4] 구 의료법 제35조 제1항, 제2항(현행 제42조 제1항, 제2항 참조), 제50조(현행 제63조 참조), 제51조 제1항 제6호(현행 제64조 제6호 참조), 제69조(현행 제90조 참조), 구 의료법 시행규칙(2007. 1. 26. 보건복지부령 제382호로 개정되기 전의 것) 제29조 제1호(현행 제40조 제1호 참조).

57. 제57조(광고의 심의) ★★★★★

(1) 현 행

제57조(의료광고의 심의)
① 의료인등이 다음 각 호의 어느 하나에 해당하는 매체를 이용하여 의료광고를 하려는 경우 미리 의료광고가 제56조제1항부터 제3항까지의 규정에 위반되는지 여부에 관하여 제2항에 따른 기관 또는 단체의 심의를 받아야 한다. 〈개정 2008. 2. 29., 2010. 1. 18., 2011. 8. 4., 2016. 1. 6., 2018. 3. 27.〉
  1. 「신문 등의 진흥에 관한 법률」 제2조에 따른 신문·인터넷신문 또는 「잡지 등 정기간행물의 진흥에 관한 법률」 제2조에 따른 정기간행물
  2. 「옥외광고물 등의 관리와 옥외광고산업 진흥에 관한 법률」 제2조제1호에 따른 옥외광고물 중 현수막(懸垂幕), 벽보, 전단(傳單) 및 교통시설·교통수단에 표시(교통수단 내부에 표시되거나 영상·음성·음향 및 이들의 조합으로 이루어지는 광고를 포함한다)되는 것
  3. 전광판
  4. 대통령령으로 정하는 인터넷 매체[이동통신단말장치에서 사용되는 애플리케이션(Application)을 포함한다]
  5. 그 밖에 매체의 성질, 영향력 등을 고려하여 대통령령으로 정하는 광고매체
② 다음 각 호의 기관 또는 단체는 대통령령으로 정하는 바에 따라 자율심의를 위

한 조직 등을 갖추어 보건복지부장관에게 신고한 후 의료광고 심의 업무를 수행할 수 있다. 〈개정 2018. 3. 27.〉
1. 제28조제1항에 따른 의사회·치과의사회·한의사회
2. 「소비자기본법」 제29조에 따라 등록한 소비자단체로서 대통령령으로 정하는 기준을 충족하는 단체
③ 의료인등은 제1항에도 불구하고 다음 각 호의 사항으로만 구성된 의료광고에 대해서는 제2항에 따라 보건복지부장관에게 신고한 기관 또는 단체(이하 "자율심의기구"라 한다)의 심의를 받지 아니할 수 있다. 〈개정 2018. 3. 27.〉
1. 의료기관의 명칭·소재지·전화번호
2. 의료기관이 설치·운영하는 진료과목(제43조제5항에 따른 진료과목을 말한다)
3. 의료기관에 소속된 의료인의 성명·성별 및 면허의 종류
4. 그 밖에 대통령령으로 정하는 사항
④ 자율심의기구는 제1항에 따른 심의를 할 때 적용하는 심의 기준을 상호 협의하여 마련하여야 한다. 〈개정 2018. 3. 27.〉
⑤ 의료광고 심의를 받으려는 자는 자율심의기구가 정하는 수수료를 내야 한다. 〈신설 2018. 3. 27.〉
⑥ 제2항제1호에 따른 자율심의기구가 수행하는 의료광고 심의 업무 및 이와 관련된 업무의 수행에 관하여는 제29조제3항, 제30조제1항, 제32조, 제83조제1항 및 「민법」 제37조를 적용하지 아니하며, 제2항제2호에 따른 자율심의기구가 수행하는 의료광고 심의 업무 및 이와 관련된 업무의 수행에 관하여는 「민법」 제37조를 적용하지 아니한다. 〈신설 2018. 3. 27.〉
⑦ 자율심의기구는 의료광고 제도 및 법령의 개선에 관하여 보건복지부장관에게 의견을 제시할 수 있다. 〈신설 2018. 3. 27.〉
⑧ 제1항에 따른 심의의 유효기간은 심의를 신청하여 승인을 받은 날부터 3년으로 한다. 〈신설 2018. 3. 27.〉
⑨ 의료인등이 제8항에 따른 유효기간의 만료 후 계속하여 의료광고를 하려는 경우에는 유효기간 만료 6개월 전에 자율심의기구에 의료광고 심의를 신청하여야 한다. 〈신설 2018. 3. 27.〉
⑩ 제1항부터 제9항까지의 규정에서 정한 것 외에 자율심의기구의 구성·운영 및 심의에 필요한 사항은 자율심의기구가 정한다. 〈신설 2018. 3. 27.〉
⑪ 자율심의기구는 제1항 및 제4항에 따른 심의 관련 업무를 수행할 때에는 제56조제1항부터 제3항까지의 규정에 따라 공정하고 투명하게 하여야 한다. 〈신설 2018. 3. 27.〉
[제목개정 2018. 3. 27.]
[2018. 3. 27. 법률 제15540호에 의하여 2005. 12. 23. 헌법재판소에서 위한 결

정된 이 조를 개정함.]

제63조(시정 명령 등)
① 보건복지부장관 또는 시장·군수·구청장은 의료기관이 제15조제1항, 제16조제2항, 제21조제1항 후단 및 같은 조 제2항·제3항, 제23조제2항, 제34조제2항, 제35조제2항, 제36조, 제36조의2, 제37조제1항·제2항, 제38조제1항·제2항, 제41조부터 제43조까지, 제45조, 제46조, 제47조제1항, 제58조의4제2항 및 제3항, 제62조제2항을 위반한 때, 종합병원·상급종합병원·전문병원이 각각 제3조의3제1항·제3조의4제1항·제3조의5제2항에 따른 요건에 해당하지 아니하게 된 때, 의료기관의 장이 제4조제5항을 위반한 때 또는 **자율심의기구가 제57조제11항을 위반한 때에는 일정한 기간을 정하여 그 시설·장비 등의 전부 또는 일부의 사용을 제한 또는 금지하거나 위반한 사항을 시정하도록 명할 수 있다.** 〈개정 2008.2.29, 2009.1.30, 2010.1.18, 2010.7.23, 2011.4.28, 2015.12.22, 2015.12.29, 2016.5.29, 2016.12.20, 2018.3.27., 2020.3.4.〉

의료법 시행령
일부개정 2021. 6. 15. [대통령령 제31774호, 시행 2021. 6. 30.] 보건복지부.
의료법 시행령 제24조(의료광고의 심의)
① 법 제57조제1항제4호에서 "대통령령으로 정하는 인터넷 매체"란 다음 각 호의 매체를 말한다. 〈개정 2012.4.27〉
  1. 「신문 등의 진흥에 관한 법률」 제2조제5호에 따른 인터넷뉴스서비스
  2. 「방송법」 제2조제3호에 따른 방송사업자가 운영하는 인터넷 홈페이지
  3. 「방송법」 제2조제3호에 따른 방송사업자의 방송프로그램을 주된 서비스로 하여 '방송', 'TV' 또는 '라디오' 등의 명칭을 사용하면서 인터넷을 통하여 제공하는 인터넷 매체
  4. 「정보통신망 이용촉진 및 정보보호 등에 관한 법률」 제2조제1항제3호에 따른 정보통신서비스 제공자 중 전년도 말 기준 직전 3개월 간 일일 평균 이용자 수가 10만명 이상인 자가 운영하는 인터넷 매체
② 법 제57조제1항제5호에서 "대통령령으로 정하는 광고매체"란 전년도 말 기준 직전 3개월 간 일일 평균 이용자 수가 10만명 이상인 사회 관계망 서비스(Social Network Service)를 제공하는 광고매체를 말한다. 〈개정 2018.9.28〉
③ 법 제57조제2항 각 호에 따른 기관 또는 단체는 자율심의를 위하여 다음 각 호의 조직 등을 모두 갖추어야 한다. 〈개정 2018.9.28〉
  1. 법 제57조 및 제57조의3에 따른 의료광고의 심의 및 모니터링에 관한 업무를 처리할 수 있는 1개 이상의 전담부서와 3명 이상의 상근인력(의료 또는 광

고 관련 학식과 경험이 풍부한 사람이 포함되어야 한다)
  2. 법 제57조 및 제57조의3에 따른 의료광고의 심의 및 모니터링에 관한 업무를 처리할 수 있는 전산장비와 사무실
④ 법 제57조제2항제2호에서 "대통령령으로 정하는 기준을 충족하는 단체"란 다음 각 호의 기준을 모두 갖춘 소비자단체를 말한다. 〈신설 2018.9.28〉
  1. 「소비자기본법」 제29조에 따라 공정거래위원회에 등록할 것
  2. 단체의 설립 목적 및 업무범위에 의료 또는 광고 관련 내용을 포함할 것
⑤ 법 제57조제2항에 따라 신고하려는 기관 또는 단체는 보건복지부령으로 정하는 신고서 및 관계 서류를 보건복지부장관에게 제출하여야 한다. 〈신설 2018.9.28〉
⑥ 보건복지부장관은 제5항에 따라 제출받은 신고 현황을 보건복지부 인터넷 홈페이지에 공개하여야 한다. 〈신설 2018.9.28〉
⑦ 법 제57조제3항제4호에서 "대통령령으로 정하는 사항"이란 다음 각 호의 사항을 말한다. 〈신설 2018.9.28〉
  1. 의료기관 개설자 및 개설연도
  2. 의료기관의 인터넷 홈페이지 주소
  3. 의료기관의 진료일 및 진료시간
  4. 의료기관이 법 제3조의5제1항에 따라 전문병원으로 지정받은 사실
  5. 의료기관이 법 제58조제1항에 따라 의료기관 인증을 받은 사실
  6. 의료기관 개설자 또는 소속 의료인이 법 제77조제1항에 따라 전문의 자격을 인정받은 사실 및 그 전문과목
[제목개정 2018.9.28]

[개정 전]
제57조(광고의 심의)
① 의료법인·의료기관·의료인이 다음 각 호의 어느 하나에 해당하는 매체를 이용하여 의료광고를 하려는 경우 미리 광고의 내용과 방법 등에 관하여 보건복지부장관의 심의를 받아야 한다. 〈개정 2008.2.29., 2010.1.18., 2011.8.4., 2016.1.6.〉
  1. 「신문 등의 진흥에 관한 법률」 제2조에 따른 신문·인터넷신문 또는 「잡지 등 정기간행물의 진흥에 관한 법률」 제2조에 따른 정기간행물
  2. 「옥외광고물 등의 관리와 옥외광고산업 진흥에 관한 법률」 제2조제1호에 따른 옥외광고물 중 현수막(懸垂幕), 벽보, 전단(傳單) 및 교통시설·교통수단에 표시되는 것
  3. 전광판

4. 대통령령으로 정하는 인터넷 매체
② 제1항에 따른 심의를 받으려는 자는 보건복지부령으로 정하는 수수료를 내야 한다. 〈개정 2008.2.29., 2010.1.18.〉
③ 보건복지부장관은 제1항에 따른 심의에 관한 업무를 제28조에 따라 설립된 단체에 위탁할 수 있다. 〈개정 2008.2.29., 2010.1.18.〉
④ 제1항에 따른 심의 기준·절차 및 제3항에 따른 심의 업무의 위탁 등 의료광고의 심의에 관하여 필요한 사항은 대통령령으로 정한다. 〈개정 2011.8.4.〉

(2) 개선방안

제57조(의료광고 심의)
① 의료인등이 다음 각 호 어느 하나에 해당하는 매체를 이용하여 의료광고를 하는 경우 미리 의료광고가 제56조 제1항·제2항·제3항 규정에 위반되는지 여부를 제2항에 규정된 기관·단체 심의를 받아야 한다. 〈개정 2008. 2. 29., 2010. 1. 18., 2011. 8. 4., 2016. 1. 6., 2018. 3. 27.〉
  1. 「신문 등의 진흥에 관한 법률」 제2조에 규정된 신문·인터넷신문 또는 「잡지 등 정기간행물의 진흥에 관한 법률」 제2조에 규정된 정기간행물
  2. 「옥외광고물 등의 관리와 옥외광고산업 진흥에 관한 법률」 제2조 제1호에 규정된 옥외광고물 중 현수막(懸垂幕)·벽보·전단(傳單)과 교통시설·교통수단에 표시(교통수단 내부에 표시되거나 또는 영상·음성·음향과 이들의 조합으로 이루어지는 광고를 포함한다)되는 것
  3. 전광판
  4. 대통령령으로 규정한 인터넷 매체[이동통신단말장치에서 사용되는 애플리케이션(Application)을 포함한다]
  5. 그 밖에 매체 성질·매체 영향력을 고려하여 대통령령으로 규정한 광고매체
② 다음 각 호 기관·단체는 대통령령으로 규정한 자율심의를 위한 조직을 갖추어 보건복지부장관에게 신고한 후 의료광고 심의 업무를 수행할 수 있다. 〈개정 2018. 3. 27.〉
  1. 제28조 제1항에 규정된 의사회·치과의사회·한의사회
  2. 「소비자기본법」 제29조에 근거하여 등록한 소비자단체로서 대통령령으로 규정한 기준을 충족하는 단체
③ 제1항에도 불구하고 의료인등은 다음 각 호 사항으로만 구성된 의료광고에 대해서 제2항에 근거하여 보건복지부장관에게 신고한 기관·단체(이하 "자율심의기구"라 한다)의 심의를 받지 아니할 수 있다. 〈개정 2018. 3. 27.〉
  1. 의료기관 명칭·소재지·전화번호

2. 의료기관이 설치·운영하는 진료과목(제43조 제5항에 규정된 진료과목을 말한다)
3. 의료기관에 소속된 의료인 성명·성별과 면허 종류
4. 그 밖에 대통령령으로 규정한 사항
④ 자율심의기구는 제1항에 근거하여 심의를 할 때 적용하는 심의 기준을 상호 협의하여 마련하여야 한다. 〈개정 2018. 3. 27.〉
⑤ 의료광고 심의를 받는 사람은 자율심의기구가 정한 수수료를 내야 한다. 〈신설 2018. 3. 27.〉
⑥ 제2항 제1호에 규정한 자율심의기구가 수행하는 의료광고 심의 업무와 이와 관련된 업무 수행은 제29조 제3항·제30조 제1항·제32조·제83조 제1항·「민법」 제37조를 적용하지 않는다. 제2항 제2호에 규정한 자율심의기구가 수행하는 의료광고 심의 업무와 이와 관련된 업무 수행은 「민법」 제37조를 적용하지 않는다. 〈신설 2018. 3. 27.〉
⑦ 자율심의기구는 보건복지부장관에게 의료광고 제도와 법령 개선에 관하여 의견을 제시할 수 있다. 〈신설 2018. 3. 27.〉
⑧ 제1항에 규정된 심의 유효기간은 심의를 신청하여 승인을 받은 날부터 3년으로 한다. 〈신설 2018. 3. 27.〉
⑨ 의료인등이 제8항에 규정된 유효기간이 만료된 후에도 의료광고를 계속하려는 경우, 유효기간 만료 6개월 전에 자율심의기구에 의료광고 심의를 신청하여야 한다. 〈신설 2018. 3. 27.〉
⑩ 제1항부터 제9항까지 규정에서 정한 것 외에 자율심의기구의 구성·운영과 심의에 필요한 사항은 자율심의기구가 정한다. 〈신설 2018. 3. 27.〉
⑪ 자율심의기구는 제1항·제2항·제3항·제4항에 규정한 심의 관련 업무를 수행할 때, 제56조 제1항·제2항·제3항 규정에 근거하여 공정하고 투명하게 하여야 한다. 〈신설 2018. 3. 27.〉
[제목개정 2018. 3. 27.]
[2018. 3. 27. 법률 제15540호에 의하여 2005. 12. 23. 헌법재판소에서 위한 결정된 이 조를 개정함.]

제63조(시설·장비 사용 제한·금지명령과 시정명령)
① 보건복지부장관·시장·군수·구청장은 **자율심의기구가 제57조 제11항을 위반한 때,** 일정한 기간을 정하여 그 시설·장비 전부·일부 사용을 제한·금지하거나 또는 위반한 사항을 시정하도록 명할 수 있다. 〈**개정** 2008.2.29, 2009.1.30, 2010.1.18, 2010.7.23, 2011.4.28, 2015.12.22, 2015.12.29, 2016.5.29, 2016.12.20, 2018.3.27., 2020.3.4〉

【개정방향】
※ 제목변경: 의료광고 심의
※ 명확성·간결성·가독성
※ 국어문법정비
※ 나열형은 온점(·)을 사용하여 법조문을 읽기 쉽게 줄임
※ 일본식 '의' 삭제
※ ⑦ 자율심의기구는 의료광고 제도 및 법령의 개선에 관하여 보건복지부장관에게 의견을 제시할 수 있다.⇒⑦ 자율심의기구는 보건복지부장관에게 의료광고 제도와 법령 개선에 관하여 의견을 제시할 수 있다.
※ ⑧ 제1항에 따른 심의의 유효기간은 심의를 신청하여 승인을 받은 날부터 3년으로 한다.⇒⑧ 제1항에 규정된 심의 유효기간은 심의를 신청하여 승인을 받은 날부터 3년으로 한다.
※ ⑨ 의료인등이 제8항에 따른 유효기간의 만료 후 계속하여 의료광고를 하려는 경우에는 유효기간 만료 6개월 전에 자율심의기구에 의료광고 심의를 신청하여야 한다.⇒⑨ 의료인등이 제8항에 규정된 유효기간이 만료된 후에도 의료광고를 계속하려는 경우, 유효기간 만료 6개월 전에 자율심의기구에 의료광고 심의를 신청하여야 한다.

의료법 시행령
일부개정 2021. 6. 15. [대통령령 제31774호, 시행 2021. 6. 30.] 보건복지부.
의료법 시행령 제24조(의료광고 심의)
① 법 제57조 제1항 제4호에서 "대통령령으로 정하는 인터넷 매체"란 다음 각 호의 매체를 말한다. 〈개정 2012.4.27〉
  1. 「신문 등의 진흥에 관한 법률」 제2조 제5호에 규정한 인터넷뉴스서비스
  2. 「방송법」 제2조 제3호에 근거한 방송사업자가 운영하는 인터넷 홈페이지
  3. 「방송법」 제2조 제3호에 근거한 방송사업자의 방송프로그램을 주된 서비스로 하여 '방송', 'TV' 또는 '라디오' 등의 명칭을 사용하면서 인터넷을 통하여 제공하는 인터넷 매체
  4. 「정보통신망 이용촉진 및 정보보호 등에 관한 법률」 제2조 제1항 제3호에 근거한 정보통신서비스 제공자 중 전년도 말 기준 직전 3개월 간 일일 평균 이용자 수가 10만명 이상인 자가 운영하는 인터넷 매체
② 법 제57조제1항제5호에서 "대통령령으로 정하는 광고매체"란 전년도 말 기준 직전 3개월 간 일일 평균 이용자 수가 10만명 이상인 사회 관계망 서비스(Social Network Service)를 제공하는 광고매체를 말한다. 〈개정 2018.9.28〉
③ **법 제57조 제2항 각 호에 따른 기관 또는 단체는 자율심의를 위하여 다음 각**

호의 조직 등을 모두 갖추어야 한다. 〈개정 2018.9.28〉
  1. 법 제57조 및 제57조의3에 근거한 의료광고의 심의와 관리·감독(모니터링)에 관한 업무를 처리할 수 있는 1개 이상의 전담부서와 3명 이상의 상근인력(의료 또는 광고 관련 학식과 경험이 풍부한 사람이 포함되어야 한다)
  2. 법 제57조와 제57조의3에 근거한 의료광고 심의와 관리·감독(모니터링)에 관한 업무를 처리할 수 있는 전산장비와 사무실
④ 법 제57조 제2항 제2호에서 "대통령령으로 정하는 기준을 충족하는 단체"란 다음 각 호 기준을 모두 갖춘 소비자단체를 말한다. 〈신설 2018.9.28〉
  1. 「소비자기본법」 제29조에 따라 공정거래위원회에 등록할 것
  2. 단체 설립 목적과 업무범위에 의료·광고 관련 내용을 포함할 것
⑤ 법 제57조 제2항에 규정된 신고하려는 기관·단체는 보건복지부령으로 정하는 신고서와 관계 서류를 보건복지부장관에게 제출하여야 한다. 〈신설 2018.9.28〉
⑥ 보건복지부장관은 제5항에 근거하여 제출받은 신고 현황을 보건복지부 인터넷 홈페이지에 공개하여야 한다. 〈신설 2018.9.28〉
⑦ 법 제57조 제3항 제4호에서 "대통령령으로 정하는 사항"이란 다음 각 호 사항을 말한다. 〈신설 2018.9.28〉
  1. 의료기관 개설자와 개설연도
  2. 의료기관 인터넷 홈페이지 주소
  3. 의료기관 진료일과 진료시간
  4. 의료기관이 법 제3조5 제1항에 규정한 전문병원으로 지정받은 사실
  5. 의료기관이 법 제58조 제1항에 규정한 의료기관 인증을 받은 사실
  6. 의료기관 개설자 또는 소속 의료인이 법 제77조 제1항에 규정한 전문의 자격을 인정받은 사실과 그 전문과목
[제목개정 2018.9.28]

[개정전]
제57조(의료광고 심의)
① 의료법인·의료기관·의료인이 다음 각 호 어느 하나에 해당하는 매체를 이용하여 의료광고를 하려는 경우 **미리 광고내용과 광고방법에 관하여 보건복지부장관 심의를 받아야 한다.** 〈개정 2008.2.29., 2010.1.18., 2011.8.4., 2016.1.6.〉
  1. 「신문 등의 진흥에 관한 법률」 제2조 신문·인터넷신문 또는 「잡지 등 정기간행물의 진흥에 관한 법률」 제2조 정기간행물
  2. 「옥외광고물 등의 관리와 옥외광고산업 진흥에 관한 법률」 제2조 제1호 옥외광고물 중 현수막(懸垂幕)·벽보·전단(傳單)·교통시설·교통수단에 표시되는 것

3. 전광판
4. 대통령령으로 정하는 인터넷 매체
② 제1항에 근거하여 심의를 받으려는 사람은 보건복지부령으로 정하는 수수료를 내야 한다. 〈개정 2008.2.29., 2010.1.18.〉
③ 보건복지부장관은 제1항 심의업무를 제28조에 근거하여 설립된 단체에 위탁할 수 있다. 〈개정 2008.2.29., 2010.1.18.〉
④ 제1항 심의기준·심의절차와 제3항 심의업무위탁 등 의료광고심의에 관하여 필요한 사항은 대통령령으로 정한다. 〈개정 2011.8.4.〉

(3) 해 설

가. 의료법 제57조는 의료광고 심의를 규정하고 있다. 의료광고는 사전심의를 받아야 한다. 의료광고 내용이 단순한 사실 전달이거나 또는 광고의 영리성과 상업성이 매우 낮은 경우, 사전심의가 면제된다. 의료법 시행령 제24조에 의료광고 심의를 자세히 규정하고 있다. 사전심의 주체는 보건복지부장관에게 신고한 의료인단체·소비자단체이다. 자율심의기구이다. 의사 국가시험에 매년 출제되고 있다. 2018년 3월 27일 의료법 제57조는 대폭 개정되었다.

나. 주요내용을 보면, ① 의료인등이 다음 각 호 어느 하나에 해당하는 매체를 이용하여 의료광고를 하는 경우 미리 의료광고가 제56조 제1항·제2항·제3항 규정에 위반되는지 여부를 제2항에 규정된 기관·단체 심의를 받아야 한다. 〈개정 2008. 2. 29., 2010. 1. 18., 2011. 8. 4., 2016. 1. 6., 2018. 3. 27.〉

1. 「신문 등의 진흥에 관한 법률」 제2조에 규정된 신문·인터넷신문 또는 「잡지 등 정기간행물의 진흥에 관한 법률」 제2조에 규정된 정기간행물
2. 「옥외광고물 등의 관리와 옥외광고산업 진흥에 관한 법률」 제2조 제1호에 규정된 옥외광고물 중 현수막(懸垂幕)·벽보·전단(傳單)과 교통시설·교통수단에 표시(교통수단 내부에 표시되거나 또는 영상·음성·음향과 이들의 조합으로 이루어지는 광고를 포함한다)되는 것
3. 전광판
4. 대통령령으로 규정한 인터넷 매체[이동통신단말장치에서 사용되는 애플리케이션(Application)을 포함한다]
5. 그 밖에 매체 성질·매체 영향력을 고려하여 대통령령으로 규정한 광고매체

다. ② 다음 각 호 기관·단체는 대통령령으로 규정한 자율심의를 위한 조직을 갖

추어 보건복지부장관에게 신고한 후 의료광고 심의 업무를 수행할 수 있다. 〈개정 2018. 3. 27.〉
1. 제28조 제1항에 규정한 의사회·치과의사회·한의사회
2. 「소비자기본법」 제29조에 근거하여 등록한 소비자단체로서 대통령령으로 규정한 기준을 충족하는 단체

라. ③ 제1항에도 불구하고 의료인등은 다음 각 호 사항으로만 구성된 의료광고에 대해서 제2항에 근거하여 보건복지부장관에게 신고한 기관·단체(이하 "자율심의기구"라 한다)의 심의를 받지 아니할 수 있다. 〈개정 2018. 3. 27.〉
1. 의료기관 명칭·소재지·전화번호
2. 의료기관이 설치·운영하는 진료과목(제43조 제5항에 규정된 진료과목을 말한다)
3. 의료기관에 소속된 의료인 성명·성별과 면허 종류
4. 그 밖에 대통령령으로 규정한 사항

마. ④ 자율심의기구는 제1항에 근거하여 심의를 할 때 적용하는 심의 기준을 상호 협의하여 마련하여야 한다. 〈개정 2018. 3. 27.〉

바. ⑤ 의료광고 심의를 받는 사람은 자율심의기구가 정한 수수료를 내야 한다. 〈신설 2018. 3. 27.〉

사. ⑥ 제2항 제1호에 규정한 자율심의기구가 수행하는 의료광고 심의 업무와 이와 관련된 업무 수행은 제29조 제3항·제30조 제1항·제32조·제83조 제1항·「민법」 제37조를 적용하지 않는다. 제2항 제2호에 규정한 자율심의기구가 수행하는 의료광고 심의 업무와 이와 관련된 업무 수행은 「민법」 제37조를 적용하지 않는다. 〈신설 2018. 3. 27.〉

아. ⑦ 자율심의기구는 보건복지부장관에게 의료광고 제도와 법령 개선에 관하여 의견을 제시할 수 있다. 〈신설 2018. 3. 27.〉

자. ⑧ 제1항에 규정된 심의 유효기간은 심의를 신청하여 승인을 받은 날부터 3년으로 한다. 〈신설 2018. 3. 27.〉

차. ⑨ 의료인등이 제8항에 규정된 유효기간이 만료된 후에도 의료광고를 계속하려는 경우, 유효기간 만료 6개월 전에 자율심의기구에 의료광고 심의를 신청하여야 한다. 〈신설 2018. 3. 27.〉

타. ⑩ 제1항부터 제9항까지 규정에서 정한 것 외에 자율심의기구의 구성·운영과 심의에 필요한 사항은 자율심의기구가 정한다. 〈신설 2018. 3. 27.〉

파. ⑪ 자율심의기구는 제1항·제2항·제3항·제4항에 규정한 심의 관련 업무를 수행할 때, 제56조 제1항·제2항·제3항 규정에 근거하여 공정하고 투명하게

하여야 한다. 〈신설 2018. 3. 27.〉
[제목개정 2018. 3. 27.]
[2018. 3. 27. 법률 제15540호에 의하여 2005. 12. 23. 헌법재판소에서 위헌 결정된 이 조를 개정함.]

하. 의료법 제63조는 시설·장비 사용 제한·금지명령과 시정명령을 규정하고 있다. 주요내용을 보면, ① 보건복지부장관·시장·군수·구청장은 **자율심의기구가 제57조 제11항을 위반한 때, 일정한 기간을 정하여 그 시설·장비 전부·일부 사용을 제한·금지하거나 또는 위반한 사항을 시정하도록 명할 수 있다.** 〈개정 2008.2.29, 2009.1.30, 2010.1.18, 2010.7.23, 2011.4.28, 2015.12.22, 2015.12.29, 2016.5.29, 2016.12.20, 2018.3.27., 2020.3.4〉

(4) 의사 국가시험 문제 분석

1. 다음은 예방의학과 전문의가 개설한 의원의 명칭표시판이다. 의료기관 명칭표시 규정을 준수한 것은? [2021년 제85회 의사 국가시험 문제 유사]

① | 기쁜의원 진료과목 성형외과 |

② | 기쁜의원 진료과목 **성형외과** |

③ | 기쁜의원
　　　　진료과목 **성형외과** |

④ | 기쁜의원 **진료과목** 성형외과 |

⑤ | **기쁜의원** 진료과목 **성형외과** |

해설 및 정답 의료법 시행규칙 제40조는 의료기관의 명칭 표시를 규정하고 있다. 주요내용을 보면, 법 제42조제2항에 따라 의료기관의 명칭 표시는 다음 각 호에 정하는 바에 따른다. 〈개정 2010.1.29, 2011.2.10, 2012.4.27, 2017.3.7, 2017.6.21., 2019.10.24〉 1. 의료기관이 명칭을 표시하는 경우에는 법 제3조 제2항에 따른 의료기관의 종류에 따르는 명칭(종합병원의 경우에는 종합병원 또는 병원) 앞에 고유명칭을 붙인다. 이 경우 그 고유명칭은 의료기관의 종류 명칭과 동일한 크기로 하되, 의료기관의 종류 명칭과 혼동할 우려가 있거나 특정 진료과목 또는 질환명과 비슷한 명칭을 사용하지 못한다. 2. 제1호에도 불구하고 법 제3조의4제1항에 따라 상급종합병원으로 지정받은 종합병원은 의료기관의 종류에 따른 명칭 대신 상급종합병원의 명칭을 표시할 수 있다. 3. 제1호에도 불구하고 법 제3조의5제1항에 따라 전문병원으로 지정받은 병원은 지정받은 특정 진료과목 또는 질환명을 표시할 수 있으며, 의료기관의 종류에 따른 명칭 대신 전문병원의 명칭을 표시할 수 있다. 4. **병원·한방병원·치과병원·의원·한의원 또는 치과의원의 개설자가 전문의인 경우에는 그 의료기관의 고유명칭과 의료기관의 종류 명칭 사이에 인정받은 전문과목을 삽입하여 표시할 수 있다. 이 경우 의료기관의 고유명칭 앞에 전문과목 및 전문의를 함께 표시할 수 있다.** 5. 제32조에 따른 부속 의료기관이 명칭을 표시하는 경우에는 의료기관의 종류에 따르는 명칭 앞에 그 개설기관의 명칭과 "부속"이라는 문자를 붙여야 한다. 6. 의료기관의 명칭표시판에는 다음 각 목의 사항만을 표시할 수 있다. 다만, 장소가 좁거나 그 밖에 부득이한 사유가 있는 경우에는 제41조제4항에도 불구하고 같은 조 제1항에 따른 **진료과목을 명칭표시판에 함께 표시할 수 있다.** 가. 의료기관의 **명칭** 나. 전화번호 다. 진료에 종사하는 의료인의 면허 종류 및 성명 라. 상급종합병원으로 지정받은 사실(법 제3조의4제1항에 따라 상급종합병원으로 지정받은 종합병원만 해당한다) 마. 전문병원으로 지정받은 사실(법 제3조의5제1항에 따라 전문병원으로 지정받은 병원만 해당한다) 바. 병원·한방병원·치과병원·의원·한의원 또는 치과의원의 개설자가 전문의인 경우에는 해당 개설자의 전문의 자격 및 전문과목 사. 법 제58조제1항에 따라 의료기관 인증을 받은 사실 7. **제6호가목에 따른 의료기관의 명칭은 한글로 표시하되, 외국어를 함께 표시할 수 있다.** 출처 : 의료법 시행규칙 타법개정 2020. 9. 11. [보건복지부령 제749호, 시행 2020. 9. 12.] 보건복지부. 　　　　　정답 ①

2. 종합병원이 갑상샘암과 전립샘암에 대해 다빈치로봇수술을 시행한다는 내용과 주차장 및 진료시간에 관한 내용을 담은 광고 전단을 배포하기 전에 취해야 할 조치는?

[2017년 제81회 의사 국가시험 문제 유사]

① 대한병원협회에 신고
② **대한의사협회에 심의 신청**
③ 건강보험심사평가원에 통보
④ 의료기관평가인증원에 인증 신청
⑤ 한국보건의료연구원 신의료기술평가위원회에 평가 신청

해설 및 정답　의료법 제57조는 의료광고심의를 규정하고 있다. ① **의료법인·의료기관·의료인**이 다음 각 호 어느 하나에 해당하는 매체를 이용하여 의료광고를 하려는 경우 미리 광고내용과 광고방법에 관하여 보건복지부장관 심의를 받아야 한다. 1.「신문 등의 진흥에 관한 법률」제2조 신문·인터넷신문 또는 「잡지 등 정기간행물의 진흥에 관한 법률」제2조 정기간행물, 2.「옥외광고물 등의 관리와 옥외광고산업 진흥에 관한 법률」제2조 제1호 옥외광고물 중 현수막(懸垂幕)·벽보·전단(傳單)·교통시설·교통수단에 표시되는 것, 3. 전광판, 4. 대통령령으로 정하는 인터넷 매체 ② 제1항에 근거하여 심의를 받으려는 사람은 보건복지부령으로 정하는 수수료를 내야 한다. ③ **보건복지부장관은 제1항 심의업무를 제28조에 근거하여 설립된 단체에 위탁할 수 있다.**

의료법 제57조와 제28조에 근거하여 대한의사협회는 의료광고심의위원회를 설치 운영하고 있다. 운영규정 제1조(목적)에 따르면, 이 규정의 목적은 의료광고심의와 의료광고 사후관리·자문을 위하여 **대한의사협회 의료광고심의위원회의 구성·운영에 관하여 필요한 사항을 규정함에 있다.** 제2조(사업)에 따르면, 위원회는 다음 각 호 사업을 수행한다. 1. 의료광고심의사업, 2. 불법의료광고관리·승인광고 사후관리사업, 3. 의료광고 관련 규정 개정 사업, 4. 방송·신문·인터넷신문·정기간행물·인터넷매체 등에 의료행위·식품·건강기능식품·의약품·의료기기·화장품 광고에 대한 의료자문에 관한 사업, 5. 기타 위원회가 필요하다고 인정하는 사업.

정답 ②

3. 의사 '갑'이 자신의 병원 입구에 전광판을 설치하고, 최근 구입한 자기공명영상기기와 의료기관 인증을 받은 사실을 광고하려고 하는 경우 해야 할 조치로 옳은 것은?

[2015년 제79회 의사 국가시험 문제 유사]

① 별도의 심의 절차 불필요
② 의료기관평가인증원에 심의 신청
③ 보건복지부 공표심의위원회에 심의 신청
④ **대한의사협회 의료광고심의위원회에 심의 신청**
⑤ 건강보험심사평가원의 진료심사평가위원회에 심의 신청

해설 및 정답 대한의사협회는 의료법 제57조와 제28조에 근거하여 의료광고심의위원회를 설치 운영하고 있다. 운영규정 제1조 목적을 보면, 의료광고심의와 의료광고 사후관리·자문을 위하여 **대한의사협회 의료광고심의위원회의 구성·운영에 관하여 필요한 사항을 규정함에 있다.** 제2조 사업을 보면, 위원회는 다음 각 호 사업을 수행한다. 1. **의료광고심의사업,** 2. 불법의료광고관리·승인광고 사후관리사업, 3. 의료광고 관련 규정 개정 사업, 4. 방송·신문·인터넷신문·정기간행물·인터넷매체 등에 의료행위·식품·건강기능식품·의약품·의료기기·화장품 광고에 대한 의료자문에 관한 사업, 5. 기타 위원회가 필요하다고 인정하는 사업.

정답 ④

57-2. 제57조의2(의료광고에 관한 심의위원회) ★★★★★

(1) 현 행

제57조의2(의료광고에 관한 심의위원회)
① 자율심의기구는 의료광고를 심의하기 위하여 제2항 각 호의 구분에 따른 심의위원회(이하 이 조에서 "심의위원회"라 한다)를 설치·운영하여야 한다.
② 심의위원회의 종류와 심의 대상은 다음 각 호와 같다. 〈개정 2020. 3. 4.〉
  1. 의료광고심의위원회: 의사, 의원, 의원의 개설자, 병원, 병원의 개설자, 요양병원(한의사가 개설한 경우는 제외한다), 요양병원의 개설자, 정신병원, 정신병원의 개설자, 종합병원(치과는 제외한다. 이하 이 호에서 같다), 종합병원의 개설자, 조산사, 조산원, 조산원의 개설자가 하는 의료광고의 심의
  2. 치과의료광고심의위원회: 치과의사, 치과의원, 치과의원의 개설자, 치과병원, 치과병원의 개설자, 종합병원(치과만 해당한다. 이하 이 호에서 같다), 종합병원의 개설자가 하는 의료광고의 심의
  3. 한방의료광고심의위원회: 한의사, 한의원, 한의원의 개설자, 한방병원, 한방병원의 개설자, 요양병원(한의사가 개설한 경우만 해당한다. 이하 이 호에서 같다), 요양병원의 개설자가 하는 의료광고의 심의
③ 제57조제2항제1호에 따른 자율심의기구 중 의사회는 제2항제1호에 따른 심의위원회만, 치과의사회는 같은 항 제2호에 따른 심의위원회만, 한의사회는 같은 항 제3호에 따른 심의위원회만 설치·운영하고, 제57조제2항제2호에 따른 자율심의기구는 제2항 각 호의 어느 하나에 해당하는 심의위원회만 설치·운영할 수 있다.
④ 심의위원회는 위원장 1명과 부위원장 1명을 포함하여 15명 이상 25명 이하의 위원으로 구성한다. 이 경우 제2항 각 호의 심의위원회 종류별로 다음 각 호의 구분에 따라 구성하여야 한다.
  1. 의료광고심의위원회: 제5항제2호부터 제9호까지의 사람을 각각 1명 이상 포함하되, 같은 항 제4호부터 제9호까지의 사람이 전체 위원의 3분의 1 이상이 되도록 구성하여야 한다.
  2. 치과의료광고심의위원회: 제5항제1호 및 제3호부터 제9호까지의 사람을 각각 1명 이상 포함하되, 같은 항 제4호부터 제9호까지의 사람이 전체 위원의 3분의 1 이상이 되도록 구성하여야 한다.
  3. 한방의료광고심의위원회: 제5항제1호·제2호 및 제4호부터 제9호까지의 사람을 각각 1명 이상 포함하되, 같은 항 제4호부터 제9호까지의 사람이 전체 위원의 3분의 1 이상이 되도록 구성하여야 한다.
⑤ 심의위원회 위원은 다음 각 호의 어느 하나에 해당하는 사람 중에서 자율심의

기구의 장이 위촉한다.
1. 의사
2. 치과의사
3. 한의사
4. 「약사법」 제2조제2호에 따른 약사
5. 「소비자기본법」 제2조제3호에 따른 소비자단체의 장이 추천하는 사람
6. 「변호사법」 제7조제1항에 따라 같은 법 제78조에 따른 대한변호사협회에 등록한 변호사로서 대한변호사협회의 장이 추천하는 사람
7. 「민법」 제32조에 따라 설립된 법인 중 여성의 사회참여 확대 및 복지 증진을 주된 목적으로 설립된 법인의 장이 추천하는 사람
8. 「비영리민간단체 지원법」 제4조에 따라 등록된 단체로서 환자의 권익 보호를 주된 목적으로 하는 단체의 장이 추천하는 사람
9. 그 밖에 보건의료 또는 의료광고에 관한 학식과 경험이 풍부한 사람
⑥ 제1항부터 제5항까지의 규정에서 정한 것 외에 심의위원회의 구성 및 운영에 필요한 사항은 자율심의기구가 정한다.
[본조신설 2018. 3. 27.]

(2) 개선방안

제57조2(의료광고 심의위원회)
① 자율심의기구는 의료광고를 심의하기 위하여 제2항 각 호 구분에 따른 심의위원회(이하 이 조에서 "심의위원회"라 한다)를 설치·운영하여야 한다.
② 심의위원회 종류와 심의 대상은 다음 각 호와 같다. 〈개정 2020. 3. 4.〉
  1. 의료광고심의위원회: 의사·의원·의원 개설자·병원·병원 개설자·요양병원(한의사가 개설한 경우는 제외한다), 요양병원 개설자·정신병원·정신병원 개설자·종합병원(치과는 제외한다. 이하 이 호에서 같다), 종합병원 개설자·조산사·조산원·조산원 개설자가 하는 의료광고 심의
  2. 치과의료광고심의위원회: 치과의사·치과의원·치과의원 개설자·치과병원·치과병원 개설자·종합병원(치과만 해당한다. 이하 이 호에서 같다)·종합병원 개설자가 하는 의료광고 심의
  3. 한방의료광고심의위원회: 한의사·한의원·한의원 개설자·한방병원·한방병원 개설자·요양병원(한의사가 개설한 경우만 해당한다. 이하 이 호에서 같다), 요양병원 개설자가 하는 의료광고 심의
③ 제57조 제2항 제1호에 규정된 자율심의기구 중 의사회는 제2항 제1호에 규정된 심의위원회만, 치과의사회는 제2항 제2호에 규정된 심의위원회만, 한의사회

는 제3항 제3호에 규정된 심의위원회만 설치·운영한다. 제57조 제2항 제2호에 규정된 자율심의기구는 제2항 각 호 어느 하나에 해당하는 심의위원회만 설치·운영할 수 있다.

④ 심의위원회는 위원장 1명과 부위원장 1명을 포함하여 15명 이상 25명 이하의 위원으로 구성한다. 이 경우 제2항 각 호 심의위원회 종류별로 다음 각 호 구분에 따라 구성하여야 한다.
  1. 의료광고심의위원회: 제5항 제2호부터 제9호까지 사람을 각각 1명 이상 포함한다. 제5항 제4호부터 제9호까지 사람이 전체 위원의 3분의 1 이상이 되도록 구성하여야 한다.
  2. 치과의료광고심의위원회: 제5항 제1호와 제3호부터 제9호까지 사람을 각각 1명 이상 포함한다. 제5항 제4호부터 제9호까지 사람이 전체 위원의 3분의 1 이상이 되도록 구성하여야 한다.
  3. 한방의료광고심의위원회: 제5항 제1호·제2호와 제4호부터 제9호까지 사람을 각각 1명 이상 포함한다. 제5항 제4호부터 제9호까지 사람이 전체 위원의 3분의 1 이상이 되도록 구성하여야 한다.

⑤ 심의위원회 위원은 다음 각 호 어느 하나에 해당하는 사람 중에서 자율심의기구의 장이 위촉한다.
  1. 의사
  2. 치과의사
  3. 한의사
  4. 「약사법」 제2조 제2호에 규정된 약사
  5. 「소비자기본법」 제2조 제3호에 규정된 소비자단체의 장이 추천하는 사람
  6. 「변호사법」 제7조 제1항에 근거하여 「변호사법」 제78조에 규정된 대한변호사협회에 등록한 변호사로서 대한변호사협회장이 추천하는 사람
  7. 「민법」 제32조에 근거하여 설립된 법인 중 여성의 사회참여 확대와 복지 증진을 주된 목적으로 설립된 법인의 장이 추천하는 사람
  8. 「비영리민간단체 지원법」 제4조에 근거하여 등록된 단체로서 환자 권익 보호를 주된 목적으로 하는 단체의 장이 추천하는 사람
  9. 그 밖에 보건의료·의료광고에 관한 학식과 경험이 풍부한 사람

⑥ 제1항부터 제5항까지 규정에서 정한 것 외에 심의위원회 구성과 운영에 필요한 사항은 자율심의기구가 정한다.

[본조신설 2018. 3. 27.]

【개정방향】
※ 제목변경: 의료광고 심의위원회
※ 명확성·간결성·가독성

> ※ 국어문법정비
> ※ 나열형은 온점(·)을 사용하여 법조문을 읽기 쉽게 줄임
> ※ 일본식 '의' 삭제
> ※ 1. 의료광고심의위원회: 의사, 의원, 의원의 개설자, 병원, 병원의 개설자, 요양병원(한의사가 개설한 경우는 제외한다), 요양병원의 개설자, 정신병원, 정신병원의 개설자, 종합병원(치과는 제외한다. 이하 이 호에서 같다), 종합병원의 개설자, 조산사, 조산원, 조산원의 개설자가 하는 의료광고의 심의⇒1. 의료광고심의위원회: 의사 · 의원 · 의원 개설자 · 병원 · 병원 개설자 · 요양병원(한의사가 개설한 경우는 제외한다), 요양병원 개설자 · 정신병원 · 정신병원 개설자 · 종합병원(치과는 제외한다. 이하 이 호에서 같다), 종합병원 개설자 · 조산사 · 조산원 · 조산원 개설자가 하는 의료광고 심의
> ※ ③ 제57조제2항제1호에 따른 자율심의기구 중 의사회는 제2항제1호에 따른 심의위원회만, 치과의사회는 같은 항 제2호에 따른 심의위원회만, 한의사회는 같은 항 제3호에 따른 심의위원회만 설치 · 운영하고, 제57조제2항제2호에 따른 자율심의기구는 제2항 각 호의 어느 하나에 해당하는 심의위원회만 설치 · 운영할 수 있다.⇒③ 제57조 제2항 제1호에 규정된 자율심의기구 중 의사회는 제2항 제1호에 규정된 심의위원회만, 치과의사회는 제2항 제2호에 규정된 심의위원회만, 한의사회는 제3항 제3호에 규정된 심의위원회만 설치 · 운영한다. 제57조 제2항 제2호에 규정된 자율심의기구는 제2항 각 호 어느 하나에 해당하는 심의위원회만 설치 · 운영할 수 있다.

(3) 해 설

가. 의료법 제57조2는 의료광고 심의위원회를 규정하고 있다. 2018년 3월 27일 신설되었다.

나. 주요내용을 보면, ① 자율심의기구는 의료광고를 심의하기 위하여 제2항 각 호 구분에 따른 심의위원회(이하 이 조에서 "심의위원회"라 한다)를 설치 · 운영하여야 한다.

다. ② 심의위원회 종류와 심의 대상은 다음 각 호와 같다. 〈개정 2020. 3. 4.〉

   1. 의료광고심의위원회: 의사 · 의원 · 의원 개설자 · 병원 · 병원 개설자 · 요양병원(한의사가 개설한 경우는 제외한다), 요양병원 개설자 · 정신병원 · 정신병원 개설자 · 종합병원(치과는 제외한다. 이하 이 호에서 같다), 종합병원 개설자 · 조산사 · 조산원 · 조산원 개설자가 하는 의료광고 심의
   2. 치과의료광고심의위원회: 치과의사 · 치과의원 · 치과의원 개설자 · 치과병원

· 치과병원 개설자 · 종합병원(치과만 해당한다. 이하 이 호에서 같다) · 종합병원 개설자가 하는 의료광고 심의
3. 한방의료광고심의위원회: 한의사 · 한의원 · 한의원 개설자 · 한방병원 · 한방병원 개설자 · 요양병원(한의사가 개설한 경우만 해당한다. 이하 이 호에서 같다), 요양병원 개설자가 하는 의료광고 심의

라. ③ 제57조 제2항 제1호에 규정된 자율심의기구 중 의사회는 제2항 제1호에 규정된 심의위원회만, 치과의사회는 제2항 제2호에 규정된 심의위원회만, 한의사회는 제3항 제3호에 규정된 심의위원회만 설치 · 운영한다. 제57조 제2항 제2호에 규정된 자율심의기구는 제2항 각 호 어느 하나에 해당하는 심의위원회만 설치 · 운영할 수 있다.

마. ④ 심의위원회는 위원장 1명과 부위원장 1명을 포함하여 15명 이상 25명 이하의 위원으로 구성한다. 이 경우 제2항 각 호 심의위원회 종류별로 다음 각 호 구분에 따라 구성하여야 한다.
1. 의료광고심의위원회: 제5항 제2호부터 제9호까지 사람을 각각 1명 이상 포함한다. 제5항 제4호부터 제9호까지 사람이 전체 위원의 3분의 1 이상이 되도록 구성하여야 한다.
2. 치과의료광고심의위원회: 제5항 제1호와 제3호부터 제9호까지 사람을 각각 1명 이상 포함한다. 제5항 제4호부터 제9호까지 사람이 전체 위원의 3분의 1 이상이 되도록 구성하여야 한다.
3. 한방의료광고심의위원회: 제5항 제1호 · 제2호와 제4호부터 제9호까지 사람을 각각 1명 이상 포함한다. 제5항 제4호부터 제9호까지 사람이 전체 위원의 3분의 1 이상이 되도록 구성하여야 한다.

바. ⑤ 심의위원회 위원은 다음 각 호 어느 하나에 해당하는 사람 중에서 자율심의기구의 장이 위촉한다.
1. 의사
2. 치과의사
3. 한의사
4. 「약사법」 제2조 제2호에 규정된 약사
5. 「소비자기본법」 제2조 제3호에 규정된 소비자단체의 장이 추천하는 사람
6. 「변호사법」 제7조 제1항에 근거하여 「변호사법」 제78조에 규정된 대한변호사협회에 등록한 변호사로서 대한변호사협회장이 추천하는 사람
7. 「민법」 제32조에 근거하여 설립된 법인 중 여성의 사회참여 확대와 복지

증진을 주된 목적으로 설립된 법인의 장이 추천하는 사람
8. 「비영리민간단체 지원법」 제4조에 근거하여 등록된 단체로서 환자 권익 보호를 주된 목적으로 하는 단체의 장이 추천하는 사람
9. 그 밖에 보건의료·의료광고에 관한 학식과 경험이 풍부한 사람

⑥ 제1항부터 제5항까지 규정에서 정한 것 외에 심의위원회 구성과 운영에 필요한 사항은 자율심의기구가 정한다.

[본조신설 2018. 3. 27.]

57-3. 제57조의3(의료광고 모니터링)

(1) 현 행

제57조의3(의료광고 모니터링)
자율심의기구는 의료광고가 제56조제1항부터 제3항까지의 규정을 준수하는지 여부에 관하여 모니터링하고, 보건복지부령으로 정하는 바에 따라 모니터링 결과를 보건복지부장관에게 제출하여야 한다.
[본조신설 2018. 3. 27.]

(2) 개선방안

제1안 *****
제57조3(의료광고 관리·감독)
자율심의기구는 의료광고가 제56조 제1항·제2항·제3항 규정을 준수하는지 여부를 관리·감독하고, 보건복지부령에 근거하여 관리·감독 결과를 보건복지부장관에게 제출하여야 한다.
[본조신설 2018. 3. 27.]

제2안 *****
제57조3(의료광고 관리·감독)
자율심의기구는 의료광고가 제56조 제1항·제2항·제3항 규정을 준수하는지 여부를 살펴보고, 보건복지부령에 근거하여 살펴본 결과를 보건복지부장관에게 제출하여야 한다.
[본조신설 2018. 3. 27.]

> **제3안**
> **제57조3(의료광고 모니터링)**
> 자율심의기구는 의료광고가 제56조 제1항·제2항·제3항 규정을 준수하는지 여부를 모니터링하고, 보건복지부령에 근거하여 모니터링 결과를 보건복지부장관에게 제출하여야 한다.
> [본조신설 2018. 3. 27.]
>
> **【개정방향】**
> ※ 제목변경: 의료광고 관리·감독
> ※ 명확성·간결성·가독성
> ※ 국어문법정비
> ※ 나열형은 온점(·)을 사용하여 법조문을 읽기 쉽게 줄임
> ※ 일본식 '의' 삭제
> ※ 의료광고 모니터링⇒의료광고 관리·감독
> ※ 자율심의기구는 의료광고가 제56조제1항부터 제3항까지의 규정을 준수하는지 여부에 관하여 모니터링하고, 보건복지부령으로 정하는 바에 따라 모니터링 결과를 보건복지부장관에게 제출하여야 한다.⇒자율심의기구는 의료광고가 제56조 제1항·제2항·제3항 규정을 준수하는지 여부를 관리·감독하고, 보건복지부령에 근거하여 관리·감독 결과를 보건복지부장관에게 제출하여야 한다.

(3) 해 설

가. 의료법 제57조3은 의료광고 관리·감독를 규정하고 있다. 2018년 3월 27일 신설되었다.

나. 주요내용을 보면, 자율심의기구는 의료광고가 제56조 제1항·제2항·제3항 규정을 준수하는지 여부를 관리·감독하고, 보건복지부령에 근거하여 관리·감독 결과를 보건복지부장관에게 제출하여야 한다.

다. 모니터링(monitoring)이란 매체 방송국이나 신문사 또는 기업체로부터 의뢰를 받고 방송 프로그램이나 신문 기사 또는 제품 따위에 대하여 의견을 제출하는 일이다. 표준국어대사전.

라. 자율심의기구가 '의료광고를 모니터링 한다'는 말은 의료광고 실태를 관리하고 감독하는 것이다. 그 결과를 보건복지부장관관에게 제출하는 것이다. 가능한 표준국어를 사용하는 것이 옳다. 법률은 명확해야 한다.

제6장
감 독

우 | 리 | 들 | 의 | 료 | 법

제1부

58. 제58조(의료기관 인증)

(1) 현 행

제58조(의료기관 인증)
① 보건복지부장관은 의료의 질과 환자 안전의 수준을 높이기 위하여 병원급 의료기관 및 대통령령으로 정하는 의료기관에 대한 인증(이하 "의료기관 인증"이라 한다)을 할 수 있다. 〈개정 2020. 3. 4.〉
② 보건복지부장관은 대통령령으로 정하는 바에 따라 의료기관 인증에 관한 업무를 제58조의11에 따른 의료기관평가인증원에 위탁할 수 있다. 〈개정 2020. 3. 4.〉
③ 보건복지부장관은 다른 법률에 따라 의료기관을 대상으로 실시하는 평가를 통합하여 제58조의11에 따른 의료기관평가인증원으로 하여금 시행하도록 할 수 있다. 〈개정 2020. 3. 4.〉
[전문개정 2010. 7. 23.]

[개정 전]
제58조(의료기관 인증)
① 보건복지부장관은 의료의 질과 환자 안전의 수준을 높이기 위하여 병원급 의료기관에 대한 인증(이하 "의료기관 인증"이라 한다)을 할 수 있다.
② 보건복지부장관은 대통령령으로 정하는 바에 따라 의료기관 인증에 관한 업무를 관계 전문기관(이하 "인증전담기관"이라 한다)에 위탁할 수 있다. 이 경우 인증전담기관에 대하여 필요한 예산을 지원할 수 있다.
③ 보건복지부장관은 다른 법률에 따라 의료기관을 대상으로 실시하는 평가를 통합하여 인증전담기관으로 하여금 시행하도록 할 수 있다.

(2) 개선방안

제58조(의료기관 인증과 의료기관평가인증원)
① 보건복지부장관은 의료의 질과 환자 안전의 수준을 높이기 위하여 병원급 의료기관과 대통령령으로 규정한 의료기관에 대하여 인증(이하 "의료기관 인증"이라 한다)을 할 수 있다. 〈개정 2020. 3. 4.〉
② 보건복지부장관은 대통령령에 근거하여 의료기관 인증 업무를 제58조11에 규정한 의료기관평가인증원에 위탁할 수 있다. 〈개정 2020. 3. 4.〉
③ 보건복지부장관은 다른 법률에 근거하여 의료기관을 대상으로 실시하는 평가를 통합하여 제58조11에 규정한 의료기관평가인증원에게 인증 업무를 시행하도록 할 수 있다. 〈개정 2020. 3. 4.〉

[전문개정 2010. 7. 23.]
【개정방향】
※ 제목변경: 의료기관 인증과 의료기관평가인증원
※ 명확성·간결성·가독성
※ 국어문법정비
※ 나열형은 온점(·)을 사용하여 법조문을 읽기 쉽게 줄임
※ 일본식 '의' 삭제
※ ③ 보건복지부장관은 다른 법률에 따라 의료기관을 대상으로 실시하는 평가를 통합하여 제58조의11에 따른 의료기관평가인증원으로 하여금 시행하도록 할 수 있다.⇒③ 보건복지부장관은 다른 법률에 근거하여 의료기관을 대상으로 실시하는 평가를 통합하여 제58조11에 규정한 의료기관평가인증원에게 인증 업무를 시행하도록 할 수 있다.

[개정 전]
제58조(의료기관 인증과 인증 전담기관)
① 보건복지부장관은 의료의 질과 환자 안전 수준을 높이기 위하여 병원급 의료기관에 대한 인증(이하 "의료기관인증"이라 한다)을 할 수 있다.
② 보건복지부장관은 대통령령에 근거하여 의료기관인증에 관한 업무를 관계 전문기관(이하 "인증전담기관"이라 한다)에 위탁할 수 있다. 이 경우 인증전담기관에 대하여 필요한 예산을 지원할 수 있다.
③ 보건복지부장관은 다른 법률에 근거하여 의료기관을 대상으로 실시하는 평가를 통합하여 인증전담기관에게 시행하도록 할 수 있다.
【개정방향】
※ 제목변경: 의료기관 인증과 인증 전담기관

(3) 해 설
가. 의료법 제58조는 의료기관 인증과 의료기관 인증과 의료기관평가인증원을 규정하고 있다. 2020년 3월 4일 개정되었다.
나. 주요내용을 보면, ① 보건복지부장관은 의료의 질과 환자 안전의 수준을 높이기 위하여 병원급 의료기관과 대통령령으로 규정한 의료기관에 대하여 인증(이하 "의료기관 인증"이라 한다)을 할 수 있다. 〈개정 2020. 3. 4.〉
다. ② 보건복지부장관은 대통령령에 근거하여 의료기관 인증 업무를 제58조11에 규정한 의료기관평가인증원에 위탁할 수 있다. 〈개정 2020. 3. 4.〉

라. ③ 보건복지부장관은 다른 법률에 근거하여 의료기관을 대상으로 실시하는 평가를 통합하여 제58조11에 규정한 의료기관평가인증원에게 인증 업무를 시행하도록 할 수 있다. 〈개정 2020. 3. 4.〉
[전문개정 2010. 7. 23.]

58-2. 제58조의2(의료기관인증위원회)

(1) 현 행

제58조의2(의료기관인증위원회)
① 보건복지부장관은 의료기관 인증에 관한 주요 정책을 심의하기 위하여 보건복지부장관 소속으로 의료기관인증위원회(이하 이 조에서 "위원회"라 한다)를 둔다.
② 위원회는 위원장 1명을 포함한 15인 이내의 위원으로 구성한다.
③ 위원회의 위원장은 보건복지부차관으로 하고, 위원회의 위원은 다음 각 호의 사람 중에서 보건복지부장관이 임명 또는 위촉한다. 〈개정 2016.5.29.〉
   1. 제28조에 따른 의료인 단체 및 제52조에 따른 의료기관단체에서 추천하는 자
   2. 노동계, 시민단체(「비영리민간단체지원법」 제2조에 따른 비영리민간단체를 말한다), 소비자단체(「소비자기본법」 제29조에 따른 소비자단체를 말한다)에서 추천하는 자
   3. 보건의료에 관한 학식과 경험이 풍부한 자
   4. 시설물 안전진단에 관한 학식과 경험이 풍부한 자
   5. 보건복지부 소속 3급 이상 공무원 또는 고위공무원단에 속하는 공무원
④ 위원회는 다음 각 호의 사항을 심의한다.
   1. 인증기준 및 인증의 공표를 포함한 의료기관 인증과 관련된 주요 정책에 관한 사항
   2. 제58조제3항에 따른 의료기관 대상 평가제도 통합에 관한 사항
   3. 제58조의7제2항에 따른 의료기관 인증 활용에 관한 사항
   4. 그 밖에 위원장이 심의에 부치는 사항
⑤ 위원회의 구성 및 운영, 그 밖에 필요한 사항은 대통령령으로 정한다.
[본조신설 2010.7.23.]

【문제점】
※ ~학식과 경험이 풍부한 자⇒학식과 경험이 풍부한 사람
※ 나열형은 콤마(,)보다 온점(·)이 간결하다. ⇒제3항 2. 노동계·시민단체(「비영리민간단체지원법」 제2조에 규정된 비영리민간단체를 말한다)·소비자단체(「소비자기본법」 제29조에 따른 소비자단체를 말한다)에서 추천하는 사람

(2) 개선방안

제58조2(의료기관인증위원회)
① 보건복지부장관은 의료기관인증에 관한 주요 정책을 심의하기 위하여 보건복지부장관 소속으로 의료기관인증위원회(이하 이 조에서 "위원회"라 한다)를 둔다.
② 위원회는 위원장 1명을 포함한 15인 이내 위원으로 구성한다.
③ 위원회 위원장은 보건복지부차관으로 하고, 위원회 위원은 다음 각 호 사람 중에서 보건복지부장관이 임명하거나 또는 위촉한다. 〈개정 2016.5.29.〉
  1. 제28조에 규정된 의료인 단체와 제52조에 규정된 의료기관단체에서 추천하는 사람
  2. 노동계·시민단체(「비영리민간단체지원법」 제2조에 규정된 비영리민간단체를 말한다)·소비자단체(「소비자기본법」 제29조에 따른 소비자단체를 말한다)에서 추천하는 사람
  3. 보건의료에 관한 학식과 경험이 풍부한 사람
  4. 시설물 안전진단에 관한 학식과 경험이 풍부한 사람
  5. 보건복지부 소속 3급 이상 공무원 또는 고위공무원단에 속하는 공무원
④ 위원회는 다음 각 호 사항을 심의한다.
  1. 인증기준과 인증공표를 포함한 의료기관 인증과 관련된 주요 정책에 관한 사항
  2. 제58조 제3항에 규정된 의료기관 대상 평가제도 통합에 관한 사항
  3. 제58조7 제2항에 규정된 의료기관 인증 활용에 관한 사항
  4. 그 밖에 위원장이 심의에 부치는 사항
⑤ 위원회 구성·운영과 그 밖에 필요한 사항은 대통령령으로 정한다.
[본조신설 2010.7.23.]

【개정방향】
※ 제목변경: 의료기관인증위원회
※ 명확성·간결성·가독성. 국어문법정비
※ 나열형은 온점(·)을 사용하여 법조문을 읽기 쉽게 줄임

(3) 해 설

가. 의료법 제58조2는 의료기관인증위원회를 규정하고 있다.
나. 주요내용을 보면, ① 보건복지부장관은 의료기관인증에 관한 주요 정책을 심의하기 위하여 보건복지부장관 소속으로 의료기관인증위원회(이하 이 조에서 "위원회"라 한다)를 둔다.

다. ② 위원회는 위원장 1명을 포함한 15인 이내 위원으로 구성한다.
라. ③ 위원회 위원장은 보건복지부차관으로 하고, 위원회 위원은 다음 각 호 사람 중에서 보건복지부장관이 임명하거나 또는 위촉한다. 〈개정 2016.5.29.〉
  1. 제28조에 규정된 의료인 단체와 제52조에 규정된 의료기관단체에서 추천하는 사람
  2. 노동계 · 시민단체(「비영리민간단체지원법」 제2조에 규정된 비영리민간단체를 말한다) · 소비자단체(「소비자기본법」 제29조에 따른 소비자단체를 말한다)에서 추천하는 사람
  3. 보건의료에 관한 학식과 경험이 풍부한 사람
  4. 시설물 안전진단에 관한 학식과 경험이 풍부한 사람
  5. 보건복지부 소속 3급 이상 공무원 또는 고위공무원단에 속하는 공무원
마. ④ 위원회는 다음 각 호 사항을 심의한다.
  1. 인증기준과 인증공표를 포함한 의료기관 인증과 관련된 주요 정책에 관한 사항
  2. 제58조 제3항에 규정된 의료기관 대상 평가제도 통합에 관한 사항
  3. 제58조7 제2항에 규정된 의료기관 인증 활용에 관한 사항
  4. 그 밖에 위원장이 심의에 부치는 사항
바. ⑤ 위원회 구성 · 운영과 그 밖에 필요한 사항은 대통령령으로 정한다.
[본조신설 2010.7.23.]

58-3. 제58조의3(의료기관 인증기준 및 방법 등)

(1) 현 행

> **제58조의3(의료기관 인증기준 및 방법 등)**
> ① 의료기관 인증기준은 다음 각 호의 사항을 포함하여야 한다.
>   1. 환자의 권리와 안전
>   2. 의료기관의 의료서비스 질 향상 활동
>   3. 의료서비스의 제공과정 및 성과
>   4. 의료기관의 조직 · 인력관리 및 운영
>   5. 환자 만족도
> ② 인증등급은 인증, 조건부인증 및 불인증으로 구분한다. 〈개정 2020.3.4〉
> ③ 인증의 유효기간은 4년으로 한다. 다만, 조건부인증의 경우에는 유효기간을 1년

으로 한다. 〈개정 2020.3.4〉
④ 조건부인증을 받은 의료기관의 장은 유효기간 내에 보건복지부령으로 정하는 바에 따라 재인증을 받아야 한다. 〈개정 2020.3.4〉
⑤ 제1항에 따른 인증기준의 세부 내용은 보건복지부장관이 정한다. 〈개정 2020.3.4〉
[본조신설 2010.7.23]
의료법 일부개정 2020. 12. 29. [법률 제17787호, 시행 2021. 6. 30.] 보건복지부.

[개정 전]
제58조의3(의료기관 인증기준 및 방법 등)
① 의료기관 인증기준은 다음 각 호의 사항을 포함하여야 한다.
  1. 환자의 권리와 안전
  2. 의료기관의 의료서비스 질 향상 활동
  3. 의료서비스의 제공과정 및 성과
  4. 의료기관의 조직·인력관리 및 운영
  5. 환자 만족도
② 보건복지부장관은 인증을 신청한 의료기관에 대하여 제1항에 따른 인증기준의 충족 여부를 평가하여야 한다.
③ 보건복지부장관은 제2항에 따라 평가한 결과와 인증등급을 지체 없이 해당 의료기관의 장에게 통보하여야 한다.
④ 인증등급은 인증, 조건부인증 및 불인증으로 구분한다.
⑤ 인증의 유효기간은 4년으로 한다. 다만, 조건부인증의 경우에는 유효기간을 1년으로 한다.
⑥ 조건부인증을 받은 의료기관의 장은 유효기간 내에 보건복지부령으로 정하는 바에 따라 재인증을 받아야 한다.
⑦ 제1항에 따른 인증기준의 세부 내용은 보건복지부장관이 정한다.
[본조신설 2010.7.23]

(2) 개선방안

제58조3(의료기관 인증기준과 인증방법)
① 의료기관 인증기준은 다음 각 호 사항을 포함하여야 한다.
  1. 환자권리와 환자안전
  2. 의료기관 의료서비스 질 향상 활동
  3. 의료서비스 제공과정과 성과

    4. 의료기관 조직 · 인력관리 · 운영
    5. 환자만족도
② 인증등급은 인증 · 조건부인증 · 불인증으로 구분한다. 〈개정 2020.3.4〉
③ 인증 유효기간은 4년으로 한다. 다만 조건부인증 경우 유효기간을 1년으로 한다. 〈개정 2020.3.4〉
④ 조건부인증을 받은 의료기관장은 유효기간 내에 보건복지부령에 근거하여 재인증을 받아야 한다. 〈개정 2020.3.4〉
⑤ 제1항에 규정된 인증기준의 세부 내용은 보건복지부장관이 정한다. 〈개정 2020.3.4〉
[본조신설 2010.7.23]
의료법 일부개정 2020. 12. 29. [법률 제17787호, 시행 2021. 6. 30.] 보건복지부.

【개정방향】
※ 제목변경: 의료기관 인증기준과 인증방법
※ 명확성 · 간결성 · 가독성
※ 국어문법정비
※ 나열형은 온점(·)을 사용하여 법조문을 읽기 쉽게 줄임
※ 일본식 '의' 삭제
※ 4. 의료기관의 조직 · 인력관리 및 운영⇒4. 의료기관 조직 · 인력관리 · 운영
※ ② 인증등급은 인증, 조건부인증 및 불인증으로 구분한다. 〈개정 2020.3.4.〉⇒
   ② 인증등급은 인증 · 조건부인증 · 불인증으로 구분한다. 〈개정 2020.3.4〉
※ ④ 조건부인증을 받은 의료기관의 장은 유효기간 내에 보건복지부령으로 정하는 바에 따라 재인증을 받아야 한다. 〈개정 2020.3.4.〉⇒
   ④ 조건부인증을 받은 의료기관장은 유효기간 내에 보건복지부령에 근거하여 재인증을 받아야 한다. 〈개정 2020.3.4.〉
※ ⑤ 제1항에 따른 인증기준의 세부 내용은 보건복지부장관이 정한다. 〈개정 2020.3.4.〉⇒⑤ 제1항에 규정된 인증기준의 세부 내용은 보건복지부장관이 정한다. 〈개정 2020.3.4〉

[개정 전]
제58조3(의료기관 인증기준과 인증방법)
① 의료기관 인증기준은 다음 각 호 사항을 포함하여야 한다.
    1. 환자권리와 환자안전
    2. 의료기관 의료서비스 질 향상 활동
    3. 의료서비스 제공과정과 성과
    4. 의료기관 조직 · 인력관리 · 운영

> 5. 환자만족도
> ② 보건복지부장관은 인증을 신청한 의료기관에 대하여 제1항에 규정된 인증기준 충족 여부를 평가하여야 한다.
> ③ 보건복지부장관은 제2항에 근거하여 평가한 결과와 인증등급을 지체 없이 해당 의료기관장에게 통보하여야 한다.
> ④ 인증등급은 인증·조건부인증·불인증으로 구분한다.
> ⑤ 인증유효기간은 4년으로 한다. 다만 조건부인증 경우 유효기간을 1년으로 한다.
> ⑥ 조건부인증을 받은 의료기관장은 유효기간 내에 보건복지부령에 근거하여 재인증을 받아야 한다.
> ⑦ 제1항에 규정된 인증기준 세부내용은 보건복지부장관이 정한다.
> [본조신설 2010.7.23.]

(3) 해 설

가. 의료법 제58조3은 의료기관 인증기준과 인증방법을 규정하고 있다. 2020년 3월 4일 개정되었다.

나. 주요내용을 보면, ① 의료기관 인증기준은 다음 각 호 사항을 포함하여야 한다.
   1. 환자권리와 환자안전
   2. 의료기관 의료서비스 질 향상 활동
   3. 의료서비스 제공과정과 성과
   4. 의료기관 조직·인력관리·운영
   5. 환자만족도

다. ② 인증등급은 인증·조건부인증·불인증으로 구분한다.〈개정 2020.3.4〉

라. ③ 인증 유효기간은 4년으로 한다. 다만 조건부인증 경우 유효기간을 1년으로 한다.〈개정 2020.3.4〉

마. ④ 조건부인증을 받은 의료기관장은 유효기간 내에 보건복지부령에 근거하여 재인증을 받아야 한다.〈개정 2020.3.4〉

바. ⑤ 제1항에 규정된 인증기준의 세부 내용은 보건복지부장관이 정한다.〈개정 2020.3.4〉

[본조신설 2010.7.23]

의료법 일부개정 2020. 12. 29. [법률 제17787호, 시행 2021. 6. 30.] 보건복지부.

58-4. 제58조의4(의료기관 인증의 신청 및 평가)

(1) 현 행

제58조의4(의료기관 인증의 신청 및 평가)
① 의료기관 인증을 받고자 하는 의료기관의 장은 보건복지부령으로 정하는 바에 따라 보건복지부장관에게 신청할 수 있다.
② 제1항에도 불구하고 제3조제2항제3호에 따른 요양병원(「장애인복지법」 제58조제1항제4호에 따른 의료재활시설로서 제3조의2에 따른 요건을 갖춘 의료기관은 제외한다)의 장은 보건복지부령으로 정하는 바에 따라 보건복지부장관에게 인증을 신청하여야 한다. 〈개정 2020.3.4〉
③ 제2항에 따라 인증을 신청하여야 하는 요양병원이 조건부인증 또는 불인증을 받거나 제58조의10제1항제4호 및 제5호에 따라 인증 또는 조건부인증이 취소된 경우 해당 요양병원의 장은 보건복지부령으로 정하는 기간 내에 다시 인증을 신청하여야 한다. 〈개정 2020.3.4〉
④ 보건복지부장관은 인증을 신청한 의료기관에 대하여 제58조의3제1항에 따른 인증기준 적합 여부를 평가하여야 한다. 이 경우 보건복지부장관은 보건복지부령으로 정하는 바에 따라 필요한 조사를 할 수 있고, 인증을 신청한 의료기관은 정당한 사유가 없으면 조사에 협조하여야 한다. 〈신설 2020.3.4〉
⑤ 보건복지부장관은 제4항에 따른 평가 결과와 인증등급을 지체 없이 해당 의료기관의 장에게 통보하여야 한다. 〈신설 2020.3.4〉
[본조신설 2010.7.23]
[제목개정 2020.3.4]
의료법 일부개정 2020. 12. 29. [법률 제17787호, 시행 2021. 6. 30.] 보건복지부.

[개정 전]
제58조의4(의료기관 인증의 신청)
① 의료기관 인증을 받고자 하는 의료기관의 장은 보건복지부령으로 정하는 바에 따라 보건복지부장관에게 신청할 수 있다.
② 제1항에도 불구하고 제3조제2항제3호에 따른 요양병원(「장애인복지법」 제58조 제1항 제2호에 따른 의료재활시설로서 제3조의2에 따른 요건을 갖춘 의료기관은 제외한다)의 장은 보건복지부령으로 정하는 바에 따라 보건복지부장관에게 인증을 신청하여야 한다.
③ 인증전담기관은 보건복지부장관의 승인을 받아 의료기관 인증을 신청한 의료기관의 장으로부터 인증에 소요되는 비용을 징수할 수 있다.
[본조신설 2010.7.23.]

(2) 개선방안

제58조4(의료기관 인증신청과 인정평가)
① 의료기관 인증을 받고자 하는 의료기관장은 보건복지부령에 근거하여 보건복지부장관에게 신청할 수 있다.
② 제1항에도 불구하고 제3조 제2항 제3호에 규정된 요양병원장(「장애인복지법」 제58조 제1항 제4호에 규정된 의료재활시설로서 제3조2에 규정된 요건을 갖춘 의료기관은 제외한다)은 보건복지부령에 근거하여 보건복지부장관에게 인증을 신청하여야 한다. 〈개정 2020.3.4〉
③ 제2항에 근거하여 인증을 신청하여야 하는 요양병원이 조건부인증·불인증을 받거나 또는 제58조10 제1항 제4호와 제5호에 규정된 인증·조건부인증이 취소된 경우 해당 요양병원장은 보건복지부령으로 정하는 기간 내에 다시 인증을 신청하여야 한다. 〈개정 2020.3.4〉
④ 보건복지부장관은 인증을 신청한 의료기관에 대하여 제58조3 제1항에 규정된 인증기준 적합 여부를 평가하여야 한다. 이 경우 보건복지부장관은 보건복지부령에 근거하여 필요한 조사를 할 수 있다. 인증을 신청한 의료기관은 정당한 사유가 없는 경우 조사에 협조하여야 한다. 〈신설 2020.3.4〉
⑤ 보건복지부장관은 제4항에 규정된 평가 결과와 인증등급을 지체 없이 해당 의료기관장에게 통보하여야 한다. 〈신설 2020.3.4〉
[본조신설 2010.7.23]
[제목개정 2020.3.4]
의료법 일부개정 2020. 12. 29. [법률 제17787호, 시행 2021. 6. 30.] 보건복지부.

【개정방향】
※ 제목변경: 의료기관 인증신청
※ 명확성·간결성·가독성
※ 국어문법정비
※ 나열형은 온점(·)을 사용하여 법조문을 읽기 쉽게 줄임
※ 일본식 '의' 삭제
※ ④ 보건복지부장관은 인증을 신청한 의료기관에 대하여 제58조의3제1항에 따른 인증기준 적합 여부를 평가하여야 한다. 이 경우 보건복지부장관은 보건복지부령으로 정하는 바에 따라 필요한 조사를 할 수 있고, 인증을 신청한 의료기관은 정당한 사유가 없으면 조사에 협조하여야 한다. 〈신설 2020.3.4〉⇒④ 보건복지부장관은 인증을 신청한 의료기관에 대하여 제58조3 제1항에 규정된 인증기준 적합 여부를 평가하여야 한다. 이 경우 보건복지부장관은 보건복지부령에 근거하여 필요한 조사를 할 수 있다. 인증을 신청한 의료기관은 정당한 사유

가 없는 경우 조사에 협조하여야 한다. 〈신설 2020.3.4.〉
※ 인증을 신청한 의료기관은 정당한 사유가 없으면 조사에 협조하여야 한다.⇒인증을 신청한 의료기관은 정당한 사유가 없는 경우 조사에 협조하여야 한다. ☞ 불완전한 조건절을 사용할 이유가 없음. 이 사안은 정당한 사유가 없는 경우임

[개정 전]
제58조4(의료기관 인증신청)
① 의료기관 인증을 받고자 하는 의료기관장은 보건복지부령에 근거하여 보건복지부장관에게 신청할 수 있다.
② 제1항 경우 제3조 제2항 제3호에 규정된 요양병원(「장애인복지법」 제58조 제1항 제2호에 근거한 의료재활시설로서 제3조2에 규정된 요건을 갖춘 의료기관은 제외한다)장은 보건복지부령에 근거하여 보건복지부장관에게 인증을 신청하여야 한다.
③ 인증전담기관은 보건복지부장관 승인을 받아 의료기관 인증을 신청한 의료기관장에게 인증에 소요되는 비용을 징수할 수 있다.
[본조신설 2010.7.23.]

(3) 해 설
가. 의료법 제58조4는 의료기관 인증신청과 인정평가를 규정하고 있다. 2020년 3월 4일 개정되었다.
나. 주요내용을 보면, ① 의료기관 인증을 받고자 하는 의료기관장은 보건복지부령에 근거하여 보건복지부장관에게 신청할 수 있다.
다. ② 제1항에도 불구하고 제3조 제2항 제3호에 규정된 요양병원장(「장애인복지법」 제58조 제1항 제4호에 규정된 의료재활시설로서 제3조2에 규정된 요건을 갖춘 의료기관은 제외한다)은 보건복지부령에 근거하여 보건복지부장관에게 인증을 신청하여야 한다. 〈개정 2020.3.4〉
라. ③ 제2항에 근거하여 인증을 신청하여야 하는 요양병원이 조건부인증·불인증을 받거나 또는 제58조10 제1항 제4호와 제5호에 규정된 인증·조건부인증이 취소된 경우 해당 요양병원장은 보건복지부령으로 정하는 기간 내에 다시 인증을 신청하여야 한다. 〈개정 2020.3.4〉
마. ④ 보건복지부장관은 인증을 신청한 의료기관에 대하여 제58조3 제1항에 규정된 인증기준 적합 여부를 평가하여야 한다. 이 경우 보건복지부장관은 보건복지부령에 근거하여 필요한 조사를 할 수 있다. 인증을 신청한 의료기관은 정당한 사유가 없는 경우 조사에 협조하여야 한다. 〈신설 2020.3.4〉

바. ⑤ 보건복지부장관은 제4항에 규정된 평가 결과와 인증등급을 지체 없이 해당 의료기관장에게 통보하여야 한다. 〈신설 2020.3.4〉
[본조신설 2010.7.23]
[제목개정 2020.3.4]
의료법 일부개정 2020. 12. 29. [법률 제17787호, 시행 2021. 6. 30.] 보건복지부.

58-5. 제58조의5(이의신청)

(1) 현 행

제58조의5(이의신청)
① 의료기관 인증을 신청한 의료기관의 장은 평가결과 또는 인증등급에 관하여 보건복지부장관에게 이의신청을 할 수 있다.
② 제1항에 따른 이의신청은 평가결과 또는 인증등급을 통보받은 날부터 30일 이내에 하여야 한다. 다만, 책임질 수 없는 사유로 그 기간을 지킬 수 없었던 경우에는 그 사유가 없어진 날부터 기산한다.
③ 제1항에 따른 이의신청의 방법 및 처리 결과의 통보 등에 필요한 사항은 보건복지부령으로 정한다.
[본조신설 2010.7.23.]

(2) 개선방안

제58조5(이의신청)
① 의료기관인증을 신청한 의료기관장은 평가결과·인증등급에 관하여 보건복지부장관에게 이의신청을 할 수 있다.
② 제1항에 근거한 이의신청은 평가결과·인증등급을 통보받은 날부터 30일 이내에 하여야 한다. 다만 책임질 수 없는 사유로 그 기간을 지킬 수 없었던 경우, 그 사유가 없어진 날부터 기간을 계산한다.
③ 제1항에 근거한 이의신청방법과 이의신청처리 결과통보에 필요한 사항은 보건복지부령으로 정한다.
[본조신설 2010.7.23.]

> 【개정방향】
> ※ 명확성·간결성·가독성
> ※ 국어문법정비
> ※ 나열형은 온점(·)을 사용하여 법조문을 읽기 쉽게 줄임
> ※ 일본식 '의' 삭제

(3) 해 설

가. 의료법 제58조5는 이의신청을 규정하고 있다.
나. 주요내용을 보면, ① 의료기관인증을 신청한 의료기관장은 평가결과·인증등급에 관하여 보건복지부장관에게 이의신청을 할 수 있다.
다. ② 제1항에 근거한 이의신청은 평가결과·인증등급을 통보받은 날부터 30일 이내에 하여야 한다. 다만 책임질 수 없는 사유로 그 기간을 지킬 수 없었던 경우, 그 사유가 없어진 날부터 기간을 계산한다.
라. ③ 제1항에 근거한 이의신청방법과 이의신청처리 결과통보에 필요한 사항은 보건복지부령으로 정한다.
[본조신설 2010.7.23.]

58-6. 제58조의6(인증서와 인증마크)

(1) 현 행

> **제58조의6(인증서와 인증마크)**
> ① 보건복지부장관은 인증을 받은 의료기관에 인증서를 교부하고 인증을 나타내는 표시(이하 "인증마크"라 한다)를 제작하여 인증을 받은 의료기관이 사용하도록 할 수 있다.
> ② 누구든지 제58조제1항에 따른 인증을 받지 아니하고 인증서나 인증마크를 제작·사용하거나 그 밖의 방법으로 인증을 사칭하여서는 아니 된다.
> ③ 인증마크의 도안 및 표시방법 등에 필요한 사항은 보건복지부령으로 정한다.
> [본조신설 2010.7.23.]

(2) 개선방안

> 제58조6(인증서와 인증마크)
> ① 보건복지부장관은 인증을 받은 의료기관에게 인증서를 교부한다. 인증을 받은 의료기관은 인증을 나타내는 표시(이하 "인증마크"라 한다)를 제작하여 사용하도록 할 수 있다.
> ② 누구든지 제58조 제1항에 근거하여 인증을 받지 아니하고, 인증서나 인증마크를 제작·사용하거나, 그 밖에 방법으로 인증을 사칭하여서는 안 된다.
> ③ 인증마크 도안·표시방법에 필요한 사항은 보건복지부령으로 정한다.
> [본조신설 2010.7.23.]
>
> 【개정방향】
> ※ 명확성·간결성·가독성
> ※ 국어문법정비: 제1항
> ※ 나열형은 온점(·)을 사용하여 법조문을 읽기 쉽게 줄임
> ※ 일본식 '의' 삭제
> ※ 등(等) 남발 삭제
> ※ ① 보건복지부장관은 인증을 받은 의료기관에 인증서를 교부하고 인증을 나타내는 표시(이하 "인증마크"라 한다)를 제작하여 인증을 받은 의료기관이 사용하도록 할 수 있다 ⇒ ① 보건복지부장관은 인증을 받은 의료기관에게 인증서를 교부한다. 인증을 받은 의료기관은 인증을 나타내는 표시(이하 "인증마크"라 한다)를 제작하여 사용하도록 할 수 있다.
> ※ ② 누구든지 제58조제1항에 따른 인증을 받지 아니하고 ⇒ 누구든지 제58조 제1항에 근거하여 인증을 받지 아니하고,

(3) 해 설

가. 의료법 제58조6은 인증서와 인증마크를 규정하고 있다.

나. 주요내용을 보면, ① 보건복지부장관은 인증을 받은 의료기관에게 인증서를 교부한다. 인증을 받은 의료기관은 인증을 나타내는 표시(이하 "인증마크"라 한다)를 제작하여 사용하도록 할 수 있다.

다. ② 누구든지 제58조 제1항에 근거하여 인증을 받지 아니하고, 인증서나 인증마크를 제작·사용하거나, 그 밖에 방법으로 인증을 사칭하여서는 안 된다.

라. ③ 인증마크 도안·표시방법에 필요한 사항은 보건복지부령으로 정한다.
[본조신설 2010.7.23.]

58-7. 제58조의7(인증의 공표 및 활용)

(1) 현 행

제58조의7(인증의 공표 및 활용)
① 보건복지부장관은 인증을 받은 의료기관에 관하여 인증기준, 인증 유효기간 및 제58조의4제4항에 따라 평가한 결과 등 보건복지부령으로 정하는 사항을 인터넷 홈페이지 등에 공표하여야 한다. 〈개정 2020.3.4〉
② 보건복지부장관은 제58조의4제4항에 따른 평가 결과와 인증등급을 활용하여 의료기관에 대하여 다음 각 호에 해당하는 행정적·재정적 지원 등 필요한 조치를 할 수 있다. 〈개정 2020.3.4〉
  1. 제3조의4에 따른 상급종합병원 지정
  2. 제3조의5에 따른 전문병원 지정
  3. 의료의 질 및 환자 안전 수준 향상을 위한 교육, 컨설팅 지원
  4. 그 밖에 다른 법률에서 정하거나 보건복지부장관이 필요하다고 인정한 사항
③ 제1항에 따른 공표 등에 필요한 사항은 보건복지부령으로 정한다.
[본조신설 2010.7.23]
의료법 일부개정 2020. 12. 29. [법률 제17787호, 시행 2021. 6. 30.] 보건복지부.

【문제점】
※ 명확성·간결성·가독성 문제점. ① 인증기준, 인증 유효기간 및 제58조의4제4항에 따라⇒① 인증기준·인증 유효기간과 제58조4 제4항에 근거하여.
※ ③ 제1항에 따른 공표 등에⇒③ 제1항에 규정된 공표에. ~등에 ⇒홈페이지에.

[개정 전]
제58조의7(인증의 공표 및 활용)
① 보건복지부장관은 인증을 받은 의료기관에 관하여 인증기준, 인증 유효기간 및 제58조의3제2항에 따라 평가한 결과 등 보건복지부령으로 정하는 사항을 인터넷 홈페이지 등에 공표하여야 한다.
② 보건복지부장관은 제58조의3제3항에 따른 평가 결과와 인증등급을 활용하여 의료기관에 대하여 다음 각 호에 해당하는 행정적·재정적 지원 등 필요한 조치를 할 수 있다.
  1. 제3조의4에 따른 상급종합병원 지정
  2. 제3조의5에 따른 전문병원 지정
  3. 그 밖에 다른 법률에서 정하거나 보건복지부장관이 필요하다고 인정한 사항
③ 제1항에 따른 공표 등에 필요한 사항은 보건복지부령으로 정한다.
[본조신설 2010.7.23.]

(2) 개선방안

제58조7(인증공표와 인증활용)
① 보건복지부장관은 인증을 받은 의료기관에 관하여 인증기준 · 인증 유효기간과 제58조4 제4항에 근거하여 평가한 결과 등 보건복지부령으로 정하는 사항을 인터넷 홈페이지에 공표하여야 한다. 〈개정 2020.3.4〉
② 보건복지부장관은 제58조4 제4항에 규정된 평가 결과와 인증등급을 활용하여 의료기관에 대하여 다음 각 호에 해당하는 행정적 · 재정적 지원 등 필요한 조치를 할 수 있다. 〈개정 2020.3.4〉
  1. 제3조4에 규정된 상급종합병원 지정
  2. 제3조5에 규정된 전문병원 지정
  3. 의료의 질과 환자 안전 수준 향상을 위한 교육 · 컨설팅 지원
  4. 그 밖에 다른 법률에서 규정한 사항 또는 보건복지부장관이 필요하다고 인정한 사항
③ 제1항에 규정된 공표에 필요한 사항은 보건복지부령으로 정한다.
[본조신설 2010.7.23]
의료법 일부개정 2020. 12. 29. [법률 제17787호, 시행 2021. 6. 30.] 보건복지부.

【개정방향】
※ 제목변경: 인증공표와 인증활용
※ 명확성 · 간결성 · 가독성
※ 국어문법정비
※ 나열형은 온점(·)을 사용하여 법조문을 읽기 쉽게 줄임
※ 일본식 '의' 삭제
※ ① 보건복지부장관은 인증을 받은 의료기관에 관하여 인증기준, 인증 유효기간 및 제58조의4제4항에 따라 평가한 결과 등 보건복지부령으로 정하는 사항을 인터넷 홈페이지 등에 공표하여야 한다. 〈개정 2020.3.4〉⇒① 보건복지부장관은 인증을 받은 의료기관에 관하여 인증기준 · 인증 유효기간과 제58조4 제4항에 근거하여 평가한 결과 등 보건복지부령으로 정하는 사항을 인터넷 홈페이지에 공표하여야 한다. 〈개정 2020.3.4.〉
※ ② 보건복지부장관은 제58조의4제4항에 따른 평가 결과와 인증등급을 활용하여 의료기관에 대하여 다음 각 호에 해당하는 행정적 · 재정적 지원 등 필요한 조치를 할 수 있다. 〈개정 2020.3.4〉⇒② 보건복지부장관은 제58조4 제4항에 규정된 평가 결과와 인증등급을 활용하여 의료기관에 대하여 다음 각 호에 해당하는 행정적 · 재정적 지원 등 필요한 조치를 할 수 있다. 〈개정 2020.3.4〉

[개정 전]
제58조7(인증공표와 인증활용)
① 보건복지부장관은 인증을 받은 의료기관에 관하여 인증기준·인증 유효기간과 제58조3 제2항에 근거하여 평가한 결과 등 보건복지부령으로 정하는 사항을 인터넷 홈페이지에 공표하여야 한다.
② 보건복지부장관은 제58조3 제3항에 근거한 평가결과와 인증등급을 활용하여 의료기관에 대하여 다음 각 호에 해당하는 행정적·재정적 지원 등 필요한 조치를 할 수 있다.
  1. 제3조4에 규정된 상급종합병원 지정
  2. 제3조5에 규정된 전문병원 지정
  3. 그 밖에 다른 법률에서 규정한 사항과 보건복지부장관이 필요하다고 인정한 사항
③ 제1항에 규정된 공표에 필요한 사항은 보건복지부령으로 정한다.
[본조신설 2010.7.23.]

(3) 해 설

가. 의료법 제58조7은 인증공표와 인증활용을 규정하고 있다.

나. 주요내용을 보면, ① 보건복지부장관은 인증을 받은 의료기관에 관하여 인증기준·인증 유효기간과 제58조4 제4항에 근거하여 평가한 결과 등 보건복지부령으로 정하는 사항을 인터넷 홈페이지에 공표하여야 한다. 〈개정 2020.3.4〉

다. ② 보건복지부장관은 제58조4 제4항에 규정된 평가 결과와 인증등급을 활용하여 의료기관에 대하여 다음 각 호에 해당하는 행정적·재정적 지원 등 필요한 조치를 할 수 있다. 〈개정 2020.3.4〉
  1. 제3조4에 규정된 상급종합병원 지정
  2. 제3조5에 규정된 전문병원 지정
  3. 의료의 질과 환자 안전 수준 향상을 위한 교육·컨설팅 지원
  4. 그 밖에 다른 법률에서 규정한 사항 또는 보건복지부장관이 필요하다고 인정한 사항

라. ③ 제1항에 규정된 공표에 필요한 사항은 보건복지부령으로 정한다.
[본조신설 2010.7.23]
의료법 일부개정 2020. 12. 29. [법률 제17787호, 시행 2021. 6. 30.] 보건복지부.

58-8. 제58조의8(자료의 제공요청)

(1) 현 행

> **제58조의8(자료의 제공요청)**
> ① 보건복지부장관은 인증과 관련하여 필요한 경우에는 관계 행정기관, 의료기관, 그 밖의 공공단체 등에 대하여 자료의 제공 및 협조를 요청할 수 있다.
> ② 제1항에 따른 자료의 제공과 협조를 요청받은 자는 정당한 사유가 없는 한 요청에 따라야 한다.
> [본조신설 2010.7.23.]

(2) 개선방안

> **제58조8(자료제공·지료협조 요청)**
> ① 보건복지부장관은 인증과 관련하여 필요한 경우 관계 행정기관·의료기관·그 밖에 공공단체에 대하여 자료제공·지료협조를 요청할 수 있다.
> ② 제1항에 근거하여 자료제공·자료협조를 요청받은 사람은 정당한 사유가 없는 경우 요청에 응하여야 한다.
> [본조신설 2010.7.23.]
>
> 【개정방향】
> ※ 제목변경: 자료제공·지료협조 요청
> ※ 명확성·간결성·가독성
> ※ 국어문법정비
> ※ 나열형은 온점(·)을 사용하여 법조문을 읽기 쉽게 줄임
> ※ 일본식 '의' 삭제
> ※ ② 제1항에 따른 자료의 제공과 협조를 요청받은 자는 정당한 사유가 없는 한 요청에 따라야 한다.⇒② 제1항에 근거하여 자료제공·자료협조를 요청받은 사람은 정당한 사유가 없는 경우 요청에 응하여야 한다.

(3) 해 설

가. 의료법 제58조8은 자료제공·지료협조 요청을 규정하고 있다.
나. 주요내용을 보면, ① 보건복지부장관은 인증과 관련하여 필요한 경우에는 관계 행정기관, 의료기관, 그 밖의 공공단체 등에 대하여 자료의 제공 및 협조를 요청할 수 있다.

다. ② 제1항에 따른 자료의 제공과 협조를 요청받은 자는 정당한 사유가 없는 한 요청에 따라야 한다.
[본조신설 2010.7.23.]

58-9. 제58조의9(의료기관 인증의 취소)

(1) 현 행

제58조의9(의료기관 인증의 사후관리)
보건복지부장관은 인증의 실효성을 유지하기 위하여 보건복지부령으로 정하는 바에 따라 인증을 받은 의료기관에 대하여 제58조의3제1항에 따른 인증기준의 충족 여부를 조사할 수 있다.
[본조신설 2020.3.4]
[종전 제58조의9는 제58조의10으로 이동 〈2020.3.4〉]
의료법 일부개정 2020. 12. 29. [법률 제17787호, 시행 2021. 6. 30.] 보건복지부.

[개정 전]
제58조의9(의료기관 인증의 취소)
① 보건복지부장관은 다음 각 호의 어느 하나에 해당하는 경우에는 의료기관 인증 또는 조건부인증을 취소할 수 있다. 다만, 제1호 및 제2호에 해당하는 경우에는 인증 또는 조건부인증을 취소하여야 한다.
  1. 거짓이나 그 밖의 부정한 방법으로 인증 또는 조건부인증을 받은 경우
  2. 제64조제1항에 따라 의료기관 개설 허가가 취소되거나 폐쇄명령을 받은 경우
  3. 의료기관의 종별 변경 등 인증 또는 조건부인증의 전제나 근거가 되는 중대한 사실이 변경된 경우
② 제1항제1호에 따라 인증이 취소된 의료기관은 인증 또는 조건부인증이 취소된 날부터 1년 이내에 인증 신청을 할 수 없다.
[본조신설 2010.7.23.]

(2) 개선방안

제58조9(의료기관 인증에 대한 사후관리)
보건복지부장관은 인증의 실효성을 유지하기 위하여 보건복지부령에 근거하여 인

증을 받은 의료기관에 대하여 제58조3 제1항에 규정된 인증기준의 충족 여부를 조사할 수 있다.
[본조신설 2020.3.4]
[종전 제58조9는 제58조10으로 이동 〈2020.3.4〉]
의료법 일부개정 2020. 12. 29. [법률 제17787호, 시행 2021. 6. 30.] 보건복지부.

【개정방향】
※ 제목변경: 의료기관 인증에 대한 사후관리
※ 명확성 · 간결성 · 가독성
※ 국어문법정비
※ 나열형은 온점(·)을 사용하여 법조문을 읽기 쉽게 줄임
※ 일본식 '의' 삭제
※ 보건복지부령으로 정하는 바에 따라⇒보건복지부령에 근거하여
※ 제58조의3제1항에 따른⇒제58조3 제1항에 규정된
※ 보건복지부장관은 인증의 실효성을 유지하기 위하여 보건복지부령으로 정하는 바에 따라 인증을 받은 의료기관에 대하여 제58조의3제1항에 따른 인증기준의 충족 여부를 조사할 수 있다.⇒보건복지부장관은 인증의 실효성을 유지하기 위하여 보건복지부령에 근거하여 인증을 받은 의료기관에 대하여 제58조3 제1항에 규정된 인증기준의 충족 여부를 조사할 수 있다.

[개정 전]
제58조9(의료기관 인증취소 · 의료기관 조건부인증취소)
① 보건복지부장관은 다음 각 호 어느 하나에 해당하는 경우 의료기관 인증 · 조건부인증을 취소할 수 있다. 다만 제1호 · 제2호에 해당하는 경우 인증 · 조건부인증을 취소하여야 한다.
  1. 거짓 · 그 밖에 부정한 방법으로 인증 · 조건부인증을 받은 경우
  2. 제64조 제1항에 근거하여 의료기관 개설허가가 취소되거나 또는 폐쇄명령을 받은 경우
  3. 의료기관 종별 변경 등 인증 · 조건부인증 전제 또는 근거가 되는 중대한 사실이 변경된 경우
② 제1항 제1호에 근거하여 인증이 취소된 의료기관은 인증 · 조건부인증이 취소된 날부터 1년 이내에 인증 신청을 할 수 없다.
  [본조신설 2010.7.23.]

【개정방향】
※ 제목변경: 의료기관 인증취소 · 의료기관 조건부인증취소

(3) 해 설

가. 의료법 제58조9는 의료기관 인증에 대한 사후관리를 규정하고 있다. 2020년 3월 4일 신설되었다.
나. 주요내용을 보면, 보건복지부장관은 인증의 실효성을 유지하기 위하여 보건복지부령에 근거하여 인증을 받은 의료기관에 대하여 제58조3 제1항에 규정된 인증기준의 충족 여부를 조사할 수 있다.
[본조신설 2020.3.4]
[종전 제58조9는 제58조10으로 이동 〈2020.3.4.〉]

58-10. 제58조의10(의료기관 인증의 취소 등)

(1) 현 행

제58조의10(의료기관 인증의 취소 등)
① 보건복지부장관은 인증을 받은 의료기관이 인증 유효기간 중 다음 각 호의 어느 하나에 해당하는 경우에는 의료기관 인증 또는 조건부인증을 취소하거나 인증마크의 사용정지 또는 시정을 명할 수 있다. 다만, 제1호 및 제2호에 해당하는 경우에는 인증 또는 조건부인증을 취소하여야 한다. 〈개정 2020.3.4〉
 1. 거짓이나 그 밖의 부정한 방법으로 인증 또는 조건부인증을 받은 경우
 2. 제64조제1항에 따라 의료기관 개설 허가가 취소되거나 폐쇄명령을 받은 경우
 3. 의료기관의 종별 변경 등 인증 또는 조건부인증의 전제나 근거가 되는 중대한 사실이 변경된 경우
 4. 제58조의3제1항에 따른 인증기준을 충족하지 못하게 된 경우
 5. 인증마크의 사용정지 또는 시정명령을 위반한 경우
② 제1항제1호에 따라 인증이 취소된 의료기관은 인증 또는 조건부인증이 취소된 날부터 1년 이내에 인증 신청을 할 수 없다.
③ 제1항에 따른 의료기관 인증 또는 조건부인증의 취소 및 인증마크의 사용정지 등에 필요한 절차와 처분의 기준 등은 보건복지부령으로 정한다. 〈신설 2020.3.4〉
[본조신설 2010.7.23]
[제목개정 2020.3.4]
[제58조의9에서 이동 〈2020.3.4〉]
의료법 일부개정 2020. 12. 29. [법률 제17787호, 시행 2021. 6. 30.] 보건복지부.

[개정 전]
제58조의9(의료기관 인증의 취소)
① 보건복지부장관은 다음 각 호의 어느 하나에 해당하는 경우에는 의료기관 인증 또는 조건부인증을 취소할 수 있다. 다만, 제1호 및 제2호에 해당하는 경우에는 인증 또는 조건부인증을 취소하여야 한다.
  1. 거짓이나 그 밖의 부정한 방법으로 인증 또는 조건부인증을 받은 경우
  2. 제64조제1항에 따라 의료기관 개설 허가가 취소되거나 폐쇄명령을 받은 경우
  3. 의료기관의 종별 변경 등 인증 또는 조건부인증의 전제나 근거가 되는 중대한 사실이 변경된 경우
② 제1항제1호에 따라 인증이 취소된 의료기관은 인증 또는 조건부인증이 취소된 날부터 1년 이내에 인증 신청을 할 수 없다.
[본조신설 2010.7.23.]

(2) 개선방안

제58조10(의료기관 인증취소와 의료기관 조건부인증취소)
① 보건복지부장관은 인증을 받은 의료기관이 인증 유효기간 중 다음 각 호 어느 하나에 해당하는 경우 의료기관 인증 · 조건부인증을 취소하거나 또는 인증마크 사용정지 · 시정을 명할 수 있다. 다만 제1호과 제2호에 해당하는 경우 인증 · 조건부인증을 취소하여야 한다. 〈개정 2020.3.4〉
  1. 거짓 · 그 밖의 부정한 방법으로 인증 · 조건부인증을 받은 경우
  2. 제64조 제1항에 근거하여 의료기관에 대하여 개설 허가가 취소되거나 또는 폐쇄명령이 내려진 경우
  3. 의료기관의 종별 변경 등 인증 · 조건부인증의 전제 또는 근거가 되는 중대한 사실이 변경된 경우
  4. 제58조3 제1항에 규정된 인증기준을 충족하지 못하게 된 경우
  5. 인증마크 사용정지 · 인증마크 시정명령을 위반한 경우
② 제1항 제1호에 근거하여 인증이 취소된 의료기관은 인증 · 조건부인증이 취소된 날부터 1년 이내에 인증 신청을 할 수 없다.
③ 제1항에 규정된 의료기관 인증취소 또는 의료기관 조건부인증취소와 인증마크 사용정지에 필요한 절차와 처분기준은 보건복지부령으로 정한다. 〈신설 2020.3.4〉
[본조신설 2010.7.23]
[제목개정 2020.3.4]

[제58조9에서 이동 〈2020.3.4〉]
의료법 일부개정 2020. 12. 29. [법률 제17787호, 시행 2021. 6. 30.] 보건복지부.
【개정방향】
※ 제목변경: 의료기관 인증취소와 의료기관 조건부인증취소
※ 명확성·간결성·가독성
※ 국어문법정비
※ 나열형은 온점(·)을 사용하여 법조문을 읽기 쉽게 줄임
※ 일본식 '의' 삭제
※ '등' 삭제⇒구체적으로 명시함
※ 2. 제64조제1항에 따라 의료기관 개설 허가가 취소되거나 폐쇄명령을 받은 경우⇒2. 제64조 제1항에 근거하여 의료기관 개설 허가가 취소되거나 또는 폐쇄명령을 받은 경우
※ 5. 인증마크의 사용정지 또는 시정명령을 위반한 경우⇒5. 인증마크 사용정지·인증마크 시정명령을 위반한 경우
※ ③ 제1항에 따른 의료기관 인증 또는 조건부인증의 취소 및 인증마크의 사용정지 등에 필요한 절차와 처분의 기준 등은 보건복지부령으로 정한다.⇒③ 제1항에 규정된 의료기관 인증취소 또는 의료기관 조건부인증취소와 인증마크 사용정지에 필요한 절차와 처분기준은 보건복지부령으로 정한다.

[개정 전]
제58조9(의료기관 인증취소와 의료기관 조건부인증취소)
① 보건복지부장관은 다음 각 호 어느 하나에 해당하는 경우 의료기관 인증·조건부인증을 취소할 수 있다. 다만 제1호·제2호에 해당하는 경우 인증·조건부인증을 취소하여야 한다.
  1. 거짓·그 밖에 부정한 방법으로 인증·조건부인증을 받은 경우
  2. 제64조 제1항에 근거하여 의료기관 개설 허가가 취소되거나 또는 폐쇄명령을 받은 경우
  3. 의료기관 종별 변경 등 인증·조건부인증 전제 또는 근거가 되는 중대한 사실이 변경된 경우
② 제1항 제1호에 근거하여 인증이 취소된 의료기관은 인증·조건부인증이 취소된 날부터 1년 이내에 인증 신청을 할 수 없다.
[본조신설 2010.7.23.]

【개정방향】
※ 제목변경: 의료기관 인증취소와 의료기관 조건부인증취소

(3) 해 설

가. 의료법 제58조10은 의료기관 인증취소와 의료기관 조건부인증취소를 규정하고 있다.
나. 주요내용을 보면, ① 보건복지부장관은 인증을 받은 의료기관이 인증 유효기간 중 다음 각 호 어느 하나에 해당하는 경우 의료기관 인증·조건부인증을 취소하거나 또는 인증마크 사용정지·시정을 명할 수 있다. 다만 제1호과 제2호에 해당하는 경우 인증·조건부인증을 취소하여야 한다. 〈개정 2020.3.4〉
   1. 거짓·그 밖의 부정한 방법으로 인증·조건부인증을 받은 경우
   2. 제64조 제1항에 근거하여 의료기관에 대하여 개설 허가가 취소되거나 또는 폐쇄명령이 내려진 경우
   3. 의료기관의 종별 변경 등 인증·조건부인증의 전제 또는 근거가 되는 중대한 사실이 변경된 경우
   4. 제58조3 제1항에 규정된 인증기준을 충족하지 못하게 된 경우
   5. 인증마크 사용정지·인증마크 시정명령을 위반한 경우
다. ② 제1항 제1호에 근거하여 인증이 취소된 의료기관은 인증·조건부인증이 취소된 날부터 1년 이내에 인증 신청을 할 수 없다.
라. ③ 제1항에 규정된 의료기관 인증취소 또는 의료기관 조건부인증취소와 인증마크 사용정지에 필요한 절차와 처분기준은 보건복지부령으로 정한다. 〈신설 2020.3.4〉

[본조신설 2010.7.23]
[제목개정 2020.3.4]
[제58조9에서 이동 〈2020.3.4〉]
의료법 2020. 12. 29. [법률 제17787호, 시행 2021. 6. 30.] 보건복지부.

58-11. 제58조의11(의료기관평가인증원의 설립 등)

(1) 현 행

제58조의11(의료기관평가인증원의 설립 등)
① 의료기관 인증에 관한 업무와 의료기관을 대상으로 실시하는 각종 평가 업무를 효율적으로 수행하기 위하여 의료기관평가인증원(이하 "인증원"이라 한다)을 설립한다.

② 인증원은 다음 각 호의 업무를 수행한다.
  1. 의료기관 인증에 관한 업무로서 제58조제2항에 따라 위탁받은 업무
  2. 다른 법률에 따라 의료기관을 대상으로 실시하는 평가 업무로서 보건복지부장관으로부터 위탁받은 업무
  3. 그 밖에 이 법 또는 다른 법률에 따라 보건복지부장관으로부터 위탁받은 업무
③ 인증원은 법인으로 하고, 주된 사무소의 소재지에 설립등기를 함으로써 성립한다.
④ 인증원에는 정관으로 정하는 바에 따라 임원과 필요한 직원을 둔다.
⑤ 보건복지부장관은 인증원의 운영 및 사업에 필요한 경비를 예산의 범위에서 지원할 수 있다.
⑥ 인증원은 보건복지부장관의 승인을 받아 의료기관 인증을 신청한 의료기관의 장으로부터 인증에 소요되는 비용을 징수할 수 있다.
⑦ 인증원은 제2항에 따른 업무 수행에 지장이 없는 범위에서 보건복지부령으로 정하는 바에 따라 교육, 컨설팅 등 수익사업을 할 수 있다.
⑧ 인증원에 관하여 이 법 및 「공공기관의 운영에 관한 법률」에서 정하는 사항 외에는 「민법」 중 재단법인에 관한 규정을 준용한다.
[본조신설 2020.3.4]
의료법 일부개정 2020. 12. 29. [법률 제17787호, 시행 2021. 6. 30.] 보건복지부.

(2) 개선방안

제58조11(의료기관평가인증원 설립과 업무)
① 의료기관 인증에 관한 업무와 의료기관을 대상으로 실시하는 각종 평가 업무를 효율적으로 수행하기 위하여 의료기관평가인증원(이하 "인증원"이라 한다)을 설립한다.
② 인증원은 다음 각 호 업무를 수행한다.
  1. 의료기관 인증에 관한 업무로서 제58조 제2항에 근거하여 위탁받은 업무
  2. 다른 법률에 근거하여 의료기관을 대상으로 실시하는 평가 업무로서 보건복지부장관에게 위탁받은 업무
  3. 그 밖에 이 법 또는 다른 법률에 근거하여 보건복지부장관에게 위탁받은 업무
③ 인증원은 법인으로 하고, 주된 사무소의 소재지에 설립등기를 함으로써 성립한다.
④ 인증원은 정관에 근거하여 임원과 필요한 직원을 둔다.
⑤ 보건복지부장관은 인증원 운영과 사업에 필요한 경비를 예산 범위에서 지원할 수 있다.
⑥ 인증원은 보건복지부장관의 승인을 받아 의료기관 인증을 신청한 의료기관장에

게 인증에 소요되는 비용을 징수할 수 있다.
⑦ 인증원은 제2항에 규정된 업무 수행에 지장이 없는 범위에서 보건복지부령에 근거하여 교육·컨설팅 등 수익사업을 할 수 있다.
⑧ 인증원에 관하여 이 법과 「공공기관의 운영에 관한 법률」에서 정하는 사항 외에는 「민법」 중 재단법인에 관한 규정을 준용한다.
[본조신설 2020.3.4]
의료법 일부개정 2020. 12. 29. [법률 제17787호, 시행 2021. 6. 30.] 보건복지부.

【개정방향】
※ 제목변경: 의료기관평가인증원 설립과 업무
※ 명확성·간결성·가독성
※ 국어문법정비
※ 나열형은 온점(·)을 사용하여 법조문을 읽기 쉽게 줄임
※ 일본식 '의' 삭제

(3) 해 설

가. 의료법 제58조11은 의료기관평가인증원 설립과 업무를 규정하고 있다. 2020년 3월 4일 신설되었다.

나. 주요내용을 보면, ① 의료기관 인증에 관한 업무와 의료기관을 대상으로 실시하는 각종 평가 업무를 효율적으로 수행하기 위하여 의료기관평가인증원(이하 "인증원"이라 한다)을 설립한다.

다. ② 인증원은 다음 각 호 업무를 수행한다.
  1. 의료기관 인증에 관한 업무로서 제58조 제2항에 근거하여 위탁받은 업무
  2. 다른 법률에 근거하여 의료기관을 대상으로 실시하는 평가 업무로서 보건복지부장관에게 위탁받은 업무
  3. 그 밖에 이 법 또는 다른 법률에 근거하여 보건복지부장관에게 위탁받은 업무

라. ③ 인증원은 법인으로 하고, 주된 사무소의 소재지에 설립등기를 함으로써 성립한다.

마. ④ 인증원은 정관에 근거하여 임원과 필요한 직원을 둔다.

바. ⑤ 보건복지부장관은 인증원 운영과 사업에 필요한 경비를 예산 범위에서 지원할 수 있다.

사. ⑥ 인증원은 보건복지부장관의 승인을 받아 의료기관 인증을 신청한 의료기관장에게 인증에 소요되는 비용을 징수할 수 있다.

아. ⑦ 인증원은 제2항에 규정된 업무 수행에 지장이 없는 범위에서 보건복지부령에 근거하여 교육·컨설팅 등 수익사업을 할 수 있다.

자. ⑧ 인증원에 관하여 이 법과 「공공기관의 운영에 관한 법률」에서 정하는 사항 외에는 「민법」 중 재단법인에 관한 규정을 준용한다.
[본조신설 2020.3.4]
의료법 일부개정 2020. 12. 29. [법률 제17787호, 시행 2021. 6. 30.] 보건복지부.

59. 제59조(지도와 명령)

(1) 현 행

제59조(지도와 명령)
① 보건복지부장관 또는 시·도지사는 보건의료정책을 위하여 필요하거나 국민보건에 중대한 위해(危害)가 발생하거나 발생할 우려가 있으면 의료기관이나 의료인에게 필요한 지도와 명령을 할 수 있다. 〈개정 2008.2.29., 2010.1.18.〉
② 보건복지부장관, 시·도지사 또는 시장·군수·구청장은 의료인이 정당한 사유 없이 진료를 중단하거나 의료기관 개설자가 집단으로 휴업하거나 폐업하여 환자 진료에 막대한 지장을 초래하거나 초래할 우려가 있다고 인정할 만한 상당한 이유가 있으면 그 의료인이나 의료기관 개설자에게 업무개시 명령을 할 수 있다. 〈개정 2008.2.29., 2010.1.18.〉
③ 의료인과 의료기관 개설자는 정당한 사유 없이 제2항의 명령을 거부할 수 없다.

(2) 개선방안

제59조(지도와 명령)
① 보건복지부장관·시장·도지사는 보건의료정책을 위하여 필요하거나 또는 국민보건에 중대한 위해(危害)가 발생하거나 또는 발생할 우려가 있으면, 의료기관·의료인에게 필요한 지도와 명령을 할 수 있다. 〈개정 2008.2.29., 2010.1.18.〉
② 보건복지부장관·시장·도지사·군수·구청장은 의료인이 정당한 사유 없이 진료를 중단하거나 또는 의료기관 개설자가 집단으로 휴업·폐업하여 환자진료에 막대한 지장을 초래하거나 또는 초래할 우려가 있다고 인정할 만한 상당한 이유가 있으면, 그 의료인·의료기관 개설자에게 업무개시 명령을 할 수 있다.

〈개정 2008.2.29., 2010.1.18.〉
③ 의료인·의료기관 개설자는 정당한 사유 없이 제2항 명령을 거부할 수 없다.

【개정방향】
※ 명확성·간결성·가독성
※ 국어문법정비
※ 나열형은 온점(·)을 사용하여 법조문을 읽기 쉽게 줄임
※ 일본식 '의' 삭제

(3) 해 설

가. 의료법 제59조는 지도와 명령을 규정하고 있다.
나. 주요내용을 보면, ① 보건복지부장관·시장·도지사는 보건의료정책을 위하여 필요하거나 또는 국민보건에 중대한 위해(危害)가 발생하거나 또는 발생할 우려가 있으면, 의료기관·의료인에게 필요한 지도와 명령을 할 수 있다. 〈개정 2008.2.29., 2010.1.18.〉
다. ② 보건복지부장관·시장·도지사·군수·구청장은 의료인이 정당한 사유 없이 진료를 중단하거나 또는 의료기관 개설자가 집단으로 휴업·폐업하여 환자진료에 막대한 지장을 초래하거나 또는 초래할 우려가 있다고 인정할 만한 상당한 이유가 있으면, 그 의료인·의료기관 개설자에게 업무개시 명령을 할 수 있다. 〈개정 2008.2.29., 2010.1.18.〉
라. ③ 의료인·의료기관 개설자는 정당한 사유 없이 제2항 명령을 거부할 수 없다.

(4) 관련 판례

> **쟁점판례 81 행정지도와 행정명령**
>
> 대법원 2016. 1. 28. 선고 2013두21120 판결
> [의료기술시행중단명령처분취소]
>
> Q. 의료법 제59조 제1항에서 정한 지도와 명령의 요건에 해당하는지, 요건에 해당하는 경우 행정청이 어떠한 종류와 내용의 지도나 명령을 할 것인지의 판단에 관해서 행정청에 재량권이 부여되어 있는지 여부 (적극)

> Q. 행정청이 의료법 등 관계 법령이 정하는 바에 따라 신의료기술의 안전성·유효성 평가나 신의료기술의 시술로 국민보건에 중대한 위해가 발생하거나 발생할 우려가 있는지에 대하여 한 전문적인 판단은 존중되어야 하는지 여부(원칙적 적극)
> Q. 행정청이 전문적인 판단에 기초하여 재량권의 행사로 한 처분은 적법한지 여부(원칙적 적극)

가. 의료법 제53조 제1항·제2항·제59조 제1항 문언과 체제, 형식, 모든 국민이 수준 높은 의료 혜택을 받을 수 있도록 국민의료에 필요한 사항을 규정함으로써 국민의 건강을 보호하고 증진하려는 의료법 목적 등을 종합하면, 불확정개념으로 규정되어 있는 **의료법 제59조 제1항에서 정한 지도와 명령 요건에 해당하는지, 나아가 요건에 해당하는 경우 행정청이 어떠한 종류와 내용 지도·명령을 할 것인지 판단에 관해서 행정청에 재량권이 부여되어 있다.**

나. **신의료기술 안전성·유효성 평가나 신의료기술 시술로 국민보건에 중대한 위해가 발생하거나 또는 발생할 우려가 있는지에 관한 판단은 고도의 의료·보건상의 전문성을 요한다. 그러므로 행정청이 국민건강을 보호하고 증진하려는 목적에서 의료법 등 관계 법령에 근거하여 전문적인 판단을 하였다면, 판단 기초가 된 사실인정에 중대한 오류가 있거나 또는 판단이 객관적으로 불합리하거나 부당하다는 등의 특별한 사정이 없는 한 존중되어야 한다. 또한 행정청이 전문적인 판단에 기초하여 재량권 행사로서 한 처분은 비례의 원칙을 위반하거나 또는 사회통념상 현저하게 타당성을 잃는 등 재량권을 일탈하거나 남용한 것이 아닌 이상 위법하다고 볼 수 없다.**

다. 【참조조문】 [1] 의료법 제53조 제1항, 제2항, 제59조 제1항, 행정소송법 제27조 [2] 의료법 제53조 제1항, 제2항, 제59조 제1항, 행정소송법 제27조.

【전 문】
【원고, 피상고인】 원고 (소송대리인 법무법인 OO 담당변호사 OOO 외 1인)
【피고, 상고인】 보건복지부장관 (소송대리인 법무법인 OO 담당변호사 OOO 외 4인)
【원심판결】 서울고법 2013. 8. 30. 선고 2012누9231 판결
【주 문】
원심판결을 파기하고, 사건을 서울고등법원에 환송한다.
【이 유】

상고이유에 대하여 판단한다.
1. 의료법 제59조 제1항은 보건복지부장관 또는 시·도지사는 보건의료정책을 위하여 필요하거나 국민보건에 중대한 위해가 발생하거나 발생할 우려가 있으면 의료기관이나 의료인에게 필요한 지도와 명령을 할 수 있다고 규정하고 있다. 한편 의료법 제53조 제1항, 제2항에 의하면 보건복지부장관은 국민건강을 보호하고 의료기술의 발전을 촉진하기 위하여 새로 개발된 의료기술로서 안전성·유효성을 평가할 필요성이 있다고 인정하는 신의료기술에 대하여 제54조에 따른 신의료기술평가위원회의 심의를 거쳐 그 안전성·유효성 등에 관한 평가를 하여야 한다.

위와 같은 규정들의 문언과 체제, 형식, 모든 국민이 수준 높은 의료 혜택을 받을 수 있도록 국민의료에 필요한 사항을 규정함으로써 국민의 건강을 보호하고 증진하려는 의료법의 목적 등을 종합하여 보면, 불확정개념으로 규정되어 있는 의료법 제59조 제1항에서 정한 지도와 명령의 요건에 해당하는지, 나아가 그 요건에 해당하는 경우 행정청이 어떠한 종류와 내용의 지도나 명령을 할 것인지의 판단에 관해서는 행정청에 재량권이 부여되어 있다고 보아야 할 것이다. 그리고 신의료기술의 안전성·유효성 평가나 신의료기술의 시술로 인해 국민보건에 중대한 위해가 발생하거나 발생할 우려가 있는지에 관한 판단은 고도의 의료·보건상의 전문성을 요하는 것이므로, 행정청이 국민의 건강을 보호하고 증진하려는 목적에서 의료법 등 관계 법령이 정하는 바에 따라 이에 대하여 전문적인 판단을 하였다면, 그 판단의 기초가 된 사실인정에 중대한 오류가 있거나 그 판단이 객관적으로 불합리하거나 부당하다는 등의 특별한 사정이 없는 한 존중되어야 할 것이다. 또한 행정청이 위와 같은 전문적인 판단에 기초하여 재량권의 행사로서 한 처분은 비례의 원칙을 위반하거나 사회통념상 현저하게 타당성을 잃는 등 재량권을 일탈하거나 남용한 것이 아닌 이상 위법하다고 볼 수 없다.

2. 원심은 판시와 같이 신의료기술의 안전성·유효성 평가와 국민보건에 중대한 위해가 발생하거나 발생할 우려가 있는지에 관한 판단이 피고의 재량에 속하고, 이에 기초한 이 사건 국소적 결막절제술 중단명령이 재량행위임을 인정하면서도, ① 이 사건 수술이 안전성이 미흡한 의료기술이라고 단정할 수 없고, 설령 이 사건 수술의 안전성이 다소 미흡하더라도 그 안전성의 흠결 정도가 수술의 전면 중단을 명할 만큼 중대한 것임이 입증되었다고 볼 수 없는 점, ② 이 사건 수술을 시급하게 중단시켜야 할 만큼 급박한 상황이라거나 이 사건 수술

로 우려되는 위험요소에 대한 보완조치를 선택하는 것이 불가능하다고 보이지 않는 점, ③ 이 사건 처분으로 인하여 향후 이 사건 수술이 임상 경험 등을 거쳐 안전성이 담보된 수술법으로 개선될 가능성이 원천적으로 차단될 뿐만 아니라, 원고 개인은 명예나 경제적 이익을 상실하고 직업의 자유가 침해되고, 환자들은 선택권과 치료받을 권리를 일방적으로 박탈당하는 결과가 초래될 수 있는 점 등을 비롯한 그 판시와 같은 사정을 들어, 이 사건 처분이 행정목적의 실현과 적절한 비례관계를 유지하지 못하여 재량권을 일탈·남용하였다고 판단하였다.
3. 그러나 원심의 이러한 판단은 다음과 같은 이유로 수긍할 수 없다.
가. 원심판결 이유와 기록에 의하면 다음과 같은 사실을 알 수 있다.
(1) 원고는 안과의사로서 2007년경부터 눈의 결막을 절제하여 해당 부위를 미백하는 이 사건 국소적 결막절제술을 개발하여 시행하였는데, 이 사건 수술을 받은 환자들 중 일부가 수술 후 섬유화 증식, 육아종 등 부작용이 발생하였다고 주장하면서 원고를 상대로 손해배상청구 소송을 제기하고, 원고는 업무상 주의의무를 위반하여 이 사건 수술을 받은 환자들 중 일부에게 섬유화 증식 등 상해를 입혔다는 공소사실 등으로 형사 기소되는 등 이 사건 수술과 관련하여 민·형사상 분쟁이 발생하였다.
(2) 피고는 2010. 3. 23. 이 사건 수술을 받은 환자들의 민원 제기 등에 따라 위 수술의 안전성·유효성을 평가할 필요성이 있다고 판단하여 신의료기술평가를 시행하기로 결정하였다.
신의료기술평가위원회는 2010. 3. 26.과 같은 해 4. 23. 개최된 제3, 4차 회의에서 이 사건 수술이 기존의 공막노출법 등 익상편 절제술과 시술방법이 유사하나 시술대상과 목적, 절제범위가 다르다는 이유로 신의료기술 평가대상으로 판단하고, 이를 안과, 성형외과, 연구방법론 전문가 등 총 7인으로 구성된 신의료기술평가 소위원회에서 문헌고찰, 진료기록부 조사, 환자추적 조사, 시술자문답 등을 통하여 평가하도록 하였다.
(3) 소위원회는 합병증률과 재수술률을 안전성에 대한 평가지표로, 미백 효과에 대한 만족도를 유효성에 대한 평가지표로 삼고, 2007. 11. 23.부터 2010. 5. 20.까지 이 사건 수술을 받은 환자 1,713명의 진료기록부를 검토하여 합병증률, 재수술률 등을 조사하였고, 수술을 받은 환자들 중 설문에 동의한 557명에 대하여 환자추적 조사를 실시하였다.
소위원회는 2010. 4. 30.부터 2011. 1. 4.까지 총 4차의 회의를 거쳐 신의료기술평가위원회에 검토 결과를 제출하였고, 신의료기술평가위원회는 2011. 2. 25. 위 검토 결과를 토대로 이 사건 수술의 안전성·유효성 평가 결과를 최종 심의하였는데, 원고는 위 최종 심의에 참석하여 약 1시간 동안 이 사건 수술의 안전성을 소명하는 등 자신의 주장을 피력하였다.
(4) 신의료기술평가위원회는 대한안과학회의 자문의견을 반영하여 이 사건 수술의 중증 합병증(serious complication)으로 섬유화 증식, 석회화, 공막연화, 복시, 사시, 안압상승, 유착 등을 지정하였다.

위 진료기록부 조사결과에 따르면, 합병증이 발생한 환자는 총 1,420명(82.89%), 이 중 중증 합병증이 발생한 환자는 952명(55.6%)이었고, 주요 중증 합병증으로는 섬유화 증식 750명(43.8%), 안압상승 225명(13.1%), 석회화 107명(6.2%), 공막연화 75명(4.4%) 등이 있었으며, 합병증에 따른 재수술률은 28.1%(수술횟수가 부정확한 경우 제외), 재수술사유는 섬유화 증식 291명(17%), 석회화 36명(2.1%), 사시·복시 및 유착 10명(0.6%) 순이었다.

한편 환자추적 조사결과에 따르면, 합병증을 보고한 환자는 387명(69.5%), 중증 합병증이 발생한 환자는 187명(33.6%)이었고, 주요 중증 합병증으로는 섬유화 증식 154명(27.5%), 석회화 18명(3.2%), 사시 및 복시 25명(4.5%), 안압상승 6명(1.1%) 등이 있었으며, 재수술률은 34.5%(192명), 재수술사유는 섬유화 증식 153명(27.4%), 충혈 25명(4.5%), 사시 및 복시 5명(0.9%) 등이었다.

이 사건 수술의 만족도에 관한 진료기록부 조사결과에 따르면 이 사건 수술을 받은 환자 1,713명 가운데 최종 방문일에 만족도가 조사된 411명 중 96.4%(396명)가, 환자추적 조사결과에 따르면 56.9%가 '만족 이상'으로 응답하였다.
(5) 피고는 2011. 3. 3. 원고에게 신의료기술평가위원회에서 심의한 결과 이 사건 수술은 안전성이 미흡한 의료기술이고, 국민건강에 중대한 위해를 초래할 우려가 있다는 이유로 의료법 제59조에 따라 이 사건 수술의 중단을 명하는 처분을 하였다.

나. 이러한 사실관계를 앞서 본 법리에 비추어 살펴보면, 신의료기술평가위원회는 진료기록부 조사, 환자추적 조사 등을 통하여 이 사건 수술의 합병증률과 재수술률, 미백 효과에 대한 만족도 등에 관한 조사를 실시한 후 그 조사결과를 토대로 이 사건 수술의 안전성과 유효성을 심의하였다.

피고는 이러한 신의료기술평가위원회의 심의 결과를 근거로 이 사건 수술이 안전성 미흡으로 국민건강에 중대한 위해를 초래할 우려가 있다는 전문적인 판단을 한 것이므로, 피고의 위와 같은 판단에 사실적 기초가 없거나 그 판단의 기준과 절차, 방법, 내용 등에 객관적으로 불합리하거나 부당하다고 볼 만한 사정은 없다고 할 것이다.

그리고 의료기술은 사람의 생명이나 건강에 직접적인 영향을 미치므로 의료기술의 안전성과 유효성을 확보함으로써 국민의 생명과 신체를 보호하여야 할 필요성은 매우 크다고 할 수 있다.

이 사건에서 피고가 관계 법령에 따라 신의료기술평가위원회의 심의를 거쳐 안전성을 갖추지 못하였다고 평가한 이 사건 수술법이 널리 시행될 경우 국민건강에 중대한 영향을 미칠 가능성이 있다.

비록 이 사건 처분으로 인하여 원고가 입게 될 불이익이 상당하더라도 이와 같은 불이익이 안전성이 검증되지 아니한 의료기술의 시행으로 국민건강이 침해될 위험을 예방할 공익상의 필요보다 크다고 보기는 어렵다.

또한 이 사건 처분 외에는 이 사건 수술의 안전성이 확보되지 않음으로써 발생하는 국민보건상의 위험을 효과적으로 통제할 다른 적절한 수단을 찾기도 쉽지 않아 보인다. 따라서 이 사건 처분이 비례의 원칙을 위반하거나 사회통념상 현저하게 타당성을 잃어 재량권을 일탈·남용한 것이라고 단정할 수도 없다.

다. 그럼에도 원심은 판시와 같은 이유만으로 이 사건 처분이 재량권을 일탈·남용하여 위법하다고 판단하였다. 그러므로 이러한 원심판결에는 재량권의 일탈·남용에 관한 법리를 오해함으로써 판결에 영향을 미친 잘못이 있다. 이 점을 지적하는 상고이유의 주장에는 정당한 이유가 있다.

4. 그러므로 나머지 상고이유에 대한 판단을 생략한 채 원심판결을 파기하고, 사건을 다시 심리·판단하도록 원심법원에 환송하기로 하여, 관여 대법관의 일치된 의견으로 주문과 같이 판결한다.

대법관　　김소영(재판장) 이인복(주심) 고영한 이기택

60. 제60조(병상 수급계획의 수립 등)

(1) 현 행

제60조(병상 수급계획의 수립 등)
① 보건복지부장관은 병상의 합리적인 공급과 배치에 관한 기본시책을 5년마다 수립하여야 한다. 〈개정 2008.2.29, 2010.1.18, 2019.8.27〉
② 시·도지사는 제1항에 따른 기본시책에 따라 지역 실정을 고려하여 특별시·광역시 또는 도 단위의 지역별·기능별·종별 의료기관 병상 수급 및 관리계획을 수립한 후 보건복지부장관에게 제출하여야 한다. 〈개정 2008.2.29, 2010.1.18, 2019.8.27〉
③ 보건복지부장관은 제2항에 따라 제출된 병상 수급 및 관리계획이 제1항에 따른 기본시책에 맞지 아니하는 등 보건복지부령으로 정하는 사유가 있으면 시·도지사와 협의하여 보건복지부령으로 정하는 바에 따라 이를 조정하여야 한다. 〈개정 2008.2.29, 2010.1.18, 2019.8.27〉
의료법 일부개정 2020. 12. 29. [법률 제17787호, 시행 2021. 6. 30.] 보건복지부.

[개정 전]
제60조(병상 수급계획의 수립 등)
① 보건복지부장관은 병상의 합리적인 공급과 배치에 관한 기본시책을 수립하여야 한다. 〈개정 2008.2.29., 2010.1.18.〉
② 시·도지사는 제1항에 따른 기본시책에 따라 지역 실정을 고려하여 특별시·광역시 또는 도 단위의 병상 수급계획을 수립한 후 보건복지부장관에게 제출하여야 한다. 〈개정 2008.2.29., 2010.1.18.〉
③ 보건복지부장관은 제2항에 따라 제출된 병상 수급계획이 제1항에 따른 기본시책에 맞지 아니하는 등 보건복지부령으로 정하는 사유가 있으면 시·도지사에게 보건복지부령으로 정하는 바에 따라 그 조정을 권고할 수 있다. 〈개정 2008.2.29., 2010.1.18.〉

(2) 개선방안

제60조(병상 수급계획 수립)
① 보건복지부장관은 합리적인 병상 공급·병상 배치에 관한 기본시책을 5년마다 수립하여야 한다. 〈개정 2008.2.29, 2010.1.18., 2019.8.27〉
② 시장·도지사는 제1항에 규정된 기본시책에 근거하여 지역 실정을 고려하여 특

별시・광역시・도 단위의 지역별・기능별・종별 의료기관 병상 수급과 병상 관리계획을 수립한 후 보건복지부장관에게 제출하여야 한다. 〈개정 2008.2.29, 2010.1.18., 2019.8.27〉
③ 보건복지부장관은 제2항에 근거하여 제출된 병상 수급과 병상 관리계획이 제1항에 규정된 기본시책에 맞지 아니하는 등 보건복지부령에 규정된 사유에 해당할 경우, 시장・도지사와 협의하여 보건복지부령에 근거하여 이를 조정하여야 한다. 〈개정 2008.2.29, 2010.1.18, 2019.8.27〉
의료법 일부개정 2020. 12. 29. [법률 제17787호, 시행 2021. 6. 30.] 보건복지부.

【개정방향】
※ 제목변경: 병상 수급계획 수립
※ 명확성・간결성・가독성
※ 국어문법정비
※ 나열형은 온점(・)을 사용하여 법조문을 읽기 쉽게 줄임
※ 일본식 '의' 삭제
※ ① 보건복지부장관은 병상의 합리적인 공급과 배치에 관한 기본시책을 5년마다 수립하여야 한다. 〈개정 2008.2.29, 2010.1.18, 2019.8.27〉⇒① 보건복지부장관은 합리적인 병상 공급・병상 배치에 관한 기본시책을 5년마다 수립하여야 한다. 〈개정 2008.2.29, 2010.1.18., 2019.8.27.〉
※ ② 시・도지사는 제1항에 따른 기본시책에 따라 지역 실정을 고려하여 특별시・광역시 또는 도 단위의 지역별・기능별・종별 의료기관 병상 수급 및 관리계획을 수립한 후 보건복지부장관에게 제출하여야 한다. 〈개정 2008.2.29, 2010.1.18, 2019.8.27〉⇒② 시장・도지사는 제1항에 규정된 기본시책에 근거하여 지역 실정을 고려하여 특별시・광역시・도 단위의 지역별・기능별・종별 의료기관 병상 수급과 병상 관리계획을 수립한 후 보건복지부장관에게 제출하여야 한다. 〈개정 2008.2.29, 2010.1.18., 2019.8.27〉
※ ③ 보건복지부장관은 제2항에 따라 제출된 병상 수급 및 관리계획이 제1항에 따른 기본시책에 맞지 아니하는 등 보건복지부령으로 정하는 사유가 있으면 시・도지사와 협의하여 보건복지부령으로 정하는 바에 따라 이를 조정하여야 한다. 〈개정 2008.2.29, 2010.1.18, 2019.8.27〉⇒③ 보건복지부장관은 제2항에 근거하여 제출된 병상 수급과 병상 관리계획이 제1항에 규정된 기본시책에 맞지 아니하는 등 보건복지부령에 규정된 사유에 해당할 경우, 시장・도지사와 협의하여 보건복지부령에 근거하여 이를 조정하여야 한다. 〈개정 2008.2.29, 2010.1.18., 2019.8.27〉

[개정전]
제60조(병상 수급계획 수립)
① 보건복지부장관은 합리적인 병상 공급·병상 배치에 관한 기본시책을 수립하여야 한다. 〈개정 2008.2.29., 2010.1.18.〉
② 시장·도지사는 제1항 규정된 기본시책에 근거하여 지역실정을 고려하여 특별시·광역시·도 단위 병상 수급계획을 수립한 후 보건복지부장관에게 제출하여야 한다. 〈개정 2008.2.29., 2010.1.18.〉
③ 보건복지부장관은 제2항에 근거하여 제출된 병상 수급계획이 제1항에 규정된 기본시책에 맞지 아니하는 등 보건복지부령으로 정하는 사유에 해당할 경우, 시장·도지사에게 보건복지부령에 근거하여 그 조정을 권고할 수 있다. 〈개정 2008.2.29., 2010.1.18.〉

(3) 해 설
가. 의료법 제60조는 병상 수급계획 수립을 규정하고 있다.
나. 주요내용을 보면, ① 보건복지부장관은 합리적인 병상 공급·병상 배치에 관한 기본시책을 5년마다 수립하여야 한다. 〈개정 2008.2.29, 2010.1.18., 2019.8.27.〉
다. ② 시장·도지사는 제1항에 규정된 기본시책에 근거하여 지역 실정을 고려하여 특별시·광역시·도 단위의 지역별·기능별·종별 의료기관 병상 수급과 병상 관리계획을 수립한 후 보건복지부장관에게 제출하여야 한다. 〈개정 2008.2.29, 2010.1.18., 2019.8.27.〉
라. ③ 보건복지부장관은 제2항에 근거하여 제출된 병상 수급과 병상 관리계획이 제1항에 규정된 기본시책에 맞지 아니하는 등 보건복지부령에 규정된 사유에 해당할 경우, 시장·도지사와 협의하여 보건복지부령에 근거하여 이를 조정하여야 한다. 〈개정 2008.2.29, 2010.1.18., 2019.8.27〉
의료법 일부개정 2020. 12. 29. [법률 제17787호, 시행 2021. 6. 30.] 보건복지부.

60-2. 제60조의2(의료인 수급계획 등)

(1) 현 행

제60조의2(의료인 수급계획 등)
① 보건복지부장관은 우수한 의료인의 확보와 적절한 공급을 위한 기본시책을 수립하여야 한다.
② 제1항에 따른 기본시책은 「보건의료기본법」 제15조에 따른 보건의료발전계획과 연계하여 수립한다.
[본조신설 2015.12.29.]

(2) 개선방안

제60조2(의료인 수급계획)
① 보건복지부장관은 우수한 의료인 확보와 적절한 공급을 위한 기본시책을 수립하여야 한다.
② 제1항 기본시책은 「보건의료기본법」 제15조에 규정된 보건의료발전계획과 연계하여 수립한다.
[본조신설 2015.12.29.]

【개정방향】
※ 제목변경: 의료인 수급계획
※ 명확성 · 간결성 · 가독성
※ 국어문법정비
※ 나열형은 온점(·)을 사용하여 법조문을 읽기 쉽게 줄임
※ 일본식 '의' 삭제
※ ② 제1항에 따른 기본시책은 「보건의료기본법」 제15조에 따른 보건의료발전계획과 연계하여 수립한다.⇒② 제1항 기본시책은 「보건의료기본법」 제15조에 규정된 보건의료발전계획과 연계하여 수립한다.

(3) 해 설

가. 의료법 제60조2는 의료인 수급계획을 규정하고 있다.
나. 주요내용을 보면, ① 보건복지부장관은 우수한 의료인 확보와 적절한 공급을 위한 기본시책을 수립하여야 한다. ② 제1항 기본시책은 「보건의료기본법」 제15조에 규정된 보건의료발전계획과 연계하여 수립한다.

60-3. 제60조의3(간호인력 취업교육센터 설치 및 운영)

(1) 현 행

제60조의3(간호인력 취업교육센터 설치 및 운영)
① 보건복지부장관은 간호·간병통합서비스 제공·확대 및 간호인력의 원활한 수급을 위하여 다음 각 호의 업무를 수행하는 간호인력 취업교육센터를 지역별로 설치·운영할 수 있다.
  1. 지역별, 의료기관별 간호인력 확보에 관한 현황 조사
  2. 제7조제1항제1호에 따른 간호학을 전공하는 대학이나 전문대학[구제(舊制) 전문학교와 간호학교를 포함한다] 졸업예정자와 신규 간호인력에 대한 취업교육 지원
  3. 간호인력의 지속적인 근무를 위한 경력개발 지원
  4. 유휴 및 이직 간호인력의 취업교육 지원
  5. 그 밖에 간호인력의 취업교육 지원을 위하여 보건복지부령으로 정하는 사항
② 보건복지부장관은 간호인력 취업교육센터를 효율적으로 운영하기 위하여 그 운영에 관한 업무를 대통령령으로 정하는 절차·방식에 따라 관계 전문기관 또는 단체에 위탁할 수 있다.
③ 국가 및 지방자치단체는 제2항에 따라 간호인력 취업교육센터의 운영에 관한 업무를 위탁한 경우에는 그 운영에 드는 비용을 지원할 수 있다.
④ 그 밖에 간호인력 취업교육센터의 운영 등에 필요한 사항은 보건복지부령으로 정한다.
[본조신설 2015.12.29.]

(2) 개선방안

제60조3(간호인력 취업교육센터 설치·운영)
① 보건복지부장관은 간호·간병통합서비스 제공·확대와 간호인력 원활한 수급을 위하여 다음 각 호 업무를 수행하는 간호인력 취업교육센터를 지역별로 설치·운영할 수 있다.
  1. 지역별·의료기관별 간호인력 확보에 관한 현황 조사
  2. 제7조 제1항 제1호에 근거하여 간호학을 전공하는 대학·전문대학[구제(舊制) 전문학교와 간호학교를 포함한다] 졸업예정자·신규 간호인력에 대한 취업교육 지원
  3. 간호인력의 지속적인 근무를 위한 경력개발 지원
  4. 유휴·이직 간호인력 취업교육 지원

5. 그 밖에 간호인력 취업교육 지원을 위하여 보건복지부령으로 정하는 사항
② 보건복지부장관은 간호인력 취업교육센터를 효율적으로 운영하기 위하여 그 운영에 관한 업무를 대통령령으로 정하는 절차·방식에 따라 관계 전문기관·단체에 위탁할 수 있다.
③ 국가·지방자치단체는 제2항에 근거하여 간호인력 취업교육센터 운영에 관한 업무를 위탁한 경우 그 운영에 드는 비용을 지원할 수 있다.
④ 그 밖에 간호인력 취업교육센터 운영에 필요한 사항은 보건복지부령으로 정한다.
[본조신설 2015.12.29.]

【개정방향】
※ 제목변경: 간호인력 취업교육센터 설치·운영
※ 명확성·간결성·가독성
※ 국어문법정비
※ 나열형은 온점(·)을 사용하여 법조문을 읽기 쉽게 줄임
※ 일본식 '의' 삭제

(3) 해 설

가. 의료법 제60조3은 간호인력 취업교육센터 설치·운영을 규정하고 있다.
나. 주요내용을 보면, ① 보건복지부장관은 간호·간병통합서비스 제공·확대와 간호인력 원활한 수급을 위하여 다음 각 호 업무를 수행하는 간호인력 취업교육센터를 지역별로 설치·운영할 수 있다.
  1. 지역별·의료기관별 간호인력 확보에 관한 현황 조사
  2. 제7조 제1항 제1호에 근거하여 간호학을 전공하는 대학·전문대학[구제(舊制) 전문학교와 간호학교를 포함한다] 졸업예정자·신규 간호인력에 대한 취업교육 지원
  3. 간호인력의 지속적인 근무를 위한 경력개발 지원
  4. 유휴·이직 간호인력 취업교육 지원
  5. 그 밖에 간호인력 취업교육 지원을 위하여 보건복지부령으로 정하는 사항
다. ② 보건복지부장관은 간호인력 취업교육센터를 효율적으로 운영하기 위하여 그 운영에 관한 업무를 대통령령으로 정하는 절차·방식에 따라 관계 전문기관·단체에 위탁할 수 있다.
라. ③ 국가·지방자치단체는 제2항에 근거하여 간호인력 취업교육센터 운영에 관한 업무를 위탁한 경우 그 운영에 드는 비용을 지원할 수 있다.

마. ④ 그 밖에 간호인력 취업교육센터 운영에 필요한 사항은 보건복지부령으로 정한다.
[본조신설 2015.12.29.]

61. 제61조(보고와 업무 검사 등)

(1) 현 행

제61조(보고와 업무 검사 등)
① 보건복지부장관, 시·도지사 또는 시장·군수·구청장은 의료기관 개설자 또는 의료인에게 필요한 사항을 보고하도록 명할 수 있고, 관계 공무원을 시켜 그 업무 상황, 시설 또는 진료기록부·조산기록부·간호기록부 등 관계 서류를 검사하게 하거나 관계인에게서 진술을 들어 사실을 확인받게 할 수 있다. 이 경우 의료기관 개설자 또는 의료인은 정당한 사유 없이 이를 거부하지 못한다. 〈개정 2008.2.29, 2010.1.18, 2011.8.4, 2016.12.20, 2018.3.27, 2019.8.27〉
② 제1항의 경우에 관계 공무원은 권한을 증명하는 증표 및 조사기간, 조사범위, 조사담당자, 관계 법령 등이 기재된 조사명령서를 지니고 이를 관계인에게 내보여야 한다. 〈개정 2011.8.4.〉
③ 제1항의 보고 및 제2항의 조사명령서에 관한 사항은 보건복지부령으로 정한다. 〈개정 2008.2.29, 2010.1.18, 2011.8.4〉
의료법 일부개정 2020. 12. 29. [법률 제17787호, 시행 2021. 6. 30.] 보건복지부.

[개정 전]
제61조(보고와 업무 검사 등)
① **보건복지부장관 또는 시장·군수·구청장**은 의료법인, 의료기관 또는 의료인에게 필요한 사항을 보고하도록 명할 수 있고, 관계 공무원을 시켜 그 업무 상황, 시설 또는 진료기록부·조산기록부·간호기록부 등 관계 서류를 검사하게 하거나 관계인에게서 진술을 들어 사실을 확인받게 할 수 있다. 이 경우 의료법인, 의료기관 또는 의료인은 정당한 사유 없이 이를 거부하지 못한다. 〈개정 2008. 2.29., 2010.1.18., 2011.8.4., 2016.12.20.〉
② 제1항의 경우에 관계 공무원은 권한을 증명하는 증표 및 조사기간, 조사범위, 조사담당자, 관계 법령 등이 기재된 조사명령서를 지니고 이를 관계인에게 내보여야 한다. 〈개정 2011.8.4.〉
③ 제1항의 보고 및 제2항의 조사명령서에 관한 사항은 보건복지부령으로 정한다. 〈개정 2008.2.29., 2010.1.18., 2011.8.4.〉

(2) 개선방안

제61조(사항보고 · 업무검사 · 사실확인)
① 보건복지부장관 · 시장 · 도지사 또는 시장 · 군수 · 구청장은 의료기관 개설자 · 의료인에게 필요한 사항을 보고하도록 명할 수 있고, 관계 공무원을 시켜 그 업무 상황 · 시설 · 진료기록부 · 조산기록부 · 간호기록부 등 관계 서류를 검사하게 하거나 또는 관계인에게서 진술을 들어 사실을 확인받게 할 수 있다. 이 경우 의료기관 개설자 · 의료인은 정당한 사유 없이 이를 거부하여서는 안 된다. 〈개정 2008.2.29., 2010.1.18., 2011.8.4., 2016.12.20., 2018.3.27., 2019.8.27〉
② 제1항 경우 관계 공무원은 권한을 증명하는 증표와 조사기간 · 조사범위 · 조사담당자 · 관계 법령이 기재된 조사명령서를 지니고, 이를 관계인에게 내보여야 한다. 〈개정 2011.8.4.〉
③ 제1항 보고와 제2항 조사명령서에 관한 사항은 보건복지부령으로 정한다. 〈개정 2008.2.29., 2010.1.18., 2011.8.4.〉
의료법 일부개정 2020. 12. 29. [법률 제17787호, 시행 2021. 6. 30.] 보건복지부.

【개정방향】
※ 제목변경: 사항보고 · 업무검사 · 사실확인
※ 명확성 · 간결성 · 가독성
※ 국어문법정비
※ 나열형은 온점(·)을 사용하여 법조문을 읽기 쉽게 줄임
※ 일본식 '의' 삭제
※ ① 보건복지부장관, 시 · 도지사 또는 시장 · 군수 · 구청장은⇒① 보건복지부장관 · 시장 · 도지사 또는 시장 · 군수 · 구청장은. ☞ 이런 표현들은 **의료법 제61조로 전체 통일이 필요함**

[개정 전]
제61조(사항보고 · 업무검사 · 사실확인)
① 보건복지부장관 · 시장 · 군수 · 구청장은 의료법인 · 의료기관 · 의료인에게 필요한 사항을 보고하도록 명할 수 있고, 관계 공무원을 시켜 그 업무상황 · 업무시설 · 진료기록부 · 조산기록부 · 간호기록부 등 관계 서류를 검사하게 하거나 또는 관계인에게서 진술을 들어 사실을 확인받게 할 수 있다. 이 경우 의료법인 · 의료기관 · 의료인은 정당한 사유 없이 이를 거부하여서는 안 된다. 〈개정 2008.2.29., 2010.1.18., 2011.8.4., 2016.12.20.〉
② 제1항 경우 관계 공무원은 권한을 증명하는 증표와 조사기간 · 조사범위 · 조사담당자 · 관계 법령이 기재된 조사명령서를 지니고, 이를 관계인에게 내보여야

한다. 〈개정 2011.8.4.〉
③ 제1항 보고와 제2항 조사명령서에 관한 사항은 보건복지부령으로 정한다. 〈개정 2008.2.29., 2010.1.18., 2011.8.4.〉

(3) 해 설

가. 의료법 제61조는 사항보고·업무검사·사실확인을 규정하고 있다.
나. 주요내용을 보면, ① 보건복지부장관·시장·도지사 또는 시장·군수·구청장은 의료기관 개설자·의료인에게 필요한 사항을 보고하도록 명할 수 있고, 관계 공무원을 시켜 그 업무 상황·시설·진료기록부·조산기록부·간호기록부 등 관계 서류를 검사하게 하거나 또는 관계인에게서 진술을 들어 사실을 확인받게 할 수 있다. 이 경우 의료기관 개설자·의료인은 정당한 사유 없이 이를 거부하여서는 안 된다. 〈개정 2008.2.29, 2010.1.18, 2011.8.4, 2016.12.20, 2018.3.27, 2019.8.27〉
다. ② 제1항 경우 관계 공무원은 권한을 증명하는 증표와 조사기간·조사범위·조사담당자·관계 법령이 기재된 조사명령서를 지니고, 이를 관계인에게 내보여야 한다. 〈개정 2011.8.4.〉
라. ③ 제1항 보고와 제2항 조사명령서에 관한 사항은 보건복지부령으로 정한다. 〈개정 2008.2.29., 2010.1.18., 2011.8.4.〉
 의료법 일부개정 2020. 12. 29. [법률 제17787호, 시행 2021. 6. 30.] 보건복지부.

61-2. 제61조의2(자료제공의 요청)

(1) 현 행

제61조의2(자료제공의 요청)
① 보건복지부장관은 이 법의 위반 사실을 확인하기 위한 경우 등 소관 업무를 수행하기 위하여 필요한 경우에는 의료인, 의료기관의 장, 「국민건강보험법」에 따른 국민건강보험공단 및 건강보험심사평가원, 그 밖의 관계 행정기관 및 단체 등에 대하여 필요한 자료의 제출이나 의견의 진술 등을 요청할 수 있다.
② 제1항에 따른 자료의 제공 또는 협조를 요청받은 자는 특별한 사유가 없으면

이에 따라야 한다.
[본조신설 2019.8.27]
의료법 일부개정 2020. 12. 29. [법률 제17787호, 시행 2021. 6. 30.] 보건복지부.

(2) 개선방안

제61조2(자료제출과 의견진술 요청)
① 보건복지부장관은 다음 각 호 어느 하나에 해당하는 경우 의료인·의료기관장·「국민건강보험법」에 근거한 국민건강보험공단과 건강보험심사평가원·그 밖의 관계 행정기관과 단체에 대하여 필요한 자료제출 또는 의견진술을 요청할 수 있다.
　1. 이 법의 위반 사실을 확인하기 위한 경우
　2. 소관 업무를 수행하기 위하여 필요한 경우
② 제1항에 근거한 자료제공 또는 자료협조를 요청받은 사람은 정당한 사유 없이 이를 거부하여서는 안 된다.
[본조신설 2019.8.27]
의료법 일부개정 2020. 12. 29. [법률 제17787호, 시행 2021. 6. 30.] 보건복지부.

【개정방향】
※ 제목변경: 자료제출과 의견진술 요청
※ 명확성·간결성·가독성
※ 개조식
※ 국어문법정비
※ 나열형은 온점(·)을 사용하여 법조문을 읽기 쉽게 줄임
※ 일본식 '의' 삭제
※ ① 보건복지부장관은 이 법의 위반 사실을 확인하기 위한 경우 등 소관 업무를 수행하기 위하여 필요한 경우에는 의료인, 의료기관의 장, 「국민건강보험법」에 따른 국민건강보험공단 및 건강보험심사평가원, 그 밖의 관계 행정기관 및 단체 등에 대하여 필요한 자료의 제출이나 의견의 진술 등을 요청할 수 있다.⇒
① 보건복지부장관은 다음 각 호 어느 하나에 해당하는 경우 의료인·의료기관장·「국민건강보험법」에 근거한 국민건강보험공단과 건강보험심사평가원·그 밖의 관계 행정기관과 단체에 대하여 필요한 자료제출 또는 의견진술을 요청할 수 있다.
　1. 이 법의 위반 사실을 확인하기 위한 경우
　2. 소관 업무를 수행하기 위하여 필요한 경우

> ※ ② 제1항에 따른 자료의 제공 또는 협조를 요청받은 자는 특별한 사유가 없으면 이에 따라야 한다.⇒② 제1항에 근거한 자료제공 또는 자료협조를 요청받은 사람은 정당한 사유 없이 이를 거부하여서는 안 된다.

(3) 해 설

가. 의료법 제61조2는 자료제출과 의견진술 요청을 규정하고 있다. 2019년 8월 27일 신설되었다.

나. 주요내용을 보면, ① 보건복지부장관은 다음 각 호 어느 하나에 해당하는 경우 의료인 · 의료기관장 · 「국민건강보험법」에 근거한 국민건강보험공단과 건강보험심사평가원 · 그 밖의 관계 행정기관과 단체에 대하여 필요한 자료제출 또는 의견진술을 요청할 수 있다.
  1. 이 법의 위반 사실을 확인하기 위한 경우
  2. 소관 업무를 수행하기 위하여 필요한 경우

다. ② 제1항에 근거한 자료제공 또는 자료협조를 요청받은 사람은 정당한 사유 없이 이를 거부하여서는 안 된다.
[본조신설 2019.8.27]
의료법 일부개정 2020. 12. 29. [법률 제17787호, 시행 2021. 6. 30.] 보건복지부.

62. 제62조(의료기관 회계기준)

(1) 현 행

> 제62조(의료기관 회계기준)
> ① 의료기관 개설자는 의료기관 회계를 투명하게 하도록 노력하여야 한다.
> ② 보건복지부령으로 정하는 일정 규모 이상의 종합병원 개설자는 회계를 투명하게 하기 위하여 의료기관 회계기준을 지켜야 한다. 〈개정 2008.2.29., 2010.1.18.〉
> ③ 제2항에 따른 의료기관 회계기준은 보건복지부령으로 정한다. 〈개정 2008.2.29., 2010.1.18.〉

(2) 개선방안

> **제62조(의료기관 회계기준)**
> ① 의료기관 개설자는 의료기관 회계를 투명하게 하도록 노력하여야 한다.
> ② 보건복지부령으로 정하는 일정 규모 이상 종합병원 개설자는 회계를 투명하게 하기 위하여 의료기관 회계기준을 지켜야 한다. 〈개정 2008.2.29., 2010.1.18.〉
> ③ 제2항 규정된 의료기관 회계기준은 보건복지부령으로 정한다. 〈개정 2008.2.29., 2010.1.18.〉
>
> 【개정방향】
> ※ 명확성·간결성·가독성
> ※ 국어문법정비
> ※ 나열형은 온점(·)을 사용하여 법조문을 읽기 쉽게 줄임
> ※ 일본식 '의' 삭제

(3) 해 설

가. 의료법 제62조는 의료기관 회계기준을 규정하고 있다.
나. 주요내용을 보면, ① 의료기관 개설자는 의료기관 회계를 투명하게 하도록 노력하여야 한다.
다. ② 보건복지부령으로 정하는 일정 규모 이상 종합병원 개설자는 회계를 투명하게 하기 위하여 의료기관 회계기준을 지켜야 한다.
라. ③ 제2항 규정된 의료기관 회계기준은 보건복지부령으로 정한다.

63. 제63조(시정 명령 등) ★★★★★

(1) 현 행

> **제63조(시정 명령 등)**
> ① 보건복지부장관 또는 시장·군수·구청장은 의료기관이 제15조제1항, 제16조제2항, 제21조제1항 후단 및 같은 조 제2항·제3항, 제23조제2항, 제34조제2항, 제35조제2항, 제36조, 제36조의2, 제37조제1항·제2항, 제38조제1항·제2항, 제41조부터 제43조까지, 제45조, 제46조, 제47조제1항, 제58조의4제2항 및 제3항, 제62조제2항을 위반한 때, 종합병원·상급종합병원·전문병원이 각

각 제3조의3제1항·제3조의4제1항·제3조의5제2항에 따른 요건에 해당하지 아니하게 된 때, 의료기관의 장이 제4조제5항을 위반한 때 또는 자율심의기구가 제57조제11항을 위반한 때에는 일정한 기간을 정하여 그 시설·장비 등의 전부 또는 일부의 사용을 제한 또는 금지하거나 위반한 사항을 시정하도록 명할 수 있다. 〈개정 2008.2.29, 2009.1.30, 2010.1.18, 2010.7.23, 2011.4.28, 2015.12.22, 2015.12.29, 2016.5.29, 2016.12.20, 2018.3.27, 2020.3.4〉
② 보건복지부장관 또는 시장·군수·구청장은 의료인등이 제56조제2항·제3항을 위반한 때에는 다음 각 호의 조치를 명할 수 있다. 〈신설 2018.3.27〉
 1. 위반행위의 중지
 2. 위반사실의 공표
 3. 정정광고
③ 제2항제2호·제3호에 따른 조치에 필요한 사항은 대통령령으로 정한다. 〈신설 2018.3.27〉
의료법 일부개정 2020. 12. 29. [법률 제17787호, 시행 2021. 6. 30.] 보건복지부.

[개정 전]
제63조(시정 명령 등)
보건복지부장관 또는 시장·군수·구청장은 의료기관이 제15조제1항, 제16조제2항, 제21조제1항 후단 및 같은 조 제2항·제3항, 제23조제2항, 제34조제2항, 제35조제2항, 제36조, 제36조의2, 제37조제1항·제2항, 제38조제1항·제2항, 제41조부터 제43조까지, 제45조, 제46조, 제47조제1항, 제56조제2항부터 제4항까지, 제57조제1항, 제58조의4제2항, 제62조제2항을 위반한 때, 종합병원·상급종합병원·전문병원이 각각 제3조의3제1항·제3조의4제1항·제3조의5제2항에 따른 요건에 해당하지 아니하게 된 때 또는 의료기관의 장이 제4조제5항을 위반한 때에는 일정한 기간을 정하여 그 시설·장비 등의 전부 또는 일부의 사용을 제한 또는 금지하거나 위반한 사항을 시정하도록 명할 수 있다. 〈개정 2008.2.29., 2009.1.30., 2010.1.18., 2010.7.23., 2011.4.28., 2015.12.22., 2015.12.29., 2016.5.29., 2016.12.20.〉

(2) 개선방안

제63조(시설·장비 사용 제한·금지명령과 시정명령)
① 보건복지부장관·시장·군수·구청장은 [1]의료기관이 다음 각 호 어느 하나를 위반한 때,
 1. 제15조 제1항

2. 제16조 제2항
3. 제21조 제1항 후단·제2항·제3항
4. 제23조 제2항
5. 제34조 제2항
6. 제35조 제2항
7. 제36조
8. 제36조2
9. 제37조 제1항·제2항
10. 제38조 제1항·제2항
11. 제41조·제42조·제43조
12. 제45조
13. 제46조
14. 제47조 제1항
15. 제56조 제2항·제3항·제4항
16. 제57조 제1항
17. **제58조4 제2항·제3항**
18. 제62조 제2항

[2]종합병원·상급종합병원·전문병원이 각각 제3조3 제1항·제3조4 제1항·제3조5 제2항 요건에 해당하지 아니하게 된 때, [3]**의료기관장이 제4조 제5항을 위반한 때 또는 자율심의기구가 제57조 제11항을 위반한 때**, 일정한 기간을 정하여 그 시설·장비 전부·일부 사용을 제한·금지하거나 또는 위반한 사항을 시정하도록 명할 수 있다. 〈개정 2008.2.29, 2009.1.30, 2010.1.18, 2010.7.23, 2011.4.28, 2015.12.22, 2015.12.29, 2016.5.29, 2016.12.20, 2018.3.27, 2020.3.4〉

② 보건복지부장관·시장·군수·구청장은 의료인이 제56조 제2항·제3항을 위반한 때 다음 각 호 조치를 명할 수 있다. 〈신설 2018.3.27〉
  1. 위반행위 중지
  2. 위반사실 공표
  3. 정정광고
③ 제2항 제2호·제3호에 규정된 조치에 필요한 사항은 대통령령으로 정한다. 〈신설 2018.3.27〉

의료법 일부개정 2020. 12. 29. [법률 제17787호, 시행 2021. 6. 30.] 보건복지부.

【개정방향】
※ 제목변경: 시설·장비 사용 제한·금지명령과 시정명령
※ 명확성·간결성·가독성

※ 개조식
※ 국어문법정비
※ 나열형은 온점(·)을 사용하여 법조문을 읽기 쉽게 줄임
※ 일본식 '의' 삭제

[개정 전]
제1안 ***
제63조(시설·장비 사용 제한·금지명령과 시정명령)
보건복지부장관·시장·군수·구청장은 [1]의료기관이 다음 각 호 어느 하나를 위반한 때,
1. 제15조 제1항
2. 제16조 제2항
3. 제21조 제1항 후단·제2항·제3항
4. 제23조 제2항
5. 제34조 제2항
6. 제35조 제2항
7. 제36조
8. 제36조2
9. 제37조 제1항·제2항
10. 제38조 제1항·제2항
11. 제41조·제42조·제43조
12. 제45조
13. 제46조
14. 제47조 제1항
15. 제56조 제2항·제3항·제4항
16. 제57조 제1항
17. 제58조4 제2항
18. 제62조 제2항

[2]종합병원·상급종합병원·전문병원이 각각 제3조3 제1항·제3조4 제1항·제3조5 제2항 요건에 해당하지 아니하게 된 때, [3]의료기관장이 제4조 제5항을 위반한 때, 일정한 기간을 정하여 그 시설·장비 전부·일부 사용을 제한·금지하거나 또는 위반한 사항을 시정하도록 명할 수 있다. 〈개정 2008.2.29., 2009.1.30., 2010.1.18., 2010.7.23., 2011.4.28., 2015.12.22., 2015.12.29., 2016.5.29., 2016.12.20.〉

제2안
제63조(시설 · 장비 사용 제한 · 금지명령과 시정명령)
보건복지부장관 · 시장 · 군수 · 구청장은 [1]의료기관이 다음 각 호 어느 하나를 위반한 때, [2]종합병원 · 상급종합병원 · 전문병원이 각각 제3조3 제1항 · 제3조4 제1항 · 제3조5 제2항 요건에 해당하지 아니하게 된 때, [3]의료기관장이 제4조 제5항을 위반한 때, 일정한 기간을 정하여 그 시설 · 장비 전부 · 일부 사용을 제한 · 금지하거나 또는 위반한 사항을 시정하도록 명할 수 있다.

1. 제15조 제1항
2. 제16조 제2항
3. 제21조 제1항 후단 · 제2항 · 제3항
4. 제23조 제2항
5. 제34조 제2항
6. 제35조 제2항
7. 제36조
8. 제36조2
9. 제37조 제1항 · 제2항
10. 제38조 제1항 · 제2항
11. 제41조 · 제42조 · 제43조
12. 제45조
13. 제46조
14. 제47조 제1항
15. 제56조 제2항 · 제3항 · 제4항
16. 제57조 제1항
17. 제58조4 제2항
18. 제62조 제2항

〈개정 2008.2.29., 2009.1.30., 2010.1.18., 2010.7.23., 2011.4.28., 2015.12.22., 2015.12.29., 2016.5.29., 2016.12.20.〉

(3) 해 설

가. 의료법 제63조는 시설 · 장비 사용 제한 · 금지명령과 시정명령을 규정하고 있다. 제63조는 제2항과 제3항이 신설되었다. 의료법 전체를 종합하여 시설 · 장비 사용 제한 · 금지명령과 시정명령을 이렇게 제63조에 묶어서 규정할 필요가 있는지 의문이다. 해당 조문에 별도로 항을 하나 신설하면, 될 일이다. 그러면 법조문에 생명력이 살아날 것이다. 명확성 · 가독성 · 규범성도 있다.

나. 주요내용을 보면, ① 보건복지부장관·시장·군수·구청장은
[1]의료기관이 다음 각 호 어느 하나를 위반한 때, 1. 제15조 제1항, 2. 제16조 제2항, 3. 제21조 제1항 후단·제2항·제3항, 4. 제23조 제2항, 5. 제34조 제2항, 6. 제35조 제2항, 7. 제36조, 8. 제36조2, 9. 제37조 제1항·제2항, 10. 제38조 제1항·제2항, 11. 제41조·제42조·제43조, 12. **제45조**, 13. 제46조, 14. 제47조 제1항, 15. 제56조 제2항·제3항·제4항, 16. 제57조 제1항, 17. 제58조4 제2항·제3항, 18. 제62조 제2항.
[2]종합병원·상급종합병원·전문병원이 각각 제3조3 제1항·제3조4 제1항·제3조5 제2항 요건에 해당하지 아니하게 된 때,
[3]의료기관장이 제4조 제5항을 위반한 때 또는
[4]자율심의기구가 제57조 제11항을 위반한 때,
일정한 기간을 정하여 그 시설·장비 전부·일부 사용을 제한·금지하거나 또는 위반한 사항을 시정하도록 명할 수 있다. 〈개정 2008.2.29, 2009.1.30, 2010.1.18, 2010.7.23, 2011.4.28, 2015.12.22, 2015.12.29, 2016.5.29, 2016.12.20, 2018.3.27, 2020.3.4〉

다. ② 보건복지부장관·시장·군수·구청장은 의료인이 제56조 제2항·제3항을 위반한 때 다음 각 호 조치를 명할 수 있다. 〈신설 2018.3.27.〉 *****
 1. 위반행위 중지
 2. 위반사실 공표
 3. 정정광고

라. ③ 제2항 제2호·제3호에 규정된 조치에 필요한 사항은 대통령령으로 정한다. 〈신설 2018.3.27.〉
의료법 일부개정 2020. 12. 29. [법률 제17787호, 시행 2021. 6. 30.] 보건복지부.

마. 나열식을 개조식으로 입법하면, 의료인들이 보다 쉽게 읽을 수 있을 것이다. 명확성·간결성·가독성·규범성이 있기 때문이다. 또한 추가와 삭제가 쉬울 것이다. 의료법 법제 정비가 필요하다. 나의 개선방안은 개정에 참고가 될 수 있을 것이다.

64. 제64조(개설 허가 취소 등) ★★★★★

(1) 현 행

제64조(개설 허가 취소 등)
① 보건복지부장관 또는 시장·군수·구청장은 의료기관이 다음 각 호의 어느 하나에 해당하면 그 의료업을 1년의 범위에서 정지시키거나 개설 허가의 취소 또는 의료기관 폐쇄를 명할 수 있다. 다만, 제8호에 해당하는 경우에는 의료기관 개설 허가의 취소 또는 의료기관 폐쇄를 명하여야 하며, 의료기관 폐쇄는 제33조제3항과 제35조제1항 본문에 따라 신고한 의료기관에만 명할 수 있다. 〈개정 2007.7.27, 2008.2.29, 2009.1.30, 2010.1.18, 2011.8.4, 2013.8.13, 2015.12.22, 2015.12.29, 2016.5.29, 2016.12.20, 2018.8.14, 2019.4.23, 2019.8.27, 2020.3.4〉
  1. 개설 신고나 개설 허가를 한 날부터 3개월 이내에 정당한 사유 없이 업무를 시작하지 아니한 때
  2. 제27조제5항을 위반하여 무자격자에게 의료행위를 하게 하거나 의료인에게 면허 사항 외의 의료행위를 하게 한 때
  3. 제61조에 따른 관계 공무원의 직무 수행을 기피 또는 방해하거나 제59조 또는 제63조에 따른 명령을 위반한 때
  4. 제33조제2항제3호부터 제5호까지의 규정에 따른 의료법인·비영리법인, 준정부기관·지방의료원 또는 한국보훈복지의료공단의 설립허가가 취소되거나 해산된 때
  4의 2. 제33조제2항을 위반하여 의료기관을 개설한 때
  5. 제33조제5항·제7항·제9항·제10항, 제40조, 제40조의2 또는 제56조를 위반한 때. 다만, 의료기관 개설자 본인에게 책임이 없는 사유로 제33조제7항제4호를 위반한 때에는 그러하지 아니하다.
  5의 2. 정당한 사유 없이 제40조제1항에 따른 폐업·휴업 신고를 하지 아니하고 6개월 이상 의료업을 하지 아니한 때
  6. 제63조에 따른 시정명령(제4조제5항 위반에 따른 시정명령을 제외한다)을 이행하지 아니한 때
  7. 「약사법」 제24조제2항을 위반하여 담합행위를 한 때
  8. 의료기관 개설자가 거짓으로 진료비를 청구하여 금고 이상의 형을 선고받고 그 형이 확정된 때
  9. 제36조에 따른 준수사항을 위반하여 사람의 생명 또는 신체에 중대한 위해를 발생하게 한 때
② 제1항에 따라 개설 허가를 취소당하거나 폐쇄 명령을 받은 자는 그 취소된 날

이나 폐쇄 명령을 받은 날부터 6개월 이내에, 의료업 정지처분을 받은 자는 그 업무 정지기간 중에 각각 의료기관을 개설·운영하지 못한다. 다만, 제1항제8호에 따라 의료기관 개설 허가를 취소당하거나 폐쇄 명령을 받은 자는 취소당한 날이나 폐쇄 명령을 받은 날부터 3년 안에는 의료기관을 개설·운영하지 못한다.
③ 보건복지부장관 또는 시장·군수·구청장은 의료기관이 제1항에 따라 그 의료업이 정지되거나 개설 허가의 취소 또는 폐쇄 명령을 받은 경우 해당 의료기관에 입원 중인 환자를 다른 의료기관으로 옮기도록 하는 등 환자의 권익을 보호하기 위하여 필요한 조치를 하여야 한다. 〈신설 2016.12.20〉

의료법 일부개정 2020. 12. 29. [법률 제17787호, 시행 2021. 6. 30.] 보건복지부.

[개정 전]
제64조(개설 허가 취소 등)
① 보건복지부장관 또는 시장·군수·구청장은 의료기관이 다음 각 호의 어느 하나에 해당하면 그 의료업을 1년의 범위에서 정지시키거나 개설 허가의 취소 또는 의료기관 폐쇄를 명할 수 있다. 다만, 제8호에 해당하는 경우에는 의료기관 개설 허가의 취소 또는 의료기관 폐쇄를 명하여야 하며, 의료기관 폐쇄는 제33조제3항과 제35조제1항 본문에 따라 신고한 의료기관에만 명할 수 있다. 〈개정 2007.7.27., 2008.2.29., 2009.1.30., 2010.1.18., 2011.8.4., 2013.8.13., 2015.12.22., 2015.12.29., 2016.5.29., 2016.12.20.〉
  1. 개설 신고나 개설 허가를 한 날부터 3개월 이내에 정당한 사유 없이 업무를 시작하지 아니한 때
  2. 의료인이나 의료기관 종사자가 무자격자에게 의료행위를 하게 하거나 의료인에게 면허 사항 외의 의료행위를 하게 한 때
  3. 제61조에 따른 관계 공무원의 직무 수행을 기피 또는 방해하거나 제59조 또는 제63조에 따른 명령을 위반한 때
  4. 제33조제2항제3호부터 제5호까지의 규정에 따른 의료법인·비영리법인, 준정부기관·지방의료원 또는 한국보훈복지의료공단의 설립허가가 취소되거나 해산된 때
  4의2. 제33조제2항을 위반하여 의료기관을 개설한 때
  5. 제33조제5항·제9항·제10항, 제40조 또는 제56조를 위반한 때
  6. 제63조에 따른 시정명령(제4조제5항 위반에 따른 시정명령을 제외한다)을 이행하지 아니한 때
  7. 「약사법」 제24조제2항을 위반하여 담합행위를 한 때
  8. 의료기관 개설자가 거짓으로 진료비를 청구하여 금고 이상의 형을 선고받고

그 형이 확정된 때
② 제1항에 따라 개설 허가를 취소당하거나 폐쇄 명령을 받은 자는 그 취소된 날이나 폐쇄 명령을 받은 날부터 6개월 이내에, 의료업 정지처분을 받은 자는 그 업무 정지기간 중에 각각 의료기관을 개설·운영하지 못한다. 다만, 제1항제8호에 따라 의료기관 개설 허가를 취소당하거나 폐쇄 명령을 받은 자는 취소당한 날이나 폐쇄 명령을 받은 날부터 3년 안에는 의료기관을 개설·운영하지 못한다.
③ 보건복지부장관 또는 시장·군수·구청장은 의료기관이 제1항에 따라 그 의료업이 정지되거나 개설 허가의 취소 또는 폐쇄 명령을 받은 경우 해당 의료기관에 입원 중인 환자를 다른 의료기관으로 옮기도록 하는 등 환자의 권익을 보호하기 위하여 필요한 조치를 하여야 한다. 〈신설 2016.12.20.〉

(2) 개선방안

제64조(의료업 정지·의료업 개설허가취소·의료기관 폐쇄명령)
① 보건복지부장관·시장·군수·구청장은 의료기관이 다음 각 호 어느 하나에 해당하는 경우, 그 의료업을 1년 범위에서 정지시키거나 또는 개설허가를 취소하거나 또는 의료기관 폐쇄를 명할 수 있다. 다만 **제8호에 해당하는 경우 의료기관 개설허가를 취소하거나 또는 의료기관 폐쇄를 명하여야 하며, 의료기관 폐쇄는 제33조 제3항과 제35조 제1항 본문에 근거하여 신고한 의료기관에만 명할 수 있다.** 〈개정 2007.7.27, 2008.2.29, 2009.1.30, 2010.1.18, 2011.8.4, 2013.8.13, 2015.12.22, 2015.12.29, 2016.5.29, 2016.12.20, 2018.8.14, 2019.4.23, 2019.8.27, 2020.3.4〉
  1. 개설신고·개설허가를 한 날부터 3개월 이내에 정당한 사유 없이 업무를 시작하지 아니한 경우
  2. 의료인·의료기관 종사자가 무자격자에게 의료행위를 하게 하거나 또는 의료인에게 면허 사항 외의 의료행위를 하게 한 경우
  3. 제61조에 규정된 관계 공무원 직무 수행을 기피·방해하거나 또는 제59조·제63조에 근거하여 명령을 위반한 경우
  4. 제33조 제2항 제3호·제4호·제5호에 규정된 의료법인·비영리법인·준정부기관·지방의료원·한국보훈복지의료공단 설립 허가가 취소되거나 또는 해산된 경우
  4의2. 제33조 제2항을 위반하여 의료기관을 개설한 경우
  5. 제33조 제5항·제9항·제10항·제40조·제56조를 위반한 경우

5의 2. 정당한 사유 없이 제40조 제1항에 규정된 폐업·휴업 신고를 하지 않고 6개월 이상 의료업을 하지 아니한 경우
6. 제63조에 규정된 시정명령(제4조 제5항 위반에 따른 시정명령을 제외한다)을 이행하지 아니한 경우
7. 「약사법」 제24조 제2항을 위반하여 담합행위를 한 경우
8. 의료기관 개설자가 거짓으로 진료비를 청구하여 금고 이상 형을 선고받고, 그 형이 확정된 경우
9. 제36조에 규정된 준수사항을 위반하여 사람 생명·신체에 중대한 위해를 발생하게 한 경우
② 제1항에 근거하여 개설허가를 취소당한 사람·폐쇄명령을 받은 사람은 그 취소된 날·폐쇄명령을 받은 날부터 6개월 이내에, 의료업 정지처분을 받은 사람은 그 업무 정지기간 중에 각각 의료기관을 개설·운영하여서는 안 된다. 다만 **제1항 제8호에 규정된 의료기관 개설허가를 취소당한 사람·폐쇄명령을 받은 사람은 취소당한 날·폐쇄명령을 받은 날부터 3년 안에는 의료기관을 개설·운영하여서는 안 된다.**
③ 보건복지부장관·시장·군수·구청장은 의료기관이 제1항에 근거하여 그 의료업이 정지된 경우·개설허가가 취소된 경우·폐쇄명령을 받은 경우, 해당 의료기관에 입원 중인 환자를 다른 의료기관으로 옮기도록 하는 등 환자권익 보호를 위해 필요한 조치를 하여야 한다. 〈신설 2016.12.20.〉

의료법 일부개정 2020. 12. 29. [법률 제17787호, 시행 2021. 6. 30.] 보건복지부.

【개정방향】
※ 제목변경: 개설허가취소
※ 명확성·간결성·가독성
※ 국어문법정비
※ 나열형은 온점(·)을 사용하여 법조문을 읽기 쉽게 줄임
※ 일본식 '의' 삭제

[개정 전]
제64조(개설허가취소)
① 보건복지부장관·시장·군수·구청장은 의료기관이 다음 각 호 어느 하나에 해당하는 경우, 그 의료업을 1년 범위에서 정지시키거나 또는 개설 허가를 취소하거나 또는 의료기관 폐쇄를 명할 수 있다. 다만 **제8호에 해당하는 경우 의료기관 개설 허가를 취소하거나 또는 의료기관 폐쇄를 명하여야 하며, 의료기관 폐쇄는 제33조 제3항과 제35조제1항 본문에 근거하여 신고한 의료기관에만 명할 수 있다.** 〈개정 2007.7.27., 2008.2.29., 2009.1.30., 2010.1.18., 2011.8.4., 2

013.8.13., 2015.12.22., 2015.12.29., 2016.5.29., 2016.12.20.〉
1. 개설 신고·개설 허가를 한 날부터 3개월 이내에 정당한 사유 없이 업무를 시작하지 아니한 경우
2. 의료인·의료기관 종사자가 무자격자에게 의료행위를 하게 하거나 또는 의료인에게 면허 사항 외의 의료행위를 하게 한 경우
3. 제61조에 규정된 관계 공무원 직무 수행을 기피·방해하거나 또는 제59조·제63조에 근거하여 명령을 위반한 경우
4. 제33조 제2항 제3호·제4호·제5호에 규정된 의료법인·비영리법인·준정부기관·지방의료원·한국보훈복지의료공단 설립허가가 취소되거나 또는 해산된 경우
4의2. 제33조 제2항을 위반하여 의료기관을 개설한 경우
5. 제33조 제5항·제9항·제10항·제40조·제56조를 위반한 경우
6. 제63조에 규정된 시정명령(제4조제5항 위반에 따른 시정명령을 제외한다)을 이행하지 아니한 경우
7. 「약사법」제24조 제2항을 위반하여 담합행위를 한 경우
8. **의료기관 개설자가 거짓으로 진료비를 청구하여 금고 이상 형을 선고받고, 그 형이 확정된 경우**

② 제1항에 근거하여 개설 허가를 취소당한 사람·폐쇄명령을 받은 사람은 그 취소된 날·폐쇄명령을 받은 날부터 6개월 이내에, 의료업 정지처분을 받은 사람은 그 업무 정지기간 중에 각각 의료기관을 개설·운영하여서는 안 된다. 다만 제1항 제8호에 규정된 의료기관 개설 허가를 취소당한 사람·폐쇄명령을 받은 사람은 취소당한 날·폐쇄명령을 받은 날부터 3년 안에는 의료기관을 개설·운영하여서는 안 된다.

③ 보건복지부장관·시장·군수·구청장은 의료기관이 제1항에 근거하여 그 의료업이 정지된 경우·개설 허가가 취소된 경우·폐쇄명령을 받은 경우, 해당 의료기관에 입원 중인 환자를 다른 의료기관으로 옮기도록 하는 등 환자권익을 보호하기 위하여 필요한 조치를 하여야 한다. 〈신설 2016.12.20.〉

(3) 해 설

가. 의료법 제64조는 의료업 정지·의료업 개설허가취소·의료기관 폐쇄명령을 규정하고 있다. 의사 국가시험에 매년 출제된다. 실무에서 중요한 법조문이다.

나. 주요내용을 보면, ① 보건복지부장관·시장·군수·구청장은 의료기관이 다음 각 호 어느 하나에 해당하는 경우, 그 의료업을 1년 범위에서 정지시키거나 또는 개설허가를 취소하거나 또는 의료기관 폐쇄를 명할 수 있다. 다만 제8호

에 해당하는 경우 의료기관 개설 허가를 취소하거나 또는 의료기관 폐쇄를 명하여야 하며, 의료기관 폐쇄는 제33조 제3항과 제35조 제1항 본문에 근거하여 신고한 의료기관에만 명할 수 있다. 〈개정 2007.7.27, 2008.2.29, 2009.1.30, 2010.1.18, 2011.8.4, 2013.8.13, 2015.12.22, 2015.12.29, 2016.5.29, 2016.12.20, 2018.8.14, 2019.4.23, 2019.8.27., 2020.3.4.〉 1. 개설신고·개설허가를 한 날부터 3개월 이내에 정당한 사유 없이 업무를 시작하지 아니한 경우, **2. 의료인·의료기관 종사자가 무자격자에게 의료행위를 하게 하거나 또는 의료인에게 면허 사항 외의 의료행위를 하게 한 경우**, 3. 제61조에 규정된 관계 공무원 직무 수행을 기피·방해하거나 또는 제59조·제63조에 근거하여 명령을 위반한 경우, 4. 제33조 제2항 제3호·제4호·제5호에 규정된 의료법인·비영리법인·준정부기관·지방의료원·한국보훈복지의료공단 설립허가가 취소되거나 또는 해산된 경우, 4의2. 제33조 제2항을 위반하여 의료기관을 개설한 경우, 5. 제33조 제5항·제9항·제10항·제40조·제56조를 위반한 경우, **5의 2. 정당한 사유 없이 제40조 제1항에 규정된 폐업·휴업 신고를 하지 않고 6개월 이상 의료업을 하지 아니한 경우**, 6. 제63조에 규정된 시정명령(제4조제5항 위반에 따른 시정명령을 제외한다)을 이행하지 아니한 경우, 7.「약사법」제24조 제2항을 위반하여 담합행위를 한 경우, **8. 의료기관 개설자가 거짓으로 진료비를 청구하여 금고 이상 형을 선고받고, 그 형이 확정된 경우(제1항)**, 9. 제36조에 규정된 준수사항을 위반하여 사람 생명·신체에 중대한 위해를 발생하게 한 경우.

다. ② 제1항에 근거하여 개설허가를 취소당한 사람·폐쇄명령을 받은 사람은 그 취소된 날·폐쇄명령을 받은 날부터 6개월 이내에, 의료업 정지처분을 받은 사람은 그 업무 정지기간 중에 각각 의료기관을 개설·운영하여서는 안 된다. **다만 제1항 제8호에 규정된 의료기관 개설 허가를 취소당한 사람·폐쇄명령을 받은 사람은 취소당한 날·폐쇄명령을 받은 날부터 3년 안에는 의료기관을 개설·운영하여서는 안 된다.**

라. ③ 보건복지부장관·시장·군수·구청장은 의료기관이 제1항에 근거하여 그 의료업이 정지된 경우·개설허가가 취소된 경우·폐쇄명령을 받은 경우, 해당 의료기관에 입원 중인 환자를 다른 의료기관으로 옮기도록 하는 등 환자권익 보호를 위해 필요한 조치를 하여야 한다.

의료법 일부개정 2020. 12. 29. [법률 제17787호, 시행 2021. 6. 30.] 보건복지부.

마. **이미 우리나라 의료법에 개조식 형태의 입법방법이 도입되었다. 따라서 다른 규정에도 적극 도입할 필요가 있다. 명확성·간결성·가독성이 있기 때문이**

다. 문제는 이렇게 중요한 조문이 관련 조문과 분리되어 입법된 것이다. 입법원칙이 무엇인지 알 수 없다. 규범준수에 있는지, 처벌 필요에 있는지, 입법철학이 궁금하다.

(4) 의사 국가시험 문제 분석

1. 의사 '갑'은 ○○의원 운영 중 진료비 거짓 청구로 징역 1년을 선고받아 형이 확정되어, ○○의원 폐쇄명령을 받았다. 이후 전개되는 상황은?

[2016년 제80회 의사 국가시험 문제 유사]

① 다른 의사가 ○○의원에서 진료한다.
② 형 집행 종료 후 '갑'이 계속 ○○의원에서 진료한다.
③ '갑'은 6개월 내에 의료기관을 개설·운영 못 한다.
④ '갑'은 1년 이내에 의료기관을 개설·운영 못 한다.
⑤ **'갑'은 3년 이내에 의료기관을 개설·운영 못 한다.**

해설 및 정답 의료법 제64조는 개설허가취소를 규정하고 있다. 국가시험에 자주 출제가 된다. 실무에서도 중요한 조문이다. 주요내용을 보면, ① 보건복지부장관·시장·군수·구청장은 의료기관이 다음 각 호 어느 하나에 해당하는 경우, 그 의료업을 1년 범위에서 정지시키거나 또는 개설허가를 취소하거나 또는 의료기관 폐쇄를 명할 수 있다. 다만 **제8호에 해당하는 경우 의료기관 개설 허가를 취소하거나 또는 의료기관 폐쇄를 명하여야 하며, 의료기관 폐쇄는 제33조 제3항과 제35조 제1항 본문에 근거하여 신고한 의료기관에만 명할 수 있다.** 〈개정 2007.7.27, 2008.2.29, 2009.1.30, 2010.1.18, 2011.8.4, 2013.8.13, 2015.12.22, 2015.12.29, 2016.5.29, 2016.12.20, 2018.8.14, 2019.4.23, 2019.8.27., 2020.3.4.〉 1. 개설신고·개설허가를 한 날부터 3개월 이내에 정당한 사유 없이 업무를 시작하지 아니한 경우, **2. 의료인·의료기관 종사자가 무자격자에게 의료행위를 하게 하거나 또는 의료인에게 면허 사항 외의 의료행위를 하게 한 경우,** 3. 제61조에 규정된 관계 공무원 직무 수행을 기피·방해하거나 또는 제59조·제63조에 근거하여 명령을 위반한 경우, 4. 제33조 제2항 제3호·제4호·제5호에 규정된 의료법인·비영리법인·준정부기관·지방의료원·한국보훈복지의료공단 설립 허가가 취소되거나 또는 해산된 경우, 4의2. 제33조 제2항을 위반하여 의료기관을 개설한 경우, 5. 제33조 제5항·제9항·제10항·제40조·제56조를 위반한 경우, 5의 2. 정당한 사유 없이 제40조 제1항에 규정된 폐업·휴업 신고를 하지 않고 6개월 이상 의료업을 하지 아니한 경우, 6. 제63조에 규정된 시정명령(제4조제5항 위반에 따른 시정명령을 제외한다)을 이행하지 아니한 경우, 7.「약사법」제24조 제2항을 위반하여 담합행위를 한 경우, **8. 의료기관 개설자가 거짓으로 진료비를**

청구하여 금고 이상 형을 선고받고, 그 형이 확정된 경우(제1항), 9. 제36조에 규정된 준수사항을 위반하여 사람 생명·신체에 중대한 위해를 발생하게 한 경우. ② 제1항에 근거하여 개설허가를 취소당한 사람·폐쇄명령을 받은 사람은 그 취소된 날·폐쇄명령을 받은 날부터 6개월 이내에, 의료업 정지처분을 받은 사람은 그 업무 정지기간 중에 각각 의료기관을 개설·운영하여서는 안 된다. **다만 제1항 제8호에 규정된 의료기관 개설 허가를 취소당한 사람·폐쇄명령을 받은 사람은 취소당한 날·폐쇄명령을 받은 날부터 3년 안에는 의료기관을 개설·운영하여서는 안 된다.** ③ 보건복지부장관·시장·군수·구청장은 의료기관이 제1항에 근거하여 그 의료업이 정지된 경우·개설허가가 취소된 경우·폐쇄명령을 받은 경우, 해당 의료기관에 입원 중인 환자를 다른 의료기관으로 옮기도록 하는 등 환자권익 보호를 위해 필요한 조치를 하여야 한다.

의료법 제8조는 의료인 결격사유를 규정하고 있다. 의료인들에게 아주 민감한 조문이다. 의료인 자격 박탈 조문이기 때문이다. 의료인은 민주 시민 사회에서 아주 중요한 위치를 갖는다. 그러므로 사회적 책무가 막중하다. 제8조 각 호에 규정된 범법행위는 최소한을 규정한 것이다. 교직자들은 형사범으로 기소만 되어도 교직을 사실상 떠나야 한다. 그만큼 엄격하다. 의료법 제8조 의료인 결격사유 규정은 너무 중요하여 매년 의사 국가시험에 출제되는 법조문이다. 네 가지 결격사유를 정리할 필요가 있다.

의료법 제8조 주요내용을 보면, ① **다음 각 호 어느 하나에 해당하는 사람은 의료인이 될 수 없다.** 〈개정 2007.10.17, 2018.3.27, 2018.8.14., 2020.4.7〉 1. 「정신건강증진 및 정신질환자 복지서비스 지원에 관한 법률」 제3조 제1호에 규정된 정신질환자. 다만 전문의가 의료인으로서 적합하다고 인정하는 사람은 의료인이 될 수 있다. 2. 마약·대마·향정신성의약품 중독자 3. 피성년후견인·피한정후견인 4. **다음 각 항목을 위반하여 금고 이상 형을 선고받고 그 형 집행이 종료되지 않은 사람 또는 집행을 받지 않기로 확정되지 않은 사람**(집행유예선고 미확정자) 가. 「의료법」 나. 「형법」 제233조·제234조·제269조·제270조·제317조 제1항·제347조(허위로 진료비를 청구하여 환자·진료비를 지급하는 기관·단체를 속인 경우만을 말한다) 다. 「보건범죄단속에 관한 특별조치법」 라. 「지역보건법」 마. 「후천성면역결핍증 예방법」 바. 「응급의료에 관한 법률」 사. 「농어촌 등 보건의료를 위한 특별 조치법」 아. 「시체해부 및 보존에 관한 법률」 자. 「혈액관리법」 차. 「마약류관리에 관한 법률」 카. 「약사법」 타. 「모자보건법」 파. 그 밖에 대통령령으로 정하는 의료 관련 법령(필요적 면허취소). 의료법 일부개정 2020. 12. 29. [법률 제17787호, 시행 2021. 6. 30.] 보건복지부.

의료법 제65조는 면허취소와 면허재교부·면허재교부 금지기간을 규정하고 있다. 의료법 제65조 면허취소 조문은 매년 의사국가시험에 출제된다. 다섯 가지 면허취소사유를 정확하게 정리할 필요가 있다. 의료인에게 중요한 조문이기 때문이다. 2020년 3월 4일 개정되었다. 개정안은 2021년 4월 8일부터 시행되고 있다.

주요내용을 보면, ① 의료인이 다음 각 호 어느 하나에 해당되면, 보건복지부장관은 의료인에게 면허를 취소할 수 있다. 다만 **보건복지부장관은 제1호 위반 경우 면허를 반드시 취소하여야 한다.** 〈개정 2008.2.29, 2009.1.30, 2009.12.31, 2010.1.18, 2015.12.29, 2016.5.29., 2020.3.4.〉 1. **의료법 제8조 각 호 어느 하나에 해당되는 경우**(제1호 필요적 취소사유), 2. 제66조에 규정된 자격정지처분 기간 중에 의료행위를 한 경우 또는 3회 이상 자격정지처분을 받은 경우(제2호 임의적 취소사유), 3. 제11조 제1항에 규정된 면허조건을 이행하지 않은 경우(제3호 임의적 취소사유), 4. **제4조 제4항을 위반하여 면허증을 빌려준 경우**(제4호 임의적 취소사유), 5. 제5호 삭제〈2016.12.20.〉 6. 제4조 제6항을 위반하여 사람생명·사람신체에 중대한 위해를 발생하게 한 경우이다(제6호 임의적 취소사유).

여기서 중요한 것은 필요적 면허취소사유이다. 보건복지부장관은 제65조 제1호 위반 경우, 의료인 면허를 반드시 취소하여야 한다. 왜냐하면 의료법 제1조 목적을 실천할 의료인이 될 수 없는 사람이기 때문이다.

② 제1항 사유로 면허가 취소된 사람이라도 취소원인이 된 사유가 없어지는 경우 또는 개전(改悛)의 정이 뚜렷하다고 인정되는 경우, 보건복지부장관은 이 사람에게 면허를 재교부할 수 있다. 다만 보건복지부장관은 제1항 제3호 사유로 면허취소가 된 경우 취소된 날부터 1년 이내, 제1항 제2호사유로 면허취소가 된 경우 취소된 날부터 2년 이내, **제1항 제4호·제6호·제8조 제4호 사유로 면허취소가 된 경우 취소된 날부터 3년 이내에 이 사람에게 면허를 재교부를 하여서는 안 된다.** 〈개정 2007.7.27, 2008.2.29, 2010.1.18, 2016.5.29, 2016.12.20., 2019.8.27.〉

면허증을 빌려준 경우, 종전 2년에서 3년으로 재교부 제한 기간을 연장하였다. 의료인에게 의료윤리를 강력하게 요구하고 있다.

의료법 제8조 의료인 결격사유 논쟁은 안정된 시기에 심도 깊게 논의할 필요가 있다. 외국 법제도 비교 분석할 필요가 있다. 정서적 논쟁이 아니라, 국민의 눈높이에 맞춘 선진 법제 정비가 요망된다. 다른 법률과 형평성도 고려해야 한다. 법률은 처벌을 위한 규정이 아니다. 법률은 최소한 도덕이다. 국민의 생각을 담아야 한다.

정답 ⑤

(5) 관련 판례

> **쟁점판례 82** 진료비 거짓 청구 사건
>
> 대법원 2021. 3. 11. 선고 2019두57831 판결
> [의료기관개설허가취소처분취소]
>
> Q. 의료법 제64조 제1항 제8호에 해당하는 경우, 관할 행정청은 반드시 해당 의료기관에 대하여 개설 허가 취소처분(또는 폐쇄명령)을 해야 하는지 여부(적극)
> Q. 법인이 개설한 의료기관에서 거짓으로 진료비를 청구하였다는 범죄사실로 법인의 대표자가 금고 이상의 형을 선고받고 형이 확정된 경우, 의료법 제64조 제1항 제8호에 따라 진료비 거짓 청구가 이루어진 해당 의료기관의 개설 허가 취소처분(또는 폐쇄명령)을 해야 하는지 여부(적극)

가. 의료법 제64조 제1항의 문언과 규정 체계, 입법 취지 등을 종합하면 다음과 같이 보아야 한다. 의료법 제64조 제1항에서 정하고 있는 의료기관 개설 허가의 취소와 의료기관 폐쇄명령은 의료법상 의무를 중대하게 위반한 의료기관에 대해서 의료업을 더 이상 영위할 수 없도록 하는 제재처분으로서, 실질적으로 동일한 법적 효과를 의도하고 있다. 다만 의료법 제33조 제4항에 따라 허가에 근거하여 개설된 의료기관에 대해서는 개설 허가 취소처분의 형식으로 하고, 제33조 제3항과 제35조 제1항 본문에 따라 신고에 근거하여 개설된 의료기관에 대해서는 폐쇄명령의 형식으로 해야 한다. 의료기관이 의료법 제64조 제1항 제1호에서 제7호, 제9호의 사유에 해당하면 관할 행정청이 1년 이내의 의료업 정지처분과 개설 허가 취소처분(또는 폐쇄명령) 중에서 제재처분의 종류와 정도를 선택할 수 있는 재량을 가진다. 그러나 **의료기관이 의료법 제64조 제1항 제8호에 해당하면 관할 행정청은 반드시 해당 의료기관에 대하여 더 이상 의료업을 영위할 수 없도록 개설 허가 취소처분(또는 폐쇄명령)을 하여야 할 뿐 선택재량을 가지지 못한다.**

나. 의료법 제33조 제2항에 따르면, 의료기관은 의사, 치과의사, 한의사 또는 조산사(제1호)와 같은 의료인(자연인)이 개설할 수도 있지만, 의료업을 목적으로 설립된 법인(제3호), 민법이나 특별법에 따라 설립된 비영리법인(제4호) 등과

같은 법인도 개설할 수 있다. 자연인이 의료기관을 개설한 경우에는 해당 의료기관에서 거짓으로 진료비를 청구하였다는 범죄사실로 개설자인 자연인이 금고 이상의 형을 선고받고 그 형이 확정된 때에, **법인이 의료기관을 개설한 경우에는 해당 의료기관에서 거짓으로 진료비를 청구하였다는 범죄사실로 법인의 대표자가 금고 이상의 형을 선고받고 그 형이 확정된 때에** 의료법 제64조 제1항 제8호에 따라 진료비 거짓 청구가 이루어진 해당 의료기관의 개설 허가 취소처분(또는 폐쇄명령)을 해야 한다.

65. 제65조(면허 취소와 재교부) ★★★★★

(1) 현 행

제65조(면허 취소와 재교부)
① 보건복지부장관은 의료인이 다음 각 호의 어느 하나에 해당할 경우에는 그 면허를 취소할 수 있다. 다만, 제1호의 경우에는 면허를 취소하여야 한다. 〈개정 2008.2.29, 2009.1.30, 2009.12.31, 2010.1.18, 2015.12.29, 2016.5.29, 2020.3.4, 2020.12.29〉
  1. 제8조 각 호의 어느 하나에 해당하게 된 경우
  2. 제66조에 따른 자격 정지 처분 기간 중에 의료행위를 하거나 3회 이상 자격 정지 처분을 받은 경우
  3. 제11조제1항에 따른 면허 조건을 이행하지 아니한 경우
  4. 제4조의3제1항을 위반하여 면허를 대여한 경우
  5. 삭제 〈2016.12.20〉
  6. 제4조제6항을 위반하여 사람의 생명 또는 신체에 중대한 위해를 발생하게 한 경우
  7. **제27조제5항을 위반하여 사람의 생명 또는 신체에 중대한 위해를 발생하게 할 우려가 있는 수술, 수혈, 전신마취를 의료인 아닌 자에게 하게 하거나 의료인에게 면허 사항 외로 하게 한 경우** ★★★★★
② 보건복지부장관은 제1항에 따라 면허가 취소된 자라도 취소의 원인이 된 사유가 없어지거나 개전(改悛)의 정이 뚜렷하다고 인정되면 면허를 재교부할 수 있다. 다만, 제1항제3호에 따라 면허가 취소된 경우에는 취소된 날부터 1년 이내, 제1항제2호에 따라 면허가 취소된 경우에는 취소된 날부터 2년 이내, 제1항제4호·제6호·제7호 또는 제8조제4호에 따른 사유로 면허가 취소된 경우에는 취소된 날부터 3년 이내에는 재교부하지 못한다. 〈개정 2007.7.27, 2008.2.29, 2

010.1.18, 2016.5.29, 2016.12.20, 2019.8.27., 2020.12.29〉 *****
의료법 일부개정 2020. 12. 29. [법률 제17787호, 시행 2021. 6. 30.] 보건복지부.

[개정 전]
제65조(면허 취소와 재교부)
① 보건복지부장관은 의료인이 다음 각 호의 어느 하나에 해당할 경우에는 그 면허를 취소할 수 있다. 다만, 제1호의 경우에는 면허를 취소하여야 한다. 〈개정 2008.2.29., 2009.1.30., 2009.12.31., 2010.1.18., 2015.12.29., 2016.5.29.〉
  1. 제8조 각 호의 어느 하나에 해당하게 된 경우
  2. 제66조에 따른 자격 정지 처분 기간 중에 의료행위를 하거나 3회 이상 자격정지 처분을 받은 경우
  3. 제11조제1항에 따른 면허 조건을 이행하지 아니한 경우
  4. 제4조제4항을 위반하여 면허증을 빌려준 경우
  5. 삭제 〈2016.12.20.〉
  6. 제4조제6항을 위반하여 사람의 생명 또는 신체에 중대한 위해를 발생하게 한 경우
② 보건복지부장관은 제1항에 따라 면허가 취소된 자라도 취소의 원인이 된 사유가 없어지거나 개전(改悛)의 정이 뚜렷하다고 인정되면 면허를 재교부할 수 있다. 다만, 제1항제3호에 따라 면허가 취소된 경우에는 취소된 날부터 1년 이내, **제1항제2호 또는 제4호에 따라 면허가 취소된 경우에는 취소된 날부터 2년 이내**, 제1항제6호 또는 제8조제4호에 따른 사유로 면허가 취소된 경우에는 취소된 날부터 3년 이내에는 재교부하지 못한다. 〈개정 2007.7.27., 2008.2.29., 2010.1.18., 2016.5.29., 2016.12.20.〉

(2) 개선방안

제65조(면허취소 · 면허재교부 · 면허재교부 금지기간)
① 의료인이 다음 각 호 어느 하나에 해당되면, 보건복지부장관은 의료인에게 면허를 취소할 수 있다. 다만 보건복지부장관은 제1호 위반 경우 면허를 반드시 취소하여야 한다. 〈개정 2008.2.29, 2009.1.30, 2009.12.31, 2010.1.18, 2015.12.29, 2016.5.29., 2020.3.4., 2020.12.29〉
  1. **제8조 각 호 어느 하나에 해당되는 경우** *****
  2. 제66조에 규정된 **자격정지처분 기간 중에 의료행위를 한 경우 또는 3회 이상 자격정지처분을 받은 경우**
  3. 제11조 제1항에 규정된 **면허조건을 이행하지 않은 경우**

4. 제4조3 제1항을 위반하여 면허증을 빌려준 경우 *****
   5. 삭제 〈2016.12.20.〉
   6. 제4조 제6항을 위반하여 **사람생명·사람신체에 중대한 위해를 발생하게 한 경우**
   7. **제27조 제5항을 위반하여 사람생명·사람신체에 중대한 위해를 발생하게 할 우려가 있는 수술·수혈·전신마취를 의료인 아닌 사람에게 하게 하거나 또는 의료인에게 면허 사항 외로 하게 한 경우** *****
② 제1항 사유로 면허가 취소된 사람이라도 취소원인이 된 사유가 없어지는 경우 또는 개전(改悛)의 정이 뚜렷하다고 인정되는 경우, 보건복지부장관은 이 사람에게 면허를 재교부할 수 있다. 다만 보건복지부장관은 다음 각 호에 근거하여 **이 사람에게 면허를 재교부를 하여서는 안 된다.** 〈개정 2007.7.27, 2008.2.29, 2010.1.18, 2016.5.29, 2016.12.20, 2019.8.27., 2020.12.29〉
   1. 제1항 제3호 사유로 면허취소가 된 경우 취소된 날부터 1년 이내
   2. 제1항 제2호 사유로 면허취소가 된 경우 취소된 날부터 2년 이내
   3. **제1항 제4호·제6호·제7호 사유로 면허취소가 된 경우 취소된 날부터 3년 이내에** *****
   4. **제8조 제4호 사유로 면허취소가 된 경우 취소된 날부터 3년 이내에**
의료법 일부개정 2020. 12. 29. [법률 제17787호, 시행 2021. 6. 30.] 보건복지부.

【개정방향】
※ 제목변경: 면허취소와 면허재교부·면허재교부 금지기간
※ 명확성·간결성·가독성
※ 개조식
※ 국어문법정비
※ 나열형은 온점(·)을 사용하여 법조문을 읽기 쉽게 줄임
※ 일본식 '의' 삭제
※ 제8조 각 호의 어느 하나에 해당하게 된 경우 ⇒ 제8조 각 호 어느 하나에 해당되는 경우
※ ② 보건복지부장관은 제1항에 따라 면허가 취소된 자라도 취소의 원인이 된 사유가 없어지거나 개전(改悛)의 정이 뚜렷하다고 인정되면 면허를 재교부할 수 있다. 다만, 제1항제3호에 따라 면허가 취소된 경우에는 취소된 날부터 1년 이내, 제1항제2호에 따라 면허가 취소된 경우에는 취소된 날부터 2년 이내, 제1항제4호·제6호·제7호 또는 제8조제4호에 따른 사유로 면허가 취소된 경우에는 취소된 날부터 3년 이내에는 재교부하지 못한다.⇒
※ ② 제1항 사유로 면허가 취소된 사람이라도 취소원인이 된 사유가 없어지는 경우 또는 개전(改悛)의 정이 뚜렷하다고 인정되는 경우, 보건복지부장관은 이 사

람에게 면허를 재교부할 수 있다. 다만 보건복지부장관은 다음 각 호에 근거하여 **이 사람에게 면허를 재교부를 하여서는 안 된다.** 〈개정 2007.7.27, 2008.2.29, 2010.1.18, 2016.5.29, 2016.12.20, 2019.8.27., 2020.12.29〉
1. 제1항 제3호 사유로 면허취소가 된 경우 취소된 날부터 1년 이내
2. 제1항 제2호 사유로 면허취소가 된 경우 취소된 날부터 2년 이내
3. **제1항 제4호·제6호·제7호 사유로 면허취소가 된 경우 취소된 날부터 3년 이내에**
4. **제8조 제4호 사유로 면허취소가 된 경우 취소된 날부터 3년 이내에**

[개정 전]
제65조(면허취소와 면허재교부·면허재교부 금지기간)
① 의료인이 다음 각 호 어느 하나에 해당되면, 보건복지부장관은 의료인에게 면허를 취소할 수 있다. 다만 **보건복지부장관은 제1호 위반 경우 면허를 반드시 취소하여야 한다.** 〈개정 2008.2.29., 2009.1.30., 2009.12.31., 2010.1.18., 2015.12.29., 2016.5.29.〉
1. **제8조 각 호 어느 하나에 해당되는 경우**
2. 제66조에 규정된 **자격정지처분 기간 중에 의료행위를 한 경우 또는 3회 이상 자격정지처분을 받은 경우**
3. 제11조 제1항에 규정된 **면허조건을 이행하지 않은 경우**
4. 제4조 제4항을 위반하여 **면허증을 빌려준 경우**
5. 삭제 〈2016.12.20.〉
6. 제4조 제6항을 위반하여 **사람생명·사람신체에 중대한 위해를 발생하게 한 경우**
② 제1항 사유로 면허가 취소된 사람이라도 취소원인이 된 사유가 없어지는 경우 또는 개전(改悛)의 정이 뚜렷하다고 인정되는 경우, 보건복지부장관은 이 사람에게 면허를 재교부할 수 있다. 다만 보건복지부장관은 제1항 제3호 사유로 면허취소가 된 경우 취소된 날부터 1년 이내, 제1항 제2호·제4호 사유로 면허취소가 된 경우 취소된 날부터 2년 이내, **제1항 제6호·제8조 제4호 사유로 면허취소가 된 경우 취소된 날부터 3년 이내에 이 사람에게 면허를 재교부를 하여서는 안 된다.** 〈개정 2007.7.27., 2008.2.29., 2010.1.18., 2016.5.29., 2016.12.20.〉

(3) 해 설
가. 의료법 제65조는 면허취소와 면허재교부·면허재교부 금지기간을 규정하고 있다. 의사에게 면허취소는 사형선고와 같다. **의료법 제65조 면허취소 조문은**

매년 의사국가시험에 출제된다. 여섯 가지 면허취소사유를 정확하게 정리할 **필요가 있다.** 향후 의료인에게 중요한 조문이다. 2020년 12월 29일 개정되었다. 개정안은 2021년 6월 30일부터 시행된다. *****

개정 의료법은 제66조 제1항 제5호를 삭제하였다. 〈5. 제27조 제1항을 위반하여 의료인이 아닌 사람에게 의료행위를 하게 한 경우〉 면허자격정지를 삭제하고 제66조 제1항 제7호에 요건을 강화하여 면허취소사유를 신설하였다. 의료법 제65조 제1항 제7호를 보면, **제27조 제5항을 위반하여 사람생명·사람신체에 중대한 위해를 발생하게 할 우려가 있는 수술·수혈·전신마취를 의료인 아닌 사람에게 하게 하거나 또는 의료인에게 면허 사항 외로 하게 한 경우, 면허취소 사유에 해당한다.** 의사들이 심하게 반발하는 법조문이다. ***** 그러나 임의적 취소사유라는 점을 숙지할 필요가 있다. 사안이 다양하기 때문이다.

나. 주요내용을 보면, ① 의료인이 다음 각 호 어느 하나에 해당되면, 보건복지부장관은 의료인에게 면허를 취소할 수 있다. 다만 **보건복지부장관은 제1호 위반 경우 면허를 반드시 취소하여야 한다.** 〈개정 2008.2.29, 2009.1.30, 2009.12.31, 2010.1.18, 2015.12.29, 2016.5.29., 2020.3.4., 2020.12.29〉

1. **제8조 각 호 어느 하나에 해당되는 경우** *****
2. 제66조에 규정된 **자격정지처분 기간 중에 의료행위를 한 경우 또는 3회 이상 자격정지처분을 받은 경우**
3. 제11조 제1항에 규정된 **면허조건을 이행하지 않은 경우**
4. 제4조3 제1항을 위반하여 **면허증을 빌려준 경우**
5. 삭제 〈2016.12.20.〉
6. 제4조 제6항을 위반하여 **사람생명·사람신체에 중대한 위해를 발생하게 한 경우** *****
7. **제27조 제5항을 위반하여 사람생명·사람신체에 중대한 위해를 발생하게 할 우려가 있는 수술·수혈·전신마취를 의료인 아닌 사람에게 하게 하거나 또는 의료인에게 면허 사항 외로 하게 한 경우** *****

② 제1항 사유로 면허가 취소된 사람이라도 취소원인이 된 사유가 없어지는 경우 또는 개전(改悛)의 정이 뚜렷하다고 인정되는 경우, 보건복지부장관은 이 사람에게 면허를 재교부할 수 있다. 다만 보건복지부장관은 다음 각 호에 근거하여 **이 사람에게 면허를 재교부를 하여서는 안 된다.** 〈개정 2007.7.27, 2008.2.29, 2010.1.18, 2016.5.29, 2016.12.20, 2019.8.27., 2020.12.29〉

1. 제1항 제3호 사유로 면허취소가 된 경우 취소된 날부터 1년 이내
2. 제1항 제2호 사유로 면허취소가 된 경우 취소된 날부터 2년 이내
3. **제1항 제4호 · 제6호 · 제7호 사유로 면허취소가 된 경우 취소된 날부터 3년 이내에** ★★★★★
4. 제8조 제4호 사유로 면허취소가 된 경우 취소된 날부터 3년 이내에

의료법 일부개정 2020. 12. 29. [법률 제17787호, 시행 2021. 6. 30.] 보건복지부.

라. 면허증을 빌려준 경우, 종전 2년에서 3년으로 재교부 제한 기간을 연장하였다. 의료인에게 의료윤리를 강하게 부과하고 있다.

(4) 의사 국가시험 문제 분석

1. 의료기관 개설자인 의사 A는 환자에게 시행하지도 않은 자기공명영상촬영 진료비를 다수 청구한 사실로 징역 2년을 선고받고 확정되었으며 의사면허는 취소됐다. A는 의사면허를 언제부터 재교부받을 수 있는가?[2021년 제85회 의사 국가시험 문제 유사]

① 면허 취소일부터 1년 경과
② 면허 취소일부터 2년 경과
③ **면허 취소일부터 3년 경과**
④ 형 집행 종료일부터 2년 경과
⑤ 형 집행 종료일부터 3년 경과

해설 및 정답 의료법 제65조는 면허취소와 면허재교부 · 면허재교부 금지기간을 규정하고 있다. 의료법 제65조 면허취소 조문은 매년 의사국가시험에 출제된다. 여섯 가지 면허취소사유를 정확하게 정리할 필요가 있다. 향후 의료인에게 중요한 조문이다. 2020년 12월 29일 개정되었다. 개정안은 2021년 6월 30일부터 시행된다. ★★★★★

주요내용을 보면, ① 의료인이 다음 각 호 어느 하나에 해당되면, 보건복지부장관은 의료인에게 면허를 취소할 수 있다. 다만 **보건복지부장관은 제1호 위반 경우 면허를 반드시 취소하여야 한다.** 〈개정 2008.2.29, 2009.1.30, 2009.12.31, 2010.1.18, 2015.12.29, 2016.5.29., 2020.3.4., 2020.12.29.〉 **1. 제8조 각 호 어느 하나에 해당되는 경우** 2. 제66조에 규정된 자격정지처분 기간 중에 의료행위를 한 경우 또는 3회 이상 자격정지처분을 받은 경우 3. 제11조 제1항에 규정된 면허조건을 이행하지 않은 경우 4. 제4조3 제1항을 위반하여 면허증을 빌려준 경우 5. 삭제 〈2016.12.20.〉 6. 제4조 제6항을 위반하여 사람생명 · 사람신체에

중대한 위해를 발생하게 한 경우 7. 제27조 제5항을 위반하여 사람생명·사람신체에 중대한 위해를 발생하게 할 우려가 있는 수술·수혈·전신마취를 의료인 아닌 사람에게 하게 하거나 또는 의료인에게 면허 사항 외로 하게 한 경우 ★★★★★

② 제1항 사유로 면허가 취소된 사람이라도 취소원인이 된 사유가 없어지는 경우 또는 개전(改悛)의 정이 뚜렷하다고 인정되는 경우, 보건복지부장관은 이 사람에게 면허를 재교부할 수 있다. 다만 보건복지부장관은 다음 각 호에 근거하여 이 사람에게 면허를 재교부를 하여서는 안 된다. 〈개정 2007.7.27, 2008.2.29, 2010.1.18, 2016.5.29, 2016.12.20, 2019.8.27., 2020.12.29.〉 1. 제1항 제3호 사유로 면허취소가 된 경우 취소된 날부터 1년 이내 2. 제1항 제2호 사유로 면허취소가 된 경우 취소된 날부터 2년 이내 3. 제1항 제4호·제6호·제7호 사유로 면허취소가 된 경우 취소된 날부터 3년 이내에. **4. 제8조 제4호 사유로 면허취소가 된 경우 취소된 날부터 3년 이내에.** 의료법 일부개정 2020. 12. 29. [법률 제17787호, 시행 2021. 6. 30.] 보건복지부. 면허증을 빌려준 경우, 종전 2년에서 3년으로 재교부 제한 기간을 연장하였다. 의료인에게 의료윤리를 강하게 부과하고 있다.

정답 ③

2. 의사 '갑'은 자신이 보관 중이던 디아제팜(diazepam)을 상습적으로 남용하여 중독으로 판명되어 의사 면허가 취소되었다. 이후 '갑'은 치료보호를 받고 중독 증상이 소멸되었다. 이때 '갑'의 면허는?   [2019년 제83회 의사 국가시험 문제 유사]

① 향정신성의약품 중독자로 면허는 회복할 수 없다.
② 치유 판정을 받은 후 2년 이후에 면허 재발급 신청을 할 수 있다.
③ 대한의사협회 윤리심의위원회의 심의 결정에 따라 면허가 재교부된다.
④ 관할 치료보호심사위원회의 심의 결정에 따라 보건복지부 장관이 면허를 재교부한다.
⑤ 중독 증상이 소멸되었다고 인정할 수 있는 서류를 첨부하여 면허 재발급 신청을 할 수 있다.

해설 및 정답 의료법 제65조는 면허취소와 면허재교부·면허재교부 금지기간을 규정하고 있다.

주요내용을 보면, ① 의료인이 다음 각 호 어느 하나에 해당되면, 보건복지부장관은 의료인에게 면허를 취소할 수 있다. 다만 보건복지부장관은 제1호 위반 경우 면허를 반드시 취소하여야 한다. 〈개정 2008.2.29, 2009.1.30, 2009.12.31, 2010.1.18, 2015.12.29, 2016.5.29., 2020.3.4., 2020.12.29.〉 1. 제8조 각 호 어느 하나에 해당되는 경우 ★★★★★

② 제1항 사유로 면허가 취소된 사람이라도 **취소원인이 된 사유가 없어지는 경우 또는 개전(改悛)의 정이 뚜렷하다고 인정되는 경우, 보건복지부장관은** 이 사람에게 **면허를 재교부할 수 있다.** 다만 보건복지부장관은 다음 각 호에 근거하여 이 사람에게 면허를 재교부를 하여서는 안 된다. 〈개정 2007.7.27, 2008.2.29, 2010.1.18, 2016.5.29, 2016.12.20, 2019.8.27., 2020.12.29.〉 1. 제1항 제3호 사유로 면허취소가 된 경우 취소된 날부터 1년 이내 2. 제1항 제2호 사유로 면허취소가 된 경우 취소된 날부터 2년 이내 3. 제1항 제4호·제6호·제7호 사유로 면허취소가 된 경우 취소된 날부터 3년 이내에. 4. **제8조 제4호 사유로 면허취소가 된 경우 취소된 날부터 3년 이내에.** 의료법 일부개정 2020. 12. 29. [법률 제17787호, 시행 2021. 6. 30.] **★★★★★**

정답 ⑤

3. 의사 '갑'은 수술하던 18세 여자 환자가 심정지에 이른 사실을 모른 채 쌍꺼풀과 코 수술을 하다가 응급처치가 늦어져 환자를 저산소뇌손상으로 사망하게 한 혐의로 재판에 넘겨졌다. 그는 업무상 과실치사 혐의로 불구속 기소되어 징역 1년에 집행유예 2년을 최종선고 받았다. 이때 '갑'의 면허는? [2019년 제83회 의사 국가시험 문제 유사]

① 면허유지
② 1년 이내 기간의 면허정지
③ 면허는 취소되며 2년 이내에 재발급을 받을 수 없음
④ 면허는 취소되며 3년 이내에 재발급을 받을 수 없음
⑤ 면허는 취소되며 형의 집행이 종료되면 재발급을 받을 수 있음

해설 및 정답 의료법 제65조는 면허취소와 면허재교부·면허재교부 금지기간을 규정하고 있다. 의료인에게 사형선고와 같다. 보건복지부장관은 의료법 제8조 위반 의료인에게 제65조 제1항 제1호 근거하여 의료인 면허를 반드시 취소하여야 한다(필요적 면허취소). 사안에서 의사 '갑'의 의료과실행위는 면허취소사유가 아니다. 형법 제268조 업무상과실치사상죄는 의료법 제8조와 제65조 구성요건에 해당하지 않는다.

의료법 제8조는 의료인 결격사유를 규정하고 있다. 주요내용을 보면, ① 다음 각 호 어느 하나에 해당하는 사람은 의료인이 될 수 없다. 〈개정 2007.10.17, 2018.3.27, 2018.8.14., 2020.4.7〉 1. 「정신건강증진 및 정신질환자 복지서비스 지원에 관한 법률」 제3조 제1호에 규정된 정신질환자. 다만 전문의가 의료인으로서 적합하다고 인정하는 사람은 의료인이 될 수 있다. 2. 마약·대마·향정신성의약품 중독자 3. 피성년후견인·피한정후견인 4. 다음 각 항목을 위반하여 금고 이상 형을 선고받고 그 형 집행이 종료되지 않은 사람 또는 집행을 받지 않기로 확정되지 않은 사람(집행유예선고 미확정자) 가. 「의료법」 나. 「형법」 제233조·제234조·

제269조 · 제270조 · 제317조 제1항 · 제347조(허위로 진료비를 청구하여 환자 · 진료비를 지급하는 기관 · 단체를 속인 경우만을 말한다) 다. 「보건범죄단속에 관한 특별조치법」라. 「지역보건법」마. 「후천성면역결핍증 예방법」바. 「응급의료에 관한 법률」사. 「농어촌 등 보건의료를 위한 특별 조치법」아. 「시체해부 및 보존에 관한 법률」자. 「혈액관리법」차. 「마약류관리에 관한 법률」카. 「약사법」타. 「모자보건법」파. 그 밖에 대통령령으로 정하는 의료 관련 법령. 의료법 2020. 12. 29. [법률 제17787호, 시행 2021. 6. 30.] 보건복지부.   정답 ①

4. 의사 면허가 취소되는 사람은?　　　[2017년 제81회 의사 국가시험 문제 유사]

① 디아제팜(diazepam)에 중독된 의사
② 진료과목 표시 위반으로 과태료를 부과 받은 의사
③ 정보통신망법상 명예훼손혐의로 불구속 기소된 의사
④ 과대 의료광고로 과징금을 부과받은 병원의 개설 의사
⑤ 면허증을 다른 사람에게 빌려주어 벌금을 선고받은 의사

해설 및 정답　보건복지부장관은 디아제팜(diazepam)에 중독된 의사에게 의사 **면허를 반드시 취소하여야 한다**(의료법 제8조 의료인 결격사유, 필요적 면허취소사유).

의료법 제8조는 의료인 결격사유를 규정하고 있다. 의료인들에게 아주 민감한 조문이다. 의료인 자격 박탈 조문이기 때문이다. 의료인은 민주 시민 사회에서 아주 중요한 위치를 갖는다. 그러므로 사회적 책무가 막중하다. 제8조 각 호에 규정된 범법행위는 최소한을 규정한 것이다. 교직자들은 형사범으로 기소만 되어도 교직을 사실상 떠나야 한다. 그만큼 엄격하다.

의료법 제8조 의료인 결격사유 규정은 너무 중요하여 의사 국가시험에 매년 출제된다. 네 가지 결격사유를 정리할 필요가 있다. ① **다음 각 호 어느 하나에 해당하는 사람은 의료인이 될 수 없다.** 〈개정 2007.10.17, 2018.8.14., 2020.4.7〉 1. 「정신건강증진 및 정신질환자 복지서비스 지원에 관한 법률」 제3조 제1호에 규정된 정신질환자. 다만 전문의가 의료인으로서 적합하다고 인정하는 사람은 의료인이 될 수 있다. 2. 마약 · 대마 · 향정신성의약품 중독자 3. 피성년후견인 · 피한정후견인 4. **다음 각 항목을 위반하여 금고 이상 형을 선고받고 그 형 집행이 종료되지 않은 사람 또는 집행을 받지 않기로 확정되지 않은 사람**(집행유예선고 미확정자) 가. 「의료법」나. 「**형법**」제233조 · 제234조 · 제269조 · 제270조 · 제317조 제1항 · 제347조(허위로 진료비를 청구하여 환자 · 진료비를 지급하는 기관 · 단체를 속인 경우만을 말한다) 다. 「보건범죄단속에 관한 특별조치법」라. 「지역보건법」마. 「후천성면역결핍증 예방법」바. 「응급의료에 관한 법률」사. 「농어촌 등 보건의료를 위한 특별 조치법」아. 「시체해부 및 보존에 관한 법률」자. 「혈액관리법」차. 「마약

류관리에 관한 법률」카. 「약사법」타. 「모자보건법」파. 그 밖에 대통령령으로 정하는 의료 관련 법령. **의료법 일부개정 2020. 12. 29. [법률 제17787호, 시행 2021. 6. 30.] 보건복지부. 보건복지부장관은 의료법 제8조 위반 의료인에게 제65조 제1항 제1호 근거하여 의료인 면허를 반드시 취소하여야 한다**(필요적 면허취소).

의료법 제65조는 면허취소와 면허재교부·면허재교부 금지기간을 규정하고 있다. 의료법 제65조는 면허취소 조문은 매년 의사국가시험에 출제된다. 다섯 가지 면허취소사유를 정확하게 정리할 필요가 있다. 의료인에게 중요한 조문이기 때문이다. 2020년 3월 4일 개정되었다. 개정안은 2021년 4월 8일부터 시행되고 있다.

주요내용을 보면, ① 의료인이 다음 각 호 어느 하나에 해당되면, 보건복지부장관은 의료인에게 면허를 취소할 수 있다. 다만 **보건복지부장관은 제1호 위반 경우 면허를 반드시 취소하여야 한다.** 〈개정 2008.2.29, 2009.1.30, 2009.12.31, 2010.1.18, 2015.12.29, 2016.5.29., 2020.3.4.〉 1. **의료법 제8조 각 호 어느 하나에 해당되는 경우**(제1호 필요적 취소사유), 2. 제66조에 규정된 자격정지처분 기간 중에 의료행위를 한 경우 또는 3회 이상 자격정지처분을 받은 경우(제2호 임의적 취소사유), 3. 제11조 제1항에 규정된 면허조건을 이행하지 않은 경우(제3호 임의적 취소사유), 4. **제4조 제4항을 위반하여 면허증을 빌려준 경우**(제4호 임의적 취소사유), 5. 제5호 삭제〈2016.12.20.〉 6. 제4조 제6항을 위반하여 사람생명·사람신체에 중대한 위해를 발생하게 한 경우이다(제6호 임의적 취소사유). **여기서 중요한 것은 필요적 면허취소사유이다. 보건복지부장관은 제65조 제1호 위반 경우, 의료인 면허를 반드시 취소하여야 한다. 왜냐하면 의료법 제1조 목적을 실현할 의료인이 아니기 때문이다.**

② 제1항 사유로 면허가 취소된 사람이라도 취소원인이 된 사유가 없어지는 경우 또는 개전(改悛)의 정이 뚜렷하다고 인정되는 경우, 보건복지부장관은 이 사람에게 면허를 재교부할 수 있다. 다만 보건복지부장관은 제1항 제3호 사유로 면허취소가 된 경우 취소된 날부터 1년 이내, 제1항 제2호사유로 면허취소가 된 경우 취소된 날부터 2년 이내, **제1항 제4호·제6호·제8조 제4호 사유로 면허취소가 된 경우 취소된 날부터 3년 이내에 이 사람에게 면허를 재교부를 하여서는 안 된다.** 〈개정 2007.7.27, 2008.2.29, 2010.1.18, 2016.5.29, 2016.12.20., 2019.8.27.〉

면허증을 빌려준 경우, 종전 2년에서 3년으로 재교부 제한 기간을 연장하였다. 의료인에게 의료윤리를 강력하게 요구하고 있다.

의료법 제8조 의료인 결격사유 논쟁은 안정된 시기에 심도 깊게 논의할 필요가 있다. 외국 법제도 비교 분석할 필요가 있다. 정서적 논쟁이 아니라, 국민의 눈높이에 맞춘 선진 법제 정비가 요망된다. 다른 법률과 형평성도 고려해야 한다. 법률은 처벌을 위한 규정이 아니다. 법률은 최소한 도덕이다. 국민의 생각을 담아야 한다.

정답 ①

5. 산부인과전문의 '갑'은 12주차 임부의 낙태 요청에 따라 자궁긁어냄술을 하여 징역 4개월의 형을 선고받고 확정되었다. '갑'의 면허는?

[2016년 제80회 의사 국가시험 문제 유사]

① 6개월간 면허가 정지된다.
② 12개월간 면허가 정지된다.
③ **면허가 취소되고, 취소된 날부터 3년 이내에 재교부를 받지 못한다.**
④ 면허가 취소되고, 형의 집행이 종료된 후 바로 재교부를 받을 수 있다.
⑤ 면허가 취소되고, 형의 집행이 종료된 날부터 3년 이내에 재교부를 받지 못한다.

해설 및 정답 의료법 제8조 제4항 참조. 의료법 제65조 제2항 참조.   정답 ③

(5) 관련 판례

> **쟁점판례 83** 의사면허취소와 재교부
>
> 대법원 2007. 11. 30. 선고 2007두10051 판결
> [의사면허취소처분취소]
>
> Q. 의료관련 범죄와 그 밖의 범죄의 경합범으로 처벌된 결과 금고 이상의 형을 선고 받은 경우 구 의료법 제52조 제1항 제1호에 정한 의료인의 면허취소 사유에 해당하는지 여부(적극)
> Q. 의료법 위반으로 형사처벌을 받은 사람에게 의사면허취소처분을 하는 것이 이중처벌에 해당하는지 여부(소극)

가. 구 의료법(2007. 4. 11. 법률 제8366호로 전문 개정되기 전의 것, 이하 같다) 제8조 제1항 제5호는 의료인이 될 수 없는 결격사유의 하나로 '이 법에 위반하여 금고 이상의 형의 선고를 받고 그 형의 집행이 종료되지 아니하거나 집행을 받지 아니하기로 확정되지 아니한 자'를 들고 있다. 같은 법 제52조 제1항 제1호는 보건복지부장관이 의료인의 면허를 취소하여야 하는 경우의 하나로 '의료인이 제8조 제1항 각 호의 1에 해당하게 된 때'를 들고 있다. 그 면허취소의 요건으로 의료법 위반 등의 의료관련 범죄로 인하여 금고 이상의 형의 선고를 받을 것만을 요구하고 있을 뿐 그 장단기에 관하여 별도의 기준을 규정하고 있지 않은 점에 비추어 보면, **의료관련 범죄와 그 밖의 범죄가 형법 제**

37조 전단의 경합범으로 처벌되는 경우라고 하더라도 당해 의료관련 범죄에 대한 처단형이 금고 이상의 형임을 객관적으로 알 수 있는 이상 의료인의 면허취소사유에 해당한다는 의미임이 분명하다고 할 것이다.

나. 위 각 법률조항의 개정 과정이나 취지 등을 고려한다고 하더라도, 의료인이 의료관련 범죄와 그 밖의 범죄의 경합범으로 처벌된 결과 금고 이상의 형을 선고받을 때에는 위 각 법률조항이 적용되지 아니하는 것으로 보거나 또는 의료관련 범죄로 금고 이상의 형을 선고받은 경우라도 의료법상의 업무개시명령을 수행하지 아니한 것과 같이 경미한 의료법 위반행위의 경우에는 적용이 배제된다고 보는 견해는 입법론으로서는 별론으로 하고 해석론으로 이를 받아들일 수는 없다고 할 것이다.

다. 원심이 같은 취지에서, 원고들이 각각 구 의료법 위반죄와 그 밖의 범죄의 경합범으로 처벌되어 징역형의 집행유예를 선고받고 그 형이 확정된 사실을 인정한 다음, 이는 위 각 법률조항 소정의 의료인의 결격사유 및 면허취소사유에 해당하는 것으로 보아 피고의 원고들에 대한 이 사건 면허취소처분이 적법하다고 판단한 것은 정당하고, 거기에 상고이유의 주장과 같은 법리오해 등의 위법 또는 헌법위반이 없다.

라. 그리고 의료법 위반행위에 대한 형사처벌과 의사면허의 취소는 그 보호법익과 목적을 달리하는 것이어서 의료법 위반으로 형사처벌을 받은 사람에 대하여 다시 의사면허취소처분을 하더라도 이를 이중처벌이라고 할 수 없고, 원고들에 대한 형사판결이 다른 사람들과의 형평성을 상실한 것으로서 부당하다는 등의 사유는 의사면허취소처분의 당부를 다투는 이 사건에서 적법한 상고이유가 될 수 없다.

마. **정리하면, 의료 관련 범죄와 그 밖에 범죄 경합범으로 처벌된 결과 금고 이상 형을 선고 받은 경우, 의료법 제65조 제1항 제1호에 정한 의료인 면허취소사유에 해당한다.** 의료 관련 범죄에 대한 처단형이 금고 이상 형임을 객관적으로 알 수 있는 이상 의료인 면허취소사유에 해당한다.

바. 의료법 위반으로 형사처벌을 받은 사람에게 의사면허취소처분을 하는 것은 이중처벌에 해당하지 않는다. **의료법 위반행위에 대한 형사처벌과 의사면허 취소는 그 보호법익과 목적을 달리하는 것**이다. 따라서 **의료법 위반으로 형사처벌을 받은 사람에게 다시 의사면허취소처분을 하더라도 이를 이중처벌이라고 할 수 없다.**

66. 제66조(자격정지 등) ★★★★★

(1) 현 행

제66조(자격정지 등)
① 보건복지부장관은 의료인이 다음 각 호의 어느 하나에 해당하면 1년의 범위에서 면허자격을 정지시킬 수 있다. 이 경우 의료기술과 관련한 판단이 필요한 사항에 관하여는 관계 전문가의 의견을 들어 결정할 수 있다. 〈개정 2008.2.29, 2009.12.31, 2010.1.18, 2010.5.27, 2011.4.7, 2011.8.4, 2016.5.29, 2016.12.20, 2019.4.23, 2019.8.27〉
1. 의료인의 품위를 심하게 손상시키는 행위를 한 때
2. 의료기관 개설자가 될 수 없는 자에게 고용되어 의료행위를 한 때
2의 2. 제4조제6항을 위반한 때
3. 제17조제1항 및 제2항에 따른 진단서·검안서 또는 증명서를 거짓으로 작성하여 내주거나 제22조제1항에 따른 진료기록부등을 거짓으로 작성하거나 고의로 사실과 다르게 추가기재·수정한 때
4. 제20조를 위반한 경우
5. 삭제 〈2020.12.29〉
6. 의료기사가 아닌 자에게 의료기사의 업무를 하게 하거나 의료기사에게 그 업무 범위를 벗어나게 한 때
7. 관련 서류를 위조·변조하거나 속임수 등 부정한 방법으로 진료비를 거짓 청구한 때
8. 삭제 〈2011.8.4〉
9. 제23조의5를 위반하여 경제적 이익등을 제공받은 때
10. 그 밖에 이 법 또는 이 법에 따른 명령을 위반한 때
② 제1항제1호에 따른 행위의 범위는 대통령령으로 정한다.
③ 의료기관은 그 의료기관 개설자가 제1항제7호에 따라 자격정지 처분을 받은 경우에는 그 자격정지 기간 중 의료업을 할 수 없다. 〈개정 2010.7.23〉
④ 보건복지부장관은 의료인이 제25조에 따른 신고를 하지 아니한 때에는 신고할 때까지 면허의 효력을 정지할 수 있다. 〈신설 2011.4.28〉
⑤ 제1항제2호를 위반한 의료인이 자진하여 그 사실을 신고한 경우에는 제1항에도 불구하고 보건복지부령으로 정하는 바에 따라 그 처분을 감경하거나 면제할 수 있다. 〈신설 2012.2.1〉
⑥ 제1항에 따른 자격정지처분은 그 사유가 발생한 날부터 5년(제1항제5호·제7호에 따른 자격정지처분의 경우에는 7년으로 한다)이 지나면 하지 못한다. 다만, 그 사유에 대하여 「형사소송법」 제246조에 따른 공소가 제기된 경우에는 공소가 제기

된 날부터 해당 사건의 재판이 확정된 날까지의 기간은 시효 기간에 산입하지 아니 한다. 〈신설 2016.5.29〉
의료법 일부개정 2020. 12. 29. [법률 제17787호, 시행 2021. 6. 30.] 보건복지부.

의료법 시행령 일부개정 2021. 6. 15. [대통령령 제31774호, 시행 2021. 6. 30.] 보건복지부.
제32조(의료인의 품위 손상 행위의 범위)
① 법 제66조제2항에 따른 의료인의 품위 손상 행위의 범위는 다음 각 호와 같다. 〈개정 2015.9.15, 2021.6.15〉
  1. 학문적으로 인정되지 아니하는 진료행위(조산 업무와 간호 업무를 포함한다. 이하 같다)
  2. 비도덕적 진료행위
  3. 거짓 또는 과대 광고행위
  3의 2. 「방송법」 제2조제1호에 따른 방송, 「신문 등의 진흥에 관한 법률」 제2조제1호·제2호에 따른 신문·인터넷신문, 「잡지 등 정기간행물의 진흥에 관한 법률」 제2조제1호에 따른 정기간행물 또는 제24조제1항 각 호의 인터넷 매체[이동통신단말장치에서 사용되는 애플리케이션(Application)을 포함한다]에서 다음 각 목의 건강·의학정보(의학, 치의학, 한의학, 조산학 및 간호학의 정보를 말한다. 이하 같다)에 대하여 거짓 또는 과장하여 제공하는 행위
    가. 「식품위생법」 제2조제1호에 따른 식품에 대한 건강·의학정보
    나. 「건강기능식품에 관한 법률」 제3조제1호에 따른 건강기능식품에 대한 건강·의학정보
    다. 「약사법」 제2조제4호부터 제7호까지의 규정에 따른 의약품, 한약, 한약제제 또는 의약외품에 대한 건강·의학정보
    라. 「의료기기법」 제2조제1항에 따른 의료기기에 대한 건강·의학정보
    마. 「화장품법」 제2조제1호부터 제3호까지의 규정에 따른 화장품, 기능성화장품 또는 유기농화장품에 대한 건강·의학정보
  4. 불필요한 검사·투약(투약)·수술 등 지나친 진료행위를 하거나 부당하게 많은 진료비를 요구하는 행위
  5. 전공의(전공의)의 선발 등 직무와 관련하여 부당하게 금품을 수수하는 행위
  6. 다른 의료기관을 이용하려는 환자를 영리를 목적으로 자신이 종사하거나 개설한 의료기관으로 유인하거나 유인하게 하는 행위
  7. 자신이 처방전을 발급하여 준 환자를 영리를 목적으로 특정 약국에 유치하기 위하여 약국개설자나 약국에 종사하는 자와 담합하는 행위

② 삭제 〈2012.4.27〉

[개정 전]
제66조(자격정지 등)
① 보건복지부장관은 의료인이 다음 각 호의 어느 하나에 해당하면 1년의 범위에서 면허자격을 정지시킬 수 있다. 이 경우 의료기술과 관련한 판단이 필요한 사항에 관하여는 관계 전문가의 의견을 들어 결정할 수 있다. 〈개정 2008.2.29, 2009.12.31, 2010.1.18, 2010.5.27, 2011.4.7, 2011.8.4, 2016.5.29, 2016.12.20.〉
  1. 의료인의 품위를 심하게 손상시키는 행위를 한 때
  2. 의료기관 개설자가 될 수 없는 자에게 고용되어 의료행위를 한 때
  2의2. 제4조제6항을 위반한 때
  3. 제17조제1항 및 제2항에 따른 진단서·검안서 또는 증명서를 거짓으로 작성하여 내주거나 제22조제1항에 따른 진료기록부등을 거짓으로 작성하거나 고의로 사실과 다르게 추가기재·수정한 때
  4. 제20조를 위반한 경우
  5. 제27조제1항을 위반하여 의료인이 아닌 자로 하여금 의료행위를 하게 한 때
  6. 의료기사가 아닌 자에게 의료기사의 업무를 하게 하거나 의료기사에게 그 업무 범위를 벗어나게 한 때
  7. 관련 서류를 위조·변조하거나 속임수 등 부정한 방법으로 진료비를 거짓 청구한 때
  8. 삭제 〈2011.8.4.〉
  9. 제23조의3을 위반하여 경제적 이익등을 제공받은 때
  10. 그 밖에 이 법 또는 이 법에 따른 명령을 위반한 때
② 제1항제1호에 따른 행위의 범위는 대통령령으로 정한다.
③ 의료기관은 그 의료기관 개설자가 제1항제7호에 따라 자격정지 처분을 받은 경우에는 그 자격정지 기간 중 의료업을 할 수 없다. 〈개정 2010.7.23.〉
④ 보건복지부장관은 의료인이 제25조에 따른 신고를 하지 아니한 때에는 신고할 때까지 면허의 효력을 정지할 수 있다. 〈신설 2011.4.28.〉
⑤ 제1항제2호를 위반한 의료인이 자진하여 그 사실을 신고한 경우에는 제1항에도 불구하고 보건복지부령으로 정하는 바에 따라 그 처분을 감경하거나 면제할 수 있다. 〈신설 2012.2.1.〉
⑥ 제1항에 따른 자격정지처분은 그 사유가 발생한 날부터 5년(제1항제5호·제7호에 따른 자격정지처분의 경우에는 7년으로 한다)이 지나면 하지 못한다. 다만, 그 사유에 대하여 「형사소송법」 제246조에 따른 공소가 제기된 경우에는 공소가 제기

된 날부터 해당 사건의 재판이 확정된 날까지의 기간은 시효 기간에 산입하지 아니 한다. 〈신설 2016.5.29.〉

(2) 개선방안

제66조(자격정지)
① 의료인이 다음 각 호 어느 하나에 해당될 경우, 보건복지부장관은 1년 범위에서 의료인에게 면허자격을 정지할 수 있다. 의료기술 관련 판단이 필요한 사항인 경우 관계 전문가 의견을 들어 결정할 수 있다. 〈개정 2008.2.29, 2009.12.31, 2010.1.18, 2010.5.27, 2011.4.7, 2011.8.4, 2016.5.29, 2016.12.20, 2019.4.23, 2019.8.27〉
  1. 의료인 품위를 심하게 손상시키는 행위를 한 경우
  2. **의료기관 개설자가 될 수 없는 사람에게 고용되어 의료행위를 한 경우**
  2의2. 제4조 제6항을 위반한 경우
  3. **제17조 제1항·제2항에 규정된 진단서·검안서·증명서를 거짓으로 작성하여 교부하는 경우 또는 제22조 제1항에 규정된 진료기록부를 거짓으로 작성하는 경우 또는 제22조 제1항에 규정된 진료기록부를 고의로 사실과 다르게 추가기재·수정한 경우** *****
  4. 제20조를 위반한 경우
  5. **삭제 〈2020.12.29〉**
  6. 의료기사가 아닌 사람에게 의료기사 업무를 하게 한 경우 또는 의료기사에게 그 업무 범위를 벗어나게 한 경우
  7. 관련 서류를 위조·변조한 경우 또는 속임수 등 부정한 방법으로 진료비를 거짓 청구한 경우
  8. 삭제 〈2011.8.4.〉
  9. **제23조5를 위반하여 경제이익 등을 제공받은 경우**
  10. 그 밖에 이 법 또는 이 법에 따른 명령을 위반한 경우
② 제1항 제1호 행위의 범위는 대통령령으로 정한다.
③ **의료기관은 그 의료기관 개설자가 제1항 제7호에 근거하여 자격정지처분을 받은 경우 그 자격정지 기간 중 의료업을 할 수 없다.** 〈개정 2010.7.23.〉
④ 보건복지부장관은 의료인이 제25조에 근거하여 신고를 하지 않은 경우 신고할 때까지 면허효력을 정지할 수 있다. 〈신설 2011.4.28.〉
⑤ 제1항 제2호 위반 의료인이 자진하여 그 사실을 신고한 경우, 보건복지부령에 근거하여 그 처분을 감경·면제할 수 있다. 〈신설 2012.2.1.〉
⑥ 제1항 자격정지처분은 그 사유가 발생한 날부터 5년(제1항 제5호·제7호 자격정지

처분 경우 7년으로 한다)이 지나면, 처분시효가 완성된다. 다만 그 사유에 대하여 「형사소송법」 제246조에 근거하여 공소가 제기된 경우, 공소가 제기된 날부터 해당 사건 **재판이 확정된 날까지 기간은 처분시효기간에 산입되지 않는다.** 〈신설 2016.5.29.〉

의료법 일부개정 2020. 12. 29. [법률 제17787호, 시행 2021. 6. 30.] 보건복지부.

【개정방향】
※ 제목변경: 자격정지
※ 명확성·간결성·가독성
※ 국어문법정비
※ 나열형은 온점(·)을 사용하여 법조문을 읽기 쉽게 줄임
※ 일본식 '의' 삭제
※ 기간은 시효 기간에 산입하지 아니 한다 ⇒ 기간은 처분시효기간에 산입되지 않는다.

의료법 시행령 일부개정 2021. 6. 15. [대통령령 제31774호, 시행 2021. 6. 30.] 보건복지부.

제32조(의료인 품위 손상 행위와 범위)

① 법 제66조 제2항에 근거하여 의료인 품위 손상 행위와 범위는 다음 각 호와 같다. 〈개정 2015.9.15, 2021.6.15〉
   1. 학문적으로 인정되지 않는 진료행위(조산 업무와 간호 업무를 포함한다. 이하 같다)
   2. 비도덕적 진료행위
   3. 거짓 광고행위 또는 과대 광고행위
   3의2. 「방송법」 제2조 제1호에 규정한 방송, 「신문 등의 진흥에 관한 법률」 제2조 제1호·제2호에 규정한 신문·인터넷신문, 「잡지 등 정기간행물의 진흥에 관한 법률」 제2조 제1호에 근거한 정기간행물 또는 제24조 제1항 각 호의 인터넷 매체[이동통신단말장치에서 사용되는 애플리케이션(Application)을 포함한다]에서 다음 각 목의 건강·의학정보(의학·치의학·한의학·조산학·간호학의 정보를 말한다. 이하 같다)에 대하여 거짓 또는 과장하여 제공하는 행위
      가. 「식품위생법」 제2조 제1호에 규정한 식품에 대한 건강·의학정보
      나. 「건강기능식품에 관한 법률」 제3조 제1호에 규정한 건강기능식품에 대한 건강·의학정보
      다. 「약사법」 제2조 제4호·제5호·제6호·제7호 규정에 따른 의약품·한약·한약제제·의약외품에 대한 건강·의학정보
      라. 「의료기기법」 제2조 제1항에 규정한 의료기기에 대한 건강·의학정보

마. 「화장품법」 제2조 제1호·제2호·제3호 규정에 따른 화장품·기능성화장품·유기농화장품에 대한 건강·의학정보
4. 불필요한 검사·투약(投藥)·수술 등 지나친 진료행위를 하거나 또는 부당하게 많은 진료비를 요구하는 행위
5. 전공의(專攻醫)의 선발 등 직무와 관련하여 부당하게 금품을 수수하는 행위
6. 다른 의료기관을 이용하려는 환자를 영리를 목적으로 자신이 종사하는 의료기관 또는 개설한 의료기관으로 유인하거나 또는 유인하게 하는 행위
7. 자신이 처방전을 발급하여 준 환자를 영리를 목적으로 특정 약국에 유치하기 위하여 약국개설자·약국에 종사하는 사람과 담합하는 행위
② 삭제 〈2012.4.27〉

[개정 전]
제66조(자격정지)
① 의료인이 다음 각 호 어느 하나에 해당될 경우, 보건복지부장관은 1년 범위에서 의료인에게 면허자격을 정지할 수 있다. 의료기술 관련 판단이 필요한 사항인 경우 관계 전문가 의견을 들어 결정할 수 있다. 〈개정 2008.2.29, 2009.12.31, 2010.1.18, 2010.5.27, 2011.4.7, 2011.8.4, 2016.5.29, 2016.12.20.〉
1. 의료인 품위를 심하게 손상시키는 행위를 한 경우
2. **의료기관 개설자가 될 수 없는 사람에게 고용되어 의료행위를 한 경우** ★★★★★
2의2. 제4조 제6항을 위반한 경우
3. 제17조 제1항·제2항에 규정된 진단서·검안서·증명서를 거짓으로 작성하여 교부하는 경우 또는 제22조 제1항에 규정된 진료기록부를 거짓으로 작성하는 경우 또는 제22조 제1항에 규정된 진료기록부를 고의로 사실과 다르게 추가기재·수정한 경우
4. 제20조를 위반한 경우
5. **제27조 제1항을 위반하여 의료인이 아닌 사람에게 의료행위를 하게 한 경우**
6. 의료기사가 아닌 사람에게 의료기사 업무를 하게 한 경우 또는 의료기사에게 그 업무 범위를 벗어나게 한 경우
7. 관련 서류를 위조·변조한 경우 또는 속임수 등 부정한 방법으로 진료비를 거짓 청구한 경우
8. 삭제 〈2011.8.4.〉
9. 제23조3을 위반하여 경제이익 등을 제공받은 경우
10. 그 밖에 이 법 또는 이 법에 따른 명령을 위반한 경우
② 제1항 제1호 행위의 범위는 대통령령으로 정한다.
③ **의료기관은 그 의료기관 개설자가 제1항 제7호에 근거하여 자격정지처분을 받은**

경우 그 자격정지 기간 중 의료업을 할 수 없다. 〈개정 2010.7.23.〉
④ 보건복지부장관은 의료인이 제25조에 근거하여 신고를 하지 않은 경우 신고할 때까지 면허효력을 정지할 수 있다. 〈신설 2011.4.28.〉
⑤ 제1항 제2호 위반 의료인이 자진하여 그 사실을 신고한 경우, 보건복지부령에 근거하여 그 처분을 감경·면제할 수 있다. 〈신설 2012.2.1.〉
⑥ 제1항 자격정지처분은 그 사유가 발생한 날부터 5년(제1항 제5호·제7호 자격정지 처분 경우 7년으로 한다)이 지나면, 처분시효가 완성된다. 다만 그 사유에 대하여 「형사소송법」제246조에 근거하여 공소가 제기된 경우, 공소가 제기된 날부터 해당 사건 **재판이 확정된 날까지 기간은 처분시효기간에 산입되지 않는다.** 〈신설 2016.5.29.〉

(3) 해 설

가. 의료법 제66조는 의료인 자격정지를 규정하고 있다. 매년 의사 국가시험에 출제되는 조문이다. **2020년 12월 29일 제66조 제1항 제5호(5. 제27조 제1항을 위반하여 의료인이 아닌 사람에게 의료행위를 하게 한 경우)가 삭제되었다. 면허자격정지에서 면허취소로 강화되었다. 의료법 제66조로 이동하였다.** 개정 의료법 제66조 제1항 제7호에 따르면, 의료법 제27조 제5항을 위반하여 사람생명·사람신체에 중대한 위해를 발생하게 할 우려가 있는 수술·수혈·전신마취를 의료인 아닌 사람에게 하게 하거나 또는 의료인에게 면허 사항 외로 하게 한 경우, 면허취소 사유에 해당한다. 물론 임의적 취소사유이다. 보건복지부장관은 1년 범위에서 의료인에게 면허자격을 정지시킬 수 있다. *****

나. 주요내용을 보면, ① 의료인이 다음 각 호 어느 하나에 해당될 경우, **보건복지부장관은 1년 범위에서 의료인에게 면허자격을 정지할 수 있다.** 의료기술 관련 판단이 필요한 사항인 경우 관계 전문가 의견을 들어 결정할 수 있다. 〈개정 2008.2.29, 2009.12.31, 2010.1.18, 2010.5.27, 2011.4.7, 2011.8.4, 2016.5.29, 2016.12.20, 2019.4.23, 2019.8.27〉

1. 의료인 품위를 심하게 손상시키는 행위를 한 경우
2. **의료기관 개설자가 될 수 없는 사람에게 고용되어 의료행위를 한 경우** *****
2의2. 제4조 제6항을 위반한 경우
3. 제17조 제1항·제2항에 규정된 진단서·검안서·증명서를 거짓으로 작성하여 교부하는 경우 또는 제22조 제1항에 규정된 진료기록부를 거짓으로 작성하는 경우 또는 제22조 제1항에 규정된 진료기록부를 고의로 사실과

다르게 추가기재·수정한 경우 *****
4. 제20조를 위반한 경우
5. **삭제 〈2020.12.29〉**
6. 의료기사가 아닌 사람에게 의료기사 업무를 하게 한 경우 또는 의료기사에게 그 업무 범위를 벗어나게 한 경우
7. 관련 서류를 위조·변조한 경우 또는 속임수 등 부정한 방법으로 진료비를 거짓 청구한 경우 *****
8. 삭제 〈2011.8.4.〉
9. 제23조5를 위반하여 경제이익 등을 제공받은 경우
10. 그 밖에 이 법 또는 이 법에 따른 명령을 위반한 경우

다. ② 제1항 제1호 행위의 범위는 대통령령으로 정한다.
라. ③ **의료기관은 그 의료기관 개설자가 제1항 제7호에 근거하여 자격정지처분을 받은 경우 그 자격정지 기간 중 의료업을 할 수 없다.** 〈개정 2010.7.23.〉
마. ④ 보건복지부장관은 의료인이 제25조에 근거하여 신고를 하지 않은 경우 신고할 때까지 면허효력을 정지할 수 있다. 〈신설 2011.4.28.〉
바. ⑤ 제1항 제2호 위반 의료인이 자진하여 그 사실을 신고한 경우, 보건복지부령에 근거하여 그 처분을 감경·면제할 수 있다. 〈신설 2012.2.1.〉
사. ⑥ 제1항 자격정지처분은 그 사유가 발생한 날부터 5년(제1항 제5호·제7호 자격정지처분 경우 7년으로 한다)이 지나면, 처분시효가 완성된다. 다만 그 사유에 대하여「형사소송법」제246조에 근거하여 공소가 제기된 경우, 공소가 제기된 날부터 해당 사건 **재판이 확정된 날까지 기간은 처분시효기간에 산입되지 않는다.** 〈신설 2016.5.29.〉
아. **의료법 시행령 일부개정 2021. 6. 15. [대통령령 제31774호, 시행 2021. 6. 30.] 보건복지부.**

제32조(의료인 품위 손상 행위와 범위)
① 법 제66조 제2항에 근거하여 의료인 품위 손상 행위와 범위는 다음 각 호와 같다. 〈개정 2015.9.15, 2021.6.15〉
  1. 학문적으로 인정되지 않는 진료행위(조산 업무와 간호 업무를 포함한다. 이하 같다)
  2. 비도덕적 진료행위
  3. 거짓 광고행위 또는 과대 광고행위
  3의2.「방송법」제2조 제1호에 규정한 방송,「신문 등의 진흥에 관한 법률」

제2조 제1호·제2호에 규정한 신문·인터넷신문, 「잡지 등 정기간행물의 진흥에 관한 법률」 제2조 제1호에 근거한 정기간행물 또는 제24조 제1항 각 호의 인터넷 매체[이동통신단말장치에서 사용되는 애플리케이션(Application)을 포함한다]에서 다음 각 목의 건강·의학정보(의학·치의학·한의학·조산학·간호학의 정보를 말한다. 이하 같다)에 대하여 거짓 또는 과장하여 제공하는 행위
  가. 「식품위생법」 제2조 제1호에 규정한 식품에 대한 건강·의학정보
  나. 「건강기능식품에 관한 법률」 제3조 제1호에 규정한 건강기능식품에 대한 건강·의학정보
  다. 「약사법」 제2조 제4호·제5호·제6호·제7호 규정에 따른 의약품·한약·한약제제·의약외품에 대한 건강·의학정보
  라. 「의료기기법」 제2조 제1항에 규정한 의료기기에 대한 건강·의학정보
  마. 「화장품법」 제2조 제1호·제2호·제3호 규정에 따른 화장품·기능성화장품·유기농화장품에 대한 건강·의학정보
4. 불필요한 검사·투약(投藥)·수술 등 지나친 진료행위를 하거나 또는 부당하게 많은 진료비를 요구하는 행위
5. 전공의(專攻醫)의 선발 등 직무와 관련하여 부당하게 금품을 수수하는 행위
6. 다른 의료기관을 이용하려는 환자를 영리를 목적으로 자신이 종사하는 의료기관 또는 개설한 의료기관으로 유인하거나 또는 유인하게 하는 행위
7. 자신이 처방전을 발급하여 준 환자를 영리를 목적으로 특정 약국에 유치하기 위하여 약국개설자·약국에 종사하는 사람과 담합하는 행위
자. ② 삭제 〈2012.4.27〉

(4) 의사 국가시험 문제 분석

1. 의료기관 개설자가 될 수 없는 자에게 고용되어 의료행위를 한 의사 '갑'이 받을 수 있는 행정처분은? [2018년 제82회 의사 국가시험 문제 유사]

① 과태료 ② 과징금
③ 시정명령 ④ **면허정지**
⑤ 면허취소

해설 및 정답 의료법 제66조는 자격정지를 규정하고 있다. 주요내용을 보면, ① 의

료인이 다음 각 호 어느 하나에 해당될 경우, **보건복지부장관은 1년 범위에서 면허자격을 정지할 수 있다.** 의료기술 관련 판단이 필요한 사항인 경우 관계 전문가 의견을 들어 결정할 수 있다. 2. **의료기관 개설자가 될 수 없는 사람에게 고용되어 의료행위를 한 경우.** 　　　　　　　　　　　　　　　　　　　　　정답 ④

2. 의사 '갑'은 비만을 치료하기 위해 방문한 환자의 배에 지방분해주사를 시술하도록 임상병리사 '을'에게 지시하고 '을'은 이를 시행하였다. '갑'은 형사재판 결과 법원으로부터 벌금형을 선고받아 확정되었다. 보건복지부장관이 의사 '갑'에게 내릴 수 있는 행정처분은?
　　　　　　　　　　　　　　　　　[2017년 제81회 의사 국가시험 문제 유사]

① **면허취소(2021년 6월 30일 행위부터) 개정** ★★★★★
② **면허정지(2021년 6월 29일 행위까지) 종전**
③ 과태료 부과처분
④ 과징금 부과처분
⑤ 의료업 정지처분

해설 및 정답　구 의료법 제66조는 자격정지를 규정하고 있다. 의료인이 다음 각 호 어느 하나에 해당될 경우, **보건복지부장관은 1년 범위에서 면허자격을 정지시킬 수 있다.** 의료기술 관련 판단이 필요한 사항인 경우 관계 전문가 의견을 들어 결정할 수 있다. 5. 제27조 제1항을 위반하여 의료인이 아닌 사람에게 의료행위를 하게 한 경우.　　　　　정답 2017년 제81회 의사 국가시험 문제 ②

의료법 제66조는 의료인 자격정지를 규정하고 있다. 매년 의사 국가시험에 출제되는 조문이다. 2020년 12월 29일 제66조 제1항 제5호(5. 제27조 제1항을 위반하여 의료인이 아닌 사람에게 의료행위를 하게 한 경우)가 삭제되었다. **면허자격정지에서 면허취소로 강화되었다.**

의료법 제27조 제5항을 위반하여 사람생명·사람신체에 중대한 위해를 발생하게 할 우려가 있는 수술·수혈·전신마취를 의료인 아닌 사람에게 하게 하거나 또는 의료인에게 면허 사항 외로 하게 한 경우, 개정 의료법 제66조에 따르면 면허취소 사유이다. 의사 국가시험 문제가 정답이 바뀌게 되었다. 의사들이 심하게 반발하는 법조문이다.

의료법 제65조는 면허취소와 면허재교부·면허재교부 금지기간을 규정하고 있다. **의료법 제65조 면허취소 조문도 매년 의사국가시험에 출제된다. 여섯 가지 면허취소 사유를 정확하게 정리할 필요가 있다.** 향후 의료인에게 중요한 조문이다. 2020년 12월 29일 개정되었다. 개정안은 2021년 6월 30일부터 시행된다.

의료법 제65조 주요내용을 보면, ① 의료인이 다음 각 호 어느 하나에 해당되면, 보건복지부장관은 의료인에게 면허를 취소할 수 있다. 다만 **보건복지부장관은 제1**

호 위반 경우 면허를 반드시 취소하여야 한다. 〈개정 2008.2.29, 2009.1.30, 2009.12.31, 2010.1.18, 2015.12.29, 2016.5.29., 2020.3.4., 2020.12.29〉
1. 제8조 각 호 어느 하나에 해당되는 경우
2. 제66조에 규정된 자격정지처분 기간 중에 의료행위를 한 경우 또는 3회 이상 자격정지처분을 받은 경우
3. 제11조 제1항에 규정된 **면허조건을 이행하지 않은 경우**
4. 제4조3 제1항을 위반하여 **면허증을 빌려준 경우**★★★★★
5. 삭제 〈2016.12.20.〉
6. 제4조 제6항을 위반하여 **사람생명·사람신체에 중대한 위해를 발생하게 한 경우**
7. 제27조 제5항을 위반하여 사람생명·사람신체에 중대한 위해를 발생하게 할 우려가 있는 수술·수혈·전신마취를 의료인 아닌 사람에게 하게 하거나 또는 의료인에게 면허 사항 외로 하게 한 경우

정답 종전 의료법 적용 ② 면허정지(2021년 6월 29일 이전 무면허의료행위)⇒개정 의료법 적용 ① 면허취소(2021년 6월 30일 이후 무면허의료행위)

3. 의사 '갑'은 간호사로 하여금 환자의 복부초음파 검사를 하게 하였다. 이때 보건복지부장관이 의사 '갑'에게 취할 수 있는 조치는?

[2015년 제79회 의사 국가시험 문제 유사]

① 면허취소 ★★★★★
   ☞ 2021년 6월 30일 행위부터 개정 의료법 제65조 면허취소 적용됨
② 1년의 범위에서 면허정지
   ☞ 2021년 6월 29일 행위까지 종전 의료법 제66조 면허정지 적용됨
③ 300만 원 이하의 과태료 부과
④ 2,000만 원 이하의 과징금 부과
⑤ 1년 이하의 징역이나 500만 원 이하의 벌금

해설 및 정답 구 의료법 제66조는 자격정지를 규정하고 있다. ① 의료인이 다음 각 호 어느 하나에 해당될 경우, 보건복지부장관은 1년 범위에서 면허자격을 정지시킬 수 있다. 의료기술 관련 판단이 필요한 사항인 경우 관계 전문가 의견을 들어 결정할 수 있다. 5. 의료법 제27조 제1항을 위반하여 의료인이 아닌 사람에게 **의료행위를 하게 한 경우**   정답 [2015년 제79회 의사 국가시험 문제 ②

☞ 종전에 **면허정지** 사유였지만, 개정 의료법은 면허취소사유이다. 개정 의료법 제65조를 보면, 의료법 제27조 제5항을 위반하여 사람생명·사람신체에 중대한

위해를 발생하게 할 우려가 있는 수술·수혈·전신마취를 의료인 아닌 사람에게 하게 하거나 또는 의료인에게 면허 사항 외로 하게 한 경우, 면허가 취소될 수 있다. 의사 국가시험 문제가 정답이 바뀌게 되었다. 의사들이 심하게 반발하는 법조문이다.

의료법 제65조 면허취소 조문은 매년 의사국가시험에 출제된다. 의료법 제65조는 면허취소와 면허재교부·면허재교부 금지기간을 규정하고 있다. **여섯 가지 면허취소사유를 정확하게 정리할 필요가 있다.** 향후 의료인에게 중요한 조문이다. 2020년 12월 29일 개정되었다. 개정안은 2021년 6월 30일부터 시행된다.

의료법 제65조 주요내용을 보면, ① 의료인이 다음 각 호 어느 하나에 해당되면, 보건복지부장관은 의료인에게 면허를 취소할 수 있다. 다만 **보건복지부장관은 제1호 위반 경우 면허를 반드시 취소하여야 한다.** 〈개정 2008.2.29, 2009.1.30, 2009.12.31, 2010.1.18, 2015.12.29, 2016.5.29., 2020.3.4., 2020.12.29.〉 7. 제27조 제5항을 위반하여 사람생명·사람신체에 중대한 위해를 발생하게 할 우려가 있는 수술·수혈·전신마취를 의료인 아닌 사람에게 하게 하거나 또는 의료인에게 면허 사항 외로 하게 한 경우

정답 종전 의료법 적용 ② 1년의 범위에서 면허정지(2021년 6월 29일 행위까지) ⇒개정 의료법 적용 ① 면허취소(2021년 6월 30일 이후 무면허의료행위)

(5) 관련 판례

> **쟁점판례 84** 의사면허자격정지
>
> 대법원 2012. 7. 26. 선고 2011두4794 판결
> [의사면허자격정지처분취소]
>
> Q. 의료법 제66조 제1항 제3호에서 정한 '의료인이 제17조 제1항의 규정에 따른 진단서를 거짓으로 작성하여 내주는 행위'에 진단자인 의사의 성명·면허자격과 같은 '작성 명의'를 허위로 기재하는 경우도 포함되는지 여부(적극)

가. 의료법 제66조 제1항은 "보건복지부장관은 의료인이 다음 각 호의 어느 하나에 해당하면 1년의 범위에서 면허자격을 정지시킬 수 있다."고 규정하고 있고, 제1항 제3호에서 **'제17조 제1항에 따른 진단서를 거짓으로 작성하여 내준 때'**를 들고 있다. 의료법 제17조 제1항은 '의료업에 종사하고 직접 진찰한 의사가 아니면 진단서를 작성하여 환자에게 교부하지 못한다'고 규정하고 있다.

나. 의료법 제66조 제1항 제3호 '의료인이 제17조 제1항 규정에 따른 진단서를 거짓으로 작성하여 내주는 행위'에는 환자 병명·의학적 소견 외에도 진단자인 의사성명·의사면허자격과 같은 '작성 명의'를 허위로 기재하는 경우도 포함된다.
다. 【참조조문】 의료법 제17조 제1항, 제66조 제1항 제3호.

66-2. 제66조의2(중앙회의 자격정지 처분 요구 등)

(1) 현 행

제66조의2(중앙회의 자격정지 처분 요구 등)
 각 중앙회의 장은 의료인이 제66조제1항제1호에 해당하는 경우에는 각 중앙회의 윤리위원회의 심의·의결을 거쳐 보건복지부장관에게 자격정지 처분을 요구할 수 있다.
[본조신설 2011.4.28.] [[시행일 2012.4.29.]]

(2) 개선방안

제66조2(중앙회 자격정지 처분요구)
 각 중앙회장은 의료인이 제66조 제1항 제1호에 해당하는 경우 각 중앙회 윤리위원회 심의·의결을 거쳐 보건복지부장관에게 자격정지 처분을 요구할 수 있다.
[본조신설 2011.4.28.] [[시행일 2012.4.29.]]

【개정방향】
※ 제목변경: 중앙회 자격정지 처분요구
※ 명확성
※ 간결성
※ 가독성
※ 국어문법정비
※ 나열형은 온점(·)을 사용하여 법조문을 읽기 쉽게 줄임
※ 일본식 '의' 삭제
※ 각 중앙회의 장은⇒각 중앙회장은
※ 제66조제1항제1호에 해당하는 경우에는⇒제66조 제1항 제1호에 해당하는 경우
※ 각 중앙회의 윤리위원회의 심의·의결을⇒각 중앙회 윤리위원회 심의·의결을

(3) 해 설

가. 의료법 제66조2는 중앙회 자격정지 처분요구를 규정하고 있다.
나. 주요내용을 보면, 각 중앙회장은 의료인이 제66조 제1항 제1호 의료인 품위를 심하게 손상시키는 행위를 한 경우 각 중앙회 윤리위원회 심의·의결을 거쳐 보건복지부장관에게 자격정지 처분을 요구할 수 있다.

67. 제67조(과징금 처분)

(1) 현 행

제67조(과징금 처분)
① 보건복지부장관이나 시장·군수·구청장은 의료기관이 제64조제1항 각 호의 어느 하나에 해당할 때에는 대통령령으로 정하는 바에 따라 의료업 정지 처분을 갈음하여 10억원 이하의 과징금을 부과할 수 있으며, 이 경우 과징금은 3회까지만 부과할 수 있다. 다만, 동일한 위반행위에 대하여 「표시·광고의 공정화에 관한 법률」 제9조에 따른 과징금 부과처분이 이루어진 경우에는 과징금(의료업 정지 처분을 포함한다)을 감경하여 부과하거나 부과하지 아니할 수 있다. 〈개정 2008.2.29, 2010.1.18, 2016.5.29, 2019.8.27〉
② 제1항에 따른 과징금을 부과하는 위반 행위의 종류와 정도 등에 따른 과징금의 액수와 그 밖에 필요한 사항은 대통령령으로 정한다.
③ 보건복지부장관이나 시장·군수·구청장은 제1항에 따른 과징금을 기한 안에 내지 아니한 때에는 지방세 체납처분의 예에 따라 징수한다. 〈개정 2008.2.29, 2010.1.18〉
의료법 일부개정 2020. 12. 29. [법률 제17787호, 시행 2021. 6. 30.] 보건복지부.

[개정 전]
제67조(과징금 처분)
① 보건복지부장관이나 시장·군수·구청장은 의료기관이 제64조제1항 각 호의 어느 하나에 해당할 때에는 대통령령으로 정하는 바에 따라 의료업 정지 처분을 갈음하여 5천만원 이하의 과징금을 부과할 수 있으며, 이 경우 과징금은 3회까지만 부과할 수 있다. 다만, 동일한 위반행위에 대하여 「표시·광고의 공정화에 관한 법률」 제9조에 따른 과징금 부과처분이 이루어진 경우에는 과징금(의료업 정지 처분을 포함한다)을 감경하여 부과하거나 부과하지 아니할 수 있다. [개정 2

008.2.29 제8852호(정부조직법), 2010.1.18 제9932호(정부조직법), 2016.5.29]
② 제1항에 따른 과징금을 부과하는 위반 행위의 종류와 정도 등에 따른 과징금의 액수와 그 밖에 필요한 사항은 대통령령으로 정한다.
③ 보건복지부장관이나 시장·군수·구청장은 제1항에 따른 과징금을 기한 안에 내지 아니한 때에는 지방세 체납처분의 예에 따라 징수한다.[개정 2008.2.29 제8852호(정부조직법), 2010.1.18 제9932호(정부조직법)] [[시행일 2010.3.19]]

(2) 개선방안

제67조(과징금처분)
① 보건복지부장관·시장·군수·구청장은 의료기관이 제64조 제1항 각 호 어느 하나에 해당하는 경우, 대통령령에 근거하여 의료업 정지 처분을 갈음하여 10억원 이하 과징금을 부과할 수 있다. 이 경우 과징금은 3회까지만 부과할 수 있다. 다만 동일한 위반행위에 대하여 「표시·광고의 공정화에 관한 법률」 제9조에 근거하여 과징금 부과처분이 이루어진 경우, 과징금(의료업 정지 처분을 포함한다)을 감경하여 부과하거나 또는 부과하지 아니할 수 있다. 〈개정 2008.2.29, 2010.1.18, 2016.5.29., 2019.8.27〉
② 제1항에 근거하여 과징금을 부과하는 위반행위 경우, 위반종류와 위반정도에 따라 부과되는 과징금 액수와 그 밖에 필요한 사항은 대통령령으로 정한다.
③ 보건복지부장관·시장·군수·구청장은 제1항에 근거하여 부과된 과징금을 기한 안에 내지 아니한 때 지방세 체납처분의 예에 따라 징수한다.[개정 2008.2.29 제8852호(정부조직법), 2010.1.18 제9932호(정부조직법)] [[시행일 2010.3.19.]]
의료법 일부개정 2020. 12. 29. [법률 제17787호, 시행 2021. 6. 30.] 보건복지부.

【개정방향】
※ 제목변경: 과징금처분
※ 명확성
※ 간결성
※ 가독성
※ 국어문법정비
※ 나열형은 온점(·)을 사용하여 법조문을 읽기 쉽게 줄임
※ 일본식 '의' 삭제
※ ③ 보건복지부장관이나 시장·군수·구청장은 제1항에 따른 과징금을⇒③ 보건복지부장관·시장·군수·구청장은 제1항에 근거하여 부과된 과징금을

[개정 전]
제67조(과징금처분)
① 보건복지부장관・시장・군수・구청장은 의료기관이 제64조 제1항 각 호 어느 하나에 해당하는 경우 대통령령에 근거하여 의료업 정지처분에 갈음하여 5천만 원 이하 과징금을 부과할 수 있으며, 이 경우 과징금은 3회까지만 부과할 수 있다. 다만 동일한 위반행위에 대하여「표시・광고의 공정화에 관한 법률」제9조에 근거하여 과징금 부과처분이 이루어진 경우 과징금(의료업 정지 처분을 포함한다)을 감경하여 부과하거나 또는 부과하지 아니할 수 있다. [개정 2008.2.29 제8852호(정부조직법), 2010.1.18 제9932호(정부조직법), 2016.5.29]
② 제1항에 근거하여 과징금을 부과하는 위반행위 경우, 위반종류와 위반정도에 따라 부과되는 과징금 액수와 그 밖에 필요한 사항은 대통령령으로 정한다.
③ 보건복지부장관・시장・군수・구청장은 제1항에 근거하여 부과된 과징금을 기한 안에 내지 아니한 때 지방세 체납처분의 예에 따라 징수한다.[개정 2008.2.29 제8852호(정부조직법), 2010.1.18 제9932호(정부조직법)] [[시행일 2010.3.19]]

(3) 해 설
가. 의료법 제67조는 과징금처분을 규정하고 있다. 2019년 8월 27일 개정되었다. 과징금 액수가 5천만 원에서 10억 원으로 상향 조정되었다.
나. 주요내용을 보면, ① 보건복지부장관・시장・군수・구청장은 의료기관이 제64조 제1항 각 호 어느 하나에 해당하는 경우, 대통령령에 근거하여 의료업 정지 처분을 갈음하여 10억원 이하 과징금을 부과할 수 있다. 이 경우 과징금은 3회까지만 부과할 수 있다. 다만 동일한 위반행위에 대하여「표시・광고의 공정화에 관한 법률」제9조에 근거하여 과징금 부과처분이 이루어진 경우, 과징금(의료업 정지 처분을 포함한다)을 감경하여 부과하거나 또는 부과하지 아니할 수 있다. 〈개정 2008.2.29, 2010.1.18, 2016.5.29., 2019.8.27〉
다. ② 제1항에 근거하여 과징금을 부과하는 위반행위 경우, 위반종류와 위반정도에 따라 부과되는 과징금 액수와 그 밖에 필요한 사항은 대통령령으로 정한다.
라. ③ 보건복지부장관・시장・군수・구청장은 제1항에 근거하여 부과된 과징금을 기한 안에 내지 아니한 때 지방세 체납처분의 예에 따라 징수한다.
[개정 2008.2.29 제8852호(정부조직법), 2010.1.18. 제9932호(정부조직법)]
[[시행일 2010.3.19.]]
의료법 일부개정 2020. 12. 29. [법률 제17787호, 시행 2021. 6. 30.] 보건복지부.

68. 제68조(행정처분의 기준)

(1) 현 행

> 제68조(행정처분의 기준)
> 제63조, 제64조제1항, 제65조제1항, 제66조제1항에 따른 행정처분의 세부적인 기준은 보건복지부령으로 정한다. [개정 2008.2.29 제8852호(정부조직법), 2010.1.18 제9932호(정부조직법)] [[시행일 2010.3.19]]

(2) 개선방안

> 제68조(행정처분기준)
> 제63조·제64조 제1항·제65조 제1항·제66조 제1항에 근거한 행정처분 세부기준은 보건복지부령으로 정한다. [개정 2008.2.29 제8852호(정부조직법), 2010.1.18 제9932호(정부조직법)] [[시행일 2010.3.19]]
>
> 【개정방향】
> ※ 제목변경: 행정처분기준
> ※ 명확성·간결성·가독성
> ※ 국어문법정비
> ※ 나열형은 온점(·)을 사용하여 법조문을 읽기 쉽게 줄임
> ※ 일본식 '의' 삭제
> ※ 제63조, 제64조제1항, 제65조제1항, 제66조제1항에 따른⇒제63조·제64조 제1항·제65조 제1항·제66조 제1항에 근거한
> ※ 행정처분의 세부적인 기준은 ⇒ 행정처분 세부기준은

(3) 해 설

가. 의료법 제68조는 행정처분 세부기준을 규정하고 있다.

나. 주요내용을 보면, 제63조·제64조 제1항·제65조 제1항·제66조 제1항에 근거한 행정처분 세부기준은 보건복지부령으로 정한다. [개정 2008.2.29 제8852호(정부조직법), 2010.1.18 제9932호(정부조직법)] [[시행일 2010.3.19]]

69. 제69조(의료지도원)

(1) 현 행

제69조(의료지도원)
① 제61조에 따른 관계 공무원의 직무를 행하게 하기 위하여 보건복지부, 시·도 및 시·군·구에 의료지도원을 둔다. [개정 2008.2.29 제8852호(정부조직법), 2010.1.18 제9932호(정부조직법)] [[시행일 2010.3.19]]
② 의료지도원은 보건복지부장관, 시·도지사 또는 시장·군수·구청장이 그 소속 공무원 중에서 임명하되, 자격과 임명 등에 필요한 사항은 보건복지부령으로 정한다. [개정 2008.2.29 제8852호(정부조직법), 2010.1.18 제9932호(정부조직법)] [[시행일 2010.3.19]]
③ 의료지도원 및 그 밖의 공무원은 직무를 통하여 알게 된 의료기관, 의료인, 환자의 비밀을 누설하지 못한다.

(2) 개선방안

제69조(의료지도원)
① 제61조에 근거하여 관계 공무원의 직무를 행하게 하기 위하여 보건복지부·시·도·군·구에 의료지도원을 둔다. [개정 2010.1.18.] [[시행일 2010.3.19]]
② 의료지도원은 보건복지부장관·시장·도지사·군수·구청장이 그 소속 공무원 중에서 임명하고, 자격과 임명에 필요한 사항은 보건복지부령으로 정한다. [개정 2010.1.18 제9932호(정부조직법)] [[시행일 2010.3.19]]
③ 의료지도원·그 밖에 공무원은 직무를 통하여 알게 된 의료기관·의료인·환자 비밀을 누설하여서는 안 된다.

(3) 해 설

가. 의료법 제69조는 의료지도원을 규정하고 있다.
나. 주요내용을 보면, ① 제61조에 근거하여 관계 공무원의 직무를 행하게 하기 위하여 보건복지부·시·도·군·구에 의료지도원을 둔다. ② 의료지도원은 보건복지부장관·시장·도지사·군수·구청장이 그 소속 공무원 중에서 임명하고, 자격과 임명에 필요한 사항은 보건복지부령으로 정한다. ③ 의료지도원·그 밖에 공무원은 직무를 통하여 알게 된 의료기관·의료인·환자비밀을 누설하여서는 안 된다.

제7장
삭 제

의료법 제10565호, 2011. 4. 7. 일부개정(제42차 개정)

가. 의료사고로 인한 피해를 신속·공정하게 구제하고 의료분쟁을 원활하게 조정하기 위하여 「의료사고 피해구제 및 의료분쟁 조정 등에 관한 법률」이 제정됨에 따라 현행 「의료법」에 규정된 공제사업·의료심사조정위원회 관련 조문을 조정함.
나. 「**의료사고 피해구제 및 의료분쟁 조정 등에 관한 법률**」 **제정에 따라 현행법의 분쟁조정기구인 의료심사조정위원회 관련 조문을 삭제함**(안 제70조부터 제76조까지 삭제).

제70조 삭제 〈2011.4.7.〉

제71조 삭제 〈2011.4.7.〉

제72조 삭제 〈2011.4.7.〉

제73조 삭제 〈2011.4.7.〉

제74조 삭제 〈2011.4.7.〉

제75조 삭제 〈2011.4.7.〉

제76조 삭제 〈2011.4.7.〉

제8장
보칙

우 | 리 | 들 | 의 | 료 | 법

제8장

부 채

77. 제77조(전문의)

(1) 현 행

제77조(전문의)
① 의사·치과의사 또는 한의사로서 전문의가 되려는 자는 대통령령으로 정하는 수련을 거쳐 보건복지부장관에게 자격 인정을 받아야 한다. [개정 2008.2.29 제8852호(정부조직법), 2010.1.18 제9932호(정부조직법)] [[시행일 2010.3.19]]
② 제1항에 따라 전문의 자격을 인정받은 자가 아니면 전문과목을 표시하지 못한다. 다만, 보건복지부장관은 의료체계를 효율적으로 운영하기 위하여 전문의 자격을 인정받은 치과의사와 한의사에 대하여 종합병원·치과병원·한방병원 중 보건복지부령으로 정하는 의료기관에 한하여 전문과목을 표시하도록 할 수 있다.[개정 2008.2.29 제8852호(정부조직법), 2009.1.30, 2010.1.18 제9932호(정부조직법)] [[시행일 2010.3.19]] [[유효기간: 부칙참조(제9386호)]]
③ 삭제 [2016.12.20]
④ 전문의 자격 인정과 전문과목에 관한 사항은 대통령령으로 정한다.[개정 2011.4.28] [[시행일 2014.1.1.]]
[법률 제9386호(2009.1.30) 부칙 제2조의 규정에 의하여 이 조 제2항 단서의 개정규정 중 치과의사에 대한 부분은 2013년 12월 31일까지, 한의사에 대한 부분은 2009년 12월 31일까지 유효함]
[2016.12.20 법률 제14438호에 의하여 2015.5.28 헌법재판소에서 위헌 결정된 이 조 제3항을 삭제함.]

(2) 개선방안

제77조(전문의)
① 의사·치과의사·한의사로서 전문의가 되려는 사람은 대통령령에 규정된 수련을 거쳐 보건복지부장관에게 자격인정을 받아야 한다. [개정 2008.2.29 제8852호(정부조직법), 2010.1.18 제9932호(정부조직법)] [[시행일 2010.3.19]]
② 제1항에 근거하여 전문의 자격을 인정받은 사람이 아니면, 전문과목을 표시하여서는 안 된다. 다만 보건복지부장관은 의료체계를 효율적으로 운영하기 위하여 전문의 자격을 인정받은 치과의사·한의사에 대하여 종합병원·치과병원·한방병원 중 보건복지부령에 규정된 의료기관에 한하여 전문과목을 표시하도록 할 수 있다.[개정 2008.2.29 제8852호(정부조직법), 2009.1.30, 2010.1.18 제9932호(정부조직법)] [[시행일 2010.3.19]] [[유효기간: 부칙참조(제9386호)]]

③ 삭제 [2016.12.20]
④ 전문의 자격 인정과 전문과목에 관한 사항은 대통령령으로 정한다.[개정 2011. 4.28] [[시행일 2014.1.1.]]
[법률 제9386호(2009.1.30) 부칙 제2조의 규정에 의하여 이 조 제2항 단서의 개정규정 중 치과의사에 대한 부분은 2013년 12월 31일까지, 한의사에 대한 부분은 2009년 12월 31일까지 유효함]
[2016.12.20 법률 제14438호에 의하여 2015.5.28 헌법재판소에서 위헌 결정된 이 조 제3항을 삭제함.]
의료법 일부개정 2020. 12. 29. [법률 제17787호, 시행 2021. 6. 30.] 보건복지부.

【개정방향】
※ 명확성·간결성·가독성
※ 국어문법정비
※ 나열형은 온점(·)을 사용하여 법조문을 읽기 쉽게 줄임
※ 일본식 '의' 삭제

(3) 해 설

가. 의료법 제77조는 전문의를 규정하고 있다.
나. 주요내용을 보면, ① 의사·치과의사·한의사로서 전문의가 되려는 사람은 대통령령에 규정된 수련을 거쳐 보건복지부장관에게 자격인정을 받아야 한다.
다. ② 제1항에 근거하여 **전문의 자격을 인정받은 사람이 아니면, 전문과목을 표시하여서는 안 된다.** 다만 보건복지부장관은 의료체계를 효율적으로 운영하기 위하여 전문의 자격을 인정받은 치과의사·한의사에 대하여 종합병원·치과병원·한방병원 중 보건복지부령에 규정된 의료기관에 한하여 전문과목을 표시하도록 할 수 있다.
라. ③ 삭제 [2016.12.20.].
마. ④ 전문의 자격 인정과 전문과목에 관한 사항은 대통령령으로 정한다.
[법률 제9386호(2009.1.30) 부칙 제2조의 규정에 의하여 이 조 제2항 단서의 개정규정 중 치과의사에 대한 부분은 2013년 12월 31일까지, 한의사에 대한 부분은 2009년 12월 31일까지 유효함]
[2016.12.20 법률 제14438호에 의하여 2015.5.28 헌법재판소에서 위헌 결정된 이 조 제3항을 삭제함.]
의료법 일부개정 2020. 12. 29. [법률 제17787호, 시행 2021. 6. 30.] 보건복지부.

(4) 관련 판례

> **쟁점판례 85 입법예고와 이해관계자 법령 신뢰**
>
> 대법원 2018. 6. 15. 선고 2017다249769 판결
> [손해배상(기)]
>
> Q. 구 의료법 제55조 등 관련 법률 자체로 보건복지부장관에게 사실상 전공의 수련과정을 마친 치과의사들에 대한 치과의사전문의 자격시험 응시자격 부여 등 경과조치에 관한 사항과 관련한 행정입법 의무가 곧바로 도출되는지 여부(소극)
> Q. 이는 국민권익위원회가 보건복지부장관에게 그러한 경과조치를 마련하라는 의견표명을 하였더라도 마찬가지인지 여부(적극)
> Q. 헌법재판소 1998. 7. 16. 선고 96헌마246 결정이 사실상 전공의 수련과정을 마친 치과의사들에게 그 수련경력에 대한 기득권을 인정하는 경과조치를 마련하지 않은 보건복지부장관의 행정입법부작위가 위헌·위법하다고 판시한 것인지 여부(소극)
> Q. 입법예고를 통해 법령안의 내용을 국민에게 예고한 것만으로 국가가 이해관계자들에게 법령안에 관련된 사항을 약속하거나 신뢰를 부여하였다고 볼 수 있는지 여부(소극)

가. 법률 자체로 보건복지부장관에게 원고들에 대한 치과의사전문의 자격시험 응시자격 부여 등 경과조치에 관한 사항과 관련한 행정입법 의무가 곧바로 도출된다고 보기는 어렵다. 국민권익위원회가 보건복지부장관에게 그러한 경과조치를 마련할 것을 의견 표명하였다는 사정만으로 달리 볼 것은 아니며, 상고이유에서 들고 있는 대법원 판결은 이 사건과 사안이 다르다.

나. 정책의 주무 부처인 중앙행정기관이 그 소관 사항에 대하여 입안한 법령안은 법제처 심사 등의 절차를 거쳐 공포함으로써 확정되므로, 법령이 확정되기 이전에는 법적 효과가 발생할 수 없다. 따라서 입법 예고를 통해 법령안의 내용을 국민에게 예고한 적이 있다고 하더라도 그것이 법령으로 확정되지 아니한 이상 국가가 이해관계자들에게 위 법령안에 관련된 사항을 약속하였다고 볼 수 없으며, 이러한 사정만으로 어떠한 신뢰를 부여하였다고 볼 수도 없다(대법원 2008. 5. 29. 선고 2004다33469 판결 참조).

다. 【참조조문】 [1] 국가배상법 제2조 제1항, 구 의료법(1997. 12. 13. 법률 제5454호로 개정되기 전의 것) 제55조(현행 제77조 참조), 구 전문의의 수련 및 자격 인정 등에 관한 규정(1995. 1. 28. 대통령령 제14516호로 개정되기 전의 것) 제17조(현행 제18조 참조), 부칙(1976. 4. 15.) 제2항(현행 삭제), 제3항(현행 삭제), 제4항(현행 삭제), 제5항(현행 삭제) [2] 국가배상법 제2조 제1항, 구 의료법(1997. 12. 13. 법률 제5454호로 개정되기 전의 것) 제55조(현행 제77조 참조), 구 전문의의 수련 및 자격 인정 등에 관한 규정(1995. 1. 28. 대통령령 제14516호로 개정되기 전의 것) 제17조(현행 제18조 참조), 부칙(1976. 4. 15.) 제2항(현행 삭제), 제3항(현행 삭제), 제4항(현행 삭제), 제5항(현행 삭제) [3] 국가배상법 제2조 제1항, 행정절차법 제41조.
나. 【참조판례】 [2] 헌법재판소 1998. 7. 16. 선고 96헌마246 결정 [3] 대법원 2008. 5. 29. 선고 2004다33469 판결

【전 문】
【원고, 상고인】 원고 1 외 11인 (소송대리인 법무법인 ○○ 담당변호사 ○○○ 외 7인)
【피고, 피상고인】 대한민국
【원심판결】 서울고법 2017. 7. 6. 선고 2016나2060950 판결
【주 문】
상고를 모두 기각한다. 상고비용은 원고들이 부담한다.
【이 유】
상고이유를 판단한다.
1. 상고이유 제1점에 대하여
가. 법률규정 자체로 보건복지부장관에게 원고들에 대한 경과조치를 두어야 할 행정입법 의무가 바로 인정되는지

구 의료법(1973. 2. 16. 법률 제2533호로 전부 개정되고, 1997. 12. 13. 법률 제5454호로 개정되기 전의 것, 이하 같다) 제55조는 전문의의 수련, 자격인정과 전문과목에 관하여 필요한 사항을 대통령령으로 정하도록 규정하고, 구 전문의의 수련 및 자격 인정 등에 관한 규정(1976. 4. 15. 대통령령 제8088호로 제정되고, 1995. 1. 28. 대통령령 제14516호로 개정되기 전의 것, 이하 '구 전문의 규정'이라고 한다) 제17조는 전문의 자격시험의 방법·응시절차 기타 필요한 사항을 보건복지부령으로 정하도록 규정하고 있을 뿐이다. 나아가 경과조치를 통해 기존 수련경력을 인정하여 줄 것인지 여부나 수련경력을 인정받을 수 있는 의료

기관의 범위와 그 방법 등은 행정입법자가 치과의사전문의의 적정한 수는 어느 정도로 하여야 할 것인지, 치과의사전문의를 어떠한 의료전달체계 내에 위치하게 할 것인지 등 제반 사정을 고려하여 법령의 위임 범위 내에서 재량으로 정할 사항이다. 구 전문의 규정 부칙 제2항 내지 제4항에서 수련병원 등, 수련의, 전문의 등에 대한 경과조치를 두는 외에, 제5항에서 1972. 2. 17. 이전의 수련과정 이수자 등에 대한 경과조치를 두고 있었으나, 그 경우에도 수련경력을 인정받을 수 있는 의료기관의 인정이나 그러한 의료기관에서 소정의 과정을 이수한 자와 동등 이상의 자격이 있는지 여부의 인정에 대하여는 보건복지부장관(구 보건사회부장관)에게 재량이 부여되어 있었다.

이러한 규정의 문언과 취지를 고려하면, 관련 법률 자체로 보건복지부장관에게 원고들에 대한 치과의사전문의 자격시험 응시자격 부여 등 경과조치에 관한 사항과 관련한 행정입법 의무가 곧바로 도출된다고 보기는 어렵다. 국민권익위원회가 보건복지부장관에게 그러한 경과조치를 마련할 것을 의견 표명하였다는 사정만으로 달리 볼 것은 아니며, 상고이유에서 들고 있는 대법원 판결은 이 사건과 사안이 다르다.

나. 헌법재판소의 위헌확인 결정에 따라 당연히 보건복지부장관의 경과규정 제정 의무가 발생하는지

헌법재판소는 1998. 7. 16. 법령의 위임에 따라 치과전문의제도의 실시를 위한 구체적 조치를 마련할 보건복지부장관의 행정입법 의무가 있음에도, 20년 이상이 경과하도록 제도적 조치를 취하지 아니하여 전공의 수련과정을 사실상 마친 사람들의 기본권을 침해한다는 이유로, 보건복지부장관이 구 의료법 제55조 및 구 전문의 규정 제17조의 위임에 따라 치과전문의자격시험제도를 실시할 수 있는 절차를 마련하지 아니하는 입법부작위는 위헌임을 확인하는 결정(헌법재판소 1998. 7. 16. 선고 96헌마246 결정, 이하 '이 사건 위헌결정'이라고 한다)을 하였다. 즉 이 사건 위헌결정은 보건복지부장관에게 구 의료법 및 구 전문의 규정의 위임에 따라 치과의사전문의 자격시험제도를 실시하기 위하여 필요한 시행규칙의 개정 등 절차를 마련하여야 할 헌법상 입법의무가 부과되어 있다고 판시하였을 뿐, 사실상 전공의 수련과정을 수료한 치과의사들에게 그 수련경력에 대한 기득권을 인정하는 경과조치를 마련하지 아니한 보건복지부장관의 행정입법부작위가 위헌·위법하다고까지 판시한 것은 아니다. 따라서 이 사건 위헌결정의 기속력이 곧바로 위와 같은 경과조치 마련에 대하여까지 미친다고는 볼 수 없다.

다. 소결

피고의 행정입법 의무를 전제로 한 원고의 국가배상청구는 인정되지 않는다. 같은 취지로 판단한 원심판결은 정당하고, 거기에 상고이유 주장과 같이 행정입법 의무에 관한 법리를 오해한 잘못이 없다. 나머지 상고이유 주장도 피고에게 행정입법 의무가 인정됨을 전제로 주장하고 있는 것이어서 이를 받아들일 수 없다.

2. 상고이유 제2점에 대하여

가. 정책의 주무 부처인 중앙행정기관이 그 소관 사항에 대하여 입안한 법령안은 법제처 심사 등의 절차를 거쳐 공포함으로써 확정되므로, 법령이 확정되기 이전에는 법적 효과가 발생할 수 없다. 따라서 입법 예고를 통해 법령안의 내용을 국민에게 예고한 적이 있다고 하더라도 그것이 법령으로 확정되지 아니한 이상 국가가 이해관계자들에게 위 법령안에 관련된 사항을 약속하였다고 볼 수 없으며, 이러한 사정만으로 어떠한 신뢰를 부여하였다고 볼 수도 없다(대법원 2008. 5. 29. 선고 2004다33469 판결 참조).

나. 원심은, 치과의사전문의 자격시험 제도가 시행될 경우 그 시행 전의 사실상의 수련과정 이수자에 대하여 수련경력을 인정하여 줄 것이라는 법적 신뢰가 부여되었다고 보기 어렵고, 오히려 구 의료법 제55조 제1항은 대통령령이 제정되고 그에 따른 수련과정이 이루어져야 전문의가 될 가능성이 있다는 점을 명시하고 있었으므로, 원고들이 치과의사전문의제도와 관련하여 가졌던 신뢰나 기대는 당사자가 일방적으로 가지게 된 희망이나 기대에 불과하다고 판단하였다.

다. 원심의 이러한 판단은 앞서 본 법리에 기초한 것으로서, 거기에 상고이유 주장과 같이 신뢰이익 침해로 인한 손해배상청구권에 관한 법리를 오해한 잘못이 없다.

3. 결론

그러므로 상고를 모두 기각하고, 상고비용은 패소자들이 부담하기로 하여, 관여 대법관의 일치된 의견으로 주문과 같이 판결한다.

대법관　　조희대(재판장) 김창석 김재형 민유숙(주심)

78. 제78조(전문간호사)

(1) 현 행

제78조(전문간호사)
① 보건복지부장관은 간호사에게 간호사 면허 외에 전문간호사 자격을 인정할 수 있다. 〈개정 2008.2.29, 2010.1.18〉
② 전문간호사가 되려는 사람은 다음 각 호의 어느 하나에 해당하는 사람으로서 보건복지부장관이 실시하는 전문간호사 자격시험에 합격한 후 보건복지부장관의 자격인정을 받아야 한다. 〈개정 2018.3.27〉
 1. 보건복지부령으로 정하는 전문간호사 교육과정을 이수한 자
 2. 보건복지부장관이 인정하는 외국의 해당 분야 전문간호사 자격이 있는 자
③ 전문간호사는 제2항에 따라 자격을 인정받은 해당 분야에서 간호 업무를 수행하여야 한다. 〈신설 2018.3.27〉
④ 전문간호사의 자격 구분, 자격 기준, 자격 시험, 자격증, 업무 범위, 그 밖에 필요한 사항은 보건복지부령으로 정한다. 〈신설 2018.3.27〉
의료법 일부개정 2020. 12. 29. [법률 제17787호, 시행 2021. 6. 30.] 보건복지부.

[개정 전]
제78조(전문간호사)
① 보건복지부장관은 간호사에게 간호사 면허 외에 전문간호사 자격을 인정할 수 있다. [개정 2008.2.29 제8852호(정부조직법), 2010.1.18 제9932호(정부조직법)] [[시행일 2010.3.19]]
② 제1항에 따른 전문간호사의 자격 구분, 자격 기준, 자격증, 그 밖에 필요한 사항은 보건복지부령으로 정한다.[개정 2008.2.29 제8852호(정부조직법), 2010.1.18 제9932호(정부조직법)] [[시행일 2010.3.19]]

(2) 개선방안

제78조(전문간호사)
① 보건복지부장관은 간호사에게 간호사 면허 외에 전문간호사 자격을 인정할 수 있다. 〈개정 2008.2.29, 2010.1.18〉
② 전문간호사가 되려는 사람은 다음 각 호 어느 하나에 해당하는 사람으로서 보건복지부장관이 실시하는 전문간호사 자격시험에 합격한 후 보건복지부장관에게 자격인정을 받아야 한다. 〈개정 2018.3.27〉

>   1. 보건복지부령으로 정하는 전문간호사 교육과정을 이수한 사람
>   2. 보건복지부장관이 인정하는 외국의 해당 분야 전문간호사 자격이 있는 사람
>   ③ 전문간호사는 제2항에 규정된 자격을 인정받은 해당 분야에서 간호 업무를 수행하여야 한다. 〈신설 2018.3.27〉
>   ④ 전문간호사의 자격 구분·자격 기준·자격 시험·자격증·업무 범위·그 밖에 필요한 사항은 보건복지부령으로 정한다. 〈신설 2018.3.27〉
> 의료법 일부개정 2020. 12. 29. [법률 제17787호, 시행 2021. 6. 30.] 보건복지부.
> 【개정방향】
> ※ 명확성·간결성·가독성
> ※ 국어문법정비
> ※ 나열형은 온점(·)을 사용하여 법조문을 읽기 쉽게 줄임
> ※ 일본식 '의' 삭제
>
> [개정 전]
> 제78조(전문간호사)
> ① 보건복지부장관은 간호사에게 간호사 면허 외에 전문간호사 자격을 인정할 수 있다. [개정 2008.2.29 제8852호(정부조직법), 2010.1.18 제9932호(정부조직법)] [[시행일 2010.3.19]]
> ② 제1항에 근거하여 전문간호사 자격구분·자격기준·자격증·그 밖에 필요한 사항은 보건복지부령으로 정한다.[개정 2008.2.29 제8852호(정부조직법), 2010.1.18 제9932호(정부조직법)] [[시행일 2010.3.19]]

(3) 해 설

가. 의료법 제78조는 전문간호사를 규정하고 있다.

나. 주요내용을 보면, ① 보건복지부장관은 간호사에게 간호사 면허 외에 전문간호사 자격을 인정할 수 있다. 〈개정 2008.2.29, 2010.1.18〉

다. ② 전문간호사가 되려는 사람은 다음 각 호 어느 하나에 해당하는 사람으로서 보건복지부장관이 실시하는 전문간호사 자격시험에 합격한 후 보건복지부장관에게 자격인정을 받아야 한다. 〈개정 2018.3.27〉
  1. 보건복지부령으로 정하는 전문간호사 교육과정을 이수한 사람
  2. 보건복지부장관이 인정하는 외국의 해당 분야 전문간호사 자격이 있는 사람

라. ③ 전문간호사는 제2항에 규정된 자격을 인정받은 해당 분야에서 간호 업무를 수행하여야 한다. 〈신설 2018.3.27〉

마. ④ 전문간호사의 자격 구분·자격 기준·자격 시험·자격증·업무 범위·그 밖에 필요한 사항은 보건복지부령으로 정한다. 〈신설 2018.3.27〉
의료법 일부개정 2020. 12. 29. [법률 제17787호, 시행 2021. 6. 30.] 보건복지부.

(4) 관련 판례

> **대법원 2010. 3. 25. 선고 2008도590 판결 [업무상과실치사·의료법위반]**
>
> 대법원 판결문을 읽기 쉽게 고쳐 보았다. 판결문은 변호인에게 주는 글이 아니고, 소송을 부탁한 당사자(전문간호사)에게 주는 글이다. 향후 전문간호사들이 참고해야 할 글이다. 그렇다면 법률가들이 세심한 주의를 기울여 판결문을 작성할 필요가 있다. 반대로 의료인들이 쓴 진료기록부를 법률가가 알 수 없다면, 알 수 있도록 요구하는 것이 당연한 것이 아니겠는가. 대상판결은 전문간호사 업무범위와 업무한계를 명확히 한 판결이라고 본다. 이 판결은 2016년 의료법 대표판례 중에 하나라고 생각한다(참고문헌: 김재춘, 2016년 분야별 중요판례분석 : 의료법, 법률신문 제4518호, 법률신문사, 2017. 12~13면).

【전 문】
【피 고 인】 피고인
【상 고 인】 피고인
【변 호 인】 법무법인 ○○ 담당변호사 ○○○
【원심판결】 인천지법 2008. 1. 10. 선고 2006노1326 판결
【주 문】
상고를 기각한다.
【이 유】
상고이유를 본다.

1. 업무상과실치사의 점에 관한 판단
의료사고에 있어 의료인의 과실을 인정하기 위해서는 결과발생을 예견할 수 있고 또 회피할 수 있었음에도 불구하고 이를 하지 못하였음이 인정되어야 하고, 그러한 과실의 유무를 판단함에 있어서는 같은 업무와 직무에 종사하는 일반적 보통인의 주의 정도를 표준으로 하여야 하되, 그리고 사고당시의 일반적인 의학 수준과 의료환경 및 조건, 의료행위의 특수성 등이 _{일반의학수준·의료환경·의료조건·의료행위 특수성이} 고려되어야 한다(대법원 1987. 1. 20. 선고 86다카1469 판결, 대법원

2008. 8. 11. 선고 2008도3090 판결 등 참조).

원심은, 피고인이 마취전문 간호사로서^{마취전문간호사인 피고인은} 의사의 구체적 지시 없이 독자적으로 마취약제와 사용량을 결정하여 치핵제거수술을 받을 피해자에게 척수마취시술을 한 후^{하였다.} 집도의가 피해자에 대한 치핵제거수술을 <del>시행하였고</del>^{시행하였다.} ^{피고인은} 수술현장에서도 집도의를 도와 피해자의 동태를 확인하면서 이상현상을 보이는 <del>경우에</del>^{경우를} 대비하여 응급조치를 준비하여야 함에도 현장을 이탈하는 등 적절한 조치를 취하지 <del>않았을 뿐 아니라,</del>^{않았다.} 수술을 받던 피해자가 하체를 뒤로 빼면서 극도의 흥분상태로 소리를 지르는 등 통증을 호소하고 출혈이 발생한 이후에도 그 판시와 같이 마취전문 간호사로서<del>의</del> 필요한 조치를 다하지 아니한 업무상 과실이 <del>있고,</del>^{있다.} 그러한 업무상 과실과 집도의<del>의</del> 과실이 경합하여 결국 피해자가 사망에 이르게 되었다고 판단하였는바, 이러한 원심<del>의</del> 인정과 판단<del>은</del>^을 앞서 본 법리와 기록에 비추어 <del>이를</del> 수긍할 수가 있다. 원심판결에 업무상 과실 또는 인과관계에 관한 법리오해, 채증법칙 위반 등<del>의</del> 위법이 있다고 할 수 <del>없으므로</del>^{없다.} ^{그러므로} 이 부분 상고이유는 받아들일 수 없다.

2. 의료법 위반죄 부분에 대한 판단
가. 구 의료법(2007. 4. 11. 법률 제8366호로 전부 개정되기 전의 것. 이하 같다) 제2조 제2항 제1호는 '의사는 의료와 보건지도에 종사함을 임무로 한다'라고 하고, <del>같은 항</del>^{제2항} 제5호는 '간호사는 요양상의 간호 또는 진료의 보조 및 대통령령이 정하는 보건활동에 종사함을 임무로 한다'라고 규정하고 <del>있는</del>^{있다.} 점<del>에</del>^{이점에} 비추어 보면, 의사가 간호사에게 진료<del>의</del> 보조행위를 하도록 지시하거나 ^{또는} 위임할 수는 <del>있으나,</del>^{있다.} 그러나 고도의 지식과 기술을 요하여 반드시 의사만이 할 수 있는 의료행위 자체를 하도록 지시하거나 ^{또는} 위임하는 것은 허용될 수 <del>없으므로,</del>^{없다.} ^{그러므로} 간호사가 의사의 지시나 위임을 받고 그와 같은 행위를 하였다고 하더라도 이는 구 의료법 제25조 제1항에서 금지하는 무면허 의료행위에 해당한다(대법원 2007. 9. 6. 선고 2006도2306 판결 등 참조).

그리고 구 의료법 제56조 <del>제1항, 제2항</del>^{제1항, · 제2항 ·} 구 의료법 시행규칙(2006. 7. 7. 보건복지부령 제364호 '전문간호사의자격인정등에관한규칙' 부칙 제6조<del>에 의하여</del>^{에 근거하여} 개정되기 전의 것) 제54조 <del>제1항, 제2항 등을</del>^{제1항, 제2항 등} 종합하면, 전문간호사가 되기 위하여<del>는</del> 간호사로서 일정한 자격을 가지고 자격시험에 합격하여 보건복지부장관의~~에게~~ 자격인정을 받아야 하나,~~한다.~~ 그러나 이러한 전문간호 ~~사라고 하더라도~~는 마취분야에 전문성을 가지는 간호사인 자격을 인정받은 것 ~~뿐이어서~~것뿐이다. 그럼므로 비록 의사의 지시가 있었다고 ~~하더라도~~있어도 의사만이 할 수 있는 의료행위를 직접 할 수 없는 것은 다른 간호사와 마찬가지이다.

원심은, 마취액을 직접 주사하여 척수마취를 시행하는 행위는 약제의 선택이나 용법, 투약 부위, 환자의 체질이나 투약 당시의 신체 상태, 응급상황이 발생할 경우 대처능력 등에 따라 환자의 생명이나 신체에 중대한 영향을 미칠 수 있는 행위로서 고도의 전문적인 지식과 경험을 요하므로요한다. 그럼므로 의사만이 할 수 있는 의료행위이고 마취전문 간호사가 할 수 있는 진료 보조행위의 범위를 넘어서는 ~~것이므로,~~것이다. 그럼므로 피고인의 행위는 구 의료법 제25조 제1항에서 금지하는 무면허 의료행위에 해당한다고 판단하였는바, 이는 앞서 본 법리에 비추어 정당하고, 거기에 상고이유에서 주장하는 바와 같은 의료법에 관한 법리오해 등의 위법이 없다. 이 부분 상고이유는 이유 없다.

나. 형법 제16조는 "자기가 행한 행위가 법령에 의하여 죄가 되지 아니한 것으로 오인한 행위는 그 오인에 정당한 이유가 있는 때에 한하여 벌하지 아니한다"라고 ~~규정하고 있는바,~~있다. 그러한 정당한 이유가 있는지 여부는 행위자에게 자기 행위의 위법의 가능성에 대해 심사숙고하거나 또는 조회할 수 있는 계기가 있어 자신의 지적능력을 다하여 이를 회피하기 위한 진지한 노력을 다하였더라면 스스로의 행위에 대하여 위법성을 인식할 수 있는 가능성이 있었음에도 이를 다하지 못한 결과 자기 행위의 위법성을 인식하지 못한 것인지 여부에 따라 판단되어야 ~~하고,~~한다. [수정] 행위자는 자기 행위의 위법의 가능성에 대해 심사숙고하거나 또는 조회할 수 있는 계기가 있어서 자신의 지적능력을 다하여 이를 회피하기 위한 진지한 노력을 다하였더라면, 스스로의 행위에 대하여 위법성을 인식할 수 있다. 형법 제16조 정당한 이유가 있는지 여부는 이러한 가능성이 있었음에도 이를 다하지 못한 결과로, 자기 행위의 위법성을 인식하지 못한 것인지 여부에 따라 판단되어야 한다. 이러한 위법성의 인식에 필요한 노력의 정도는 구체적 행위 정황과 행위자 개인의 인식능력은 물론그리고 행위자가 속한 사회집단에 따라 달리 평가되어야 한다(대법원 2006. 3. 24. 선고 2005도3717 판결, 대법원 2009. 12. 24. 선고 2007도1915 판결 등 참조).

원심은, 피고인이 의사의 ~~지시 하에~~지시로 한 마취행위를 ~~하는 것이~~에 대해 무면허

의료행위에 해당하지 않는다고 믿은 데에 정당한 사유가 있다고 주장하면서~~한~~다. 그 근거로 제시한 유권해석 등의 자료의 기재내용에 ~~의하더라도~~ 보더라도, **마취간호사는 의사의 구체적인 지시가 있어야 마취시술에서의 진료 보조행위를 할 수 있다는 것뿐이므로,** ~~이다.~~ 그러므로 피고인이 집도의인 공소외인의 구체적인 지시 없이 독자적으로 마취약제와 양을 결정하여 피해자에게 직접 마취시술을 시행한 이상 피고인이 자신의 행위가 법령에 ~~의하여~~ 에서 허용되는 행위라고 믿은 데에 정당한 사유가 없다고 ~~판단하였는바~~, 판단하였다. 이러한 원심의 판단은 앞서 본 법리에 비추어 정당하고, 거기에 상고이유에서 주장하는 바와 같은 법률의 착오에 관한 법리오해의 위법이 없다.

3. 결론
그러므로 상고를 기각하기로 하여, 관여 대법관의 일치된 의견으로 주문과 같이 판결한다.

대법관   양승태(재판장) 김지형 전수안(주심) 양창수

79. 제79조(한지 의료인)

(1) 현 행

제79조(한지의료인)
① 이 법이 시행되기 전의 규정에 따라 면허를 받은 한지 의사(한지 의사), 한지 치과의사 및 한지 한의사는 허가받은 지역에서 의료업무에 종사하는 경우 의료인으로 본다.
② 보건복지부장관은 제1항에 따른 의료인이 허가받은 지역 밖에서 의료행위를 하는 경우에는 그 면허를 취소할 수 있다. [개정 2008.2.29 제8852호(정부조직법), 2010.1.18 제9932호(정부조직법)] [[시행일 2010.3.19]]
③ 제1항에 따른 의료인의 허가지역 변경, 그 밖에 필요한 사항은 보건복지부령으로 정한다. [개정 2008.2.29 제8852호(정부조직법), 2010.1.18 제9932호(정부조직법)] [[시행일 2010.3.19]]
④ 한지 의사, 한지 치과의사, 한지 한의사로서 허가받은 지역에서 10년 이상 의료업무에 종사한 경력이 있는 자 또는 이 법 시행 당시 의료업무에 종사하고 있는

자 중 경력이 5년 이상인 자에게는 제5조에도 불구하고 보건복지부령으로 정하는 바에 따라 의사, 치과의사 또는 한의사의 면허를 줄 수 있다. [개정 2008.2.29 제8852호(정부조직법), 2010.1.18 제9932호(정부조직법)] [[시행일 2010.3.19]]

(2) 개선방안

제79조(특정지역 의료인)
① 이 법이 시행되기 전의 규정에 근거하여 면허를 받은 특정지역 의사·특정지역 치과의사·특정지역 한의사는 허가받은 지역에서 의료업무에 종사하는 경우 의료인으로 본다.
② 보건복지부장관은 제1항에 근거하여 의료인이 허가받은 지역 밖에서 의료행위를 하는 경우 그 면허를 취소할 수 있다. [개정 2008.2.29 제8852호(정부조직법), 2010.1.18 제9932호(정부조직법)] [[시행일 2010.3.19]]
③ 제1항에 근거하여 의료인의 허가지역 변경·그 밖에 필요한 사항은 보건복지부령으로 정한다. [개정 2008.2.29 제8852호(정부조직법), 2010.1.18 제9932호(정부조직법)] [[시행일 2010.3.19]]
④ 특정지역 의사·특정지역 치과의사·특정지역 한의사로서 허가받은 지역에서 10년 이상 의료업무에 종사한 경력이 있는 사람 또는 이 법 시행 당시 의료업무에 종사하고 있는 사람 중 경력이 5년 이상인 사람에게 제5조에도 불구하고 보건복지부령에 근거하여 의사·치과의사·한의사 면허를 줄 수 있다. [개정 2008.2.29 제8852호(정부조직법), 2010.1.18 제9932호(정부조직법)] [[시행일 2010.3.19]]

【개정방향】
※ 제목변경: 특정지역 의료인
※ 명확성·간결성·가독성
※ 국어문법정비
※ 나열형은 온점(·)을 사용하여 법조문을 읽기 쉽게 줄임
※ 일본식 '의' 삭제
※ 한지(限地): 어려운 한자용어를 쓸 필요가 있는지 의문이다. 국어사전에 『지역을 한정함. 허가받은 지역』으로 설명되어 있다. 의료소외지역으로 보인다.
※ ④ 한지 의사, 한지 치과의사, 한지 한의사로서⇒④ 특정지역 의사·특정지역 치과의사·특정지역 한의사로서
※ 경력이 있는 자, 5년 이상인 자에게는⇒경력이 있는 사람, 5년 이상인 사람에게

(3) 해 설

가. 의료법 제79조는 특정지역 의료인을 규정하고 있다.
나. 주요내용을 보면, ① 이 법이 시행되기 전의 규정에 근거하여 면허를 받은 특정지역 의사·특정지역 치과의사·특정지역 한의사는 허가받은 지역에서 의료업무에 종사하는 경우 의료인으로 본다.
다. ② 보건복지부장관은 제1항에 근거하여 의료인이 허가받은 지역 밖에서 의료행위를 하는 경우 그 면허를 취소할 수 있다.
라. ③ 제1항에 근거하여 의료인의 허가지역 변경·그 밖에 필요한 사항은 보건복지부령으로 정한다.
마. ④ 특정지역 의사·특정지역 치과의사·특정지역 한의사로서 허가받은 지역에서 10년 이상 의료업무에 종사한 경력이 있는 사람 또는 이 법 시행 당시 의료업무에 종사하고 있는 사람 중 경력이 5년 이상인 사람에게 제5조에도 불구하고 보건복지부령에 근거하여 의사·치과의사·한의사 면허를 줄 수 있다.

80. 제80조(간호조무사 자격)

(1) 현 행

제80조(간호조무사 자격)
① 간호조무사가 되려는 사람은 다음 각 호의 어느 하나에 해당하는 사람으로서 보건복지부령으로 정하는 교육과정을 이수하고 간호조무사 국가시험에 합격한 후 보건복지부장관의 자격인정을 받아야 한다. 이 경우 자격시험의 제한에 관하여는 제10조를 준용한다. 〈개정 2019.8.27〉
 1. 초·중등교육법령에 따른 특성화고등학교의 간호 관련 학과를 졸업한 사람(간호조무사 국가시험 응시일로부터 6개월 이내에 졸업이 예정된 사람을 포함한다)
 2. 「초·중등교육법」 제2조에 따른 고등학교 졸업자(간호조무사 국가시험 응시일로부터 6개월 이내에 졸업이 예정된 사람을 포함한다) 또는 초·중등교육법령에 따라 같은 수준의 학력이 있다고 인정되는 사람(이하 이 조에서 "고등학교 졸업학력 인정자"라 한다)으로서 보건복지부령으로 정하는 국·공립 간호조무사양성소의 교육을 이수한 사람
 3. 고등학교 졸업학력 인정자로서 평생교육법령에 따른 평생교육시설에서 고등학교 교과 과정에 상응하는 교육과정 중 간호 관련 학과를 졸업한 사람(간호

조무사 국가시험 응시일로부터 6개월 이내에 졸업이 예정된 사람을 포함한다)
   4. 고등학교 졸업학력 인정자로서 「학원의 설립·운영 및 과외교습에 관한 법률」 제2조의2제2항에 따른 학원의 간호조무사 교습과정을 이수한 사람
   5. 고등학교 졸업학력 인정자로서 외국의 간호조무사 교육과정(보건복지부장관이 정하여 고시하는 인정기준에 해당하는 교육과정을 말한다)을 이수하고 해당 국가의 간호조무사 자격을 취득한 사람
   6. 제7조제1항제1호 또는 제2호에 해당하는 사람
② 제1항제1호부터 제4호까지에 따른 간호조무사 교육훈련기관은 보건복지부장관의 지정·평가를 받아야 한다. 이 경우 보건복지부장관은 간호조무사 교육훈련기관의 지정을 위한 평가업무를 대통령령으로 정하는 절차·방식에 따라 관계 전문기관에 위탁할 수 있다.
③ 보건복지부장관은 제2항에 따른 간호조무사 교육훈련기관이 거짓이나 그 밖의 부정한 방법으로 지정받는 등 대통령령으로 정하는 사유에 해당하는 경우에는 그 지정을 취소할 수 있다.
④ 간호조무사는 최초로 자격을 받은 후부터 3년마다 그 실태와 취업상황 등을 보건복지부장관에게 신고하여야 한다.
⑤ 제1항에 따른 간호조무사의 국가시험·자격인정, 제2항에 따른 간호조무사 교육훈련기관의 지정·평가, 제4항에 따른 자격신고 및 간호조무사의 보수교육 등에 관하여 필요한 사항은 보건복지부령으로 정한다.
[전문개정 2015.12.29]
의료법 일부개정 2020. 12. 29. [법률 제17787호, 시행 2021. 6. 30.] 보건복지부.

[개정 전]
제80조 (간호조무사 자격)
① 간호조무사가 되려는 사람은 다음 각 호의 어느 하나에 해당하는 사람으로서 보건복지부령으로 정하는 교육과정을 이수하고 간호조무사 국가시험에 합격한 후 보건복지부장관의 자격인정을 받아야 한다. 이 경우 자격시험의 제한에 관하여는 제10조를 준용한다.
   1. 초·중등교육법령에 따른 특성화고등학교의 간호 관련 학과를 졸업한 사람 (간호조무사 국가시험 응시일로부터 6개월 이내에 졸업이 예정된 사람을 포함한다)
   2. 「초·중등교육법」 제2조에 따른 고등학교 졸업자(간호조무사 국가시험 응시일로부터 6개월 이내에 졸업이 예정된 사람을 포함한다) 또는 초·중등교육법령에 따라 같은 수준의 학력이 있다고 인정되는 사람(이하 이 조에서 "고등학교 졸업학력 인정자"라 한다)으로서 보건복지부령으로 정하는 국·공립 간호조무사양성소의 교육을 이수한 사람

3. 고등학교 졸업학력 인정자로서 평생교육법령에 따른 평생교육시설에서 고등학교 교과 과정에 상응하는 교육과정 중 간호 관련 학과를 졸업한 사람(간호조무사 국가시험 응시일로부터 6개월 이내에 졸업이 예정된 사람을 포함한다)
4. 고등학교 졸업학력 인정자로서 「학원의 설립·운영 및 과외교습에 관한 법률」 제2조의2제2항에 따른 학원의 간호조무사 교습과정을 이수한 사람
5. 고등학교 졸업학력 인정자로서 보건복지부장관이 인정하는 외국의 간호조무사 교육과정을 이수하고 해당 국가의 간호조무사 자격을 취득한 사람
6. 제7조제1항제1호 또는 제2호에 해당하는 사람
② 제1항제1호부터 제4호까지에 따른 간호조무사 교육훈련기관은 보건복지부장관의 지정·평가를 받아야 한다. 이 경우 보건복지부장관은 간호조무사 교육훈련기관의 지정을 위한 평가업무를 대통령령으로 정하는 절차·방식에 따라 관계 전문기관에 위탁할 수 있다.
③ 보건복지부장관은 제2항에 따른 간호조무사 교육훈련기관이 거짓이나 그 밖의 부정한 방법으로 지정받는 등 대통령령으로 정하는 사유에 해당하는 경우에는 그 지정을 취소할 수 있다.
④ 간호조무사는 최초로 자격을 받은 후부터 3년마다 그 실태와 취업상황 등을 보건복지부장관에게 신고하여야 한다.
⑤ 제1항에 따른 간호조무사의 국가시험·자격인정, 제2항에 따른 간호조무사 교육훈련기관의 지정·평가, 제4항에 따른 자격신고 및 간호조무사의 보수교육 등에 관하여 필요한 사항은 보건복지부령으로 정한다.
[전문개정 2015.12.29] [[시행일 2017.1.1]] [[시행일 2019.1.1: 제2항의 개정규정(이 법 시행 당시 설치·운영 중인 간호조무사 교육훈련기관에 한한다)]]

(2) 개선방안

제80조(간호조무사 자격·간호조무사 교육훈련기관·간호조무사 보수교육)
① 간호조무사가 되려는 사람은 다음 각 호 어느 하나에 해당하는 사람으로서, 보건복지부령으로 정하는 교육과정을 이수하고, 간호조무사 국가시험에 합격한 후, 보건복지부장관에게 자격인정을 받아야 한다. 이 경우 자격시험 제한은 제10조를 준용한다. 〈개정 2019.8.27〉
  1. 초·중등교육법령에 근거하여 특성화고등학교 간호 관련 학과를 졸업한 사람(간호조무사 국가시험 응시일로부터 6개월 이내에 졸업이 예정된 사람을 포함한다)
  2. 「초·중등교육법」 제2조에 근거하여 고등학교 졸업자(간호조무사 국가시험 응시일로부터 6개월 이내에 졸업이 예정된 사람을 포함한다) 또는 초·중등교육법령에 근거하여 같은 수준 학력이 있다고 인정되는 사람(이하 이 조에서 "고등학

교 졸업학력 인정자"라 한다)으로서, 보건복지부령으로 정하는 국·공립 간호조무사양성소 교육을 이수한 사람
3. 고등학교 졸업학력 인정자로서 평생교육법령에 따른 평생교육시설에서 고등학교 교과 과정에 상응하는 교육과정 중 간호 관련 학과를 졸업한 사람(간호조무사 국가시험 응시일로부터 6개월 이내에 졸업이 예정된 사람을 포함한다)
4. 고등학교 졸업학력 인정자로서 「학원의 설립·운영 및 과외교습에 관한 법률」 제2조2 제2항에 근거하여 학원의 간호조무사 교습과정을 이수한 사람
5. 고등학교 졸업학력 인정자로서 외국의 간호조무사 교육과정(보건복지부장관이 정하여 고시하는 인정기준에 해당하는 교육과정을 말한다)을 이수하고 해당 국가의 간호조무사 자격을 취득한 사람
6. 제7조 제1항 제1호 또는 제2호에 해당하는 사람
② 제1항 제1호·제2호·제3호·제4호에 근거하여 간호조무사 교육훈련기관은 보건복지부장관에게 지정·평가를 받아야 한다. 이 경우 보건복지부장관은 간호조무사 교육훈련기관 지정을 위한 평가업무를 대통령령에 규정된 절차·방식에 근거하여 관계 전문기관에 위탁할 수 있다.
③ 보건복지부장관은 제2항에 근거한 간호조무사 교육훈련기관이 거짓·그 밖에 부정한 방법으로 지정받는 등 대통령령에 규정된 사유에 해당하는 경우, 그 지정을 취소할 수 있다.
④ 간호조무사는 최초로 자격을 받은 후부터 3년마다 그 실태와 취업상황을 보건복지부장관에게 신고하여야 한다.
⑤ 제1항에 근거한 간호조무사 국가시험·자격인정, 제2항에 근거한 간호조무사 교육훈련기관 지정·평가, 제4항에 근거한 자격신고·간호조무사 보수교육에 관하여 필요한 사항은 보건복지부령으로 정한다.
[전문개정 2015.12.29] [[시행일 2017.1.1]] [[시행일 2019.1.1: 제2항 개정규정(이 법 시행 당시 설치·운영 중인 간호조무사 교육훈련기관에 한한다)]]
의료법 일부개정 2020. 12. 29. [법률 제17787호, 시행 2021. 6. 30.] 보건복지부.

【개정방향】
※ 제목변경: 간호조무사 자격·간호조무사 교육훈련기관·간호조무사 보수교육
※ 명확성·간결성·가독성
※ 국어문법정비
※ 나열형은 온점(·)을 사용하여 법조문을 읽기 쉽게 줄임
※ 일본식 '의' 삭제
※ 중국식 '적' 삭제
※ ② 제1항제1호부터 제4호까지에 따른 간호조무사 교육훈련기관은⇒② 제1항 제1호·제2호·제3호·제4호에 근거하여 간호조무사 교육훈련기관은

[개정 전]
제80조(간호조무사 자격·간호조무사 교육훈련기관·간호조무사 보수교육)
① 간호조무사가 되려는 사람은 다음 각 호 어느 하나에 해당하는 사람으로서, 보건복지부령으로 정하는 교육과정을 이수하고, 간호조무사 국가시험에 합격한 후, 보건복지부장관에게 자격인정을 받아야 한다. 이 경우 자격시험 제한은 제10조를 준용한다.
  1. 초·중등교육법령에 근거하여 특성화고등학교 간호 관련 학과를 졸업한 사람(간호조무사 국가시험 응시일로부터 6개월 이내에 졸업이 예정된 사람을 포함한다)
  2. 「초·중등교육법」 제2조에 근거하여 고등학교 졸업자(간호조무사 국가시험 응시일로부터 6개월 이내에 졸업이 예정된 사람을 포함한다) 또는 초·중등교육법령에 근거하여 같은 수준 학력이 있다고 인정되는 사람(이하 이 조에서 "고등학교 졸업학력 인정자"라 한다)으로서, 보건복지부령으로 정하는 국·공립 간호조무사양성소 교육을 이수한 사람
  3. 고등학교 졸업학력 인정자로서 평생교육법령에 근거하여 평생교육시설에서 고등학교 교과 과정에 상응하는 교육과정 중 간호 관련 학과를 졸업한 사람(간호조무사 국가시험 응시일로부터 6개월 이내에 졸업이 예정된 사람을 포함한다)
  4. 고등학교 졸업학력 인정자로서 「학원의 설립·운영 및 과외교습에 관한 법률」 제2조의2제2항에 따른 학원의 간호조무사 교습과정을 이수한 사람
  5. 고등학교 졸업학력 인정자로서 보건복지부장관이 인정하는 외국의 간호조무사 교육과정을 이수하고, 해당 국가 간호조무사 자격을 취득한 사람
  6. 제7조 제1항 제1호·제2호에 해당하는 사람
② 제1항 제1호·제2호·제3호·제4호에 근거하여 간호조무사 교육훈련기관은 보건복지부장관에게 지정·평가를 받아야 한다. 이 경우 보건복지부장관은 간호조무사 교육훈련기관 지정을 위한 평가업무를 대통령령에 규정된 절차·방식에 근거하여 관계 전문기관에 위탁할 수 있다.
③ 보건복지부장관은 제2항에 근거한 간호조무사 교육훈련기관이 거짓·그 밖에 부정한 방법으로 지정받는 등 대통령령에 규정된 사유에 해당하는 경우, 그 지정을 취소할 수 있다.
④ 간호조무사는 최초로 자격을 받은 후부터 3년마다 그 실태와 취업상황을 보건복지부장관에게 신고하여야 한다.
⑤ 제1항에 근거한 간호조무사 국가시험·자격인정, 제2항에 근거한 간호조무사 교육훈련기관 지정·평가, 제4항에 근거한 자격신고·간호조무사 보수교육에 관하여 필요한 사항은 보건복지부령으로 정한다.
[전문개정 2015.12.29] [[시행일 2017.1.1]] [[시행일 2019.1.1: 제2항 개정규정(이 법 시행 당시 설치·운영 중인 간호조무사 교육훈련기관에 한한다)]]

(3) 해 설
가. 의료법 제80조는 간호조무사 자격·간호조무사 교육훈련기관·간호조무사 보수교육을 규정하고 있다.
나. 주요내용을 보면, ① 간호조무사가 되려는 사람은 다음 각 호 어느 하나에 해당하는 사람으로서, 보건복지부령으로 정하는 교육과정을 이수하고, 간호조무사 국가시험에 합격한 후, 보건복지부장관에게 자격인정을 받아야 한다. 이 경우 자격시험 제한은 제10조를 준용한다. 〈개정 2019.8.27〉
  1. 초·중등교육법령에 근거하여 특성화고등학교 간호 관련 학과를 졸업한 사람(간호조무사 국가시험 응시일로부터 6개월 이내 졸업이 예정된 사람을 포함한다)
  2. 「초·중등교육법」 제2조에 근거하여 고등학교 졸업자(간호조무사 국가시험 응시일로부터 6개월 이내에 졸업이 예정된 사람을 포함한다) 또는 초·중등교육법령에 근거하여 같은 수준 학력이 있다고 인정되는 사람(이하 이 조에서 "고등학교 졸업학력 인정자"라 한다)으로서, 보건복지부령으로 정하는 국·공립 간호조무사양성소 교육을 이수한 사람
  3. 고등학교 졸업학력 인정자로서 평생교육법령에 따른 평생교육시설에서 고등학교 교과 과정에 상응하는 교육과정 중 간호 관련 학과를 졸업한 사람(간호조무사 국가시험 응시일로부터 6개월 이내 졸업이 예정된 사람을 포함한다)
  4. 고등학교 졸업학력 인정자로서 「학원의 설립·운영 및 과외교습에 관한 법률」 제2조2 제2항에 근거하여 학원의 간호조무사 교습과정을 이수한 사람
  5. 고등학교 졸업학력 인정자로서 외국의 간호조무사 교육과정(보건복지부장관이 정하여 고시하는 인정기준에 해당하는 교육과정을 말한다)을 이수하고 해당 국가의 간호조무사 자격을 취득한 사람
  6. 제7조 제1항 제1호 또는 제2호에 해당하는 사람
다. ② 제1항 제1호·제2호·제3호·제4호에 근거하여 간호조무사 교육훈련기관은 보건복지부장관에게 지정·평가를 받아야 한다. 이 경우 보건복지부장관은 간호조무사 교육훈련기관 지정을 위한 평가업무를 대통령령에 규정된 절차·방식에 근거하여 관계 전문기관에 위탁할 수 있다.
라. ③ 보건복지부장관은 제2항에 근거한 간호조무사 교육훈련기관이 거짓·그 밖에 부정한 방법으로 지정받는 등 대통령령에 규정된 사유에 해당하는 경우, 그 지정을 취소할 수 있다.
마. ④ 간호조무사는 최초로 자격을 받은 후부터 3년마다 그 실태와 취업상황을

보건복지부장관에게 신고하여야 한다.
바. ⑤ 제1항에 근거한 간호조무사 국가시험·자격인정, 제2항에 근거한 간호조무사 교육훈련기관 지정·평가, 제4항에 근거한 자격신고·간호조무사 보수교육에 관하여 필요한 사항은 보건복지부령으로 정한다.
[전문개정 2015.12.29] [[시행일 2017.1.1]] [[시행일 2019.1.1: 제2항 개정규정(이 법 시행 당시 설치·운영 중인 간호조무사 교육훈련기관에 한한다)]]

80-2. 제80조의2(간호조무사 업무)

(1) 현 행

> 제80조의2(간호조무사 업무)
> ① 간호조무사는 제27조에도 불구하고 간호사를 보조하여 제2조제2항제5호가목부터 다목까지의 업무를 수행할 수 있다.
> ② 제1항에도 불구하고 간호조무사는 제3조제2항에 따른 의원급 의료기관에 한하여 의사, 치과의사, 한의사의 지도하에 환자의 요양을 위한 간호 및 진료의 보조를 수행할 수 있다.
> ③ 제1항 및 제2항에 따른 구체적인 업무의 범위와 한계에 대하여 필요한 사항은 보건복지부령으로 정한다.
> [본조신설 2015.12.29] [[시행일 2017.1.1]]

(2) 개선방안

> 제80조2(간호조무사 업무범위·업무한계)
> ① 간호조무사는 제27조 경우 간호사를 보조하여 제2조 제2항 제5호 가목·나목·다목 업무를 수행할 수 있다. **이 경우 간호조무사는 간호기록부를 작성하여야 한다.**
> ② 제1항 경우 간호조무사는 제3조 제2항에 규정된 의원급 의료기관에 한하여 의사·치과의사·한의사 지도하에 환자요양을 위한 간호보조·진료보조를 수행할 수 있다.
> ③ 제1항·제2항에 규정된 구체적인 업무범위·업무한계에 대하여 필요한 사항은 보건복지부령으로 정한다.
> [본조신설 2015.12.29] [[시행일 2017.1.1]]

제8장 보 칙

【개정방향】
※ 제목변경: 간호조무사 업무범위·업무한계
※ 명확성·간결성·가독성
※ 국어문법정비
※ 나열형은 온점(·)을 사용하여 법조문을 읽기 쉽게 줄임
※ 일본식 '의' 삭제

(3) 해 설

가. 의료법 제80조2는 간호조무사 업무범위·업무한계를 규정하고 있다.
나. 주요내용을 보면, ① 간호조무사는 제27조 경우 간호사를 보조하여 제2조 제2항 제5호 가목·나목·다목 업무를 수행할 수 있다.
다. ② 제1항 경우 간호조무사는 제3조 제2항에 규정된 의원급 의료기관에 한하여 의사·치과의사·한의사 지도하에 환자요양을 위한 간호보조·진료보조를 수행할 수 있다.
라. ③ 제1항·제2항에 규정된 구체적인 업무범위·업무한계에 대하여 필요한 사항은 보건복지부령으로 정한다.
마. 간호기록부는 원칙적으로 간호사가 작성하여야 한다. 그러나 많은 개인의원에서 간호조무사가 간호사를 보조하여 간호업무를 수행하고 있다. 간호조무사는 의료인이 아님에도, 의료법 제80조2에 근거하여 간호보조업무와 진료보조업무에 종사할 수 있다. **간호조무사가 간호사를 보조하여 간호업무를 수행하는 경우, 의료법 제80조2 제1항 간호조무사 업무에 근거하여 간호기록부작성의무를 부담한다.**
바. 의료법에 간호조무사의 간호기록부작성의무에 대해 명확한 규정은 없지만, 의료법 제80조2 제1항 해석으로 가능하다고 생각한다. 만약 간호조무사에게 간호기록작성의무가 없다고 해석하면, 개인의원에서 간호에 관한 사항을 알 수 있는 자료가 없게 된다. 입법 공백이 생기는 것이다.
사. 의료법 법제 정비가 필요하다. 나의 개선방안은 개정에 참고가 될 수 있을 것이다. 의료법 제80조2 ① 간호조무사는 제27조 경우 간호사를 보조하여 제2조 제2항 제5호 가목·나목·다목 업무를 수행할 수 있다. **이 경우 간호조무사는 간호기록부를 작성하여야 한다.**

(4) 관련 판례

> **쟁점판례 86** 간호조무사 업무범위와 업무한계
>
> 제주지법 2019. 5. 2. 선고 2018노334 판결
> [의료법위반] 상고
>
> ---
>
> Q. 피부과의원 의사인 피고인이 환자 갑(만 3세의 아동)을 진찰하여 전염성 연속종(일명 물사마귀)으로 진단한 후 의료인이 아닌 간호조무사 을에게 지시하여 을로 하여금 갑의 왼쪽 다리 부위에 있는 전염성 연속종을 제거하는 시술을 하도록 함으로써 의료법을 위반하였다는 내용으로 기소된 사안이다.
>
> Q. 위 시술은 피고인의 일반적 지도·감독하에 갑에 의하여 진료보조 행위의 일환으로 실시된 것으로서 의료법 위반행위에 해당하지 아니하거나 사회상규에 위배되지 아니하는 정당행위로서 위법성이 조각된다고 한 사례.

가. 피부과의원 의사인 피고인이 환자 갑(만 3세의 아동)을 진찰하여 전염성 연속종(일명 물사마귀)으로 진단한 후 의료인이 아닌 간호조무사 을에게 지시하여 을로 하여금 갑의 왼쪽 다리 부위에 있는 전염성 연속종을 제거하는 시술을 하도록 함으로써 의료법을 위반하였다는 내용으로 기소된 사안이다.

나. 전염성 연속종을 제거하는 시술은 시술의 내용과 방법 등에 비추어 의학적 전문지식에 바탕한 질병의 치료행위 내지 의료인이 행하지 아니하면 보건위생상 위해가 생길 우려가 있는 행위로서 의료법 제27조 제1항에 규정된 의료행위에 해당한다. 구 의료법(2015. 12. 29. 법률 제13658호로 개정되기 전의 것) 제80조 제2항, 제3항 및 구 간호조무사 및 의료유사업자에 관한 규칙(2016. 12. 30. 보건복지부령 제472호로 개정되기 전의 것) 제2조 제1항의 내용에 따라 의사는 비의료인인 간호조무사에게도 제한된 범위 내에서 진료의 보조행위를 하도록 지시하거나 위임할 수 있다. 위 **시술은 성격상 의사만이 할 수 있는 진료행위가 아니라 간호사 내지 간호조무사가 의사의 적절한 지도·감독하에 진료보조 행위로서 수행가능한 업무 영역에 포함된다고 볼 여지가 크다.** 나아가 위 시술의 위험성, 시술 당시 갑의 상태 및 피고인의 진료행위, 을의 자질과 숙련도 등을 종합하면 간호조무사가 진료보조 행위로서 행하는 위 시술 과정에 의

사가 입회 없이 일반적인 지도·감독만을 하는 것 역시 허용되고, 위 시술의 경우 피고인에 의해 그와 같은 일반적인 지도·감독이 이루어졌다. **그러므로 결국 위 시술은 피고인의 일반적 지도·감독하에 을에 의하여 진료보조 행위의 일환으로 실시된 것으로서 의료법 위반행위에 해당하지 아니하거나 사회상규에 위배되지 아니하는 정당행위로서 위법성이 조각된다**는 이유로, 피고인에게 무죄를 선고한 제1심 판결이 정당하다고 한 사례이다.

다. 【참조조문】 의료법 제27조 제1항, 제80조의2, 구 의료법(2015. 12. 29. 법률 제13658호로 개정되기 전의 것) 제80조(현행 제80조, 제80조의2 참조), 구 간호조무사 및 의료유사업자에 관한 규칙(2016. 12. 30. 보건복지부령 제472호로 개정되기 전의 것) 제2조 제1항(현행 삭제), 제3조, 제4조, 제5조 [별표], 간호조무사 및 의료유사업자에 관한 규칙 제2조, 형법 제20조, 형사소송법 제325조.

【전 문】
【피 고 인】 피고인
【항 소 인】 검사
【검 사】 이00 외 1인
【변 호 인】 변호사 양00
【원심판결】 제주지법 2018. 5. 28. 선고 2017고정116 판결
【주 문】
검사의 항소를 기각한다.
【이 유】
1. 항소이유의 요지

전염성 연속종(일명 물사마귀)을 제거하는 시술은 의료행위에 해당함에도, 의사인 피고인이 의료인이 아닌 간호조무사 공소외 1로 하여금 환자 공소외 2(이하 '이 사건 환자'라 한다)의 왼쪽 다리 부위에 있는 전염성 연속종을 제거하는 시술(이하 '이 사건 시술'이라 한다)을 하도록 한 것은 의료법의 규제 대상이 되는 무면허 의료행위에 해당한다. 나아가 간호사 수급의 현실적 어려움, 간호조무사 공소외 1이 동종 시술의 경험이 많다는 등의 이유만으로 이 사건 시술이 정당행위로서 위법성이 조각된다고 볼 수도 없다.

이 사건 시술은 처벌대상인 무면허 의료행위에 해당함에도, 이와 달리 공소외 1에게 이 사건 시술을 지시한 피고인에게 무죄를 선고한 원심판결에는 법리오해의 위법이 있다.

2. 검사의 주장에 관한 판단
가. 이 사건 시술이 의료행위에 해당하는지 여부

의료법 제27조 제1항에서 정하는 '의료행위'라 함은 의학적 전문지식을 기초로 하는 경험과 기능으로 진찰, 검안, 처방, 투약 또는 외과적 시술을 시행하여 하는 질병의 예방 또는 치료행위 및 그 밖에 의료인이 행하지 아니하면 보건위생상 위해가 생길 우려가 있는 행위를 의미한다. 여기서 말하는 '의료인이 행하지 아니하면 보건위생상 위해가 생길 우려'는 추상적 위험으로도 충분하므로 구체적으로 환자에게 위험이 발생하지 않았다고 하여 보건위생상의 위해가 없다고 할 수는 없다(대법원 2012. 5. 10. 선고 2010도5964 판결 참조).

이 사건 시술의 내용과 방법 등을 위 법리에 비추어 보면, **이 사건 시술은 의학적 전문지식에 바탕한 질병의 치료행위 내지 의료인이 행하지 아니하면 보건위생상 위해가 생길 우려가 있는 행위로서 의료법 제27조 제1항에 규정된 의료행위에 해당된다**고 판단된다.

나. 비의료인인 간호조무사가 이 사건 시술을 할 수 있는지 여부

1) 의사만이 할 수 있는 진료행위에 해당하는지 여부

가) 의사는 의료인인 간호사에게 진료의 보조행위를 하도록 지시하거나 위임할 수 있다. 한편 간호조무사는 의료법상 의료인에 해당하지 않는다. 그러나 **구 의료법(2015. 12. 29. 법률 제13658호로 개정되기 전의 것, 이하 '의료법'이라 하고, 위와 같이 개정된 법을 '개정 의료법'이라 한다) 제80조 제2항 및 제3항에서는 의료법 제27조에도 불구하고 간호조무사로 하여금 간호보조 업무에 종사할 수 있도록 하되, 그 업무 한계 등에 필요한 사항은 보건복지부령으로 정하도록 하였다.** 이에 구 간호조무사 및 의료유사업자에 관한 규칙(2016. 12. 30. 보건복지부령 제472호로 개정되기 전의 것, 이하 '이 사건 규칙'이라 하고, 위와 같이 개정된 규칙을 '개정 규칙'이라 한다) 제2조 제1항은 간호보조 업무와 진료보조 업무를 간호조무사가 수행하는 업무로 규정하고 있다. 그러므로 **간호조무사는 간호사가 할 수 있는 간호업무를 보조하거나 진료보조 업무를 담당할 수 있다**(개정 의료법 제80조의2에서는 간호조무사로 하여금 간호사를 보조하여 진료의 보조행위를 수행하고, 의원급 의료기관에 한하여는 **의사의 지도하에 진료의 보조를 수행할 수 있도록 하되, 이에 따른 구체적인 업무 범위와 한계에 대하여 필요한 사항은 보건복지부령으로 정하도록 하였으나, 개정 규칙 제2조에서는 이 사건 규칙 제2조 제1항과는 달리 간호조무사의 업무 범위에 관하여 별도의 규정을 두고 있지 않다**).

나) 따라서 의사는 비의료인인 간호조무사에게도 제한된 범위 내에서 진료의 보조행위를 하도록 지시하거나 위임할 수 있다고 보아야 한다. 다만 **간호사의 경**

우와 마찬가지로 간호조무사에 대해서도 의사만이 할 수 있는 진료행위 자체를 하도록 지시하거나 위임하는 것은 허용될 수 없다. 그러므로 간호사나 간호조무사가 의사의 지시나 위임을 받고 그러한 행위를 하였더라도 이는 **무면허 의료행위에 해당한다**(대법원 2010. 5. 13. 선고 2010도2755 판결 참조).
다) 이 사건 기록에 의하여 알 수 있는 아래와 같은 사정들을 종합하면, **이 사건 시술은 그 성격상 의사만이 할 수 있는 진료행위가 아닌 간호사 내지 간호조무사가 의사의 적절한 지도·감독하에 진료보조 행위로서 수행가능한 업무 영역에 포함된다**고 볼 여지가 크다.
① 전염성 연속종은 직접적인 환자와의 접촉 또는 간접적인 매개체를 통하여 감염되는 것으로 알려져 있는데, 이는 특별한 치료행위 없이 자연적으로 소멸하기도 하나, 병변의 확산 및 이차적인 감염의 위험성으로 인해 치료가 필요한 경우도 적지 않다. 이에 전염성 연속종의 치료에 있어서는, 관련 질환이 전염성 연속종에 해당하는지에 대한 의학적 진단과 함께(피고인은 관련 질환의 전부 또는 일부가 전염성 연속종이 아니라고 판단할 경우에는 직접 위 질환을 처치하거나 간호사 등과 협력하여 시술을 하여 온 것으로 보인다), 감염 위험성 등을 최소화할 수 있는 적절한 치료방법의 선택 및 치료시기의 결정이 중요하다고 볼 수 있다.
② 이에 반해 의료도구인 큐렛을 이용한 이 사건 시술과 같이 이 사건 전염성 연속종을 제거하는 구체적인 시술 자체는, 의학적 관점에서의 재량적 판단이나 전문적 기술을 요하지 않는 비교적 단순한 행위로 평가할 수 있다. 즉, ㉠ 전염성 연속종을 제거하는 시술은 일반적으로 두 손가락으로 해당 부위를 벌려 팽창되었을 때 큐렛을 이용하여 제거하는 방법으로 이루어지며, 한 개의 전염성 연속종을 제거하는 데 5초 이내의 매우 짧은 시간만이 소요된다. ㉡ 전염성 연속종의 병변은 이차적인 박테리아 감염이 없는 이상 흉터 없이 저절로 치유되고, 의료인의 관여 없이 테이프 등을 이용하여 자체적으로 제거하는 경우도 드물지 않게 관찰된다. ㉢ 큐렛을 사용한 전염성 연속종 제거 시술은 비교적 안전하여 피부표면의 양성병변 치료에 널리 사용되고 있으며, 다른 방법에 비해 비교적 효과적이고 안전한 시술로 보고되고 있다.
③ 보건복지부에서 제작한 '의료법 민원질의·회신 사례집'에는 의사의 지시·감독하에 간호사 및 간호조무사가 진료보조 행위로서 수행할 수 있는 업무의 예로 '피하·근육·혈관 등 주사행위' 등을 들고 있는데[의사가 자신의 처방에 따른 간호사의 정맥주사(Side Injection 방식) 현장에 반드시 입회하여 주사행위를 직접 감독할 업무상 주의의무가 있다고 보기 어렵다는 취지의 대법원 2003. 8. 19. 선고 2001도3667 판결 참조], 환자의 신체에 대한 침습 정도나 감염

위험성의 측면에서 위 주사행위에 비해 이 사건 시술이 보건위생상 위해가 생길 우려가 더 크다고 단정하기 어렵다.
2) 이 사건 시술이 진료보조 행위로서 의사의 적절한 지도·감독하에 행하여졌는지 여부
가) 간호사나 간호조무사가 진료의 보조를 함에 있어서는 모든 행위 하나하나마다 항상 의사가 현장에 입회하여 일일이 지도·감독하여야 하는 것은 아니다. 경우에 따라서는 의사가 진료의 보조행위 현장에 입회할 필요 없이 일반적인 지도·감독만을 하는 것이 허용되는 경우도 있을 수 있다. 그러나 이는 보조행위의 유형에 따라 일률적으로 결정할 수는 없고 구체적인 경우에 있어서 그 행위의 객관적인 특성상 위험이 따르거나 부작용 또는 후유증이 있을 수 있는지, 당시의 환자 상태가 어떠한지, 간호사의 자질과 숙련도는 어느 정도인지 등의 여러 사정을 참작하여 개별적으로 결정하여야 한다(위 대법원 2010도2755 판결 참조).
나) 이 사건 시술은 의사인 피고인의 입회 없이 간호조무사인 공소외 1에 의하여 이루어졌다. 그런데 이 사건 기록에 의하여 알 수 있는 아래와 같은 사정들을 위 법리에 비추어 보면, 간호조무사가 진료보조 행위로서 행하는 이 사건 시술 과정에 있어 의사가 입회 없이 일반적인 지도·감독만을 하는 것 역시 허용된다. 이 사건 시술의 경우 피고인에 의해 그와 같은 일반적인 지도·감독이 이루어졌다고 판단된다(의료인인 간호사와 비교할 때 간호조무사에 대해서는 진료보조 행위에 대한 의사의 보다 엄격한 지도·감독이 이루어져야 할 필요가 있다는 점을 고려하더라도, 아래 사정에 비추어 보면 이 사건 시술 과정에 대해서는, 위 결론에 영향을 미치지 못한다).
(1) 이 사건 시술의 위험성
① 이 사건 시술은 앞서 본 바와 같이 전문적인 의학적 판단이나 기술을 요하지 않는 간단한 행위일 뿐만 아니라, 그로 인한 후유증 내지 부작용의 발생 가능성이 매우 낮은 것으로 보인다. 이 사건 환자가 이 사건 시술 이후 부작용이나 후유증을 호소한 바 없고, 피고인 등이 운영하는 병원에 내원한 다른 환자의 경우에도 전염성 연속종 제거 시술 후 부작용 등이 발생하였다는 정황은 확인되지 않는다.
② 전염성 연속종을 제거하는 시술에 있어 감염의 위험성이 전혀 없다고는 할 수 없으나, 이와 같은 감염의 위험성은 시술 과정 못지않게 시술 후 해당 부위를 관리하는 과정에서도 문제 될 소지가 크다(공소외 1도 '전염성 연속종 시술 후 집에서의 관리가 더 중요하다'는 취지로 증언하였다). 결국 전염성 연속종의 원활한 치료

를 위해서는, 의료진 외 환자 스스로에 의한 시술 후 자체적인 감염 관리가 현실적으로 수반되어야 할 것으로 보인다.
(2) 시술 당시 이 사건 환자의 상태 및 피고인의 진료행위

이 사건 환자는 만 3세의 아동으로 2016. 6. 14. 알레르기성 접촉성 피부염 증상으로 피고인에게 처음 진료를 받았고, 2016. 9. 1. 같은 증상으로 다시 병원을 방문하였다. 피고인은 이 사건 환자에 대해 두 차례의 진료를 실시한 결과 해당 질환을 전염성 연속종으로 진단하였고, 환자 및 전염성 연속종의 상태 등을 고려할 때 큐렛을 사용한 제거 시술만으로도 해당 질환을 치료할 수 있다고 보아 공소외 1에게 이 사건 시술을 지시하였다. 그 과정에서 이 사건 환자의 보호자 등에게 전염성 연속종의 제거 시술 후 정기적인 소독 등 감염 관리의 필요성과 그 방법, 향후 부작용 등이 발생할 경우 병원에 내원할 것 등을 적절한 방법으로 안내하였을 것으로 보인다.
(3) 간호조무사의 자질과 숙련도
① 의료법 제80조 제1항은 '간호조무사가 되려는 사람은 간호조무사 자격시험에 합격하고 시·도지사의 자격인정을 받아야 한다'고 정하면서, 같은 조 제3항에서 간호조무사의 자격시험·자격인정에 필요한 사항을 보건복지부령으로 정하도록 하였다. 이 사건 규칙 제3조 내지 제5조에서는 '초·중등교육법 시행령 제91조 제1항에 따른 **특성화고등학교의 간호 관련 학과 등을 졸업한 사람으로서 해당 교육기관에서 740시간 이상의 학과교육과 의료기관 또는 보건소에서 780시간 이상의 실습과정을 이수한 사람**'에 한하여 간조조무사 자격시험에 응시할 수 있는 자격을 부여하고(제4조), 보건복지부장관으로 하여금 매년 1회 이상 위 응시자격자를 대상으로 '기초간호학개요', '보건간호학개요', '공중보건학개론' 및 병원간호 실기학 등 '실기'를 시험과목으로 한 자격시험을 실시하도록 하여(제3조, 제5조), 위 자격시험에 합격한 사람에게 간호조무사 자격을 부여하고 있다.
② 공소외 1은 간호조무사 자격을 취득한 후 2015. 5. 1.부터 이 사건 시술을 실시할 무렵까지 약 1년 4개월간 피고인 등이 운영하는 병원에서 근무하였다. 공소외 1은 위 병원에 근무한 후 일정 기간 동안 같은 병원에 근무하는 의사 내지 간호사, 혹은 **선배 간호조무사들이 실시하는 전염성 연속종 제거 시술을 참관하거나 시술 방법을 지도받는 등으로 교육을 받았고, 소정의 교육기간이 지난 후에는 피고인 등 소속 의사의 지시에 따라 다수의 환자들을 상대로 큐렛을 이용하여 직접 전염성 연속종 제거 시술을 하였다.**

3) 결국 이 사건 시술은 앞서 본 바와 같이 의사인 피고인의 일반적 지도·감독하에 간호조무사 공소외 1에 의하여 진료보조 행위의 일환으로 실시되었다고 보이는바, 제출된 증거만으로는 이 사건 시술이 의료법 위반행위에 해당한다고 볼 수 없거나, 앞서 본 제2의 나. 1), 2)항에 비추어 보면 사회상규에 위배되지 아니하는 정당행위로 위법성이 조각된다고 판단된다.

3. 결론

검사의 항소는 이유 없으므로 형사소송법 제364조 제4항에 따라 기각하기로 하여, 주문과 같이 판결한다.

판사 노○○(재판장) 성○○ 서○○

쟁점판례 87 간호조무사 업무범위와 업무한계

대법원 2011. 7. 14. 선고 2010도1444 판결
[의료법위반·정보통신망이용촉진및정보보호등에관한법률위반(명예훼손)]

Q. 간호조무사의 업무 중 '진료보조'의 의미
Q. 의사가 환자를 전혀 진찰하지 않은 상태에서 간호조무사 단독으로 진료행위를 하는 것이 진료보조행위에 해당하는지 여부(소극)
Q. 의사인 피고인의 사용인 간호조무사 갑이 산통으로 내원한 임산부에 대하여 임의로 무통주사와 수액주사를 처치하고 내진을 하는 등 의료행위를 한 사안이다. 갑의 진료행위가 간호조무사가 할 수 있는 진료보조행위 범위를 벗어났다고 본 다음 갑의 구 의료법 위반행위를 방지하기 위한 상당한 주의와 감독을 기울였다고 볼 수 없다는 이유로 양벌규정을 적용하여 피고인에게 유죄를 인정한 원심판단을 정당하다고 한 사례.
Q. 피고인이 인터넷 게시판에 '갑은 군무원 시험을 친 적도 없고 군무원도 아니었다'는 허위사실을 게시하였다고 하여 구 정보통신망 이용촉진 및 정보보호 등에 관한 법률 위반(명예훼손)으로 기소된 사안에서, 갑이 군 복무시설 등에 민간인으로서 근무하는 '근무원'이 아닌 '군무원'으로 재직하였다는 사실을 인정할 증거가 없는데도, 갑의 '군무원' 재직경력이 증명되었다고 속단하여 피고인 주장을 허위라고 인정한 원심판단에 법리오해 등의 위법이 있다고 한 사례.

가. 의료법 제80조(2007. 4. 11. 법률 제8366호로 전부 개정되기 전의 제58조)와 그 위임에 따른 「간호조무사 및 의료유사업자에 관한 규칙」 제2조에 의하면, 간호조무사는 의료인이 아님에도 간호보조와 진료보조의 업무에 종사할 수 있다. 이때 말하는 진료보조는 어디까지나 의사가 주체가 된 진료행위에서 의사 지시에 따라 종속적인 지위에서 조력하는 것을 말한다. 그러므로 **의사가 환자를 전혀 진찰하지 않은 상태에서 간호조무사가 단독으로 진료행위를 하는 것은 진료보조행위에 해당한다고 볼 수 없다.**

나. 간호조무사 업무 중 '진료보조' 의미와 의사가 환자를 전혀 진찰하지 않은 상태에서 간호조무사 단독으로 진료행위를 하는 것이 진료보조행위에 해당하는지 여부가 쟁점이다.

다. 의사인 피고인의 사용인 간호조무사 갑이 산통으로 내원한 임산부에 대하여 **임의로 무통주사와 수액주사를 처치하고 내진을 하는 등 의료행위를 한 사안이다. 대법원은 피고인 상고를 기각하였다. ① 갑의 진료행위가 간호조무사가 할 수 있는 진료보조행위 범위를 벗어났다. ② 갑의 구 의료법 위반행위를 방지하기 위한 상당한 주의와 감독을 기울였다고 볼 수 없다. ③ 이러한 이유로 양벌규정을 적용하여 피고인에게 유죄를 인정한 원심판단은 정당하다.**

라. 【참조조문】 [1] 구 의료법(2007. 4. 11. 법률 제8366호로 전부 개정되기 전의 것) 제58조(현행 제80조 참조), 구 간호조무사 및 의료유사업자에 관한 규칙(2008. 4. 15. 보건복지가족부령 제10호로 전부 개정되기 전의 것) 제2조 제1항 [2] 구 의료법(2007. 4. 11. 법률 제8366호로 전부 개정되기 전의 것) 제25조 제1항(현행 제27조 제1항 참조), 제66조 제3호(현행 제87조 제1항 제2호 참조), 제70조(현행 제91조 참조) [3] 구 정보통신망 이용촉진 및 정보보호 등에 관한 법률(2007. 12. 21. 법률 제8778호로 개정되기 전의 것) 제61조 제2항(현행 제70조 제2항 참조).

80-3. 제80조의3(준용규정)

(1) 현 행

제80조의3(준용규정)
간호조무사에 대하여는 제8조, 제9조, 제12조, 제16조, 제19조, 제20조, 제22조, 제23조, 제59조제1항, 제61조, 제65조, 제66조, 제68조, 제83조제1항, 제84조, 제85조, 제87조, 제87조의2, 제88조, 제88조의2 및 제91조를 준용하며, 이 경우 "면허"는 "자격"으로, "면허증"은 "자격증"으로 본다. 〈개정 2016.12.20, 2019.8.27〉

[본조신설 2015.12.29]
[개정 전]
제80조의3(준용규정)
간호조무사에 대하여는 제8조, 제9조, 제12조, 제16조, 제19조, 제20조, 제22조, 제23조, 제59조제1항, 제61조, 제65조, 제66조, 제68조, 제83조제1항, 제84조, 제85조, 제87조, 제88조, 제88조의2 및 제91조를 준용하며, 이 경우 "면허"는 "자격"으로, "면허증"은 "자격증"으로 본다. [개정 2016.12.20]
[본조신설 2015.12.29] [[시행일 2017.1.1.]]

(2) 개선방안

제80조3(간호조무사 준용규정)
간호조무사는 제8조 · 제9조 · 제12조 · 제16조 · 제19조 · 제20조 · 제22조 · 제23조 · 제59조 제1항 · 제61조 · 제65조 · 제66조 · 제68조 · 제83조 제1항 · 제84조 · 제85조 · 제87조 · 제87조2 · 제88조 · 제88조2 · 제91조를 준용한다. 이 경우 "면허"는 "자격"으로, "면허증"은 "자격증"으로 본다. 〈개정 2016.12.20, 2019.8.27〉
[본조신설 2015.12.29]
의료법 일부개정 2020. 12. 29. [법률 제17787호, 시행 2021. 6. 30.] 보건복지부.

【개정방향】
※ 제목변경: 간호조무사 준용규정
※ 명확성 · 간결성 · 가독성
※ 국어문법정비
※ 나열형은 온점(·)을 사용하여 법조문을 읽기 쉽게 줄임
※ 간호조무사에 대하여는⇒간호조무사는
※ 제88조의2 및 제91조를 준용하며, 이 경우 "면허"는 "자격"으로, "면허증"은 "자격증"으로 본다.⇒제88조2 · 제91조를 준용한다. 이 경우 "면허"는 "자격"으로, "면허증"은 "자격증"으로 본다. 〈개정 2016.12.20, 2019.8.27〉

[개정 전]
제80조3(간호조무사 준용규정)
간호조무사는 제8조 · 제9조 · 제12조 · 제16조 · 제19조 · 제20조 · 제22조 · 제23조 · 제59조 제1항 · 제61조 · 제65조 · 제66조 · 제68조 · 제83조 제1항 · 제84조 · 제85조 · 제87조 · 제88조 · 제88조2 · 제91조를 준용한다. 이 경우 "면허"는 "자격"으로, "면허증"은 "자격증"으로 본다.
[본조신설 2015.12.29] [[시행일 2017.1.1.]]

(3) 해 설

가. 의료법 제80조3은 간호조무사 준용규정을 규정하고 있다. 2019년 8월 27일 제87조2(벌칙)가 신설되었다. 그래서 추가되었다.

나. 주요내용을 보면, 간호조무사는 제8조·제9조·제12조·제16조·제19조·제20조·제22조·제23조·제59조 제1항·제61조·제65조·제66조·제68조·제83조 제1항·제84조·제85조·제87조·**제87조2**·제88조·제88조2·제91조를 준용한다. 이 경우 "면허"는 "자격"으로, "면허증"은 "자격증"으로 본다. 〈개정 2016.12.20, 2019.8.27〉

[본조신설 2015.12.29]

의료법 일부개정 2020. 12. 29. [법률 제17787호, 시행 2021. 6. 30.] 보건복지부.

81. 제81조(의료유사업자)

(1) 현 행

제81조(의료유사업자)
① 이 법이 시행되기 전의 규정에 따라 자격을 받은 접골사(接骨士), 침사(鍼士), 구사(灸士)(이하 "의료유사업자"라 한다)는 제27조에도 불구하고 각 해당 시술소에서 시술(施術)을 업(業)으로 할 수 있다.
② 의료유사업자에 대하여는 이 법 중 의료인과 의료기관에 관한 규정을 준용한다. 이 경우 "의료인"은 "의료유사업자"로, "면허"는 "자격"으로, "면허증"은 "자격증"으로, "의료기관"은 "시술소"로 한다.
③ 의료유사업자의 시술행위, 시술업무의 한계 및 시술소의 기준 등에 관한 사항은 보건복지부령으로 정한다. [개정 2008.2.29 제8852호(정부조직법), 2010.1.18 제9932호(정부조직법)] [[시행일 2010.3.19.]]

【문제점】
※ ① 제27조에도 불구하고⇒제27조와 달리 의미인가. 제27조 경우(제안)
※ ② 의료유사업자에 대하여는⇒주어가 왜 이렇게 표현되는가. 의료유사업자는
※ ③ 의료유사업자의 시술행위, 시술업무의 한계 및 시술소의 기준 등에 관한 사항은⇒일본식 조사 '의'와 한칸 띄어쓰기+및+등에 관한 사항. 복잡하다⇒
  ③ 의료유사업자 시술행위·시술업무한계·시술소기준에 관한 사항은(제안)

(2) 개선방안

> **제81조**(의료유사업자 준용규정)
> ① 이 법이 시행되기 전의 규정에 근거하여 자격을 받은 접골사(接骨士)·침사(鍼士)·구사(灸士)(이하 "의료유사업자"라 한다)는 제27조 경우, 각 해당 시술소에서 시술(施術)을 업(業)으로 할 수 있다.
> ② 의료유사업자는 이 법 중 의료인·의료기관에 관한 규정을 준용한다. 이 경우 "의료인"은 "의료유사업자"로, "면허"는 "자격"으로, "면허증"은 "자격증"으로, "의료기관"은 "시술소"로 한다.
> ③ 의료유사업자 시술행위·시술업무 한계·시술소 기준에 관한 사항은 보건복지부령으로 정한다. [개정 2008.2.29 제8852호(정부조직법), 2010.1.18 제9932호(정부조직법)] [[시행일 2010.3.19]]
>
> 【개정방향】
> ※ 제목변경: 의료유사업자 준용규정
> ※ 명확성·간결성·가독성
> ※ 국어문법정비
> ※ 나열형은 온점(·)을 사용하여 법조문을 읽기 쉽게 줄임
> ※ 일본식 '의' 삭제
> ※ ① 이 법이 시행되기 전의 규정에 따라 자격을 받은 접골사(接骨士), 침사(鍼士), 구사(灸士)(이하 "의료유사업자"라 한다)는 제27조에도 불구하고 각 해당 시술소에서 시술(施術)을 업(業)으로 할 수 있다.⇒① 이 법이 시행되기 전의 규정에 근거하여 자격을 받은 접골사(接骨士)·침사(鍼士)·구사(灸士)(이하 "의료유사업자"라 한다)는 제27조 경우, 각 해당 시술소에서 시술(施術)을 업(業)으로 할 수 있다.

(3) 해 설

가. 의료법 제81조는 의료유사업자와 준용규정을 규정하고 있다.

나. 주요내용을 보면, ① 이 법이 시행되기 전의 규정에 근거하여 자격을 받은 접골사(接骨士)·침사(鍼士)·구사(灸士)(이하 "의료유사업자"라 한다)는 제27조 경우, 각 해당 시술소에서 시술(施術)을 업(業)으로 할 수 있다.

다. ② 의료유사업자는 이 법 중 의료인·의료기관에 관한 규정을 준용한다. 이 경우 "의료인"은 "의료유사업자"로, "면허"는 "자격"으로, "면허증"은 "자격증"으로, "의료기관"은 "시술소"로 한다.

라. ③ 의료유사업자 시술행위·시술업무 한계·시술소 기준에 관한 사항은 보건복지부령으로 정한다.

82. 제82조(안마사)

(1) 현 행

제82조(안마사)
① 안마사는 「장애인복지법」에 따른 시각장애인 중 다음 각 호의 어느 하나에 해당하는 자로서 시·도지사에게 자격인정을 받아야 한다. [개정 2008.2.29 제8852호(정부조직법), 2010.1.18 제9932호(정부조직법)] [[시행일 2010.3.19]]
  1. 「초·중등교육법」 제2조제5호에 따른 특수학교 중 고등학교에 준한 교육을 하는 학교에서 제4항에 따른 안마사의 업무한계에 따라 물리적 시술에 관한 교육과정을 마친 자
  2. 중학교 과정 이상의 교육을 받고 보건복지부장관이 지정하는 안마수련기관에서 2년 이상의 안마수련과정을 마친 자
② 제1항의 안마사는 제27조에도 불구하고 안마업무를 할 수 있다.
③ 안마사에 대하여는 이 법 중 제8조,제25조,제28조 부터 제32조까지, 제33조제2항제1호·제3항·제5항·제8항 본문, 제36조,제40조,제59조제1항,제61조,제63조(제36조를 위반한 경우만을 말한다), 제64조 부터 제66조까지, 제68조,제83조,제84조를 준용한다. 이 경우 "의료인"은 "안마사"로, "면허"는 "자격"으로, "면허증"은 "자격증"으로, "의료기관"은 "안마시술소 또는 안마원"으로, "해당 의료관계단체의 장"은 "안마사회장"으로 한다.[개정 2009.1.30] [[시행일 2010.1.31]]
④ 안마사의 업무한계, 안마시술소나 안마원의 시설 기준 등에 관한 사항은 보건복지부령으로 정한다.[개정 2008.2.29 제8852호(정부조직법), 2010.1.18 제9932호(정부조직법)] [[시행일 2010.3.19]]

(2) 개선방안

제82조(안마사)
① 안마사는 「장애인복지법」에 근거하여 시각장애인 중 다음 각 호 어느 하나에 해당하는 사람으로서 시장·도지사에게 자격인정을 받아야 한다. [개정 2008.2.29 제8852호(정부조직법), 2010.1.18 제9932호(정부조직법)] [[시행일 2010.3.19]]
  1. 「초·중등교육법」 제2조 제5호에 근거하여 특수학교 중·고등학교에 준한 교육을 하는 학교에서 제4항에 근거하여 안마사의 업무한계에 따라 물리시술에 관한 교육과정을 마친 사람
  2. 중학교 과정 이상의 교육을 받고 보건복지부장관이 지정하는 안마수련기관에서 2년 이상 안마수련과정을 마친 사람
② 제1항 안마사는 제27조 경우, 안마업무를 할 수 있다.

③ 안마사는 의료법 제8조 · 제25조 · 제28조 · 제29조 · 제30조 · 제31조 · 제32조 · 제33조제2항 제1호 · 제3항 · 제5항 · 제8항 본문 · 제36조 · 제40조 · 제59조 제1항 · 제61조 · 제63조(제36조를 위반한 경우만을 말한다) · 제64조 · 제65조 · 제66조 · 제68조 · 제83조 · 제84조를 준용한다. 이 경우 "의료인"은 "안마사"로, "면허"는 "자격"으로, "면허증"은 "자격증"으로, "의료기관"은 "안마시술소 또는 안마원"으로, "해당 의료관계단체의 장"은 "안마사회장"으로 한다. [개정 2009.1.30] [[시행일 2010.1.31]]
④ 안마사의 업무한계와 안마시술소 · 안마원 시설기준에 관한 사항은 보건복지부령으로 정한다. [개정 2008.2.29 제8852호(정부조직법), 2010.1.18 제9932호(정부조직법)] [[시행일 2010.3.19]]

【개정방향】
※ 명확성 · 간결성 · 가독성
※ 국어문법정비
※ 나열형은 온점(·)을 사용하여 법조문을 읽기 쉽게 줄임
※ 일본식 '의' 삭제

(3) 해 설

가. 의료법 제82조는 안마사를 규정하고 있다.
나. 주요내용을 보면, ① 안마사는 「장애인복지법」에 근거하여 시각장애인 중 다음 각 호 어느 하나에 해당하는 사람으로서 시장 · 도지사에게 자격인정을 받아야 한다. [개정 2008.2.29 제8852호(정부조직법), 2010.1.18 제9932호(정부조직법)] [[시행일 2010.3.19]]
  1. 「초 · 중등교육법」 제2조 제5호에 근거하여 특수학교 중 · 고등학교에 준한 교육을 하는 학교에서 제4항에 근거하여 안마사의 업무한계에 따라 물리적 시술에 관한 교육과정을 마친 사람
  2. 중학교 과정 이상의 교육을 받고 보건복지부장관이 지정하는 안마수련기관에서 2년 이상 안마수련과정을 마친 사람
다. ② 제1항 안마사는 제27조 경우, 안마업무를 할 수 있다.
라. ③ 안마사는 의료법 제8조 · 제25조 · 제28조 · 제29조 · 제30조 · 제31조 · 제32조 · 제33조제2항 제1호 · 제3항 · 제5항 · 제8항 본문 · 제36조 · 제40조 · 제59조 제1항 · 제61조 · 제63조(제36조를 위반한 경우만을 말한다) · 제64조 · 제65조 · 제66조 · 제68조 · 제83조 · 제84조를 준용한다. 이 경우 "의료인"은 "안마사"로, "면허"는 "자격"으로, "면허증"은 "자격증"으로, "의료기관"은 "안마

시술소 또는 안마원"으로, "해당 의료관계단체의 장"은 "안마사회장"으로 한다. [개정 2009.1.30] [[시행일 2010.1.31]]
④ 안마사의 업무한계와 안마시술소·안마원 시설기준에 관한 사항은 보건복지부령으로 정한다. [개정 2008.2.29 제8852호(정부조직법), 2010.1.18 제9932호(정부조직법)] [[시행일 2010.3.19.]]

(4) 관련 판례

> **쟁점판례 88 대한민국 영역 외에서 안마업**
>
> 대법원 2018. 2. 8. 선고 2014도10051 판결
> [성매매알선등행위의처벌에관한법률위반(성매매알선등)·외국환거래법위반·의료법위반]
>
> Q. 피고인이 외국에서 안마시술업소를 운영하면서 안마사 자격이 없는 종업원들을 고용한 다음 그곳을 찾아오는 손님들로부터 서비스대금을 받고 마사지와 유사성교행위를 하도록 하였다는 취지의 의료법 위반 및 성매매알선 등 행위의 처벌에 관한 법률 위반 공소사실이 각 유죄로 인정된 사안이다.
> Q. 의료법 위반죄와 성매매알선 등 행위의 처벌에 관한 법률 위반죄가 실체적 경합관계에 있다고 보면서도 유사성교행위가 포함된 서비스대금 전액의 추징을 명한 원심판단의 결론을 수긍한 사례.
> Q. 대한민국 영역 외에서 안마업을 하려는 사람에게 의료법 제82조 제1항에 따라 시·도지사의 자격인정을 받아야 할 의무가 있는지 여부(소극)
> Q. 내국인이 대한민국 영역 외에서 안마업을 하는 경우, 위와 같은 의무위반을 처벌하는 의료법 제88조 제3호의 구성요건에 해당하는지 여부(소극)

가. 피고인이 마사지를 제외한 유사성교행위의 요금을 따로 정하지 아니하고 마사지가 포함된 전체 요금만을 정해 두고 영업을 한 점 등에 비추어, 피고인 운영의 안마시술업소에서 행한 마사지와 유사성교행위가 의료법 위반죄와 성매매알선 등 행위의 처벌에 관한 법률 위반죄의 실체적 경합관계에 있더라도 손님으로부터 지급받는 서비스대금은 그 전부가 마사지 대가이면서 동시에 유사성교행위의 대가라고 보아 유사성교행위가 포함된 서비스대금 전액의 추징을 명한 원심판단의 결론을 수긍한 사례.

나. 의료법 제82조 제1항은 "안마사는 장애인복지법에 따른 시각장애인 중 다음 각호의 어느 하나에 해당하는 자로서 시·도지사에게 자격인정을 받아야 한다."라고 규정하고, 의료법 제88조 제3호는 위 제82조 제1항에 따른 안마사 자격인정을 받지 아니하고 영리를 목적으로 안마를 한 사람을 처벌하도록 규정하고 있다.

다. 그런데 의료법 제82조 제1항에 따른 안마사의 자격은 우리나라 시·도지사의 자격인정에 의하여 부여되는 것으로서 안마사를 시·도지사의 자격인정을 받은 시각장애인으로 제한하는 위 규정의 목적이 시각장애인에게 안마업을 독점시킴으로써 그들의 생계를 지원하고 직업활동에 참여할 수 있는 기회를 제공하려는 데 있음을 고려하면, **대한민국 영역 외에서 안마업을 하려는 사람에게까지 시·도지사의 자격인정을 받아야 할 의무가 있다고 보기는 어렵다. 따라서 내국인이 대한민국 영역 외에서 안마업을 하는 경우에는 위와 같은 의무위반을 처벌하는 의료법 제88조 제3호의 구성요건 해당성이 없다.**

라. 【참조조문】 [1] 형법 제37조, 의료법 제82조 제1항, 구 의료법(2015. 12. 22. 법률 제13599호로 개정되기 전의 것) 제88조(현행 제88조 제3호 참조), 구 의료법(2016. 12. 20. 법률 제14438호로 개정되기 전의 것) 제91조, 성매매알선 등 행위의 처벌에 관한 법률 제19조 제2항 제1호, 제25조 [2] 의료법 제82조 제1항, 제88조 제3호.

83. 제83조(경비 보조 등)

(1) 현 행

> 제83조(경비 보조 등)
> ① 보건복지부장관 또는 시·도지사는 국민보건 향상을 위하여 필요하다고 인정될 때에는 의료인·의료기관·중앙회 또는 의료 관련 단체에 대하여 시설, 운영 경비, 조사·연구 비용의 전부 또는 일부를 보조할 수 있다. 〈개정 2008.2.29, 2010.1.18, 2010.7.23〉
> ② 보건복지부장관은 다음 각 호의 의료기관이 인증을 신청할 때 예산의 범위에서 인증에 소요되는 비용의 전부 또는 일부를 보조할 수 있다. 〈신설 2010.7.23, 2020.3.4〉
> 1. 제58조의4제2항 및 제3항에 따라 인증을 신청하여야 하는 의료기관

2. 300병상 미만인 의료기관(종합병원은 제외한다) 중 보건복지부장관이 정하는 기준에 해당하는 의료기관

의료법 일부개정 2020. 12. 29. [법률 제17787호, 시행 2021. 6. 30.] 보건복지부.

[개정 전]
제83조(경비 보조 등)
① 보건복지부장관 또는 시·도지사는 국민보건 향상을 위하여 필요하다고 인정될 때에는 의료인·의료기관·중앙회 또는 의료 관련 단체에 대하여 시설, 운영 경비, 조사·연구 비용의 전부 또는 일부를 보조할 수 있다. [개정 2008.2.29 제8852호(정부조직법), 2010.1.18 제9932호(정부조직법), 2010.7.23] [[시행일 2011.1.24]]
② 보건복지부장관은 다음 각 호의 의료기관이 인증을 신청할 때 예산의 범위에서 인증에 소요되는 비용의 전부 또는 일부를 보조할 수 있다. [신설 2010.7.23.] [[시행일 2011.1.24]]
  1. 제58조의4제2항에 따라 인증을 신청하여야 하는 의료기관 [[시행일 2013.1.1]]
  2. 300병상 미만인 의료기관(종합병원은 제외한다) 중 보건복지부장관이 정하는 기준에 해당하는 의료기관

(2) 개선방안

제83조(시설·운영경비·조사·연구비용전부·연구비용일부 보조)
① 보건복지부장관·시장·도지사는 국민보건 향상을 위하여 필요하다고 인정될 경우, 의료인·의료기관·중앙회·의료 관련 단체에게 시설·운영경비·조사·연구비용전부·연구비용일부를 보조할 수 있다. [개정 2008.2.29 제8852호(정부조직법), 2010.1.18 제9932호(정부조직법), 2010.7.23] [[시행일 2011.1.24]]
② 보건복지부장관은 다음 각 호 의료기관이 인증을 신청할 경우, 예산범위에서 인증에 소요되는 비용전부·비용일부를 보조할 수 있다. 〈신설 2010.7.23, 2020.3.4〉
  1. 제58조4 제2항과 **제3항**에 근거하여 인증을 **신청하는** 의료기관
  2. 300병상 미만인 의료기관(종합병원은 제외한다) 중 보건복지부장관이 정하는 기준에 해당하는 의료기관

의료법 일부개정 2020. 12. 29. [법률 제17787호, 시행 2021. 6. 30.] 보건복지부.

【개정방향】
※ 제목변경: 시설·운영경비·조사·연구비용전부·연구비용일부 보조
※ 명확성·간결성·가독성
※ 국어문법정비. 주어+간접목적어+직접목적어+동사, 일본식 '의' 삭제
※ 나열형은 온점(·)을 사용하여 법조문을 읽기 쉽게 줄임
※ 따라 인증을 **신청하여야 하는** 의료기관⇒근거하여 인증을 **신청하는** 의료기관
※ 의료인·의료기관·중앙회 **또는 의료 관련 단체에 대하여**⇒의료인·의료기관·중앙회·의료 관련 단체에게

[개정 전]
제83조(시설·운영경비·조사·연구비용전부·연구비용일부 보조)
① 보건복지부장관·시장·도지사는 국민보건 향상을 위하여 필요하다고 인정될 경우, 의료인·의료기관·중앙회·의료 관련 단체에게 시설·운영경비·조사·연구비용전부·연구비용일부를 보조할 수 있다. [개정 2008.2.29 제8852호(정부조직법), 2010.1.18 제9932호(정부조직법), 2010.7.23] [[시행일 2011.1.24]]
② 보건복지부장관은 다음 각 호 의료기관이 인증을 신청할 경우, 예산범위에서 인증에 소요되는 비용전부·비용일부를 보조할 수 있다. [신설 2010.7.23.] [[시행일 2011.1.24]]
  1. 제58조4 제2항에 근거하여 인증을 신청하는 의료기관 [[시행일 2013.1.1]]
  2. 300병상 미만인 의료기관(종합병원은 제외한다) 중 보건복지부장관이 정하는 기준에 해당하는 의료기관

(3) 해 설
가. 의료법 제83조는 시설·운영경비·조사·연구비용전부·연구비용일부 보조를 규정하고 있다. 2020년 3월 4일 제2항 제1호가 신설되었다.
나. 주요내용을 보면, ① 보건복지부장관·시장·도지사는 국민보건 향상을 위하여 필요하다고 인정될 경우, 의료인·의료기관·중앙회·의료 관련 단체에 대하여 시설·운영경비·조사·연구비용전부·연구비용일부를 보조할 수 있다. [개정 2008.2.29 제8852호(정부조직법), 2010.1.18 제9932호(정부조직법), 2010.7.23] [[시행일 2011.1.24]]
다. ② 보건복지부장관은 다음 각 호 의료기관이 인증을 신청할 경우, 예산범위에서 인증에 소요되는 비용전부·비용일부를 보조할 수 있다. 〈신설 2010.7.23, 2020.3.4〉

1. 제58조4 제2항과 제3항에 근거하여 인증을 신청하여야 하는 의료기관
   2. 300병상 미만인 의료기관(종합병원은 제외한다) 중 보건복지부장관이 정하는 기준에 해당하는 의료기관

의료법 일부개정 2020. 12. 29. [법률 제17787호, 시행 2021. 6. 30.] 보건복지부.

84. 제84조(청문)

(1) 현 행

제84조(청문)
보건복지부장관, 시·도지사 또는 시장·군수·구청장은 다음 각 호의 어느 하나에 해당하는 처분을 하려면 청문을 실시하여야 한다. 〈개정 2008.2.29, 2010.1.18, 2010.7.23, 2016.12.20, 2020.3.4〉
   1. 제23조의2제4항에 따른 인증의 취소
   2. 제51조에 따른 설립 허가의 취소
   3. 제58조의10에 따른 의료기관 인증 또는 조건부인증의 취소
   4. 제63조에 따른 시설·장비 등의 사용금지 명령
   5. 제64조제1항에 따른 개설허가 취소나 의료기관 폐쇄 명령
   6. 제65조제1항에 따른 면허의 취소

의료법 일부개정 2020. 12. 29. [법률 제17787호, 시행 2021. 6. 30.] 보건복지부.

[개정 전]
제84조(청문)
보건복지부장관, 시·도지사 또는 시장·군수·구청장은 다음 각 호의 어느 하나에 해당하는 처분을 하려면 청문을 실시하여야 한다. [개정 2008.2.29 제8852호(정부조직법), 2010.1.18 제9932호(정부조직법), 2010.7.23, 2016.12.20] [[시행일 2017. 6.21]]
   1. 제23조의2제4항에 따른 인증의 취소
   2. 제51조에 따른 설립 허가의 취소
   3. 제58조의9에 따른 의료기관 인증 또는 조건부인증의 취소
   4. 제63조에 따른 시설·장비 등의 사용금지 명령
   5. 제64조제1항에 따른 개설허가 취소나 의료기관 폐쇄 명령
   6. 제65조제1항에 따른 면허의 취소

(2) 개선방안

제84조(청문)
보건복지부장관·시장·도지사·군수·구청장은 다음 각 호 어느 하나에 해당하는 사항을 처분하려면, 해당자에게 청문을 실시하여야 한다. 〈개정 2008.2.29, 2010. 1.18, 2010.7.23, 2016.12.20, 2020.3.4〉
   1. 제23조2 제4항 인증취소
   2. 제51조 설립허가취소
   3. 제58조10 의료기관인증취소·의료기관조건부인증취소
   4. 제63조 시설·장비 사용금지 명령
   5. 제64조 제1항 개설허가 취소·의료기관 폐쇄명령
   6. 제65조 제1항 면허취소
의료법 일부개정 2020. 12. 29. [법률 제17787호, 시행 2021. 6. 30.] 보건복지부.

【개정방향】
※ 명확성·간결성·가독성
※ 국어문법정비
※ 나열형은 온점(·)을 사용하여 법조문을 읽기 쉽게 줄임
※ 일본식 '의' 삭제

[개정 전]
제84조(청문)
보건복지부장관·시장·도지사·군수·구청장은 다음 각 호 어느 하나에 해당하는 사항을 처분하려면, 해당자에게 청문을 실시하여야 한다. [개정 2008.2.29 제8852호(정부조직법), 2010.1.18 제9932호(정부조직법), 2010.7.23, 2016.12.20] [[시행일 2017.6.21]]
   1. 제23조2 제4항 인증취소
   2. 제51조 설립허가취소
   3. 제58조9 의료기관인증취소·의료기관조건부인증취소
   4. 제63조 시설·장비 사용금지 명령
   5. 제64조 제1항 개설허가 취소·의료기관 폐쇄명령
   6. 제65조 제1항 면허취소

(3) 해 설
가. 의료법 제84조는 청문을 규정하고 있다. 2020년 3월 4일 제3호가 개정되었다.
나. 주요내용을 보면, 보건복지부장관·시장·도지사·군수·구청장은 다음 각 호

어느 하나에 해당하는 사항을 처분하려면, 해당자에게 청문을 실시하여야 한다. 〈개정 2008.2.29, 2010.1.18, 2010.7.23, 2016.12.20, 2020.3.4〉
1. 제23조2 제4항 인증취소
2. 제51조 설립허가취소
3. 제58조10 의료기관인증취소·의료기관조건부인증취소
4. 제63조 시설·장비 사용금지 명령
5. 제64조 제1항 개설허가 취소·의료기관 폐쇄명령
6. 제65조 제1항 면허취소
의료법 일부개정 2020. 12. 29. [법률 제17787호, 시행 2021. 6. 30.] 보건복지부.
다. 청문절차는 소명기회를 주는 절차이다. 충분한 소명기회는 행정소송을 줄이는 길이다.

85. 제85조(수수료)

(1) 현 행

제85조(수수료)
① 이 법에 따른 의료인의 면허나 면허증을 재교부 받으려는 자, 국가시험등에 응시하려는 자, 진단용 방사선 발생 장치의 검사를 받으려는 자, 진단용 방사선 발생장치 안전관리책임자 교육을 받으려는 자는 보건복지부령으로 정하는 바에 따라 수수료를 내야 한다. 〈개정 2008.2.29, 2010.1.18, 2020.12.29〉
② 제9조제2항에 따른 한국보건의료인국가시험원은 제1항에 따라 납부받은 국가시험등의 응시수수료를 보건복지부장관의 승인을 받아 시험 관리에 필요한 경비에 직접 충당할 수 있다. 〈개정 2008.2.29, 2010.1.18, 2015.6.22〉
의료법 일부개정 2020. 12. 29. [법률 제17787호, 시행 2021. 6. 30.] 보건복지부.

[개정 전]
제85조(수수료)
① 이 법에 따른 의료인의 면허나 면허증을 재교부 받으려는 자, 국가시험등에 응시하려는 자, 진단용 방사선 발생 장치의 검사를 받으려는 자는 보건복지부령으로 정하는 바에 따라 수수료를 내야 한다. [개정 2008.2.29 제8852호(정부조직법), 2010.1.18 제9932호(정부조직법)] [[시행일 2010.3.19]]

② 제9조제2항에 따른 한국보건의료인국가시험원은 제1항에 따라 납부받은 국가시험등의 응시수수료를 보건복지부장관의 승인을 받아 시험 관리에 필요한 경비에 직접 충당할 수 있다.[개정 2008.2.29 제8852호(정부조직법), 2010.1.18 제9932호(정부조직법), 2015.6.22 제13367호(한국보건의료인국가시험원법)] [[시행일 2015.12.23]]

(2) 개선방안

제85조(수수료)
① 이 법에 근거하여 의료인 면허·의료인 면허증을 재교부 받으려는 사람·국가시험에 응시하려는 사람·진단용 방사선 발생 장치의 검사를 받으려는 사람·**진단용 방사선 발생장치 안전관리책임자 교육을 받으려는 사람**은 보건복지부령에 근거하여 수수료를 내야 한다. 〈개정 2008.2.29, 2010.1.18, 2020.12.29〉
② 제9조 제2항에 규정된 한국보건의료인국가시험원은 **보건복지부장관에게 승인을 받아** 제1항에 근거하여 납부받은 국가시험 응시수수료를 시험관리에 필요한 경비에 직접 충당할 수 있다. 〈개정 2008.2.29, 2010.1.18, 2015.6.22〉
의료법 일부개정 2020. 12. 29. [법률 제17787호, 시행 2021. 6. 30.] 보건복지부.

[개정 전]
제85조(수수료)
① 이 법에 근거하여 의료인 면허·의료인 면허증을 재교부 받으려는 사람·국가시험에 응시하려는 사람·진단용 방사선 발생 장치의 검사를 받으려는 사람은 보건복지부령에 근거하여 수수료를 내야 한다. [개정 2008.2.29 제8852호(정부조직법), 2010.1.18 제9932호(정부조직법)] [[시행일 2010.3.19]]
② 제9조 제2항에 규정된 한국보건의료인국가시험원은 보건복지부장관에게 승인을 받아 제1항에 근거하여 납부받은 국가시험 응시수수료를 시험관리에 필요한 경비에 직접 충당할 수 있다.[개정 2008.2.29 제8852호(정부조직법), 2010.1.18 제9932호(정부조직법), 2015.6.22 제13367호(한국보건의료인국가시험원법)] [[시행일 2015.12.23]]

【개정방향】
※ 명확성·간결성·가독성
※ 국어문법정비. 주어+간접목적어+직접목적어+동사. **~에게 승인을 받아~를 충당**
※ 나열형은 온점(·)을 사용하여 법조문을 읽기 쉽게 줄임
※ 일본식 '의' 삭제. 중국식 '적' 삭제
※ ~자⇒사람으로 통일

(3) 해 설

가. 의료법 제85조는 수수료를 규정하고 있다.

나. 주요내용을 보면, ① 이 법에 근거하여 의료인 면허 · 의료인 면허증을 재교부 받으려는 사람 · 국가시험에 응시하려는 사람 · 진단용 방사선 발생 장치의 검사를 받으려는 사람 · **진단용 방사선 발생장치 안전관리책임자 교육을 받으려는 사람은** 보건복지부령에 근거하여 수수료를 내야 한다. 〈개정 2008.2.29, 2010.1.18, 2020.12.29〉

다. ② 제9조 제2항에 규정된 한국보건의료인국가시험원은 보건복지부장관에게 승인을 받아 제1항에 근거하여 납부받은 국가시험 응시수수료를 시험관리에 필요한 경비에 직접 충당할 수 있다. 〈개정 2008.2.29, 2010.1.18., 2015.6.22.〉

의료법 개정 2020. 12. 29. [법률 제17787호, 시행 2021. 6. 30.] 보건복지부.

86. 제86조(권한의 위임 및 위탁)

(1) 현 행

제86조(권한의 위임 및 위탁)
① 이 법에 따른 보건복지부장관 또는 시 · 도지사의 권한은 그 일부를 대통령령으로 정하는 바에 따라 질병관리청장, 시 · 도지사 또는 시장 · 군수 · 구청장이나 보건소장에게 위임할 수 있다. 〈개정 2008.2.29, 2010.1.18, 2020.8.11〉
② 보건복지부장관은 이 법에 따른 업무의 일부를 대통령령으로 정하는 바에 따라 관계 전문기관에 위탁할 수 있다. 〈개정 2008.2.29, 2010.1.18〉

의료법 일부개정 2020. 12. 29. [법률 제17787호, 시행 2021. 6. 30.] 보건복지부.

[개정 전]
제86조(권한의 위임 및 위탁)
① 이 법에 따른 보건복지부장관 또는 시 · 도지사의 권한은 그 일부를 대통령령으로 정하는 바에 따라 시 · 도지사, 질병관리본부장 또는 시장 · 군수 · 구청장이나 보건소장에게 위임할 수 있다. [개정 2008.2.29 제8852호(정부조직법), 2010.1.18 제9932호(정부조직법)] [[시행일 2010.3.19]]
② 보건복지부장관은 이 법에 따른 업무의 일부를 대통령령으로 정하는 바에 따라

관계 전문기관에 위탁할 수 있다. [개정 2008.2.29 제8852호(정부조직법), 2010. 1.18 제9932호(정부조직법)] [[시행일 2010.3.19]]

(2) 개선방안

제86조(권한위임과 위탁)
① 이 법에 근거하여 보건복지부장관·시장·도지사 권한은 그 일부를 대통령령에 근거하여 **질병관리청장**·시장·도지사·군수·구청장·보건소장에게 위임할 수 있다. 〈개정 2008.2.29, 2010.1.18, 2020.8.11〉
② 보건복지부장관은 이 법에 규정된 업무일부를 대통령령에 근거하여 관계 전문기관에 위탁할 수 있다. 〈개정 2008.2.29, 2010.1.18〉
의료법 일부개정 2020. 12. 29. [법률 제17787호, 시행 2021. 6. 30.] 보건복지부.

【개정방향】
※ 제목변경: 권한위임과 위탁
※ 명확성·간결성·가독성
※ 나열형은 온점(·)을 사용하여 법조문을 읽기 쉽게 줄임
※ 국어문법정비. 일본식 '의' 삭제. 도지사의 권한은⇒도지사 권한은
※ ① 이 법에 따른 보건복지부장관 또는 시·도지사의 권한은 그 일부를 대통령령으로 정하는 바에 따라 질병관리청장, 시·도지사 또는 시장·군수·구청장이나 보건소장에게 위임할 수 있다.⇒① 이 법에 근거하여 보건복지부장관·시장·도지사 권한은 그 일부를 대통령령에 근거하여 질병관리청장·시장·도지사·군수·구청장·보건소장에게 위임할 수 있다.
※ ② 보건복지부장관은 이 법에 따른 업무의 일부를 대통령령으로 정하는 바에 따라⇒② 보건복지부장관은 이 법에 규정된 업무일부를 대통령령에 근거하여

[개정 전]
제86조(권한위임과 위탁)
① 이 법에 근거하여 보건복지부장관·시장·도지사 권한은 그 일부를 대통령령에 근거하여 시장·도지사·질병관리본부장·군수·구청장·보건소장에게 위임할 수 있다. [개정 2008.2.29 제8852호(정부조직법), 2010.1.18 제9932호(정부조직법)] [[시행일 2010.3.19]]
② 보건복지부장관은 이 법에 규정된 업무일부를 대통령령에 근거하여 관계 전문기관에 위탁할 수 있다. [개정 2008.2.29 제8852호(정부조직법), 2010.1.18 제9932호(정부조직법)] [[시행일 2010.3.19]]

(3) 해 설

가. 의료법 제86조는 권한위임과 위탁을 규정하고 있다. 2020년 8월 11일 개정되었다. 질병관리본부가 질병관리청으로 승격되었다.

나. 주요내용을 보면, ① 이 법에 근거하여 보건복지부장관 · 시장 · 도지사 권한은 그 일부를 대통령령에 근거하여 질병관리청장 · 시장 · 도지사 · 군수 · 구청장 · 보건소장에게 위임할 수 있다. 〈개정 2008.2.29, 2010.1.18., 2020.8.11〉
② 보건복지부장관은 이 법에 규정된 업무일부를 대통령령에 근거하여 관계 전문기관에 위탁할 수 있다. 〈개정 2008.2.29, 2010.1.18〉
의료법 일부개정 2020. 12. 29. [법률 제17787호, 시행 2021. 6. 30.] 보건복지부.

86. 제86조의2(벌칙 적용에서 공무원 의제)

(1) 현 행

제86조의2(벌칙 적용에서 공무원 의제)
제57조의2제4항에 따른 심의위원회 위원은 「형법」 제129조부터 제132조까지의 규정을 적용할 때에는 공무원으로 본다.
[본조신설 2018.3.27.]
의료법 일부개정 2020. 12. 29. [법률 제17787호, 시행 2021. 6. 30.] 보건복지부.

(2) 개선방안

제86조2(벌칙 적용에서 공무원 의제)
제57조2 제4항에 규정된 심의위원회 위원은 「형법」 제129조 · 제130조 · 제131조 · 제132조 규정을 적용할 때에는 공무원으로 본다.
[본조신설 2018.3.27.]
의료법 일부개정 2020. 12. 29. [법률 제17787호, 시행 2021. 6. 30.] 보건복지부.

【개정방향】
※ 명확성 · 간결성 · 가독성
※ 국어문법정비
※ 나열형은 온점(·)을 사용하여 법조문을 읽기 쉽게 줄임
※ 일본식 '의' 삭제

(3) 해 설

가. 의료법 제86조2는 벌칙 적용에서 공무원 의제를 규정하고 있다.
나. 주요내용을 보면, 제57조2 제4항에 규정된 심의위원회 위원은 「형법」 제129조·제130조·제131조·제132조 규정을 적용할 때에는 공무원으로 본다.

86-3. 제86조의3(권한의 위임 및 위탁)

(1) 현 행

> 제86조의3(기록의 보존·보관 의무에 대한 면책)
> 제22조제2항, 제23조제1항 또는 제40조의2제1항에 따라 보존·보관하여야 하는 기록이 천재지변이나 그 밖의 불가항력으로 멸실된 경우에는 해당 기록의 보존·보관의무자는 제64조, 제66조 또는 제90조에 따른 책임을 면한다. 〈개정 2020.3.4〉
> [본조신설 2019.4.23]
> 의료법 일부개정 2020. 12. 29. [법률 제17787호, 시행 2021. 6. 30.] 보건복지부.

(2) 개선방안

> 제86조3(기록보존·기록보관 의무면책)
> 제22조 제2항·제23조 제1항·제40조2 제1항에 근거하여 보존·보관하여야 하는 기록이 천재지변·그 밖의 불가항력으로 멸실된 경우, 해당 기록 보존의무자·보관의무자는 제64조·제66조·제90조에 따른 책임을 면한다. 〈개정 2020.3.4〉
> [본조신설 2019.4.23]
> 【개정방향】 제목변경: 기록보존·기록보관 의무면책. 명확성·간결성·가독성

(3) 해 설

가. 의료법 제86조3는 기록보존·기록보관 의무면책을 규정하고 있다.
나. 주요내용을 보면, 제22조 제2항·제23조 제1항·제40조2 제1항에 근거하여 보존·보관하여야 하는 기록이 천재지변·그 밖의 불가항력으로 멸실된 경우, 해당 기록 보존의무자·보관의무자는 제64조·제66조·제90조에 따른 책임을 면한다. 〈개정 2020.3.4.〉 [본조신설 2019.4.23]

제9장
벌칙

87. 제87조(벌칙) ★★★★★

(1) 현 행

제87조(벌칙)
제33조제2항을 위반하여 의료기관을 개설하거나 운영하는 자는 10년 이하의 징역이나 1억원 이하의 벌금에 처한다.
[본조신설 2019.8.27]
[종전 제87조는 제87조의2로 이동 〈2019.8.27〉]
의료법 일부개정 2020. 12. 29. [법률 제17787호, 시행 2021. 6. 30.] 보건복지부.

[개정 전]
제87조(벌칙)
① 다음 각 호의 어느 하나에 해당하는 자는 5년 이하의 징역이나 5천만원 이하의 벌금에 처한다. [개정 2009.1.30, 2015.12.29, 2016.5.29, 2016.12.20] [[시행일 2017.6.21: 제2호(제21조의2제5항·제8항을 위반한 자에 대한 벌칙에 한정한다)]]
  1. 제4조제4항을 위반하여 면허증을 빌려준 사람
  2. 제12조제2항 및 제3항, 제18조제3항, 제21조의2제5항·제8항, 제23조제3항, 제27조제1항, 제33조제2항·제8항(제82조제3항에서 준용하는 경우를 포함한다)·제10항을 위반한 자. 다만, 제12조제3항의 죄는 피해자의 명시한 의사에 반하여 공소를 제기할 수 없다.
② 삭제 [2016.12.20]

(2) 개선방안

제87조(벌칙)
제33조 제2항을 위반하여 의료기관을 개설한 사람 또는 운영하는 사람은 10년 이하 징역형·1억원 이하 벌금형으로 처벌된다.
[본조신설 2019.8.27]
[종전 제87조는 제87조의2로 이동 〈2019.8.27〉]
의료법 일부개정 2020. 12. 29. [법률 제17787호, 시행 2021. 6. 30.] 보건복지부.
【개정방향】
※ 명확성·간결성·가독성
※ ~자: 사람으로 통일함. 만약 법인도 포함된다면, 사람 또는 의료기관으로 명확하게 명시하는 것이 타당하다고 생각한다.

※ 제33조제2항을 위반하여 의료기관을 개설하거나 운영하는 자는 10년 이하의 징역이나 1억원 이하의 벌금에 처한다.⇒제33조 제2항을 위반하여 의료기관을 개설한 사람 또는 운영하는 사람은 10년 이하 징역형·1억원 이하 벌금형으로 처벌된다.

[개정 전]
제87조(벌칙)
① 다음 각 호 어느 하나에 해당하는 사람은 5년 이하 징역형·5천만원 이하 벌금형으로 처벌된다. [개정 2009.1.30, 2015.12.29, 2016.5.29, 2016.12.20] [[시행일 2017.6.21.: 제2호(제21조2 제5항·제8항을 위반한 사람에 대한 벌칙에 한정한다)]]
  1. 제4조 제4항을 위반하여 면허증을 빌려준 사람
  2. 제12조 제2항·제3항을 위반한 사람. 다만 제12조 제3항 죄는 피해자 명시 의사에 반하여 공소를 제기할 수 없다.
  3. 제18조 제3항을 위반한 사람
  4. 제21조2 제5항·제8항을 위반한 사람
  5. 제23조 제3항을 위반한 사람
  6. 제27조 제1항을 위반한 사람
  7. 제33조 제2항·제8항(제82조 제3항에서 준용하는 경우를 포함한다)·제10항을 위반한 사람.
② 삭제 [2016.12.20]

(3) 해 설
가. 의료법 제87조는 벌칙을 규정하고 있다. 의료법 제16555호, 2019. 8. 27. 일부개정(제67차 개정) 개정 이유를 보면, 의료기관을 개설할 자격이 없는 자가 의료기관을 개설한 경우에 대한 벌칙을 5년 이하의 징역 또는 5천만원 이하의 벌금에서 10년 이하의 징역 또는 1억원 이하의 벌금으로 상향함(제87조).
나. 주요내용을 보면, 제33조 제2항을 위반하여 의료기관을 개설한 사람 또는 운영하는 사람은 10년 이하 징역형·1억원 이하 벌금형으로 처벌된다. [본조신설 2019.8.27.] [종전 제87조는 제87조의2로 이동 〈2019.8.27.〉] 의료법 일부개정 2020. 12. 29. [법률 제17787호, 시행 2021. 6. 30.] 보건복지부.

87-2. 제87조의2(벌칙) ★★★★★

(1) 현 행

제87조의2(벌칙)
① 제12조제3항을 위반한 죄를 범하여 사람을 상해에 이르게 한 경우에는 7년 이하의 징역 또는 1천만원 이상 7천만원 이하의 벌금에 처하고, 중상해에 이르게 한 경우에는 3년 이상 10년 이하의 징역에 처하며, 사망에 이르게 한 경우에는 무기 또는 5년 이상의 징역에 처한다. 〈신설 2019.4.23〉
② 다음 각 호의 어느 하나에 해당하는 자는 5년 이하의 징역이나 5천만원 이하의 벌금에 처한다. 〈개정 2009.1.30, 2015.12.29, 2016.5.29, 2016.12.20, 2019.4.23, 2019.8.27, 2020.3.4, 2020.12.29〉
 1. 제4조의3제1항을 위반하여 면허를 대여한 사람
 1의 2. 제4조의3제2항을 위반하여 면허를 대여받거나 면허 대여를 알선한 사람
 2. 제12조제2항 및 제3항, 제18조제3항, 제21조의2제5항·제8항, 제23조제3항, 제27조제1항, 제33조제2항(제82조제3항에서 준용하는 경우만을 말한다)·제8항(제82조제3항에서 준용하는 경우를 포함한다)·제10항을 위반한 자. 다만, 제12조제3항의 죄는 피해자의 명시한 의사에 반하여 공소를 제기할 수 없다.
 3. 제27조제5항을 위반하여 의료인이 아닌 자에게 의료행위를 하게 하거나 의료인에게 면허 사항 외의 의료행위를 하게 한 자
 4. 제40조의3제3항을 위반하여 직접 보관한 진료기록부등 외 진료기록보관시스템에 보관된 정보를 열람하는 등 그 내용을 확인한 사람
 5. 제40조의3제7항을 위반하여 정당한 접근 권한 없이 또는 허용된 접근 권한을 넘어 진료기록보관시스템에 보관된 정보를 훼손·멸실·변경·위조·유출하거나 검색·복제한 사람
[제87조에서 이동 〈2019.8.27〉]
의료법 일부개정 2020. 12. 29. [법률 제17787호, 시행 2021. 6. 30.] 보건복지부.

[개정 전]
제87조(벌칙)
① 다음 각 호의 어느 하나에 해당하는 자는 5년 이하의 징역이나 5천만원 이하의 벌금에 처한다. [개정 2009.1.30, 2015.12.29, 2016.5.29, 2016.12.20] [[시행일 2017.6.21: 제2호(제21조의2제5항·제8항을 위반한 자에 대한 벌칙에 한정한다)]]
 1. 제4조제4항을 위반하여 면허증을 빌려준 사람
 2. 제12조제2항 및 제3항, 제18조제3항, 제21조의2제5항·제8항,제23조제3항, 제27조제1항, 제33조제2항·제8항(제82조제3항에서 준용하는 경우를 포함

한다) · 제10항을 위반한 자. 다만, 제12조제3항의 죄는 피해자의 명시한 의사에 반하여 공소를 제기할 수 없다.
② 삭제 [2016.12.20]

(2) 개선방안

제87조2(벌칙)
① 제12조 제3항을 위반한 죄를 범하여 사람을 상해에 이르게 한 사람은 7년 이하 징역형 · 1천만원 이상 7천만원 이하 벌금형으로 처벌된다. 중상해에 이르게 한 사람은 3년 이상 10년 이하 징역형으로 처벌된다. 사망에 이르게 한 사람은 무기형 · 5년 이상 징역형으로 처벌된다. 〈신설 2019.4.23.〉
② 다음 각 호 어느 하나에 해당하는 사람은 5년 이하 징역형 · 5천만원 이하 벌금형으로 처벌된다. 〈개정 2009.1.30, 2015.12.29, 2016.5.29, 2016.12.20, 2019.4.23, 2019.8.27, 2020.3.4., 2020.12.29〉
  1. 제4조 제4항을 위반하여 면허증을 빌려준 사람
  1의 2. 제4조3 제2항을 위반하여 면허를 대여받거나 또는 면허 대여를 알선한 사람
  2. 제12조 제2항 · 제3항을 위반한 사람. **다만 제12조 제3항 죄는 피해자 명시 의사에 반하여 공소를 제기할 수 없다.**
  3. 제18조 제3항을 위반한 사람
  4. 제21조2 제5항 · 제8항을 위반한 사람
  5. 제23조 제3항을 위반한 사람
  6. 제27조 제1항을 위반한 사람
  7. 제27조 제5항을 위반하여 의료인이 아닌 사람에게 의료행위를 하게 하거나 또는 의료인에게 면허 사항 외의 의료행위를 하게 한 사람
  8. 제33조 제2항 · 제8항(제82조 제3항에서 준용하는 경우를 포함한다) · 제10항을 위반한 사람
  9. 제40조3 제3항을 위반하여 직접 보관한 진료기록부등 외 진료기록보관시스템에 보관된 정보를 열람하는 등 그 내용을 확인한 사람
  10. 제40조3 제7항을 위반하여 정당한 접근 권한 없이 또는 허용된 접근 권한을 넘어 진료기록보관시스템에 보관된 정보를 훼손 · 멸실 · 변경 · 위조 · 유출 · 검색 · 복제한 사람
[제87조에서 이동 〈2019.8.27〉]
의료법 일부개정 2020. 12. 29. [법률 제17787호, 시행 2021. 6. 30.] 보건복지부.

【개정방향】
※ 명확성·간결성·가독성
※ 개조식: 제2항 제2호 개조식으로 개정. 조문 순서로 정비. 읽기 쉬움
※ 국어문법정비
※ 나열형은 온점(·)을 사용하여 법조문을 읽기 쉽게 줄임
※ 일본식 '의' 삭제
※ 한 조문에 '사람과 자'가 혼용되어 있다. 제2항 제1호와 제3호 비교
※ ~자: 사람으로 통일함. 만약 법인도 포함된다면, 사람 또는 의료기관으로 명확하게 명시하는 것이 타당하다고 생각한다.
※ ① 제12조제3항을 위반한 죄를 범하여 사람을 상해에 이르게 한 경우에는 7년 이하의 징역 또는 1천만원 이상 7천만원 이하의 벌금에 처하고, 중상해에 이르게 한 경우에는 3년 이상 10년 이하의 징역에 처하며, 사망에 이르게 한 경우에는 무기 또는 5년 이상의 징역에 처한다.⇒

[개정 전]
제87조(벌칙)
① 다음 각 호 어느 하나에 해당하는 사람은 5년 이하 징역형·5천만원 이하 벌금형으로 처벌된다. [개정 2009.1.30, 2015.12.29, 2016.5.29, 2016.12.20] [[시행일 2017.6.21.: 제2호(제21조2 제5항·제8항을 위반한 사람에 대한 벌칙에 한정한다)]]
  1. 제4조 제4항을 위반하여 면허증을 빌려준 사람
  2. 제12조 제2항·제3항을 위반한 사람. 다만 제12조 제3항 죄는 피해자 명시 의사에 반하여 공소를 제기할 수 없다.
  3. 제18조 제3항을 위반한 사람
  4. 제21조2 제5항·제8항을 위반한 사람
  5. 제23조 제3항을 위반한 사람
  6. 제27조 제1항을 위반한 사람
  7. 제33조 제2항·제8항(제82조 제3항에서 준용하는 경우를 포함한다)·제10항을 위반한 사람.
② 삭제 [2016.12.20]

(3) 해 설
가. 의료법 제87조2는 벌칙을 규정하고 있다. 2019년 4월 23일 제66차 개정에서 벌칙조항이 대폭 수정되었고, 형벌이 강화되었다. 특히 의료기관 종사자에게

폭행 또는 상해한 사람은 가중처벌된다. 결과적 가중범이 신설되었다. 형법에 대한 특별관계에 있다. 24시간 긴박하게 돌아가는 의료현장에서 의료인을 보호하는 입법이라고 생각한다. 문제는 신속하고 강력한 집행력이다. 의료기관과 경찰서가 원시스템으로 연락망을 구축하고, 가해자를 의료현장에서 분리시켜야 한다. 이 규정으로 의료현장과 다른 환자를 함께 보호하는 성숙한 의료문화와 진료문화가 정착되기를 기대한다.

나. 의료법 제16375호, 2019. 4. 23. 일부개정(제66차 개정)

▶ 개정이유와 주요내용

1. 개정이유

의료기관에서의 감염병의 예방을 위하여 의료인 등에 대하여 정기적으로 교육을 실시하도록 하고, 의료행위를 하는 의료인 등을 보호하기 위하여 의료인을 폭행하여 상해에 이르게 한 경우 등에 대한 처벌을 강화하며, 음주로 인한 심신장애 상태에서 의료인을 폭행하는 등의 죄를 범한 때에 「형법」상 감경규정에 관한 특례를 규정하는 등 현행 제도의 운영상 나타난 일부 미비점을 개선·보완하려는 것임.

2. 주요내용

가. 의료기관의 장은 감염병의 예방을 위하여 해당 의료기관에 소속된 의료인 및 의료기관 종사자에게 정기적으로 교육을 실시하도록 함(제47조제2항 신설).

나. 의료행위가 이루어지는 장소에서 의료행위를 행하는 의료인을 폭행하는 등의 행위로 사람을 상해에 이르게 한 경우에는 7년 이하의 징역 또는 1천만원 이상 7천만원 이하의 벌금에 처하고, 중상해에 이르게 한 경우에는 3년 이상 10년 이하의 징역에 처하며, 사망에 이르게 한 경우에는 무기 또는 5년 이상의 징역에 처하도록 함(제87조 제1항 신설).

다. 음주로 인한 심신장애 상태에서 의료행위가 이루어지는 장소에서 의료행위를 행하는 의료인을 폭행하는 등의 죄를 범한 때에는 심신장애로 인하여 사물을 변별할 능력이 없거나 의사를 결정할 능력이 없는 자의 행위는 벌하지 않는 「형법」 규정을 적용하지 않을 수 있도록 특례를 규정함(제90조의2 신설).

다. 의료법 제87조2 주요내용을 보면, ① 제12조 제3항을 위반한 죄를 범하여 사람을 상해에 이르게 한 사람은 7년 이하 징역형·1천만원 이상 7

천만원 이하 벌금형으로 처벌된다. 중상해에 이르게 한 사람은 3년 이상 10년 이하 징역형으로 처벌된다. 사망에 이르게 한 사람은 무기형·5년 이상 징역형으로 처벌된다. 〈신설 2019.4.23.〉

라. ② 다음 각 호 어느 하나에 해당하는 사람은 5년 이하 징역형·5천만원 이하 벌금형으로 처벌된다. 〈개정 2009.1.30, 2015.12.29, 2016.5.29, 2016.12.20, 2019.4.23, 2019.8.27, 2020.3.4., 2020.12.29〉

1. 제4조 제4항을 위반하여 면허증을 빌려준 사람
1의 2. 제4조3 제2항을 위반하여 면허를 대여받거나 또는 면허 대여를 알선한 사람
2. 제12조 제2항·제3항을 위반한 사람. 다만 제12조 제3항 죄는 피해자 명시의사에 반하여 공소를 제기할 수 없다.
3. 제18조 제3항을 위반한 사람
4. 제21조2 제5항·제8항을 위반한 사람
5. 제23조 제3항을 위반한 사람
6. 제27조 제1항을 위반한 사람
7. 제27조 제5항을 위반하여 의료인이 아닌 사람에게 의료행위를 하게 하거나 또는 의료인에게 면허 사항 외의 의료행위를 하게 한 사람
8. 제33조 제2항·제8항(제82조 제3항에서 준용하는 경우를 포함한다)·제10항을 위반한 사람
9. 제40조3 제3항을 위반하여 직접 보관한 진료기록부등 외 진료기록보관시스템에 보관된 정보를 열람하는 등 그 내용을 확인한 사람
10. 제40조3 제7항을 위반하여 정당한 접근 권한 없이 또는 허용된 접근 권한을 넘어 진료기록보관시스템에 보관된 정보를 훼손·멸실·변경·위조·유출·검색·복제한 사람

[제87조에서 이동 〈2019.8.27〉]
의료법 일부개정 2020. 12. 29. [법률 제17787호, 시행 2021. 6. 30.] 보건복지부.

마. 문제는 이러한 입법방식이 옳은가 하는 점이다. 이러한 입법은 처벌을 하는 국가기관 입장에서 입법한 것이다. 법규범은 규범준수를 입법목적으로 한다. 국가형벌은 최후수단이다. 그렇다면 규범과 형벌은 같이 규정될 때, 규범준수효과가 있다. 국가가 의료인 입장에서 입법을 한다면, 형법처럼 규범과 형벌이 함께 규정해야 한다. 이것이 죄형법정주의 정신이다.

바. 범죄로 규정된 유형을 이렇게 분리하여 벌칙을 규정할 수는 없다. 형법을 의료법처럼 범죄유형을 먼저 규정하고, 벌칙을 뒤에 모아서 별도로 규정한다면, 위헌법률이 될 가능성이 높다. 여기에 명확성원칙이 문제가 될 것이다. 의료인들이 먼저 문제 제기를 해야 개정논의가 일어날 것이다. 모두 잠자고 있으니 답답할 뿐이다. 형법학자가 문제 제기를 했으니, 이제 행정법 학자들도 논의에 가담해야 한다. 그리고 의료법학자들도 함께 힘을 모아야 한다. 그러면 언제가 우리는 최소한 형벌조항이라도 의료법 관련 조문 밑에 벌칙 조항이 정비가 될 것이다.

사. 정리하면, 행정실무·경찰실무·검찰실무에서 통합하여 도표로 만들어 놓고, 법적용을 하고 있다고 하니, 형법학자로서 안타까운 마음뿐이다. 『우리들 의료법』이라고 할 수 있겠는가?

88. 제88조(벌칙) ★★★★★

(1) 현 행

제88조(벌칙)
다음 각 호의 어느 하나에 해당하는 자는 3년 이하의 징역이나 3천만원 이하의 벌금에 처한다. 〈개정 2019.8.27, 2020.3.4〉

1. 제19조, 제21조제2항(제40조의2제4항에서 준용하는 경우를 포함한다), 제22조제3항, 제27조제3항·제4항, 제33조제4항, 제35조제1항 단서, 제38조제3항, 제47조제11항, 제59조제3항, 제64조제2항(제82조제3항에서 준용하는 경우를 포함한다), 제69조제3항을 위반한 자. 다만, 제19조, 제21조제2항(제40조의2제4항에서 준용하는 경우를 포함한다) 또는 제69조제3항을 위반한 자에 대한 공소는 고소가 있어야 한다.
2. 제23조의5를 위반한 자. 이 경우 취득한 경제적 이익등은 몰수하고, 몰수할 수 없을 때에는 그 가액을 추징한다.
3. 제82조제1항에 따른 안마사의 자격인정을 받지 아니하고 영리를 목적으로 안마를 한 자

[전문개정 2016.12.20]
의료법 일부개정 2020. 12. 29. [법률 제17787호, 시행 2021. 6. 30.] 보건복지부.

[개정 전]

제88조(벌칙) 다음 각 호의 어느 하나에 해당하는 자는 3년 이하의 징역이나 3천만원 이하의 벌금에 처한다.
1. 제19조, 제21조제2항, 제22조제3항, 제27조제3항·제4항, 제33조제4항, 제35조제1항 단서, 제38조제3항, 제59조제3항, 제64조제2항(제82조제3항에서 준용하는 경우를 포함한다), 제69조제3항을 위반한 자. 다만, 제19조, 제21조제2항 또는 제69조제3항을 위반한 자에 대한 공소는 고소가 있어야 한다.
2. 제23조의3을 위반한 자. 이 경우 취득한 경제적 이익등은 몰수하고, 몰수할 수 없을 때에는 그 가액을 추징한다.
3. 제82조제1항에 따른 안마사의 자격인정을 받지 아니하고 영리를 목적으로 안마를 한 자
[전문개정 2016.12.20]

(2) 개선방안

제88조(벌칙) **개조식 수정** *****
다음 각 호 어느 하나에 해당하는 사람은 3년 이하 징역형·3천만원 이하 벌금형으로 처벌된다. 〈개정 2019.8.27, 2020.3.4〉
1. 제19조를 위반한 사람. 다만 고소가 있어야 공소를 제기할 수 있다.
2. 제21조 제2항(제40조2 제4항에서 준용하는 경우를 포함한다)을 위반한 사람. 다만 고소가 있어야 공소를 제기할 수 있다.
3. 제22조 제3항을 위반한 사람
4. 제23조3을 위반한 사람. 취득한 경제이익을 몰수한다. 다만 **몰수할 수 없는 경우** 그 가액을 추징한다.
5. 제27조 제3항·제4항을 위반한 사람
6. 제33조 제4항을 위반한 사람
7. 제35조 제1항 단서를 위반한 사람
8. 제38조 제3항을 위반한 사람
9. 제47조 제11항을 위반한 사람
10. 제59조 제3항을 위반한 사람
11. 제64조 제2항(제82조 제3항에서 준용하는 경우를 포함한다)을 위반한 사람
12. 제69조 제3항을 위반한 사람. 다만 고소가 있어야 공소를 제기할 수 있다.
13. 제82조 제1항에 근거하여 안마사 자격인정을 받지 않고, 영리를 목적으로 안마를 한 사람
[전문개정 2016.12.20]

의료법 일부개정 2020. 12. 29. [법률 제17787호, 시행 2021. 6. 30.] 보건복지부.

【개정방향】
※ 명확성·간결성·가독성
※ 개조식: 제1항 제1호. 읽기 쉽고 적용하기에 편리함. 해당 조문에 벌칙규정을 넣어 함께 입법해야 함. 형법과 형사특별법과 비교 요망
※ 국어문법정비
※ 나열형은 온점(·)을 사용하여 법조문을 읽기 쉽게 줄임
※ 일본식 '의' 삭제
※ ① 다음 각 호의 어느 하나에 해당하는 자는 3년 이하의 징역이나 3천만원 이하의 벌금에 처한다.⇒다음 각 호 어느 하나에 해당하는 사람은 3년 이하 징역형·3천만원 이하 벌금형으로 처벌된다.
※ 다음 각 호의 어느 하나에 해당하는 자는 3년 이하의 징역이나 3천만원 이하의 벌금에 처한다.
  1. 제19조, 제21조제2항, 제22조제3항, 제27조제3항·제4항, 제33조제4항, 제35조제1항 단서, 제38조제3항, 제59조제3항, 제64조제2항(제82조제3항에서 준용하는 경우를 포함한다), 제69조제3항을 위반한 자. 다만, 제19조, 제21조제2항 또는 제69조제3항을 위반한 자에 대한 공소는 고소가 있어야 한다.
  2. 제23조의3을 위반한 자. 이 경우 취득한 경제적 이익등은 몰수하고, 몰수할 수 없을 때에는 그 가액을 추징한다.
  3. 제82조제1항에 따른 안마사의 자격인정을 받지 아니하고 영리를 목적으로 안마를 한 자⇒**개조식으로 수정하고 조문 순서로 정비함**
※ 다음 각 호 어느 하나에 해당하는 사람은 3년 이하 징역형·3천만원 이하 벌금형으로 처벌된다.〈개정 2019.8.27, 2020.3.4〉
  1. 제19조를 위반한 사람. 다만 고소가 있어야 공소를 제기할 수 있다.
  2. 제21조 제2항(제40조2 제4항에서 준용하는 경우를 포함한다)을 위반한 사람. 다만 고소가 있어야 공소를 제기할 수 있다.
  3. 제22조 제3항을 위반한 사람
  4. 제23조3을 위반한 사람. 취득한 경제이익을 몰수한다. 다만 **몰수할 수 없는 경우** 그 가액을 추징한다.
  5. 제27조 제3항·제4항을 위반한 사람
  6. 제33조 제4항을 위반한 사람
  7. 제35조 제1항 단서를 위반한 사람
  8. 제38조 제3항을 위반한 사람
  9. 제47조 제11항을 위반한 사람
  10. 제59조 제3항을 위반한 사람

    11. 제64조 제2항(제82조 제3항에서 준용하는 경우를 포함한다)을 위반한 사람
    12. 제69조 제3항을 위반한 사람. 다만 고소가 있어야 공소를 제기할 수 있다.
    13. 제82조 제1항에 근거하여 안마사 자격인정을 받지 않고, 영리를 목적으로 안마를 한 사람
[전문개정 2016.12.20]
의료법 일부개정 2020. 12. 29. [법률 제17787호, 시행 2021. 6. 30.] 보건복지부.

[개정 전]
제1안 개조식 수정 ★★★★★
제88조(벌칙)
다음 각 호 어느 하나에 해당하는 사람은 3년 이하 징역형·3천만원 이하 벌금형으로 처벌된다.
    1. 제19조를 위반한 사람. 다만 고소가 있어야 공소를 제기할 수 있다.
    2. 제21조 제2항을 위반한 사람. 다만 고소가 있어야 공소를 제기할 수 있다.
    3. 제22조 제3항을 위반한 사람
    4. 제23조3을 위반한 사람. 취득한 경제이익을 몰수한다. 다만 **몰수할 수 없는 경우** 그 가액을 추징한다.
    5. 제27조 제3항·제4항을 위반한 사람
    6. 제33조 제4항을 위반한 사람
    7. 제35조 제1항 단서를 위반한 사람
    8. 제38조 제3항을 위반한 사람
    9. 제59조 제3항을 위반한 사람
    10. 제64조 제2항(제82조 제3항에서 준용하는 경우를 포함한다)을 위반한 사람
    11. 제69조 제3항을 위반한 사람. 다만 고소가 있어야 공소를 제기할 수 있다.
    12. 제82조 제1항에 근거하여 안마사 자격인정을 받지 않고, 영리를 목적으로 안마를 한 사람
[전문개정 2016.12.20]

제2안 자구수정
제88조(벌칙)
다음 각 호 어느 하나에 해당하는 사람은 3년 이하 징역형·3천만원 이하 벌금형으로 처벌된다.
    1. 제19조·제21조 제2항·제22조 제3항·제27조 제3항·제4항·제33조 제4항·제35조제1항 단서·제38조 제3항·제59조 제3항·제64조 제2항(제82조 제3항에서 준용하는 경우를 포함한다)·제69조 제3항을 위반한 사람. 다만

> 제19조 · 제21조 제2항 · 제69조제3항을 위반한 사람에 대한 공소는 고소가 있어야 한다.
> 2. 제23조3을 위반한 사람. 이 경우 취득한 경제이익은 몰수하고, 몰수할 수 없을 경우 그 가액을 추징한다.
> 3. 제82조 제1항에 근거하여 안마사 자격인정을 받지 않고, 영리를 목적으로 안마를 한 사람
>
> [전문개정 2016.12.20]

(3) 해 설

가. 의료법 제88조는 벌칙을 규정하고 있다.
나. 주요내용을 보면, 다음 각 호 어느 하나에 해당하는 사람은 3년 이하 징역형 · 3천만원 이하 벌금형으로 처벌된다. 〈개정 2019.8.27, 2020.3.4〉
 1. 제19조를 위반한 사람. 다만 고소가 있어야 공소를 제기할 수 있다.
 2. 제21조 제2항(제40조2 제4항에서 준용하는 경우를 포함한다)을 위반한 사람. 다만 고소가 있어야 공소를 제기할 수 있다.
 3. 제22조 제3항을 위반한 사람
 4. 제23조3을 위반한 사람. 취득한 경제이익을 몰수한다. 다만 **몰수할 수 없는 경우** 그 가액을 추징한다.
 5. 제27조 제3항 · 제4항을 위반한 사람
 6. 제33조 제4항을 위반한 사람
 7. 제35조 제1항 단서를 위반한 사람
 8. 제38조 제3항을 위반한 사람
 9. 제47조 제11항을 위반한 사람
 10. 제59조 제3항을 위반한 사람
 11. 제64조 제2항(제82조 제3항에서 준용하는 경우를 포함한다)을 위반한 사람
 12. 제69조 제3항을 위반한 사람. 다만 고소가 있어야 공소를 제기할 수 있다.
 13. 제82조 제1항에 근거하여 안마사 자격인정을 받지 않고, 영리를 목적으로 안마를 한 사람

[전문개정 2016.12.20.]
의료법 일부개정 2020. 12. 29. [법률 제17787호, 시행 2021. 6. 30.] 보건복지부.
다. 문제는 이러한 입법방식이 옳은가 하는 점이다. 이러한 입법은 처벌을 하는 국가기관 입장에서 입법한 것이다. 법규범은 규범준수를 입법목적으로 한다.

국가형벌은 최후수단이다. 그렇다면 규범과 형벌은 같이 규정될 때, 규범준수 효과가 있다. 국가가 의료인 입장에서 입법을 한다면, 형법처럼 규범과 형벌이 함께 규정해야 한다. 이것이 죄형법정주의 정신이다.

라. 범죄로 규정된 유형을 이렇게 분리하여 벌칙을 규정할 수는 없다. 형법을 의료법처럼 범죄유형을 먼저 규정하고, 벌칙을 뒤에 모아서 별도로 규정한다면, 위헌법률이 될 가능성이 높다. 여기에 명확성원칙이 문제가 될 것이다. 의료인들이 먼저 문제 제기를 해야 개정논의가 일어날 것이다. 모두 잠자고 있으니 답답할 뿐이다. 형법학자가 문제 제기를 했으니, 이제 행정법 학자들도 논의에 가담해야 한다. 그리고 의료법학자들도 함께 힘을 모아야 한다. 그러면 언제가 우리는 최소한 형벌조항이라도 의료법 관련 조문 밑에 벌칙 조항이 정비가 될 것이다.

마. 정리하면, 행정실무 · 경찰실무 · 검찰실무에서 통합하여 도표로 만들어 놓고, 법적용을 하고 있다고 하니, 형법학자로서 안타까운 마음뿐이다. 『우리들 의료법』이라고 할 수 있겠는가?

(4) 관련 판례

> **쟁점판례 89 반의사불벌죄**
>
> 대법원 2017. 9. 7. 선고 2017도8989 판결
> [업무상과실치상 · 의료법위반]
>
> Q. 반의사불벌죄에서 처벌불원의 의사표시 또는 처벌희망 의사표시의 철회를 하였다고 인정하기 위해서는 피해자의 진실한 의사가 명백하고 믿을 수 있는 방법으로 표현되어야 하는지 여부(적극)
> Q. 반의사불벌죄의 피해자가 피의자나 피고인 등에게 자신을 대리하여 수사기관이나 법원에 자신의 처벌불원의 의사표시를 할 수 있는 권한을 수여할 수 있는지 여부(적극)

가. 반의사불벌죄에서 피해자가 처벌을 희망하지 아니하는 의사표시를 하였다거나 처벌을 희망하는 의사표시의 철회를 하였다고 인정하기 위해서는 피해자의 진실한 의사가 명백하고 믿을 수 있는 방법으로 표현되어야 한다(대법원 2012. 9. 13. 선고 2012도3166 판결 참조).

나. 반의사불벌죄의 피해자는 피의자나 피고인 및 그들의 변호인에게 자신을 대리

하여 수사기관이나 법원에 자신의 처벌불원의사를 표시할 수 있는 권한을 수여할 수 있다(대법원 2001. 12. 14. 선고 2001도4283 판결, 대법원 2008. 2. 29. 선고 2007도11339 판결 참조).
다. 【참조조문】 [1] 의료사고 피해구제 및 의료분쟁 조정 등에 관한 법률 제51조 제1항, 형사소송법 제327조 제6호 [2] 의료사고 피해구제 및 의료분쟁 조정 등에 관한 법률 제51조 제1항, 형사소송법 제327조 제6호.
라. 【참조판례】 [1] 대법원 2004. 6. 25. 선고 2003도4934 판결; 대법원 2012. 9. 13. 선고 2012도3166 판결 [2] 대법원 2001. 12. 14. 선고 2001도4283 판결; 대법원 2008. 2. 29. 선고 2007도11339 판결.

【전 문】
【피 고 인】 피고인 1 외 1인
【상 고 인】 피고인들
【변 호 인】 법무법인 00 담당변호사 000 외 3인
【원심판결】 서울남부지법 2017. 5. 25. 선고 2016노2024 판결
【주 문】
원심판결의 피고인 1에 대한 부분 중 각 업무상과실치상죄 부분을 파기하고, 이 부분 사건을 서울남부지방법원 합의부에 환송한다. 피고인 1의 나머지 상고 및 피고인 2의 상고를 각 기각한다.
【이 유】
상고이유를 판단한다.
1. 피고인 1의 상고이유에 대하여
(1) 원심은 이 사건 피해자들 중 의료사고 피해구제 및 의료분쟁 조정 등에 관한 법률(이하 '의료분쟁조정법'이라 한다) 제36조 제3항에 따른 조정이 성립하거나 의료분쟁조정법 제37조 제2항에 따라 조정절차 중 합의로 조정조서가 작성된 피해자들의 경우 의료분쟁조정법 제51조 제1항 본문에 따라 그들의 명시한 의사에 반하여 공소를 제기할 수 없다고 보면서도, 피고인 1과 위 일부 피해자들 사이의 각 조정결정 및 조정조서에 기재된 "신청인(피해자)은 피신청인(피고인 1)이 위 가.항의 의무(금원지급 의무)를 임의 이행하면 피신청인의 형사처벌을 원하지 아니한다."라는 조항은 위 피해자들의 처벌불원 의사표시에 해당하지 않는다고 판단하였다.
반의사불벌죄에서 피해자가 처벌을 희망하지 아니하는 의사표시를 하였다거

나 처벌을 희망하는 의사표시의 철회를 하였다고 인정하기 위해서는 피해자의 진실한 의사가 명백하고 믿을 수 있는 방법으로 표현되어야 한다(대법원 2012. 9. 13. 선고 2012도3166 판결 참조).
원심판단은 이러한 법리에 따른 것으로 정당하다. 거기에 반의사불벌죄의 처벌불원 의사표시에 관한 법리를 오해한 잘못이 없다.
(2) 원심은 피고인 1과 피해자 공소외 1, 피해자 공소외 2 사이에 각각 의료분쟁조정법 제36조 제3항에 따라 조정이 성립하였으므로 의료분쟁조정법 제51조 제1항 본문에 따라 위 피해자들의 명시한 의사에 반하여 피고인 1에 대하여 공소를 제기할 수 없다고 전제한 후, 위 피해자들이 처벌불원의 의사표시를 하였는지와 관련하여서는, 피고인 1이 위 피해자들과 '위 각 피해자는 피고인 1에게 일체의 민형사상 책임을 묻지 않으며 이미 제기된 고소·고발 또는 민사소송이 있는 경우 모두 즉시 취하한다'는 내용의 합의서를 각각 작성한 사실을 인정하면서도, 위 피해자들이 피고인 1에게 위와 같은 내용의 합의서를 작성하여 준 것만으로는 위 피해자들과 피고인 1 사이에 고소 취소 또는 처벌불원 의사표시의 약정이 이루어졌다고 인정될 뿐, 위 피해자들이 수사기관이나 제1심 법원에 확정적으로 피고인 1에 대한 처벌을 원하지 않는다는 의사를 표시하였다고까지는 인정되지 않는다고 판단하였다.
그러나 반의사불벌죄의 피해자는 피의자나 피고인 및 그들의 변호인에게 자신을 대리하여 수사기관이나 법원에 자신의 처벌불원의사를 표시할 수 있는 권한을 수여할 수 있다(대법원 2001. 12. 14. 선고 2001도4283 판결, 대법원 2008. 2. 29. 선고 2007도11339 판결 참조).
기록에 의하면, 피고인 1의 변호인이 위 각 합의서를 2016. 5. 19. 검찰에, 2016. 9. 12. 제1심 법원에 각각 제출한 사실을 알 수 있다. 앞서 본 법리에 따라 살펴보면, 위 피해자들이 피고인 1에게 위 각 합의서를 작성하여 줌으로써 피고인 1이나 그 변호인에게 자신들을 대리하여 처벌불원의사를 수사기관이나 제1심 법원에 표시할 수 있는 권한을 수여하였다고 볼 여지가 있다. 따라서 원심으로서는 위 권한 수여 여부에 관하여 추가로 심리한 후 위 피해자들의 처벌불원 의사표시 유무를 판단하였어야 한다.
그런데도 원심이 그 판시와 같은 이유만으로, 위 피해자들이 수사기관이나 제1심 법원에 처벌불원의 의사표시를 하였다고 볼 수 없다고 판단한 데에는 반의사불벌죄의 처벌불원 의사표시에 관한 법리를 오해하여 필요한 심리를 다하지 아니한 잘못이 있다.

따라서 위 피해자들 부분에 파기사유가 있는데, 원심은 피고인 1에 대한 각 업무상과실치상죄 공소사실 중 위 피해자들 부분과 나머지 피해자들 부분이 형법 제37조 전단의 경합범 관계에 있다는 이유로 하나의 형을 선고하였으므로, 위 피해자들 부분뿐만 아니라 나머지 피해자들 부분도 함께 파기하여야 한다.
(3) 한편, 피고인 1은 원심판결 전부에 대하여 상고하였으나, 나머지 유죄 부분에 대하여는 상고장이나 상고이유서에 불복이유의 기재가 없다.
2. 피고인 2의 상고이유에 대하여
피고인 2와 이 사건 피해자들 사이에 의료분쟁조정법 제36조 제3항에 따른 조정이 성립하거나 의료분쟁조정법 제37조 제2항에 따라 조정절차 중 합의로 조정조서가 작성된 사실에 관한 자료가 제출되지 않아 피고인 2에 대하여는 의료분쟁조정법 제51조 제1항 본문이 적용되지 않는다. 그러므로 피해자들의 명시한 의사에 반하여 공소를 제기할 수 없음을 전제로 하는 각 업무상과실치상죄 관련 상고이유 주장은 받아들일 수 없다.
한편, 피고인 2는 원심판결 전부에 대하여 상고하였으나, 나머지 유죄 부분에 대하여는 상고장이나 상고이유서에 불복이유의 기재가 없다.
3. 결론
그러므로 원심판결의 피고인 1에 대한 부분 중 각 업무상과실치상죄 부분을 파기하고, 이 부분 사건을 다시 심리·판단하도록 원심법원에 환송하며, 피고인 1의 나머지 상고 및 피고인 2의 상고를 각 기각하기로 하여, 관여 대법관의 일치된 의견으로 주문과 같이 판결한다.
대법관   조재연(재판장) 고영한 조희대(주심) 권순일

88-2. 제88조의2(벌칙) ★★★★★

(1) 현 행

제88조의2(벌칙)
다음 각 호의 어느 하나에 해당하는 자는 2년 이하의 징역이나 2천만원 이하의 벌금에 처한다. 〈개정 2016.12.20, 2020.3.4〉
  1. 제20조를 위반한 자
  2. 제47조제12항을 위반하여 자율보고를 한 사람에게 불리한 조치를 한 자

[본조신설 2009.12.31]
[제88조의3에서 이동, 종전 제88조의2는 삭제 〈2016.12.20〉]
의료법 일부개정 2020. 12. 29. [법률 제17787호, 시행 2021. 6. 30.] 보건복지부.

[개정 전]
제88조의2(벌칙)
제20조를 위반한 자는 2년 이하의 징역이나 2천만원 이하의 벌금에 처한다. [개정 2016.12.20]
[본조신설 2009.12.31]
[본조개정 2016.12.20 제88조의3에서 이동, 종전의 제88조의2는 삭제]

(2) 개선방안

제88조2(벌칙)
다음 각 호 어느 하나에 해당하는 사람은 2년 이하 징역형 · 2천만원 이하 벌금형으로 처벌된다. 〈개정 2016.12.20, 2020.3.4〉
  1. 제20조를 위반한 사람
  2. 제47조 제12항을 위반하여 자율보고를 한 사람에게 불리한 조치를 한 사람
[본조신설 2009.12.31]
[제88조의3에서 이동, 종전 제88조의2는 삭제 〈2016.12.20〉]
의료법 일부개정 2020. 12. 29. [법률 제17787호, 시행 2021. 6. 30.] 보건복지부.

【개정방향】
※ 명확성 · 간결성 · 가독성
※ 국어문법정비
※ 나열형은 온점(·)을 사용하여 법조문을 읽기 쉽게 줄임
※ 일본식 '의' 삭제
※ 다음 각 호의 어느 하나에 해당하는 자는 2년 이하의 징역이나 2천만원 이하의 벌금에 처한다.⇒다음 각 호 어느 하나에 해당하는 사람은 2년 이하 징역형 · 2천만원 이하 벌금형으로 처벌된다.
※ 심리강제가 담긴 위하적 일반예방에서 규범준수효과를 높이는 적극적 일반예방으로 법규가 정비되어야 한다.
※ 다음 각 호의 어느 하나에 해당하는 자는 2년 이하의 징역이나 2천만원 이하의 벌금에 처한다. 〈개정 2016.12.20, 2020.3.4〉
  1. 제20조를 위반한 자⇒~자'를 '~사람'으로 통일함. 1. 제20조를 위반한 사람

2. 제47조제12항을 위반하여 자율보고를 한 사람에게 불리한 조치를 한 자⇒'~자'를 '~사람'으로 통일함. 2. 제47조 제12항을 위반하여 자율보고를 한 사람에게 불리한 조치를 한 사람

※ 다음 각 호 어느 하나에 해당하는 사람은 2년 이하 징역형·2천만원 이하 벌금형으로 처벌된다. 〈개정 2016.12.20, 2020.3.4〉
1. 제20조를 위반한 사람
2. 제47조 제12항을 위반하여 자율보고를 한 사람에게 불리한 조치를 한 사람

[개정 전]
제88조2(벌칙)
제20조를 위반한 사람은 2년 이하 징역형·2천만원 이하 벌금형으로 처벌된다.
[개정 2016.12.20]
[본조신설 2009.12.31]
[본조개정 2016.12.20 제88조3에서 이동, 종전 제88조2는 삭제]

(3) 해 설

가. 의료법 제88조2는 벌칙을 규정하고 있다. 주요내용을 보면, 제20조를 위반한 사람은 2년 이하 징역형·2천만원 이하 벌금형으로 처벌된다.
나. 제20조와 제88조2를 분리하여 규정해야 할 합리적 이유가 없다고 생각한다.
다. 형법학자들은 이러한 법조문 성격을 이해하기 어렵다. 규범 효과가 전혀 없기 때문이다. 조속히 정비되어야 한다. 의료법 제20조와 제88조2를 통합하는 것이 죄형법정주의에 부합한다.

88-3. 제88조의3

(1) 현 행

제88조의3
[제88조의2로 이동 〈2016.12.20〉]
의료법 일부개정 2020. 12. 29. [법률 제17787호, 시행 2021. 6. 30.] 보건복지부.

[개정 전]

제88조의3 [본조개정 2016.12.20 종전의 제88조의3는 제88조의2로 이동]

(2) 개선방안

제88조3
[제88조2로 이동 〈2016.12.20〉]
의료법 일부개정 2020. 12. 29. [법률 제17787호, 시행 2021. 6. 30.] 보건복지부.

[개정 전]
제88조3
[본조개정 2016.12.20 종전 제88조3은 제88조2로 이동]

89. 제89조(벌칙)

(1) 현 행

제89조(벌칙)
다음 각 호의 어느 하나에 해당하는 자는 1년 이하의 징역이나 1천만원 이하의 벌금에 처한다. 〈개정 2018.3.27, 2019.8.27〉
  1. 제15조제1항, 제17조제1항·제2항(제1항 단서 후단과 제2항 단서는 제외한다), 제17조의2제1항·제2항(처방전을 교부하거나 발송한 경우만을 말한다), 제23조의2제3항 후단, 제33조제9항, 제56조제1항부터 제3항까지 또는 제58조의6제2항을 위반한 자
  2. 정당한 사유 없이 제40조제4항에 따른 권익보호조치를 하지 아니한 자
  3. 제51조의2를 위반하여 의료법인의 임원 선임과 관련하여 금품 등을 주고받거나 주고받을 것을 약속한 자
  4. 제61조제1항에 따른 검사를 거부·방해 또는 기피한 자(제33조제2항·제10항 위반 여부에 관한 조사임을 명시한 경우에 한정한다)
[전문개정 2016.12.20]
의료법 일부개정 2020. 12. 29. [법률 제17787호, 시행 2021. 6. 30.] 보건복지부.

[개정 전]
제89조(벌칙)
다음 각 호의 어느 하나에 해당하는 자는 1년 이하의 징역이나 1천만원 이하의 벌

금에 처한다.
1. 제15조제1항, 제17조제1항·제2항(제1항 단서 후단과 제2항 단서는 제외한다), 제23조의2제3항 후단, 제33조제9항, 제56조제1항부터 제4항까지, 제57조제1항, 제58조의6제2항을 위반한 자
2. 정당한 사유 없이 제40조제4항에 따른 권익보호조치를 하지 아니한 자
[전문개정 2016.12.20] [[시행일 2017.6.21: 제1호(제23조의2제3항 후단을 위반한 자에 대한 벌칙에 한정한다)·제2호]]

(2) 개선방안

제89조(벌칙) 개조식 수정 ★★★★★
다음 각 호 어느 하나에 해당하는 사람은 1년 이하 징역형·1천만원 이하 벌금형으로 처벌된다. 〈개정 2018.3.27, 2019.8.27〉
1. 제15조 제1항을 위반한 사람
2. 제17조 제1항·제2항(제1항 단서 후단과 제2항 단서는 제외한다)을 위반한 사람
3. 제17조2 제1항·제2항(처방전을 교부하거나 발송한 경우만을 말한다)을 위반한 사람
4. 제23조2 제3항 후단을 위반한 사람
5. 제33조 제9항을 위반한 사람
6. 정당한 사유 없이 제40조 제4항에 따른 권익보호조치를 하지 아니한 사람
5. 제51조2를 위반하여 의료법인 임원 선임과 관련하여 금품 주고받거나 또는 주고받을 것을 약속한 사람
6. 제56조 제1항·제2항·제3항을 위반한 사람
7. 제58조6 제2항을 위반한 사람
8. 제61조 제1항에 규정한 검사를 거부·방해·기피한 사람(제33조 제2항·제10항 위반 여부에 관한 조사임을 명시한 경우에 한정한다)
의료법 일부개정 2020. 12. 29. [법률 제17787호, 시행 2021. 6. 30.] 보건복지부.

【개정방향】
※ 명확성·간결성·가독성
※ 개조식
※ 나열형은 온점(·)을 사용하여 법조문을 읽기 쉽게 줄임
※ 국어문법정비. 일본식 '의' 삭제
※ ~자⇒사람. 전체 통일함. 처한다.⇒처벌된다. 위하적 문구 정비
※ 다음 각 호의 어느 하나에 해당하는 자는 1년 이하의 징역이나 1천만원 이하의

벌금에 처한다.⇒다음 각 호 어느 하나에 해당하는 사람은 1년 이하 징역형·1천만원 이하 벌금형으로 처벌된다.

※ 심리강제가 담긴 위하적 일반예방에서 규범준수효과를 높이는 적극적 일반예방으로 법규가 정비되어야 한다.

※ 다음 각 호의 어느 하나에 해당하는 자는 1년 이하의 징역이나 1천만원 이하의 벌금에 처한다.
  1. 제15조제1항, 제17조제1항·제2항(제1항 단서 후단과 제2항 단서는 제외한다), 제17조의2제1항·제2항(처방전을 교부하거나 발송한 경우만을 말한다), 제23조의2제3항 후단, 제33조제9항, 제56조제1항부터 제3항까지 또는 제58조의6제2항을 위반한 자
  2. 정당한 사유 없이 제40조제4항에 따른 권익보호조치를 하지 아니한 자
  3. 제51조의2를 위반하여 의료법인의 임원 선임과 관련하여 금품 등을 주고받거나 주고받을 것을 약속한 자
  4. 제61조제1항에 따른 검사를 거부·방해 또는 기피한 자(제33조제2항·제10항 위반 여부에 관한 조사임을 명시한 경우에 한정한다)⇒개조식 수정 후 조문 순서대로 정비함. ☞~자⇒사람. 전체 통일함

※ 다음 각 호 어느 하나에 해당하는 사람은 1년 이하 징역형·1천만원 이하 벌금형으로 처벌된다.
  1. 제15조 제1항을 위반한 사람
  2. 제17조 제1항·제2항(제1항 단서 후단과 제2항 단서는 제외한다)을 위반한 사람
  3. 제17조2 제1항·제2항(처방전을 교부하거나 발송한 경우만을 말한다)을 위반한 사람
  4. 제23조2 제3항 후단을 위반한 사람
  5. 제33조 제9항을 위반한 사람
  6. 정당한 사유 없이 제40조 제4항에 따른 권익보호조치를 하지 아니한 사람
  5. 제51조2를 위반하여 의료법인 임원 선임과 관련하여 금품 주고받거나 또는 주고받을 것을 약속한 사람
  6. 제56조 제1항·제2항·제3항을 위반한 사람
  7. 제58조6 제2항을 위반한 사람
  8. 제61조 제1항에 규정한 검사를 거부·방해·기피한 사람(제33조 제2항·제10항 위반 여부에 관한 조사임을 명시한 경우에 한정한다)

의료법 일부개정 2020. 12. 29. [법률 제17787호, 시행 2021. 6. 30.] 보건복지부.

[개정 전]
제1안 현행 법률 수정

제89조(벌칙)
다음 각 호 어느 하나에 해당하는 사람은 1년 이하 징역형·1천만원 이하 벌금형으로 처벌된다.
1. 제15조 제1항·제17조 제1항·제2항(제1항 단서 후단과 제2항 단서는 제외한다)·제23조2 제3항 후단·제33조 제9항·제56조 제1항·제2항·제3항·제4항·제57조 제1항·제58조6 제2항을 위반한 사람
2. 정당한 사유 없이 제40조 제4항에 근거하여 권익보호조치를 하지 않은 사람
[전문개정 2016.12.20] [[시행일 2017.6.21: 제1호(제23조2 제3항 후단을 위반한 사람에 대한 벌칙에 한정한다)·제2호]]

제2안 개조식 수정 ★★★★★
제89조(벌칙)
다음 각 호 어느 하나에 해당하는 사람은 1년 이하 징역형·1천만원 이하 벌금형으로 처벌된다.
1. 제15조 제1항을 위반한 사람
2. 제17조 제1항·제2항(제1항 단서 후단과 제2항 단서는 제외한다)을 위반한 사람
3. 제23조2 제3항 후단을 위반한 사람
4. 제33조 제9항을 위반한 사람
5. 제56조 제1항·제2항·제3항·제4항을 위반한 사람
6. 제57조 제1항을 위반한 사람
7. 제58조6 제2항을 위반한 사람
8. 정당한 사유 없이 제40조 제4항에 근거하여 권익보호조치를 하지 않은 사람
[전문개정 2016.12.20] [[시행일 2017.6.21: 제1호(제23조2 제3항 후단을 위반한 사람에 대한 벌칙에 한정한다)·제2호]]

(3) 해 설

가. 의료법 제89조는 벌칙을 규정하고 있다. 개조식으로 개정되어야 한다.
나. 주요내용을 보면, 다음 각 호 어느 하나에 해당하는 사람은 1년 이하 징역형·1천만원 이하 벌금형으로 처벌된다. 〈개정 2018.3.27, 2019.8.27〉
 1. 제15조 제1항을 위반한 사람
 2. 제17조 제1항·제2항(제1항 단서 후단과 제2항 단서는 제외한다)을 위반한 사람
 3. 제17조2 제1항·제2항(처방전을 교부하거나 발송한 경우만을 말한다)을 위반한 사람
 4. 제23조2 제3항 후단을 위반한 사람

5. 제33조 제9항을 위반한 사람
6. 정당한 사유 없이 제40조 제4항에 따른 권익보호조치를 하지 아니한 사람
5. 제51조2를 위반하여 의료법인 임원 선임과 관련하여 금품 주고받거나 또는 주고받을 것을 약속한 사람
6. 제56조 제1항·제2항·제3항을 위반한 사람
7. 제58조6 제2항을 위반한 사람
8. 제61조 제1항에 규정한 검사를 거부·방해·기피한 사람(제33조 제2항·제10항 위반 여부에 관한 조사임을 명시한 경우에 한정한다)

의료법 일부개정 2020. 12. 29. [법률 제17787호, 시행 2021. 6. 30.] 보건복지부.

다. 문제는 이러한 입법방식이 옳은가 하는 점이다. 이러한 입법은 처벌을 하는 국가기관 입장에서 입법한 것이다. 법규범은 규범준수를 입법목적으로 한다. 국가형벌은 최후수단이다. 그렇다면 규범과 형벌은 같이 규정될 때, 규범준수 효과가 있다. 국가가 의료인 입장에서 입법을 한다면, 형법처럼 규범과 형벌이 함께 규정해야 한다. 이것이 죄형법정주의 정신이다.

라. 범죄로 규정된 유형을 이렇게 분리하여 벌칙을 규정할 수는 없다. 형법을 의료법처럼 범죄유형을 먼저 규정하고, 벌칙을 뒤에 모아서 별도로 규정한다면, 위헌법률이 될 가능성이 높다. 여기에 명확성원칙이 문제가 될 것이다. 의료인들이 먼저 문제 제기를 해야 개정논의가 일어날 것이다. 모두 잠자고 있으니 답답할 뿐이다. 형법학자가 문제제기를 했으니, 이제 행정법 학자들도 논의에 가담해야 한다. 그리고 의료법학자들도 함께 힘을 모아야 한다. 그러면 언제가 우리는 최소한 형벌조항이라도 의료법 관련 조문 밑에 벌칙조항이 정비가 될 것이다.

마. 정리하면, 행정실무·경찰실무·검찰실무에서 통합하여 도표로 만들어 놓고, 법적용을 하고 있다고 하니, 형법학자로서 안타까운 마음뿐이다. 『우리들 의료법』이라고 할 수 있겠는가?

90. 제90조(벌칙) ★★★★★

(1) 현 행

제90조(벌칙)
제16조제1항·제2항, 제17조제3항·제4항, 제17조의2제1항·제2항(처방전을 수령한 경우만을 말한다), 제18조제4항, 제21조제1항 후단(제40조의2제4항에서 준용하는 경우를 포함한다), 제21조의2제1항·제2항, 제22조제1항·제2항(제40조의2제4항에서 준용하는 경우를 포함한다), 제23조제4항, 제26조, 제27조제2항, 제33조제1항·제3항(제82조제3항에서 준용하는 경우를 포함한다)·제5항(허가의 경우만을 말한다), 제35조제1항 본문, 제41조, 제42조제1항, 제48조제3항·제4항, 제77조제2항을 위반한 자나 제63조에 따른 시정명령을 위반한 자와 의료기관 개설자가 될 수 없는 자에게 고용되어 의료행위를 한 자는 500만원 이하의 벌금에 처한다. 〈개정 2007.7.27, 2009.1.30, 2011.4.7, 2016.12.20, 2018.3.27, 2019.8.27, 2020.3.4〉
의료법 일부개정 2020. 12. 29. [법률 제17787호, 시행 2021. 6. 30.] 보건복지부.

[개정 전]
제90조(벌칙)
제16조제1항·제2항, 제17조제3항·제4항, 제18조제4항, 제21조제1항 후단, 제21조의2제1항·제2항, 제22조제1항·제2항, 제26조, 제27조제2항, 제33조제1항·제3항(제82조제3항에서 준용하는 경우를 포함한다)·제5항(허가의 경우만을 말한다), 제35조제1항 본문, 제41조, 제42조제1항, 제48조제3항·제4항, 제77조제2항을 위반한 자나 제63조에 따른 시정명령을 위반한 자와 의료기관 개설자가 될 수 없는 자에게 고용되어 의료행위를 한 자는 500만원 이하의 벌금에 처한다. [개정 2007.7.27, 2009.1.30, 2011.4.7, 2016.12.20]

(2) 개선방안

제90조(벌칙)
다음 각 호에 해당하는 사람은 500만원 이하 벌금형으로 처벌된다. 〈개정 2007.7.27, 2009.1.30, 2011.4.7, 2016.12.20, 2018.3.27, 2019.8.27., 2020.3.4〉
  1. 제16조 제1항·제2항을 위반한 사람
  2. 제17조 제3항·제4항을 위반한 사람
  3. 제17조2 제1항·제2항(처방전을 수령한 경우만을 말한다)을 위반한 사람
  4. 제18조 제4항을 위반한 사람
  5. 제21조 제1항 후단(제40조2 제4항에서 준용하는 경우를 포함한다)을 위반반 사람

6. 제21조2 제1항·제2항을 위반한 사람
   7. **제22조제1항·제2항(제40조2 제4항에서 준용하는 경우를 포함한다)을 위반한 사람**
   8. **제23조 제4항을 위반한 사람**
   9. 제26조를 위반한 사람
   10. 제27조 제2항을 위반한 사람
   11. 제33조 제1항·제3항(제82조 제3항에서 준용하는 경우를 포함한다)·제5항(허가 경우만을 말한다)을 위반한 사람
   12. 제35조 제1항 본문을 위반한 사람
   13. 제41조를 위반한 사람
   14. 제42조 제1항을 위반한 사람
   15. 제48조 제3항·제4항을 위반한 사람
   16. 제77조 제2항을 위반한 사람 또는 제63조에 근거하여 시정명령을 위반한 사람·의료기관 개설자가 될 수 없는 사람에게 고용되어 의료행위를 한 사람

의료법 일부개정 2020. 12. 29. [법률 제17787호, 시행 2021. 6. 30.] 보건복지부.

【개정방향】
※ 명확성·간결성·가독성
※ 개조식
※ 국어문법정비
※ 나열형은 온점(·)을 사용하여 법조문을 읽기 쉽게 줄임
※ 일본식 '의' 삭제
※ ~자: 사람으로 통일함
※ 제16조제1항·제2항, 제17조제3항·제4항, 제18조제4항, 제21조제1항 후단, 제21조의2제1항·제2항, 제22조제1항·제2항, 제26조, 제27조제2항, 제33조제1항·제3항(제82조제3항에서 준용하는 경우를 포함한다)·제5항(허가의 경우만을 말한다), 제35조제1항 본문, 제41조, 제42조제1항, 제48조제3항·제4항, 제77조제2항을 위반한 자나 제63조에 따른 시정명령을 위반한 자와 의료기관 개설자가 될 수 없는 자에게 고용되어 의료행위를 한 자는 500만원 이하의 벌금에 처한다. ☞ 누구를 위한 입법인지 도저히 알 수가 없다. 개조식으로 수정해야 한다. 바람직한 입법은 각 호 벌칙 내용을 해당 조문에 명확하게 규정해야 한다. 형법처럼 입법이 될 수는 없다고 하더라도, 적어도 해당 규범 밑에 항을 별도 신설하여 한 눈에 알아 볼 수 있도록 정비해야 한다. 거대한 작업이 될 것이다. 이것이 입법에서 진정한 해방이다.
※ 다음 각 호에 해당하는 사람은 500만원 이하 벌금형으로 처벌된다. 〈개정 2007. 7.27, 2009.1.30, 2011.4.7, 2016.12.20, 2018.3.27, 2019.8.27., 2020.3.4〉
   1. 제16조 제1항·제2항을 위반한 사람

2. 제17조 제3항·제4항을 위반한 사람
3. **제17조2 제1항·제2항(처방전을 수령한 경우만을 말한다)을 위반한 사람**
4. 제18조 제4항을 위반한 사람
5. **제21조 제1항 후단(제40조2 제4항에서 준용하는 경우를 포함한다)을 위반반 사람**
6. 제21조2 제1항·제2항을 위반한 사람
7. **제22조 제1항·제2항(제40조2 제4항에서 준용하는 경우를 포함한다)을 위반한 사람**
8. **제23조 제4항을 위반한 사람**
9. 제26조를 위반한 사람
10. 제27조 제2항을 위반한 사람
11. 제33조 제1항·제3항(제82조 제3항에서 준용하는 경우를 포함한다)·제5항(허가 경우만을 말한다)을 위반한 사람
12. 제35조 제1항 본문을 위반한 사람
13. 제41조를 위반한 사람
14. 제42조 제1항을 위반한 사람
15. 제48조 제3항·제4항을 위반한 사람
16. 제77조 제2항을 위반한 사람 또는 제63조에 근거하여 시정명령을 위반한 사람·의료기관 개설자가 될 수 없는 사람에게 고용되어 의료행위를 한 사람

[개정 전]
제1안 : 현행 법률 개조식 수정 ★★★★★
제90조(벌칙)
다음 각 호에 해당하는 사람은 500만원 이하 벌금형으로 처벌된다. [개정 2007.7.27, 2009.1.30, 2011.4.7., 2016.12.20]
1. 제16조 제1항·제2항을 위반한 사람
2. 제17조 제3항·제4항을 위반한 사람
3. 제18조 제4항을 위반한 사람
4. 제21조 제1항 후단을 위반한 사람
5. 제21조2 제1항·제2항을 위반한 사람
6. 제22조 제1항·제2항을 위반한 사람
7. 제26조를 위반한 사람
8. 제27조 제2항을 위반한 사람
9. 제33조 제1항·제3항(제82조 제3항에서 준용하는 경우를 포함한다)·제5항(허가 경우만을 말한다)을 위반한 사람
10. 제35조 제1항 본문을 위반한 사람

11. 제41조를 위반한 사람
12. 제42조 제1항을 위반한 사람
13. 제48조 제3항·제4항을 위반한 사람
14. 제77조 제2항을 위반한 사람
15. 제63조에 근거하여 시정명령을 위반한 사람·의료기관 개설자가 될 수 없는 사람에게 고용되어 의료행위를 한 사람

제2안 : 현행 법률 자구 수정
제90조(벌칙)
제16조 제1항·제2항·제17조 제3항·제4항·제18조 제4항·제21조 제1항 후단·제21조2 제1항·제2항·제22조 제1항·제2항·제26조·제27조 제2항·제33조 제1항·제3항(제82조 제3항에서 준용하는 경우를 포함한다)·제5항(허가 경우만을 말한다)·제35조 제1항 본문·제41조·제42조 제1항·제48조 제3항·제4항·제77조 제2항을 위반한 사람·제63조에 근거하여 시정명령을 위반한 사람·의료기관 개설자가 될 수 없는 사람에게 고용되어 의료행위를 한 사람은 500만원 이하 벌금형으로 처벌된다. [개정 2007.7.27, 2009.1.30, 2011.4.7, 2016.12.20]

(3) 해 설
가. 의료법 제90조는 벌칙(벌금형)을 규정하고 있다.
나. 주요내용을 보면, 다음 각 호에 해당하는 사람은 500만원 이하 벌금형으로 처벌된다. 〈개정 2007.7.27, 2009.1.30, 2011.4.7, 2016.12.20, 2018.3.27, 2019.8.27., 2020.3.4〉
1. 제16조 제1항·제2항을 위반한 사람
2. 제17조 제3항·제4항을 위반한 사람
3. 제17조2 제1항·제2항(처방전을 수령한 경우만을 말한다)을 위반한 사람
4. 제18조 제4항을 위반한 사람
5. 제21조 제1항 후단(제40조2 제4항에서 준용하는 경우를 포함한다)을 위반반 사람
6. 제21조2 제1항·제2항을 위반한 사람
7. 제22조 제1항·제2항(제40조2 제4항에서 준용하는 경우를 포함한다)을 위반한 사람
8. 제23조 제4항을 위반한 사람
9. 제26조를 위반한 사람
10. 제27조 제2항을 위반한 사람

11. 제33조 제1항·제3항(제82조 제3항에서 준용하는 경우를 포함한다)·제5항(허가 경우만을 말한다)을 위반한 사람
12. 제35조 제1항 본문을 위반한 사람
13. 제41조를 위반한 사람
14. 제42조 제1항을 위반한 사람
15. 제48조 제3항·제4항을 위반한 사람
16. 제77조 제2항을 위반한 사람 또는 제63조에 근거하여 시정명령을 위반한 사람·의료기관 개설자가 될 수 없는 사람에게 고용되어 의료행위를 한 사람

의료법 일부개정 2020. 12. 29. [법률 제17787호, 시행 2021. 6. 30.] 보건복지부.

다. **의료법 제90조도 제87조·제88조·제89조와 마찬가지이다. 500만원 이하 벌금형 유형들을 '굴비 엮어 놓은 듯 묶어 모아 놓은 입법방식'은 의료인들 입장에서 보면, 참담하고 씁쓸할 것이다. 이러한 입법방식에 어떤 입법철학이 담겨 있는지 궁금하다. 명확성·간결성·가독성·실용성 모두 붕괴되어 있다. 나는 위헌조항이라고 생각한다.**

라. **법학자들은 이러한 입법방식을 심각하게 생각해야 한다.** 문제는 이러한 입법방식이 옳은가 하는 점이다. 근본 문제에 돌을 던지는 것이다. 이러한 입법은 처벌을 하는 국가기관 입장에서 입법한 것이다. 법규범은 규범준수를 입법목적으로 한다. 국가형벌은 최후수단이다. 그렇다면 규범과 형벌은 같이 규정될 때, 규범준수효과가 있다. 국가가 의료인 입장에서 입법을 한다면, 형법처럼 규범과 형벌을 함께 규정해야 한다. 이것이 죄형법정주의 정신이다.

마. 범죄로 규정된 유형을 이렇게 분리하여 벌칙을 규정할 수는 없다. 형법을 의료법처럼 범죄유형을 먼저 규정하고, 벌칙을 뒤에 모아서 별도로 규정한다면, 위헌법률이 될 가능성이 높다. 여기에 명확성원칙이 문제가 될 것이다. 의료인들이 먼저 문제 제기를 해야 개정논의가 일어날 것이다. 모두 잠자고 있으니 답답할 뿐이다. 형법학자가 문제 제기를 했으니, 이제 행정법 학자들도 논의에 가담해야 한다. 그리고 의료법학자들도 함께 힘을 모아야 한다. 그러면 언제가 우리는 최소한 형벌조항이라도 의료법 관련 조문 밑에 벌칙 조항이 정비가 될 것이다.

바. 정리하면, 행정실무·경찰실무·검찰실무에서 통합하여 도표로 만들어 놓고, 법적용을 하고 있다고 하니, 형법학자로서 안타까운 마음뿐이다. 『우리들 의료법』이라고 할 수 있겠는가?

90-2. 제90조의2(「형법」상 감경규정에 관한 특례)

(1) 현 행

제90조의2(「형법」상 감경규정에 관한 특례)
음주로 인한 심신장애 상태에서 제12조제3항을 위반하는 죄를 범한 때에는 「형법」 제10조제1항을 적용하지 아니할 수 있다.
[본조신설 2019.4.23]
의료법 일부개정 2020. 12. 29. [법률 제17787호, 시행 2021. 6. 30.] 보건복지부.

(2) 개선방안

제90조2(「형법」상 감경규정에 관한 특례)
음주로 인한 심신장애 상태에서 제12조 제3항을 위반하는 죄를 범한 때에는 「형법」 제10조 제1항을 적용하지 아니할 수 있다.
[본조신설 2019.4.23]
의료법 일부개정 2020. 12. 29. [법률 제17787호, 시행 2021. 6. 30.] 보건복지부.
【개정방향】
※ 명확성·간결성·가독성

(3) 해 설

가. 의료법 제90조2는 「형법」상 감경규정에 관한 특례를 규정하고 있다.
나. 주요내용을 보면, 음주로 인한 심신장애 상태에서 제12조 제3항을 위반하는 죄를 범한 때에는 「형법」 제10조 제1항을 적용하지 아니할 수 있다. [본조신설 2019.4.23.]
다. 의료법 제16375호, 2019. 4. 23. 일부개정(제66차 개정) 음주로 인한 심신장애 상태에서 의료행위가 이루어지는 장소에서 의료행위를 행하는 의료인을 폭행하는 등의 죄를 범한 때에는 심신장애로 인하여 사물을 변별할 능력이 없거나 의사를 결정할 능력이 없는 자의 행위는 벌하지 않는 「형법」 규정을 적용하지 않을 수 있도록 특례를 규정함(제90조의2 신설).
라. 형법 제10조 제1항·제2항·제3항이 명확하게 규정되어 있다. 그런데 의료법에 이 조문이 필요한지 의문이다. 형법 이론에 근거하여 적용하면 된다. 형법 제10조 제3항은 음주로 심신장애 상태를 야기한 사람의 행위에 대해 책임무능력을 인정하지 않는다. 이 이론을 굳이 불완전하게 이렇게 의료법에 명시할

필요가 있을까. 도대체 의료법은 어떤 성격의 법률인지 의문이다. 행정법인지 또는 형사특별법인지 혼란스럽다. 행정형법 경우, 형법총칙을 적용한다.

91. 제91조(양벌규정)

(1) 현 행

제91조(양벌규정)
법인의 대표자나 법인 또는 개인의 대리인, 사용인, 그 밖의 종업원이 그 법인 또는 개인의 업무에 관하여 제87조, 제87조의2, 제88조, 제88조의2, 제89조 또는 제90조의 위반행위를 하면 그 행위자를 벌하는 외에 그 법인 또는 개인에게도 해당 조문의 벌금형을 과(科)한다. 다만, 법인 또는 개인이 그 위반행위를 방지하기 위하여 해당 업무에 관하여 상당한 주의와 감독을 게을리하지 아니한 경우에는 그러하지 아니하다. 〈개정 2010.5.27, 2016.12.20, 2019.8.27〉
[전문개정 2009.12.31]
의료법 일부개정 2020. 12. 29. [법률 제17787호, 시행 2021. 6. 30.] 보건복지부.

[개정 전]
제91조(양벌규정)
법인의 대표자나 법인 또는 개인의 대리인, 사용인, 그 밖의 종업원이 그 법인 또는 개인의 업무에 관하여 제87조, 제88조, 제88조의2, 제89조 또는 제90조의 위반행위를 하면 그 행위자를 벌하는 외에 그 법인 또는 개인에게도 해당 조문의 벌금형을 과(科)한다. 다만, 법인 또는 개인이 그 위반행위를 방지하기 위하여 해당 업무에 관하여 상당한 주의와 감독을 **게을리하지 아니한 경우에는** 그러하지 아니하다. [개정 2010.5.27, 2016.12.20] [전문개정 2009.12.31]

(2) 개선방안

제91조(양벌규정)
법인대표자 · 법인 · 개인대리인 · 사용인 · 그 밖에 종업원이 그 법인업무 · 개인업무에 관하여 **제87조 · 제87조2 · 제88조 · 제88조2 · 제89조 · 제90조** 위반행위를 할 경우, 그 행위자를 벌하는 외에 그 법인 또는 개인도 해당 조문 벌금형으로 처벌된다. 다만 법인 또는 개인이 그 위반행위를 방지하기 위하여 해당 업무에 관하여 상당한 주의 · 감독을 한 경우 처벌되지 않는다. 〈개정 2010.5.27, 2016.12.20, 201

9.8.27〉
[전문개정 2009.12.31]
의료법 일부개정 2020. 12. 29. [법률 제17787호, 시행 2021. 6. 30.] 보건복지부.

【개정방향】
※ 명확성·간결성·가독성
※ 국어문법정비
※ 나열형은 온점(·)을 사용하여 법조문을 읽기 쉽게 줄임
※ 일본식 '의' 삭제

[개정 전]
제91조(양벌규정)
법인대표자·법인·개인대리인·사용인·그 밖에 종업원이 그 법인업무·개인업무에 관하여 제87조·제88조·제88조2·제89조·제90조 위반행위를 할 경우, 그 행위자를 벌하는 외에 그 법인 또는 개인도 해당 조문 벌금형으로 처벌된다. 다만 법인 또는 개인이 그 위반행위를 방지하기 위하여 해당 업무에 관하여 상당한 주의·감독을 한 경우 처벌되지 않는다.[개정 2010.5.27, 2016.12.20] [전문개정 2009.12.31]

(3) 해 설
가. 의료법 제91조는 양벌규정을 규정하고 있다.
나. 주요내용을 보면, 법인대표자·법인·개인대리인·사용인·그 밖에 종업원이 그 법인업무·개인업무에 관하여 **제87조·제87조2·제88조·제88조2·제89조·제90조** 위반행위를 할 경우, 그 행위자를 벌하는 외에 그 법인 또는 개인도 해당 조문 벌금형으로 처벌된다. 다만 법인 또는 개인이 그 위반행위를 방지하기 위하여 해당 업무에 관하여 상당한 주의·감독을 한 경우 처벌되지 않는다.〈개정 2010.5.27, 2016.12.20., 2019.8.27.〉
[전문개정 2009.12.31.]
의료법 개정 2020. 12. 29. [법률 제17787호, 시행 2021. 6. 30.] 보건복지부.
다. **형벌은 원칙적으로 자연인만 처벌한다. 형벌효과가 있기 때문이다. 그러나 입법부가 법인과 의료인을 모두 처벌하기 위해 의료법 제91조를 규정한 것이다.** 그러나 이중의 참조기법(의료법 제91조⇒벌칙 규정⇒해당조문)으로 입법해야 하는지 의문이다. 의료법 관련 조문 밑에 항을 신설하면 명확할 것이다.

(4) 관련 판례

> **쟁점판례 90 양벌규정의 종업원과 사업주**
>
> 대법원 2020. 6. 11. 선고 2016도9367 판결
> [의료법위반] 〈양벌규정의 종업원과 사업주는 형사증거법상 공범 내지 이에 준하는 관계에 있다고 보아, 망인인 종업원에 대한 경찰 피의자신문조서는 형사소송법 제312조 제3항 소정의 '검사 이외의 수사기관이 작성한 피의자신문조서'에 해당하므로, 같은 법 제314조에 기초하여 위 경찰 피의자신문조서의 증거능력을 인정할 수 없다고 본 사건〉
>
> Q. 피고인과 공범관계가 있는 다른 피의자에 대하여 검사 이외의 수사기관이 작성한 피의자신문조서의 증거능력이 인정되기 위한 요건 및 위 피의자신문조서에 형사소송법 제314조가 적용되는지 여부(소극)
> Q. 이러한 법리는 법인의 대표자나 법인 또는 개인의 대리인, 사용인, 그 밖의 종업원 등 행위자의 위반행위에 대하여 행위자가 아닌 법인 또는 개인이 양벌규정에 따라 기소된 경우, 이러한 법인 또는 개인과 행위자 사이의 관계에서도 마찬가지로 적용되는지 여부(적극)

가. 형사소송법 제312조 제3항은 검사 이외의 수사기관이 작성한 해당 피고인에 대한 피의자신문조서를 유죄의 증거로 하는 경우뿐만 아니라 검사 이외의 수사기관이 작성한 해당 피고인과 공범관계에 있는 다른 피고인이나 피의자에 대한 피의자신문조서를 해당 피고인에 대한 유죄의 증거로 채택할 경우에도 적용된다. 따라서 해당 피고인과 공범관계가 있는 다른 피의자에 대하여 검사 이외의 수사기관이 작성한 피의자신문조서는 그 피의자의 법정진술에 의하여 성립의 진정이 인정되는 등 형사소송법 제312조 제4항의 요건을 갖춘 경우라도 **해당 피고인이 공판기일에서 그 조서의 내용을 부인한 이상 이를 유죄 인정의 증거로 사용할 수 없다.** 그 당연한 결과로 위 피의자신문조서에 대하여는 사망 등 사유로 인하여 법정에서 진술할 수 없는 때에 예외적으로 증거능력을 인정하는 규정인 형사소송법 제314조가 적용되지 아니한다. 그리고 이러한 법리는 공동정범이나 교사범, 방조범 등 공범관계에 있는 자들 사이에서뿐만 아니라, 법인의 대표자나 법인 또는 개인의 대리인, 사용인, 그 밖의 종업원 등 행위자의 위반행위에 대하여 행위자가 아닌 법인 또는 개인이 양벌규

정에 따라 기소된 경우, 이러한 법인 또는 개인과 행위자 사이의 관계에서도 마찬가지로 적용된다고 보아야 한다. 구체적 이유는 다음과 같다.
나. 대법원은 형사소송법 제312조 제3항의 규정이 검사 이외의 수사기관이 작성한 해당 피고인과 공범관계에 있는 다른 피고인이나 피의자에 대한 피의자신문조서에 대해서까지 적용된다는 입장을 확고하게 취하고 있다. 이는 **하나의 범죄사실에 대하여 여러 명이 관여한 경우 서로 자신의 책임을 다른 사람에게 미루려는 것이 일반적인 인간심리이므로, 만일 위와 같은 경우에 형사소송법 제312조 제3항을 해당 피고인 외의 자들에 대해서까지 적용하지 않는다면 인권보장을 위해 마련된 위 규정의 취지를 제대로 살리지 못하여 부당하고 불합리한 결과에 이를 수 있기 때문이다.**
다. 나아가 대법원은 형사소송법 제312조 제3항이 형법 총칙의 공범 이외에도, 서로 대향된 행위의 존재를 필요로 할 뿐 각자의 구성요건을 실현하고 별도의 형벌 규정에 따라 처벌되는 강학상 필요적 공범 내지 대향범 관계에 있는 자들 사이에서도 적용된다는 판시를 하기도 하였다. 이는 필요적 공범 내지 대향범의 경우 형법 총칙의 공범관계와 마찬가지로 어느 한 피고인이 자기의 범죄에 대하여 한 진술이 나머지 대향적 관계에 있는 자가 저지른 범죄에도 내용상 불가분적으로 관련되어 있어 목격자, 피해자 등 제3자의 진술과는 본질적으로 다른 속성을 지니고 있음을 중시한 것으로 볼 수 있다.
라. 무릇 양벌규정은 법인의 대표자나 법인 또는 개인의 대리인, 사용인, 그 밖의 종업원 등 행위자가 법규위반행위를 저지른 경우, 일정 요건하에 이를 행위자가 아닌 법인 또는 개인이 직접 법규위반행위를 저지른 것으로 평가하여 행위자와 같이 처벌하도록 규정한 것이다. 이때의 법인 또는 개인의 처벌은 행위자의 처벌에 종속되는 것이 아니라 법인 또는 개인의 직접책임 내지 자기책임에 기초하는 것이기는 하다. 그러나 양벌규정에 따라 처벌되는 행위자와 행위자가 아닌 법인 또는 개인 간의 관계는, 행위자가 저지른 법규위반행위가 사업주의 법규위반행위와 사실관계가 동일하거나 적어도 중요 부분을 공유한다는 점에서 내용상 불가분적 관련성을 지닌다고 보아야 하고, 따라서 형법 총칙의 공범관계 등과 마찬가지로 인권보장적인 요청에 따라 형사소송법 제312조 제3항이 이들 사이에서도 적용된다고 보는 것이 타당하다.
마. 【참조조문】 형법 제30조, 제31조, 제32조, 의료법 제91조, 형사소송법 제312조 제3항, 제4항, 제314조.
바. 【참조판례】 대법원 1986. 11. 1. 선고 86도1783 판결; 대법원 1996. 7. 12.

선고 96도667 판결; 대법원 2004. 7. 15. 선고 2003도7185 전원합의체 판결; 대법원 2006. 2. 24. 선고 2005도7673 판결; 대법원 2007. 10. 25. 선고 2007도6129 판결; 대법원 2010. 9. 9. 선고 2008도7834 판결; 대법원 2010. 9. 30. 선고 2009도3876 판결.

92. 제92조(과태료)

(1) 현 행

제92조(과태료)
① 다음 각 호의 어느 하나에 해당하는 자에게는 300만원 이하의 과태료를 부과한다. 〈개정 2015.1.28, 2016.12.20, 2019.8.27〉
  1. 제16조제3항에 따른 교육을 실시하지 아니한 자
  1의 2. 제23조의3제1항을 위반하여 진료정보 침해사고를 통지하지 아니한 자
  1의 3. 제24조의2제1항을 위반하여 환자에게 설명을 하지 아니하거나 서면 동의를 받지 아니한 자
  1의 4. 제24조의2제4항을 위반하여 환자에게 변경 사유와 내용을 서면으로 알리지 아니한 자
  2. 제37조제1항에 따른 신고를 하지 아니하고 진단용 방사선 발생장치를 설치·운영한 자
  3. 제37조제2항에 따른 안전관리책임자를 선임하지 아니하거나 정기검사와 측정 또는 방사선 관계 종사자에 대한 피폭관리를 실시하지 아니한 자
  4. 삭제 〈2018.3.27〉
  5. 제49조제3항을 위반하여 신고하지 아니한 자
② 다음 각 호의 어느 하나에 해당하는 자에게는 200만원 이하의 과태료를 부과한다. 〈개정 2016.12.20, 2019.8.27, 2020.12.29〉
  1. 제21조의2제6항 후단을 위반하여 자료를 제출하지 아니하거나 거짓 자료를 제출한 자
  2. 제45조의2제1항을 위반하여 보고를 하지 아니하거나 거짓으로 보고한 자
  3. 제45조의2제3항을 위반하여 자료를 제출하지 아니하거나 거짓으로 제출한 자
  4. 제61조제1항에 따른 보고를 하지 아니하거나 검사를 거부·방해 또는 기피한 자(제89조제4호에 해당하는 경우는 제외한다)
③ 다음 각 호의 어느 하나에 해당하는 자에게는 100만원 이하의 과태료를 부과한다. 〈개정 2009.1.30, 2012.2.1, 2015.1.28, 2015.12.29, 2016.5.29, 2020.3.

4, 2020.12.29〉
1. 제16조제3항에 따른 기록 및 유지를 하지 아니한 자
1의 2. 제16조제4항에 따른 변경이나 휴업·폐업 또는 재개업을 신고하지 아니한 자
2. 제33조제5항(제82조제3항에서 준용하는 경우를 포함한다)에 따른 변경신고를 하지 아니한 자
2의 2. 제37조제3항에 따른 안전관리책임자 교육을 받지 아니한 사람
3. 제40조제1항(제82조제3항에서 준용하는 경우를 포함한다)에 따른 휴업 또는 폐업 신고를 하지 아니한 자
3의 2. 제40조의2제1항을 위반하여 진료기록부등을 관할 보건소장에게 넘기지 아니하거나 수량 및 목록 등을 거짓으로 보고한 자
3의 3. 제40조의2제2항을 위반하여 변경신고를 하지 아니하거나 거짓으로 변경신고를 한 자
3의 4. 제40조의2제2항을 위반하여 진료기록부등의 보존 및 열람을 대행할 책임자를 지정하지 아니하거나 진료기록부등을 관할 보건소장에게 넘기지 아니한 자
3의 5. 제40조의2제3항에 따른 준수사항을 위반한 자
4. 제42조제3항을 위반하여 의료기관의 명칭 또는 이와 비슷한 명칭을 사용한 자
5. 제43조제5항에 따른 진료과목 표시를 위반한 자
6. 제4조제3항에 따라 환자의 권리 등을 게시하지 **아니한 자**
7. 제52조의2제6항을 위반하여 대한민국의학한림원 또는 이와 유사한 명칭을 사용한 자
8. 제4조제5항을 위반하여 그 위반행위에 대하여 내려진 제63조에 따른 시정명령을 따르지 **아니한 사람**

④ 제1항부터 제3항까지의 과태료는 대통령령으로 정하는 바에 따라 보건복지부장관 또는 시장·군수·구청장이 부과·징수한다. 〈신설 2009.1.30, 2010.1.18〉

의료법 일부개정 2020. 12. 29. [법률 제17787호, 시행 2021. 6. 30.] 보건복지부.

[개정 전]
제92조(과태료)
① 다음 각 호의 어느 하나에 해당하는 자에게는 300만원 이하의 과태료를 부과한다. [개정 2015.1.28, 2016.12.20] [[시행일 2017.6.21]]
1. 제16조제3항에 따른 교육을 실시하지 아니한 자
1의2. 제24조의2제1항을 위반하여 환자에게 설명을 하지 아니하거나 서면 동의를 받지 아니한 자

1의3. 제24조의2제4항을 위반하여 환자에게 변경 사유와 내용을 서면으로 알리지 아니한 자
2. 제37조제1항에 따른 신고를 하지 아니하고 진단용 방사선 발생장치를 설치·운영한 자
3. 제37조제2항에 따른 안전관리책임자를 선임하지 아니하거나 정기 검사와 측정 또는 방사선 관계 종사자에 대한 피폭관리를 실시하지 아니한 자
4. 제46조제3항을 위반하여 선택진료에 관한 정보를 제공하지 아니 한 자 [[시행일 2007.4.28]]
5. 제49조제3항을 위반하여 신고하지 아니한 자 [[시행일 2007.4.28]]

② 다음 각 호의 어느 하나에 해당하는 자에게는 200만원 이하의 과태료를 부과한다. [개정 2016.12.20] [[시행일 2017.6.21: 제1호]]
1. 제21조의2제6항 후단을 위반하여 자료를 제출하지 아니하거나 거짓 자료를 제출한 자
2. 제45조의2제2항을 위반하여 자료를 제출하지 아니하거나 거짓으로 제출한 자
3. 제61조제1항에 따른 보고를 하지 아니하거나 검사를 거부·방해 또는 기피한 자

③ 다음 각 호의 어느 하나에 해당하는 자에게는 100만원 이하의 과태료를 부과한다. [개정 2009.1.30, 2011.4.28, 2012.2.1, 2015.1.28, 2015.12.29, 2016.5.29] [[시행일 2017.3.1]]
1. 제16조제3항에 따른 기록 및 유지를 하지 아니한 자
1의2. 제16조제4항에 따른 변경이나 휴업·폐업 또는 재개업을 신고하지 아니한 자
2. 제33조제5항(제82조제3항에서 준용하는 경우를 포함한다)에 따른 변경신고를 하지 아니한 자
3. 제40조제1항(제82조제3항에서 준용하는 경우를 포함한다)에 따른 휴업 또는 폐업 신고를 하지 아니하거나 제40조제2항을 위반하여 진료기록부등을 이관(移管)하지 아니한 자
4. 제42조제3항을 위반하여 의료기관의 명칭 또는 이와 비슷한 명칭을 사용한 자
5. 제43조제5항에 따른 진료과목 표시를 위반한 자
6. 제4조제3항에 따라 환자의 권리 등을 게시하지 아니한 자
7. 제52조의2제6항을 위반하여 대한민국의학한림원 또는 이와 유사한 명칭을 사용한 자
8. 제4조제5항을 위반하여 그 위반행위에 대하여 내려진 제63조에 따른 시정명령을 따르지 아니한 사람

④ 제1항부터 제3항까지의 과태료는 대통령령으로 정하는 바에 따라 보건복지부장

관 또는 시장·군수·구청장이 부과·징수한다.[신설 2009.1.30, 2010.1.18 제9932호(정부조직법)] [[시행일 2010.3.19]]

(2) 개선방안

제92조(과태료)
① 다음 각 호 어느 하나에 해당하는 사람에게 300만원 이하 과태료가 부과된다. 〈개정 2015.1.28, 2016.12.20, 2019.8.27〉
  1. 제16조 제3항에 근거하여 교육을 실시하지 않은 사람
  1의2. 제23조3 제1항을 위반하여 진료정보 침해사고를 통지하지 않은 사람
  1의3. 제24조2 제1항을 위반하여 환자에게 설명을 하지 않은 사람·서면동의를 받지 않은 사람
  1의4. 제24조2 제4항을 위반하여 환자에게 변경사유와 변경내용을 서면으로 알리지 않은 사람
  2. 제37조 제1항에 근거하여 신고를 하지 않고, 진단용 방사선 발생장치를 설치·운영한 사람
  3. 제37조 제2항에 근거하여 안전관리책임자를 선임하지 않은 사람·정기검사·측정·방사선 관계 종사자에 대한 피폭관리를 실시하지 않은 사람
  4. 삭제 〈2018.3.27〉
  5. 제49조 제3항을 위반하여 신고하지 않은 사람
② 다음 각 호 어느 하나에 해당하는 사람에게 200만원 이하 과태료가 부과된다. 〈개정 2016.12.20, 2019.8.27, 2020.12.29〉
  1. 제21조2 제6항 후단을 위반하여 자료를 제출하지 않은 사람·거짓 자료를 제출한 사람
  2. 제45조2 제1항을 위반하여 보고를 하지 않은 사람·거짓으로 보고한 사람
  3. 제45조2 제3항을 위반하여 자료를 제출하지 않은 사람·거짓으로 제출한 사람
  4. 제61조 제1항에 근거하여 보고를 하지 않은 사람·검사를 거부·방해·기피한 사람(제89조 제4호에 해당하는 경우는 제외한다)
③ 다음 각 호 어느 하나에 해당하는 사람에게 100만원 이하 과태료가 부과된다. 〈개정 2009.1.30, 2012.2.1, 2015.1.28, 2015.12.29, 2016.5.29, 2020.3.4, 2020.12.29〉
  1. 제16조 제3항에 근거하여 기록·유지를 하지 않은 사람
  1의2. 제16조 제4항에 근거하여 변경·휴업·폐업·재개업을 신고하지 않은 사람

2. 제33조 제5항(제82조 제3항에서 준용하는 경우를 포함한다)에 따른 변경신고를 하지 않은 사람
2의2. 제37조 제3항에 근거한 안전관리책임자 교육을 받지 아니한 사람
3. 제40조 제1항(제82조 제3항에서 준용하는 경우를 포함한다)에 근거하여 휴업·폐업 신고를 하지 않은 사람
3의2. 제40조2 제1항을 위반하여 진료기록부등을 관할 보건소장에게 넘기지 않은 사람 또는 수량 및 목록 등을 거짓으로 보고한 사람
3의3. 제40조2 제2항을 위반하여 변경신고를 하지 않은 사람·거짓으로 변경신고를 한 사람
3의4. 제40조2 제2항을 위반하여 진료기록부등의 보존과 열람을 대행할 책임자를 지정하지 않은 사람 또는 진료기록부등을 관할 보건소장에게 넘기지 아니한 사람
3의5. 제40조2 제3항에 따른 준수사항을 위반한 사람
4. 제42조 제3항을 위반하여 의료기관 명칭·이와 비슷한 명칭을 사용한 사람
5. 제43조 제5항에 근거하여 진료과목 표시를 위반한 사람
6. 제4조 제3항에 근거하여 환자권리 등을 게시하지 않은 사람
7. 제52조2 제6항을 위반하여 대한민국의학한림원·이와 유사한 명칭을 사용한 사람
8. 제4조 제5항을 위반하여 처분된 제63조에 근거하여 시정명령을 따르지 않은 사람

④ 제1항·제2항·제3항 과태료는 대통령령에 근거하여 보건복지부장관·시장·군수·구청장이 부과·징수한다. 〈신설 2009.1.30, 2010.1.18〉

의료법 일부개정 2020. 12. 29. [법률 제17787호, 시행 2021. 6. 30.] 보건복지부.

【개정방향】
※ 명확성·간결성·가독성.
※ 국어문법정비
※ 일본식 '의' 삭제, ~자: 사람으로 통일
※ 나열형은 온점(·)을 사용하여 법조문을 읽기 쉽게 줄임
※ 대통령령으로 정하는 바에 따라 ⇒ 대통령령에 근거하여

[개정 전]
제92조(과태료)
① 다음 각 호 어느 하나에 해당하는 사람에게 300만원 이하 과태료가 부과된다. [개정 2015.1.28, 2016.12.20] [[시행일 2017.6.21]]
 1. 제16조 제3항에 근거하여 교육을 실시하지 않은 사람

제9장 벌 칙

1의2. 제24조2 제1항을 위반하여 환자에게 설명을 하지 않은 사람·서면동의를 받지 않은 사람
1의3. 제24조2 제4항을 위반하여 환자에게 변경사유·변경내용을 서면으로 알리지 않은 사람
2. 제37조 제1항에 근거하여 신고를 하지 않고, 진단용 방사선 발생장치를 설치·운영한 사람
3. 제37조 제2항에 근거하여 안전관리책임자를 선임하지 않은 사람·정기검사·측정·방사선 관계 종사자에 대한 피폭관리를 실시하지 않은 사람
4. 제46조 제3항을 위반하여 선택진료에 관한 정보를 제공하지 않은 사람 [[시행일 2007.4.28]]
5. 제49조 제3항을 위반하여 신고하지 않은 사람 [[시행일 2007.4.28]]

② 다음 각 호 어느 하나에 해당하는 사람에게 200만원 이하 과태료가 부과된다. [개정 2016.12.20] [[시행일 2017.6.21: 제1호]]
1. 제21조2 제6항 후단을 위반하여 자료를 제출하지 않은 사람·거짓 자료를 제출한 사람
2. 제45조2 제2항을 위반하여 자료를 제출하지 않은 사람·거짓으로 제출한 사람
3. 제61조 제1항에 근거하여 보고를 하지 않은 사람·검사를 거부·방해·기피한 사람

③ 다음 각 호 어느 하나에 해당하는 사람에게 100만원 이하 과태료가 부과된다. [개정 2009.1.30, 2011.4.28, 2012.2.1, 2015.1.28, 2015.12.29, 2016.5.29] [[시행일 2017.3.1]]
1. 제16조 제3항에 근거하여 기록·유지를 하지 않은 사람
1의2. 제16조 제4항에 근거하여 변경·휴업·폐업·재개업을 신고하지 않은 사람
2. 제33조 제5항(제82조 제3항에서 준용하는 경우를 포함한다)에 따른 변경신고를 하지 않은 사람
3. 제40조 제1항(제82조 제3항에서 준용하는 경우를 포함한다)에 근거하여 휴업·폐업 신고를 하지 않은 사람·제40조 제2항을 위반하여 진료기록부등을 이관(移管)하지 않은 사람
4. 제42조 제3항을 위반하여 의료기관 명칭·이와 비슷한 명칭을 사용한 사람
5. 제43조 제5항에 근거하여 진료과목 표시를 위반한 사람
6. 제4조 제3항에 근거하여 환자권리 등을 게시하지 않은 사람
7. 제52조2 제6항을 위반하여 대한민국의학한림원·이와 유사한 명칭을 사용한 사람

8. 제4조 제5항을 위반하여 처분된 제63조에 근거하여 시정명령을 따르지 않은 사람

④ 제1항·제2항·제3항 과태료는 대통령령에 근거하여 보건복지부장관·시장·군수·구청장이 부과·징수한다. [신설 2009.1.30, 2010.1.18 제9932호(정부조직법)] [[시행일 2010.3.19]]

(3) 해 설

가. 의료법 제92조는 과태료를 규정하고 있다. 300만원·200만원·100만원으로 구분하여 규정하고 있다.

나. 주요내용을 보면, ① 다음 각 호 어느 하나에 해당하는 사람에게 300만원 이하 과태료가 부과된다. 〈개정 2015.1.28, 2016.12.20, 2019.8.27〉

1. 제16조 제3항에 근거하여 교육을 실시하지 않은 사람
1의2. 제23조3 제1항을 위반하여 진료정보 침해사고를 통지하지 않은 사람
1의3. 제24조2 제1항을 위반하여 환자에게 설명을 하지 않은 사람·서면동의를 받지 않은 사람
1의4. 제24조2 제4항을 위반하여 환자에게 변경사유와 변경내용을 서면으로 알리지 않은 사람
2. 제37조 제1항에 근거하여 신고를 하지 않고, 진단용 방사선 발생장치를 설치·운영한 사람
3. 제37조 제2항에 근거하여 안전관리책임자를 선임하지 않은 사람·정기검사·측정·방사선 관계 종사자에 대한 피폭관리를 실시하지 않은 사람
4. 삭제 〈2018.3.27〉
5. 제49조 제3항을 위반하여 신고하지 않은 사람

다. ② 다음 각 호 어느 하나에 해당하는 사람에게 200만원 이하 과태료가 부과된다. 〈개정 2016.12.20, 2019.8.27, 2020.12.29〉

1. 제21조2 제6항 후단을 위반하여 자료를 제출하지 않은 사람·거짓 자료를 제출한 사람
2. 제45조2 제1항을 위반하여 보고를 하지 않은 사람·거짓으로 보고한 사람
3. 제45조2 제3항을 위반하여 자료를 제출하지 않은 사람·거짓으로 제출한 사람
4. 제61조 제1항에 근거하여 보고를 하지 않은 사람·검사를 거부·방해·기피한 사람(제89조 제4호에 해당하는 경우는 제외한다)

라. ③ 다음 각 호 어느 하나에 해당하는 사람에게 100만원 이하 과태료가 부과된다. 〈개정 2009.1.30, 2012.2.1, 2015.1.28, 2015.12.29, 2016.5.29, 2020.3.4, 2020.12.29〉

1. 제16조 제3항에 근거하여 기록·유지를 하지 않은 사람

1의2. 제16조 제4항에 근거하여 변경·휴업·폐업·재개업을 신고하지 않은 사람

2. 제33조 제5항(제82조 제3항에서 준용하는 경우를 포함한다)에 따른 변경신고를 하지 않은 사람

2의2. 제37조 제3항에 근거한 안전관리책임자 교육을 받지 아니한 사람

3. 제40조 제1항(제82조 제3항에서 준용하는 경우를 포함한다)에 근거하여 휴업·폐업 신고를 하지 않은 사람

3의2. 제40조2 제1항을 위반하여 진료기록부등을 관할 보건소장에게 넘기지 않은 사람 또는 수량 및 목록 등을 거짓으로 보고한 사람

3의3. 제40조2 제2항을 위반하여 변경신고를 하지 않은 사람· 거짓으로 변경신고를 한 사람

3의4. 제40조2 제2항을 위반하여 진료기록부등의 보존과 열람을 대행할 책임자를 지정하지 않은 사람 또는 진료기록부등을 관할 보건소장에게 넘기지 아니한 사람

3의5. 제40조2 제3항에 따른 준수사항을 위반한 사람

4. 제42조 제3항을 위반하여 의료기관 명칭·이와 비슷한 명칭을 사용한 사람

5. 제43조 제5항에 근거하여 진료과목 표시를 위반한 사람

6. 제4조 제3항에 근거하여 환자권리 등을 게시하지 않은 사람

7. 제52조2 제6항을 위반하여 대한민국의학한림원·이와 유사한 명칭을 사용한 사람

8. 제4조 제5항을 위반하여 처분된 제63조에 근거하여 시정명령을 따르지 않은 사람

마. ④ 제1항·제2항·제3항 과태료는 대통령령에 근거하여 보건복지부장관·시장·군수·구청장이 부과·징수한다. 〈신설 2009.1.30, 2010.1.18〉

바. **과태료는 행정벌이다. 문제는 의료법 제91조도 제87조·제87조2·제88조·제88조2·제89조·제90조와 마찬가지로 과연 이러한 입법방식이 옳은가 하는 점이다. 행정벌을 부과하는 국가기관 입장에서 입법한 것으로 볼 수밖에 없기 때문이다. 규범은 준수를 목적으로 한다. 규범과 행정벌은 같이 규정될**

때 규범준수효과가 있다. 해당 당사자 입장에서 입법을 해야 한다면, 형법처럼 규범과 행정벌이 같이 가야 한다. 이것이 죄형법정주의 정신이다.
사. 행정법규를 규정하여 모아 놓고, 행정벌을 별도로 규정한다면, 여기에 명확성의 원칙을 찾아 볼 수 있는가? 의료인들이 문제 제기를 해야 개정이 된다. 300만원·200만원·100만원 이하 행정법규 위반유형들을 '굴비 엮어 놓은 듯 묶어 모아 놓은 입법방식'은 의료인들 입장에서 보면, 씁쓸할 것이다.
아. 행정실무·경찰실무·검찰실무에서 통합하여 도표로 만들어 놓고, 법적용을 하고 있다고 하니, 형법학자로서 안타까운 마음뿐이다. 『우리들 의료법』이라고 할 수 있겠는가? 진지하게 생각해 보시길 바란다.

(4) 의사 국가시험 문제 분석

1. A 의원 B 원장은 업무시간에 내시경실 조제대에 미다졸람과 프로포폴을 비치하고 사용한다. 업무시간이 끝난 야간에는 잠금장치가 설치된 철제금고에 두 약품을 보관하다가 아침 업무시간이 되면 조제대에 비치하고 사용한다. B에게 가해질 제재는?

[2021년 제85회 의사 국가시험 유사]

① 없음
② 면허자격 정지
③ 500만원 이하 과태료
④ 1천만원 이하 벌금
⑤ 1년 이하 징역

해설 및 정답 의료법에 해당 구성요건이 없다. A의원 B원장은 무죄이다. 정답 ①

93. 제93조 삭제 〈2009.1.30.〉

부칙

우 | 리 | 들 | 의 | 료 | 법

1. 부칙 [1975.12.31. 법률 제2862호]
이 법은 공포한 날로부터 시행한다.

2. 부칙 [1981.4.13. 법률 제3441호]
제1조(시행일) 이 법은 공포후 30일이 경과한 날로부터 시행한다.
제2조 내지 제15조 생략

3. 부칙 [1981.12.31. 법률 제3504호]
① (시행일) 이 법은 공포 후 3월이 경과한 날로부터 시행한다.
② (경과조치) 이 법 시행당시 종전의 제55조제1항 및 제3항의 규정에 의하여 보건사회부장관으로부터 전문의의 자격인정을 받은 자는 제55조제1항 및 제3항의 개정규정에 의하여 보건사회부장관으로부터 전문의의 자격인정을 받은 것으로 보되, 당해 전문의의 전문과목의 표시에 관하여는 대통령령으로 정한다.

4. 부칙 [1986.5.10. 법률 제3825호]
제1조(시행일) 이 법은 공포후 30일이 경과한 날로부터 시행한다.
제2조(한의사등의 명칭변경에 관한 경과조치) ① 이 법 시행당시 종전의 규정에 의하여 한의사의 면허를 받은 자는 이 법에 의한 한의사의 면허를 받은 것으로 본다.
② 이 법 시행당시 종전의 규정에 의하여 한방병원의 개설허가를 받거나, 한의원의 개설신고를 한 자는 각각 이 법에 의한 한방병원의 개설허가를 받거나, 한의원의 개설신고를 한 것으로 본다.
제3조(경과조치) 이 법 시행당시 종전의 규정에 의한 안마시술소는 이 법에 의하여 신고한 것으로 본다.
제4조(다른 법률의 개정) ① 이 법 시행에 따라 관계법률을 다음과 같이 개정한다.
    1. 약사법중 다음과 같이 개정한다.
제2조제5항중 "한약"을 "한약"으로 한다.
제23조, 제47조제1항·제2항 및 제63조제2항중 "한의사"를 각각 "한의사"로 한다. 제35조제2항 및 제3항중 "한약업사"를 "한약업사"로 한다. 제36조제1항제1호중 "한약업사"를 "한약업사"로 하고, 동조제2항중 "한약업사"를 "한약업사"로, "기성한약서"를 "기성한약서"로, "한의사"를 "한의사"로, "한약"을 "한약"으로 한다.
제37조제2항중 "한약업사"를 각각 "한약업사"로 하고, 동조 제3항중 "한약"을 "한약"으로, "한약업사"를 "한약업사"로 하며, 동조제4항중 "한약업사"를 "한약업사"로 한다.

2. 전염병예방법중 다음과 같이 개정한다.
제4조제1항, 제6조, 제55조제1호 및 제3호중 "한의사"를 각각 "한의사"로 한다.
  3. 보건범죄단속에관한특별조치법중 다음과 같이 개정한다. 제5조중 "한의사가 아닌 자가 한방의료행위를"을 "한의사가 아닌 자가 한방의료행위를"로 한다.
② 제1항의 규정외에 이 법 시행당시 다른 법률에서 다음 표의 왼쪽란에 정한 용어를 사용 또는 준용한 경우에 그에 해당하는 오른쪽란에 정한 용어를 사용 또는 준용한 것으로 본다.

종전의 용어	개정된 용어
한의사	한의사
한방의료	한방의료
한방병원	한방병원
한의원	한의원
한방의학	한방의학
한의과대학	한의과대학
한의사회	한의사회
한약	한약
한약업사	한약업사
한약서	한약서

5. 부칙 [1987.11.28. 법률 제3948호. 시행 1988.3.29]

제1조(시행일) 이 법은 공포후 4월이 경과한 날로부터 시행한다.
제2조(조산원등의 명칭변경에 따른 경과조치) 이 법 시행당시 종전의 규정에 의하여 조산원·간호원의 면허를 받은 자 또는 간호보조원의 자격인정을 받은 자는 이 법에 의하여 각각 조산사·간호사의 면허 또는 간호조무사의 자격인정을 받은 것으로 본다.
제3조(조산사국가시험 실시에 따른 경과조치) 이 법 시행당시 제6조제1호의 규정에 의한 의료기관에서 수습중인 자에 대한 조산사면허에 관하여는 종전의 규정에 의한다.
제4조(다른 법률의 개정) ① 공중보건장학을위한특례법중 다음과 같이 개정한다. 제1조중 "간호원이"를 "간호사가"로 하고, 제2조·제4조제2항·제6조제1항·제6조의3·제8조제1항 내지 제3항·제10조제1항 및 제2항중 "간호원"을 각각 "간

호사"로 한다.
② 농어촌보건의료를위한특별조치법중 다음과 같이 개정한다. 제15조제1항중 "간호원·조산원"을 "간호사·조산사"로 한다.
③ 결핵예방법중 다음과 같이 개정한다.
제21조중 "간호원 또는 간호보조원으로"를 "간호사 또는 간호조무사로" 하고, 제29조제2항중 "간호원·임상병리사 및 간호보조원"을 "간호사·임상병리사 및 간호조무사"로 한다.
④ 모자보건법중 다음과 같이 개정한다.
제2조제9호중 "조산원·간호원의 면허를 받은 자 또는 간호보조원"을 "조산사·간호사의 면허를 받은 자 또는 간호조무사"로 하고, 제13조중 "조산원 또는 간호원이"를 "조산사 또는 간호사가"로 하며, 제29조 전단중 "간호원 및 간호보조원이"를 "간호사 및 간호조무사가"로 하고, 동조 후단중 "조산원 또는 간호원"을 "조산사 또는 간호사"로 한다.
⑤ 제1항 내지 제4항에 규정된 것외에 이 법 시행당시 다른 법령중 "조산원"은 "조산사"로, "간호원"은 "간호사"로, "간호보조원"은 "간호조무사"로 본다.
부칙 [91·12·14]
제1조(시행일) 이 법은 공포한 날부터 시행한다. [단서 생략]
제2조 생략

6. 부칙 [1994.1.7. 법률 제4732호. 시행 1994.7.8.]

제1조(시행일) 이 법은 공포후 6월이 경과한 날부터 시행한다.
제2조(종합병원등에 관한 경과조치) 이 법 시행당시 종전의 규정에 의하여 개설한 종합병원·병원 및 한방병원은 이 법에 의한 종합병원·병원 및 한방병원으로 본다. 다만, 이 법 시행당시 100병상미만의 종합병원과 30병상미만의 병원 및 한방병원은 이 법 시행후 종합병원은 5년이내에, 병원 및 한방병원은 3년이내에 이 법에 의한 입원시설을 갖추어야 하며, 동 기한까지 이 법에 의한 입원시설을 갖추지 아니하는 때에는 종합병원은 병원으로, 병원은 의원으로, 한방병원은 한의원으로 본다.
제3조(조산소의 명칭변경에 관한 경과조치) 이 법 시행당시 종전의 규정에 의하여 개설한 조산소는 이 법에 의하여 개설한 조산원으로 본다. 다만, 이 법 시행후 3월이내에 조산원으로 명칭을 변경하여야 한다.
제4조(의사·치과의사·한의사 및 간호사의 국가시험응시자격에 관한 경과조치) 이 법 시행당시 종전의 규정에 의하여 보건사회부장관으로부터 응시자격을 인정받은 자

와 보건사회부장관이 인정하는 외국의 해당 대학에 재학중인 자는 종전의 규정에 의한다.

제5조(공제사업의 허가에 관한 경과조치) 이 법 시행당시 종전의 규정에 의하여 중앙회가 보건사회부장관으로부터 허가받은 공제사업은 이 법에 의하여 신고한 것으로 본다.

제6조(의원급 의료기관개설신고에 관한 경과조치) 이 법 시행당시 종전의 규정에 의하여 도지사에게 개설신고한 의원·치과의원·한의원 또는 조산원은 이 법에 의하여 시장·군수·구청장에게 개설신고한 것으로 본다.

제7조(의료기관의 개설특례에 관한 경과조치) 이 법 시행당시 종전의 규정에 의하여 도지사의 개설허가를 받은 부속의료기관으로서 이 법에 의한 종합병원·병원·치과병원 또는 한방병원은 도지사의 개설허가를 받은 것으로, 의원·치과의원·한의원 또는 조산원은 시장·군수·구청장에게 개설신고한 것으로 본다.

제8조(진단용방사선발생장치의 설치에 관한 경과조치) 이 법 시행당시 진단용방사선발생장치를 설치·운영하는 자는 이 법 시행후 6월이내에 시장·군수·구청장에게 신고하여야 한다.

제9조(의료업의 휴·폐업신고에 관한 경과조치) 이 법 시행당시 종전의 규정에 의하여 도지사에게 휴업·폐업의 신고를 한 자는 이 법에 의하여 도지사 또는 시장·군수·구청장에게 신고한 것으로 본다.

제10조(의료법인의 설립 허가등에 관한 경과조치) 이 법 시행당시 종전의 규정에 의한 보건사회부장관의 의료법인의 설립·재산처분 및 정관변경의 허가는 이 법에 의한 도지사의 허가로 본다. 다만, 의료법인의 목적사업의 범위가 2이상의 도에 걸치는 의료법인의 경우에는 그러하지 아니하다.

제11조(공공차관지원 의료법인의 관리에 관한 경과조치) 국가로부터 공공차관을 지원받은 의료법인에 대하여는 그 차관자금의 상환이 종료될 때까지 재산처분·정관변경의 허가등의 업무를 보건사회부장관이 행한다.

제12조(의료인의 면허재교부에 관한 경과조치) 이 법 시행당시 종전의 규정에 의하여 의료인의 면허가 취소된 자의 면허재교부에 관하여는 종전의 규정에 의한다.

제13조(의료지도원의 임명에 관한 경과조치) 이 법 시행당시 종전의 규정에 의하여 임명된 의료감시원은 이 법에 의하여 임명된 의료지도원으로 본다.

제14조(벌칙적용에 관한 경과조치) 이 법 시행전의 행위에 관한 벌칙적용에 있어서는 종전의 규정에 의한다. 다만, 이 법 시행전의 행위가 이 법 시행후에 걸쳐 이루어진 때에는 이 법 시행후에 행한 것으로 본다.

7. 부칙 [1995.12.29. 법률 제5101호. 시행 1996.7.1.]
제1조(시행일) 이 법은 1996년 7월 1일부터 시행한다.
제2조 내지 제4조 생략

8. 부칙 [1997.12.13. 법률 제5453호]
제1조(시행일) 이 법은 1998년 1월 1일부터 시행한다. [단서 생략]
제2조 생략

9. 부칙 [1997.12.13. 법률 제5454호]
이 법은 1998년 1월 1일부터 시행한다. [단서 생략]

10. 부칙 [1999.2.8. 법률 제5865호. 시행 2000.8.9.]
제1조(시행일) 이 법은 공포후 6월이 경과한 날부터 시행한다. 다만, ···[생략]··· 부칙 제7조제1항의 규정은 공포후 1년 6월이 경과한 날부터 시행한다.
제2조 내지 제6조 생략
제7조(다른 법률의 개정) ①내지 ③생략

11. 부칙 [1999.9.7. 법률 제6020호. 시행 2000.7.1.]
이 법은 2000년 7월 1일부터 시행한다.

12. 부칙 [2000.1.12. 법률 제6157호. 시행 2000.7.13.]
제1조(시행일) 이 법은 공포후 6월이 경과한 날부터 시행한다. 다만, 제8조제1항제5호 및 제52조의 개정규정은 공포한 날부터 시행하고, 제5조의 개정규정은 공포후 2년이 경과한 날부터 시행한다.
제2조(적출물 등의 신고에 관한 경과조치) 이 법 시행당시 종전의 규정에 의하여 적출물 등의 처리에 관하여 시·도지사의 지정을 받은 자는 제17조의 개정규정에 의하여 시·도지사에게 신고한 자로 본다.
제3조(국·공립의료기관 등의 특례에 관한 경과조치) 이 법 시행당시 개설허가를 받았거나 개설신고를 한 의료기관중 종전의 제38조의 규정에 의하여 국·공립의료기관 등의 특례에 관한 규정을 적용받던 의료기관에 대하여는 제32조의 규정을 적용하지 아니한다.
제4조(의료보수에 관한 경과조치) 이 법 시행당시 종전의 규정에 의하여 시·도지사의 인가를 받은 의료보수에 대하여는 제37조의 개정규정에 의하여 시·도지사 또는 시장·군수·구청장에게 각각 신고한 것으로 본다.
제5조(의료법인의 설립허가 등에 관한 경과조치) 이 법 시행당시 종전의 규정에 의하여

보건복지부장관이 행한 의료법인의 설립·재산처분 및 정관변경의 허가는 제41조의 개정규정에 의한 시·도지사의 허가로 본다.

제6조(의료인의 면허재교부에 관한 경과조치) 이 법 시행당시 제52조제1항의 개정규정에 의한 면허취소사유외의 사유로 면허가 취소된 의료인에 대하여는 제52조제2항의 개정규정에 불구하고 이 법 시행일부터 취소된 면허를 재교부할 수 있다.

제7조(전문간호사의 자격인정에 관한 경과조치) 이 법 시행당시 종전의 규정에 의하여 업무분야별 간호사의 자격을 인정받은 자는 해당 분야에 관하여 제56조의 개정규정에 의한 전문간호사의 자격을 인정받은 것으로 본다.

13. 부칙 [2001.1.16. 법률 제6372호. 시행 2001.1.16.]

제1조(시행일) 이 법은 공포한 날부터 시행한다.

제2조 내지 제6조 생략

14. 부칙 [2002.3.30. 법률 제6686호. 시행 2003.3.31.]

제1조(시행일) 이 법은 공포후 1년이 경과한 날부터 시행한다. 다만, 제3조제3항제2호 및 제3호, 제8조제1항제5호, 제30조제8항, 제51조제1항 및 제2항, 제52조제2항, 제53조제1항 제6호·제7호 및 동조제4항, 제55조제2항, 제67조[제51조제2항(제61조제3항에서 준용하는 경우를 포함한다)의 개정부분에 한한다], 제69조[제51조제2항(제61조제3항에서 준용하는 경우를 포함한다)의 개정부분에 한한다]의 개정규정은 공포한 날부터 시행하고, 제5조, 제9조 및 제10조의 개정규정은 공포후 3년이 경과한 날부터 시행한다.

제2조(유효기간) 제55조제2항 단서의 개정규정은 2008년 12월 31일까지 그 효력을 가진다.

제3조(세탁물처리업무에 관한 경과조치) 이 법 시행당시 종전의 제17조제1항의 규정에 의하여 시·도지사에게 세탁물처리업무를 신고한 자는 이 법에 의하여 시장·군수·구청장에게 신고한 것으로 본다

제4조(의료기관개설제한에 관한 경과조치) 이 법 시행당시 의료기관이 제30조제8항의 개정규정에 저촉되는 경우에는 이 법 시행일로부터 1년 이내에 동조동항의 개정규정에 적합하도록 하여야 한다.

제5조(행정처분에 관한 경과조치) 이 법 시행전의 행위에 대한 행정처분은 종전의 규정에 의한다.

제6조(벌칙에 관한 경과조치) 이 법 시행전의 행위에 대한 벌칙의 적용에 있어서는 종전의 규정에 의한다.

15. 부칙 [2002.12.05. 법률 제6759호. 시행 2002.12.5.]
이 법은 공포한 날부터 시행한다.

16. 부칙 [2003.08.06. 법률 제6964호. 시행 2003.8.6.]
이 법은 공포한 날부터 시행한다.

17. 부칙 [2003.09.29. 법률 제6984호. 시행 2003.12.30.]
① (시행일) 이 법은 공포후 3월이 경과한 날부터 시행한다.
② (치과의료기관의 진료과목 표시제한의 유효기간) 제36조 단서의 개정규정은 2008년 12월 31까지 그 효력을 가진다.

18. 부칙 [2004.1.29. 법률 제7148호(전염병예방법)]
제1조(시행일)
이 법은 공포한 날부터 시행한다. 다만, 제40조의6, 제40조의8제1항제3호·제4호, 제56조의2제1항의 개정규정은 공포후 6월이 경과한 날부터 시행한다.
제2조 생략
제3조(다른 법률의 개정) ① 의료법중 다음과 같이 개정한다.
제64조제1항중 "국립보건원장"을 "질병관리본부장"으로 한다.
② 이하생략

19. 부칙[2005.3.31. 법률 제7453호]
제1조(시행일) 이 법은 공포 후 3월이 경과한 날부터 시행한다.
제2조(행정처분 등에 관한 일반적 경과조치) ① 이 법 시행 당시 종전의 제49조제1항·제50조·제51조·제53조의2제1항 및 제3항·제72조제1항의 규정에 의한 행정기관이 행한 처분으로 본다.
② 이 법 시행 당시 종전의 제33조제1항의 규정에 의한 행정기관에 대하여 행한 신고로 본다.

20. 부칙 [2006.9.27. 법률 제8007호]
이 법은 공포한 날부터 시행한다.

21. 부칙 [2006.10.27. 법률 제8067호]
제1조(시행일) 이 법은 공포 후 6개월이 경과한 날부터 시행한다.
제2조(선택진료 정보제공에 관한 적용례) 제37조의2의 개정규정은 이 법 시행 후 최초로 행하는 선택진료부터 적용한다.

제3조(부대사업 수익의 회계에 관한 적용례) 제42조제1항 각 호 외의 부분 후단의 개정규정은 이 법 시행일이 속하는 회계연도부터 적용한다.

제4조(부대사업에 관한 경과조치) 이 법 시행 당시 이미 부대사업을 수행하고 있는 의료법인은 이 법 시행 후 6개월 이내에 제42조제1항 및 제3항의 개정규정에 따라 신고를 하여야 한다.

제5조(요양급여비용 내역에 포함된 의료행위 등에 관한 경과조치) 이 법 시행 당시 「국민건강보험법」 제42조제4항의 규정에 따라 보건복지부장관이 고시한 요양급여비용으로 정한 내역에 포함된 의료행위(비급여 의료행위를 포함한다)에 대하여는 제45조의3의 개정규정에 따라 신의료기술평가를 받은 것으로 본다.

22. 부칙 [2006.12.26. 법률 제8092호]

이 법은 공포 후 6개월이 경과한 날부터 시행한다.

23. 부칙 [2006.12.30. 법률 제8154호]

① (시행일) 이 법은 2007년 1월 1일부터 시행한다.
② (병상수급계획의 수립 등에 관한 경과조치) 이 법 시행 전 종전의 「국민건강보험 재정건전화특별법」 제13조의 규정에 따라 수립된 기본시책 및 병상수급계획은 제48조의2의 개정규정에 따른 기본시책 및 병상수급계획으로 본다.
③ (시정명령 등에 관한 경과조치) 이 법 시행 전 종전의 「국민건강보험 재정건전화특별법」 제14조제1항 또는 제2항의 규정을 위반한 행위와 이에 대하여 이미 행한 제한·금지 또는 시정명령은 제32조의3제1항 또는 제2항의 개정규정에 따른 위반행위와 제50조의 개정규정에 따른 시정명령 등으로 본다.
④ (벌칙에 관한 경과조치) 이 법 시행 전 종전의 「국민건강보험 재정건전화특별법」 제14조제3항의 위반행위에 대한 벌칙의 적용에 있어서는 종전의 규정에 따른다.

24. 부칙 [2007.1.3. 법률 제8203호]

① (시행일) 이 법은 공포 후 3개월이 경과한 날부터 시행한다. 다만 제46조제2항제1호의 개정규정은 2007년 4월 28일부터 시행한다.
② (의료광고의 규제 및 의료광고 심의에 관한 적용례) 제46조 및 제46조의2의 개정규정은 각각 이 법 시행 후 최초로 행하는 의료광고부터 적용한다.
③ (벌칙에 관한 경과조치) 이 법 시행 전 종전의 제46조제1항 또는 제47조의 규정을 위반한 행위에 대한 벌칙의 적용에 있어서는 종전의 규정에 따른다.

25. 부칙 [2007.4.11. 법률 제8366호]

제1조(시행일) 이 법은 공포한 날부터 시행한다. 다만, 제4조, 제17조제1항, 제36조, 제46조제3항부터 제6항까지, 제49조, 제51조 각 호 외의 부분, 같은 조 제5호, 제4장(제53조부터 제55조까지), 제56조제2항제1호 및 제92조제1항제3호·제4호의 개정규정은 2007년 4월 28일부터 시행하고, 제3조제3항제2호의 개정규정은 2007년 6월 27일부터 시행하며, 부칙 제20조제17항의 개정규정은 2007년 9월 1일부터 시행 한다.

제2조(시행일에 관한 경과조치) 부칙 제1조 단서에 따라 제3조제3항제2호, 제4조, 제17조제1항, 제36조, 제46조제4항부터 제6항까지, 제49조, 제51조 각 호 외의 부분 및 제56조제2항제1호의 개정규정이 시행되기 전까지는 그에 해당하는 종전의 제3조제3항제2호, 제4조, 제18조제1항, 제32조, 제37조의2제3항부터 제5항까지, 제42조, 제45조 각 호 외의 부분 및 제46조제2항제1호를 각각 적용한다.

제3조(유효기간) 제43조 단서 및 제77조제2항 단서의 개정규정은 2008년 12월 31일까지 효력을 가진다.

제4조(의료광고의 규제 및 의료광고 심의에 관한 적용례) 제56조 및 제57조의 개정규정은 법률 제8203호 의료법 일부개정률의 시행일인 2007년 4월 4일 이후 최초로 행하는 의료광고부터 적용한다.

제5조(의사 등의 면허 등에 관한 경과조치) 이 법 시행 당시 종전의 규정에 따라 의사·치과의사·한의사·조산사(조산원)·간호사(간호원) 또는 간호조무사(간호보조원)의 면허를 받은 자, 전문의·전문간호사(업무분야별 간호사의 자격을 포함한다) 또는 안마사의 자격인 정을 받은 자는 이 법에 따라 받은 것으로 본다.

제6조(의료기관 등에 관한 경과조치) 이 법 시행 당시 종전의 규정에 따라 개설된 의료기관과 안마시술소는 이 법에 따라 개설된 것으로 본다.

제7조(의사회 등의 설립에 관한 경과조치) 법률 제2533호 의료법개정법률 시행일인 1973년 8월 17일 당시 종전의 규정에 따라 설립된 의사회·치과의사회·한의사회·조산사회·간호사회는 이 법에 따라 설립된 것으로 본다.

제8조(조산사국가시험 실시에 따른 경과조치) 법률 제3948호 의료법중개정법률 시행일인 1988년 3월 29일 당시 제6조제1호에 따른 의료 기관에서 수습 중인 자에 대한 조산사면허에 관하여는 종전의 규정에 따른다.

제9조(의사·치과의사·한의사 및 간호사의 국가시험 응시자격에 관한 경과조치) 법률 제4732호 의료법중개정법률 시행일인 1994년 7월 8 일 당시 종전의 규정에 따라 보건사회부장관으로부터 응시자격을 인정받은 자와 보건사회부장관이 인정하

는 외국의 대학에 재학 중인 자는 종전의 규정에 따른다.

제10조(공제사업의 허가에 관한 경과조치) 법률 제4732호 의료법중개정법률 시행일인 1994년 7월 8일 당시 종전의 규정에 따라 중앙회가 보건사회부장관으로부터 허가받은 공제사업은 이 법에 따라 신고한 것으로 본다.

제11조(의료지도원의 임명에 관한 경과조치) 법률 제4732호 의료법중개정법률 시행일인 1994년 7월 8일 당시 종전의 규정에 따라 임명 된 의료감시원은 이 법에 따라 임명된 의료지도원으로 본다.

제12조(국·공립의료기관등의 특례 에 관한 경과조치) 법률 제6157호 의료법중개정법률 시행일인 2000년 7월 13일 당시 개설허가를 받았거나 개설신고를 한의료기관 중 종전의 제38조에 따라 국·공립의료기관등의 특례에 관한 규정을 적용받던 의료기관에 대하여는 제3 6조의 개정규정을 적용하지 아니한다.

제13조(의료보수에 관한 경과조치) 법률 제6157호 의료법중개정법률 시행일인 2000년 7월 13일 당시 종전의 규정에 따라 시·도지사의 인가를 받은 의료보수에 대하여는 제45조의 개정규정에 따라 시·도지사 또는 시장·군수·구청장에게 각각 신고한 것으로 본다.

제14조(요양급여비용 내역에 포함된 의료행위 등에 관한 경과조치) 법률 제8067호 의료법 일부개정법률 시행일인 2007년 4월 28일 당시 「국민건강보험법」 제42조제4항에 따라 보건복지부장관이 고시한 요양급여비용으로 정한 내역에 포함된 의료행위(비급여 의료행위를 포함한다)에 대하여는 제53조의 개정규정에 따라 신 의료기술평가를 받은 것으로 본다.

제15조(의료인의 면허재교부에 관한 경과조치) 법률 제6157호 의료법중개정법률 시행일인 2000년 7월 13일 당시 제65조제1항의 개정규정에 따른 면허취소사유 외의 사유로 면허가 취소된 의료인에 대하여는 제65조제2항의 개정규정에도 불구하고 법률 제6157호 의료법 중개정법률 시행일인 2000년 7월 13일부터 취소된 면허를 재교부할 수 있다.

제16조(병상수급계획의 수립에 관한 경과조치) 법률 제8154호 의료법일부개정법률의 시행일인 2007년 1월 1일 전에 종전의 「국민건강보험 재정건전화 특별법」 제13조에 따라 수립된 기본시책과 병상수급계획은 제60조의 개정규정에 따른 기본시책과 병상수급계획으로 본다.

제17조(시정명령 등에 관한 경과조치) 법률 제8154호 의료법 일부개정 법률의 시행일인 2007년 1월 1일 전에 종전의 「국민건강보험 재정 건전화 특별법」 제14조제1항 또는 제2항을 위반한 행위와 이에 대하여 이미 행한 제한·금지 또는 시정

명령은 제38조제1항 또는 제2항의 개정규정에 따른 위반행위와 제63조의 개정규정에 따른 시정명령 등으로 본다.

제18조(처분 등에 관한 일반적 경과조치) 이 법 시행 당시 종전의 규정에 따른 행정기관의 행위나 행정기관에 대한 행위는 그에 해당하는 이 법에 따른 행정기관의 행위나 행정기관에 대한 행위로 본다.

제19조(벌칙이나 과태료에 관한 경과조치) ①이 법 시행 전의 행위에 대하여 벌칙이나 과태료 규정을 적용할 때에는 종전의 규정에 따른다.

② 법률 제8154호 의료법 일부개정법률의 시행일인 2007년 1월 1일 전에 종전의 「국민건강보험 재정건전화 특별법」 제14조제3항의 위반행위에 대한 벌칙을 적용할 때에는 종전의 규정에 따른다.

제20조(다른 법률의 개정) ① 경제자유구역의지정및운영에관한법률 일부를 다음과 같이 개정한다.

제23조제1항 중 "의료법 제30조제2항"을 "「의료법」 제33조제2항"으로 한다.

② 공중보건장학을위한특례법 일부를 다음과 같이 개정한다.

제7조제2항제5호 중 "의요법 제8조제1항"을 "「의료법」 제8조"로 한다.

③ 국가유공자 등 예우 및 지원에 관한 법률 일부를 다음과 같이 개정한다.

제82조의2제2항제3호 중 "「의료법」 제55조"를 "「의료법」 제77조"로 한다.

④ 기업도시개발특별법 일부를 다음과 같이 개정한다.

제37조제4항 중 "의료법 제30조제4항"을 "「의료법」 제33조제4항"으로 한다.

제37조제5항 중 "의료법 제42조"를 "「의료법」 제49조"로 한다.

⑤ 노인복지법 일부를 다음과 같이 개정한다.

제35조제3항 단서 중 "의요법 제32조"를 "「의료법」 제36조"로 한다.

⑥ 농어촌등보건의료를위한특별조치법 일부를 다음과 같이 개정한다.

제19조 중 "의료법 제25조"를 "「의료법」 제27조"로 한다.

⑦ 모자보건법 일부를 다음과 같이 개정한다.

제29조 중 "의요법 제25조제1항"을 "「의료법」 제27조제1항"으로, "동법 제66조제3호"를 "같은 법 제87조제2호"로 한다.

⑧ 보건범죄단속에관한특별조치법 일부를 다음과 같이 개정한다.

제5조 중 "의요법 제25조"를 "「의료법」 제27조"로 한다.

⑨ 생명윤리및안전에관한법률 일부를 다음과 같이 개정한다.

제35조제2항 본문 중 "의료법 제20조제1항 단서"를 "「의료법」 제21조제1항 단서"로 한다.

⑩ 응급의료에 관한 법률 일부를 다음과 같이 개정한다.
제41조 중 "의요법 제25조"를 "「의료법」 제27조"로 한다.
⑪ 의료기기법 일부를 다음과 같이 개정한다.
제4조 중 "의료법 제32조의2"를 "「의료법」 제37조"로 한다.
⑫ 제주특별자치도 설치 및 국제자유도시 조성을 위한 특별법 일부를 다음과 같이 개정한다.
제192조제1항 중 "「의료법」 제30조제2항"을 "「의료법」 제33조제2항"으로 한다.
제195조제1항 중 "「의료법」 제25조제1항"을 "「의료법」 제27조제1항"으로 한다.
제197조 중 "「의료법」 제30조의2제1항"을 "「의료법」 제34조제1항"으로 한다.
제198조제1항 본문 중 "「의료법」 제30조제1항"을 "「의료법」 제33조제1항"으로 한다.
제199조제1항 중 "「의료법」 제25조제3항"을 "「의료법」 제27조제3항"으로 한다.
⑬지방세법 일부를 다음과 같이 개정한다.
제287조제2항 본문 중 "「의료법」 제41조"를 "「의료법」 제48조"로 한다.
⑭지방의료원의 설립 및 운영에 관한 법률 일부를 다음과 같이 개정한다.
제15조 중 "제49조의2"를 "제62조"로 한다.
⑮지역특화발전특구에 대한 규제특례법 일부를 다음과 같이 개정 한다.
제30조 중 "제42조"를 "제49조"로 한다.
〈16〉학교보건법 일부를 다음과 같이 개정한다.
제14조의2 후단 중 "의요법 제25조제1항"을 "「의료법」 제27조제1항"으로 한다.
〈17〉법률 제8267호 학교안전사고 예방 및 보상에 관한 법률 일부를 다음과 같이 개정한다.
제20조제2항제3호 중 "제55조"를 "제77조"로 한다.
제21조(다른 법령과의 관계) 이 법 시행 당시 다른 법령에서 종전의 「의료법」 또는 그 규정을 인용한 경우에 이 법 가운데 그에 해당하는 규정이 있으면 종전의 규정을 갈음하여 이 법 또는 이 법의 해당 규정을 인용한 것으로 본다.

26. 부칙 [2007.7.27. 법률 제8559호]

①(시행일) 이 법은 공포 후 6개월이 경과한 날부터 시행한다. 다만, 제64조제1항제5호 및 제65조제2항 단서의 개정규정은 공포한 날부터 시행한다.
②(벌칙에 관한 적용례) 제90조의 개정규정은 이 법 시행 후 최초로 발행하는 처방전부터 적용한다.

27. 부칙 [2007.10.17. 법률 제8651호]
이 법은 공포 후 6개월이 경과한 날부터 시행한다.

28. 부칙 [2008.2.29. 법률제8852호(정부조직법)]
제1조(시행일) 이 법은 공포한 날부터 시행한다. 단서 생략
제2조부터 제5조까지 생략
제6조(다른 법률의 개정) ① 부터 〈482〉 까지 생략
〈483〉 의료법 일부를 다음과 같이 개정한다.
제2조제1항, 제3조제8항, 제5조 각 호 외의 부분·제3호, 제6조 각 호 외의 부분·제1호·제2호, 제7조 각 호 외의 부분·제2호, 제9조제1항부터 제3항까지, 제11조제1항·제2항, 제25조, 제28조제5항 단서, 제29조제1항·제3항, 제30조제1항, 제31조제1항, 제32조, 제38조제1항·제2항·제4항, 제42조제1항제2호, 제51조 각 호 외의 부분·제4호, 제53조제1항·제2항·제3항 전단, 제54조제1항·제3항 각 호 외의 부분 본문, 제55조, 제57조제1항·제3항, 제58조제1항·제2항 전단·제3항·제4항, 제59조제1항·제2항, 제60조제1항·제2항·제3항, 제61조제1항 전단, 제63조, 제64조제1항 각 호 외의 부분 본문, 제65조제1항 각 호 외의 부분 본문·제2항 본문, 제66조제1항 각 호 외의 부분 전단, 제67조제1항 전단·제3항, 제69조제2항, 제70조제1항·제3항 각 호 외의 부분, 제72조제1항 단서·제2항, 제77조제1항·제2항 단서, 제78조제1항, 제79조제2항, 제82조제1항제2호, 제83조, 제84조 각 호 외의 부분, 제85조제2항, 제86조제1항·제2항, 제93조제1항 중 "보건복지부장관"을 각각 "보건복지가족부장관"으로 한다.

제11조제4항, 제16조제2항·제3항, 제17조제5항, 제18조제1항·제2항, 제22조제2항, 제23조제2항, 제27조제1항 각 호 외의 부분 단서, 제30조제2항, 제33조제1항제4호·제3항·제4항 전단·제5항, 제34조제2항, 제35조제2항, 제36조 각 호 외의 부분, 제37조제1항부터 제3항까지, 제38조제1항·제2항·제4항, 제40조제1항·제2항 단서, 제42조제2항, 제43조 본문, 제46조제1항 전단·제3항 및 제6항, 제47조제1항·제2항, 제49조제1항제7호·제3항 전단, 제53조제3항 후단·제4항, 제54조제7항, 제55조, 제57조제2항, 제58조제6항, 제60조제3항, 제61조제3항, 제62조제2항·제3항, 제68조, 제69조제2항, 제77조제2항 단서, 제78조제2항, 제79조제3항·제4항, 제80조제3항, 제81조제3항, 제82조제4항, 제85조제1항 중 "보건복지부령"을 각각 "보건복지가족부령"으로 한다.

제54조제1항·제3항제5호, 제69조제1항 중 "보건복지부"를 각각 "보건복지가족부"로 한다.

〈484〉부터〈760〉까지 생략

제7조 생략

29. 부칙 [2008.10.14. 법률 제9135호]

이 법은 공포한 날부터 시행한다.

30. 부 칙 [2009.1.30. 법률 제9386호]

제1조(시행일) 이 법은 공포 후 1년이 경과한 날부터 시행한다. 다만, 제27조제1항, 제33조, 제43조제5항 단서, 제77조제2항 단서, 제87조제1항제2호의 개정규정 및 부칙 제4조는 공포한 날부터 시행하고, 제27조제3항·제4항, 제27조의2, 제56조, 제63조(제27조의2제1항·제2항·제3항·제5항의 개정규정을 위반한 경우에 대한 시정명령에 한한다) 및 제88조의 개정규정은 공포 후 3개월이 경과한 날부터 시행하며, 제3조의5의 개정규정은 공포 후 2년이 경과한 날부터 시행한다.

제2조(유효기간) 제43조제5항 단서의 개정규정과 제77조제2항 단서의 개정규정 중 치과의사에 대한 부분은 2013년 12월 31일까지, 제77조제2항 단서의 개정규정 중 한의사에 대한 부분은 2009년 12월 31일까지 효력을 가진다.

제3조(의료기관 종류 및 개설에 관한 경과조치) ① 이 법 시행 당시 종전의 규정에 따른 의원, 치과의원, 한의원 또는 조산원은 제3조제2항제1호 또는 같은 항 제2호의 개정규정에 따른 의원, 치과의원, 한의원 또는 조산원으로 본다.

② 이 법 시행 당시 종전의 규정에 따른 병원, 치과병원, 한방병원, 요양병원 및 종합병원은 제3조제2항제3호의 개정규정에 따른 병원, 치과병원, 한방병원, 요양병원 및 종합병원으로 본다.

③ 이 법 시행 당시「국민건강보험법」제40조제2항에 따라 종합전문요양기관으로 인정된 의료기관은 제3조의4제1항의 개정규정에 따라 상급종합병원으로 지정된 것으로 본다.

④ 이 법 시행 당시 종전의 규정에 따라 정부투자기관이 개설한 의료기관은 제33조제2항제5호의 개정규정에 따라 개설한 것으로 본다.

제4조(복수면허 소지 의료인의 의료기관 개설에 관한 경과조치) 2009년 1월 1일부터 2009년 6월 30일까지 제33조제8항 단서의 개정규정에 따라 2 이상의 의료인 면허를 소지한 자가 하나의 장소에서 면허 종별에 따른 의원급 의료기관을 함께 개설하려는 경우에는 보건복지가족부장관이 정하는 바에 따라 시장·군수·구청

장에게 신고하면 제33조제3항에 따라 신고한 것으로 본다.

제5조(벌칙 및 과태료에 관한 경과조치) 이 법 시행 전의 행위에 대한 벌칙 및 과태료의 적용에 있어서는 종전의 규정에 따른다.

제6조(다른 법률의 개정) ① 경제자유구역의 지정 및 운영에 관한 법률 일부를 다음과 같이 개정한다.

제23조제1항 각 호 외의 부분 후단 중 "「의료법」 제3조"를 "「의료법」 제3조제2항제3호"로 한다.

② 국민건강보험법 일부를 다음과 같이 개정한다.

제40조제2항 중 "종합전문요양기관 또는 전문요양기관"을 "전문요양기관"으로 하고, 같은 조 제3항 중 "종합전문요양기관 또는 전문요양기관으로 인정된 요양기관"을 "전문요양기관으로 인정된 요양기관 또는 「의료법」 제3조의4에 따른 상급종합병원"으로 하며, 같은 조 제4항 중 "제1항 및 제2항"을 "제1항부터 제3항까지"로 한다.

제43조제6항제1호 중 "「의료법」 제26조제1항의 규정"을 "「의료법」 제28조제1항"으로, "동조제6항의 규정"을 "같은 조 제6항"으로 하고, 같은 항 제2호 중 "「의료법」 제45조의2의 규정"을 "「의료법」 제52조"로 한다.

③ 노인복지법 일부를 다음과 같이 개정한다.

제35조제4항을 다음과 같이 한다.

④ 노인전문병원에 관하여 이 법에서 규정된 사항을 제외하고는 「의료법」의 규정을 준용한다.

④ 노인장기요양보험법 일부를 다음과 같이 개정한다.

제26조제1항 중 "「의료법」 제3조제5항"을 "「의료법」 제3조제2항제3호라목"으로 한다.

⑤ 도시재정비 촉진을 위한 특별법 일부를 다음과 같이 개정한다.

제22조제2호 중 "「의료법」 제3조제2항의 규정에 의한"을 "「의료법」 제3조제2항제3호에 따른"으로 한다.

⑥ 생명윤리 및 안전에 관한 법률 일부를 다음과 같이 개정한다.

제35조제2항 본문 중 "「의료법」 제21조제1항 단서"를 "「의료법」 제21조제2항"으로 한다.

⑦ 시체해부 및 보존에 관한 법률 일부를 다음과 같이 개정한다.

제16조제1항 본문중 "의료법 제3조제3항의 규정에 의한"을 "「의료법」 제3조의3에 따른"으로 한다.

⑧ 암관리법 일부를 다음과 같이 개정한다.
제6조의2제1항 중 "「의료법」 제3조제3항의 규정"을 "「의료법」 제3조의3"으로 한다.
⑨ 응급의료에 관한 법률 일부를 다음과 같이 개정한다.
제25조제1항 각 호 외의 부분 중 "의료법 제3조의 규정에 의한"을 "「의료법」 제3조의3에 따른"으로 한다.
제31조제1항 중 "의료법 제3조의 규정에 의한 병원 및 의원중"을 "「의료법」 제3조제2항제1호가목 및 같은 항 제3호가목에 따른 의원 및 병원 중"으로 한다.
⑩ 제주특별자치도 설치 및 국제자유도시 조성을 위한 특별법 일부를 다음과 같이 개정한다.
제192조제1항 후단 중 "「의료법」 제3조의 규정에 의한"을 "「의료법」 제3조제2항제3호에 따른"으로 한다.
⑪ 지역보건법 일부를 다음과 같이 개정한다.
제8조제1항 중 "의료법 제3조제4항의 규정에 의한"을 "「의료법」 제3조제2항제3호에 따른"으로 한다.
제22조를 다음과 같이 한다.
제22조(「의료법」에 대한 특례) 제8조에 따른 보건의료원은 「의료법」 제3조제2항제3호에 따른 병원 또는 같은 항 제1호에 따른 치과의원 또는 한의원으로 보고, 보건소 및 보건지소는 같은 호에 따른 의원, 치과의원 또는 한의원으로 본다.
⑫ 차관지원의료기관 지원 특별법 일부를 다음과 같이 개정한다.
제2조제2호 중 "「의료법」 제3조제3항 내지 제5항의 규정"을 "「의료법」 제3조제2항제3호"로 한다.
제7조(다른 법령과의 관계) 이 법 시행 당시 다른 법령에서 종전의 「의료법」의 규정을 인용한 경우에 이 법 가운데 그에 해당하는 규정이 있으면 종전의 규정을 갈음하여 이 법의 해당 규정을 인용한 것으로 본다.

31. 부 칙 [2009.12.31. 법률 제9906호]
이 법은 공포한 날부터 시행한다.

32. 부 칙 [2010.1.18. 법률 제9932호(정부조직법)]
제1조(시행일) 이 법은 공포 후 2개월이 경과한 날부터 시행한다. 〈단서 생략〉
제2조 및 제3조 생략
제4조(다른 법률의 개정) ① 부터 〈94〉 까지 생략
〈95〉 의료법 일부를 다음과 같이 개정한다.

제2조제1항, 제3조제3항, 제3조의4제1항 각 호 외의 부분·제2항·제3항·제4항, 제3조의5제1항·제3항부터 제5항까지, 제5조제1항 각 호 외의 부분·제3호, 제6조 각 호 외의 부분·제1호·제2호, 제7조 각 호 외의 부분·제2호, 제9조제1항부터 제3항까지, 제11조제1항·제2항, 제25조, 제27조의2제1항·제2항 각 호 외의 부분·제3항·제4항 각 호 외의 부분, 제28조제5항 단서, 제29조제1항·제3항, 제30조제1항, 제31조제1항, 제32조, 제38조제1항·제2항·제4항, 제42조제1항제4호, 제51조 각 호 외의 부분·제4호, 제53조제1항·제2항·제3항 전단, 제54조제1항·제3항 각 호 외의 부분 본문, 제55조, 제57조제1항·제3항, 제58조제1항·제2항 전단·제3항·제4항, 제59조제1항·제2항, 제60조제1항·제2항·제3항, 제61조제1항 전단, 제63조, 제64조제1항 각 호 외의 부분 본문, 제65조제1항 각 호 외의 부분 본문·제2항 본문, 제66조제1항 각 호 외의 부분 전단, 제67조제1항 전단·제3항, 제69조제2항, 제70조제1항·제3항 각 호 외의 부분, 제72조제1항 단서·제2항, 제77조제1항·제2항 단서, 제78조제1항, 제79조제2항, 제82조제1항제2호, 제83조, 제84조 각 호 외의 부분, 제85조제2항, 제86조제1항·제2항, 제92조제4항 중 "보건복지가족부장관"을 각각 "보건복지부장관"으로 한다.

제3조의4제1항제1호·제3호·제4호 및 제5항, 제3의5제2항제1호·제2호 및 제6항, 제11조제4항, 제16조제2항·제3항, 제17조제5항, 제18조제1항·제2항, 제21조제2항제1호부터 제3호까지, 제22조제2항, 제23조제2항, 제27조제1항 각 호 외의 부분 단서·제3항제2호, 제27조의2제1항 ·제2항제1호부터 제3호까지·제3항·제5항·제6항, 제30조제2항, 제33조제1항제4호·제3항·제4항 전단·제5항, 제34조제2항, 제35조제2항, 제36조 각 호 외의 부분, 제37조제1항부터 제3항까지, 제38조제1항·제2항·제4항, 제40조제1항·제2항 단서, 제42조제2항, 제43조제4항·제5항 본문 및 단서, 제45조제1항·제2항, 제46조제1항 전단·제3항 및 제6항, 제47조제1항·제2항, 제49조제1항제7호·제3항 전단, 제53조제3항 후단·제4항, 제54조제7항, 제55조, 제57조제2항, 제58조제6항, 제60조제3항, 제61조제3항, 제62조제2항·제3항, 제68조, 제69조제2항, 제77조제2항 단서, 제78조제2항, 제79조제3항·제4항, 제80조제3항, 제81조제3항, 제82조제4항, 제85조제1항 중 "보건복지가족부령"을 각각 "보건복지부령"으로 한다.

제54조제1항·제3항제5호, 제69조제1항 중 "보건복지가족부"를 각각 "보건복지부"로 한다.

〈96〉부터 〈137〉까지 생략
제5조 생략

33. 부 칙 [2010.5.27. 법률 제10325호]
이 법은 공포 후 6개월이 경과한 날부터 시행한다.

34. 부 칙 [2010.7.23. 법률 제10387호]
① (시행일) 이 법은 공포 후 6개월이 경과한 날부터 시행한다. 다만, 제66조제3항의 개정규정은 공포한 날부터 시행하고, 제58조의4제2항, 제63조 및 제83조제2항제1호의 개정규정은 2013년 1월 1일부터 시행한다.
② (의료기관 평가에 관한 경과조치) 이 법 시행 당시 종전의 제58조에 따라 2010년도 평가 기준을 적용하여 실시한 평가를 받은 의료기관은 제58조의4제1항의 개정규정에 따라 인증신청을 한 것으로 본다. 이 경우 인증전담기관은 의료기관이 인증을 받을 때 같은 조 제3항의 개정규정에 따른 인증에 소요된 비용을 징수할 수 있다.
③ (다른 법률의 개정) 정신보건법 일부를 다음과 같이 개정한다.
제18조의3제1항 단서 중 "「의료법」제58조에 따른 의료기관 평가"를 "「의료법」제58조의4에 따른 의료기관 인증의 신청"으로 한다.

35. 부 칙 [2011.4.7. 법률 제10564호(의료기기법)]
제1조(시행일) 이 법은 공포 후 6개월이 경과한 날부터 시행한다. 〈단서 생략〉
제2조부터 제7조까지 생략
제8조(다른 법률의 개정) ①부터 ③까지 생략
④ 의료법 일부를 다음과 같이 개정한다.
제23조의2제2항 본문 중 "제14조"를 "제15조"로, "제16조"를 "제17조"로 한다.
⑤ 및 ⑥ 생략
제9조 생략

36. 부 칙 [2011.4.7. 법률 10565호]
이 법은 공포 후 1년이 경과한 날부터 시행한다.

37. 부 칙 [2011.4.28. 법률 제10609호]
제1조(시행일) 이 법은 공포 후 1년이 경과한 날부터 시행한다. 다만, 제63조 및 제77조제3항의 개정규정은 2014년 1월 1일부터 시행한다.
제2조(의료인 신고에 관한 경과조치) ① 이 법 시행 당시 종전의 규정에 따라 의사·치

과의사·한의사·조산사·간호사 면허를 취득한 자는 이 법 시행 후 1년 이내에 보건복지부령으로 정하는 바에 따라 실태와 취업상황 등을 신고하여야 한다.
② 보건복지부장관은 의사·치과의사·한의사·조산사·간호사 면허를 취득한 자가 제1항에 따른 신고를 하지 아니한 경우 신고기간이 종료하는 시점부터 신고할 때까지 면허의 효력을 정지할 수 있다.

38. 부 칙 [2011.6.7. 법률 제10785호(노인복지법)]

제1조(시행일) 이 법은 공포 후 6개월이 경과한 날부터 시행한다.
제2조 및 제3조 생략
제4조(다른 법률의 개정) ① 생략
② 의료법 일부를 다음과 같이 개정한다.
제3조제2항제3호라목 중 "「노인복지법」제34조제1항제3호에 따른 노인전문병원, 「정신보건법」제3조제3호에 따른 정신의료기관 중 정신병원"을 "「정신보건법」제3조제3호에 따른 정신의료기관 중 정신병원"으로 한다.
③ 생략

39. 부 칙 [2011.8.4. 법률 제11005호]

제1조(시행일) 이 법은 공포 후 1년이 경과한 날부터 시행한다. 다만, 제3조의3제1항제3호의 개정규정 및 부칙 제4조는 공포한 날부터 시행하고, 제61조, 제64조 및 제66조의 개정규정은 공포 후 6개월이 경과한 날부터 시행한다.
제2조(광고심의에 대한 적용례) 제57조의 개정규정은 이 법 시행 후 최초로 같은 개정규정의 광고매체를 이용하여 광고를 하는 자부터 적용한다.
제3조(자격정지에 관한 경과조치) 제66조의 개정규정 시행 전에 발생한 위반행위에 대하여는 같은 개정규정에도 불구하고 종전의 규정에 따른다.
제4조(다른 법률의 개정) ① 가정폭력범죄의 처벌 등에 관한 특례법 일부를 다음과 같이 개정한다.
제22조제1항 중 "정신과의사"를 "정신건강의학과의사"로 한다.
② 군에서의 형의 집행 및 군수용자의 처우에 관한 법률 일부를 다음과 같이 개정한다.
제40조제2항 중 "정신과"를 "정신건강의학과"로 한다.
③ 기르는 어업육성법 일부를 다음과 같이 개정한다.
제15조제1호 단서 중 "정신과전문의"를 "정신건강의학과전문의"로 한다.
④ 성폭력범죄의 처벌 등에 관한 특례법 일부를 다음과 같이 개정한다.

제28조제1항 중 "정신과의사"를 "정신건강의학과의사"로 한다.
⑤ 성폭력범죄자의 성충동 약물치료에 관한 법률 일부를 다음과 같이 개정한다.
제2조제1호, 제4조제2항·제6항, 제9조, 제22조제2항제5호, 같은 조 제4항, 제25조제2항 중 "정신과"를 각각 "정신건강의학과"로 한다.
⑥ 소년법 일부를 다음과 같이 개정한다.
제12조 중 "정신과의사"를 "정신건강의학과의사"로 한다.
⑦ 수의사법 일부를 다음과 같이 개정한다.
제5조제1호·제3호 중 "정신과전문의"를 각각 "정신건강의학과전문의"로 한다.
⑧ 인신보호법 일부를 다음과 같이 개정한다.
제8조제2항 중 "정신과의사"를 "정신건강의학과의사"로 한다.
⑨ 장기등 이식에 관한 법률 일부를 다음과 같이 개정한다.
제11조제3항제3호 단서 중 "정신과전문의"를 "정신건강의학과전문의"로 한다.
⑩ 정신보건법 일부를 다음과 같이 개정한다.
제3조제3호, 제10조제7항, 제23조제2항 중 "정신과" 또는 "정신과"를 각각 "정신건강의학과"로 한다.
제11조제1항제6호, 제12조제3항제4호, 제12조의2제3호, 제22조제1항·제2항, 제24조제1항·제2항, 같은 조 제3항 단서 및 제6항 단서, 제25조제1항·제2항·제3항, 같은 조 제6항 본문, 제26조제4항·제5항, 제26조의3 단서, 제28조제5항제1호, 같은 조 제6항 후단, 제36조제2항, 제37조제1항, 같은 조 제3항 전단, 제40조제1항, 제41조제3항, 제44조제2항, 제46조제2항, 제46조의2제2항 본문 및 단서, 제55조제5호, 제57조제9호·제10호 중 "정신과전문의" 또는 "정신과전문의"를 각각 "정신건강의학과전문의"로 한다.
⑪ 축산법 일부를 다음과 같이 개정한다.
제12조제2항제2호 단서 및 제3호 단서 중 "정신과전문의"를 각각 "정신건강의학과전문의"로 한다.
⑫ 치료감호법 일부를 다음과 같이 개정한다.
제4조제2항 본문 및 단서, 제13조, 제37조제2항 중 "정신과"를 각각 "정신건강의학과"로 한다.
⑬ 형의 집행 및 수용자의 처우에 관한 법률 일부를 다음과 같이 개정한다.
제39조제2항 중 "정신과"를 "정신건강의학과"로 한다.
⑭ 말산업 육성법 일부를 다음과 같이 개정한다.
제13조제1항제2호 단서 중 "정신과전문의"를 "정신건강의학과전문의"로 한다.

40. 부 칙 [2011.12.31. 법률 제11141호(국민건강보험법)]

제1조(시행일) 이 법은 2012년 9월 1일부터 시행한다. 〈단서 생략〉

제2조부터 제20조까지 생략

제21조(다른 법률의 개정) ①부터 〈19〉까지 생략

〈20〉 의료법 일부를 다음과 같이 개정한다.

제21조제2항제4호 중 "「국민건강보험법」 제13조, 제43조, 제43조의2 및 제56조"를 "「국민건강보험법」 제14조, 제47조, 제48조 및 제63조"로 하고, 같은 항 제11호 중 "「국민건강보험법」 제40조"를 "「국민건강보험법」 제42조"로 한다.

제27조제3항제2호 중 "「국민건강보험법」 제93조"를 "「국민건강보험법」 제109조"로 한다.

제45조제1항 중 "「국민건강보험법」 제39조제3항"을 "「국민건강보험법」 제41조제3항"으로 한다.

제53조제3항 전단 중 "「국민건강보험법」 제57조"를 "「국민건강보험법」 제64조"로 한다.

〈21〉부터 〈28〉까지 생략

제22조 생략

41. 부 칙 [2012.2.1. 법률 제11252호]

제1조(시행일) 이 법은 공포 후 6개월이 경과한 날부터 시행한다. 다만, 제5조 및 제7조의 개정규정은 공포 후 5년이 경과한 날부터 시행한다.

제2조(국가시험 응시 자격에 관한 적용례 및 경과조치) ① 제5조 및 제7조의 개정규정은 의학·치의학·한의학 또는 간호학에 해당하는 평가인증기구가 해당 과목을 전공하는 모든 대학, 전문대학 또는 전문대학원에 대하여 「고등교육법」 제11조의2제2항에 따른 인증 심사를 실시하여 해당 과목의 학교별 인증 결과가 1회 이상 공개된 이후에 해당 과목의 대학, 전문대학 또는 전문대학원에 입학하는 사람부터 적용한다.

② 제1항에 따라 의학·치의학·한의학 또는 간호학을 전공하는 학교별 인증 결과가 1회 이상 공개되기 전에 입학한 사람에 대하여는 제5조 및 제7조의 개정규정에도 불구하고 종전의 규정에 따른다.

제3조(행정처분의 감경 등에 관한 경과조치) 이 법 시행 전에 발생한 위반행위에 대하여는 제66조제5항의 개정규정에도 불구하고 종전의 규정에 따른다.

42. 부 칙 [2013.4.5. 법률 제11748호]

이 법은 공포 후 6개월이 경과한 날부터 시행한다.

43. 부 칙 [2013.8.13. 법률 제12069호]

제1조(시행일) 이 법은 공포한 날부터 시행한다.
제2조(의료업의 정지에 관한 적용례) 제64조제1항의 개정규정은 이 법 시행 전의 위반행위에 대하여 행정처분을 하는 경우에도 적용한다.

44. 부 칙 [2015.1.28. 법률 제13107호]

이 법은 공포한 날부터 시행한다.

45. 부 칙 [2015.1.28. 법률 제13108호(장사 등에 관한 법률)]

제1조(시행일) 이 법은 공포한 날부터 시행한다. 〈단서 생략〉
제2조부터 제7조까지 생략
제8조(다른 법률의 개정) ① 생략
② 의료법 일부를 다음과 같이 개정한다.
제49조제1항제4호 중 "「장사 등에 관한 법률」 제25조제1항"을 "「장사 등에 관한 법률」 제29조제1항"으로 한다.

46. 부 칙 [2015.6.22. 법률 제13367호(한국보건의료인국가시험원법)]

제1조(시행일) 이 법은 공포 후 6개월이 경과한 날부터 시행한다.
제2조부터 제4조까지 생략
제5조(다른 법률의 개정) ①부터 ⑥까지 생략
⑦ 의료법 일부를 다음과 같이 개정한다.
제9조제2항 중 "시험관리 능력이 있다고 인정되는 관계 전문기관"을 "「한국보건의료인국가시험원법」에 따른 한국보건의료인국가시험원"으로 한다.
제85조제2항 중 "제9조제2항에 따른 관계 전문기관"을 "제9조제2항에 따른 한국보건의료인국가시험원"으로 한다.
⑧ 생략

47. 부 칙 [2015.12.22. 법률 제13599호(의료 해외 진출 및 외국인 환자 유치 지원에 관한 법률)]

제1조(시행일) 이 법은 공포 후 6개월이 경과한 날부터 시행한다.
제2조 및 제3조 생략

제4조(다른 법률의 개정) 의료법 일부를 다음과 같이 개정한다.
제27조의2를 삭제한다.
제63조 중 "제23조제2항, 제27조의2제1항·제2항(외국인환자 유치업자를 말한다)·제3항(외국인환자 유치업자를 포함한다)·제5항"을 "제23조제2항"으로 한다.
제64조제1항제6호 중 "시정명령(제27조의2제1항·제3항·제5항 위반에 따른 시정명령을 제외한다)을"을 "시정명령을"로 한다.
제88조 본문 중 "제27조제3항·제4항, 제27조의2제1항·제2항"을 "제27조제3항·제4항"으로 한다.

48. 부 칙 [2015.12.22. 법률 제13605호(고엽제후유의증 등 환자지원 및 단체설립에 관한 법률)]

제1조(시행일) 이 법은 공포 후 6개월이 경과한 날부터 시행한다. 〈단서 생략〉
제2조부터 제6조까지 생략
제7조(다른 법률의 개정) ① 및 ② 생략
③ 의료법 일부를 다음과 같이 개정한다.
제21조제2항제12호 중 "「고엽제후유의증 환자지원 등에 관한 법률」"을 "「고엽제후유의증 등 환자지원 및 단체설립에 관한 법률」"로 한다.
④부터 ⑦까지 생략

49. 부 칙 [2015.12.29. 법률 제13658호]

제1조(시행일) 이 법은 공포 후 9개월이 경과한 날부터 시행한다. 다만, 제4조제4항, 제21조제2항제13호, 제33조제10항, 제36조의2, 제63조, 제64조의 개정규정은 공포한 날부터 시행하고, 제18조의2의 개정규정은 공포 후 1년이 경과한 날부터 시행하며, 제21조제2항제15호의 개정규정은 공포 후 6개월이 경과한 날부터 시행하고, 제23조의2의 개정규정은 공포 후 3개월이 경과한 날부터 시행하며, 제2조제2항제5호, 제80조, 제80조의2, 제80조의3의 개정규정은 2017년 1월 1일부터 시행하고, 제80조제2항의 개정규정(이 법 시행 당시 설치·운영 중인 간호조무사 교육훈련기관에 한한다)은 2019년 1월 1일부터 시행한다.
제2조(대한민국의학한림원에 관한 경과조치) 이 법 시행 당시 보건복지부장관의 설립허가를 받아 설립한 대한민국의학한림원은 제52조의2의 개정규정에 따른 대한민국의학한림원으로 본다.
제3조(간호조무사 자격에 관한 경과조치) 이 법 시행 당시 종전의 규정에 따라 간호조무사 자격인정을 받은 사람은 이 법에 따라 간호조무사 자격인정을 받은 것으

로 본다.
제4조(간호조무사 신고에 관한 경과조치) ① 이 법 시행 당시 종전의 규정에 따라 간호조무사 자격인정을 받은 사람은 이 법 시행 후 1년 이내에 보건복지부령으로 정하는 바에 따라 실태와 취업상황 등을 신고하여야 한다.
② 보건복지부장관은 간호조무사 자격인정을 받은 사람이 제1항에 따른 신고를 하지 아니한 경우 신고기간이 종료하는 시점부터 신고할 때까지 자격의 효력을 정지할 수 있다.
제5조(법률 제11252호 의료법 일부개정법률 시행 예정에 따른 경과조치) 제60조의3제1항제2호 및 제80조제1항제6호의 개정규정에 따른 "제7조제1항제1호" 및 "제7조제1항제1호 또는 제2호"는 2017년 2월 1일까지는 각각 "제7조제1호" 및 "제7조제1호 또는 제2호"로 본다.

50. 부 칙 [2016.1.6. 법률 제13726호(옥외광고물 등의 관리와 옥외광고산업 진흥에 관한 법률)]

제1조(시행일) 이 법은 공포 후 6개월이 경과한 날부터 시행한다. 〈단서 생략〉
제2조부터 제5조까지 생략
제6조(다른 법률의 개정) ①부터 ⑫까지 생략
⑬ 의료법 일부를 다음과 같이 개정한다.
제57조제1항제2호 중 "「옥외광고물 등 관리법」"을 "「옥외광고물 등의 관리와 옥외광고산업 진흥에 관한 법률」"로 한다.
⑭부터 〈19〉까지 생략
제7조 생략

51. 부 칙 [2016.3.22. 법률 제14084호(국민건강보험법)]

제1조(시행일) 이 법은 공포 후 6개월이 경과한 날부터 시행한다. 다만, ···〈생략〉··· 부칙 제4조는 2016년 8월 4일부터 시행한다.
제2조 및 제3조 생략
제4조(다른 법률의 개정) ① 의료법 일부를 다음과 같이 개정한다.
제45조제1항 중 "「국민건강보험법」 제41조제3항"을 "「국민건강보험법」 제41조제4항"으로 한다.
② 생략

52. 부 칙 [2016.5.29. 법률 제14183호(병역법)]

제1조(시행일) 이 법은 공포 후 6개월이 경과한 날부터 시행한다. 〈단서 생략〉

제2조부터 제4조까지 생략

제5조(다른 법률의 개정) ①부터 〈16〉까지 생략

〈17〉 의료법 일부를 다음과 같이 개정한다.

제21조제2항제10호 중 "징병검사"를 각각 "병역판정검사"로 한다.

〈18〉부터 〈22〉까지 생략

53. 부 칙 [2016.5.29. 법률 제14220호]

제1조(시행일) 이 법은 공포한 날부터 시행한다. 다만, 제4조제5항, 제18조제5항, 제21조제2항제1호·제3호, 제36조, 제56조제2항제11호, 제63조, 제64조제1항제6호 및 제92조제3항제8호의 개정규정은 공포 후 9개월이 경과한 날부터 시행한다.

제2조(의료광고 금지규정 위반 행위 통보에 관한 적용례) 제56조제6항의 개정규정은 이 법 시행 후 행하여진 위반행위부터 적용한다.

제3조(자격정지처분 시효의 적용에 관한 경과조치) 이 법 시행 전에 발생한 사유로 인하여 종전의 제66조제1항 각 호에 해당하게 된 경우의 자격정지처분은 이 법 시행일 이전 그 사유가 발생한 날부터 5년(제66조제1항제5호·제7호에 따른 자격정지처분의 경우에는 7년으로 한다)이 지나면 하지 못한다. 다만, 그 사유에 대하여 「형사소송법」 제246조에 따른 공소가 제기된 때에는 공소가 제기된 날부터 해당 사건의 재판이 확정된 날까지의 기간은 시효 기간에 산입하지 아니한다.

제4조(행정처분에 관한 경과조치) 이 법 시행 전의 위반행위에 대한 행정처분에 관하여는 종전의 규정에 따른다.

제5조(과징금 처분에 관한 경과조치) 이 법 시행 전의 행위에 대한 과징금 처분의 적용에 있어서는 종전의 규정에 따른다.

54. 부 칙 [2016.5.29. 법률 제14224호(정신건강증진 및 정신질환자 복지서비스 지원에 관한 법률)]

제1조(시행일) 이 법은 공포 후 1년이 경과한 날부터 시행한다.

제2조부터 제19조까지 생략

제20조(다른 법률의 개정) ①부터 〈16〉까지 생략

〈17〉 의료법 일부를 다음과 같이 개정한다.

제3조제2항제3호라목 중 "「정신보건법」 제3조제3호"를 "「정신건강증진 및 정신질환자 복지서비스 지원에 관한 법률」 제3조제5호"로 한다.

〈18〉부터 〈22〉까지 생략

제21조 생략

55. 부 칙 [2016.12.20. 법률 제14438호]

제1조(시행일) 이 법은 공포한 날부터 시행한다. 다만, 제10조제3항, 제21조의2제3항부터 제9항까지의 규정, 제23조의2, 제24조의2, 제40조, 제41조제2항, 제64조제3항, 제84조, 제87조제2호(제21조의2제5항·제8항을 위반한 자에 대한 벌칙에 한정한다), 제89조제1호(제23조의2제3항 후단을 위반한 자에 대한 벌칙에 한정한다)·제2호, 제92조제1항제1호의2·제1호의3, 같은 조 제2항제1호의 개정규정은 공포 후 6개월이 경과한 날부터 시행하고, 제45조의3의 개정규정은 공포 후 9개월이 경과한 날부터 시행한다.

제2조(국가시험등 응시에 관한 적용례) 제10조제3항의 개정규정은 같은 개정규정 시행 후 최초로 시행하는 국가시험등에서 수험이 정지되거나 합격이 무효가 된 사람부터 적용한다.

제3조(벌칙에 관한 경과조치) 이 법 시행 전의 행위에 대한 벌칙을 적용할 때에는 종전의 규정에 따른다.

제4조(과태료 처분에 관한 경과조치) 이 법 시행 전의 행위에 대한 과태료 처분의 적용에 있어서는 종전의 규정에 따른다.

제5조(다른 법률의 개정) ① 국민연금법 일부를 다음과 같이 개정한다.

제123조제3항 전단 중 "「의료법」 제21조제2항제3호"를 "「의료법」 제21조제3항제3호"로 한다.

② 생명윤리 및 안전에 관한 법률 일부를 다음과 같이 개정한다.

제46조제3항 본문 중 "「의료법」 제21조제2항"을 "「의료법」 제21조제3항"으로 한다.

56. 부칙 [2018.3.20. 제15522호(공무원 재해보상법)]

제1조(시행일) 이 법은 공포 후 6개월이 경과한 날부터 시행한다. 〈단서 생략〉

제2조부터 제28조까지 생략

제29조(다른 법률의 개정) ①부터 ⑫까지 생략

⑬ 의료법 일부를 다음과 같이 개정한다.

제21조제3항제14호의2를 다음과 같이 한다.

14의2. 다음 각 목의 어느 하나에 따라 공무원 또는 공무원이었던 사람을 진료한 의료기관에 해당 진료에 관한 사항의 열람 또는 사본 교부를 요청하는 경우

　가. 「공무원연금법」 제92조에 따라 인사혁신처장이 퇴직유족급여 및 비공무상장해급여와 관련하여 요청하는 경우

　나. 「공무원연금법」 제93조에 따라 공무원연금공단이 퇴직유족급여 및 비공무상장해급여와 관련하여 요청하는 경우

다. 「공무원 재해보상법」 제57조 및 제58조에 따라 인사혁신처장(같은 법 제61조에 따라 업무를 위탁받은 자를 포함한다)이 요양급여, 재활급여, 장해급여, 간병급여 및 재해유족급여와 관련하여 요청하는 경우
⑭부터 〈17〉까지 생략
제30조 생략

57. 부칙 [2018.3.27. 법률 제15540호]

제1조(시행일) 이 법은 공포 후 6개월이 경과한 날부터 시행한다. 다만, 제8조제1호, 제46조 및 제92조제1항제4호의 개정규정은 공포한 날부터 시행하고, 제78조의 개정규정은 공포 후 2년이 경과한 날부터 시행한다.
제2조(의료광고 사전 심의에 관한 적용례) 제57조의 개정규정은 이 법 시행 후 최초로 의료광고 사전 심의를 신청한 자부터 적용된다.
제3조(행정처분에 관한 적용례) 제63조의 개정규정은 이 법 시행 후 최초로 행하여진 위반행위부터 적용된다.
제4조(벌칙에 관한 적용례) 제89조 및 제90조의 개정규정은 이 법 시행 후 최초로 행하여진 위반행위부터 적용된다.
제5조(다른 법률의 개정) ① 의료 해외진출 및 외국인환자 유치 지원에 관한 법률 일부를 다음과 같이 개정한다.
제15조제1항 각 호 외의 부분 본문 중 "「의료법」 제56조제2항제10호"를 "「의료법」 제56조제2항제12호"로 한다.
② 제주특별자치도 설치 및 국제자유도시 조성을 위한 특별법 일부를 다음과 같이 개정한다.
제317조제1항 중 "「의료법」 제57조제1항ㆍ제3항, 제63조 및 제64조제1항"을 "「의료법」 제63조 및 제64조제1항"으로 하고, 같은 조 제2항 본문 중 "제48조제1항, 제57조제4항"을 "제48조제1항"으로 하며, 같은 항 단서를 삭제한다.

58. 부칙 [2018.8.14. 법률 제15716호]

제1조(시행일) 이 법은 공포한 날부터 시행한다. 다만, 제21조제3항제14호의3의 개정규정은 공포 후 3개월이 경과한 날부터 시행한다.
제2조(개설 허가 취소 등에 대한 적용례) 제64조제1항제9호의 개정규정은 이 법 시행 후 최초로 제36조에 따른 준수사항을 위반하는 경우부터 적용한다.

59. 부칙 [2019.1.15. 법률 제16254호. 시행 2019.7.16.]

이 법은 공포 후 6개월이 경과한 날부터 시행한다.

60. 부칙 [2019.4.23. 법률 제16375호. 시행 2019.10.24.]

제1조(시행일) 이 법은 공포 후 6개월이 경과한 날부터 시행한다. 다만, 제3조제2항제3호라목, 제86조의3, 제87조 및 제90조의2의 개정규정은 공포한 날부터 시행한다.

제2조(「형법」상 감경규정에 관한 특례에 관한 적용례) 제90조의2의 개정규정은 같은 개정규정 시행 후 최초로 제12조제3항을 위반하는 죄를 범한 때부터 적용한다.

61. 부칙 [2019.8.27. 법률 제16555호. 시행 2020.2.28.]

제1조(시행일) 이 법은 공포 후 6개월이 경과한 날부터 시행한다. 다만, 제51조의2, 제89조제3호의 개정규정은 공포한 날부터 시행하고, 제4조제2항, 제65조제2항 단서, 제87조, 제87조의2제2항제2호 본문, 제89조제4호, 제92조제2항제3호의 개정규정은 공포 후 3개월이 경과한 날부터 시행한다.

제2조(무허가·무신고 건축물에 의료기관 개설 금지에 관한 적용례) 제33조제7항제4호의 개정규정은 이 법 시행 후 최초로 제33조제3항 또는 제4항에 따라 시장·군수·구청장에게 신고하거나 시·도지사의 허가를 받은 의료기관부터 적용한다.

제3조(의료법인의 임원 선임에 관한 적용례) 제48조의2의 개정규정은 이 법 시행 후 최초로 의료법인의 임원을 선임하는 경우부터 적용한다.

제4조(면허 재교부 제한에 관한 적용례) 제65조제2항 단서의 개정규정(제1항제4호에 관한 개정부분만 해당한다)은 같은 개정규정 시행 후 최초로 의료인이 제4조제4항을 위반하여 면허증을 빌려준 경우부터 적용한다.

제5조(국가시험등의 응시자격에 관한 경과조치) 이 법 시행 당시 종전의 제5조제1항제3호, 제6조제2호, 제7조제1항제2호 및 제80조제1항제5호에 따라 국가시험등의 응시자격을 인정받은 사람은 이 법에 따른 응시자격이 있는 것으로 본다.

제6조(과징금에 관한 경과조치) 이 법 시행 전의 위반행위에 대한 과징금 부과는 제67조제1항의 개정규정에도 불구하고 종전의 규정에 따른다.

제7조(과태료에 관한 경과조치) 제92조제2항제3호의 개정규정 시행 전의 행위에 대한 과태료의 부과는 같은 개정규정에도 불구하고 종전의 규정에 따른다.

62. 부칙 [2020.3.4. 법률 제17069호. 시행 2021.4.8.]

제1조(시행일) 이 법은 공포 후 6개월이 경과한 날부터 시행한다. 다만, 제21조제3항의 개정규정은 공포한 날부터 시행하고, 제4조제4항, 제4조의3, 제65조제1항제4호 및 제87조의2제2항제1호·제1호의2의 개정규정은 공포 후 3개월이 경과한 날부터 시행하며, 제3조제2항제3호, 제33조제2항 각 호 외의 부분 후단 및 같은 조 제4항 각 호 외의 부분 전단(시·도 의료기관개설위원회의 심의에 관한 사항은 제외한다), 제42조제1항제1호, 제43조제3항, 제46조제1항, 제57조의2제2항제1호 및 제62조제2항의 개정규정은 공포 후 1년이 경과한 날부터 시행하고, 제40조, 제40조의2, 제40조

의3, 제64조제1항제5호, 제86조의3, 제87조의2제2항제3호·제4호, 제90조 및 제92조제3항의 개정규정과 제88조의 개정규정 중 "제21조제2항"에 관한 부분은 공포 후 3년이 경과한 날부터 시행한다.
제2조(진료기록부등의 이관에 관한 적용례) 제40조의2의 개정규정은 의료기관 개설자가 같은 개정규정 시행 후 최초로 보건복지부장관에게 폐업·휴업 신고에 따라 진료기록부등을 이관하는 경우부터 적용한다.
제3조(요양병원의 인증에 관한 적용례) 제58조의4제3항의 개정규정은 같은 개정규정 시행 전에 조건부인증 또는 불인증을 받은 요양병원에 대하여도 적용한다.
제4조(의료기관 회계기준에 관한 적용례) 제62조제2항의 개정규정은 같은 개정규정 시행 후 최초 회계연도 시작시점부터 적용한다.
제5조(정신병원 개설 허가에 관한 경과조치) 이 법 시행 당시 종전의 규정에 따라 병원 또는 요양병원으로 개설 허가를 받은 의료기관 중 「정신건강증진 및 정신질환자 복지서비스 지원에 관한 법률」 제19조제1항 후단에 따른 기준에 적합하게 설치된 의료기관은 제3조제2항제3호마목의 개정규정에 따른 정신병원으로 개설 허가를 받은 것으로 본다.
제6조(재단법인 의료기관평가인증원에 관한 경과조치) ① 이 법 공포일부터 시행일 전까지 「민법」 제32조에 따라 설립된 재단법인 의료기관평가인증원(이하 "구법인"이라 한다)은 이사회의 의결을 거쳐 모든 재산과 권리·의무를 이 법에 따른 의료기관평가인증원(이하 "신법인"이라 한다)이 승계하도록 보건복지부장관에게 승인을 신청하여야 한다.
② 제1항에 따라 보건복지부장관의 승인을 받은 구법인은 신법인의 설립과 동시에 「민법」 중 법인의 해산 및 청산에 관한 규정에도 불구하고 해산된 것으로 보며, 구법인에 속하였던 모든 재산과 권리·의무는 신법인이 포괄 승계한다.
③ 제2항에 따라 신법인에 승계될 재산의 가액은 신법인 설립등기일 전일의 장부 가액으로 한다.④ 신법인 설립 당시 등기부나 그 밖의 공부(공부)에 표시된 구법인의 명의는 신법인의 명의로 본다.
⑤ 신법인 설립 당시 구법인의 임직원은 신법인의 임직원으로 보며, 임직원의 임기는 종전의 임명일부터 기산한다.
⑥ 신법인 설립 이전에 구법인이 행한 행위 또는 구법인에 대하여 행하여진 행위는 신법인이 행한 행위 또는 신법인에 대하여 행하여진 행위로 본다.
⑦ 신법인 설립 당시 다른 법령에서 인증전담기관을 인용하고 있는 경우에는 그에 갈음하여 신법인을 인용한 것으로 본다.
제7조(다른 법률의 개정) 「정신건강증진 및 정신질환자 복지서비스 지원에 관한 법률」 제3조제5호를 다음과 같이 개정한다.
제3조제5호를 다음과 같이 한다.
5. "정신의료기관"이란 다음 각 목의 어느 하나에 해당하는 기관을 말한다.
　가. 「의료법」에 따른 정신병원

나. 「의료법」에 따른 의료기관 중 제19조제1항 후단에 따른 기준에 적합하게 설치된 의원
다. 「의료법」에 따른 병원급 의료기관에 설치된 정신건강의학과로서 제19조제1항 후단에 따른 기준에 적합한 기관

63. 부칙 [2020.4.7. 법률 제17203호(시체 해부 및 보존 등에 관한 법률). 시행 2021.4.8.]

제1조(시행일) 이 법은 공포 후 1년이 경과한 날부터 시행한다.
제2조 및 제3조 생략
제4조(다른 법률의 개정) ① 및 ② 생략
③ 의료법 일부를 다음과 같이 개정한다.
제8조제4호 중 "「시체해부 및 보존에 관한 법률」"을 "「시체 해부 및 보존 등에 관한 법률」"로 한다.
④ 및 ⑤ 생략
제5조 생략

64. 부칙(정부조직법) 〈제17472호, 2020.8.11.〉 [2020. 8. 11. 법률 제17472호, 시행 2020. 9. 12.]

제1조(시행일) 이 법은 공포 후 1개월이 경과한 날부터 시행한다. 다만, ···〈생략〉···, 부칙 제4조에 따라 개정되는 법률 중 이 법 시행 전에 공포되었으나 시행일이 도래하지 아니한 법률을 개정한 부분은 각각 해당 법률의 시행일부터 시행한다.
제2조 및 제3조 생략
제4조(다른 법률의 개정) ①부터 〈22〉까지 생략
〈23〉 의료법 일부를 다음과 같이 개정한다.
제21조제3항제16호 중 "보건복지부장관, 질병관리본부장"을 "질병관리청장"으로 한다.
제40조제3항 중 "질병관리본부장"을 "질병관리청장"으로, "보건복지부장관"을 "질병관리청장"으로 한다.
법률 제17069호 의료법 일부개정법률 제47조제4항·제6항·제7항, 같은 조 제8항 전단·후단 및 같은 조 제13항의 개정규정 중 "보건복지부장관"을 각각 "질병관리청장"으로 한다.
제86조제1항 중 "시·도지사, 질병관리본부장"을 "질병관리청장, 시·도지사"로 한다.
〈24〉부터 〈33〉까지 생략
제5조 생략

65. 부칙 〈제17787호, 2020.12.29.〉 [2020. 12. 29. 법률 제17787호, 시행 2021. 6. 30.]

(1) 현 행

제1조(시행일)
이 법은 공포 후 6개월이 경과한 날부터 시행한다. 다만, 제27조제5항, 제65조제1항제7호, 제66조제1항제5호 및 제87조의2제2항제3호의 개정규정은 공포 후 3개월이 경과한 날부터 시행하고, 제47조제2항의 개정규정은 공포 후 1년이 경과한 날부터 시행하며, 법률 제17069호 의료법 일부개정법률 제87조의2제2항의 개정규정은 2023년 3월 5일부터 시행한다.

제2조(적용례)
① 제64조제1항제1호의2 · 제4호의3의 개정규정은 같은 개정규정 시행 이후 제4조제2항 또는 제33조제8항을 위반하여 의료기관을 개설하거나 운영 중인 경우부터 적용한다.
② 제65조제1항제7호, 제87조의2제2항제3호 및 법률 제17069호 의료법 일부개정법률 제87조의2제2항제3호의 개정규정은 같은 개정규정 시행 이후의 위반행위부터 적용한다.

【개정방향】
※ 명확성 · 간결성 · 가독성 · 개조식 정비. 읽기 쉬운 의료법이다.
※ 제1조 시행일을 한 문장으로 묶어 표현할 이유가 없다. 가능하면 의료인들이 쉽게 읽을 수 있도록 법문을 만들어야 한다. 만약 개조식으로 부칙 법문을 만들었다면, 훨씬 가독성이 높을 것이다.
※ 조문에 콤마(,)와 및을 혼합하여 쓰고, 조문과 항과 호를 붙여 쓴다. 복잡하다.
※ 의료법은 70년 동안 이렇게 반복해 왔다.

(2) 개선방안

제1조(시행일)
이 법은 공포 후 6개월이 경과한 날부터 시행한다. 다만 다음 각 호에 규정된 개정조문은 지정된 날부터 시행한다.
1. 제27조 제5항 · 제65조 제1항 제7호 · 제66조 제1항 제5호 · 제87조2 제2항 제3호 개정규정은 공포 후 3개월이 경과한 날부터 시행한다.
2. 제47조 제2항 개정규정은 공포 후 1년이 경과한 날부터 시행한다.

3. 법률 제17069호 의료법 일부개정법률 제87조2 제2항 개정규정은 2023년 3월 5일부터 시행한다.

제2조(적용례)
① 제64조 제1항 제1호2 · 제4호3 개정규정은 같은 개정규정 시행 이후, 제4조 제2항 · 제33조 제8항을 위반하여 의료기관을 개설하거나 또는 운영 중인 경우부터 적용한다.
② 제65조 제1항 제7호 · 제87조2 제2항 제3호 · 법률 제17069호 의료법 일부개정법률 제87조2 제2항 제3호 개정규정은 같은 개정규정 시행 이후의 위반행위부터 적용한다.

【개정방향】
※ 명확성 · 간결성 · 가독성
※ 나열형은 온점(·)을 사용하여 법조문을 읽기 쉽게 줄임
※ 일본식 '의' 삭제
※ 제27조제5항, 제65조제1항제7호, 제66조제1항제5호 및 제87조의2제2항제3호의 개정규정은⇒1. 제27조 제5항 · 제65조 제1항 제7호 · 제66조 제1항 제5호 · 제87조2 제2항 제3호 개정규정은 공포 후 3개월이 경과한 날부터 시행한다.

(3) 해 설

가. 부칙 제1조는 시행일을 규정하고 있다. 주요내용을 보면, 이 법은 공포 후 6개월이 경과한 날부터 시행한다. 다만 다음 각 호에 규정된 개정조문은 지정된 날부터 시행한다.
 1. 제27조 제5항 · 제65조 제1항 제7호 · 제66조 제1항 제5호 · 제87조2 제2항 제3호 개정규정은 공포 후 3개월이 경과한 날부터 시행한다.
 2. 제47조 제2항 개정규정은 공포 후 1년이 경과한 날부터 시행한다.
 3. 법률 제17069호 의료법 일부개정법률 제87조2 제2항 개정규정은 2023년 3월 5일부터 시행한다.
나. 부칙 제2조는 적용례를 규정하고 있다. 주요내용을 보면, ① 제64조 제1항 제1호2 · 제4호3 개정규정은 같은 개정규정 시행 이후, 제4조 제2항 · 제33조 제8항을 위반하여 의료기관을 개설하거나 또는 운영 중인 경우부터 적용한다. ② 제65조 제1항 제7호 · 제87조2 제2항 제3호 · 법률 제17069호 의료법 일부개정법률 제87조2 제2항 제3호 개정규정은 같은 개정규정 시행 이후의 위반행위부터 적용한다.

의료
분쟁

대법원 판례
분석 형사편

우 | 리 | 들 | 의 | 료 | 법

의료분쟁의 이론과 실제

형사 판례
- 업무상과실치사상 · 부작위 · 인과관계 · 사회상규 · 공동정범 ·
교사범 · 방조범 · 여호와 증인 수혈 거부와 피해자 승낙 -

1. 형법 제268조 업무상과실치사상

01 뇌지주막하출혈로 식물인간 상태가 된 사건: 주의의무위반

내과의사가 신경과 전문의에 대한 협의진료 결과 피해자의 증세와 관련하여 신경과 영역에서 이상이 없다는 회신을 받았다. 그 회신 전후의 진료 경과에 비추어 그 회신 내용에 의문을 품을 만한 사정이 있다고 보이지 않자 그 회신을 신뢰하여 뇌혈관계통 질환의 가능성을 염두에 두지 않고 내과 영역의 진료행위를 계속하였다. 그러다가 피해자의 증세가 호전되기에 이르자 퇴원하도록 조치를 하였다. 그러나 내과의사가 환자의 뇌지주막하출혈을 발견하지 못하여 식물인간 상태에 이르게 한 사안이다. 이에 관한 설명으로 옳은 것은? (다툼이 있는 경우 판례에 의함)

① 의료과오사건에서 의사의 과실 유무를 판단할 때 동일 업종에 종사하는 일반적 보통인의 주의정도를 표준으로 한다. 사고 당시 일반적인 의학 수준과 의료환경과 의료조건을 고려하여야 한다.

해설 및 정답 2013년 제2회 변호사시험 기출문제 14　　　　　**정답** ○

대법원 2003. 1. 10. 선고 2001도3292 판결 [업무상과실치상]
[판시사항] [1] 의료사고에 있어서 의사의 과실을 인정하기 위한 요건 및 그 판단 기준
[2] 내과의사가 신경과 전문의에 대한 협의진료 결과와 환자에 대한 진료 경과 등을 신뢰하여 뇌혈관계통 질환의 가능성을 염두에 두지 않고 내과 영역의 진료 행위를 계속하다가 환자의 뇌지주막하출혈을 발견하지 못하여 식물인간 상태에 이르게 한 경우, 내과의사의 업무상과실을 부정한 사례.
[판결요지] [1] **의료사고에 있어서 의사의 과실을 인정하기 위해서는 의사가 결과 발생을 예견할 수 있었음에도 불구하고 그 결과 발생을 예견하지 못하였고, 그 결과 발생을 회피할 수 있었음에도 불구하고 그 결과 발생을 회피하지 못한 과실이 검토되어야 한다. 그 과실의 유무를 판단함에는 같은 업무와 직무에 종사하는 일반적 보통인의 주의정도를 표준으로 하여야 한다. 이에는 사고 당시의 일반적인 의학의 수준과 의료환경**

및 조건, 의료행위의 특수성 등이 고려되어야 한다.
[2] 내과의사가 신경과 전문의에 대한 협의진료 결과 피해자의 증세와 관련하여 신경과 영역에서 이상이 없다는 회신을 받았고, 그 회신 전후의 진료 경과에 비추어 그 회신 내용에 의문을 품을 만한 사정이 있다고 보이지 않자 그 회신을 신뢰하여 뇌혈관계통 질환의 가능성을 염두에 두지 않고 내과 영역의 진료 행위를 계속하다가 피해자의 증세가 호전되기에 이르자 퇴원하도록 조치한 경우, **피해자의 지주막하출혈을 발견하지 못한 데 대하여 내과의사의 업무상과실을 부정한 사례.**
[참조조문] [1] 형법 제268조 [2] 형법 제268조
[참조판례] [1] 대법원 1984. 6. 12. 선고 82도3199 판결; 대법원 1987. 1. 20. 선고 86다카1469 판결; 대법원 1996. 11. 8. 선고 95도2710 판결; 대법원 1997. 10. 10. 선고 97도1678 판결; 대법원 1999. 12. 10. 선고 99도3711 판결.
[피고인] 피고인 1 외 1인
[상고인] 피고인들
[원심판결] 서울지법 2001. 5. 31. 선고 2001노92 판결
[주문] 원심판결을 모두 파기하고, 사건을 서울지방법원 본원 합의부에 환송한다.

02 한의사 봉침 사건: 설명의무와 인과관계

한의사인 피고인이 피해자에게 문진하여 과거 봉침(蜂針)을 맞고도 별다른 이상 반응이 없었다는 답변을 듣고 알레르기 반응검사를 생략한 채 환부에 봉침시술을 하였다. 그런데 피해자가 위 시술 직후 쇼크 반응을 나타내는 등 상해를 입은 사안이다. 이에 관한 설명으로 옳은 것은? (다툼이 있는 경우 판례에 의함)

① 의료사고에서 의사의 과실을 인정하기 위한 요건과 판단기준은 한의사의 그것과 ~~다르다.~~ 동일하다.

해설 및 정답 2017년 제6회 변호사시험 기출문제 6 **정답** ×
의료인에 대한 법리는 의사와 한의사에게 동일하게 적용되어야 한다. 의사의 주의의무는 결과발생예견의무와 결과발생회피의무이다.

② 한의사가 문진 결과 과거 약 8회에 걸쳐 봉침시술을 받았으나 이상이 없었다는 말을 듣고 피해자에게 **알레르기 검사를 생략한 채 봉침시술을 하였는데** 피해자에게 쇼크 반응이 나타난 경우 **알레르기 반응검사를 하지 않은 행위와 쇼크반응 사이에 인과관계를 인정할 수 있다.** 없다.

해설 및 정답 대법원 판례문제 변형 **정답** ×
설명의무위반과 봉침시술보다 환자의 건강상태가 (결과 발생의) 무대를 지배한 것이다.

판례는 설명의무위반과 피해자 상해 사이 상당인과관계를 부정하고 있다. 그러나 논란이 될 수 있는 판례다. 의료행위의 경우 의료인에게 엄격한 주의의무가 있다. 시술 전 검사 불이행은 인명사고(死傷)로 이어진다. 이 사건 무대 주연은 의사의 주의의무위반과 이를 기초로 진행한 봉침 시술 행위이다. 필자는 오판이라고 생각한다.

대법원 2011. 4. 14. 선고 2010도10104 판결 [업무상과실치상·의료법위반]
[판시사항] [1] 의료사고에서 의사의 과실을 인정하기 위한 요건과 판단 기준 및 '한의사의 경우'에도 동일한 법리가 적용되는지 여부(적극)
[2] 한의사인 피고인이 피해자에게 문진하여 과거 봉침(봉침)을 맞고도 별다른 이상반응이 없었다는 답변을 듣고 알레르기 반응검사를 생략한 채 환부에 봉침시술을 하였는데, 피해자가 위 시술 직후 쇼크반응을 나타내는 등 상해를 입은 사안에서, 피고인이 알레르기 반응검사를 하지 않은 과실과 피해자의 상해 사이에 상당인과관계를 인정하기 어렵다는 이유로, 같은 취지의 원심판단을 수긍한 사례.
[3] 의사가 설명의무를 위반한 채 의료행위를 하여 피해자에게 상해가 발생한 경우 업무상 과실로 인한 형사책임을 지기 위한 요건 및 '한의사의 경우'에도 동일한 법리가 적용되는지 여부(적극)
[4] 한의사인 피고인이 피해자에게 문진하여 과거 봉침을 맞고도 별다른 이상반응이 없었다는 답변을 듣고 부작용에 대한 충분한 사전 설명 없이 환부에 봉침시술을 하였는데, 피해자가 위 시술 직후 쇼크반응을 나타내는 등 상해를 입은 사안에서, 피고인의 설명의무 위반과 피해자의 상해 사이에 상당인과관계를 인정하기 어렵다는 이유로, 같은 취지의 원심판단을 수긍한 사례.
[판결요지] [1] 의료사고에서 의사의 과실을 인정하기 위해서는 의사가 결과발생을 예견할 수 있었음에도 이를 예견하지 못하였고 결과발생을 회피할 수 있었음에도 이를 회피하지 못한 과실이 검토되어야 하고, 과실의 유무를 판단할 때에는 같은 업무와 직무에 종사하는 보통인의 주의정도를 표준으로 하여야 하며, 여기에는 사고 당시의 일반적인 의학의 수준과 의료환경 및 조건, 의료행위의 특수성 등이 고려되어야 하고, 이러한 법리는 한의사의 경우에도 마찬가지이다.
[2] 한의사인 피고인이 피해자에게 문진하여 과거 봉침을 맞고도 별다른 이상반응이 없었다는 답변을 듣고 알레르기 반응검사(skin test)를 생략한 채 환부인 목 부위에 봉침시술을 하였는데, 피해자가 위 시술 직후 아나필락시 쇼크반응을 나타내는 등 상해를 입은 사안이다. 피고인에게 과거 알레르기 반응검사 및 약 12일 전 봉침시술에서도 이상반응이 없었던 피해자를 상대로 다시 알레르기 반응검사를 실시할 의무가 있다고 보기는 어렵다. 설령 그러한 의무가 있다고 하더라도 제반 사정에 비추어 알레르기 반응검사를 하지 않은 과실과 피해자의 상해 사이에 상당인과관계를 인정하기 어렵다. 이러한 이유로, 같은 취지의 원심판단을 수긍한 사례.
[3] 의사가 설명의무를 위반한 채 의료행위를 하여 피해자에게 상해가 발생하였다고 하더라도, 업무상 과실로 인한 형사책임을 지기 위해서는 피해자의 상해와 의사의 설명의무 위반 내지 승낙취득 과정의 잘못 사이에 상당인과관계가 존재하여야 하고, 이는 한

의사의 경우에도 마찬가지이다.
[4] 한의사인 피고인이 피해자에게 문진하여 과거 봉침을 맞고도 별다른 이상 반응이 없었다는 답변을 듣고 부작용에 대한 충분한 사전 설명 없이 환부인 목 부위에 봉침시술을 하였는데, 피해자가 위 시술 직후 쇼크반응을 나타내는 등 상해를 입은 사안에서, 제반 사정에 비추어 **피고인이 봉침시술에 앞서 설명의무를 다하였더라도 피해자가 반드시 봉침시술을 거부하였을 것이라고 볼 수 없어, 피고인의 설명의무 위반과 피해자의 상해 사이에 상당인과관계를 인정하기 어렵다는 이유로, 같은 취지의 원심판단을 수긍한 사례.**
[참조조문] [1] 형법 제268조 [2] 형법 제17조, 제268조 [3] 형법 제17조, 제268조 [4] 형법 제17조, 제268조
[참조판례] [1] 대법원 1999. 12. 10. 선고 99도3711 판결; 대법원 2003. 1. 10. 선고 2001도3292 판결; 대법원 2008. 8. 11. 선고 2008도3090 판결.
[피고인] 피고인 1 외 1인
[상고인] 피고인 2 및 검사
[원심판결] 서울동부지법 2010. 7. 8. 선고 2010노246 판결
[주문] 상고를 모두 기각한다.

03 혈종제거와 중대뇌동맥 폐색술 사건: 주의의무

갑 병원 의료진이 좌뇌출혈이 발생하여 응급실로 내원한 환자 을에게 3차에 걸친 뇌 CT 촬영 등을 시행한 다음, 출혈 추정 시점으로부터 약 7시간, 응급실 내원 시점으로부터 약 5시간이 지난 후 개두술로 혈종제거와 중대뇌동맥 폐색술을 시행하였으나 을이 사망한 사안이다. 이에 관한 설명으로 옳은 것은? (다툼이 있는 경우 판례에 의함)

① 의사가 특정 진료방법을 선택하여 진료를 하였다. 해당 진료방법 선택과정에 합리성이 결여되어 있다고 볼 만한 사정이 없다. ^{객관적 정상의 주의의무 이행+} 진료의 결과만을 근거로 하여 그 진료방법을 선택한 것이 과실에 해당한다고 말할 수 없다.

[해설 및 정답] 2018년 제7회 변호사시험 기출문제 1   **정답** ○
대법원 2012. 6. 14. 선고 2010다95635 판결 [손해배상(의)]
[판시사항] [1] 의사의 진료방법 선택에 과실이 있는지에 관한 판단 기준
[2] 갑 병원 의료진이 좌뇌출혈이 발생하여 응급실로 내원한 환자 을에게 3차에 걸친 뇌 CT 촬영 등을 시행한 다음, 출혈 추정 시점으로부터 약 7시간, 응급실 내원 시점으로부터 약 5시간이 지난 후 개두술로 혈종제거와 중대뇌동맥 폐색술을 시행하였으나 을이 사망한 사안에서, 갑 병원 의료진에게 의료과실이 있다고 본 원심판결에 법리오해의 위법이 있다고 한 사례.

[판결요지] [1] 의사는 환자 상황과 당시 의료수준 그리고 자기의 지식경험에 따라 적절하다고 판단되는 방법을 선택하여 진료할 수 있다. 그러므로 진료방법 선택에 관한 의사 판단이 합리적인 범위를 벗어난 것이 아닌 한 특정한 진료방법을 선택한 결과가 좋지 않았다는 사정만으로 바로 의료과실이 있다고 평가할 수는 없다.
[2] 갑 병원 의료진이 좌측 중대뇌동맥에 있는 거대뇌동맥류 파열로 뇌출혈이 발생하여 응급실로 내원한 환자 을에게 3차에 걸친 뇌 CT 촬영, 뇌혈관조영술, 뇌실외배액술 등을 시행한 다음, 출혈 추정 시점으로부터 약 7시간, 응급실 내원 시점으로부터 약 5시간이 지난 후 개두술로 혈종제거와 중대뇌동맥 폐색술을 시행하였으나 을이 사망한 사안에서, 제반 사정에 비추어 **내원 당시 을 상태가 이미 뇌지주막하출혈 환자에 대한 대표적 평가 방법인 헌트 앤 헤스 등급(Hunt & Hess grade) 분류상 IV 등급이었던 것으로 보이고, 이 경우 의료진은 을의 임상상태, 뇌동맥류 및 뇌출혈 특성, 수술 난이도 등을 고려하여 보존적 치료를 하다가 지연수술을 할 것인지, 조기수술을 할 것인지, 초조기수술을 할 것인지를 선택할 수 있으므로, 갑 병원 의료진의 진료행위가 진료방법 선택에 관한 합리적 범위를 벗어난 것으로 볼 수 없다.** 을의 뇌동맥류 상태에 비추어 높은 사망률을 수반하는 중대뇌동맥 폐색술 대신 뇌혈관우회술이 가능한 상태였다고 단정할 수 없는데도, 갑 병원 의료진에게 가능한 한 빨리 응급 개두술을 통하여 혈종제거와 뇌혈관우회술을 실시하지 않은 과실이 있다고 본 원심판결에 의료과실에 관한 법리오해의 위법이 있다고 한 사례.
[참조조문] [1] 민법 제750조 [2] 민법 제750조
[참조판례] [1] 대법원 1992. 5. 12. 선고 91다23707 판결; 대법원 2007. 5. 31. 선고 2005다5867 판결.
[원고, 피상고인] 원고 1 외 3인 (소송대리인 변호사 ○○○ 외 1인)
[피고, 상고인] ○○○병원 (소송대리인 변호사 ○○○ 외 3인)
[원심판결] 서울고법 2010. 10. 21. 선고 2009나75088 판결
[주문] 원심판결 중 피고 패소 부분을 파기하고, 이 부분 사건을 서울고등법원에 환송한다.
[과실범이론] 과실은 범죄의 구성요건이며, 책임요건이다. 과실은 정상인의 통상적인 주의를 태만하여 범죄의 성립소인 사실을 인식하지 못하는 것을 말한다. 이와 같은 과실범은 법률에 특별한 규정이 있는 경우에 한하여 처벌된다. 형벌법규의 성질상 특별한 규정은 그 명문에 의하여 명백, 명료하여야 한다(대법원 1983. 12. 13. 선고 83도2467 판결 [전기통신법위반])

대법원 2018. 11. 15. 선고 2016다244491 판결 [손해배상(의)] ★★★★★
[판시사항] [1] 문제 된 증상 발생에 관하여 의료 과실 이외의 다른 원인이 있다고 보기 어려운 간접사실들을 증명함으로써 그 증상이 의료 과실에 기한 것이라고 추정할 수 있는지 여부(적극) 및 그 한계 [2] **의사가 의료행위를 할 때 요구되는 주의의무의 내용 및 진단상의 과실 유무의 판단 기준** [3] 의료 과실로 인한 손해배상액을 산정하면서 피해자 측 귀책사유와 무관한 피해자의 체질적인 소인 또는 질병의 위험도 등을 감액사유로 참작할 수 있는지 여부(적극) 및 책임감경사유에 관한 사실인정이나 비율을 정하는 것이 사실심의 전

권사항인지 여부(원칙적 적극) [4] **진료계약상 주의의무 위반으로 환자의 생명이나 신체가 침해된 경우, 진료계약의 당사자인 병원 등이 환자가 입은 정신적 고통에 대해서도 손해를 배상해야 하는지 여부(적극)** [5] 불법행위 또는 채무불이행으로 입은 정신적 피해에 대한 위자료 액수의 산정이 사실심법원의 재량사항인지 여부(적극)

[**판시사항**] [1] 의료행위는 고도의 전문적 지식을 필요로 하는 분야이다. 전문가가 아닌 일반인으로서는 의사의 의료행위 과정에 주의의무 위반이 있는지나 주의의무 위반과 손해 발생 사이에 인과관계가 있는지를 밝혀내기가 극히 어려운 특수성이 있다. 따라서 문제 된 증상 발생에 관하여 의료 과실 이외의 다른 원인이 있다고 보기 어려운 간접사실들을 증명함으로써 그와 같은 증상이 의료 과실에 기한 것이라고 추정하는 것도 가능하다. 그러나 그 경우에도 **의사의 과실로 인한 결과 발생을 추정할 수 있을 정도의 개연성이 담보되지 않는 사정들을 가지고 막연하게 중대한 결과에서 의사의 과실과 인과관계를 추정함으로써 결과적으로 의사에게 무과실의 증명책임을 지우는 것까지 허용되는 것은 아니다.**

[2] 의사는 진찰·치료 등의 의료행위를 할 때 사람의 생명·신체·건강을 관리하는 업무의 성질에 비추어 환자의 구체적인 증상이나 상황에 따라 위험을 방지하기 위하여 요구되는 최선의 조치를 할 주의의무가 있다. 의사의 주의의무는 의료행위를 할 당시 의료기관 등 임상의학 분야에서 실천되고 있는 의료행위 수준을 기준으로 판단하여야 한다. 특히 진단은 문진·시진·촉진·청진과 각종 임상검사 등의 결과를 토대로 질병 여부를 감별하고 그 종류, 성질과 진행 정도 등을 밝혀내는 임상의학의 출발점이다. 이에 따라 치료법이 선택되는 중요한 의료행위이다. 진단상의 과실 유무를 판단할 때 그 과정에서 비록 완전무결한 임상진단의 실시는 불가능하다고 할지라도, **적어도 임상의학 분야에서 실천되고 있는 진단 수준의 범위에서 의사가 전문 직업인으로서 요구되는 의료 윤리, 의학지식과 경험을 토대로 신중히 환자를 진찰하고 정확히 진단함으로써 위험한 결과 발생을 예견하고 결과 발생을 회피하는 데에 필요한 최선의 주의의무를 다하였는지를 따져 보아야 한다.**

[3] 가해행위와 피해자 측 요인이 경합하여 손해가 발생하거나 확대된 경우에는 피해자 측 요인이 체질적인 소인 또는 질병의 위험도와 같이 피해자 측 귀책사유와 무관한 것이라고 할지라도, 질환의 모습이나 정도 등에 비추어 가해자에게 손해의 전부를 배상하게 하는 것이 공평의 이념에 반하는 경우에는, **법원은 손해배상액을 정하면서 과실상계의 법리를 유추적용하여 손해의 발생 또는 확대에 기여한 피해자 측 요인을 고려할 수 있다.** 손해배상 청구 사건에서 책임감경사유에 관한 사실인정이나 비율을 정하는 것은 그것이 형평의 원칙에 비추어 현저히 불합리하다고 인정되지 않는 한 사실심의 전권사항에 속한다.

[4] **진료계약상 주의의무 위반으로 환자의 생명이나 신체에 불이익한 결과를 초래한 경우 일반적으로 채무불이행책임과 불법행위책임이 성립할 수 있다. 이와 같이 생명·신체가 침해된 경우 환자가 정신적 고통을 입는다고 볼 수 있다. 그러므로 진료계약의 당사자인 병원 등은 환자가 입은 정신적 고통에 대해서도 민법 제393조, 제763조, 제751조 제1항에 따라 손해를 배상해야 한다.**

[4] **불법행위 또는 채무불이행으로 입은 정신적 피해에 대한 위자료 액수에 관해서는 사실심법원이 여러 사정을 참작하여 그 전권에 속하는 재량에 따라 확정할 수 있다.**

2. 형법 제18조 부작위

01 보라매병원 사건: 작위에 의한 방조행위

이 사건 공소사실의 요지는, 피고인들이 원심 공동피고인과 공모하여 다음과 같이 피해자를 살해하였다는 것이다.
(1) 피해자는 1997. 12. 4. 14:30 술에 취한 채 화장실을 가다가 중심을 잃어 기둥에 머리를 부딪치고 시멘트 바닥에 넘어지면서 다시 머리를 바닥에 찧어 경막외 출혈상을 입고 (이름생략) 병원으로 응급후송되었다.
(2) 피해자는 피고인들을 포함한 의료진에 의하여 수술을 받고 중환자실로 옮겨져 의식이 회복되고 있었으나 뇌수술에 따른 뇌 부종으로 자가호흡을 할 수 없는 상태에 있었으므로 호흡보조장치를 부착한 채 계속 치료를 받고 있었다.
(3) 피해자의 처 원심 공동피고인은 여러 차례 피고인 1 등에게 집으로 퇴원시키겠다는 의사를 밝혔으나 위와 같은 피해자의 상태에 비추어 인공호흡장치가 없는 집으로 퇴원하게 되면 호흡을 제대로 하지 못하여 사망하게 될 것이라는 설명을 들었다. 그러므로 피해자를 집으로 퇴원시키면 호흡정지로 사망하게 된다는 사실을 명백히 알게 되었다. 그럼에도 피해자가 차라리 사망하는 것이 낫겠다고 생각한 나머지 피해자를 퇴원시키는 방법으로 살해할 것을 결의하고, 1997. 12. 6. 14:20경과 18:00경 주치의인 피고인 2에게 도저히 더 이상의 치료비를 추가 부담할 능력이 없다는 이유로 퇴원을 요구하였다.
(4) 피고인들은 피해자를 집으로 퇴원시킬 경우 호흡이 어렵게 되어 사망하게 된다는 사실을 충분히 알고 있었다. 피고인 2는 원심 공동피고인이 여러 차례의 설명과 만류에도 불구하고 치료비 등이 없다는 이유로 계속 퇴원을 고집하자 상사인 피고인 1에게 직접 퇴원 승낙을 받도록 하라고 하였다. 피고인 1은 1997. 12. 6. 10:00경 피고인 2로부터 위와 같은 원심 공동피고인의 요구사항을 보고 받은 후, 자신을 찾아온 원심 공동피고인에게 피해자가 퇴원하면 사망한다고 설명하면서 퇴원을 만류하였다. 그러나 원심 공동피고인이 계속 퇴원을 요구하자 이를 받아들여 피고인 2에게 피해자의 퇴원을 지시하였다.
(5) 원심 공동피고인이 퇴원수속을 마치자 피고인 2는 피고인 3에게 피해자를 집까지 호송하도록 지시하였고, 그에 따라 같은 날 14:20경 피고인 3과 원심 공동피고인 등이 피해자를 중환자실에서 구급차로 옮겨 싣고 피해자의 집까지 데리고 간 다음, 피고인 3이 원심 공동피고인의 동의를 받아 피해자에게 부착하여 수동 작동 중이던 인공호흡보조장치와 기관에 삽입된 관을 제거하여 감으로써 그 무렵 피해자로 하여금 호흡정지로 사망에 이르게 하였다. 이에 관한 설명으로 옳은 것은? (다툼이 있는 경우 판례에 의함)

① 뇌수술을 받고 중환자실에 입원해 있던 환자 A의 처 乙은 치료비에 상당한 부담을 느낀 나머지 A의 치료를 중단시킬 의도로 퇴원을 요구하였다. 주치의 甲이[행위주체] 이런 의도를 알면서도 치료중단 및 퇴원을 허용하는 조치를 취하여[행위] A가 사망에 이른 경우, 甲에게 환자의 사망이라는 결과 발생에 대한 정범의 고의는 인정되나 A의 사망에 이르는 사태의 핵심적 경과를 계획적으로 조종하거나 저지·촉진하는 등으로 지배하고 있었다고 보기는 어려우므로 공동정범의 객관적 요건인 기능적 행위지배가 흠결되어 살인죄의 공동정범으로서의 죄책이 없다.

해설 및 정답 2016년 제5회 변호사시험 기출문제 9 　　　　　　**정답** ○

대법원 2004. 6. 24. 선고 2002도995 판결 [살인(인정된 죄명 : 살인방조)·살인] 〈보라매병원 사건〉

[공소사실] 보호자가 의학적 권고에도 불구하고 치료를 요하는 환자의 퇴원을 간청하여 담당 전문의와 주치의가 치료중단 및 퇴원을 허용하는 조치를 취함으로써 환자를 사망에 이르게 한 행위이다. 이에 대하여 **검사는 보호자, 담당 전문의 및 주치의가 부작위에 의한 살인죄의 공동정범으로** 기소하였다.

[판결요지] 이 사안에서 담당 전문의와 주치의에게 환자의 사망이라는 결과 발생에 대한 정범의 고의는 인정된다. 그러나 환자의 사망이라는 결과나 그에 이르는 **사태의 핵심적 경과를 계획적으로 조종하거나 저지·촉진하는 등으로 지배하고 있었다고 보기는 어렵다. 공동정범의 객관적 요건인 이른바 기능적 행위지배가 흠결되어 있다. 작위에 의한 살인방조죄만 성립한다.** 환자 A의 처 을은 부작위에 의한 살인죄가 성립한다.

[판결해설] 형법 제30조의 공동정범이 성립하기 위하여는 주관적 요건인 공동가공의 의사와 객관적 요건으로서 그 공동의사에 기한 기능적 행위지배를 통하여 범죄를 실행하였을 것이 필요하다. 여기서 공동가공의 의사란 타인의 범행을 인식하면서도 이를 제지함이 없이 용인하는 것만으로는 부족하고 공동의 의사로 특정한 범죄행위를 하기 위하여 일체가 되어 서로 다른 사람의 행위를 이용하여 자기의 의사를 실행에 옮기는 것을 내용으로 하는 것이어야 한다.

② 생존가능성이 있는 환자를 보호자의 요구로 치료를 중단하고 **퇴원을 지시하여 사망하게 한 의사의 경우에는** 치료중단이라는 부분에 비난의 중점이 있기 때문에 **부작위범으로**[작위범으로] 평가된다.

해설 및 정답 2014년 제3회 변호사시험 기출문제 11 　　　　　　**정답** ×

대법원 2004. 6. 24. 선고 2002도995 판결 [살인(인정된 죄명 : 살인방조)·살인] 〈보라매병원 사건〉

③ 전담의사가 중환자실에서 인공호흡기를 부착하고 치료를 받던 환자의 처의 요청에 따라 치료를 중단하고 퇴원조치를 함으로써^{작위에 의한 방조행위+} 귀가 후 수련의의 인공호흡기 제거로 환자가 사망한 경우, 전담의사에게 작위에 의한 살인방조죄가 성립한다.

해설 및 정답 2013년 제2회 변호사시험 기출문제 16 **정답** ○
대법원 2004. 6. 24. 선고 2002도995 판결 [살인(인정된 죄명 : 살인방조)·살인] 〈보라매병원 사건〉 환자의 처는 부작위에 의한 살인죄가 성립한다.

④ 행위자가 자신의 신체적 활동이나 물리적·화학적 작용을 통하여 적극적으로 타인의 법익 상황을 악화시킴으로써 결국 그 타인의 법익을 침해하기에 이르렀더라도 작위에 의하여 악화된 법익 상황을 다시 돌이키지 아니한 이상 **부작위범**^{작위범이} 성립하는 것이 원칙이다.

해설 및 정답 2012년 제1회 변호사시험 기출문제 10 **정답** ×
대법원 2004. 6. 24. 선고 2002도995 판결 [살인(인정된 죄명 : 살인방조)·살인] 〈보라매병원 사건〉
[판시사항] [1] 살인죄에 있어서 범의의 인정 기준 [2] 공동정범의 성립요건 [3] **보호자의 간청에 따라 치료를 요하는 환자에 대하여 치료중단 및 퇴원을 허용하는 조치를 취함으로써 환자를 사망에 이르게 한 담당 전문의와 주치의에게 살인방조죄가 성립한다고 한 사례** [4] 이른바 부진정부작위범에 있어서 부작위범의 보충성 [5] 정범의 실행행위 착수 이전의 방조행위와 종범의 성부(적극) [6] 법원이 공소장 변경 없이 직권으로 공동정범으로 기소된 범죄사실을 방조사실로 인정할 수 있는지 여부(한정 적극)
[판결요지] [1] 살인죄에서 고의는 반드시 살해의 목적이나 계획적인 살해의 의도가 있어야 하는 것은 아니다. 자기의 행위로 타인의 사망의 결과를 발생시킬 만한 가능 또는 위험이 있음을 인식하거나 또는 예견하면 족한 것이다. **그 인식 또는 예견은 확정적인 것은 물론 불확정적인 것이더라도 소위 미필적 고의로서 살인의 범의가 인정된다.**
[2] 형법 제30조의 공동정범이 성립하기 위하여는 주관적 요건인 공동가공의 의사와 객관적 요건으로서 그 공동의사에 기한 기능적 행위지배를 통하여 범죄를 실행하였을 것이 필요하다. 여기서 **공동가공의 의사란** 타인의 범행을 인식하면서도 이를 제지함이 없이 용인하는 것만으로는 부족하고 **공동의 의사로 특정한 범죄행위를 하기 위하여 일체가 되어 서로 다른 사람의 행위를 이용하여 자기의 의사를 실행에 옮기는 것을 내용으로 하는 것이어야 한다.**
[3] 보호자가 의학적 권고에도 불구하고 치료를 요하는 환자의 퇴원을 간청하여 담당 전문의와 주치의가 치료중단 및 퇴원을 허용하는 조치를 취함으로써 환자를 사망에 이

르게 한 행위에 대하여 보호자, 담당 전문의 및 주치의가 부작위에 의한 살인죄의 공동정범으로 기소된 사안이다. 담당 전문의와 주치의에게 환자의 사망이라는 결과 발생에 대한 정범의 고의는 인정되나 환자의 사망이라는 결과나 그에 이르는 **사태의 핵심적 경과를 계획적으로 조종하거나 저지·촉진하는 등으로 지배하고 있었다고 보기는 어려워** 공동정범의 객관적 요건인 이른바 기능적 행위지배가 흠결되어 있다는 이유로 작위에 의한 살인방조죄만 성립한다고 한 사례.
[4] 어떠한 범죄가 적극적 작위에 의하여 이루어질 수 있음은 물론 결과의 발생을 방지하지 아니하는 소극적 부작위에 의하여도 실현될 수 있는 경우에, **행위자가 자신의 신체적 활동이나 물리적·화학적 작용을 통하여 적극적으로 타인의 법익 상황을 악화시킴으로써 결국 그 타인의 법익을 침해하기에 이르렀다면, 이는 작위에 의한 범죄로 봄이 원칙이다.** 작위에 의하여 악화된 법익 상황을 다시 되돌이키지 아니한 점에 주목하여 이를 부작위범으로 볼 것은 아니다. 나아가 악화되기 이전의 법익 상황이, 그 행위자가 과거에 행한 또 다른 작위의 결과에 의하여 유지되고 있었다 하여 이와 달리 볼 이유가 없다.
[5] **종범은** 정범의 **실행행위 중에** 이를 방조하는 경우뿐만 아니라, **실행 착수 전에** 장래의 실행행위를 예상하고 이를 **용이하게 하는 행위를 하여 방조한 경우에도 성립한다.**
[6] 법원은 공소사실의 동일성이 인정되는 범위 내에서 공소가 제기된 범죄사실보다 가벼운 범죄사실이 인정되는 경우에 있어서, 그 심리의 경과 등에 비추어 볼 때 **피고인의 방어에 실질적인 불이익을 주는 것이 아니라면 공소장 변경 없이 직권으로 가벼운 범죄사실을 인정할 수 있다고 할 것이다. 그러므로 공동정범으로 기소된 범죄사실을 방조사실로 인정할 수 있다.**
[참조조문] [1] 형법 제13조, 제250조 제1항 [2] 형법 제30조 [3] 형법 제18조, 제30조, 제32조, 제250조 제1항 [4] 형법 제18조[5] 형법 제32조 [6] 형사소송법 제298조 제2항.
[참조판례] [1] 대법원 2000. 8. 18. 선고 2000도2231 판결; 대법원 2001. 3. 9. 선고 2000도5590 판결; 대법원 2001. 9. 28. 선고 2001도3997 판결; 대법원 2002. 10. 25. 선고 2002도4089 판결; 대법원 2003. 4. 25. 선고 2003도949 판결 [2] 대법원 1998. 9. 22. 선고 98도1832 판결; 대법원 1999. 9. 17. 선고 99도2889 판결; 대법원 2000. 4. 7. 선고 2000도576 판결; 대법원 2001. 11. 9. 선고 2001도4792 판결; 대법원 2003. 3. 28. 선고 2002도7477 판결; [5] 대법원 1983. 3. 8. 선고 82도2873 판결; 대법원 1996. 9. 6. 선고 95도2551 판결; 대법원 1997. 4. 17. 선고 96도3377 전원합의체 판결 [6] 대법원 1995. 9. 29. 선고 95도456 판결(공1995하, 3652).
[피고인] 피고인 1 외 2인
[상고인] 피고인 1, 2 및 검사(피고인들에 대하여)
[변호인] 법무법인 세종 담당변호사 ○○○ 외 8인
[원심판결] 서울고법 2002. 2. 7. 선고 98노1310 판결
[주문] 피고인 1, 피고인 2와 검사의 각 상고를 기각한다.

3. 형법 제17조 인과관계

01 간견변증 사건: 설명의무위반과 인과관계

피고인이 고령의 간경변증 환자인 피해자 공소외 1에게 화상 치료를 위한 가피절제술과 피부이식수술을 실시하기 전에 출혈과 혈액량 감소로 신부전이 발생하여 생명이 위험할 수 있다는 점에 대해 피해자와 피해자의 보호자에게 설명을 하지 아니한 채 수술을 실시한 과실로 인하여 피해자로 하여금 신부전으로 사망에 이르게 하였다. 이에 관한 설명으로 옳은 것은? (다툼이 있는 경우 판례에 의함)

① 의사 甲이[행위주체] 고령의 간경변증 환자 A에게[행위객체] 수술과정에서 출혈 등으로 신부전이 발생하여 생명이 위험할 수 있다는 점에 대하여 설명하지 아니하고 수술하던 도중[행위] 출혈 등으로 A가 사망[결과발생]한 경우, A가 당해 수술의 위험성을 충분히 인식하고 있어 甲이 설명의무를 다하였더라도 A가 수술을 거부하지 않았을 것으로 인정된다면, 甲의 설명의무위반과 A의 사망 사이에 인과관계가 부정된다.

해설 및 정답 2017년 제6회 변호사시험 기출문제 6   **정답** ○
대법원 2015. 6. 24. 선고 2014도11315 판결 [업무상과실치사]
[참조조문] [1] 형법 제17조, 제268조 [2] 형법 제268조
[상고인] 피고인
[원심판결] 대전지법 2014. 8. 12. 선고 2014노658 판결
[주문] 원심판결을 파기하고, 사건을 대전지방법원 합의부에 환송한다.
[판시사항] [1] 의사가 설명의무를 위반한 채 의료행위를 하였다가 환자에게 상해 또는 사망의 결과가 발생한 경우, 의사에게 업무상 과실로 인한 형사책임을 지우기 위한 요건 [2] **의료과오사건에서 의사의 과실을 인정하기 위한 요건 및 과실 유무를 판단하는 방법 / 의사에게 진료방법을 선택할 폭넓은 재량권이 있는지 여부(적극) 및 진료방법 선택에 관한 과실 유무를 판단하는 기준**
[판결요지] 피해자의 남편 공소외 2는 피해자가 화상을 입기 전 다른 의사로부터 피해자가 간경변증을 앓고 있기 때문에 어떠한 수술이라도 받으면 사망할 수 있다는 말을 들었고, 이러한 이유로 피해자와 공소외 2는 피고인의 거듭된 수술 권유에도 불구하고 계속 수술을 받기를 거부하였던 사실을 알 수 있다. 이로 보건대, **피해자와 공소외 2는 피고인이 수술의 위험성에 관하여 설명하였는지 여부에 관계없이 간경변증을 앓고 있는 피해자에게 이 사건 수술이 위험할 수 있다는 점을 이미 충분히 인식하고 있었던 것으로 보인다.** 그렇다면 피고인이 피해자나 공소외 2에게 공소사실 기재와 같은 내용으로 수술의 위험성에 관하여 설명하였다고 하더라도 피해자나 공소외 2가 수술을 거부하였을 것이라고 단정하기 어렵다. 원심이 유지한 제1심이 적법하게 채택한 증거를 종

합하여 보더라도 **피고인의 설명의무 위반과 피해자의 사망 사이에 상당인과관계가 있다는 사실이 합리적 의심의 여지가 없이 증명되었다고 보기 어렵다.**

02 간호원의 활력징후 사건: 인과관계

피해자는 2005. 11. 2. 췌장 종양 절제술(PPPD)을 받고 회복실에서 약 1시간 40분 정도 있다가 20:15경 일반병실로 옮겨졌다.

(1) 피해자의 진료를 담당한 일반외과 전공의 공소외인은 수술 전에 미리 활력징후 관련 지시(오더)를 컴퓨터에 입력해 놓았다. 그런데 여기에는 'V/S q 15min till stable, then q 1hr(× 4) -> q 4hr'(활력징후가 안정될 때까지 15분 간격으로 측정하고 안정되면, 1시간 간격으로 4회 측정하며, 그 후 4시간 간격으로 측정) 아래에 'V/S check q 1hr'(활력징후를 한 시간 간격으로 측정)이 추가적으로 기재되어 있다.

(2) 만약 수축기 혈압이 90mmHg 이하이거나 160mmHg 이상인 경우 및 이완기 혈압이 60mmHg 이하이거나 100mmHg 이상인 경우에는 의사에게 알려 달라는 내용이 기재되어 있다.

(3) 공소외인은 이 사건 수사과정에서 위 지시 중 화살표 이전 부분(활력징후가 안정될 때까지 15분 간격으로 측정하고, 안정되면 1시간 간격으로 4회 측정)은 일반병실과 중환자실 모두 동일하게 적용되고, 화살표 이후 부분 중 4시간 간격 측정은 일반병실에서, 그 아래 기재된 1시간 간격 측정은 중환자실에서 적용된다는 취지로 진술한 사실(증거기록 443쪽 이하)하였다.

(4) 그 날 23:00까지 일반병실에서 피해자의 간호를 담당하는 간호사인 피고인 1 역시 컴퓨터를 통하여 위와 같은 지시를 확인한 후 일반병실 입원 즉시 및 그로부터 1시간 후인 21:30경 2회에 걸쳐 활력징후를 측정하였다.

(5) 그러나 22:30경 이후에는 활력징후를 측정하지 않았던 사실, 23:00부터 일반병실에서 피해자의 간호를 담당하는 간호사인 피고인 2는 21:00경 미리 출근하여 컴퓨터를 통하여 의사 지시 및 그 수행 여부를 확인한 다음 자신의 근무시각인 23:00경 피해자의 병실에 들어가 상태를 관찰하였으나 활력징후는 측정하지 않았다.

(6) 피고인 1은 보호자들의 요청에 의하여 23:10경 피해자를 관찰하였는데, 그 당시 피해자는 호흡곤란 증상을 보여 보호자들이 피해자에게 심호흡을 시키고 있었다. 그러나 피고인 1은 특별한 이상이 없다는 취지로 말하고 돌아간 사실, 피해자의 의식수준이 떨어지면서 잠을 자려는 태도를 보이자 보호자들은 다시 피고인 1을 찾아와 재워도 되느냐고 물어보았는데 피고인 1은 괜찮다는 취지로

답변하고 퇴근한 사실, 23:40경 피해자 가족들은 피해자가 숨을 쉬지 않는 것을 발견하고 피고인 2 등 간호사들에게 알린 사실이 있다.
(7) 의료진은 피해자에게 심폐소생술을 시행하는 한편, 출혈로 인한 쇼크로 판단하고 지혈을 위한 개복수술을 시행하였다. 그런데 동맥 출혈은 없었으나 장간막 등에서 전반적으로 피가 스미어 나오는 양상으로 출혈이 있었다. 출혈량은 복강 내에 약 3L, 기관지 삽관부위에 약 1L 정도였으며, 피해자는 02:49경 출혈로 인하여 사망하였다. 이에 대한 설명으로 옳은 것은? (다툼이 있는 경우 판례에 의함)

① 1시간 간격으로 활력징후를 측정하였더라면 출혈을 조기에 발견하여 수혈, 수술 등 치료를 받고 환자가 사망하지 않았을 가능성이 충분하다고 보인다.
② 갑과 을은 의사의 위 지시를 수행할 의무가 있음에도 3회차 측정시각 이후 4회차 측정시각까지 활력징후를 측정하지 아니한 업무상과실이 있다.

해설 및 정답   ①~② 대법원 2010. 10. 28. 선고 2008도8606 판결 [업무상과실치사]

정답 ○

[판시사항] [1] 간호사가 의사의 진료를 보조할 경우 의사의 지시에 따를 의무가 있는지 여부(원칙적 적극) [2] **간호사 갑, 을이 수술 직후의 환자에 대한 진료를 보조하면서 1시간 간격으로 4회 활력징후를 측정하라는 담당 의사의 지시에 따르지 아니하였고 그 후 위 환자가 과다출혈로 사망한 사안에서, 갑과 을에게 업무상과실이 있다고 한 사례.**
[판결요지] [1] 구 의료법(2007. 4. 11. 법률 제8366호로 전부 개정되기 전의 것)은 제2조에서 의사는 의료에 종사하고, 간호사는 간호 또는 진료의 보조 등에 종사한다고 규정하고 있으므로, **간호사가 의사의 진료를 보조할 경우에는 특별한 사정이 없는 한 의사의 지시에 따라 진료를 보조할 의무가 있다.**
[2] 담당 의사가 췌장 종양 제거수술 직후의 환자에 대하여 1시간 간격으로 4회 활력징후를 측정하라고 지시를 하였다. 그런 일반병실에 근무하는 간호사 갑이 중환자실이 아닌 일반병실에서는 그러할 필요가 없다고 생각하여 2회만 측정한 채 3회차 이후 활력징후를 측정하지 않았다. 갑과 근무교대한 간호사 을 역시 자신의 근무시간 내 4회차 측정시각까지 활력징후를 측정하지 아니하였다. 위 환자는 그 시각으로부터 약 10분 후 심폐정지상태에 빠졌다가 이후 약 3시간이 지나 과다출혈로 사망한 사안이다.
1시간 간격으로 활력징후를 측정하였더라면 출혈을 조기에 발견하여 수혈, 수술 등 치료를 받고 환자가 사망하지 않았을 가능성이 충분하다고 보일 뿐 아니라, 갑과 을은 의사의 위 지시를 수행할 의무가 있음에도 3회차 측정시각 이후 4회차 측정시각까지 활력징후를 측정하지 아니한 업무상과실이 있다고 보아야 한다. 그럼에도 갑, 을에게 업무상과실이 있거나 위 활력징후 측정 미이행 행위와 환자의 사망 사이에 인과관계가 있

다고 단정하기 어렵다고 본 원심판단에 법리오해의 위법이 있다고 한 사례.
[참조조문] [1] 구 의료법(2007. 4. 11. 법률 제8366호로 전부 개정되기 전의 것) 제2조 [2] 형법 제17조, 제30조, 제268조, 구 의료법(2007. 4. 11. 법률 제8366호로 전부 개정되기 전의 것) 제2조.
[참조판례] [2] 대법원 1994. 12. 22. 선고 93도3030 판결; 대법원 2009. 12. 24. 선고 2005도8980 판결.
[피고인] 피고인 1외 1인
[상고인] 검사
[변호인] 변호사 ○○○외 4인
[원심판결] 서울중앙지법 2008. 9. 3. 선고 2007노1686 판결
[주문] 원심판결을 파기하고, 사건을 서울중앙지방법원 합의부에 환송한다.
[판례평석]
가. 간호사에게 부작위에 의한 형법 제268조 업무상과실치사죄가 문제가 된 사안이다. 합법칙적 조건은 간호사 甲과 乙은 의사의 위 지시를 수행할 의무가 있음에도 **3회차 측정시각 이후 4회차 측정시각까지 활력징후를 측정하지 아니한 행위이다**(부작위에 의한 과실행위). 객관적 귀속은 ① 규범의 보호범위이론, ② 위험증대이론, ③ 예견가능성이론, ④ 지배가능성의 순으로 검토하면 된다.
나. **이 사안의 쟁점은 부진정부작위범의 인과관계와 객관적 귀속이다.** 부진정 부작위범은 '작위와 결과의 불발생'간의 가설적 인과관계로 고찰한다. 즉 요구(기대)된 일정한 작위가 행해졌더라면, 결과의 발생을 방지할 수 있어야 한다. 그 정도는 '확실성에 가까운 개연성'이 있어야 한다.
다. 법원에서 판단한 사실관계에 따르면, "1시간 간격으로 활력징후를 측정하였더라면, 출혈을 조기에 발견하여 수혈, 수술 등 치료를 받고 환자가 사망하지 않았을 가능성이 충분하다고 보인다"고 한다. 그러므로 결과발생 방지에 대해 객관적 예견가능성이 있다. 따라서 형법 제17조 인과관계가 긍정되어 형법 제268조, 제30조, 구 의료법(2007. 4. 11. 법률 제8366호로 전부 개정되기 전의 것) 제2조가 성립한다.
라. **생각건대 대법원 판결에서 "환자가 사망하지 않았을 가능성이 충분하다고 보일 뿐 아니라"보다는 "1시간 간격으로 활력징후를 측정하였더라면, 출혈을 조기에 발견하여 수혈, 수술 등 치료를 받고 환자가 사망하지 않았을, 즉 결과발생 방지에 대한 객관적 예견가능성과 지배가능성이 있다"고 설명하면 될 것이다. 여기서 객관적 예견가능성과 객관적 지배가능성은 결과회피가능성을 말한다.**
마. **결론에 동의한다. 그러나 논증에서 서술방식이 아쉽다.**

4. 형법 제20조 사회상규

01   **간호조무사 모발일부이식 사건: 정당행위**

의사인 피고인 1이 속눈썹 이식시술을 하면서 피시술자의 후두부에서 채취한 모낭을 간호조무사인 제1심 공동피고인 1에게 속눈썹시술용 바늘(안과용 각침)에 일정한 각도로 끼우고 바늘을 뽑아낸 뒤 이식된 모발이 위쪽을 향하도록 모발의 방향을 수정하도록 하였다. 그리고 나머지 피고인들이 모발이식시술을 하면서 위 제1심 공동피고인 1에게 식모기(植毛機)를 피시술자의 머리 부위 진피층까지 찔러 넣는 방법으로 수여부에 모낭을 삽입하도록 하였다. 이에 관한 설명으로 옳은 것은? (다툼이 있는 경우 판례에 의함)

① **의사인 甲이**^{행위주체} 모발이식시술을 하기 위해서 환자 A의 뒷머리부분에서 모낭을 채취한 후 간호조무사인 **乙로 하여금**^{행위객체} 식모기(植毛機)를 이용하여 A의 앞머리 부위 진피층까지 찔러 넣는 방법으로 **모낭삽입시술을 하도록 한 경우**^{무면허의료행위교사행위}, 乙의 행위는 진료보조행위의 범위를 벗어나 의료행위에 해당하므로 甲은 **무면허의료행위의 공범으로서의 죄책을 진다.**

해설 및 정답 2016년 제5회 변호사시험 기출문제 9   **정답** ○
간호조무사는 무면허의료행위 위반죄, 의사는 무면허의료행위죄 공동정범이 성립한다. 출제가 공범으로 표시되어 아쉽다.
대법원 2007. 6. 28. 선고 2005도8317 판결 [의료법위반]
[판시사항] [1] 의료행위의 의미 및 미용성형술이 의료행위에 포함되는지 여부(한정 적극) [2] 속눈썹 또는 모발의 이식시술행위가 의료행위에 해당한다고 한 사례 [3] 무면허 의료행위가 정당행위로서 위법성이 조각되기 위한 요건 [4] 의사가 모발이식시술을 하면서 이에 관하여 어느 정도 지식을 가지고 있는 간호조무사로 하여금 모발이식시술행위 중 일정 부분을 직접 하도록 맡겨둔 채 별반 관여하지 않은 것이 정당행위에 해당하지 않는다고 한 사례 [5] 검사 작성의 피의자신문조서의 성립의 진정과 임의성을 인정하였다가 이를 번복한 경우, 그 피의자신문조서의 증거능력 [6] **특정의료인의 진료방법** 등에 관한 광고행위에 대한 원심의 유죄판결 선고 후 상고심 계속 중 헌법재판소가 그 처벌법규에 대해 위헌결정을 한 경우, 당해 법조를 적용하여 기소한 피고 사건이 범죄로 되지 아니한 때에 해당한다고 한 사례.
[판결요지] [1] 의료행위라 함은 질병의 예방과 치료행위뿐만 아니라 의학적 전문지식이 있는 의료인이 행하지 아니하면 사람의 생명, 신체나 공중위생에 위해를 발행시킬 우려가 있는 행위를 포함한다. 그러므로 질병의 치료와 관계가 없는 미용성형술도 사람의 생명, 신체나 공중위생에 위해를 발행시킬 우려가 있는 행위에 해당하는 때에는 의료행

위에 포함된다.

[2] 의사가 속눈썹이식시술을 하면서 간호조무사로 하여금 **피시술자의 후두부에서 채취한 모낭을 속눈썹 시술용 바늘에 일정한 각도로 끼우고 바늘을 뽑아낸 뒤 이식된 모발이 위쪽을 향하도록 모발의 방향을 수정하도록 한 행위나, 모발이식시술을 하면서 간호조무사로 하여금 식모기(식모기)를 피시술자의 머리부위 진피층까지 찔러 넣는 방법으로 수여부에 모낭을 삽입하도록 한 행위가 진료보조행위의 범위를 벗어나 의료행위에 해당한다**고 한 사례.

[3] 의료행위에 해당하는 어떠한 시술행위가 무면허로 행하여졌을 때, 그 시술행위의 위험성의 정도, 일반인들의 시각, 시술자의 시술의 동기, 목적, 방법, 횟수, 시술에 대한 지식수준, 시술경력, 피시술자의 나이, 체질, 건강상태, 시술행위로 인한 부작용 내지 위험 발생 가능성 등을 종합적으로 고려하여 **법질서 전체의 정신이나 그 배후에 놓여 있는 사회윤리 내지 사회통념에 비추어 용인될 수 있는 행위에 해당한다고 인정되는 경우에만 사회상규에 위배되지 아니하는 행위로서 위법성이 조각된다.**

[4] **의사가 모발이식시술을 하면서 이에 관하여 어느 정도 지식을 가지고 있는 간호조무사로 하여금 모발이식시술행위 중 일정 부분을 직접 하도록 맡겨둔 채 별반 관여하지 않은 것이 정당행위에 해당하지 않는다**고 한 사례.

[5] 피고인이나 그 변호인이 검사 작성의 피고인에 대한 피의자신문조서의 성립의 진정과 임의성을 인정하였다가 그 뒤 이를 부인하는 진술을 하거나 서면을 제출한 경우 그 조서의 증거능력이 언제나 없다고 할 수는 없고, **법원이 그 조서의 기재 내용, 형식 등과 피고인의 법정에서의 범행에 관련한 진술 등 제반 사정에 비추어 성립의 진정과 임의성을 인정한 최초의 진술이 신빙성이 있다고 보아, 그 성립의 진정을 인정하고 그 임의성에 관하여 심증을 얻은 때에는 그 피의자신문조서는 증거능력이 인정된다.**

[6] 특정의료인의 진료방법 등에 관한 광고행위에 대한 원심의 유죄판결 선고 후 상고심 계속 중 헌법재판소가 그 처벌법규에 대해 위헌결정을 한 경우, 당해 법조를 적용하여 기소한 피고 사건이 범죄로 되지 아니한 때에 해당한다고 한 사례.

[참조조문] [1] 의료법 제27조 제1항 [2] 의료법 제27조 제1항, 제87조 제1항 [3] 형법 제20조, 의료법 제27조 제1항 [4] **형법 제20조, 의료법 제27조 제1항** [5] 형사소송법 제312조 [6] 헌법재판소법 제47조 제2항, 형사소송법 제391조, 구 의료법(2002. 3. 30. 법률 제6686호로 개정되기 전의 것) 제46조 제3항(현행 제56조 제2항 참조), 제69조(현행 제89조 참조).

[참조판례] [1] 대법원 1974. 11. 26. 선고 74도1114 전원합의체 판결; 대법원 1992. 5. 22. 선고 91도3219 판결; 대법원 2000. 2. 22. 선고 99도4541 판결; 대법원 2003. 9. 5. 선고 2003도2903 판결; 대법원 2005. 6. 10. 선고 2005도2740 판결 [3] 대법원 2002. 12. 26. 선고 2002도5077 판결; 대법원 2004. 10. 28. 선고 2004도3405 판결; 대법원 2006. 3. 23. 선고 2006도1297 판결 [5] 대법원 1997. 12. 12. 선고 97도2368 판결; 대법원 2005. 8. 19. 선고 2005도3045 판결; [6] 대법원 2003. 6. 27. 선고 2002도7403 판결; 대법원 1992. 5. 8. 선고 91도2825 판결.

[피고인] 피고인 1외 6인
[상고인] 피고인들
[변호인] 변호사 ○○○외 7인
[원심판결] 서울중앙지법 2005. 10. 13. 선고 2005노1994 판결
[주문] 원심판결 중 피고인 1에 대한 부분을 파기하고, 이 부분 사건을 서울중앙지방법원 합의부에 환송한다. 나머지 피고인들의 상고를 모두 기각한다.
[판결해설] 가. 형법 제20조 사회상규는 정당성·상당성·균형성·긴급성·보충성의 순서로 논증하면 될 것이다. 만약 어느 하나라도 충족하지 못하면 사회상규에 위배되는 것이다. 그러나 이 사건은 사회상규 다섯 가지 요건 중 정당성·상당성·균형성·긴급성·보충성이 모두 충족되지 않는다. 형법 제20조 정당행위에 해당되지 않는다.
 나. 대법원 판결을 다음 순서로 더 명확하게 논증할 수 있다. ① 행위목적과 행위동기 정당성(영리목적 무자격자 모발이식수술 -), ② 행위수단과 행위방법 상당성(모발이식시술을 하면서 식모기를 환자의 머리부위 진피층까지 찔러 넣는 방법으로 수여부에 모발을 삽입하는 행위 -), ③ 보호이익과 침해이익 법익균형성(신체완전성·두발관리와 생리적 기능침해 -), ④ 긴급성(무자격자가 이식수술을 할 만큼 긴급성이 없음 -), ⑤ 다른 수단과 다른 방법이 없는 보충성(다른 방법이 있음 -)이다.
 다. 의사가 모발이식시술을 하면서 이에 관하여 어느 정도 지식을 가지고 있는 간호조무사에게 모발이식시술행위 중 일정 부분을 직접 하도록 맡겨둔 채 별반 관여하지 않은 행위는 의료법 제27조 제1항, 제87조 제1항 무면허의료행위 위반죄가 성립한다. 형법 제20조 정당행위에 해당하지 않는다. 법령 위반뿐만 아니라 사회상규에 위배되기 때문이다. 사회상규 다섯 가지 요건인 정당성·상당성·균형성·긴급성·보충성을 모두 충족하지 않는다. 따라서 법질서 전체 정신·사회윤리·사회통념 관점에서 보면, 잘못된 행위이며, 이익이 되지 않는 행위이다. 다른 위법성조각사유도 없다(대법원 2007.6.28. 선고 2005도8317 판결 [의료법위반]). 의사는 간호사 무면허의료행위 공동정범이 성립된다.

02 부항 영리시술 사건: 사회상규

피고인이 찜질방 내에 침대·부항기·부항침 등을 갖추어 놓고 찾아오는 사람들에게 아픈 부위와 증상을 물어 본 다음 양손으로 아픈 부위의 혈을 주물러 근육을 풀어주었다. 한편 그 부위에 부항을 뜬 후 그곳을 부항침으로 10회 정도 찌르고 다시 부항을 뜨는 방법으로 치료를 하여 주고 치료비 명목으로 15,000원 또는 25,000원을 받았다. 이에 대한 설명으로 옳은 것은? (다툼이 있는 경우 판례에 의함)

① 피고인이 한의사 자격이나 이에 관한 면허도 없이 영리를 목적으로 환부에 부항침으로 10회 정도 찌르고 다시 부항을 뜨는 방법으로 치료행위를 하면서 부항침과 부항을 이용하여 체내의 혈액을 밖으로 배출되도록 한 것이라면 이러한 피고인의 시술행위는 사회상규에 위배되지 아니하는 행위로 볼 수 없다.

[해설 및 정답] 2019년 제8회 변호사시험 기출문제 6 　　　　　　　　**정답** ○
대법원 2004. 10. 28. 선고 2004도3405 판결 [보건범죄단속에 관한 특별조치법 위반(부정의료업자)]
[재판진행] 검사는 피고인을 의료법 제25조 제1항, 보건범죄단속에 관한 특별조치법 제5조 위반죄로 기소하였다. 제1심 법원과 제2심 법원은 피고인에게 유죄를 인정하였다. 그러나 **피고인은 형법 제20조 사회상규에 위배되지 아니하는 정당행위를 이유로 상고하였다.**
[판시사항] [1] 의료행위의 의미 [2] **무면허 의료행위가 사회상규에 위배되지 아니하는 정당행위로 인정되기 위한 요건** [3] 부항 시술행위가 정당행위에 해당하지 아니한다고 한 사례.
[판결요지] [1] 의료행위라 함은 의학적 전문지식을 기초로 하는 경험과 기능으로 진료, 검안, 처방, 투약 또는 외과적 시술을 시행하여 하는 질병의 예방 또는 치료행위 및 그 밖에 의료인이 행하지 아니하면 보건위생상 위해가 생길 우려가 있는 행위를 의미한다.
[2] **피고인의 부항 시술행위는 의학적 전문지식이 있는 의료인이 행하지 아니하면 사람의 생명, 신체나 공중위생에 위해를 발생시킬 우려가 있는 것이므로 의료행위에 해당한다.** 부항 시술행위가 광범위하고 보편화된 민간요법이고, 그 시술로 인한 위험성이 적다는 사정만으로 그것이 바로 사회상규에 위배되지 아니하는 행위에 해당한다고 보기는 어렵다. 다만 개별적인 경우에 그 부항 시술행위의 위험성의 정도, 일반인들의 시각, 시술자의 시술의 동기, 목적, 방법, 횟수, 시술에 대한 지식수준, 시술경력, 피시술자의 나이, 체질, 건강상태, 시술행위로 인한 부작용 내지 위험발생 가능성 등을 종합적으로 고려하여 **법질서 전체의 정신이나 그 배후에 놓여 있는 사회윤리 내지 사회통념에 비추어 용인될 수 있는 행위에 해당한다고 인정되는 경우에만 사회상규에 위배되지 아니하는 행위로서 위법성이 조각된다.**
위 법리에 비추어 기록을 살펴보면, 피고인이 행한 부항 **시술행위가 보건위생상 위해가 발생할 우려가 전혀 없다고 볼 수 없다. 피고인이 한의사 자격이나 이에 관한 어떠한 면허도 없이 영리를 목적으로 위와 같은 치료행위를 한 것이다.** 단순히 수지침 정도의 수준에 그치지 아니하고 부항침과 부항을 이용하여 체내의 혈액을 밖으로 배출되도록 한 것이다. 그러므로 **이러한 피고인의 시술행위는 의료법을 포함한 법질서 전체의 정신이나 사회통념에 비추어 용인될 수 있는 행위에 해당한다고 볼 수는 없다.**
[3] **부항 시술행위가 정당행위에 해당하지 아니한다**고 한 사례.
[참조조문] [1] 의료법 제25조 제1항[2] 형법 제20조, 의료법 제25조 제1항, 보건범죄단속에관한특별조치법 제5조[3] 형법 제20조, 의료법 제25조 제1항, 보건범죄단속에관한특별조치법 제5조
[참조판례] [1] 대법원 1999. 3. 26. 선고 98도2481 판결; 대법원 2001. 12. 28. 선고 2001도6130 판결; 대법원 2003. 9. 5. 선고 2003도2903 판결; [2] 대법원 2000. 4. 25. 선고 98도2389 판결; 대법원 2002. 12. 26. 선고 2002도5077 판결; 대법원 200

3. 5. 13. 선고 2003도939 판결
[피고인] 피고인
[상고인] 피고인
[변호인] 변호사 이종필
[원심판결] 대전지법 2004. 5. 21. 선고 2004노82 판결
[주문] 상고를 기각한다.
[판결해설] 가. 대법원 판결은 결론·논증순서·논증방식에서 타당하다. 형법 제20조 사회상규는 정당성·상당성·균형성·긴급성·보충성의 순서로 논증하면 될 것이다. 만약 어느 하나라도 충족하지 못하면 사회상규에 위배되는 것이다. 그러나 **이 사건은 사회상규 다섯 가지 요건 정당성·상당성·균형성·긴급성·보충성이 모두 충족되지 않는다. 형법 제20조 정당행위에 해당되지 않는다.**

나. 대법원 판결을 다음 순서로 더 명확하게 논증할 수 있다. ① 행위목적과 행위동기 정당성(무자격자의 영리를 목적의 치료행위 -), ② 행위수단과 행위방법 상당성(보건위생상 위해가 발행할 우려와 부항침과 부항을 이용하여 체내의 혈액을 밖으로 배출하는 무자격자의 부항 시술행위 -), ③ 보호이익과 침해이익 법익균형성(건강보호와 생리적 기능침해 -), ④ 긴급성(당시 환자가 위험한 상황에 처했다고 할 만큼 긴급성이 없음 -), ⑤ 다른 수단과 다른 방법이 없는 보충성(다른 방법이 있음 -)이다.

다. 무자격자의 부항 시술행위는 의료법 제25조 제1항, 보건범죄단속에 관한 특별조치법 제5조 위반죄가 성립한다. 형법 제20조 정당행위에 해당하지 않는다. 법령 위반뿐만 아니라 사회상규에 위배되기 때문이다. 정당성·상당성·균형성·긴급성·보충성을 모두 충족하지 않는다. 법질서 전체 정신·사회윤리·사회통념 관점에서 보면, 잘못된 행위이며, 이익이 되지 않는 행위이다. 다른 위법성조각사유도 없다(하태영, 사회상규, 법문사, 2018, 266-268면 참조).

03 무면허의료행위: 공동정범

피고인이 ○○대학교 의과대학 산부인과 전문의 수련과정 2년차의 의사로서 ○○적십자병원에 파견근무 중 환자인 피해자(여 38세)의 복부에서 만져지는 혹을 제거하기 위한 개복수술을 하려고 하였으면 진료경험이나 산부인과적 전문지식이 비교적 부족한 상태이므로 산부인과 전문의 지도를 받는다든지 자문을 구하고, 위 환자의 진료에 필요한 모든 검사를 면밀히 실시하여 병명을 확인하고 수술에 착수하여야 한다. 개복 후에도 개복 전의 진단병명은 정확하며 혹시 다른 질환은 아닌지를 세밀히 검토하여 필요한 범위 내에서 수술을 시행하여야 할 업무상 주의의무가 있다.

그럼에도 불구하고 당초 위 환자를 진찰한 결과 복부에 혹이 만져지고 하혈을 하고 있어 자궁외 임신일 가능성도 생각하였다. 그러나 피해자가 10년 간 임신경험이 없

고 경유병원에서의 진단소견이 자궁근종 또는 자궁체부암으로 되어 있자 자궁외 임신인지를 판별하기 위한 수술 전 검사법인 특수호르몬검사, 초음파검사, 복강경검사, 소변임신반응검사 등을 전혀 실시하지 않고 자궁근종을 확인하는 의미에서의 촉진 및 시진을 통하여 자궁외 임신환자인 피해자의 병명을 자궁근종으로 오진하였다. 수술단계에서도 냉동절편에 의한 조직검사 등을 거치지 아니한 상태에서 자궁근종으로 속단하고 일반외과 전문의인 공소외 ○○○와 함께 병명조차 정확히 확인하지 못한 채 자궁적출술을 시행하여 현대의학상 자궁적출술을 반드시 필요로 하는 환자가 아닌 위 피해자의 자궁을 적출함으로써 동인을 상해에 이르게 하였다. 이에 관한 설명으로 옳은 것은? (다툼이 있는 경우 판례에 의함)

① 의사의 불충분한 설명을 근거로 환자가 수술에 동의하였더라도 피해자 승낙으로 수술의 위법성이 조각되지 않는다.

해설 및 정답 2016년 제5회 변호사시험 기출문제 7 　　　　　　　　　정답 ○
대법원 1993. 7. 27. 선고 92도2345 판결 [업무상과실치상]
[재판진행] 검사는 의사를 형법 제268조 업무상과실치상죄로 기소하였다. 제1심 법원과 제2심 법원은 의사에게 유죄를 선고하였다. 피고인은 상고하였다.
[판시사항] [1] 수술승낙이 의사의 부정확 또는 불충분한 설명에 의한 것인 경우의 효력
[2] 난소의 제거로 임신불능인 상태에 있어서의 자궁적출행위가 업무상 과실치상죄 소정의 상해에 해당하는지 여부
[판결요지] [1] 산부인과 전문의 수련과정 2년차인 의사가 자신의 시진, 촉진결과 등을 과신한 나머지 초음파검사 등 피해자의 병증이 자궁외 임신인지, 자궁근종인지를 판별하기 위한 정밀한 진단방법을 실시하지 아니한 채 피해자의 병명을 자궁근종으로 오진하고 이에 근거하여 의학에 대한 전문지식이 없는 피해자에게 자궁적출술의 불가피성만을 강조하였을 뿐 위와 같은 **진단상의 과오가 없었으면 당연히 설명받았을 자궁외 임신에 관한 내용을 설명받지 못한 피해자로부터 수술승낙을 받았다면 위 승낙은 부정확 또는 불충분한 설명을 근거로 이루어진 것으로서 수술의 위법성을 조각할 유효한 승낙이라고 볼 수 없다.**
[2] 난소의 제거로 이미 임신불능 상태에 있는 피해자의 자궁을 적출했다 하더라도 그 경우 자궁을 제거한 것이 신체의 완전성을 해한 것이 아니라거나 생활기능에 아무런 장애를 주는 것이 아니라거나 **건강상태를 불량하게 변경한 것이 아니라고 할 수 없고 이는 업무상 과실치상죄에 있어서의 상해에 해당한다.**
[3] 그리고 이와 같은 이 사건 의료사고가 일어난 연유, 경위, 피해의 결과 등을 놓고 볼 때 **피고인의 이 사건 범행을 사회상규상 허용되는 정당행위라고 볼 수는 없다.** 논지는 모두 이유 없다. 그러므로 상고를 기각한다.

[참조조문] [1] 형법 제24조 [2] 형법 제268조
[참조판례] [2] 대법원 1974.4.23. 선고 74도714 판결
[상고인] 피고인
[원심판결] 광주지방법원 1992.8.21. 선고 91노1112 판결
[주문] 상고를 기각한다.
[판례평석] 신동운, 新판례백선 형법총론, 경세원, 2009, 354-358면: "**최근 의료인의 의료과오를 형법 제20조의 업무로 인한 행위의 관점에서 형법 제24조의 피해자 승낙이라는 관점에서 접근하려는 시도가 유력해 지고 있다. 이 판례는 의료과오의 문제를 피해자 승낙이라는 척도를 가지고 분석한 예로서 주목된다**"; 이에 대해 송희식, 형법판례정문【총론편】, 동아대학교 출판부, 2012, 123면: "다수의 학자들이 이 판례가 의사의 치료행위에 대하여 과거 업무행위로 정당화하던 것을 피해자 승낙에 의한 정당화로 대법원이 견해를 변경한 것으로 해석한다. 그러나 명확한 것은 아니다. 우선 대법원 판단은 변호인이 피해자 승낙을 주장한데 대한 판단이다. 또한 의사의 수술이 순전히 피해자 승낙에 의해서만 정당화된다면, 피해자 승낙이 무효일 때 자궁적출은 상해죄(또는 중상해죄)라는 결론이 논리적이다. 따라서 업무행위와 피해자 승낙 등 2중의 정당화라고 해야 할 것이다". 그러나 필자의 생각은 다르다. 이 사안은 무죄를 주장하기 위해 다양한 쟁점을 제기한 것이다. 객관적 구성요건 중 상해의 결과, 위법성 조각사유 중 형법 제24조 피해자 승낙, 그리고 마지막으로 형법 제20조 정당행위 중 사회상규이다. 대법원 판례를 변경한 것도 아니고, 이러한 주장을 다수 학자들이 지지하고 있다는 것도 옳은 말은 아니다. 또한 업무행위와 피해자 승낙이라는 2중의 정당화도 아니다. 여기에 사회상규가 포함된 다양한 관점 변화라고 이해해야 할 것이다.
[판결해설] 대법원의 판결의 결론은 타당하다. 그러나 논증순서와 논증방법은 취약하다. 이 사안의 경우 형법 제268조 업무상과실치상죄의 객관적 구성요건인 상해 인정여부와 형법 제24조 피해자 승낙 그리고 형법 제20조 사회상규가 쟁점이 되었다. 이에 대해 대법원은 첫째, 난소의 제거로 이미 임신불능 상태에 있는 피해자의 자궁을 적출했다 하더라도 그 경우 **자궁을 제거한 것이 신체의 완전성을 해한 것이 아니라거나 생활기능에 아무런 장애를 주는 것이 아니라거나 건강상태를 불량하게 변경한 것이 아니라고 할 수 없고 이는 업무상 과실치상죄에서 상해에 해당한다고** 판시하였다. 둘째, 산부인과 전문의 수련과정 2년차인 의사가 자신의 시진, 촉진결과 등을 과신한 나머지 초음파검사 등 피해자의 병증이 자궁외 임신인지, 자궁근종인지를 판별하기 위한 정밀한 진단방법을 실시하지 아니한 채 피해자의 병명을 자궁근종으로 오진하고 이에 근거하여 의학에 대한 전문지식이 없는 피해자에게 자궁적출술의 불가피성만을 강조하였을 뿐 위와 같은 진단상의 과오가 없었으면 당연히 설명 받았을 자궁외 임신에 관한 내용을 설명 받지 못한 피해자로부터 수술승낙을 받았다면 위 승낙은 부정확 또는 불충분한 설명을 근거로 이루어진 것으로서 수술의 위법성을 조각할 유효한 승낙이라고 볼 수 없다고 판시하였다. **셋째, 형법 제20조 사회상규에 위배된다고** 판시하였다.
문제는 형법 제20조 사회상규의 판단기준이다. 대법원은 이에 대해 명확하게 설명하고

있지 않다. 사회상규는 정당성·상당성·균형성·긴급성·보충성의 순서로 논증하면 될 것이다. 만약 어느 하나라도 충족하지 못하면 사회상규에 위배되는 것이다. 그러나 **이 사건은 사회상규 다섯 가지 요건 중 정당성을 제외하고, 상당성·균형성·긴급성·보충성이 모두 충족되지 않는다. 형법 제20조 정당행위에 해당되지 않는다.**

대법원 판결을 다음 순서로 더 명확하게 논증할 수 있다. ① 행위목적과 행위동기 정당성(환자 건강 +), ② 행위수단과 행위방법 상당성(오진과 자궁적출 -), ③ 보호이익과 침해이익 법익균형성(환자의 건강과 환자의 신체생리적 기능 -), ④ 긴급성(충분한 검사를 거친 후 수술을 할 수 있었다 -), ⑤다른 수단이나 방법에 대한 보충성(다른 병원으로 전원조치 또는 정밀한 진단방법 실시 가능 -)이다.

의사가 자신의 시진과 촉진결과를 과신하여 피해자의 병명을 자궁근종이라고 오진하고 수술한 행위는 형법 제268조 업무상과실치상죄가 성립한다. 형법 제20조 정당행위에 해당하지 않는다. 법령 위반뿐만 아니라 사회상규에 위배되기 때문이다. 상당성·균형성·긴급성·보충성을 모두 충족하지 않는다. 설령 행위의 목적이나 동기의 정당성이 인정되는 경우에도 그외 다른 요건들이 모두 충족되지 않으면 형법 제20조 사회상규에 위배되는 행위가 된다. 그럼에도 **대법원은 "이 사건 의료사고가 일어난 연유, 경위, 피해의 결과 등을 놓고 볼 때 피고인의 이 사건 범행을 사회상규상 허용되는 정당행위라고 볼 수는 없다"고 한 문장을 언급하고 있는데 사회상규에 대한 판단기준이 전무하여 논증이라고 할 수 없다. 오진으로 자궁을 적출한 사안은 법질서 전체 정신·사회윤리·사회통념 관점에서 보면, 잘못된 행위이며, 이익이 되지 않는 행위이다. 다른 위법성조각사유도 없다**(하태영, 사회상규, 법문사, 2018, 251-254면 참조).

5. 형법 제30조 공동정범·형법 제31조 교사범·형법 제32조 방조범

01 무면허의료행위: 공동정범

○○ 의원의 원장이자 유일한 의사인 피고인 甲가, 의사면허 없는 원심 공동피고인 중 乙가 자신이 수술한 환자들에 대해 재수술을 맡아 하고 있다는 사실을 알면서도 월 1,000만 원이라는 급여를 안정적으로 지급받으며 원장으로 계속 근무함으로써 위 원심 공동피고인 중 乙의 무면허의료행위가 가능하도록 하였다. 이에 관한 설명으로 옳은 것은? (다툼이 있는 경우 판례에 의함)

① 비의료인인 丙이 실질적으로 운영하는 A의원의 원장이자 유일한 **의사인 甲이**[행위주체], A의원의 간호조무사인 乙이 丙의 지시에 따라 환자들에 대해 미용성형수술의 재수술을 맡아 하고 있다는 사실을 알면서 월 1,000만 원의 급여를 안정적으로

지급받으며 원장으로 계속 근무한 경우, 乙, 丙의 무면허의료행위에 가담하였다고 보기는 어려우므로^{볼 수 있으므로} 甲에게는 무면허의료행위에 대한 공동정범으로서의 죄책이 없다.^{있다.}

해설 및 정답 2016년 제5회 변호사시험 기출문제 9 　　　　　　**정답** ×

대법원 2007. 5. 31. 선고 2007도1977 판결 [의료법위반·업무상과실치상·보건범죄단속에 관한 특별 조치법 위반(부정의료업자)·위증교사·위증]
[판시사항] [1] 미용성형을 시술하는 의사의 주의의무 [2] 무면허의료행위에 대한 공동정범으로서의 죄책을 인정한 사례.
[판결요지] [1] 의사가 진찰·치료 등의 의료행위를 할 때는 사람의 생명·신체·건강을 관리하는 업무의 성질에 비추어 환자의 구체적 증상이나 상황에 따라 위험을 방지하기 위하여 요구되는 최선의 조치를 취하여야 하고, 환자에게 적절한 치료를 하거나 그러한 조치를 취하기 어려운 사정이 있다면 신속히 전문적인 치료를 할 수 있는 다른 병원으로의 전원조치 등을 취하여야 한다(대법원 2005. 10. 28. 선고 2004다13045 판결, 2006. 12. 21. 선고 2005도9213 판결 등 참조). 특히 **미용성형을 시술하는 의사로서는 고도의 전문적 지식에 입각하여 시술 여부, 시술의 시기, 방법, 범위 등을 충분히 검토한 후 그 미용성형 시술의 의뢰자에게 생리적, 기능적 장해가 남지 않도록 신중을 기하여야 할 뿐 아니라, 회복이 어려운 후유증이 발생할 개연성이 높은 경우 그 미용성형 시술을 거부 내지는 중단하여야 할 의무가 있다.**
[2] (이름 생략) 의원의 원장이자 유일한 의사인 피고인 1가, 의사면허 없는 원심 공동피고인 중 5가 자신이 수술한 환자들에 대해 재수술을 맡아 하고 있다는 사실을 알면서도 월 1,000만 원이라는 급여를 안정적으로 지급받으며 원장으로 계속 근무함으로써 위원심 공동피고인 중 5의 무면허의료행위가 가능하도록 한 이상, 위 의원을 실질적으로 운영한 피고인 2와 원심 공동피고인 중 4 및 위 원심 공동피고인 중 5와 적어도 묵시적인 의사연결 아래 그 무면허의료행위에 가담하였다고 보아 피고인 1에게 위 무면허의료행위에 대한 공동정범으로서의 죄책이 있다.
[참조조문] [1] 형법 제268조 [2] 의료법 제25조, 보건범죄단속에 관한 특별조치법 제5조, **형법 제30조**
[참조판례] [1] 대법원 2005. 10. 28. 선고 2004다13045 판결; 대법원 2006. 12. 21. 선고 2005도9213 판결
[피고인] 피고인 1외 2인
[상고인] 피고인들
[변호인] 변호사 ○○○외 2인
[원심판결] 서울남부지법 2007. 2. 7. 선고 2006노1069 판결
[판결해설] 가. 의사가 진찰·치료 등의 의료행위를 할 때는 사람의 생명·신체·건강을 관리하는 업무의 성질에 비추어 환자의 구체적 증상이나 상황에 따라 위험을 방지하기 위하여 요구되는 최선의 조치를 취하여야 하고, 환자에게 적절한 치료를 하거나 그러한

조치를 취하기 어려운 사정이 있다면, 신속히 전문적인 치료를 할 수 있는 다른 병원으로의 전원조치 등을 취하여야 한다(대법원 2005.10.28. 선고 2004다13045 판결; 대법원 2006.12.21. 선고 2005도9213 판결 등 참조). 특히 미용성형을 시술하는 의사로서는 고도의 전문적 지식에 입각하여 시술 여부, 시술의 시기, 방법, 범위 등을 충분히 검토한 후 그 미용성형 시술의 의뢰자에게 생리적, 기능적 장해가 남지 않도록 신중을 기하여야 할 뿐 아니라, 회복이 어려운 후유증이 발생할 개연성이 높은 경우 그 미용성형 시술을 거부 내지는 중단하여야 할 의무가 있다.

나. (이름 생략) 의원의 원장이자 유일한 의사인 피고인 1가, 의사면허 없는 원심 공동피고인 중 5가 자신이 수술한 환자들에 대해 재수술을 맡아 하고 있다는 사실을 알면서도 월 1,000만 원이라는 급여를 안정적으로 지급받으며 원장으로 계속 근무함으로써 위 원심 공동피고인 중 5의 무면허의료행위가 가능하도록 한 이상, 위 의원을 실질적으로 운영한 피고인 2와 원심 공동피고인 중 4 및 위 원심 공동피고인 중 5와 적어도 묵시적인 의사 연결 아래 그 무면허의료행위에 가담하였다고 보아 피고인 1에게 위 무면허의료행위에 대한 공동정범으로서의 죄책이 있다고 판단한 조치는 옳다. 공동정범에 관한 법리를 오해하거나 채증법칙을 위반하여 사실을 오인한 위법이 없다(대법원 2007. 5.31. 선고 2007도1977 판결 [의료법위반·업무상과실치상·보건범죄단속에관한특별조치법위반(부정의료업자)·위증교사·위증]).

02 간호사 주도한 프로포폴 투약 사건: 공동정범

의사가 간호사에게 의료행위의 실시를 개별적으로 지시하거나 위임한 적이 없다. 그럼에도 간호사가 주도하여 전반적인 의료행위의 실시 여부를 결정하고, 간호사에 의한 의료행위의 실시과정에 의사가 지시·관여하지 아니한 의료사건이다. 이에 관한 설명으로 옳은 것은? (다툼이 있는 경우 판례에 의함)

① 의사인 甲이^{행위주체} 자신이 운영하는 병원의 모든 시술에서 특별한 제한 없이 전신마취제인 프로포폴을 투여하여 준다는 소문을 듣고 찾아온 사람들에게 환자에 대한 진료 및 간호사와 간호조무사에 대한 구체적인 지시·감독 없이 간호사와 간호조무사로 하여금 프로포폴을 제한 없이 투약하게 한 경우^{무면허행위}, 甲은 무면허의료행위의 공동정범으로서의 죄책을 진다.

해설 및 정답 2016년 제5회 변호사시험 기출문제 9 **정답** ○

공동정범과 교사범 구별이 중요하다. 이 사안은 의사가 자기의 작품으로, 간호사·간호조무사가 함께 기능적으로 지배하에 무면허의료행위를 한 것이다. 비록 구체적으로 지시를 하지 않았다고 하더라도, 자기 운영의 병원에서 일어나는 무면허의료행위를 관리감독하지 않은 행위는 부작위에 의한 무면허의료행위에 해당한다. 의사가 무대를 지배하였다고 생각한다. 인과관계와 객관적 귀속도 인정된다.
대법원 2014. 9. 4. 선고 2012도16119 판결 [의료법위반]
[판시사항] [1] 의사가 간호사에게 의료행위의 실시를 개별적으로 지시하거나 위임한 적이 없음에도 간호사가 주도하여 전반적인 의료행위의 실시 여부를 결정하고 간호사에 의한 의료행위의 실시과정에 의사가 지시·관여하지 아니한 경우, 의료법 제27조 제1항이 금지하는 무면허의료행위에 해당하는지 여부(적극) [2] 의료법 제22조 제1항, 제90조에서 의사에게 진료기록부를 작성하도록 한 취지 / 진료기록부 작성방법 및 진료기록부 작성에 있어서 상세성의 정도
[판결요지] [1] 의사가 간호사로 하여금 의료행위에 관여하게 하는 경우에도 그 의료행위는 의사의 책임 아래 이루어지는 것이다. 간호사는 그 보조자에 불과하다. 간호사가 '진료의 보조'를 하는 경우 행위 하나하나마다 항상 의사가 현장에 참여하여 지도·감독하여야 하는 것은 아니다. 경우에 따라서는 의사가 진료의 보조행위 현장에 참여할 필요 없이 일반적인 지도·감독을 하는 것으로 충분한 경우도 있다. 그러나 이는 **어디까지나 의사가 주도하여 의료행위를 실시하면서 그 의료행위의 성질과 위험성 등을 고려하여 그중 일부를 간호사로 하여금 보조하도록 지시 또는 위임할 수 있다는 것을 의미하는 것에 그친다.** 이와 달리 의사가 간호사에게 의료행위의 실시를 개별적으로 지시하거나 위임한 적이 없음에도 간호사가 주도하여 전반적인 의료행위의 실시 여부를 결정하고 간호사에 의한 의료행위의 실시과정에 의사가 지시·관여하지 아니한 경우라면, **이는 의료법 제27조 제1항이 금지하는 무면허의료행위에 해당한다고 보아야 한다.** 그리고 **의사가 이러한 방식으로 의료행위가 실시되는 데 간호사와 함께 공모하여 그 공동의사에 의한 기능적 행위지배가 있었다면, 의사도 무면허의료행위의 공동정범으로서의 죄책을 진다**(대법원 2012. 5. 10. 선고 2010도5964 판결 등 참조).
[2] 의사가 환자를 진료하는 경우에는 의료법 제22조 제1항에 의하여 그 의료행위에 관한 사항과 소견을 상세히 기록하고 서명한 진료기록부를 작성하여야 한다. 진료기록부를 작성하지 않은 자는 같은 법 제90조에 의하여 처벌하도록 되어 있다. 이와 같이 의사에게 진료기록부를 작성하도록 한 취지는 진료를 담당하는 의사로 하여금 환자의 상태와 치료의 경과에 관한 정보를 빠뜨리지 않고 정확하게 기록하여 이를 그 이후 계속되는 환자치료에 이용하도록 함과 아울러 다른 의료 관련 종사자들에게도 그 정보를 제공하여 환자로 하여금 적정한 의료를 제공받을 수 있도록 하고, 의료행위가 종료된 이후에는 그 의료행위의 적정성을 판단하는 자료로 사용할 수 있도록 하고자 함에 있다. 그러므로 **비록 의료법이 진료기록부의 작성방법에 관하여 구체적인 규정을 두고 있지 아니하므로 의사에게는 스스로 효과적이라고 판단하는 방법에 의하여 진료기록부를 작성할 수 있는 재량이 인정된다고 할 것이다. 하지만 어떠한 방법을 선택하든지 환자의 계속적 치료에 이용하고, 다른 의료인들에게 정보를 제공하며, 의료행위의 적정성 여부를 판단하기에 충분할 정도로 상세하게 기재하여야 한다**(대법원 1998. 1. 23. 선고 97도2124 판결 참조).
[참조조문] [1] 형법 제30조, 의료법 제27조 제1항, 제87조 제1항 제2호 [2] 의료법 제

22조 제1항, 제90조
[참조판례] [1] 대법원 2012. 5. 10. 선고 2010도5964 판결 [2] 대법원 1998. 1. 23. 선고 97도2124 판결
[피고인] 피고인 1 외 5인
[상고인] 피고인들
[변호인] ○○○○ 법무법인 외 7인
[원심판결] 서울중앙지법 2012. 11. 29. 선고 2012노2891 판결
[주문] 상고를 모두 기각한다.
[판결해설] 가. 형법 제20조 사회상규는 정당성·상당성·균형성·긴급성·보충성의 순서로 논증하면 될 것이다. 만약 어느 하나라도 충족하지 못하면 사회상규에 위배되는 것이다. 이 사건은 사회상규 다섯 가지 요건 중 정당성·상당성·균형성·긴급성·보충성이 모두 충족되지 않는다. 형법 제20조 정당행위에 해당되지 않는다.
나. 대법원 판결을 다음 순서로 더 명확하게 논증할 수 있다. ① 행위목적과 행위동기 정당성(무자격자 영리목적 의료행위 -), ② 행위수단과 행위방법 상당성(모든 시술에서 특별한 제한 없이 프로포폴을 투여 -), ③ 보호이익과 침해이익 법익균형성(신체완전성과 생리적 기능 침해 -), ④ 긴급성(무자격자가 모든 시술에서 특별한 제한 없이 프로포폴을 투여할 만큼 긴급성이 없음 -), ⑤ 다른 수단과 다른 방법이 없는 보충성(다른 방법이 있음 -)이다.
다. 피고인들은, 자신들이 운영하는 병원의 모든 시술에서 특별한 제한 없이 프로포폴을 투여하여 준다는 소문을 듣고 찾아온 사람들에게 **환자에 대한 진료 및 간호사와 간호조무사에 대한 구체적인 지시·감독 없이 간호사와 간호조무사로 하여금 각 범죄일람표 기재와 같이 프로포폴을 제한 없이 투약한 행위는 의료법 제27조 제1항, 형법 제30조, 제87조 제1항 제2호 무면허의료행위 공동정범이 성립한다. 형법 제20조 정당행위에 해당하지 않는다. 법령 위반뿐만 아니라 사회상규에 위배되기 때문이다. 정당성·상당성·균형성·긴급성·보충성을 모두 충족하지 않는다. 법질서 전체 정신·사회윤리·사회통념 관점에서 보면, 잘못된 행위이며, 이익이 되지 않는 행위이다. 다른 위법성조각사유도 없다**(대법원 2014.9.4. 선고 2012도16119 판결 [의료법위반]).

03 간호조무사 무면허의료행위에 대한 진료기록부 기재 행위: 방조범 성립
무면허 의료행위에 관한 설명으로 옳은 것은? (다툼이 있는 경우 판례에 의함)

① 간호조무사의 무면허 진료행위가 있은 후에 이를 의사가 진료부에 기재하는 행위는 **범죄종료 후의 사후행위에 불과하므로** 무면허 의료행위의 방조에 **해당하지 않는다.** 해당한다.

해설 및 정답 2012년 제1회 변호사시험 기출문제 9 　　**정답** ✕

의사는 간호조무사 정범의 무면허의료행위를 인식하였다. 알면서 이를 진료기록부에 기록하였다. 인식과 기록에 대한 이중의 고의가 있다. 의사에게 무면허 의료행위 방조범이 성립한다. 만약 의사가 의료행위를 지시하고 이를 처방전에 사후 기록하였다면, 의사와 간호사는 공동정범이 성립한다. 기능적 행위지배가 있기 때문이다.
대법원 1982. 4. 27. 선고 82도122 판결 [보건범죄단속에 관한 특별조치법 위반]
[판시사항] 진료부 기재행위가 무면허 의료행위의 방조에 해당하는지의 여부
[판결요지] 진료부는 환자의 계속적인 진료에 참고로 공하여지는 진료상황부이다. 그러므로 간호보조원의 무면허 진료행위가 있은 후에 이를 의사가 진료부에다 기재하는 행위는 정범의 실행행위종료 후의 단순한 사후행위에 불과하다고 볼 수 없다. 무면허 의료행위의 방조에 해당한다.
[참조조문] 보건범죄단속에 관한 특별조치법 제5조 의료법 제25조 형법 제32조
[피고인, 상고인] 피고인 1 외 1인
[변호인] (국선)변호사 ○○○(피고인들을 위하여)
[원심판결] 서울고등법원 1981.12.10. 선고 80노1890 판결
[주문] 상고를 모두 기각한다.

04 진찰 없이 처방전 작성을 교사하고 교부받은 행위: 교사범

甲 주식회사 임원인 피고인들이 의사 乙 등과 공모하거나 교사하여, 직원 丙 등을 통하여 의사 乙 등에게 직원 명단을 전달하면 乙 등이 직원들을 직접 진찰하지 않고 처방전을 작성하는 방법으로 甲 회사 직원들에 대하여 처방전을 발급·교부하였다고 하여 주위적으로 구 의료법 위반, 예비적으로 같은 법 위반 교사로 기소된 사안이다. 이에 관한 설명으로 옳은 것은? (다툼이 있는 경우 판례에 의함)

① 의사가 직접 환자를 진찰하지 않고 처방전을 작성하여 교부한 경우, 그 행위와 대향범 관계에 있는 '처방전을 교부받은 행위'를 한 자가 의사에게 진찰 없는 처방전 교부를 교사한 사실이 인정되더라도 그에게 「형법」 총칙상 교사범 규정을 적용할 수 없다.

해설 및 정답 2018년 제7회 변호사시험 기출문제 7   정답 ○
대법원 2011. 10. 13. 선고 2011도6287 판결 [의료법위반(예비적 죄명: 의료법위반교사)·약사법위반]
[판시사항] [3] 의사가 직접 환자를 진찰하지 않고 처방전을 작성하여 교부한 행위와 대향범 관계에 있는 '처방전을 교부받은 행위'에 대하여 공범에 관한 형법총칙 규정을 적용할 수 있는지 여부(소극)
[4] 갑 주식회사 임원인 피고인들이 의사 을 등과 공모하거나 교사하여, 직원 병 등을

통하여 의사 을 등에게 직원 명단을 전달하면 을 등이 직원들을 직접 진찰하지 않고 처방전을 작성하는 방법으로 갑 회사 직원들에 대하여 처방전을 발급·교부하였다고 하여 주위적으로 구 의료법 위반, 예비적으로 같은 법 위반 교사로 기소된 사안에서, **처방전을 교부받은 직원 병 등을 의사 을 등의 처방전 교부행위에 대한 공동정범 또는 교사범으로 처벌할 수 없는 이상 병 등에게 가공한 피고인들 역시 처벌할 수 없다고 본 원심판단을 수긍한 사례.**

[판결요지] [3] 2인 이상의 서로 대향된 행위의 존재를 필요로 하는 대향범에 대하여는 공범에 관한 형법총칙 규정이 적용될 수 없다. 구 의료법(2007. 7. 27. 법률 제8559호로 개정되기 전의 것) 제17조 제1항 본문은 의료업에 종사하고 직접 진찰한 의사가 아니면 처방전을 작성하여 환자 등에게 교부하지 못한다고 규정하면서 제89조에서는 위 조항 본문을 위반한 자를 처벌하고 있을 뿐이다. 위와 같이 작성된 **처방전을 교부받은 상대방을 처벌하는 규정이 따로 없는 점에 비추어, 위와 같이 작성된 처방전을 교부받은 자에 대하여는 공범에 관한 형법총칙 규정이 적용될 수 없다고 보아야 한다.**

[4] 갑 주식회사 임원인 피고인들이 의사 을 등과 공모하거나 교사하여, 직원 병 등을 통하여 의사 을 등에게 직원 명단을 전달하면 을 등이 직원들을 직접 진찰하지 않고 처방전을 작성하는 방법으로 갑 회사 직원들에 대하여 의약품 처방전을 발급·교부하였다고 하여 주위적으로 구 의료법(2007. 7. 27. 법률 제8559호로 개정되기 전의 것, 이하 '구 의료법'이라 한다) 위반, 예비적으로 구 의료법 위반 교사로 기소된 사안에서, **을 등이 처방전을 작성하여 교부한 행위와 병 등이 처방전을 교부받은 행위는 대향범 관계에 있고, 구 의료법 제17조 제1항 본문 및 제89조에 비추어 위와 같이 처방전을 교부받은 자에 대하여는 공범에 관한 형법총칙 규정을 적용할 수 없다는 이유로, 직원 병 등을 의사 을 등의 처방전 교부행위에 대한 공동정범 또는 교사범으로 처벌할 수 없는 이상 병 등에게 가공한 피고인들 역시 처벌할 수 없다고 본 원심판단을 수긍한 사례.**

[참조조문] [1] 헌법 제12조 제1항, 형법 제1조 제1항, 구 약사법(2007. 10. 17. 법률 제8643호로 개정되기 전의 것) 제1조, 제2조 제1호, 제20조 제1항, 제44조 제1항 [2] 형법 제20조, 제30조, 구 약사법(2007. 10. 17. 법률 제8643호로 개정되기 전의 것) 제44조 제1항, 제93조 제1항 제7호 [3] 형법 제30조, 제31조, 제32조, 구 의료법(2007. 7. 27. 법률 제8559호로 개정되기 전의 것) 제17조 제1항, 제89조 [4] 형법 제30조, 제31조 제1항, 구 의료법(2007. 7. 27. 법률 제8559호로 개정되기 전의 것) 제17조 제1항, 제89조, 형사소송법 제325조

[참조판례] [3] 대법원 2007. 10. 25. 선고 2007도6712 판결; 대법원 2009. 6. 23. 선고 2009도544 판결; 대법원 2011. 4. 28. 선고 2009도3642 판결
[피고인] 피고인 1 외 1인
[상고인] 피고인들 및 검사
[변호인] 변호사 ○○○ 외 3인
[원심판결] 서울중앙지법 2011. 5. 12. 선고 2010노3921 판결
[주문] 상고를 모두 기각한다.

[판결해설] 범죄행위에 초점을 둔다면, 형법 제33조 본문이 적용된다. 비신분자도 신분자 행위에 교사범 또는 공동정범이 성립한다. 판례처럼 처방전을 교부받는 행위에 해석을 중점을 둘 필요가 없다. 단순히 교부 받는 행위만 형법 총론 대향범 규정을 적용해야 한다. 그러나 이 사안은 다르다. 처방전 발급 지시행위에 법적 평가의 중점을 두어야 한다. 더 깊은 검토가 요망된다.

05 대향 행위자 처벌

대향 행위자 처벌에 관한 설명으로 옳은 것은? (다툼이 있는 경우 판례에 의함)

① 매도, 매수와 같이 2인 이상의 서로 대향된 행위의 존재를 필요로 하는 관계에 있어서는 매도인에게 따로 처벌규정이 없는 이상 매도인의 매도행위는 그와 대향적 행위의 존재를 필요로 하는 상대방의 매수범행에 대하여 공범이나 방조범 관계가 성립되지 아니한다.

해설 및 정답 2017년 제6회 변호사시험 기출문제 4   **정답** ○

04 판례와 05 판례는 사실관계가 약간 다르다. 04 의료법 위반 판례는 단순히 받는 것이 아니고, 범죄행위를 교사하여 교부를 받은 것이다. 여기에 대해서는 정당한 법적 평가가 이루어져야 한다.

대법원 2001. 12. 28. 선고 2001도5158 판결 [마약류관리에 관한 법률 위반(향정)·약사법 위반 방조]
[판결요지] 매도, 매수와 같이 2인 이상의 서로 대향된 행위의 존재를 필요로 하는 관계에 있어서는 공범이나 방조범에 관한 형법총칙 규정의 적용이 있을 수 없다. 따라서 매도인에게 따로 처벌규정이 없는 이상 매도인의 매도행위는 그와 대향적 행위의 존재를 필요로 하는 상대방의 매수범행에 대하여 공범이나 방조범관계가 성립되지 아니한다.

대법원 2009. 6. 23. 선고 2009도544 판결 [공무상비밀누설]
[판결요지] 2인 이상의 서로 대향된 행위의 존재를 필요로 하는 대향범에 대하여는 공범에 관한 형법총칙 규정이 적용될 수 없다(대법원 2007. 10. 25. 선고 2007도6712 판결 참조). 공무원인 피고인 2가 직무상 비밀을 누설한 행위와 피고인 1이 그로부터 그 비밀을 누설 받은 행위는 대향범 관계에 있다 할 것이다. 형법 제127조는 공무원 또는 공무원이었던 자가 법령에 의한 직무상 비밀을 누설하는 행위만을 처벌하고 있을 뿐이다. 직무상 비밀을 누설 받은 상대방을 처벌하는 규정이 없는 점에 비추어 볼 때, 직무상 비밀을 누설 받은 자에 대하여는 공범에 관한 형법총칙 규정이 적용될 수 없다.

② **공범 중 1인이 그 범행에 관한 수사절차에서 참고인 또는 피의자로 조사받으면서 자기의 범행을 구성하는 사실관계에 관하여 허위로 진술하고 허위 자료를 제출하는 것이 다른 공범을 도피하게 하는 결과가 된다고 하더라도 범인도피죄로 처벌되지 않으나, 공범이 이러한 행위를 교사하였다면 범인도피교사의 죄책을 면할 수 없다.** 있다.

해설 및 정답 2020년 제9회 변호사시험 기출문제 1 **정답** ○

대법원 2018. 8. 1. 선고 2015도20396 판결 [범인도피·강제집행면탈·범인도피교사·사문서위조·위조사문서행사]

[판시사항] 범인도피죄에서 '도피하게 하는 행위'의 의미 / 공범을 도피하게 하는 경우에 범인도피죄가 성립할 수 있는지 여부(적극) 및 범인 스스로 도피하는 행위도 처벌되는지 여부(소극) / 공범 중 1인이 그 범행에 관한 수사절차에서 참고인 또는 피의자로 조사받으면서 자기의 범행을 구성하는 사실관계에 관하여 허위로 진술하고 허위 자료를 제출하는 경우, 범인도피죄로 처벌할 수 있는지 여부(소극) 및 이때 공범이 이러한 행위를 교사한 경우, 범인도피교사죄가 성립하는지 여부(소극)

[판결요지] [1] 형법 제151조가 정한 범인도피죄에서 '도피하게 하는 행위'란 은닉 이외의 방법으로 범인에 대한 수사, 재판, 형의 집행 등 형사사법의 작용을 곤란하게 하거나 불가능하게 하는 일체의 행위를 말한다.

[2] 범인도피죄는 타인을 도피하게 하는 경우에 성립할 수 있다. 여기에서 타인에는 공범도 포함되나 범인 스스로 도피하는 행위는 처벌되지 않는다.

[3] 또한 공범 중 1인이 그 범행에 관한 수사절차에서 참고인 또는 피의자로 조사받으면서 자기의 범행을 구성하는 사실관계에 관하여 허위로 진술하고 허위 자료를 제출하는 것은 자신의 범행에 대한 방어권 행사의 범위를 벗어난 것으로 볼 수 없다. 이러한 행위가 다른 공범을 도피하게 하는 결과가 된다고 하더라도 범인도피죄로 처벌할 수 없다. 이때 공범이 이러한 행위를 교사하였더라도 범죄가 될 수 없는 행위를 교사한 것에 불과하여 범인도피교사죄가 성립하지 않는다.

[참조조문] 형법 제30조, 제31조 제1항, 제151조

[참조판례] 대법원 2008. 12. 24. 선고 2007도11137 판결; 대법원 2013. 1. 10. 선고 2012도13999 판결

[피고인] 피고인 1 외 2인

[상고인] 피고인 2 및 검사

[원심판결] 부산지법 2015. 12. 11. 선고 2015노2508 판결

[주문] 상고를 모두 기각한다.

5. 여호와 증인 수혈거부와 형법 제24조 피해자 승낙

01   EGR case

1. 환자는 무수혈 경산모로 임신 40주 5일 21시 34분 질식 분만 이후 3000cc 가량의 대량의 질 출혈 발생으로 수혈이 불가피한 상황이었다. 그러나 산모와 보호자가 종교적 이유로 이를 거부하여 대체요법을 희망하고 A대학병원으로 전원되었다.
2. 산모는 2번의 분만력 있었고 기저병력은 없었다. 산전진찰은 34주경 1회 받은 것 외에 진통 발생하여 전원 전 병원을 내원하였다. 수혈이 필요한 상태에서 여호와 증인임을 밝혔다고 한다. 분만장에서의 대량 출혈로 Hb 11에서 7로 감소되었으며 치료 거부로 A대학병원으로 전원되었다. A대학병원으로 내원 당시 혈압은 수축기 40mmHg 확인되었다. 그러나 이완기 혈압은 확인되지 않았고 Hb은 2였다. 당시 의식 수준은 쳐져 있었다(drowsy). 수액 처치 및 양손 자궁 압박(bimanual uterine compression)을 시행하였다. 그러나 파종성 혈관내 응고(disseminated intravascular coagulation, DIC) 진행되어 이미 장액성 체액이 분출되어 나왔다(serosanuinous 양상의 fluid가 gushing 되어 나왔음).
3. 산모 직계가족에게 연락할 것을 강력히 요구하였다. 그러나 보호자는 본인이 알아서 할 것이고, 산모 또한 수혈을 거부했다. 따라서 사망해도 상관 없음을 재차 주장하였다. 환자는 내원 20여분께 coma 상태로 빠졌고 수 차례의 cardiac arrest 상태에 CPR 시행하였다. 그러나 보호자는 최종적으로 CPR 중단할 것 요청하여 CPR stop 10분 가량 뒤 환자는 사망하였다. 환자 사망 후 산모의 오빠가 내원하였고, 수혈하지 않은 것에 대해 강력히 항의하였다.
4. EGR 자료에 대해 추가로 확인되었다. 산모는 정상분만 후 대량 질출혈이 있어 수혈이 필요한 상황이었다. 산모와 보호자 모두 종교적 이유로 수혈을 거부한 상황에서 A대학병원으로 이송되었다. 무수혈 환자 경우 무수혈 관계자들(아마도 여호와 증인 쪽에서 보낸 사람들)이 함께 오는 경우가 많다. 그런데 환자 도착 당시 환자는 의사결정능력이 없었다. 남편과 무수혈 관계자들은 모두 수혈을 거부하였다고 한다. 앞서 보낸 자료에 적힌 대로 산모의 친정(무수혈 아니라고 함)에는 연락을 거부하였다.
    ☞ 자기결정권: 환자보호자 또는 무수혈 관계자(여호와 증인 사람들)는 자기결정권과 무관한 사람들이다.

1. 서론

수혈거부는 「여호와 증인」 종교와 관련이 있다. 여호와 증인은 성경에 기록된 계율을 엄격히 준수하는 특징이 있다. 여호와 증인은 교리상 수혈을 금지한다. 구 약성서를 보면, 노아의 홍수 후에 인간에게 동물 고기를 먹도록 허락한다. 그러나 피는 먹지 말도록 금지한다(창세기 9:4; 레위기 3:17; 신명기 12:23-24). 원시시대에 동물 피 또는 사람 피를 받아먹으면, 질병을 낳게 한다고 강하게 믿는 종족이 있었다. 피를 먹지 말라는 계율은 통상 그 관습을 끊기 위한 율법이라고 해석한다. 그러나 여호와 증인은 그 율법을 수혈까지 금지한다고 해석한다(김민중, 의료의 법률학, 신론사, 2011, 289면 인용).

누구도 이러한 신앙을 믿는 사람을 비난할 수 없다. 그러나 어떤 신앙이 다른 사람 생명과 권리를 침해하거나 또는 공공 이익과 사회 안전을 위협하는 구체적 위험이 없는 한, 종교의 자유를 보호해야 한다. 그 신앙은 의료에서도 존중되어야 한다. 자기결정권이다.

2. 수혈거부에 대한 법률상 문제

헌법 제10조는 인간 존엄과 가치 그리고 행복을 추구할 권리를 최고 이념으로 삼는다. 헌법 제10조는 자기결정권을 보장한다. 인간 존엄의 핵심이기 때문이다. 생명·신체에 대한 자기결정권이 헌법에서 가장 중요하다. 자기결정권은 본인만이 가진다. 남편과 가족들이 가지는 것이 아니다. 신앙공동체도 마찬가지다.

헌법 제10조는 자기 생명을 자유롭게 처분하는 자살행위를 보장하지 않는다. 왜냐하면 자살은 인간 생명 보호라는 관점에서 헌법 질서에 위반하기 때문이다. 환자가 특정한 치료 방법을 선택하는 자기결정은 존중되어야 한다. 그러나 환자 생명을 위협하는 치료 방법을 의사에게 선택하도록 강요하여서는 안 된다. 의사는 '죽음으로 가는 의료행위'를 환자의 의사(意思)에 따라서 이행해야 할 헌법적 의무가 없다. 의료계약을 종료하거나 또는 환자를 살리는 의료행위가 남는다.

(1) 의사의 무수혈로 환자가 사망한 경우

내원 당시 환자 상태가 좋지 않은 경우가 있다. 의식이 미약하거나 또는 의식이 없는 경우이다. 사례에서 환자는 여호와 증인으로 무수혈 의료를 원한다. 환자 상태와 수술방법을 충분히 설명하고, 환자의 소원대로 무수혈로 수술을 시행한다. 하지만 무수혈 방법으로 수술을 시행하던 중 급격한 출혈로 범발성 응고장애가 발생하여 지혈이 되지 않은 경우가 있다. 이때 의사는 심각한 고민에 빠진다. 특히 의료행위 매뉴얼(지침규정)이 없으면, 당황할 수 있다.

이 경우 의사가 수혈을 하면서 의료행위를 하여도 법률문제가 발생하지 않는다. 형법 제24조 피해자 승낙, 형법 제20조 사회상규로 위법성이 조각된다.

또한 의사가 무수혈로 의료행위를 하여도 법률문제가 발생하지 않는다. 설령 환자가 사망해도 마찬가지다. 형법 제17조 인과관계가 없거나, 형법 제24조 피해자 승낙, 형법 제20조 사회상규로 위법성이 조각되기 때문이다. 민사로 손해배상을 할 필요도 없다. 물론 다른 견해도 있다. 보라매병원 사건과 유사하다고 본다.

수혈방법으로 의료행위를 한 경우, 환자가 생존 후 격렬히 항의하는 경우가 있다. 이 사례도 비슷하다. 그러나 아무런 법률문제가 발생하지 않는다. 형법 제268조 업무상과실치사죄(사망시) 또는 제257조 제1항 상해죄(생존시)를 검토해 볼 수 있을 것이다. 그러나 마찬가지로 형법 제24조 피해자 승낙, 형법 제20조 사회상규로 위법성이 조각된다.

그래서 이번 사례 경우, 의사는 환자의 생명이 위험한 경우(긴급한 경우) 수혈을 하면서 수술을 해도 좋았을 것이다. 사전 설명의무 이행과 병원윤리위원회 매뉴얼(긴급환자 처리지침서)에 따른 의료행위는 위법성조각사유의 객관적 증거자료로 아주 유용하게 사용될 것이다. 법원이나 수사기관에서 인용하기 좋은 기록물이기 때문이다. 법원에 가면, 이런 객관적인 자료가 있는 경우 대부분 무죄가 선고된다.

무수혈로 환자가 사망한 경우, 물론 환자 가족들이 강력히 요구했을 때, 환자 가족이 오히려 형사처벌이 될 수 있다. 살인죄, 유기치사죄, 상해죄, 진료방해죄가 성립될 수 있다. 따라서 의사는 환자 가족들의 요구를 모두 수용할 필요가 없다. 물론 환자의 이익을 위해서는 당연히 가족들의 요구를 경청하고 수용해야 한다. 가족은 환자 복지를 위해서 존재하는 사람들이다. 복지란 생명존중을 의미한다.

(2) 의료인 보호 방안에 관하여

전국의 각급 병원에서 공통으로 적용하는 「여호와 증인 의료행위 시술방법과 대처방안 매뉴얼」을 제정할 필요가 있다. 그러면 의료인은 의료윤리와 복잡한 법률문제에서 해방될 수 있다. 서울대병원, 삼성병원, 세브란스병원에서 운영하는 병원윤리위원회 기준이 참고가 될 것이다.

만약 이런 기준들이 존재하지 않는다면, A대학병원은 병원윤리위원회를 소집하여 조속히 '명확한 기준'을 마련할 필요가 있다. 이것은 복잡한 것도 아니다. ① 환자의 자기결정권 존중, ② 무수혈 수술 중 긴급 상황 발생시 수혈로 수술 시행 전환, ③ 환자에게 사후 설명, ④ 의료진 협박 및 업무방해 시 즉시 형사고발 조치, ⑤ 경찰에 수사 의뢰. 이러한 다섯 단계 매뉴얼(긴급환자 처리방안 내부지침)이 없으니 의료인들은 혼란스럽다. 그리고 보호자들에게 불필요한 정신적 고통을 받는 것이다.

참고로 헌법에 보장된 자기결정권은 일신(一身)전속법익이다. 당사자 개인 혼자만 누리는 고유한 권리이다. 그래서 우리는 '자기'(自己, Selbstbestimmungsrecht)라고 말한다. 가족들이 환자의 수혈결정권을 대신하여 행사할 수 없다. 가족과 근친자 의견은 환자 본인 의사를 추정하거나 또는 확인하는 수단에서 효력이 있다.

친권의 목적은 복지이고, 생명 존중이다. 의료에서도 마찬가지이다. 종교상의 이유로 남편과 가족이 "의식불명 환자를 대신하여 죽음으로 가는 구체적 위험상황을 결정할 수 없다. 의사는 환자의 이익에만 신경 써야 한다." 환자 가족과 공동정범 또는 방조범이 되어서는 안 된다. 보라매병원 사건이 그런 사례이다.

3. 더 나은 의료현장을 위한 법제 정비 필요성

(1) 법원 역할이 강화되어야 한다.
법원에서 후견인 신속 지정⇒수혈허가명령제 도입(수사기관 영장제도 같음: Fax 처리, ① 수혈거부, ② 병원윤리위원회 심의, ③ 회의록 작성)⇒긴급한 경우 최소한 의료행위 실시, 환자 생명을 살리는 방향으로 의료행위 실시⇒병원윤리위원회 의료행위 매뉴얼 신속 정비⇒의료인의 확고한 의료철학과 철저한 의사윤리가 필요함. 이 모든 것이 현재 모두 잠자고 있다. 의료법 시행 70년이 되어감에도 말이다. 그 외 여러 논문에서 제시된 선진형 법제들은 더 깊은 논의가 필요하다. 우리 의료현장에 맞지 않는 탁상공론도 많다.
(2) 근무 중인 의료인을 보호하지 못하는 병원윤리위원회는 존재 이유가 없다. 법학전문대학원이 있고, 수많은 변호사가 있고, 가까운 경찰서·검찰·법원이 있음에도 개선할 생각이 전혀 없다. 의지가 없는데, 어떻게 바뀌겠는가.
(3) 병원윤리위원회는 대법원 판례를 연구할 필요가 있다. 치료를 거부한 환자 가족이 유기치사죄로 처벌되거나, 강권에 못 이겨 수술 시기를 놓친 의사에게 무죄가 선고된 판결이다. 그리고 이 내용을 의료인과 공유하면서 의료현장을 두텁게 보호해야 한다. 의료인은 개인이 아니고, 우리 사회 공공자산이다. 잠자는 권리는 아무도 보호하지 않는다. 법조인들이 의료인을 도와야 한다.
(4) 의료인 인권은 의료현장에서 보장되어야 한다. 의료인이 자신의 인권을 보호받아야 의료인도 환자 인권을 존중한다. 의료현장에서 매일 분투하는 의료인에게 불필요한 스트레스를 줄여 주는 것이 병원과 병원 경영진 그리고 국가와 지방자치단체가 해야 할 역할이다. 예방이 최고다.
(5) 이번 사례는 법률·제도·정책·의료철학 관점에서 많은 과제를 남겨 놓았다.

【출전】하태영, 여호와 증인 수혈거부와 형법 제24조 피해자 승낙, 동아대학교 의과대학 의료인문학 교실 사례연구 세미나 발표문, 2021년 4월 22일.

2. 대법원 판례
- 여호와증인 수혈거부와 형법 제24조 피해자 승낙

[공소사실]
 망 공소외 1(1945년생으로 이 사건 당시 62세이다. 이하 '망인'이라 한다)은 1975년경 우측 고관절 부위에 결핵성 관절염을 앓아 골반과 대퇴골의 유합수술을 받았다. 그런데 골반과 대퇴골의 유합된 부위에서 통증 등이 있자 우측 고관절을 인공 고관절로 바꾸는 수술을 받기를 원하였다.
 망인은 다른 사람의 혈액을 수혈(이하 이를 '타가수혈'이라 한다) 받지 않는 방식(이하 이를 '무수혈 방식'이라 한다)으로 시술되는 수술을 받고자 2007. 12. 초순경 ○○대학교병원에 와서 위 병원 소속 정형외과 의사인 피고인에게 문의하였다. 그런데 피고인은 전반적인 검사와 혈액종양내과의 답변을 확인한 후 망인에 대하여 무수혈 방식에 의해 수술이 가능하다고 판단하였다. 망인에게 무수혈 방식의 수술이 가능하지만 수술 상황에 따라서는 수혈을 하지 아니하면 출혈로 인하여 사망에 이를 위험성이 있음을 설명하였다. 망인은 '여호와 증인' 신도로 다른 사람의 피를 받지 않아야 한다는 교리를 생명보다 소중히 하는 신념을 가지고 있었고, 이는 망인이 속한 종교단체에서 역사적으로 인정되어 온 교리이다.
 망인은 자신의 종교적 신념에 따라 어떠한 상황에서도 수혈을 하지 말 것을 피고인에게 요구하였다. 2007. 12. 17. 위 병원에, "치료에 있어 전혈수혈이나 성분수혈을 전적으로 금해 주실 것을 본 각서를 통해 알려드립니다. … 담당 의료진은 치료 도중 전혈이나 혈액성분의 수혈이 필요하다고 느낄지 모르지만, 그렇더라도 수혈을 원치 않는다는 본인의 의지는 확고하며, 설사 환자가 무의식이 되더라도 이 방침은 변하지 않습니다. 본인은 여호와의 증인 신분으로, 관련된 문제를 심사숙고한 후 본 의료적/종교적 각서를 작성합니다. 본인의 이러한 방침을 따름으로 인하여 야기되는 모든 피해에 대하여 본인은 병(의)원 및 담당 의료진에게 민·형사상의 어떠한 책임도 묻지 않겠습니다."라고 기재된 책임면제각서를 제출함으로써, 타가수혈을 거부하겠다는 명확한 의사를 표시하였다.
 ○○대학교병원 마취통증의학과 의사인 공소외 2는, 수술 전날인 2007. 12. 19. 망인과 망인의 딸을 만나 수술 도중 대량출혈이 발생할 가능성이 있고 그러한

경우 타가수혈을 하지 않으면 장기손상 및 부전에 의한 사망가능성이 매우 높다는 설명을 하였다. 2007. 12. 20. 수술 시작 직전에 다시 망인에게 타가수혈을 거부하는 의사가 유효한지 확인하였다. 그러나 망인은 여전히 타가수혈을 강력하게 거부하였다.

피고인은 망인의 요구에 따라 무수혈 방식으로 수술하던 도중 과다출혈로 인하여 범발성 응고장애가 발생하여 지혈이 되지 않고 타가수혈이 필요한 상황이 발생하자, 정형외과 전문의 공소외 3으로 하여금 수술실 밖으로 나가 망인의 가족들에게 망인의 상태를 설명한 후 타가수혈을 할 것인지 여부를 묻도록 하였다. 그런데 망인의 남편은 '여호와의 증인' 신도였으므로 타가수혈을 거부한 반면 망인의 자녀들은 타가수혈을 강력히 원하는 등 가족들 사이에 의견이 나뉘어 확실한 대답을 얻지 못하였다.

이에 피고인은 타가수혈 여부를 결정하지 못하고 의료진을 통해 '여호와의 증인' 교섭위원회에 이 사건과 관련된 자문을 급하게 요청하였으나 별다른 답신을 받지 못하였다. 그러는 중에도 망인의 출혈이 계속되어 피고인은 수술을 중단한 후 망인을 중환자실로 옮겼다. 그 후 망인의 남편도 타가수혈에 동의함으로써 가족들 전부가 타가수혈을 원하였다. 그러나 당시는 폐울혈 및 범발성 응고장애가 발생하고 있는 상태라 타가수혈이 증상을 악화시킬 가능성이 있어 병원 측에서는 망인에게 타가수혈을 시행하지 아니하였다. 망인은 결국 다량 실혈로 인한 폐부종으로 사망하였다. 검사는 형법 제268조 업무상과실치사죄, 응급의료에 관한 법률 제6조, 제9조 위반죄로 기소하였다.

[재판의 경과]
1. 제1심 판결
    제1심 법원은 무죄를 선고하였다. 검사는 항소하였다.
2. 제2심 판결
    제2심 법원도 무죄를 선고하였다. 검사는 상고하였다.
3. 대법원 판결
    대법원은 검사의 상고를 기각하였다.

【판시사항】 [1] 환자의 명시적인 수혈 거부 의사가 존재하여 수혈하지 아니함을 전제로 환자의 승낙(동의)을 받아 수술하였는데 수술 과정에서 수혈을 하지 않으면 생명에 위험이 발생할 수 있는 응급상태에 이른 경우, 의사가 진료행위 시 고려하여야 할 사항 및 수혈을 거부하는 환자의 자기결정권이 생명과 대등한 가치가 있

다고 평가될 것인지 판단하는 기준 [2] 수혈 거부에 관한 환자의 자기결정권 행사가 유효하기 위한 전제 요건 [3] 환자의 자기결정권 행사에 따라 수혈하지 않는 방식으로 수술하는 경우, 의사에게 요구되는 주의의무

【판결요지】

가. 환자의 명시적인 수혈 거부 의사가 존재하여 수혈하지 아니함을 전제로 환자의 승낙(동의)을 받아 수술하였다. 그런데 수술 과정에서 수혈을 하지 않으면 생명에 위험이 발생할 수 있는 응급상태에 이른 경우이다. 환자의 생명을 보존하기 위해 불가피한 수혈 방법의 선택을 고려함이 원칙이라 할 수 있다. 하지만 한편으로 환자의 생명 보호에 못지않게 환자의 자기결정권을 존중하여야 할 의무가 대등한 가치를 가지는 것으로 평가되는 때에는 이를 고려하여 진료행위를 하여야 한다.

나. 어느 경우에 수혈을 거부하는 환자의 자기결정권이 생명과 대등한 가치가 있다고 평가될 것인지는 환자의 나이, 지적 능력, 가족관계, 수혈 거부라는 자기결정권을 행사하게 된 배경과 경위 및 목적, 수혈 거부 의사가 일시적인 것인지 아니면 상당한 기간 동안 지속되어 온 확고한 종교적 또는 양심적 신념에 기초한 것인지, 환자가 수혈을 거부하는 것이 실질적으로 자살을 목적으로 하는 것으로 평가될 수 있는지 및 수혈을 거부하는 것이 다른 제3자의 이익을 침해할 여지는 없는 것인지 등 제반 사정을 종합적으로 고려하여 판단하여야 한다. 다만 환자의 생명과 자기결정권을 비교형량하기 어려운 특별한 사정이 있다고 인정되는 경우에 의사가 자신의 직업적 양심에 따라 환자의 양립할 수 없는 두 개의 가치 중 어느 하나를 존중하는 방향으로 행위하였다면, 이러한 행위는 처벌할 수 없다.

다. 그렇지만 이러한 판단을 위해서는 환자가 거부하는 치료방법, 즉 수혈 및 이를 대체할 수 있는 치료방법의 가능성과 안정성 등에 관한 의사의 설명의무 이행과 이에 따른 환자의 자기결정권 행사에 어떠한 하자도 개입되지 않아야 한다는 점이 전제되어야 한다. 즉 환자는 치료행위 과정에서의 수혈의 필요성 내지 수혈을 하지 아니할 경우에 야기될 수 있는 생명 등에 대한 위험성, 수혈을 대체할 수 있는 의료 방법의 효용성 및 한계 등에 관하여 의사로부터 충분한 설명을 듣고, 이러한 의사의 설명을 이해한 후 진지한 의사결정을 하여야 한다. 그 설명 및 자기결정권 행사 과정에서 예상한 범위 내의 상황이 발생되어야 한다. 또한 의사는 실제로 발생된 상황 아래에서 환자가 수혈 거부를 철회할 의사가 없는지 재확인하여야 한다.

라. 특히 의사는 수술과정 등에서 발생되는 출혈로 인하여 환자의 생명이 위험에 빠지지 않도록 하기 위하여 환자에게 수혈하는 것이 통상적인 진료방법이고 또한 수혈을 통하여 출혈로 인한 사망의 위험을 상당한 정도로 낮출 수 있음에도 환자의 의사결정에 따라 수혈을 포기하고 이를 대체할 수 있는 수술 방법을 택하는 것이다. 그런데 그 대체 수술 방법이 수혈을 완전히 대체할 수 있을 정도의 출혈 방지 효과를 가지지 못한다면 그만큼 수술과정에서 환자가 과다출혈로 인한 사망에 이를 위험이 증가할 수 있다. 그러므로 그럼에도 불구하고 수술을 할 필요성이 있는지에 관하여 통상적인 경우보다 더욱 세심하게 주의를 기울임으로써, 과연 수술을 하는 것이 환자를 위한 최선의 진료방법인지 신중히 판단할 주의의무가 있다.

마. 그리고 수술을 하는 경우라 하더라도 수혈 대체 의료 방법과 함께 당시의 의료 수준에 따라 출혈로 인한 위험을 최대한 줄일 수 있는 사전준비나 시술방법을 시행함으로써 위와 같은 위험 발생 가능성을 줄이도록 노력하여야 한다. 또한 수술 과정에서 예상과 달리 다량의 출혈이 발생될 수 있는 사정이 드러남으로써 위와 같은 위험 발생 가능성이 현실화되었다면, 과연 위험을 무릅쓰고 수술을 계속하는 것이 환자를 위한 최선의 진료방법인지 다시 판단하여야 한다. 환자가 수혈 대체 의료 방법을 선택하였다고 하더라도 이는 생명에 대한 위험이 현실화되지 아니할 것이라는 전제 내지 기대 아래에서의 결정일 가능성이 크다. 그러므로 위험 발생 가능성이 현실화된 상태에서 위험을 무릅쓰고 수술을 계속하는 것이 환자의 자기결정권에 기초한 진료라고 쉽게 단정하여서는 아니 된다.

【참조조문】
헌법 제10조, 제12조, 형법 제24조, 제268조, 응급의료에 관한 법률 제6조, 제9조

4. 평석

의사에게 형법 제24조 피해자 승낙에 근거하여 위법성을 조각한 사례이다. 의사에게 무죄가 선고되었다. 대법원은 "피고인이 자신의 직업적 양심에 따라 망인의 자기결정권을 존중하여 망인에게 타가수혈하지 아니하고 이 사건 인공고관절 수술을 시행한 행위에 대하여 업무상과실치사에 관한 범죄의 증명이 없는 경우에 해당한다는 제1심 판결을 그대로 유지한 원심의 결론은 수긍할 수 있다." 판시하였다. 생각건대 환자의 자기결정권을 인정한 판례이다.

판결문

대법원 2014. 6. 26. 선고 2009도14407 판결
[업무상과실치사]

【판시사항】
환자의 명시적인 수혈 거부 의사가 존재하여 수혈하지 아니함을 전제로 환자의 승낙(동의)을 받아 수술하였는데 수술 과정에서 수혈을 하지 않으면 생명에 위험이 발생할 수 있는 응급상태에 이른 경우, 의사가 진료행위 시 고려하여야 할 사항 및 수혈을 거부하는 환자의 자기결정권이 생명과 대등한 가치가 있다고 평가될 것인지 판단하는 기준/수혈 거부에 관한 환자의 자기결정권 행사가 유효하기 위한 전제 요건/환자의 자기결정권 행사에 따라 수혈하지 않는 방식으로 수술하는 경우, 의사에게 요구되는 주의의무

【판결요지】
환자의 명시적인 수혈 거부 의사가 존재하여 수혈하지 아니함을 전제로 환자의 승낙(동의)을 받아 수술하였다. 그런데 수술 과정에서 수혈을 하지 않으면 생명에 위험이 발생할 수 있는 응급상태에 이른 경우에, 환자의 생명을 보존하기 위해 불가피한 수혈 방법의 선택을 고려함이 원칙이라 할 수 있다. 한편으로 환자의 생명 보호에 못지않게 환자의 자기결정권을 존중하여야 할 의무가 대등한 가치를 가지는 것으로 평가되는 때에는 이를 고려하여 진료행위를 하여야 한다.
어느 경우에 수혈을 거부하는 환자의 자기결정권이 생명과 대등한 가치가 있다고 평가될 것인지는 환자의 나이, 지적 능력, 가족관계, 수혈 거부라는 자기결정권을 행사하게 된 배경과 경위 및 목적, 수혈 거부 의사가 일시적인 것인지 아니면 상당한 기간 동안 지속되어 온 확고한 종교적 또는 양심적 신념에 기초한 것인지, 환자가 수혈을 거부하는 것이 실질적으로 자살을 목적으로 하는 것으로 평가될 수 있는지 및 수혈을 거부하는 것이 다른 제3자의 이익을 침해할 여지는 없는 것인지 등 제반 사정을 종합하여 판단하여야 한다. 다만 환자의 생명과 자기결정권을 비교형량하기 어려운 특별한 사정이 있다고 인정되는 경우, 의사가 자신의 직업적 양심에 따라 환자의 양립할 수 없는 두 개의 가치 중 어느 하나를 존중하는 방향으로 행위하였다면, 이러한 행위는 처벌할 수 없다.

그렇지만 이러한 판단을 위해서는 환자가 거부하는 치료방법, 즉 수혈 및 이를 대체할 수 있는 치료방법의 가능성과 안정성 등에 관한 의사의 설명의무 이행과 이에 따른 환자의 자기결정권 행사에 어떠한 하자도 개입되지 않아야 한다는 점이 전제되어야 한다. 즉 환자는 치료행위 과정에서의 수혈의 필요성 내지 수혈을 하지 아니할 경우에 야기될 수 있는 생명 등에 대한 위험성, 수혈을 대체할 수 있는 의료 방법의 효용성 및 한계 등에 관하여 의사로부터 충분한 설명을 듣고, 이러한 의사의 설명을 이해한 후 진지한 의사결정을 하여야 한다. 그 설명 및 자기결정권 행사 과정에서 예상한 범위 내의 상황이 발생되어야 한다. 또한 의사는 실제로 발생된 상황 아래에서 환자가 수혈 거부를 철회할 의사가 없는지 재확인하여야 한다.

특히 의사는 수술과정에서 발생되는 출혈로 환자의 생명이 위험에 빠지지 않도록 하기 위하여 환자에게 수혈하는 것이 통상적인 진료방법이다. 또한 수혈을 통하여 출혈로 인한 사망의 위험을 상당한 정도로 낮출 수 있음에도 환자의 의사결정에 따라 수혈을 포기하고 이를 대체할 수 있는 수술 방법을 택하는 것이다. 그런데 그 대체 수술 방법이 수혈을 완전히 대체할 수 있을 정도의 출혈 방지 효과를 가지지 못한다면, 그만큼 수술과정에서 환자가 과다출혈로 인한 사망에 이를 위험이 증가할 수 있다. 그럼에도 수술을 할 필요성이 있는지에 관하여 통상적인 경우보다 더욱 세심하게 주의를 기울임으로써, 과연 수술을 하는 것이 환자를 위한 최선의 진료방법인지 신중히 판단할 주의의무가 있다.

그리고 수술을 하는 경우라도 수혈 대체 의료 방법과 함께 당시의 의료수준에 따라 출혈로 인한 위험을 최대한 줄일 수 있는 사전준비나 시술방법을 시행함으로써 위와 같은 위험 발생 가능성을 줄이도록 노력하여야 한다. 또한 수술과정에서 예상과 달리 다량의 출혈이 발생될 수 있는 사정이 드러남으로써 위와 같은 위험 발생 가능성이 현실화되었다면, 과연 위험을 무릅쓰고 수술을 계속하는 것이 환자를 위한 최선의 진료방법인지 다시 판단하여야 한다. 환자가 수혈 대체 의료 방법을 선택하였다고 하더라도, 이는 생명에 대한 위험이 현실화되지 아니할 것이라는 전제 내지 기대 아래에서의 결정일 가능성이 크다. 그러므로 위험 발생 가능성이 현실화된 상태에서 위험을 무릅쓰고 수술을 계속하는 것이 환자의 자기결정권에 기초한 진료라고 쉽게 단정하여서는 아니 된다.

【참조조문】 헌법 제10조, 제12조, 형법 제24조, 제268조, 응급의료에 관한 법률 제6조, 제9조.

【전 문】
【피 고 인】피고인
【상 고 인】검사
【변 호 인】법무법인 ○○○ 담당변호사 ○○○
【원심판결】광주지법 2009. 12. 2. 선고 2009노1622 판결
【주 문】
상고를 기각한다.
【이 유】
상고이유(상고이유서 제출기간이 지난 후에 제출된 상고보충이유서 기재는 상고이유를 보충하는 범위 내에서)를 판단한다.

1. 수술과정에서의 수혈 거부에 관한 환자의 자기결정권과 의사의 진료상의 주의의무에 관하여 본다.

가. 진료계약에 따른 진료의무의 내용

환자가 의사에게 진료를 의뢰하고, 의사가 그 요청에 응하여 치료행위를 개시하는 경우에 의사와 환자 사이에는 진료계약이 성립된다. 진료계약에 따라 의사는 질병의 치료 등을 위하여 모든 의료지식과 의료기술을 동원하여 환자를 진찰하고 치료할 의무를 부담하며 이에 대하여 환자 측은 보수를 지급할 의무를 부담한다.

질병의 진행과 환자 상태의 변화에 대응하여 이루어지는 가변적인 의료의 성질로 인하여, 계약 당시에는 진료의 내용 및 범위가 개괄적이고 추상적이지만, 이후 질병의 확인, 환자의 상태와 자연적 변화, 진료행위에 의한 생체반응 등(이하 '환자의 건강상태 등'이라 한다)에 따라 제공되는 진료의 내용이 구체화되므로, 의사는 환자의 건강상태 등과 당시의 의료수준 그리고 자기의 지식경험에 따라 적절하다고 판단되는 진료방법을 선택할 수 있는 상당한 범위의 재량을 가진다(대법원 1992. 5. 12. 선고 91다23707 판결, 대법원 2007. 5. 31. 선고 2005다5867 판결 등 참조).

그렇지만 환자의 수술과 같이 신체를 침해하는 진료행위를 하는 경우에 의사는 질병의 증상, 치료방법의 내용 및 필요성, 발생이 예상되는 위험 등에 관하여 당시의 의료수준에 비추어 상당하다고 생각되는 사항을 설명하여 당해 환자가 그 필요성이나 위험성을 충분히 비교해 보고 그 진료행위를 받을 것인지의

여부를 선택하도록 함으로써 그 진료행위에 대한 동의를 받아야 한다(대법원 1994. 4. 15. 선고 92다25885 판결, 대법원 2002. 10. 25. 선고 2002다48443 판결 등 참조). 환자의 동의는 헌법 제10조에서 규정한 개인의 인격권과 행복추구권에 의하여 보호되는 자기결정권을 보장하기 위한 것으로서 환자는 생명과 신체의 기능을 어떻게 유지할 것인지에 대하여 스스로 결정하고 진료행위를 선택하게 되므로, 진료계약에 의하여 제공되는 진료의 내용은 의사의 설명과 환자의 동의에 의하여 구체화된다고 할 수 있다.

나. 진료의 선택 및 거부와 그 제한

이와 같이 자기결정권 및 신뢰관계를 기초로 하는 진료계약의 본질에 비추어 강제진료를 받아야 하는 등의 특별한 사정이 없는 한 환자는 자유로이 진료 여부를 결정할 수 있고 체결된 진료계약을 해지할 수 있다(민법 제689조 제1항). 그리고 진료계약을 유지하는 경우에도 환자의 자기결정권이 보장되는 범위 내에서는 제공되는 구체적인 진료행위의 내용을 선택하고 그 내용의 변경을 요구할 수 있을 것이며, 원칙적으로 의사는 이를 받아들이고 환자의 요구에 상응한 다른 적절한 진료방법이 있는지를 강구하여야 할 것이다.

그러나 인간의 생명은 고귀하고 생명은 헌법에 규정된 모든 기본권의 전제로서 기능하는 기본권 중의 기본권이라 할 것이고, 의사는 국민의 건강한 생활 확보에 이바지하는 사명을 가지고 의료 임무를 수행하여야 하며 환자에게 최선의 의료서비스를 제공하여야 하는 의무를 지므로, 의사로서는 환자가 요구하는 경우라고 하더라도 환자의 생명과 직결되는 진료행위를 중단하거나 환자의 생명 유지를 위하여 필요한 구체적인 진료행위를 진료방법에서 제외할 것인지에 대하여 극히 제한적으로 신중하게 판단하여야 한다(대법원 2009. 5. 21. 선고 2009다17417 전원합의체 판결 참조).

다. 환자의 자기결정권과 수혈 거부

위에서 본 것과 같이 구체적인 진료행위가 그 진료 개시에 앞서 환자의 자기결정권에 따라 치료방법에서 배제되어 있다면 특별한 사정이 없는 한 의사는 그 진료행위를 강제할 수 없다.

그러나 우리 헌법은 인간의 생명을 최고의 가치로 존중하고 있고, 여기에 자살관여죄를 처벌하는 우리 형법의 태도와 생명 보존 및 심신상의 중대한 위해의 제거를 목적으로 하는 응급의료에 관한 법률의 취지 등을 보태어 보면, 회복

가능성이 높은 응급의료상황에서 생명과 직결된 치료방법을 회피하는 것은 원칙적으로 허용될 수 없다고 보아야 한다.

그렇지만 환자의 자기결정권도 인간으로서의 존엄과 가치 및 행복추구권에 기초한 가장 본질적인 권리이므로, 특정한 치료방법을 거부하는 것이 자살을 목적으로 하는 것이 아닐 뿐만 아니라 그로 인해 침해될 제3자의 이익이 없고, 그러한 자기결정권의 행사가 생명과 대등한 가치가 있는 헌법적 가치에 기초하고 있다고 평가될 수 있다는 등의 특별한 사정이 있다면, 이러한 자기결정권에 의한 환자의 의사도 존중되어야 한다.

그러므로 환자의 명시적인 수혈 거부 의사가 존재하여 수혈하지 아니함을 전제로 환자의 승낙(동의)을 받아 수술하였는데 수술 과정에서 수혈을 하지 않으면 생명에 위험이 발생할 수 있는 응급상태에 이른 경우에, 환자의 생명을 보존하기 위해 불가피한 수혈 방법의 선택을 고려함이 원칙이라 할 수 있지만, 한편으로 환자의 생명 보호에 못지않게 환자의 자기결정권을 존중하여야 할 의무가 대등한 가치를 가지는 것으로 평가되는 때에는 이를 고려하여 진료행위를 하여야 한다.

어느 경우에 수혈을 거부하는 환자의 자기결정권이 생명과 대등한 가치가 있다고 평가될 것인지는 환자의 나이, 지적 능력, 가족관계, 수혈 거부라는 자기결정권을 행사하게 된 배경과 경위 및 목적, 수혈 거부 의사가 일시적인 것인지 아니면 상당한 기간 동안 지속되어 온 확고한 종교적 또는 양심적 신념에 기초한 것인지, 환자가 수혈을 거부하는 것이 실질적으로 자살을 목적으로 하는 것으로 평가될 수 있는지 및 수혈을 거부하는 것이 다른 제3자의 이익을 침해할 여지는 없는 것인지 등 제반 사정을 종합적으로 고려하여 판단하여야 할 것이다. 다만 환자의 생명과 자기결정권을 비교형량하기 어려운 특별한 사정이 있다고 인정되는 경우에 의사가 자신의 직업적 양심에 따라 환자의 양립할 수 없는 두 개의 가치 중 어느 하나를 존중하는 방향으로 행위하였다면, 이러한 행위는 처벌할 수 없다고 할 것이다.

라. 수혈 거부에 관한 환자의 자기결정권 행사의 전제 및 의사의 주의의무

그렇지만 이러한 판단을 위해서는 환자가 거부하는 치료방법, 즉 수혈 및 이를 대체할 수 있는 치료방법의 가능성과 안정성 등에 관한 의사의 설명의무 이행과 이에 따른 환자의 자기결정권 행사에 어떠한 하자도 개입되지 않아야 한다는 점이 전제되어야 한다.

즉 환자는 치료행위 과정에서의 수혈의 필요성 내지 수혈을 하지 아니할 경우에 야기될 수 있는 생명 등에 대한 위험성, 수혈을 대체할 수 있는 의료 방법의 효용성 및 한계 등에 관하여 의사로부터 충분한 설명을 듣고, 이러한 의사의 설명을 이해한 후 진지한 의사결정을 하여야 하고, 그 설명 및 자기결정권 행사 과정에서 예상한 범위 내의 상황이 발생되어야 하며, 또한 의사는 실제로 발생된 그 상황 아래에서 환자가 수혈 거부를 철회할 의사가 없는지 재확인하여야 할 것이다.

특히 의사는 수술과정 등에서 발생되는 출혈로 인하여 환자의 생명이 위험에 빠지지 않도록 하기 위하여 환자에게 수혈하는 것이 통상적인 진료방법이고 또한 수혈을 통하여 출혈로 인한 사망의 위험을 상당한 정도로 낮출 수 있음에도 환자의 의사결정에 따라 그 수혈을 포기하고 이를 대체할 수 있는 수술 방법을 택하는 것인데, 그 대체 수술 방법이 수혈을 완전히 대체할 수 있을 정도의 출혈 방지 효과를 가지지 못한다면 그만큼 수술과정에서 환자가 과다출혈로 인한 사망에 이를 위험이 증가할 수 있으므로, 그럼에도 불구하고 수술을 할 필요성이 있는지에 관하여 통상적인 경우보다 더욱 세심하게 주의를 기울임으로써, 과연 수술을 하는 것이 환자를 위한 최선의 진료방법인지 신중히 판단할 주의의무가 있다. 그리고 수술을 하는 경우라 하더라도 수혈 대체 의료 방법과 함께 그 당시의 의료 수준에 따라 출혈로 인한 위험을 최대한 줄일 수 있는 사전준비나 시술방법을 시행함으로써 위와 같은 위험 발생 가능성을 줄이도록 노력하여야 하며, 또한 수술 과정에서 예상과 달리 다량의 출혈이 발생될 수 있는 사정이 드러남으로써 위와 같은 위험 발생 가능성이 현실화되었다면 과연 위험을 무릅쓰고 수술을 계속하는 것이 환자를 위한 최선의 진료방법인지 다시 판단하여야 한다. 환자가 수혈 대체 의료 방법을 선택하였다고 하더라도 이는 생명에 대한 위험이 현실화되지 아니할 것이라는 전제 내지 기대 아래에서의 결정일 가능성이 크므로, 위험 발생 가능성이 현실화된 상태에서 그 위험을 무릅쓰고 수술을 계속하는 것이 환자의 자기결정권에 기초한 진료라고 쉽게 단정하여서는 아니 될 것이다.

2. 가. 원심이 인정한 이 사건 수술 전 상황 및 수술의 진행 경과에 관한 사실의 요지는 다음과 같다.

망 공소외 1(1945년생으로 이 사건 당시 62세이다. 이하 '망인'이라 한다)은 1975년경 우측 고관절 부위에 결핵성 관절염을 앓아 골반과 대퇴골의 유합수술을 받았는데, 골반과 대퇴골의 유합된 부위에서 통증 등이 있자 우측 고관절을 인공고관절로 바꾸는 수술을 받기를 원하였다.

망인은 다른 사람의 혈액을 수혈(이하 이를 '타가수혈'이라 한다) 받지 않는 방식(이하 이를 '무수혈 방식'이라 한다)으로 시술되는 수술을 받고자 2007. 12. 초순경 ○○대학교병원에 와서 위 병원 소속 정형외과 의사인 피고인에게 문의하였는데, 피고인은 전반적인 검사와 혈액종양내과의 답변을 확인한 후 망인에 대하여 무수혈 방식에 의해 수술이 가능하다고 판단하였고, 망인에게 무수혈 방식의 수술이 가능하지만 수술 상황에 따라서는 수혈을 하지 아니하면 출혈로 인하여 사망에 이를 위험성이 있음을 설명하였다.

망인은 '여호와 증인' 신도로 다른 사람의 피를 받지 않아야 한다는 교리를 생명보다 소중히 하는 신념을 가지고 있었고, 이는 망인이 속한 종교단체에서 역사적으로 인정되어 온 교리이다.

망인은 자신의 종교적 신념에 따라 어떠한 상황에서도 수혈을 하지 말 것을 피고인에게 요구하였고, 2007. 12. 17. 위 병원에, "치료에 있어 전혈수혈이나 성분수혈을 전적으로 금해 주실 것을 본 각서를 통해 알려드립니다. … 담당 의료진은 치료 도중 전혈이나 혈액성분의 수혈이 필요하다고 느낄지 모르지만, 그렇더라도 수혈을 원치 않는다는 본인의 의지는 확고하며, 설사 환자가 무의식이 되더라도 이 방침은 변하지 않습니다. 본인은 여호와의 증인 신분으로, 관련된 문제를 심사숙고한 후 본 의료적/종교적 각서를 작성합니다. 본인의 이러한 방침을 따름으로 인하여 야기되는 모든 피해에 대하여 본인은 병(의)원 및 담당 의료진에게 민·형사상의 어떠한 책임도 묻지 않겠습니다."라고 기재된 책임면제각서를 제출함으로써, 타가수혈을 거부하겠다는 명확한 의사를 표시하였다.

○○대학교병원 마취통증의학과 의사인 공소외 2는, 수술 전날인 2007. 12. 19. 망인과 망인의 딸을 만나 수술 도중 대량출혈이 발생할 가능성이 있고 그러한 경우 타가수혈을 하지 않으면 장기손상 및 부전에 의한 사망가능성이 매우 높다는 설명을 하였고, 2007. 12. 20. 수술 시작 직전에 다시 망인에게 타가수혈을 거부하는 의사가 유효한지 확인하였으나, 망인은 여전히 타가수혈을 강력하게 거부하였다.

피고인은 망인의 요구에 따라 무수혈 방식으로 수술하던 도중 과다출혈로 인하여 범발성 응고장애가 발생하여 지혈이 되지 않고 타가수혈이 필요한 상황이 발생하자, 정형외과 전문의 공소외 3으로 하여금 수술실 밖으로 나가 망인의 가족들에게 망인의 상태를 설명한 후 타가수혈을 할 것인지 여부를 묻도록 하였는데, 망인의 남편은 '여호와의 증인' 신도였으므로 타가수혈을 거부한 반면 망인의 자녀들은 타가수혈을 강력히 원하는 등 가족들 사이에 의견이 나뉘어 확실한 대답을 얻지 못하였다.

이에 피고인은 타가수혈 여부를 결정하지 못하고 의료진을 통해 '여호와의 증인' 교섭위원회에 이 사건과 관련된 자문을 급하게 요청하였으나 별다른 답신을 받지 못하였다.

그러는 중에도 망인의 출혈이 계속되어 피고인은 수술을 중단한 후 망인을 중환자실로 옮겼다. 그 후 망인의 남편도 타가수혈에 동의함으로써 가족들 전부가 타가수혈을 원하였으나, 당시는 폐울혈 및 범발성 응고장애가 발생하고 있는 상태라 타가수혈이 증상을 악화시킬 가능성이 있어 병원 측에서는 망인에게 타가수혈을 시행하지 아니하였고, 망인은 결국 다량 실혈로 인한 폐부종으로 사망하였다.

나. 나아가 원심은, 위 인정 사실들과 아울러 이 사건 기록에 의하면, ① 망인은 '여호와의 증인' 신도로서 타인의 피를 받는 행위를 종교적인 신념에 따라 명백하게 거부하고 있었고, ② 망인은 오래전 받은 골반과 대퇴골의 유합수술로 인한 후유증으로 상당한 통증을 느끼고 있었으며 일상생활에도 상당한 지장을 겪고 있었기에 인공고관절 치환술을 받기를 원하고 있었으며, ③ ○○대학교병원에서 수술을 받기 전 다른 3개의 병원에서 진료를 받았는데, 그 과정에서도 수술 도중 상당한 출혈이 발생할 수 있어 무수혈 방식의 수술은 위험하다는 사실을 고지받았고, ④ ○○대학교병원에서 무수혈수술이 가능하다는 얘기를 전해 듣고 위 병원에 찾아갔는데, 피고인으로부터 진료를 받는 과정 및 수술을 준비하는 과정에서도 수술도중 출혈 발생 가능성 및 그로 인한 위험성 등에 대해 충분한 설명과 고지를 받았으며, ⑤ 망인의 딸은 망인이 무수혈 방식의 수술을 받는 것을 반대하여 망인을 설득하기도 하였던 것으로 보이나, 망인은 결국 자신의 종교적인 신념에 따라 무수혈 방식의 수술을 결정하였고(망인의 딸이 수술 전 의료진에게 위급한 상황이 발생하면 타가수혈을 해달라고 요청하였더라도 이미 망인의 의사가 명확하였고, 자기결정권의 취지와 그 일신전속적인 성격을 고려할 때 망인의 의사가 번복된다고 보기 어렵다), ⑥ 이 사건 수술과정에서 심각한 출혈이 발생한 것을 제외하고는 피고인이 예상하지 못한 상황이 발생하였다거나 망인이 미리 고려하지 못한 상황이 발생하였다고 보기는 어려우며, ⑦ 어떤 의미에서는 심각한 출혈 자체와 그로 인한 사망의 결과도 망인이 이 사건 수술과정에서 발생할 수 있는 최악의 상황으로 가정하고 있었고, 이를 종교적인 이유에서 전부 감내할

의사를 가지고 있었다고 볼 수 있는 사정들이 인정되므로, 이에 비추어 보면 피고인이 망인의 치료방법 선택에 따라 수술과정에서 타가수혈을 하지 않은 행위는 위법성이 없다고 판단하고, 이 사건 업무상과실치사 공소사실이 범죄의 증명이 없거나 범죄로 되지 않는 경우에 해당한다는 제1심판결을 그대로 유지하였다.

3. 이러한 원심의 사실인정과 판단을 비롯한 원심판결 이유를 기록에 비추어 살펴보면, 다음과 같이 판단된다.

가. 앞서 본 것과 같이 자기결정권의 행사가 유효하다고 하더라도 특별한 사정이 있는 예외적인 경우에 한하여 생명과 대등한 가치를 가지는 것으로 평가될 수 있으므로, 원심의 판단 이유 중에서, 환자의 자기결정권 행사가 의사의 일반적인 의무, 즉 국가의 생명권 보호의무에 기초를 두고 있는 환자의 생명을 구할 의무 등과 직접 충돌하는 상황이 발생할 경우에는 원칙적으로 자기결정권의 행사를 의사의 의무보다 우위에 두어야 한다는 취지로 설시한 부분은 적절하다고 할 수 없다.

나. 그러나 위에서 본 원심판단의 논거는 대체로 앞에서 살펴본 수혈 거부에 대한 환자의 자기결정권 행사에 따른 의사의 진료의무에 관한 법리에 상응하는 것으로 수긍할 수 있고, 또한 원심이 인정한 피고인의 무수혈 방식의 수술 및 그 위험성에 관한 수술 전의 설명 내용, 망인의 나이, 가족관계, 망인이 이 사건 수술에 이르게 된 경위, 망인이 타가수혈 거부라는 자기결정권을 행사하게 된 배경, 수혈 거부에 대한 망인의 확고한 종교적 신념, 책임면제각서를 통한 망인의 진지한 의사결정, 수술 도중 타가수혈이 필요한 상황에서의 가족 등의 의사 재확인 등에 관한 사정들을 종합적으로 고려하여 보면, 이 사건에서는 망인의 생명과 자기결정권을 비교형량하기 어려운 특별한 사정이 있으므로, 타가수혈하지 아니한 사정만을 가지고 피고인이 의사로서 진료상의 주의의무를 다하지 아니하였다고 할 수 없다.

다. 따라서 피고인이 자신의 직업적 양심에 따라 망인의 자기결정권을 존중하여 망인에게 타가수혈하지 아니하고 이 사건 인공고관절 수술을 시행한 행위에 대하여 업무상과실치사에 관한 범죄의 증명이 없는 경우에 해당한다는 제1심판결을 그대로 유지한 원심의 결론은 수긍할 수 있다. 이와 달리 위와 같은 원심의 판단에 환자의 자기결정권에 관한 법리를 오해하여 판결에 영향을 미친 위법이 있다는 상고이유의 주장은 받아들이지 아니한다.

4. 한편 검사는 상고이유서 제출기간이 지난 후에 제출된 상고보충이유서를 통하여, 피고인이 무수혈 방식에 의하여 망인을 수술할 수 있다고 판단한 것에 과실이 있다고 인정할 증거가 부족하다는 원심의 판단을 다투고 있다. 그렇지만 이는 상고이유로 주장한 환자의 자기결정권 행사에 관한 법리 오해와는 다른 사유로서 상고이유서 제출기간이 지난 후에 제출된 새로운 상고이유이므로 적법한 상고이유가 될 수 없고, 또한 직권으로 심판할 사유라고 볼 수도 없으므로, 결국 무수혈 방식에 의한 수술 가능성에 관한 피고인의 판단에 과실이 있는지 여부는 상고심의 심판 대상이 되지 못한다.

5. 그러므로 상고를 기각하기로 하여 관여 대법관의 일치된 의견으로 주문과 같이 판결한다.

대법관   신영철(재판장) 이상훈 김용덕(주심) 김소영

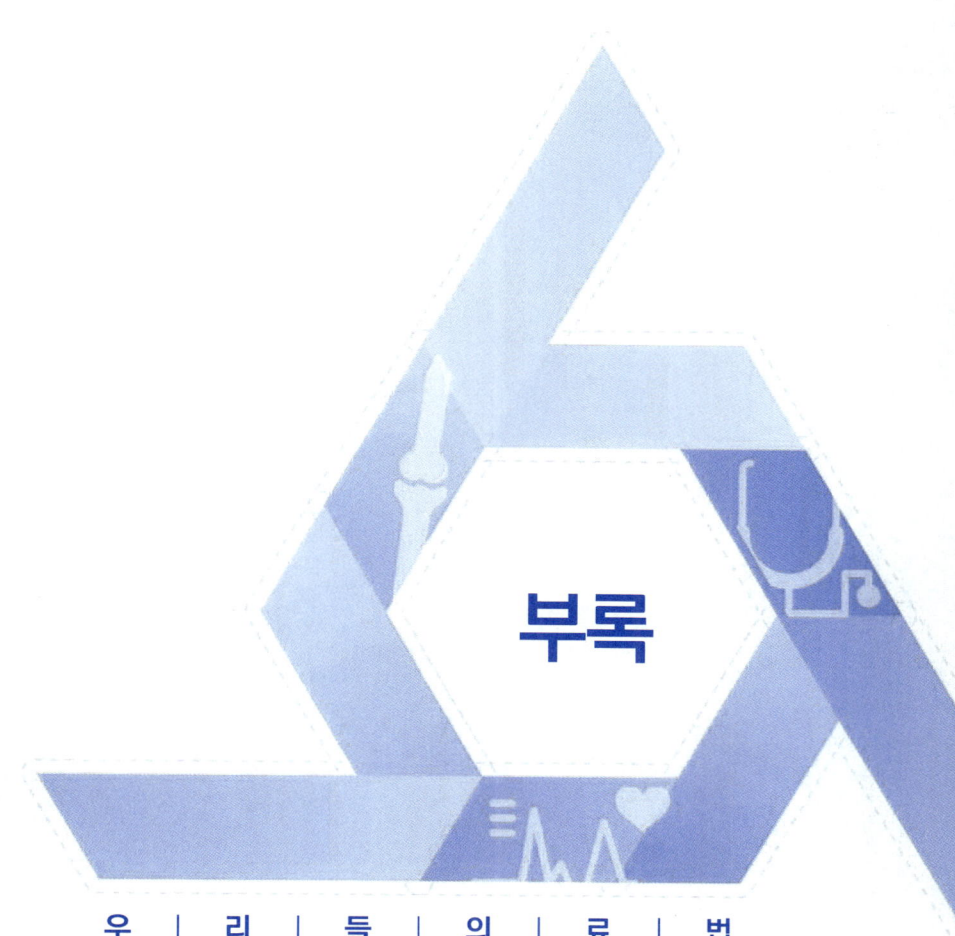

부록

우 | 리 | 들 | 의 | 료 | 법

부록 1 조문색인 – 새로 쓴 의료법 조문 제목

가. 『의료법』 제목은 각 법률 조문에서 핵심 내용을 담아야 한다. 의료법 조문 제목에 『~의, ~등』이 너무 많다. 이런 제목들은 일본 법제 영향으로 보이나, 답습할 필요가 없다. 더 창의적으로 생각해야 한다.

나. 새로 쓴 의료법 조문 제목이다. 명확성·간결성·가독성을 고려하였다. 신구 제목을 비교해 보시기 바란다. 대표로 15개 조문만 소개한다.
① 제12조(의료기술 등에 대한 보호)⇒제12조(의료인·의료행위·의료시설·의료기재·의료약품 보호), ② 제14조(기구 등 우선공급)⇒제14조(의료용 기구·약품·시설·재료 우선공급), ③ 제16조(세탁물 처리)☞제16조(세탁물처리와 감염예방교육), ④ 제17조(진단서 등)⇒제17조(진단서·검안서·증명서 교부), ⑤ 제21조의2(진료기록의 송부 등)⇒ 제21조2(진료기록송부와 정보누출금지·정보변조금지·정보훼손금지), ⑥ 제22조(진료기록부 등)⇒제22조(진료기록부·조산기록부·간호기록부 기록·서명·보관), ⑦ 제23조(전자의무기록)⇒제23조(전자의무기록과 개인정보 탐지·누출·변조·훼손 금지), ⑧ 제24조의2(의료행위에 관한 설명)⇒제24조2(의료인 의료행위·설명의무·환자서면동의), ⑨ 제25조(신고)⇒제25조(의료인 취업신고 의무), ⑩ 제27조(무면허 의료행위 등 금지)⇒제27조(무면허의료행위금지와 의료인·의료기관에게 환자소개행위금지·환자알선행위금지·환자유인행위금지·이를 사주하는 행위금지), ⑪ 제46조(환자의 진료의사 선택 등)⇒제46조(환자·환자보호자의 진료의사 선택·정보제공·추가비용 금지), ⑫ 제47조(의료관련감염 예방)⇒제47조(의료감염 예방조치·정보제공·비밀누설금지·조사·연구·교육), ⑬ 제54조(신의료기술평가위원회의 설치 등)⇒제54조(신의료기술평가위원회 설치와 분야별 전문평가위원회), ⑭ 제56조(의료광고의 금지 등)⇒제56조(의료광고금지와 의료광고방법금지), ⑮ 제57조의2(의료광고에 관한 심의위원회)⇒제57조2(의료광고 심의위원회)로 바꾸었다. 대한민국 입법이 가야 할 방향이다. 어떤 제목이 더 간결하고 명확한지 검토해 보시기 바란다. 제목은 내용 핵심을 담아야 한다.

다. 의료법 개정 작업 시 가장 먼저 해야 할 일은 『의료법 조문 제목부터 정비』하는 일이다. 나의 개정안이 입법 개정에 참고가 되었으면 한다.

제1장 총 칙 ··· 2
제1조(목적) ··· 3
제2조(의료인 개념 · 의료인 범위 · 의료인 임무 · 의료인 사명) ······ 9
제3조(의료기관) ·· 23
제3조2(병원) ·· 26
제3조3(종합병원) ·· 27
제3조4(상급종합병원 지정) ··· 29
제3조의5(전문병원 지정) ·· 33

제2장 의료인 ·· 35
제1절 자격과 면허 ·· 37
제4조(의료인 의무와 의료기관장 의무) ·························· 38
제4조2(간호 · 간병통합서비스 제공) ····························· 45
제4조3(의료인 면허 대여 금지와 알선 금지) ··················· 48
제5조(의사면허 · 치과의사면허 · 한의사면허) ·················· 52
제6조(조산사면허) ··· 59
제7조(간호사면허) ··· 61
제8조(의료인 결격사유) ··· 64
제9조(국가시험) ·· 87
제10조(응시자격제한) ·· 92
제11조(면허조건과 면허등록) ······································ 93
제12조(의료인 · 의료행위 · 의료시설 · 의료기재 · 의료약품 보호) ······ 95
제13조(의료기재 압류금지) ··· 97
제14조(의료용 기구 · 약품 · 시설 · 재료 우선공급) ··········· 98
제15조(진료거부금지) ·· 100
제16조(세탁물처리와 감염예방교육) ··························· 103
제17조(진단서 · 검안서 · 증명서 교부) ························ 107
제17조2(처방전) ·· 126
제18조(처방전 작성과 처방전 교부) ···························· 134
제18조의2(의약품정보확인) ······································ 139
제19조(개인정보누설금지) ·· 141
제20조(태아 성 감별행위금지) ··································· 148
제21조(기록열람) ··· 160
제21조2(진료기록송부와 정보누출금지 · 정보변조금지 · 정보훼손금지) ······ 174

제2절 권리와 의무 ·· 178
제22조(진료기록부·조산기록부·간호기록부 기록·서명·보관) ············ 180
제23조(전자의무기록과 개인정보 탐지·누출·변조·훼손 금지) ············ 200
제23조2(전자의무기록표준화) ·· 205
제23조3(진료정보 침해사고 통지) ··· 207
제23조4(진료정보 침해사고 예방과 대응) ··· 208
제23조5(부당한 경제이익 취득금지) ··· 211
제24조(요양방법지도의무) ·· 219
제24조2(의료인 의료행위·설명의무·환자서면동의) ·························· 224
제25조(의료인 취업신고 의무) ··· 235
제26조(변사체 신고) ·· 237

제3절 의료행위 제한 ·· 239
제27조(무면허의료행위금지와 의료인·의료기관에게 환자소개행위금지·
　환자알선행위금지·환자유인행위금지·이를 사주하는 행위금지) ············ 242
제27조2 삭제 〈2015.12.22.〉 ··· 276

제4절 의료인단체 ·· 277
제28조(중앙회와 조직지부) ··· 277
제29조(설립허가와 정관변경) ·· 279
제30조(협조의무와 보수교육) ·· 282
제31조 삭제 〈2011.4.7.〉 ··· 287

제3장 의료기관 ··· 289
제1절 의료기관개설 ··· 291
제33조(의료기관개설) ··· 297
제33조2(의료기관개설위원회 설치·구성·운영) ································· 381
제33조3(실태조사) ·· 382
제34조(원격의료) ··· 385
제35조(의료기관개설특례) ··· 390
제36조(준수사항) ··· 392
제36조2(공중보건의사·당직의료인·병역판정검사전담의사 고용금지) ············ 395
제37조(진단용 방사선 발생장치 설치·운영과 안전관리책임자 안전교육·
　보수교육) ··· 399

제38조(특수의료장비 설치·운영) ···································· 401
제39조(의료기관 시설·장비·인력의 공동이용과 의료사고 인과관계) ············ 403
제40조(폐업·휴업 신고) ·· 406
제40조2(진료기록부 이관 방법과 절차) ································ 410
제40조3(진료기록보관시스템 구축·운영) ······························· 417
제41조(당직의료인) ·· 419
제42조(의료기관 종류에 따른 명칭사용) ······························· 429
제43조(진료과목 설치·운영) ·· 440
제44조 삭제〈2009.1.30.〉·· 444
제45조(비급여 진료비용 고지) ······································ 445
제45조2(비급여 진료비용 보고·현황조사·분석·결과 공개) ·············· 449
제45조3(제증명수수료의 기준 고시) ·································· 452
제46조(환자·환자보호자의 진료의사 선택·정보제공·추가비용 금지) ······· 454
제47조(의료감염 예방조치·정보제공·비밀누설금지·조사·연구·교육) ········· 459
제47조2(입원환자 전원) ·· 463

제2절 의료법인 ··· 465
제48조(의료기관 설립허가·시설보유) ································ 466
제48조2(의료법인 이사와 의료법인 감사) ····························· 471
제49조(의료법인 부대사업) ··· 474
제50조(「민법」준용) ·· 476
제51조(의료법인 설립허가취소) ····································· 477
제51조2(의료법인 임원 선임 관련 금품 수수·약속 금지) ················ 478

제3절 의료기관 단체 ··· 479
제52조(의료기관단체설립) ··· 479
제52조2(대한민국의학한림원) ······································ 480

제4장 신의료기술평가 ··· 483
제53조(신의료기술평가) ··· 485
제54조(신의료기술평가위원회 설치와 분야별 전문평가위원회) ·········· 489
제55조(자료수집업무위탁) ··· 491

제5장 의료광고 ··· 493

제56조(의료광고금지와 의료광고방법금지) ······················· 499
제57조(의료광고 심의) ··································· 521
제57조2(의료광고 심의위원회) ·························· 531
제57조3(의료광고 관리·감독) ·························· 535
제6장 감독 ·· 537
제58조(의료기관 인증과 의료기관평가인증원) ············· 539
제58조2(의료기관인증위원회) ·························· 542
제58조3(의료기관 인증기준과 인증방법) ················· 544
제58조4(의료기관 인증신청과 인정평가) ················· 548
제58조5(이의신청) ····································· 550
제58조6(인증서와 인증마크) ··························· 552
제58조7(인증공표와 인증활용) ························· 554
제58조8(자료제공·지료협조 요청) ····················· 556
제58조9(의료기관 인증에 대한 사후관리) ··············· 557
제58조10(의료기관 인증취소와 의료기관 조건부인증취소) ··· 560
제58조11(의료기관평가인증원 설립과 업무) ············· 563
제59조(지도와 명령) ··································· 565
제60조(병상 수급계획 수립) ··························· 572
제60조2(의료인 수급계획) ····························· 575
제60조3(간호인력 취업교육센터 설치·운영) ············ 576
제61조(사항보고·업무검사·사실확인) ················· 579
제61조2(자료제출과 의견진술 요청) ··················· 581
제62조(의료기관 회계기준) ··························· 583
제63조(시설·장비 사용 제한·금지명령과 시정명령) ····· 584
제64조(의료업 정지·의료업 개설허가취소·의료기관 폐쇄명령) ··· 591
제65조(면허취소·면허재교부·면허재교부 금지기간) ····· 600
제66조(자격정지) ····································· 614
제66조2(중앙회 자격정지 처분요구) ···················· 623
제67조(과징금처분) ··································· 625
제68조(행정처분기준) ································· 627
제69조(의료지도원) ··································· 628

제7장 삭제 〈2011.4.7.〉 ······························ 631
제70조 삭제 〈2011.4.7.〉 ······························ 631
제71조 삭제 〈2011.4.7.〉 ······························ 631

제72조 삭제 〈2011.4.7.〉 ··· 631
제73조 삭제 〈2011.4.7.〉 ··· 631
제74조 삭제 〈2011.4.7.〉 ··· 631
제75조 삭제 〈2011.4.7.〉 ··· 631
제76조 삭제 〈2011.4.7.〉 ··· 631

제8장 보칙 ·· 633
제77조(전문의) ·· 635
제78조(전문간호사) ·· 641
제79조(특정지역 의료인) ·· 647
제80조(간호조무사 자격·간호조무사 교육훈련기관·간호조무사 보수교육) ········ 650
제80조의2(간호조무사 업무범위·업무한계) ··· 654
제80조의3(간호조무사 준용규정) ·· 664
제81조(의료유사업자 준용규정) ··· 666
제82조(안마사) ··· 667
제83조(시설·운영경비·조사·연구비용전부·연구비용일부 보조) ····················· 671
제84조(청문) ·· 674
제85조(수수료) ··· 676
제86조(권한위임과 위탁) ··· 678
제86조의2(벌칙 적용에서 공무원 의제) ·· 679
제86조의3(기록보존·기록보관 의무면책) ··· 680

제9장 벌칙 ·· 681
제87조(벌칙) ·· 683
제87조의2(벌칙) ··· 686
제88조(벌칙) ·· 691
제88조의2(벌칙) [제88조의3에서 이동, 종전 제88조의2는 삭제 〈2016.12.20.〉] ·· 699
제88조3 [제88조의2로 이동 〈2016.12.20.〉] ·· 701
제89조(벌칙) ·· 702
제90조(벌칙) ·· 706
제90조의2(「형법」상 감경규정에 관한 특례) ··· 711
제91조(양벌규정) ··· 712
제92조(과태료) ··· 719
제93조 삭제 〈2009.1.30.〉 ··· 724

부록 2 사항색인

[ㄱ]

간호사 ································ 8, 16, 61, 185, 196, 271, 311, 381, 621, 641, 784
간호조무사 ····················9, 12, 37, 45, 254, 645, 648, 656, 662, 664, 775, 784, 786
공동정범 ························123, 194, 197, 248, 250, 271, 305, 368, 372, 714, 761, 775
공중보건의사 ···285, 287, 395
교사범 ···123, 125, 248, 250, 714, 782, 784, 787, 788, 789
과실 ··144, 385, 616
과징금 ···435, 607, 619, 620, 624
과태료 ··607, 620, 716
기록열람 ···155, 168, 171, 411
기록열람허용의무 ···155

[ㄴ]

누설 ··141, 144, 147, 151, 457, 628

[ㄷ]

당직의료인 ··395, 419, 421, 422, 424, 425
동의 ···13, 101, 112, 130, 151, 155, 156, 168, 173, 222
대한의사협회 ··56, 469, 470, 528, 605
대학병원 ··101, 509, 791

[ㅁ]

무면허의료행위금지 ··196, 239, 251, 272, 621, 775, 779, 782
면허재교부 ···599
면허정지 ···71, 251, 447, 606, 619, 620
면허취소 ···83, 240, 447, 596, 599, 600, 604, 609, 617, 619, 620
명칭변경 ··465, 470

[ㅂ]

방조범 ···248, 714, 782, 786
벌금 ···607, 683, 685, 690, 698, 701, 706
벌칙 ···515, 679, 683, 685, 690, 698, 701, 706
병원 ··22
병원감염 ··37, 457
보건소장 ·······························15, 56, 168, 187, 230, 308, 404, 404, 410, 416, 677, 717
보건의료서비스 ···5, 8
보수교육 ···280, 281, 283, 285, 399, 473, 649, 653
부당경제이익취득금지 ···187, 311, 316, 322, 325, 335
부작위범 ···768, 769, 774
비밀 ··8, 114, 143, 144, 147, 628
비밀누설금지 ···459
비밀준수 ··11

[ㅅ]

사회상규 ···656, 662, 775, 777, 781, 782
상해진단서 ··108, 113, 114
서면동의 ··222, 227, 716
설명의무 ···224, 227, 229, 234, 762, 771, 803
설명흠결 ··229
세탁물 ···14, 102
손해배상 ·····························11, 15, 156, 159, 195, 221, 229, 232, 353, 361, 637, 764
시정명령 ····································315, 337, 339, 435, 447, 527, 559, 583, 619, 706
신의료기술 ························485, 488, 489, 491, 495, 507, 509, 528, 567, 568, 569, 570

[ㅇ]

양벌규정 ···662, 712, 714
여호와 증인 ···761, 791
요양방법지도 ···219
응급의료 ···7, 13, 39, 63, 73, 99, 139, 291, 297, 311, 607, 800, 802
응급환자 ···7, 13, 99, 132, 173, 177, 230, 291, 311, 419

의료계약 ···227, 476, 792
의료과오 ···144, 220, 761, 771, 781
의료광고 ·······················261, 274, 495, 509, 510, 513, 514, 517, 530, 535, 528, 607
의료광고심의위원회 ···530
의료기관 ···························22, 37, 291, 425, 479, 539, 541, 543, 547, 552, 557, 559
의료기관평가인증원 ··562
의료법인 ···37, 296, 317, 349, 465, 478
의료분쟁조정 ··696, 697, 698
의료사고 ···55, 155, 195, 221, 403, 643, 761
의료유사업자 ··11, 656, 665, 657, 658, 663
의료인 ···5, 8, 37, 48, 277, 419, 575, 646
의료인 결격사유 ···63, 69, 73, 76, 85, 607, 609
의료지도원 ···628
의료행위 ·······················144, 222, 239, 252, 265, 337, 486, 514, 644, 762, 775, 782
의사 ··4, 5, 8, 51, 395, 453
의사의 의무 ···14, 807
의사의 재량 ···191, 232, 233
의원 ··································22, 74, 78, 195, 291, 309, 335, 351, 409, 413, 509
원격의료 ··31, 384, 387, 409
인과관계 ·································17, 21, 195, 232, 234, 403, 762, 771, 772, 774
인증마크 ···551, 559
입증 ··11, 195, 229

[ㅈ]
자격정지 ···122, 216, 251, 254, 277, 600, 611, 620, 622, 623
자기결정 ···5, 8, 146, 227, 791, 792, 797, 799, 802, 807
전문간호사 ···273, 641, 643, 644, 645, 732
전문병원 ···32, 168, 426, 427, 553, 583
전염병·감염병 ····················11, 111, 157, 158, 168, 392, 414, 457, 463, 688, 728, 733
전자의무기록 ··199, 141, 172, 178, 203, 204, 206
정당한 사유 ················99, 101, 139, 155, 199, 227, 453, 547, 556, 565, 578, 589
정보누설금지 ···141
조산사 ····································8, 22, 42, 48, 59, 85, 239, 252, 277, 291, 381, 530

종합병원 ·································26, 29, 215, 239, 291, 311, 410, 425, 437, 453, 530, 582
죄형법정주의 ···························95, 121, 150, 256, 267, 368, 420, 689, 695, 700, 710, 724
주의의무 ·································18, 144, 221, 232, 761, 764, 765, 779, 783, 797, 798, 799
중앙회 ···277, 279, 280, 281, 282, 283, 285, 287, 288, 623, 670
지역보건의료계획 ··8
지체 없이 ···173, 265, 277, 358, 454, 496, 500, 547
진단서 ···104, 113, 114, 115, 117, 122, 141, 253, 447, 611, 622
진단설명 ··228
진료과목 ··26, 29, 32, 435, 437, 444, 527, 607
진료거부 ···99, 101
진료기록부 ··141, 171, 178, 186, 187, 191, 196, 199

[ㅊ]
처방전 ···115, 119, 120, 126, 130, 131, 132, 254, 787
청문 ···673
치과의사 ···8, 15, 22, 42, 51, 85, 104, 126, 155, 239, 635, 677

[ㅌ]
태아성감별행위 ·· 148
특수의료 ···314, 401
특수의료장비 ··· 314, 315, 401

[ㅍ]
폐업·휴업 ···11, 102, 350, 404, 409, 410, 415, 416, 565, 717
피해자 승낙 ···780, 791, 795

[ㅎ]
한의사 ···37, 48, 51, 437, 453, 635, 646
한지의사 ··· 74, 76, 646
행정처분 ························· 79, 82, 85, 216, 251, 255, 314, 435, 447, 516, 616, 620, 627
협조의무 ··· 280, 285

부록 3 판례색인

대법원 1972. 05. 09. 선고 72도597 판결 ·· 257, 258
대법원 1976. 01. 27. 선고 74도3458 판결 ·· 257, 258
대법원 1982. 12. 14. 선고 81도3227 판결 ·· 366, 367
대법원 1987. 01. 20. 선고 86다카1469 판결 ··· 272, 643
대법원 1992. 05. 12. 선고 91다23707 판결 ··· 801
대법원 1993. 08. 27. 선고 93도153 판결 ·· 247
대법원 1994. 04. 15. 선고 92다25885 판결 ·· 802
대법원 1995. 03. 10. 선고 94다39567 판결 ·· 195
대법원 1997. 02. 11. 선고 96다5933 판결 ·· 18
대법원 1997. 08. 29. 선고 96다46903 판결 ·· 195
대법원 1997. 09. 26. 선고 96누10096 판결 ·· 329
대법원 1998. 01. 23. 선고 97도2124 판결 ····························· 192, 193, 197, 512
대법원 1998. 02. 13. 선고 97누18042 판결 ·· 85
대법원 1998. 11. 24. 선고 98다32045 판결 ·· 195
대법원 1999. 02. 09. 선고 97다56235 판결 ·· 332
대법원 2001. 03. 09. 선고 2000수124 판결 ·· 177
대법원 2001. 11. 30. 선고 2001도2015 판결 ·· 374
대법원 2001. 12. 14. 선고 2001도4283 판결 ······································· 696, 697
대법원 2002. 10. 25. 선고 2002다48443 판결 ·· 802
대법원 2003. 10. 23. 선고 2003도256 판결 ·· 377
대법원 2006. 03. 10. 선고 2005두16079 판결 ·· 55
대법원 2006. 03. 24. 선고 2005도3717 판결 ·· 645
대법원 2006. 09. 28. 선고 2006도3750 판결 ·· 323
대법원 2007. 05. 31. 선고 2005다5867 판결 ·· 801
대법원 2007. 06. 28. 선고 2007다16885 판결 ·· 347
대법원 2007. 09. 06. 선고 2006도2306 판결 ······································· 273, 644
대법원 2007. 11. 30. 선고 2007두10051 판결 ·· 609

대법원 2008. 02. 29. 선고 2007도11339 판결 ·· 696, 697
대법원 2008. 05. 29. 선고 2004다33469 판결 ·· 637, 640
대법원 2008. 08. 11. 선고 2008도3090 판결 ·· 272, 644
대법원 2008. 09. 25. 선고 2006도4652 판결 ·· 377
대법원 2009. 02. 26. 선고 2006도9311 판결 ·· 515
대법원 2009. 12. 24. 선고 2007도1915 판결 ·· 645
대법원 2010. 03. 25. 선고 2008도590 판결 ··· 272
대법원 2010. 05. 13. 선고 2010도2755 판결 ·· 659
대법원 2010. 05. 27. 선고 2006도9083 판결 ·· 514
대법원 2010. 10. 28. 선고 2008도8606 판결 ··· 16, 18
대법원 2011. 04. 14. 선고 2010도10104 판결 ·· 234
대법원 2011. 04. 14. 선고 2010두26315 판결 ·· 387
대법원 2011. 05. 26. 선고 2009도6980 판결 ·· 270
대법원 2011. 07. 14. 선고 2010도1444 판결 ·· 662
대법원 2011. 10. 13. 선고 2011도6287 판결 ·· 123
대법원 2011. 10. 27. 선고 2009도2629 판결 ·· 373
대법원 2012. 05. 10. 선고 2010도5964 판결 ······························· 197, 272, 658
대법원 2012. 07. 26. 선고 2011두4794 판결 ·· 122, 622
대법원 2012. 09. 13. 선고 2010도1763 판결 ·· 274
대법원 2012. 09. 13. 선고 2012도3166 판결 ·· 695, 697
대법원 2012. 10. 11. 선고 2008두19345 판결 ·· 275
대법원 2012. 10. 25. 선고 2010도6527 판결 ·· 274
대법원 2013. 04. 11. 선고 2010도1388 판결 ·· 120
대법원 2013. 04. 11. 선고 2011도14690 판결 ·· 121
대법원 2013. 04. 26. 선고 2011도10797 판결 ·· 119
대법원 2013. 04. 26. 선고 2012다107167 판결 ·· 361
대법원 2013. 11. 28. 선고 2012다67368 판결 ·· 380
대법원 2013. 12. 12. 선고 2011도9538 판결 ·· 203
대법원 2014. 08. 20. 선고 2012도14360 판결 ··· 366, 367
대법원 2014. 08. 20. 선고 2012두14842 판결 ··· 188, 189
대법원 2014. 09. 04. 선고 2012도16119 판결 ··· 196, 271
대법원 2014. 09. 04. 선고 2013도7572 판결 ·· 269

대법원 2014. 11. 27. 선고 2012다11389 판결 ·· 195
대법원 2015. 05. 29. 선고 2014다229399 판결 ································· 319, 320
대법원 2015. 07. 09. 선고 2014도11843 판결 ·· 379
대법원 2016. 01. 28. 선고 2013두21120 판결 ·· 566
대법원 2016. 06. 23. 선고 2014도16577 판결 ······························· 192, 193, 510
대법원 2016. 06. 23. 선고 2015다55397 판결 ·· 221
대법원 2016. 06. 23. 선고 2016도556 판결 ·· 513
대법원 2016. 08. 24. 선고 2013도841 판결 ·· 357
대법원 2016. 08. 29. 선고 2014두45956 판결 ·· 329
대법원 2016. 10. 13. 선고 2016도11407 판결 ·· 375
대법원 2017. 01. 12. 선고 2016도15470 판결 ······································ 366, 368
대법원 2017. 02. 21. 선고 2015도14966 판결 ·· 420
대법원 2017. 03. 09. 선고 2016두55933 판결 ······································ 188, 189
대법원 2017. 04. 07. 선고 2016도19980 판결 ·· 370
대법원 2017. 04. 07. 선고 2017도378 판결 ·· 372
대법원 2017. 04. 26. 선고 2016도19982 판결 ·· 369
대법원 2017. 04. 28. 선고 2015도12325 판결 ·· 191
대법원 2017. 05. 17. 선고 2017도2244 판결 ·· 365
대법원 2017. 06. 19. 선고 2017도4240 판결 ·· 143
대법원 2017. 08. 18. 선고 2017도7134 판결 ······································· 218, 264
대법원 2017. 09. 07. 선고 2017도8989 판결 ·· 695
대법원 2017. 09. 12. 선고 2017도10476 판결 ·· 217
대법원 2017. 11. 09. 선고 2014도15129 판결 ·· 117
대법원 2017. 12. 05. 선고 2014도14924 판결 ·· 177
대법원 2017. 12. 05. 선고 2017두57363 판결 ·· 187
대법원 2017. 12. 22. 선고 2014도12608 판결 ·· 115
대법원 2018. 02. 08. 선고 2014도10051 판결 ·· 669
대법원 2018. 04. 10. 선고 2017도17699 판결 ·· 362
대법원 2018. 05. 11. 선고 2018도2844 판결 ·· 144
대법원 2018. 05. 15. 선고 2018도1299 판결 ·· 360
대법원 2018. 06. 15. 선고 2017다249769 판결 ·· 637
대법원 2018. 06. 15. 선고 2018도2615 판결 ·· 355

대법원 2018. 06. 19. 선고 2017도19422 판결 ·· 262
대법원 2018. 07. 12. 선고 2018도3672 판결 ·· 354
대법원 2018. 09. 13. 선고 2018도10183 판결 ·· 353
대법원 2018. 10. 04. 선고 2014두37702 판결 ·· 329
대법원 2018. 10. 25. 선고 2018두44302 판결 ·· 351
대법원 2018. 11. 29. 선고 2018도10779 판결 ······················· 321, 323, 330, 349
대법원 2019. 04. 25. 선고 2018도20928 판결 ·· 259
대법원 2019. 05. 30. 선고 2015두36485 판결 ··································· 43, 338, 348
대법원 2019. 05. 30. 선고 2019도1839 판결 ·· 42
대법원 2019. 06. 13. 선고 2015두38986 판결 ·· 342
대법원 2019. 06. 27. 선고 2016두34585 판결 ·· 486
대법원 2019. 06. 27. 선고 2017다222962 판결 ·· 340
대법원 2019. 07. 11. 선고 2017두38874 판결 ·· 329
대법원 2019. 09. 09. 선고 2018두48298 판결 ·· 329
대법원 2019. 11. 28. 선고 2017두59284 판결 ·· 338
대법원 2019. 12. 12. 선고 2019도12560 판결 ·· 257
대법원 2020. 01. 09. 선고 2019두50014 판결 ·· 254
대법원 2020. 03. 12. 선고 2019두40079 판결 ·· 335
대법원 2020. 04. 09. 선고 2018두34008 판결 ·· 334
대법원 2020. 04. 29. 선고 2018다263519 판결 ·· 331
대법원 2020. 04. 29. 선고 2019도19130 판결 ·· 252
대법원 2020. 05. 14. 선고 2014도9607 판결 ·· 131
대법원 2020. 06. 04. 선고 2015두39996 판결 ······························· 321, 324, 325
대법원 2020. 06. 11. 선고 2016도9367 판결 ·· 714
대법원 2020. 06. 11. 선고 2016두52897 판결 ·· 322
대법원 2020. 06. 11. 선고 2018두37250 판결 ·· 319
대법원 2020. 07. 09. 선고 2018두44838 판결 ·· 316
대법원 2020. 10. 15. 선고 2020두36052 판결 ·· 311
대법원 2020. 11. 05. 선고 2015도13830 판결 ·· 388
대법원 2020. 11. 12. 선고 2016도309 판결 ·· 387
대법원 2020. 11. 26. 선고 2018다217974 판결 ·· 229
대법원 2020. 11. 26. 선고 2020다244511 판결 ·· 232

대법원 2021. 02. 04. 선고 2020도13899 판결 ·· 114
대법원 2021. 03. 11. 선고 2019두57831 판결 ·· 598

헌법재판소 1992. 12. 24. 결정 90헌마174 전원재판부 ································ 57
헌법재판소 1992. 12. 24. 선고 92헌가8 전원재판부 결정 ·························· 329
헌법재판소 1998. 07. 16. 선고 96헌마246 결정 ·· 639
헌법재판소 2005. 12. 22. 선고 2005헌바50 전원재판부 결정 ······················ 80
헌법재판소 2007. 03. 29. 결정 2003헌바15 전원재판부 ···························· 247
헌법재판소 2008. 07. 31. 결정 2004헌마1010 전원재판부 ························· 151
헌법재판소 2011. 06. 30. 선고 2010헌바375 전원재판부 결정 ·········· 320, 324, 329
헌법재판소 2020. 04. 23. 결정 전원재판부 2019헌바118 · 171 · 176(병합) ············· 82

서울고등법원 2011. 03. 08. 선고 2010나17040 판결 ································· 198
서울고등법원 2012. 12. 07. 선고 2011누43135 판결 ································· 171
서울중앙지법 2009. 01. 14. 선고 2007가합59573 판결 ····························· 101

하태영

동아대학교 법학전문대학원 교수
형법 · 형사소송법 · 의료형법 담당

1962년 부산에서 태어났다. 독일 유학 후 25년 동안 대학 · 대학원에서 형법 · 형사소송법 · 특별형법 · 생명윤리와 의료형법을 강의하고 있다.

1996년 9월 3일 《피고인에게 불리한 판례변경과 적극적 일반예방》으로 독일 할레대학교(Halle Universität) 법과대학에서 법학박사학위(Dr. jur)를 받았다. 1997년 3월 제1학기부터 경남대 법대에서 교수 생활을 시작했다.

국외 · 국내 대표 저서는 《Belastende Rechtsprechungsänderungen und die positive Generalprävention》(Carl Heymanns Verlag KG, 2000), 《독일통일 현장 12년》(경남대학교출판부, 2004), 《형사철학과 형사정책》(법문사, 2007), 《형법각칙 개정 연구 - 환경범죄》(형사정책연구원, 2008), 《하마의 下品1 · 2》(법문사, 2009 · 2016), 《의료법》(행인출판사, 2018 · 2021), 《생명윤리법》(행인출판사, 2018), 《사회상규》(법문사, 2018), 《형법조문강화》(법문사, 2019), 《공수처법》(행인출판사, 2021), 《형사법종합연습 - 변시기출문제분석》(법문사, 2021), 《형사법종합연습 - 실전예상문제분석》(법문사, 2021)이 있다. 그 외 형사법 관련 논문 80여 편이 있다. 특히 《형사철학과 형사정책》은 2008년 문화체육관광부 우수학술 도서로 선정되었다. 2014년 한국비교형사법학회 학술상을 수상하였다. 논문제목은 《해적재판 국제비교》이다.

2006년 3월 제1학기부터 현재 모교인 동아대학교 법학전문대학원(로스쿨) 교수로 근무하고 있으며, 국회 제10기 입법지원위원 · 법무부 인권강사로 활동하고 있다. 한국비교형사법학회 회장 · 영남형사판례연구회 회장 · 법무부 형사소송법개정특별분과위원회 위원 · 남북법령연구특별분과위원회 위원으로 활동하였으며, 법무부 변호사시험 문제은행 출제위원 · 행정고시출제위원 · 채점위원(형법) · 입법고시 출제위원 · 채점위원(형사소송법) · 5급 승진시험 출제위원 · 7급 국가시험 출제위원 · 형사법연구 편집위원 · 형사법신동향 편집위원을 역임하였다.

약한 자에게 용기와 희망을 주는 세상보기로 사회와 소통하고 있다. 국제신문 · 경남도민일보 칼럼진으로 활동하였다. 2019년 1월부터 2020년 12월까지 국제신문 《생활과 법률》 칼럼을 썼다. 시사칼럼 180여 편이 있다.

우리들 의료법 (법률문장론 시리즈 1)

2018년 03월 15일 발행(제1판)
2021년 08월 20일 발행(제2판)

저　　자 : 하 태 영
발 행 인 : 이 인 규
발 행 처 : 행인 출판사
주　　소 : 서울시 관악구 신림로29길 8, 112동 405호
전　　화 : 02-887-4203　팩　스 : 02-6008-1800
출판등록 : 2018.02.22. 제2018-6호
홈페이지 : www.baracademy.co.kr / e-mail : goddlsemf11@hanmail.net

저자와 협의하여
인지를 생략함

정 가 : 35,000원　　ISBN : 979-11-91804-04-1(93360)

* 파본은 구입하신 서점에서 바꿔드립니다
* 본 서는 저작권법에 의하여 보호를 받는 저작물이므로 무단 전재와 복제를 금합니다.